内科常见病诊治与危重症处理

主编　刘　甜　张福帅　赵恒佩　肖　楠

栗　林　夏　宇　逄清江

黑龙江科学技术出版社

图书在版编目(CIP)数据

内科常见病诊治与危重症处理 / 刘甜等主编. -- 哈
尔滨：黑龙江科学技术出版社，2022.7
ISBN 978-7-5719-1526-1

Ⅰ．①内… Ⅱ．①刘… Ⅲ．①内科－疾病－诊疗
Ⅳ．①R5

中国版本图书馆CIP数据核字（2022）第136115号

内科常见病诊治与危重症处理
NEIKE CHANGJIANBING ZHENZHI YU WEIZHONGZHENG CHULI

主　　编	刘　甜　张福帅　赵恒佩　肖　楠　栗　林　夏　宇　逄清江	
责任编辑	陈兆红	
封面设计	宗　宁	
出　　版	黑龙江科学技术出版社	
	地址：哈尔滨市南岗区公安街70-2号　邮编：150007	
	电话：（0451）53642106　传真：（0451）53642143	
	网址：www.lkcbs.cn	
发　　行	全国新华书店	
印　　刷	山东麦德森文化传媒有限公司	
开　　本	787 mm×1092 mm　1/16	
印　　张	31	
字　　数	784千字	
版　　次	2022年7月第1版	
印　　次	2023年1月第1次印刷	
书　　号	ISBN 978-7-5719-1526-1	
定　　价	198.00元	

内科学是对医学科学发展具有重要影响的临床医学学科,其涉及面广、整体性强,是临床医学各科的基础学科。随着社会经济和医学科技的飞速发展,临床内科疾病的诊疗与研究日渐活跃,新理论、新设备不断出现并应用于临床,均取得了良好的治疗效果。为适应现代临床内科学的快速发展,内科医师需要博采众长,扩大知识面,方能与时俱进,为患者提供更高质量的医疗服务。鉴于此,编者参考大量国内外相关文献资料,结合国内临床内科工作实际,组织编写了《内科常见病诊治与危重症处理》一书。

本书重点介绍了各内科常见病的发病机制、临床表现、诊断方法和防治手段等内容。具体科室包括神经科、呼吸科、心血管科、消化科、内分泌科等。本书条理清晰、简明扼要、由浅入深,实用性较强,有助于内科医师对疾病迅速做出正确的诊断和恰当的处理,具有很强的临床指导意义,是一本对各级医院内科医师都大有裨益的内科学参考书。

由于参编人数较多,文笔不尽一致,加上编者时间和篇幅有限,书中难免存在不足之处,而且现代医学发展迅速,书中阐述的某些观点、理论需要不断更新,望广大读者提出宝贵意见和建议,以便再版时修订。

《内科常见病诊治与危重症处理》编委会

2022 年 6 月

目录 contents

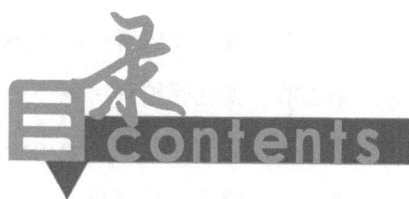

第一章

常见病的症状与体征

第一节 水 肿

人体组织间隙有过多的液体积聚使组织肿胀称为水肿。水肿可分为全身性与局部性。当液体在体内组织间隙呈弥漫性分布时呈全身性水肿(常为凹陷性);液体积聚在局部组织间隙时呈局部性水肿;发生于体腔内称积液,如胸腔积液、腹水、心包积液。一般情况下,水肿这一术语,不包括内脏器官局部的水肿,如脑水肿、肺水肿等。

一、发生机制

在正常人体中,一方面,血管内液体不断地从毛细血管小动脉端滤出至组织间隙成为组织液,另一方面,组织液又不断从毛细血管小静脉端回吸入血管中。两者经常保持动态平衡,因而组织间隙无过多液体积聚。

保持这种平衡的主要因素有:①毛细血管内静水压;②血浆胶体渗透压;③组织间隙机械压力(组织压);④组织液的胶体渗透压。当维持体液平衡的因素发生障碍,出现组织间液的生成大于回吸收,则可产生水肿。

产生水肿的主要因素为:①水、钠的潴留,如继发性醛固酮增多症等;②毛细血管滤过压升高,如右侧心力衰竭等;③毛细血管通透性增高,如急性肾小球肾炎等;④血浆胶体渗透压降低,如血浆清蛋白减少;⑤淋巴回流受阻,如丝虫病等。

二、病因与临床表现

(一)全身性水肿

1.心源性水肿

(1)风心病、冠心病、肺心病等各种心脏病引起右侧心力衰竭时出现。

(2)发生机制主要是有效循环血量减少,肾血流量减少,继发性醛固酮增多引起水、钠潴留及静脉淤血,毛细血管滤过压增高,组织液回吸收减少所致。前者决定水肿的程度,后者决定水肿的部位。水肿程度可由于心力衰竭程度而有不同,可有轻度的踝部水肿以至严重的全身性水肿。

(3)水肿特点是首先出现于身体下垂部位(下垂部流体静水压较高)。能起床活动者,最早出

1

现于踝内侧,行走活动后明显,休息后减轻或消失;经常卧床者以腰骶部为明显。颜面部一般不肿。水肿为对称性、凹陷性。此外,通常有颈静脉怒张、肝大、静脉压升高,严重时还出现胸、腹水等右侧心力衰竭的其他表现。

2.肾源性水肿

(1)肾源性水肿见于急慢性肾小球肾炎、肾盂肾炎、急慢性肾衰竭等。

(2)发生机制主要是由多种因素引起肾排泄水钠减少,导致水、钠潴留,细胞外液增多,毛细血管静水压升高,引起水肿。水、钠潴留是肾性水肿的基本机制。

(3)水、钠潴留可能与下列因素相关:①肾小球超滤系数及滤过率下降,而肾小管回吸收钠增加(球-管失衡)导致水、钠潴留;②大量蛋白尿致低蛋白血症,血浆胶体渗透压下降致使水分外渗;③肾实质缺血,刺激肾素-血管紧张素,醛固酮活性增加导致水、钠潴留;④肾内前列腺素产生减少,致使肾排钠减少。水肿特点是疾病早期晨间起床时有眼睑与颜面水肿,以后发展为全身水肿(肾病综合征时为重度水肿)。常有尿改变、高血压、肾功能损害的表现。

3.肝源性水肿

(1)任何肝脏疾病引起血浆白蛋白明显下降时均可引起水肿。

(2)失代偿期肝硬化主要表现为腹水,也可首先出现踝部水肿,逐渐向上蔓延,而头、面部及上肢常无水肿。

(3)门脉高压症、低蛋白血症、肝淋巴液回流障碍、继发醛固酮增多等因素是水肿与腹水形成的主要机制。肝硬化在临床上主要有肝功能减退和门脉高压两方面表现。

4.营养不良性水肿

(1)慢性消耗性疾病:长期营养缺乏、神经性厌食、胃肠疾病、妊娠呕吐、消化吸收障碍、重度烧伤、排泄或丢失过多、蛋白质合成障碍等所致低蛋白血症或维生素 B 缺乏均可产生水肿。

(2)特点是水肿发生前常有消瘦、体重减轻等表现。皮下脂肪减少所致组织松弛,组织压降低,加重了水肿液的潴留。

(3)水肿常从足部开始逐渐蔓延至全身。

5.其他原因的全身水肿

(1)黏液性水肿时产生非凹陷性水肿(是由于组织液所含蛋白量较高之故),颜面及下肢较明显。

(2)特发性水肿为一种原因不明或原因尚未确定的综合征,多见于妇女。特点为月经前7～14 天出现眼睑、踝部及手部轻度水肿,可伴乳房胀痛及盆腔沉重感,月经后水肿逐渐消退。

(3)药物性水肿,可见于糖皮质激素、雄激素、雌激素、胰岛素、萝芙木制剂、甘草制剂等疗程中。

(4)内分泌性水肿,腺垂体功能减退症、黏液性水肿、皮质醇增多症、原发性醛固酮增多症等。

(5)其他可见于妊娠中毒症、硬皮病、血管神经性水肿等。

(二)局部性水肿

1.局部炎症所致水肿

局部炎症所致水肿为最常见的局部水肿,见于丹毒、疖肿、蛇毒中毒等。

2.淋巴回流障碍性水肿

淋巴回流障碍性水肿多见于丝虫病、非特发性淋巴管炎、肿瘤等。

3.静脉阻塞性水肿

静脉阻塞性水肿常见于肿瘤压迫或肿瘤转移、静脉血栓形成、血栓性静脉炎、上腔或下腔静脉阻塞综合征等。

4.变态反应性水肿

变态反应性水肿如荨麻疹、血清病及食物、药物等引起的变态反应等。

5.血管神经性水肿

属变态反应或神经源性病变,部分病例与遗传有关。

三、伴随症状

(1)水肿伴肝大:可为心源性、肝源性与营养不良性,而同时有颈静脉怒张者则为心源性。

(2)水肿伴重度蛋白尿:常为肾源性,而轻度蛋白尿也可见于心源性。

(3)水肿伴呼吸困难与发绀:常提示由心脏病、上腔静脉阻塞综合征等所致。

(4)水肿与月经周期有明显关系:可见于特发性水肿。

(5)水肿伴失眠、烦躁、思想不集中等:见于经前期紧张综合征。

(毛玉景)

第二节　心　悸

一、概述

心悸是人们主观感觉心跳或心慌,患者主诉心脏像擂鼓样,心脏停搏,心慌不稳等,常伴心前区不适,是由心率过快或过缓、心律不齐、心肌收缩力增加或神经敏感性增高等因素引起。一般健康人仅在剧烈运动、神经过度紧张或高度兴奋时才会有心悸的感觉,神经官能症或处于焦虑状态的患者即使没有心律失常或器质性心脏病,也常以心悸为主诉而就诊,而某些患器质性心脏病者或出现频发性期前收缩,甚至心房颤动而并不感觉心悸。

二、诊断

(一)临床表现

由于心律失常引起的心悸,在检查患者的当时心律失常不一定存在,因此务必让患者详细陈述发病的缓急、病程的长短;发生心悸当时的主观症状,如有无心脏活动过强、过快、过慢、不规则的感觉;持续性或阵发性;是否伴有意识改变;周围循环状态如四肢发冷、面色苍白及发作持续时间等;有无多食、怕热、易出汗、消瘦等;心悸发作的诱因与体位、体力活动、精神状态及麻黄碱、胰岛素等药物的关系。体检重点检查有无心脏疾病的体征,如心脏杂音、心脏扩大及心律改变,有无血压增高、脉压增宽、动脉枪击音、水冲脉等高动力循环的表现,注意甲状腺是否肿大、有无突眼、震颤、杂音及有无贫血的体征。

(二)辅助检查

为明确有无心律失常存在及其性质应做心电图检查,如常规心电图未发现异常.可根据患者情况予以适当运动如仰卧起坐、蹲踞活动或 24 小时动态心电图检查,怀疑冠心病、心肌炎者给予运动负荷试验,阳性检出率较高,如高度怀疑有恶性室性心律失常者,应做连续心电图监测。如怀疑有甲状腺功能亢进、低血糖或嗜铬细胞瘤时可进行相关的实验室检查。

三、鉴别诊断

心悸的鉴别需明确其为心脏原发性节律紊乱引起还是继发循环系统以外的疾病所致,进一步需确定其为功能性还是器质性疾病导致的心悸。

(一)心律失常

1.期前收缩

期前收缩为心悸最常见的病因。不少正常人可因期前收缩的发生而以心悸就诊,心突然"悬空""下沉"或"停顿"感是期前收缩的特征。此种感觉不但与代偿间歇的长短有关,且往往与期前收缩后的心搏出量有关。心脏病患者发生期前收缩的机会更多,心肌梗死患者如期前收缩发生在前一心搏的 T 波上,特别容易引起室性心动过速或心室颤动,应及时处理。听诊可发现心跳不规则,第一心音增强,第二心音减弱或消失,以后有一较长的代偿间歇,桡动脉搏动减弱,甚或消失,形成脉搏短细。

2.阵发性心动过速

阵发性心动过速是一种阵发性规则而快速的异位心律,具有突发突止的特点,发作时间长短不一,心率在160～220/分钟,大多数阵发性室上性心动过速是由折返机制引起,多无器质性心脏病,心动过速发作可由情绪激动、突然用力、疲劳或饱餐所致,亦可无明显诱因出现心悸、心前区不适、精神不安等,严重者可出现血压下降、头晕、乏力甚至心绞痛。室性心动过速最常发生于冠心病,尤其是发生过心肌梗死有室壁瘤的患者及心功能较差者;也可见于其他心脏病甚至无心脏病的患者。阵发性室上性心动过速和室性心动过速心电图不难鉴别,但宽 QRS 波室上性心动过速有时与室速难以区分,必要时可做心脏电生理检查。

3.心房颤动

心房颤动亦为常见心悸原因之一,特别是初发又未经治疗而心率快速者。多发生在器质性心脏病基础上。由于心房活动不协调,失去有效收缩力,加以快而不规则心室节律使心室舒张期缩短,心室充盈不足,因而心排血量不足,常可诱发心力衰竭。体征主要是心律完全不规则,输出量甚少的心搏可引起脉搏短细,心率越快,脉搏短细越显著。心电图检查示窦性 P 波消失,出现细小而形态不一的心房颤动波,心室率绝对不齐则可明确诊断。

(二)心外因素性心悸

1.贫血

常见病因和诱因有钩虫病、溃疡病、痔、月经过多、产后出血、外伤出血等。心悸因心率代偿性增快所致,头晕、眼花、乏力、皮肤黏膜苍白,为贫血疾病的共性,贫血纠正,心悸好转。各种贫血有其特有的临床表现:可有皮肤黏膜出血、上腹部压痛、消瘦、产后出血等。血常规、血小板计数、网织红细胞计数、红细胞比容、外周血及骨髓涂片、粪检寄生虫卵等可资鉴别。

2.甲状腺功能亢进症

以 20～40 岁女性多见。甲状腺激素分泌过多,兴奋和刺激心脏,心悸因代谢亢进心率增快引起,稍活动,心悸明显加剧,伴手震颤、怕热、多汗、失眠、易激动、食欲亢进、消瘦;甲状腺弥漫性肿大;有细震颤和血管杂音;眼球突出,持续性心动过速。实验室检查甲状腺摄碘率升高,甲状腺抑制试验阴性,血总 T_3、T_4 升高,基础代谢率升高等。

3.休克

由于全身组织灌注不足,微循环血流减少,致使心率增快,出现心悸。典型临床症状为皮肤苍白,四肢皮肤湿冷,意识模糊,脉快而弱,血压明显下降,脉压小,尿量减少,二氧化碳结合力和血pH 有不同程度的降低,收缩压下降至 10.7 kPa(80 mmHg)以下,脉压<2.7 kPa(20 mmHg),原有高血压者收缩压较原有水平下降 30% 以上。

4.高原病

多见于初入高原者,由于在海拔 3 000 m 以上,大气压和氧分压降低,引起人体缺氧,心率代偿性增快而出现心悸,伴头痛、头晕、眩晕、恶心、呕吐、失眠、疲倦、气喘、胸闷、胸痛、咳嗽、咯血色泡沫痰、呼吸困难等,严重者可出现高原性肺脑水肿。X 线检查:肺动脉段隆凸,右心室肥大,心电图见右心室肥厚及肺性P 波等;血液检查:红细胞增多,如红细胞数>6.5×10¹²/L,血红蛋白>18.5 g/L 等。

5.发热性疾病

由病毒、细菌、支原体、立克次体、寄生虫等感染引起。心悸常与发热有明显关系,热退,则心悸缓解。根据原发病不同,有其不同临床体征,血、尿、粪常规检查及 X 线、超声检查等可明确诊断。药物作用所致的心悸:肾上腺素、阿托品、甲状腺素等药物使用后心率加快,出现心悸。停药后心悸逐渐消失。临床表现除原有疾病的症状外,尚有心前区不适、面色潮红、烦躁不安、心动过速等,详细询问用药史及停药后症状消失可资鉴别。

(三)妊娠期心动过速

由于胎儿生长需要,血流量增加,流速加快,心率加快而致心悸。多见于妊娠后期,有妊娠期的变化:如子宫增大、乳房增大、呼吸困难等症状,下肢水肿、心动过速、腹部随妊娠月龄的增加而膨大,可伴有高血压,尿妊娠试验、黄体酮试验、超声检查等鉴别不难。

(四)更年期综合征

主要与卵巢功能衰退,性激素分泌失调有关。多发生于 45~55 岁,激素分泌紊乱、自主神经功能异常而引起心悸。主要特征为月经紊乱,全身不适,面部皮肤阵阵发红,忽冷忽热,出汗,情绪易激动,失眠,耳鸣,腰背酸痛,性功能减退等。血、尿中的雌激素及催乳素减少。尿促卵泡素(FSH)与黄体生成激素(LH)增高为诊断依据。

(五)心脏神经官能症

主要由于中枢神经功能失调,影响自主神经功能,造成心脏血管功能异常。患者群多为青壮年(20~40 岁)女性,心悸与精神状态、失眠有明显关系,主诉较多。如:呼吸困难、心前区疼痛、易激动、易疲劳、失眠、多梦、头晕、头痛、记忆力差、注意力涣散、多汗、手足冷、腹胀、尿频等。X 线、心电图、超声心动图等检查正常。

(胡玉刚)

第三节 头 痛

狭义的头痛只是指颅顶部疼痛而言,广义的头痛可包括面、咽、颈部疼痛。对头痛的处理首先应找到产生头痛的原因。急性剧烈头痛与既往头痛无关,且以暴发起病或不断加重为特征者,提示有严重疾病存在,可带来不良后果。慢性或复发性头痛,成年累月久治不愈,多半属血管性或精神性头痛。临床上绝大部分患者是慢性或复发性头痛。

一、病因

(一)全身性疾病伴发的头痛

(1)高血压:头痛位于枕部或全头,跳痛性质,晨醒最重为高血压性头痛的特征,舒张压在17.3 kPa(130 mmHg)以上者较常见。

(2)肾上腺皮质机能亢进、原发性醛固酮增多症、嗜铬细胞瘤等常引起持续性或发作性剧烈头痛,头痛与伴随儿茶酚胺释放时阵发性血压升高有关。

(3)颞动脉炎患者大多50岁以上,女性居多,头痛剧烈,常突然发作,并呈持续跳动性,一般限于一侧颞部,常伴有皮肤感觉过敏;受累的颞动脉发硬增粗,如管壁病变严重,颞动脉搏动消失,常有触痛,头颅其他血管也可发生类似病变。其可怕的并发症是单眼或双眼失明。本病不少患者伴有原因不明的"风湿性肌肉-关节痛",可有夜汗、发热、血沉加速、白细胞增多。

(4)甲状腺功能减退或亢进。

(5)低血糖,当发生低血糖时通常有不同程度的头痛,尤其是儿童。

(6)慢性充血性心力衰竭、肺气肿。

(7)贫血和红细胞增多症。

(8)心脏瓣膜病变:如二尖瓣脱垂。

(9)传染性单核细胞增多症、亚急性细菌性心内膜炎、艾滋病所致的中枢神经系统感染或继发的机会性感染。

(10)头痛型癫痫:脑电图有癫痫样放电,抗癫痫治疗有效,多见于儿童的发作性剧烈头痛。

(11)绝经期头痛:头痛是妇女绝经期常见的症状,常伴有情绪不稳、心悸、失眠、周身不适等症状。

(12)变态反应性疾病引起的头痛常从额部开始,呈弥漫性,双侧或一侧,每次发作都是接触变应原后而发生,伴有过敏症状。头痛持续几小时甚至几天。

(13)急慢性中毒后头痛。①慢性铅、汞、苯中毒:其特点类似功能性头痛,多伴有头昏、眩晕、乏力、食欲减退、情绪不稳及有自主神经功能紊乱。慢性铅中毒可出现牙龈边缘之蓝色铅线,慢性汞中毒可伴有口腔炎,牙龈边缘出现棕色汞线。慢性苯中毒伴有白细胞减少,血小板和红细胞也相继减少。②一氧化碳中毒。③有机磷农药中毒。④乙醇中毒,宿醉头痛是在大量饮酒后隔天早晨出现的持续性头痛,由于血管扩张所致。⑤颠茄碱类中毒,由于阿托品、东莨菪碱过量引起头痛。

(14)脑寄生虫病引起的头痛:如脑囊虫病通常是全头胀痛、跳痛,可伴恶心、呕吐,但无明显定位意义。脑室系统囊虫病头痛的显著特征为:由于头位改变突然出现剧烈头痛发作,呈强迫头位伴眩晕及喷射性呕吐,称为Bruns征。流行病学史可以协助诊断。

(二)五官疾病伴发的头痛

1.眼

(1)眼疲劳如隐斜视、屈光不正,尤其是未纠正的老视等。

(2)青光眼:眼深部疼痛,放射至前额。急性青光眼可有眼部剧烈疼痛,瞳孔常不对称,病侧角膜周围充血。

（3）视神经炎：除视力模糊外并有眼内、眼后或眼周疼痛，眼过分活动时产生疼痛，眼球有压痛。

2.耳、鼻、喉

（1）鼻源性头痛：指鼻腔、鼻窦病变引起的头痛，多为前额深部头痛，呈钝痛和隐痛，无搏动性，上午痛较重，下午痛减轻，一般都有鼻病症状，如鼻塞、流脓涕等。

（2）鼻咽癌：除头痛外常有耳鼻症状如鼻衄、耳鸣、听力减退、鼻塞及脑神经损害（第 V、VI、IX、XII 较常见），以及颈淋巴结转移等。

3.齿

（1）龋病或牙根炎感染可引起第 2、3 支三叉神经痛。

（2）Costen 综合征：即颞颌关节功能紊乱，患侧耳前疼痛，放射至颞、面或颈部，伴耳阻塞感。

（三）头面部神经痛

1.三叉神经痛

疼痛不超出三叉神经分布范围，常位于口-耳区（自下犬齿向后扩展至耳深部）或鼻-眶区（自鼻孔向上放射至眼眶内或外），疼痛剧烈，来去急骤，约数秒钟即过。可伴面肌抽搐，流涎流泪，结膜充血，发作常越来越频繁，间歇期正常。咀嚼、刷牙、说话、风吹颜面均可触发。须区别是原发性还是症状性三叉神经痛，后者检查时往往有神经损害体征，如颜面感觉障碍、角膜反射消失、颞肌咬肌萎缩等。病因有小脑桥脑角病变、鼻咽癌侵蚀颅底等。

2.眶上神经痛

位于一侧眼眶上部，眶上切迹处有持续性疼痛并有压痛，局部皮肤有感觉过敏或减退，常见于感冒后。

3.舌咽神经痛

累及舌咽神经和迷走神经的耳、咽支的感觉分布区域，疼痛剧烈并呈阵发性，但也可呈持续性，疼痛限于咽喉，或波及耳、腭甚至颈部，吞咽、伸舌均可促发。

4.枕神经痛

病变侵犯上颈神经感觉根或枕大神经或耳后神经，疼痛自枕部放射至头顶，也可放射至肩或同侧颞、额、眶后区域，疼痛剧烈，活动、咳嗽、喷嚏使疼痛加重，常为持续性痛，但可有阵发性痛，常有头皮感觉过敏，梳头时觉两侧头皮感觉不一样。病因不一，可见于受凉、感染、外伤、上颈椎类风湿病、环枢椎畸形、Arnoid-Chiari 畸形（小脑扁桃体下疝畸形）、小脑或脊髓上部肿瘤。

5.其他

Tolosa-Hunt 综合征，带状疱疹性眼炎等。

（四）颈椎病伤引起的头痛

1.颈椎关节强硬及椎间盘病

头痛位于枕部或下枕部，多钝痛，单侧或双侧，严重时波及前额、眼或颞部，甚至同侧上臂，起初间歇发作，后呈持续性，多发生在早晨，颈转动及咳嗽和用力时头痛加重。除由于颈神经根病变或脊髓受压引起者外神经体征少见，头和颈可呈异常姿势，颈活动受限，几乎总有枕下部压痛和肌痉挛，头顶加压可再现头痛。

2.类风湿关节炎和关节强硬性脊椎炎

枕骨下深部的间歇或持续疼痛，头前屈时成锐痛和刀割样痛，头后仰或固定于两手间可暂时缓解,疼痛可放射至颜面部或眼。

3.枕颈部病变

环枢椎脱位、环枢关节脱位、环椎枕化及颅底压迹均可产生枕骨下疼痛,屈颈或向前弯腰促发疼痛,平卧时减轻。小脑扁桃体疝、枕大孔脑膜瘤、上颈部神经纤维瘤、室管膜瘤、转移性瘤可牵拉神经根而产生枕骨下疼痛,向额部放射。头颅和脊柱本身病变诸如骨髓瘤、转移瘤、骨髓炎、脊椎结核、Paget病(变形性骨炎)引起骨膜痛,并产生反射性肌痉挛。

4.颈部外伤后

头痛剧烈,有时枕部一侧较重,持续性,颈活动时加重,运动受限,颈肌痉挛。

(五)颅内疾病所致头痛

1.脑膜刺激性头痛

自发性蛛网膜下腔出血,起病突然,多为全头痛,扩展至头、颈后部,呈"裂开样"痛,常有颈项强直。脑炎、脑膜炎时也为全面性头痛,伴有发热及颈项强直,脑脊液检查有助诊断。

2.牵引性头痛

由于脑膜与血管或脑神经的移位或过牵引产生。见于颅内占位病变、颅内高压症和颅内低压症。各种颅内占位病变如硬膜下血肿、脑瘤、脑脓肿等均可产生头痛。脑瘤头痛,起初常是阵发性,早晨最剧,其后变为持续性,可并发呕吐。阻塞性脑积水引起颅内压增高,头痛为主要症状,用力、咳嗽、排便时头痛加重,常并发喷射性呕吐、脉缓、血压高、呼吸不规则、意识模糊、癫痫、视盘水肿等。颅内低压症见于腰穿后、颅脑损伤、脱水等,腰穿后头痛于腰穿后48小时内出现,于卧位坐起或站立后发生头痛,伴恶心、呕吐,平卧后头痛缓解,腰穿压力在70 mmH$_2$O以下,严重时无脑脊液流出,可伴有颈部僵直感。良性高颅压性头痛具有颅压增高的症状,急性或发作性全头痛,有呕吐、眼底视盘水肿,腰穿压力增高,头颅CT或MRI无异常。

(六)偏头痛

偏头痛可有遗传因素,以反复发作性头痛为特征,头痛程度、频度及持续时间可有很大差别,多为单侧,常有厌食、恶心和呕吐,有些病例伴有情绪障碍。又可分为以下几种。

1.有先兆的偏头痛

占10%～20%,青春期发病,有家族史,劳累、情绪因素、月经期等易发。发作前常有先兆,如闪光、暗点、偏盲及面、舌、肢体麻木等。继之以一侧或双侧头部剧烈搏动性跳痛或胀痛,多伴有恶心、呕吐、面色苍白、畏光或畏声。持续2～72小时恢复。间歇期自数天至十余年不等。

2.没有先兆的偏头痛

最常见,无先兆或有不清楚的先兆,见于发作前数小时或数天,包括精神障碍、胃肠道症状和体液平衡变化,面色苍白、头昏、出汗、兴奋、局部或全身水肿则与典型偏头痛相同,头痛可双侧,持续时间较长,自十多小时至数天不等,随年龄增长头痛强度变轻。

3.眼肌瘫痪型偏头痛

少见,头痛伴有动眼神经麻痹,常在持续性头痛3～5天后,头痛强度减轻时麻痹变得明显,睑下垂最常见。若发作频繁动眼神经偶可永久损害。颅内动脉瘤可引起单侧头痛和动眼神经麻痹。

4.基底偏头痛

少见。见于年轻妇女和女孩,与月经周期明显有关。先兆症状包括失明、意识障碍和各种脑干症状如眩晕、共济失调、构音障碍和感觉异常,历时20～40分钟,继之剧烈搏动性枕部头痛和呕吐。

5.偏瘫型偏头痛

以出现偏瘫为特征,头痛消失后神经体征可保留一段时期。

(七)丛集性头痛

为与偏头痛密切相关的单侧型头痛,男多于女,常在 30～60 岁起病,其特点是一连串紧密发作后间歇数月甚至数年。发作突然,强烈头痛位于面上部、眶周和前额,常在夜间发作,密集的短阵头痛每次15～90 分钟;有明显的并发症状,包括球结膜充血、流泪、鼻充血,约 20％患者同侧有 Horner 综合征(瞳孔缩小,但对光及调节反射正常,轻度上睑下垂,眼球内陷,患侧头面颈部无汗,颜面潮红,温度增高,是交感神经损害所致),发作通常持续 3～16 周。

(八)紧张型头痛

紧张型头痛包括发作性及慢性肌肉收缩性头痛或非肌肉收缩性痛(焦虑、抑郁)。患者叙述含糊的弥漫性钝痛和重压感、箍紧感,几乎总是双侧性。偏头痛的特征样单侧搏动性疼痛少见,无明显恶心、呕吐等伴随症状。慢性头痛可以持续数十年,导致焦虑、抑郁状态、失眠、噩梦、厌食、疲乏、便秘、体重减轻等。镇痛剂短时有效,但长期服用反而可能造成药物依赖性头痛,生物反馈是较好的治疗方法。

(九)脑外伤后头痛

脑外伤后头痛指外伤恢复期后的慢性头痛,主要起源于颅外因素,如头皮局部瘢痕。可表现肌肉收缩性痛、偏头痛、功能性头痛。有时并发转头时眩晕、恶心、过敏和失眠。

二、诊断

(一)问诊

不少头痛病例的诊断(如偏头痛、精神性头痛等)主要是以病史为依据,特别要注意下列各点。

1.头痛的特点

(1)起病方式及病程:急、慢、长、短,发作性、持续性或在持续性基础上有发作性加重,注意发作时间长短及次数,以及头痛发作前后情况。

(2)头痛的性质及程度:压榨样痛、胀痛、钝痛、跳痛、闪电样痛、爆裂样痛、针刺样痛,加重或减轻因素,与体位的关系。

(3)头痛的部位:局部、弥散、固定、多变。

2.伴随症状

有无先兆(眼前闪光、黑蒙、口唇麻木及偏身麻木、无力),恶心、呕吐、头昏、眩晕、出汗、排便,五官症状(眼痛、视力减退、畏光、流泪、流涕、鼻塞、鼻出血、耳鸣、耳聋),神经症状(抽搐、瘫痪、感觉障碍),精神症状(失眠、多梦、记忆力减退、注意力不集中、淡漠、忧郁等),以及发热等。

3.常见病因

外伤、感染、中毒或精神因素、肿瘤病史。

(二)系统和重点检查

在一般检查、神经检查及精神检查中应着重以下几点。

(1)体温、脉搏、呼吸、血压的测量。

(2)眼、耳、鼻、鼻窦、咽、齿、下颌关节有无病变,特别注意有无鼻咽癌迹象。

（3）头、颈部检查：注意有无强迫头位，颈椎活动幅度如何。观察体位改变（直立、平卧、转头）对头痛的影响。头颈部有无损伤、肿块、压痛、肌肉紧张、淋巴结肿大，有无血管怒张、发硬、杂音、搏动消失等。有无脑膜刺激征。

（4）神经检查：注意瞳孔大小、视力、视野，视盘有无水肿，头面部及肢体有无瘫痪和感觉障碍。

（三）分析方法

根据病史和体检的发现，对照前述病因分类中各种头痛的临床特点，进行细致考虑。一般而论，首先考虑是官能性还是器质性头痛。若属后者，分析是全身性疾病，还是颅内占位性病变或非占位性病变引起的头痛，或颅外涉及眼、耳、鼻、喉、齿部疾病和头面部神经痛性头痛。对一时诊断不清者，应严密观察，定期复查，切忌"头痛医头"，以免误诊。

（四）选择辅助检查

根据前述设想，推断头痛患者可能的病因，依照拟诊，选作针对性的辅助检查，如怀疑蛛网膜下腔出血，可检查脑脊液；怀疑脑瘤，可作头颅 CT 或 MRI；怀疑颅内感染，可行脑电图检查。

（王晓兰）

第四节　胸　　痛

胸痛主要由胸部疾病引起，少数由其他部位的病变所致，心血管系统疾病是胸痛的常见原因，但其他部位的疾病亦可引起胸痛症状，如肝脓肿等。因痛阈个体差异性大，胸痛的程度与原发疾病的病情轻重并不完全一致。

一、病因

（1）胸壁疾病：肋软骨炎、带状疱疹、流行性肌炎、颈胸椎疾病、外伤，肋间神经痛和肋骨转移瘤。

（2）呼吸系统疾病：胸膜炎、肺炎、支气管肺癌和气胸。

（3）纵隔疾病：急性纵隔炎、纵隔肿瘤、纵隔气肿。

（4）心血管疾病：心绞痛、心肌梗死、心包炎、胸主动脉瘤、肺栓塞和夹层动脉瘤等。

（5）消化系统疾病：食管炎、胃十二指肠溃疡、胆囊炎、胰腺炎等。

（6）膈肌疾病：膈疝、膈下脓肿。

（7）其他：骨髓瘤、白血病胸骨浸润、心脏神经官能症等。

二、临床表现

（一）发病年龄

青壮年胸痛，应注意结核性胸膜炎、自发性气胸、心肌炎、心肌病、风湿性心瓣膜病；40 岁以上还应注意心绞痛、心肌梗死与肺癌。

（二）胸痛部位

（1）包括疼痛部位及其放射部位，胸壁疾病特点为疼痛部位局限。

(2)局部有压痛,炎症性疾病,尚伴有局部红、肿、热表现。

(3)带状疱疹是成簇水疱沿一侧肋间神经分布伴剧痛,疱疹不越过体表中线。

(4)非化脓性肋骨软骨炎多侵犯第1、2肋软骨,对称或非对称性,呈单个或多个肿胀隆起,局部皮色正常,有压痛,咳嗽、深呼吸或上肢大幅度活动时疼痛加重。

(5)食管及纵隔病变,胸痛多位于胸骨后,进食或吞咽时加重。

(6)心绞痛和心肌梗死的疼痛多在心前区与胸骨后或剑突下,疼痛常放散至左肩、左臂内侧,达环指与小指,亦可放散于左颈与面颊部,误认为牙痛。

(7)夹层动脉瘤疼痛位于胸背部,向下放散至下腹、腰部及两侧腹股沟和下肢。

(8)自发性气胸、胸膜炎和肺梗死的胸痛多位于患侧腋前线与腋中线附近,后二者如累及肺底、膈、胸膜,则疼痛也可放散于同侧肩部。肺尖部肺癌(肺上沟癌、Pancoast癌)以肩部、腋下痛为主,向上肢内侧放射。

(三)胸痛性质

(1)带状疱疹呈刀割样痛或灼痛,剧烈难忍。

(2)食管炎则为烧灼痛。

(3)心绞痛呈绞窄性并有重压窒息感。

(4)心肌梗死则疼痛更为剧烈并有恐惧、濒死感。

(5)纤维素性胸膜炎常呈尖锐刺痛或撕裂痛。

(6)肺癌常为胸部闷痛,而Pancoast癌疼痛则呈火灼样痛,夜间尤甚。

(7)夹层动脉瘤为突然发生胸背部难忍撕裂样剧痛。

(8)肺梗死亦为突然剧烈刺痛或绞痛。常伴呼吸困难及发绀。

(四)持续时间

(1)平滑肌痉挛或血管狭窄缺血所致疼痛为阵发性。

(2)炎症、肿瘤、栓塞或梗死所致疼痛呈持续性。如心绞痛发作时间短暂,而心肌梗死疼痛持续时间很长且不易缓解。

(五)影响疼痛因素

影响疼痛的因素包括发生诱因、加重与缓解因素。劳累、体力活动、精神紧张可诱发心绞痛发作,休息、含服硝酸甘油或硝酸异山梨酯,可使绞痛缓解,而对心肌梗死疼痛则无效。胸膜炎和心包炎的胸痛则可因深呼吸与咳嗽而加剧。

反流性食管炎的胸骨后灼痛,饱餐后出现,仰卧或俯卧位加重,服用抗酸剂和促动力药多潘立酮或西沙必利后可减轻或消失。

三、伴随症状

(1)伴吞咽困难或咽下痛者,提示食管疾病,如反流性食管炎。

(2)伴呼吸困难者,提示较大范围病变,如大叶性肺炎、自发性气胸、渗出性胸膜炎和肺栓塞等。

(3)伴面色苍白、大汗、血压下降或休克表现时,多考虑心肌梗死、夹层动脉瘤、主动脉窦瘤破裂和大块肺栓塞等。

(王晓兰)

第五节 腹　痛

一、急性腹痛

(一)病因

1.腹腔脏器疾病引起的急性腹痛

(1)炎症性:急性胃炎、急性胃肠炎、急性胆囊炎、急性胰腺炎、急性阑尾炎、急性出血坏死性肠炎、急性局限性肠炎、急性末端回肠憩室炎(Meckel 憩室炎)、急性结肠憩室炎、急性肠系膜淋巴结炎、急性原发性腹膜炎、急性继发性腹膜炎、急性盆腔炎、急性肾盂肾炎。

(2)穿孔性:胃或十二指肠急性穿孔、急性肠穿孔。

(3)梗阻(或扭转)性:胃黏膜脱垂症、急性胃扭转、急性肠梗阻、胆道蛔虫病、胆石症、急性胆囊扭转、肾与输尿管结石、大网膜扭转、急性脾扭转、卵巢囊肿扭转、妊娠子宫扭转。

(4)内出血性:肝癌破裂、脾破裂、肝破裂、腹主动脉瘤破裂、肝动脉瘤破裂、脾动脉瘤破裂、异位妊娠破裂、卵巢破裂(滤泡破裂或黄体破裂)。痛经为常见病因。

(5)缺血性:较少见,如由于心脏内血栓脱落,或动脉粥样硬化血栓形成所引起的肠系膜动脉急性闭塞、腹腔手术后或盆腔炎并发的肠系膜静脉血栓形成。

2.腹腔外疾病引起的急性腹痛

(1)胸部疾病:大叶性肺炎、急性心肌梗死、急性心包炎、急性右心衰竭、膈胸膜炎、肋间神经痛。

(2)神经源性疾病:神经根炎、带状疱疹、腹型癫痫。脊髓肿瘤、脊髓痨亦常有腹痛。

(3)中毒及代谢性疾病:铅中毒、急性铊中毒、糖尿病酮中毒、尿毒症、血紫质病、低血糖状态、原发性高脂血症、低钙血症、低钠血症。细菌(破伤风)毒素可致剧烈腹痛。

(4)变态反应及结缔组织疾病:腹型过敏性紫癜、腹型荨麻疹、腹型风湿热、结节性多动脉炎、系统性红斑狼疮。

(5)急性溶血:可由药物、感染、食物(如蚕豆)或误输异型血引起。

(二)诊断

(1)首先区别急性腹痛是起源于腹腔内疾病还是腹腔外疾病,腹腔外病变造成的急性腹痛属于内科范畴,常可在其他部位发现阳性体征。不能误认为外科急性腹痛而盲目进行手术。

(2)如已肯定病变在腹腔脏器,应区别属外科(包括妇科)抑或内科疾病。外科性急腹痛一般具有下列特点:①起病急骤,多无先驱症状。②如腹痛为主症,常先有腹痛,后出现发热等全身性中毒症状。③有腹膜激惹体征(压痛、反跳痛、腹肌抵抗)。造成内科性急腹痛的腹部脏器病变主要是炎症,其特点:①急性腹痛常是各种临床表现中的一个症状,或在整个病程的某一阶段构成主症。②全身中毒症状常出现在腹痛之前。③腹部有压痛,偶有轻度腹肌抵抗,但无反跳痛。

(3)进一步确定腹部病变脏器的部位与病因。①详尽的病史和细致的体检仍然是最重要、最基本的诊断手段。一般应询问最初痛在何处及发展经过怎样,阵发性痛或是持续性痛,轻重程度如何,痛与排便有无关系,痛时有无呕吐,呕吐物性质如何,有无放射痛,痛与体位、呼吸的关系等。腹痛性质的分析常对确定诊断有很大帮助。阵发性绞痛是空腔脏器发生梗阻或痉挛,如胆管绞痛,肾、输尿管绞痛,肠绞痛。阵发性钻顶样痛是胆道、胰管或阑尾蛔虫梗阻的特征。持续性腹痛多是腹内炎症性疾病,如急性阑尾炎、腹膜炎等。结肠与小肠急性炎症时也常发生绞痛,但常伴有腹泻。持续性疼痛伴阵发性加剧,多表明炎症同时伴有梗阻,如胆石症伴发感染。腹痛部位一般即病变部位,但也有例外,如急性阑尾炎初期疼痛在中上腹部或脐周。膈胸膜炎、急性心肌梗死等腹外病变也可能以腹痛为首发症状。中上腹痛伴右肩背部放射痛者,常为胆囊炎、胆石症。上腹痛伴腰背部放射痛者,常为胰腺炎。②体检重点在腹部,同时也必须注意全身检查,如面容表情、体位,心、肺,有无过敏性皮疹及紫癜等。肛门、直肠指检应列为常规体检内容,检查时注意有无压痛、膨隆、波动及肿块等,并注意指套上有无血和黏液。一般根据病史和体检已能作出初步诊断。③辅助检查应视病情需要与许可,有目的地选用。检验:炎症性疾病白细胞计数常增加。急性胰腺炎患者血与尿淀粉酶增高。排除糖尿病酮中毒须查尿糖和尿酮体。X线检查:胸片可以明确或排除肺部和胸膜病变。腹部平片可观察有无气液面和游离气体,有助于肠梗阻和消化道穿孔的诊断。右上腹出现结石阴影提示胆结石或肾结石。下腹部出现结石阴影可能是输尿管结石。腹主动脉瘤的周围可有钙化壳。CT、MRI检查:较X线检查有更高的分辨力,所显示的影像更为清晰。超声波检查:有助于提示腹腔内积液,并可鉴别肿块为实质性或含有液体的囊性。腹腔穿刺和腹腔灌洗:在疑有腹膜炎及血腹时,可做腹腔穿刺。必要时可通过穿刺将透析用导管插入腹腔,用生理盐水灌洗,抽出液体检查可提高阳性率。穿刺液如为血性,说明腹内脏器有破裂出血。化脓性腹膜炎为浑浊黄色脓液,含大量中性多核白细胞,有时可镜检和/或培养得细菌。急性胰腺炎为血清样或血性液体,淀粉酶含量早期升高,超过血清淀粉酶。胆囊穿孔时,可抽得感染性胆汁。急性腹痛的病因较复杂,病情大多危重,且时有变化,诊断时必须掌握全面的临床资料,细致分析。少数难及时确定诊断的病例,应严密观察,同时采取相应的治疗措施,但忌用镇痛剂,以免掩盖病情,贻误诊断与治疗。

二、慢性腹痛

(一)病因
慢性腹痛是指起病缓慢、病程较长或急性发作后时发时愈者,其病因常与急性腹痛相仿。

1.慢性上腹痛

(1)食管疾病:如返流性食管炎、食管裂孔疝、食管炎、食管溃疡、食管贲门失弛缓症、贲门部癌等。

(2)胃十二指肠疾病:如胃或十二指肠溃疡、慢性胃炎、胃癌、胃黏膜脱垂、胃下垂、胃神经官能症、非溃疡性消化不良、十二指肠炎、十二指肠壅滞症、十二指肠憩室炎等。

(3)肝、胆疾病:如慢性病毒性肝炎、肝脓肿、肝癌、肝片形吸虫病、血吸虫病、华支睾吸虫病、慢性胆囊炎、胆囊结石、胆囊息肉、胆囊切除后综合征、胆道运动功能障碍、原发性胆囊癌、胆系贾第虫病等;

(4)其他:如慢性胰腺炎、胰腺癌、胰腺结核、肝(脾)曲综合征、脾周围炎、结肠癌等。

2.慢性中下腹痛

(1)肠道寄生虫病:如蛔虫、姜片虫、鞭虫、绦虫及其他较少见的肠道寄生虫病。

(2)回盲部疾病:如慢性阑尾炎、局限性回肠炎、肠阿米巴病、肠结核、盲肠癌等。

（3）小肠疾病：如肠结核、局限性肠炎、空肠回肠憩室炎、原发性小肠肿瘤等。

（4）结肠、直肠疾病：如慢性结肠炎、结肠癌、直肠癌、结肠憩室炎等。

（5）其他：如慢性盆腔炎、慢性前列腺炎、肾下垂、游离肾、肾盂肾炎、泌尿系统结石、前列腺炎、精囊炎、肠系膜淋巴结结核等。

3.慢性广泛性或不定位性腹痛

如结核性腹膜炎、腹腔内或腹膜后肿瘤、腹型肺吸虫病、血吸虫病、腹膜粘连、血紫质病、腹型过敏性紫癜、神经官能性腹痛等。

（二）诊断

应注意询问过去病史，并根据腹痛部位和特点，结合伴随症状、体征，以及有关的检验结果，综合分析，作出判断。

1.过去史

注意有无急性阑尾炎、急性胰腺炎、急性胆囊炎等急性腹痛病史，以及腹部手术史等。

2.腹痛的部位

常是病变脏器的所在位置，有助于及早明确诊断。

3.腹痛的性质

如消化性溃疡多为节律性上腹痛，呈周期性发作；肠道寄生虫病呈发作性隐痛或绞痛，可自行缓解；慢性结肠病变多为阵发性痉挛性胀痛，大便后常缓解；癌肿的疼痛常呈进行性加重。

4.腹痛与伴随症状、体征的关系

如伴有发热者，提示有炎症、脓肿或恶性肿瘤；伴有吞咽困难、反食者，多见于食管疾病；伴有呕吐者，见于胃十二指肠梗阻性病变；伴有腹泻者，多见于慢性肠道疾病或胰腺疾病；伴有腹块者，应注意是肿大的脏器或炎性包块或肿瘤。

5.辅助检查

如胃液分析对胃癌和消化性溃疡的鉴别诊断有一定价值；十二指肠引流检查、胆囊及胆道造影可了解胆囊结石及胆道病变；疑有食管、胃、小肠疾病可做 X 线钡餐检查，结肠病变则须钡剂灌肠检查，消化道 X 线气钡双重造影可提高诊断率；各种内镜检查除可直接观察消化道内腔、腹腔和盆腔病变外，并可采取活组织检查；超声波检查可显示肝、脾、胆囊、胰等脏器及腹块的大小和轮廓等；CT、MRI 具有较高的分辨力，并可自不同角度和不同方向对病变部位进行扫描，获得清晰影像，对鉴别诊断有很大帮助。

（栗　林）

第六节　发　　热

一、概述

正常人体在体温调节中枢的控制下，产热和散热处于动态平衡之中，维持人体的体温在相对恒定的范围之内，腋窝下所测的体温为 36～37 ℃；口腔中舌下所测的体温为 36.3～37.2 ℃；肛门内所测的体温为 36.5～37.7 ℃。在生理状态下，不同的个体、不同的时间和不同的环境，人体体温会有所不同。①不同个体间的体温有差异：儿童由于代谢率较高,体温可比成年人高;老年人代谢率低,体温比成年人低。②同一个体体温在不同时间有差异：正常情况下,人体体温在早晨较低,下午较高;妇女体温在排卵期和妊娠期较高,月经期较低。③不同环境下的体温亦有差异：运动、进餐、情绪激动和高温环境下工作时体温较高,低温环境下工作时体温较低。在病理状态下,人体产热增多,散热减少,体温超过正常时,就称为发热。发热持续时间在2周以内为急性发热,超过2周为慢性发热。

(一)病因

引起发热的病因很多,按有无病原体侵入人体分为感染性发热和非感染性发热两大类。

1.感染性发热

各种病原体侵入人体后引起的发热称为感染性发热。引起感染性发热的病原体有细菌、病毒、支原体、立克次体、真菌、螺旋体及寄生虫。病原体侵入机体后可引起相应的疾病,不论急性还是慢性、局限性还是全身性均可引起发热。病原体及其代谢产物或炎性渗出物等外源性致热原,在体内作用致热原细胞如中性粒细胞、单核细胞及巨噬细胞等,使其产生并释放白细胞介素-1、干扰素、肿瘤坏死因子和炎症蛋白-1等而引起发热。感染性发热占发热病因的 $50\%\sim60\%$。

2.非感染性发热

由病原体以外的其他病因引起的发热称为非感染性发热。常见于以下原因。

(1)吸收热：由于组织坏死,组织蛋白分解和坏死组织吸收引起的发热称为吸收热。①物理和机械因素损伤：大面积烧伤、内脏出血、创伤、大手术后、骨折和热射病等。②血液系统疾病：白血病、恶性淋巴瘤、恶性组织细胞病、骨髓增生异常综合征、多发性骨髓瘤、急性溶血和血型不合输血等。③肿瘤性疾病：各种恶性肿瘤。④血栓栓塞性疾病：静脉血栓形成,如静脉、股静脉和髂静脉血栓形成。动脉血栓形成,如心肌梗死、脑动脉栓塞、肠系膜动脉栓塞和四肢动脉栓塞等。微循环血栓形成,如溶血性尿毒综合征和血栓性血小板减少性紫癜。

(2)变态反应性发热：变态反应产生时形成外源性致热原抗原抗体复合物,激活了致热原细胞,使其产生并释放白细胞介素-1、干扰素、肿瘤坏死因子和炎症蛋白-1等引起的发热。如风湿热、药物热、血清病和结缔组织病等。

(3)中枢性发热：有些致热因素不通过内源性致热原而直接损害体温调节中枢,使体温调定点上移后发出调节冲动,造成产热大于散热,体温升高,称为中枢性发热。①物理因素：如中暑等。②化学因素：如重度安眠药中毒等。③机械因素：如颅内出血和颅内肿瘤细胞浸润等。④功能性因素：如自主神经功能紊乱和感染后低热。

(4)其他：如甲状腺功能亢进、脱水等。

发热都是由于致热因素的作用使人体产生的热量超过散发的热量,引起体温升高超过正常范围。

(二)发生机制

1.外源性致热原的摄入

各种致病的微生物或它们的毒素、抗原抗体复合物、淋巴因子、某些致炎物质(如尿酸盐结晶和硅酸盐结晶)、某些类固醇、肽聚糖和多核苷酸等外源性致热原多数是大分子物质,侵入人体后不能通过血-脑屏障作用于体温调节中枢,但可通过激活血液中的致热原细胞产生白细胞介素-1等。白细胞介素-1等的产生：在各种外源性致热原侵入人体内后,能激活血液中的中性粒细胞,单核-巨噬细胞和嗜酸性粒细胞等,产生白细胞介素-1、干扰素、肿瘤坏死因子和炎症蛋白-1。其中研究最多的是白细胞介素-1。

2.白细胞介素-1 的作用部位

(1)脑组织:白细胞介素-1 可能通过下丘脑终板血管器(此处血管为有孔毛细血管)的毛细血管进入脑组织。

(2)POAH 神经元:白细胞介素-1 亦有可能通过下丘脑终板血管器毛细血管到达血管外间隙(即血-脑屏障外侧)的 POAH 神经元。

3.发热的产生

白细胞介素-1 作用于 POAH 神经元或在脑组织内通过中枢介质引起体温调定点上移,体温调节中枢再对体温重新调节,发出调节命令,一方面可能通过垂体内分泌系统使代谢增加和/或通过运动神经系统使骨骼肌阵缩(即寒战),引起产热增加;另一方面通过交感神经系统使皮肤血管和立毛肌收缩,排汗停止,散热减少。这几方面作用使人体产生的热量超过散发的热量,体温升高,引起发热,一直达到体温调定点的新的平衡点。

二、发热的诊断

(一)发热的程度诊断

(1)低热:人体的体温超过正常,但低于 38 ℃。

(2)中度热:人体的体温为 38.1～39.0 ℃。

(3)高热:人体的体温为 39.1～41.0 ℃。

(4)过高热:人体的体温超过 41 ℃。

(二)发热的分期诊断

1.体温上升期

此期为白细胞介素-1 作用于 POAH 神经元或在脑组织内再通过中枢介质引起体温调定点上移,体温调节中枢对体温重新调节,发出调节命令,可通过代谢增加、骨骼肌阵缩(寒战)使产热增加,通过皮肤血管和立毛肌收缩使散热减少。因此产热超过散热,使体温升高。体温升高的方式有骤升和缓升两种。

(1)骤升型:人体的体温在数小时内达到高热或以上,常伴有寒战。

(2)缓升型:人体的体温逐渐上升,在几天内达高峰。

2.高热期

此期为人体的体温达到高峰后的时期,体温调定点已达到新的平衡。

3.体温下降期

此期由于病因已被清除,体温调定点逐渐降到正常,散热超过产热,体温逐渐恢复正常。与体温升高的方式相对应的有两种体温降低的方式。

(1)骤降型:人体的体温在数小时内降到正常,常伴有大汗。

(2)缓降型:人体的体温在几天内逐渐下降到正常。

体温骤升和骤降的发热常见疟疾、大叶性肺炎、急性肾盂肾炎和输液反应。体温缓升缓降的发热常见于伤寒和结核。

(三)发热的分类诊断

1.急性发热

发热的时间在两周以内为急性发热。

2.慢性发热

发热的时间超过两周为慢性发热。

(四)发热的热型诊断

把不同时间测得的体温数值分别记录在体温单上,将不同时间测得的体温数值按顺序连接起来,形成体温曲线,这些曲线的形态称热型。

1.稽留热

人体的体温维持在高热和以上水平达几天或几周。常见大叶性肺炎和伤寒高热期。

2.弛张热

人体的体温在一天内都在正常水平以上,但波动范围在 2 ℃以上。常见化脓性感染、风湿热、败血症等。

3.间歇热

人体的体温骤升到高峰后维持几小时,再迅速降到正常,无热的间歇时间持续一到数天,反复出现。常见于疟疾和急性肾盂肾炎等。

4.波状热

人体的体温缓升到高热后持续几天,再缓降到正常,持续几天后再缓升到高热,反复多次。常见于布鲁杆菌病。

5.回归热

人体的体温骤升到高热后持续几天,再骤降到正常,持续几天后再骤升到高热,反复数次。常见恶性淋巴瘤和部分恶性组织细胞病等。

6.不规则热

人体的体温可高可低,无规律性。常见于结核病、风湿热等。

三、发热的诊断方法

(一)详细询问病史

1.现病史

(1)起病情况和患病时间:发热的急骤和缓慢,发热持续时间。急性发热常见细菌、病毒、肺炎支原体、立克次体、真菌、螺旋体及寄生虫感染。其他有结缔组织病、急性白血病、药物热等。长期发热的原因,除中枢性原因外,还可包括以下四大类:①感染是长期发热最常见的原因,常见于伤寒、副伤寒、亚急性感染性心内膜炎、败血症、结核病、阿米巴肝病、黑热病、急性血吸虫病等。在各种感染中,结核病是主要原因之一,特别是某些肺外结核,如深部淋巴结结核、肝结核。②造血系统的新陈代谢率较高,有病理改变时易引起发热,如非白血性白血病、深部恶性淋巴瘤、恶性组织细胞病等。③结缔组织疾病如播散性红斑狼疮、结节性多动脉炎、风湿热等疾病,可成为长期发热的疾病。④恶性肿瘤增长迅速,当肿瘤组织崩溃或附加感染时则可引起长期发热,如肝癌、结肠癌等早期常易漏诊。

(2)病因和诱因:常见的有流行性感冒、其他病毒性上呼吸道感染、急性病毒性肝炎、流行性乙型脑炎、脊髓灰质炎、传染性单核细胞增多症、流行性出血热、森林脑炎、传染性淋巴细胞增多症、麻疹、风疹、流行性腮腺炎、水痘、肺炎支原体肺炎、肾盂肾炎、胸膜炎、心包炎、腹膜炎、血栓性静脉炎、丹毒、伤寒、副伤寒、亚急性感染性心内膜炎、败血症、结核病、阿米巴肝病、黑热病、急性血吸虫病、钩端螺旋体病、疟疾、阿米巴肝病、急性血吸虫病、丝虫病、旋毛虫病、风湿热。药热、血清病、系统性红斑狼疮、皮肌炎、结节性多动脉炎、急性胰腺炎、急性溶血、急性心肌梗死、脏器梗死或血栓形成,体腔积血或血肿形成,大面积烧伤,白血病、恶性淋巴瘤、癌、肉瘤、恶性组织细胞病、痛风发作、甲状腺危象、重度脱水、热射病、脑出血、白塞病,高温下工作等。

(3)伴随症状:有寒战、结膜充血、口唇疱疹、肝脾大、淋巴结肿大、出血、关节肿痛、皮疹和昏迷等。发热的伴随症状越多,越有利于诊断或鉴别诊断,所以应尽量询问和采集发热的全部伴随症状。寒战常见于大叶肺炎、败血症、急性胆囊炎、急性肾盂肾炎、流行性脑脊髓膜炎、疟疾、钩端螺旋体病、药物热、急性溶血或输血反应等。结膜充血多见于麻疹、咽结膜热、流行性出血热、斑疹伤寒、钩端螺旋体病等。口唇单纯疱疹多出现于急性发热性疾病,如大叶肺炎、流行性脑脊髓膜炎、间日疟、流行性感冒等。淋巴结肿大见于传染性单核细胞增多症、风疹、淋巴结结核、局灶性化脓性感染、丝虫病、白血病、淋巴瘤、转移癌等。

肝脾大常见于传染性单核细胞增多症、病毒性肝炎、肝及胆管感染、布鲁杆菌病、疟疾、结缔组织病、白血病、淋巴瘤及黑热病、急性血吸虫病等。出血可见于重症感染及某些急性传染病,如流行性出血热、病毒性肝炎、斑疹伤寒、败血症等。也可见于某些血液病,如急性白血病、重型再生障碍性贫血、恶性组织细胞病等。关节肿痛常见于败血症、猩红热、布鲁杆菌病、风湿热、结缔组织病、痛风等。皮疹常见于麻疹、猩红热、风疹、水痘、斑疹伤寒、风湿热、结缔组织病、药物热等。昏迷发生在发热之后者常见于流行性乙型脑炎、斑疹伤寒、流行性脑脊髓膜炎、中毒性菌痢、中暑等;昏迷发生在发热前者见于脑出血、巴比妥类中毒等。

2.既往史和个人史

如过去曾患的疾病、有无外伤、做过何种手术、预防接种史和过敏史等。个人经历:如居住地、职业、旅游史和接触感染史等。职业:如工种、劳动环境等。发病地区及季节,对传染病与寄生虫病特别重要。某些寄生虫病如血吸虫病、黑热病、丝虫病等有严格的地区性。斑疹伤寒、回归热、白喉、流行性脑脊髓膜炎等流行于冬春季节;伤寒、乙型脑炎、脊髓灰质炎则流行于夏秋;钩端螺旋体病的流行常见于夏收与秋收季节。麻疹、猩红热、伤寒等急性传染病病愈后常有较牢固的免疫力,第二次发病的可能性甚少。中毒型菌痢、食物中毒的患者发病前多有进食不洁饮食史;疟疾、病毒性肝炎可通过输血传染。阿米巴肝病可有慢性痢疾病史。

(二)仔细全面体检

(1)记录体温曲线:每天记录 4 次体温以此判断热型。

(2)细致、精确、规范、全面和有重点的体格检查。

(三)准确的实验室检查

1.常规检查

常规检查包括三大常规(即血常规、尿常规和大便常规)、血沉和肺部 X 线片。

2.细菌学检查

可根据病情取血、骨髓、尿、胆汁、大便和脓液进行培养。

(四)针对性的特殊检查

1.骨髓穿刺和骨髓活检

对血液系统的肿瘤和骨髓转移癌有诊断意义。

2.免疫学检查

免疫球蛋白电泳、类风湿因子、抗核抗体、抗双链 DNA 抗体等。

3.影像学检查

如超声波、电子计算机 X 线体层扫描(CT)和磁共振成像(MRI)下摄像仪检查。

4.淋巴结活检

对淋巴组织增生性疾病的确诊有诊断价值。

5.诊断性探查术

对经过以上检查仍不能诊断的腹腔内肿块可慎重采用。

四、鉴别诊断

(一)急性发热

急性发热指发热在 2 周以内者。病因主要是感染,其局部定位症状常出现在发热之后。准确的实验室检查和针对性的特殊检查对鉴别诊断有很大的价值。如果发热缺乏定位,白细胞计数不高或减低、难以确定诊断的大多为病毒感染。

(二)慢性发热

1.长期发热

长期发热指中高度发热超过 2 周以上者。常见的病因有四类:即感染、结缔组织疾病、肿瘤和恶性血液病。其中以感染多见。

(1)感染:常见的原因有伤寒、副伤寒、结核、败血症、肝脓肿、慢性胆囊炎、感染性心内膜炎、急性血吸虫病、传染性单核细胞增多症、黑热病等。

感染所致发热的特点:①常伴畏寒和寒战。②白细胞数$>10\times10^9$/L、中性粒细胞$>80\%$、杆状核粒细胞$>5\%$,常为非结核感染。③病原学和血清学的检查可获得阳性结果。④抗生素治疗有效。

(2)结缔组织疾病:常见的原因有系统性红斑狼疮、风湿热、皮肌炎、贝赫切特综合征、结节性多动脉炎等。

结缔组织疾病所致发热的特点:①多发于生育期的妇女。②多器官受累、表现多样。③血清中有高滴度的自身抗体。④抗生素治疗无效且易过敏。⑤水杨酸或肾上腺皮质激素治疗有效。

(3)肿瘤:常见各种恶性肿瘤和转移性肿瘤。肿瘤所致发热的特点:无寒战、抗生素治疗无效、伴进行性消瘦和贫血。

(4)恶性血液病:常见于恶性淋巴瘤和恶性组织细胞病。恶性血液病所致发热的特点:常伴于肝脾大、全血细胞计数减少和进行性衰竭,抗生素治疗无效。

2.慢性低热

慢性低热指低度发热超过 3 周以上者,常见的病因有器质性和功能性低热。

(1)器质性低热:①感染,常见的病因有结核、慢性泌尿系统感染、牙周脓肿、鼻旁窦炎、前列腺炎和盆腔炎等。注意进行有关的实验室检查和针对性的特殊检查对鉴别诊断有很大的价值。②非感染性发热,常见的病因有结缔组织疾病和甲亢,凭借自身抗体的检查有助于诊断。

(2)功能性低热:①感染后低热,急性传染病等引起高热在治愈后,由于体温调节中枢的功能未恢复正常,低热可持续数周,反复的体检和实验室检查未见异常。②自主神经功能紊乱,多见于年轻女性,一天内体温波动不超过 0.5 ℃,体力活动后体温不升反降,常伴颜面潮红、心悸、手颤、失眠等。并排除其他原因引起的低热后才能诊断。

(王伟凤)

第七节 发　　绀

一、发绀的概念

发绀是指血液中脱氧血红蛋白增多,使皮肤、黏膜呈青紫色的表现。广义的发绀还包括由异常血红蛋白衍生物(高铁血红蛋白、硫化血红蛋白)所致皮肤黏膜青紫现象。

发绀在皮肤较薄、色素较少和毛细血管丰富的部位如口唇、鼻尖、颊部与甲床等处较为明显,易于观察。

二、发绀的病因、发生机制及临床表现

发绀的原因有血液中还原血红蛋白增多及血液中存在异常血红蛋白衍生物两大类。

(一)血液中还原血红蛋白增多

血液中还原血红蛋白增多引起的发绀,是发绀的主要原因。

血液中还原血红蛋白绝对含量增多。还原血红蛋白浓度可用血氧未饱和度表示,正常动脉血氧未饱和度为5％,静脉内血氧未饱和度为30％,毛细血管中血氧未饱和度约为前两者的平均数。每1 g血红蛋白约与1.34 mL氧结合。当毛细血管血液的还原血红蛋白量超过50 g/L(5 g/dL)时,皮肤黏膜即可出现发绀。

1.中心性发绀

由于心、肺疾病导致动脉血氧饱和度(SaO_2)降低引起。发绀的特点是全身性的,除四肢与面颊外,亦见于黏膜(包括舌及口腔黏膜)与躯干的皮肤,但皮肤温暖。中心性发绀又可分为肺性发绀和心性混血性发绀两种。

(1)肺性发绀:①病因见于各种严重呼吸系统疾病,如呼吸道(喉、气管、支气管)阻塞、肺部疾病(肺炎、阻塞性肺气肿、弥漫性肺间质纤维化、肺淤血、肺水肿、急性呼吸窘迫综合征)和肺血管疾病(肺栓塞、原发性肺动脉高压、肺动静脉瘘)等。②发生机制是由于呼吸功能衰竭,通气或换气功能障碍,肺氧合作用不足,致使体循环血管中还原血红蛋白含量增多而出现发绀。

(2)心性混血性发绀:①病因见于发绀型先天性心脏病,如法洛(Fallot)四联症、艾生曼格(Eisenmenger)综合征等。②发生机制是由于心与大血管之间存在异常通道,部分静脉血未通过肺进行氧合作用,即经异常通道分流混入体循环动脉血中,如分流量超过心排血量的1/3时,即可引起发绀。

2.周围性发绀

由于周围循环血流障碍所致,发绀特点是常见于肢体末梢与下垂部位,如肢端、耳垂与鼻尖,这些部位的皮肤温度低、发凉,若按摩或加温耳垂与肢端,使其温暖,发绀即可消失。此点有助于与中心性发绀相互鉴别,后者即使按摩或加温,青紫也不消失。此型发绀又可分为淤血性周围性发绀、真性红细胞增多症和缺血性周围性发绀3种。

(1)淤血性周围性发绀:①病因,如右心衰竭、渗出性心包炎、心包填塞、缩窄性心包炎、局部静脉病变(血栓性静脉炎、上腔静脉综合征、下肢静脉曲张)等。②发生机制是因体循环淤血、周

围血流缓慢,氧在组织中被过多摄取所致。

（2）缺血性周围性发绀:①病因常见于重症休克。②发生机制是由于周围血管痉挛收缩,心排血量减少,循环血容量不足,血流缓慢,周围组织血流灌注不足、缺氧,致皮肤黏膜呈青紫、苍白。③局部血液循环障碍,如血栓闭塞性脉管炎、雷诺(Raynaud)病、肢端发绀症、冷球蛋白血症、网状青斑、严重受寒等,由于肢体动脉阻塞或末梢小动脉强烈痉挛、收缩,可引起局部冰冷、苍白与发绀。

（3）真性红细胞增多症:所致发绀亦属周围性,除肢端外,口唇亦可发绀。其发生机制是由于红细胞过多,血液黏稠,致血流缓慢,周围组织摄氧过多,还原血红蛋白含量增高所致。

3.混合性发绀

中心性发绀与周围性发绀并存,可见于心力衰竭(左心衰竭、右心衰竭和全心衰竭),因肺淤血或支气管-肺病变,致血液在肺内氧合不足及周围血流缓慢,毛细血管内血液脱氧过多所致。

（二）异常血红蛋白衍化物

血液中存在着异常血红蛋白衍化物(高铁血红蛋白、硫化血红蛋白),较少见。

1.药物或化学物质中毒所致的高铁血红蛋白血症

（1）发生机制:由于血红蛋白分子的二价铁被三价铁所取代,致使失去与氧结合的能力,当血液中高铁血红蛋白含量达 30 g/L 时,即可出现发绀。此种情况通常由伯氨喹、亚硝酸盐、氯酸钾、碱式硝酸铋、磺胺类、苯丙砜、硝基苯、苯胺等中毒引起。

（2）临床表现:其发绀特点是急骤出现,暂时性,病情严重,经过氧疗青紫不减,抽出的静脉血呈深棕色,暴露于空气中也不能转变成鲜红色,若静脉注射亚甲蓝溶液、硫代硫酸钠或大剂量维生素 C,均可使青紫消退。分光镜检查可证明血中高铁血红蛋白的存在。由于大量进食含有亚硝酸盐的变质蔬菜而引起的中毒性高铁血红蛋白血症,也可出现发绀,称"肠源性青紫症"。

2.先天性高铁血红蛋白血症

患者自幼即有发绀,有家族史,而无心肺疾病及引起异常血红蛋白的其他原因,身体一般健康状况较好。

3.硫化血红蛋白血症

（1）发生机制:硫化血红蛋白并不存在于正常红细胞中。凡能引起高铁血红蛋白血症的药物或化学物质也能引起硫化血红蛋白血症,但患者须同时有便秘或服用硫化物(主要为含硫的氨基酸),在肠内形成大量硫化氢为先决条件。所服用的含氮化合物或芳香族氨基酸则起触媒作用,使硫化氢作用于血红蛋白,而生成硫化血红蛋白,当血中含量达 5 g/L 时,即可出现发绀。

（2）临床表现:发绀的特点是持续时间长,可达几个月或更长时间,因硫化血红蛋白一经形成,不论在体内或体外均不能恢复为血红蛋白,而红细胞寿命仍正常;患者血液呈蓝褐色,分光镜检查可确定硫化血红蛋白的存在。

三、发绀的伴随症状

（一）发绀伴呼吸困难

常见于重症心、肺疾病和急性呼吸道阻塞、气胸等;先天性高铁是血红蛋白血症和硫化血红蛋白血症虽有明显发绀,但一般无呼吸困难。

（二）发绀伴杵状指(趾)

病程较长后出现,主要见于发绀型先天性心脏病及某些慢性肺内部疾病。

(三)急性起病伴意识障碍和衰竭

见于某些药物或化学物质急性中毒、休克、急性肺部感染等。

(赵恒佩)

第八节　呼吸困难

正常人平静呼吸时,其呼吸运动无须费力,也不易察觉。呼吸困难尚无公认的明确定义,通常是指伴随呼吸运动所出现的主观不适感,如感到空气不足、呼吸费劲等。体格检查时可见患者用力呼吸,辅助呼吸肌参加呼吸运动,如张口抬肩,并可出现呼吸频率、深度和节律的改变。严重呼吸困难时,可出现鼻翼翕动、发绀,患者被迫采取端坐位。许多疾病可引起呼吸困难,如呼吸系统疾病、心血管疾病、神经肌肉疾病、肾脏疾病、内分泌疾病(包括妊娠)、血液系统疾病、类风湿疾病及精神情绪改变等。正常人运动量大时也会出现呼吸困难。

一、呼吸困难的临床类型

(一)肺源性呼吸困难

肺源性呼吸困难的两个主要原因是肺或胸壁顺应性降低引起的限制性缺陷和气流阻力增加引起的阻塞性缺陷。限制性呼吸困难的患者(如肺纤维化或胸廓变形)在休息时可无呼吸困难,但当活动使肺通气接近其最大受限的呼吸能力时,就有明显的呼吸困难。阻塞性呼吸困难的患者(如阻塞性肺气肿或哮喘),即使在休息时,也可因努力增加通气而致呼吸困难,且呼吸费力而缓慢,尤其是在呼气时。尽管详细询问呼吸困难感觉的特性和类型有助于鉴别限制性和阻塞性呼吸困难,然而这些肺功能缺陷常是混合的,呼吸困难可显示出混合和过渡的特征。体格检查和肺功能测定可补充得之于病史的详细信息。体格检查有助于显示某些限制性呼吸困难的原因(如胸腔积液、气胸),肺气肿和哮喘的体征有助于确定其基础的阻塞性肺病的性质和严重程度。肺功能检查可提供限制性或气流阻塞存在的数据,可与正常值或同一患者不同时期的数据作比较。

(二)心源性呼吸困难

在心力衰竭早期,心排血量不能满足活动期间的代谢增加,因而组织和大脑酸中毒使呼吸运动大大增强,患者过度通气。各种反射因素,包括肺内牵张感受器,也可促成过度通气,患者气短,常伴有乏力、窒息感或胸骨压迫感。其特征是"劳力性呼吸困难",即在体力运动时发生或加重,休息或安静状态时缓解或减轻。

在心力衰竭后期,肺充血水肿,僵硬的肺脏通气量降低,通气用力增加。反射因素,特别是肺泡-毛细血管间隔内毛细血管旁感受器,有助于肺通气的过度增加。心力衰竭时,循环缓慢是主要原因,呼吸中枢酸中毒和低氧起重要作用。端坐呼吸是在患者卧位时发生的呼吸不舒畅迫使患者取坐位。其原因是卧位时回流入左心的静脉血增加,而衰竭的左心不能承受这种增加的前负荷,其次是卧位时呼吸用力增加。端坐呼吸有时发生于其他心血管疾病,如心包积液。急性左心功能不全患者常表现为阵发性呼吸困难,其特点是多在夜间熟睡时,因呼吸困难而突然憋醒,胸部有压迫感,被迫坐起,用力呼吸。轻者短时间后症状消失,称为夜间阵发性呼吸困难。病情严重者,除端坐呼吸外,尚可有冷汗、发绀、咳嗽、咳粉红色泡沫样痰,心率加快,两肺出现哮鸣音、湿性啰音,称为心源性哮喘。是由于各种心脏病发生急性左心功能不全,导致急性肺水肿所致。

(三)中毒性呼吸困难

糖尿病酸中毒产生一种特殊的深大呼吸类型,然而,由于呼吸能力储存完好,故患者很少主诉呼吸困难。尿毒症患者由于酸中毒、心力衰竭、肺水肿和贫血联合作用造成严重气喘,患者可主诉呼吸困难。急性感染时呼吸加快,是由于体温增高及血中毒性代谢产物刺激呼吸中枢引起的。吗啡、巴比妥类药物急性中毒时,呼吸中枢受抑制,使呼吸缓慢,严重时出现潮式呼吸或间停呼吸。

(四)血源性呼吸困难

由于红细胞携氧量减少,血含氧量减低,引起呼吸加快,常伴有心率加快。发生于大出血时的急性呼吸困难是一个需立即输血的严重指征。呼吸困难也可发生于慢性贫血,除非极度贫血,否则呼吸困难仅发生于活动期间。

(五)中枢性呼吸困难

颅脑疾病或损伤时,呼吸中枢受到压迫或供血减少,功能降低,可出现呼吸频率和节律的改变。如病损位于间脑及中脑上部时出现潮式呼吸;中脑下部与脑桥上部受累时出现深快均匀的中枢型呼吸;脑桥下部与延髓上部病损时出现间停呼吸;累及延髓时出现缓慢不规则的延髓型呼吸,这是中枢呼吸功能不全的晚期表现;叹气样呼吸或抽泣样呼吸常为呼吸停止的先兆。

(六)精神性呼吸困难

癔症时,其呼吸困难主要特征为呼吸浅表频速,患者常因过度通气而发生胸痛、呼吸性碱中毒。易出现手足搐搦症。

二、呼吸困难的诊断思维

根据呼吸困难多种多样的临床表现可引导出对某些疾病的诊断思维。以下可供参考。

(一)呼吸频率

每分钟呼吸超过 24 次称为呼吸频率加快,见于呼吸系统疾病、心血管疾病、贫血、发热等。每分钟呼吸少于 10 次称为呼吸频率减慢,是呼吸中枢受抑制的表现,见于麻醉安眠药物中毒、颅内压增高、尿毒症、肝性脑病等。

(二)呼吸深度

呼吸加深见于糖尿病及尿毒症酸中毒;呼吸变浅见于肺气肿、呼吸肌麻痹及镇静剂过量。

(三)呼吸节律

潮式呼吸和间停呼吸见于中枢神经系统疾病和脑部血液循环障碍,如颅内压增高、脑炎、脑膜炎、颅脑损伤、尿毒症、糖尿病昏迷、心力衰竭、高山病等。

(四)年龄性别

儿童呼吸困难应多注意呼吸道异物、先天性疾病、急性感染等;青壮年则应想到胸膜疾病、风湿性心脏病、结核;老年人应多考虑冠心病、肺气肿、肿瘤等。癔症性呼吸困难较多见于年青女性。

(五)呼吸时限

吸气性呼吸困难多见于上呼吸道不完全阻塞如异物、喉水肿、喉癌等,也见于肺顺应性降低的疾病如肺间质纤维化、广泛炎症、肺水肿等。呼气性呼吸困难多见于下呼吸道不完全阻塞,如慢性支气管炎、支气管哮喘、肺气肿等。大量胸腔积液、大量气胸、呼吸肌麻痹、胸廓限制性疾病则呼气、吸气均感困难。

(六)起病缓急

呼吸困难缓起者包括心肺慢性疾病,如肺结核、尘肺、肺气肿、肺肿瘤、肺纤维化、冠心病、先心病等。呼吸困难发生较急者有肺水肿、肺不张、呼吸系统急性感染、迅速增长的大量胸腔积液等。突然发生严重呼吸困难者有呼吸道异物、张力性气胸、大块肺梗死、成人呼吸窘迫综合征等。

(七)患者姿势

端坐呼吸见于充血性心力衰竭患者;一侧大量胸腔积液患者常喜卧向患侧;重度肺气肿患者常静坐而缓缓吹气;心肌梗死患者常叩胸作痛苦貌。

(八)劳力活动

劳力性呼吸困难是左心衰竭的早期症状,肺尘埃沉着症、肺气肿、肺间质纤维化、先天性心脏病往往也以劳力性呼吸困难为早期表现。

(九)职业环境

接触各类粉尘的职业是诊断尘肺的基础;饲鸽者、种蘑菇者发生呼吸困难时应考虑外源性过敏性肺泡炎。

(十)伴随症状

伴咳嗽、发热者考虑支气管-肺部感染;伴神经系统症状者注意脑及脑膜疾病或转移性肿瘤;伴何纳综合征者考虑肺尖瘤;伴上腔静脉综合征者考虑纵隔肿块;触及颈部皮下气肿时立即想到纵隔气肿。

(刘　甜)

第九节　咳嗽与咯血

咳嗽是由延髓咳嗽中枢受刺激引起的,是一种保护性反射动作。通过咳嗽反射能有效清除呼吸道内的分泌物或进入气道内的异物。如长期、频繁、剧烈咳嗽影响工作、休息,引起呼吸肌疼痛,则属病理现象。

咯血是指喉及喉以下呼吸道任何部位的出血,经口排出者。

一、病因

(一)咳嗽

1.呼吸道疾病

从鼻咽部到小支气管整个呼吸道黏膜受到刺激时,均可引起咳嗽。刺激效应以喉部杓状间腔和气管分叉部黏膜最敏感。肺泡受到刺激所致咳嗽,一般认为是由于肺泡内稀薄分泌物、渗出物、漏出物进入小支气管引起,也与分布于肺的 C 纤维末梢受刺激尤其是化学性刺激有关。呼吸道各部位,如咽、喉、气管、支气管和肺受到刺激性气体(如冷热空气、氯、溴、酸、氨等)、粉尘、异物、炎症、出血与肿瘤等的刺激,均可引起咳嗽。

2.胸膜疾病

如胸膜炎、胸膜间皮瘤或胸膜受刺激如自发性或外伤性气胸、胸腔穿刺等,引起咳嗽。

3.心血管疾病

当二尖瓣狭窄或其他原因所致左侧心力衰竭引起肺淤血、肺水肿,或因右心及体循环静脉栓子脱落或羊水、气栓、瘤栓引起肺栓塞时,肺泡与支气管内漏出物或渗出物,刺激肺泡壁及支气管黏膜而引起咳嗽。

4.中枢神经因素

从大脑皮质发出冲动传至延髓咳嗽中枢。

人可随意引起咳嗽或抑制咳嗽反射,脑炎、脑膜炎时也可导致咳嗽。

(二)咯血

1.支气管疾病

常见的有支气管扩张症、支气管肺癌、支气管结核和慢性支气管炎等;较少见的有支气管结石、支气管腺瘤、支气管黏膜非特异性溃疡等。

出血机制主要由于炎症、肿瘤或结石损伤支气管黏膜或病灶处毛细血管,使其通透性增高或黏膜下血管破裂所致。

2.肺部疾病

常见的有肺结核、肺炎、肺脓肿等;较少见的有肺淤血、肺梗死、肺真菌病、肺吸虫病、肺泡微结石症、肺泡炎、肺含铁血黄素沉着症和肺出血肾炎综合征等,在发生咯血的肺炎中,常见者为肺炎球菌肺炎、葡萄球菌肺炎、肺炎杆菌肺炎和军团菌肺炎,支原体肺炎在有剧烈咳嗽时,也可有痰中带血。

在我国,咯血的主要原因首推肺结核。引起咯血的肺结核病变,常见的是浸润渗出、各种类型空洞和干酪性肺结核,急性血行播散性肺结核少有咯血发生。其出血机制为结核病变使毛细血管通透性增高,血液渗出,表现为痰中带血丝、血点或小血块;如病变侵蚀小血管使其破裂,则引起中等量咯血;如空洞壁肺动脉分支形成的小动脉瘤破裂,或继发的结核性支气管扩张形成的动静脉瘘破裂,则引起大量咯血,甚至危及生命。

3.心血管疾病

心血管疾病较常见的是二尖瓣狭窄。小量咯血或痰中带血丝是由肺淤血致肺泡壁或支气管内膜毛细血管破裂所致;支气管黏膜下层支气管静脉曲张破裂,常致大咯血,当出现急性肺水肿和任何性质心脏病发生急性左侧心力衰竭时,咳浆液性粉红色泡沫样血痰;并发肺梗死时,咳出黏稠暗红色血痰。原发性肺动脉高压和某些先天性心脏病如房间隔缺损、动脉导管未闭等引起肺动脉高压时及肺血管炎,均可发生咯血。

4.其他

(1)血液病:如血小板减少性紫癜、白血病、血友病、再生障碍性贫血等。

(2)急性传染病:如流行性出血热、肺出血型钩端螺旋体病等。

(3)风湿性疾病:如 Wegener 肉芽肿、贝赫切特综合征(白塞病)、结节性多动脉炎、系统性红斑狼疮等。

(4)气管、支气管子宫内膜异位症等均可引起咯血。

二、临床表现

(一)咳嗽的性质

咳嗽无痰或痰量甚少,称干性咳嗽,见于急性咽喉炎、急性支气管炎初期、胸膜炎、喉及肺结核、二尖瓣狭窄、原发性肺动脉高压等。

(二)咳嗽的时间与节律

突然出现的发作性咳嗽,常见于吸入刺激性气体所致急性咽喉炎、气管与支气管异物、百日咳、气管或支气管分叉部受压迫刺激(如淋巴结结核、肿瘤或主动脉瘤)等;少数支气管哮喘,也可表现为发作性咳嗽,在嗅到异味或夜间更易出现,而并无明显呼吸困难(咳嗽变异性哮喘)。长期慢性咳嗽,多见于慢性呼吸道疾病,如慢性支气管炎、支气管扩张症、肺囊肿、肺脓肿、肺结核等。此外,慢性支气管炎、支气管扩张症和肺脓肿等,咳嗽往往于清晨或夜间变动体位时加剧,并伴咳痰,前者于每年寒冷季节时加重,气候转暖时减轻或缓解。左侧心力衰竭、肺结核夜间咳嗽明显,可能与夜间肺淤血加剧及迷走神经兴奋性增高有关。

(三)咳嗽的音色

咳嗽的音色指咳嗽声音的特点,具体如下。

(1)咳嗽声音嘶哑,多见于声带炎、喉炎、喉结核、喉癌和喉返神经麻痹等。

(2)金属音调咳嗽,见于纵隔肿瘤、主动脉瘤或支气管癌、淋巴瘤、结节病压迫气管等。

(3)阵发性连续剧咳伴有高调吸气回声(鸡鸣样咳嗽),见于百日咳,会厌、喉部疾病和气管受压。

(4)咳嗽声音低微或无声,见于极度衰弱或声带麻痹患者。

(四)咯血年龄

青壮年咯血多见于肺结核、支气管扩张症、风湿性心瓣膜病二尖瓣狭窄等。40岁以上有长期大量吸烟史(纸烟20支/日×20年以上)者,要高度警惕支气管肺癌。

(五)咯血量

每天咯血量在100 mL以内为小量,100～500 mL为中等量,500 mL以上(或一次咯血300～500 mL)为大量(有人认为一次咯血＞100 mL即为大咯血)。大量咯血主要见于肺结核空洞、支气管扩张症和慢性肺脓肿,支气管肺癌的咯血主要表现为持续或间断痰中带血,少有大咯血。慢性支气管炎和支原体肺炎咳嗽剧烈时,可偶有痰中带血或血性痰。

(六)咯血颜色和性状

肺结核、支气管扩张症、肺脓肿、支气管结核、出血性疾病,咯血颜色鲜红;铁锈色血痰主要见于肺炎球菌大叶性肺炎、肺吸虫病和肺泡出血;砖红色胶冻样血痰主要见于肺炎杆菌肺炎。二尖瓣狭窄肺淤血咯血一般为暗红色,左侧心力衰竭肺水肿时咳浆液性粉红色泡沫样血痰,并发肺梗死时常咳黏稠暗红色血痰。

三、伴随症状

(一)咳嗽

(1)伴发热:多见于呼吸系统感染、胸膜炎、肺结核等。

(2)伴胸痛:多见于各种肺炎、胸膜炎、支气管肺癌、肺梗死和自发性气胸等。

(3)伴呼吸困难:见于喉水肿、喉肿瘤、支气管哮喘、慢性阻塞性肺病、重症肺炎、肺结核、大量胸腔积液、气胸及肺淤血、肺水肿、气管与支气管异物等。

(4)伴大量脓痰:见于支气管扩张症、肺脓肿、肺囊肿合并感染和支气管胸膜瘘等。

(5)伴咯血:见于肺结核、支气管扩张症、肺脓肿、支气管肺癌、二尖瓣狭窄、支气管结石、肺泡微结石症和肺含铁血黄素沉着症等。

(6)伴杵状指(趾):主要见于支气管扩张症、肺脓肿(尤其是慢性)、支气管肺癌和脓胸等。

(7)伴哮鸣音:见于支气管哮喘、慢性支气管炎喘息型、弥漫性泛细支气管炎;心源性哮喘、气管与支气管异物;也可见于支气管肺癌引起气管与大支气管不完全阻塞。此时,喘鸣音为局限性分布,呈吸气性。

(二)咯血

(1)伴发热:见于肺结核、肺炎、肺脓肿、流行性出血热等。

(2)伴胸痛:见于大叶性肺炎、肺结核、肺梗死、支气管肺癌等。

(3)伴呛咳:见于支气管肺癌、支原体肺炎。

(4)伴脓痰:见于支气管扩张症、肺脓肿、肺结核空洞及肺囊肿并发感染、化脓性肺炎等,支气管扩张症表现反复咯血而无脓痰者,称为干性支气管扩张症。

(5)伴皮肤黏膜出血:应考虑血液病、流行性出血热、肺出血型钩端螺旋体病、风湿性疾病等。

(6)伴黄疸:须注意钩端螺旋体病、大叶性肺炎、肺梗死等。

(逄清江)

第十节　恶心与呕吐

一、概述

恶心与呕吐是临床上最常见的症状之一。恶心是一种特殊的主观感觉,表现为胃部不适和胀满感,常为呕吐的前奏,多伴有流涎与反复的吞咽动作。呕吐是一种胃的反射性强力收缩,通过胃、食管、口腔、膈肌和腹肌等部位的协同作用,能迫使胃内容物由胃食管经口腔急速排出体外。恶心与呕吐可由多种迥然不同的疾病和病理生理机制引起。两者可或不相互伴随。

二、病因

引起恶心与呕吐的病因很广泛,包括多方面因素,几乎涉及各个系统。

(一)感染

急性病毒性胃肠炎、急性细菌性胃肠炎、急性病毒性肝炎、急性阑尾炎、胆囊炎、腹膜炎、急性输卵管炎、盆腔炎等。

(二)腹腔其他脏器疾病

1.脏器疼痛

胰腺炎、胆石症、肾结石、肠缺血、卵巢扭转。

2.胃肠道梗阻

幽门梗阻。

3.溃疡病、胃癌、腔外肿物压迫

胃及十二指肠溃疡、十二指肠梗阻、十二指肠癌、胰腺癌、肠粘连、肠套叠、克罗恩病、肠结核、肠道肿瘤、肠蛔虫、肠扭转、肠系膜上动脉压迫综合征、输出襻综合征;胃肠动力障碍(糖尿病胃轻瘫、非糖尿病胃轻瘫)、假性肠梗阻(结缔组织病、糖尿病性肠神经病、肿瘤性肠神经病、淀粉样变等)。

(三)内分泌代谢性疾病

低钠血症、代谢性酸中毒、营养不良、维生素缺乏症、糖尿病酸中毒、甲状腺功能亢进、甲状腺功能低下、甲状旁腺功能亢进症、垂体功能低下、肾上腺功能低下、各种内分泌危象、尿毒症等。

(四)神经系统疾病

中枢神经系统感染(脑炎、脑膜炎)、脑瘤、脑供血不足、脑出血、颅脑外伤。

(五)药物等理化因素

麻醉剂、洋地黄类、化疗药物、抗生素、多巴胺受体激动剂、非甾体抗炎药、茶碱、乙醇、放射线等。

(六)精神性呕吐

神经性多食、神经性厌食。

(七)前庭疾病

晕动症、梅尼埃病、内耳迷路炎。

(八)妊娠呕吐

妊娠剧吐、妊娠期急性脂肪肝。

(九)其他

心肺疾病(心肌梗死、肺梗死、高血压、急性肺部感染、肺源性心脏病)、泌尿系统疾病(急性肾小球肾炎、急性肾盂肾炎、尿毒症)、周期性呕吐、术后恶心呕吐、青光眼等。

三、发病机制

恶心是人体一种神经精神活动,多种因素可引起恶心,如内脏器官疼痛、颅内高压、迷路刺激、某些精神因素等。恶心发生时,胃蠕动减弱或消失,排空延缓,十二指肠及近端空肠紧张性增加,出现逆蠕动,导致十二指肠内容物反流至胃内。恶心常是呕吐的前兆。

呕吐是一种复杂的病理生理反射过程。反射通路包括以下几个。

(一)信息传入

由自主神经传导(其中迷走神经纤维较交感神经纤维起的作用大)。

(二)呕吐反射中枢

目前认为中枢神经系统的两个区域与呕吐反射密切相关。一是延髓呕吐中枢,另一是化学感受器触发区(CTZ)。通常把内脏神经末梢传来的冲动,引起的呕吐称为反射性呕吐,把CTZ受刺激后引起的呕吐称为中枢性呕吐。延髓呕吐中枢位于延髓外侧网状结构背外侧,迷走神经核附近。主要接受来自消化道和内脏神经、大脑皮质、前庭器官、视神经、痛觉感受器和CTZ的传入冲动。化学感受器触发区(CTZ)位于第四脑室底部的后极区,为双侧性区域,有密集多巴胺受体。多巴胺受体在CTZ对呕吐介导过程中起重要作用,因为应用阿扑吗啡、左旋多巴、澳隐停等多巴胺受体激动剂可引起呕吐,而其拮抗剂、甲氧氯普胺、吗丁啉等药物有止呕作用。化学感受器触发区的5-羟色胺、去甲肾上腺素、神经胺物质和一氨基丁酸等神经递质也可能参与呕吐反射过程。CTZ主要接受来自血液循环中的化学等方面的呕吐刺激信号,并发出引起呕吐反应的神经冲动。但CTZ本身不能直接引起呕吐,必须在延髓呕吐中枢完整及其介导下才能引起呕吐,但两者的关系尚不明了。CTZ位于血-脑屏障之外,许多药物或代谢紊乱均可作用于CTZ。麻醉剂类药物麦角衍生物类药物、吐根糖浆等及体内某些多肽物质如甲状腺激素释放激素、P物质、血管紧张素、促胃液素、加压素、血管肠肽等均可作用于CTZ引起恶心呕吐。此外,某些疾病如尿毒症、低氧血症、酮症酸中毒、放射病、晕动症等引起的恶心呕吐也与CTZ有关。

(三)传出神经

传出神经包括迷走神经、交感神经、体神经和脑神经。上述传出神经将呕吐信号传至各效应器官,引起恶心呕吐过程,呕吐开始时,幽门口关闭,胃内容物不能排到十二指肠。同时,贲门口松弛,贲门部上升,腹肌、膈肌和肋间肌收缩,胃内压及腹内压增高,下食管括约肌松弛,导致胃内容排出体外。

四、诊断

恶心与呕吐的病因广泛,正确的诊断有赖于详尽的病史及全面的体检和有针对性的实验室检查。

(一)病史

1.呕吐的伴随症状

呕吐伴发热者,须注意急性感染。呕吐伴有不洁饮食或同食者集体发病者,应考虑食物或药物中毒。呕吐伴胸痛,常见于急性心肌梗死或急性肺梗死等。呕吐伴有腹痛者,常见于腹腔脏器炎症、梗阻和破裂。腹痛于呕吐后暂时缓解者,提示消化性溃疡、急性胃炎及胃肠道梗阻疾病。呕吐后腹痛不能缓解者,常见于胆管疾病、泌尿系统疾病、急性胰腺炎等。呕吐伴头痛,除考虑颅内高压的疾病外,还应考虑偏头痛、鼻炎、青光眼及屈光不正等疾病。呕吐伴眩晕,应考虑前庭、迷路疾病、基底-椎动脉供血不足、小脑后下动脉供血不足及某些药物(如氨基糖苷类抗生素)引起的颅神经损伤。

2.呕吐的方式和特征

喷射性呕吐多见于颅内炎症、水肿出血、占位性病变、脑膜炎症粘连等所致颅内压增高,通常不伴有恶心。此外,青光眼和第Ⅷ对颅神经病变也可出现喷射性呕吐。呕吐不费力,餐后即发生,呕吐物量少,见于精神性呕吐。

应注意呕吐物的量、性状和气味等。呕吐物量大,且含有腐烂食物提示幽门梗阻、胃潴留、胃轻瘫及回肠上段梗阻等。呕吐物为咖啡样或血性,见于上消化道出血;含有未完全消化的食物则提示食管性呕吐(贲门失弛缓症、食管憩室、食管癌等)和神经性呕吐;含有胆汁者,常见于频繁剧烈呕吐、十二指肠乳头以下的十二指肠或小肠梗阻、胆囊炎、胆石症及胃大部切除术后等,有时见于妊娠剧吐、晕动症。呕吐物有酸臭味者,说明为胃内容物。有粪臭味提示小肠低位梗阻、麻痹性肠梗阻、结肠梗阻、回盲瓣关闭不全或胃结肠瘘等。

3.呕吐和进食的时相关系

进食过程或进食后早期发生呕吐常见于幽门管溃疡或精神性呕吐;进食后期或积数餐后呕吐,见于幽门梗阻、肠梗阻、胃轻瘫或肠系膜上动脉压迫导致十二指肠淤积。晨间呕吐多见于妊娠呕吐,有时亦见于尿毒症、慢性酒精中毒和颅内高压症等。

4.药物或放射线接触史

易引起呕吐的常用药物有抗生素、洋地黄、茶碱、化疗药物、麻醉剂、乙醇等。深部射线治疗,镭照射治疗和^{60}Co照射治疗亦常引起恶心呕吐。

5.其他

呕吐可为许多系统性疾病的表现之一,包括糖尿病、甲状腺功能亢进或减退、肾上腺功能减退等内分泌疾病;硬皮病等结缔组织病;脑供血不足、脑出血、脑瘤、脑膜炎、脑外伤等中枢神经疾病;尿毒症等肾脏疾病。

(二)体格检查

1.一般情况

应注意神志、营养状态、脱水、循环衰竭、贫血及发热等。

2.腹部伴症

应注意胃型、胃蠕动波、振水声等幽门梗阻表现;肠鸣音亢进、肠型等急性肠梗阻表现;腹肌紧张、压痛、反跳痛等急腹症表现,此外,还应注意有无腹部肿块、疝气等。

3.其他

眼部检查注意眼球震颤、眼压测定、眼底有无视盘水肿等;有无病理反射及腹膜刺激征等。

(三)辅助检查

辅助检查主要包括与炎症、内分泌代谢及水盐电解质代谢紊乱等有关的实验室检查。必要时可做 CT、磁共振、B 超、胃镜等特殊检查以确定诊断。

五、鉴别诊断

(一)急性感染

急性胃肠炎有许多病因,常见有细菌感染、病毒感染、化学性和物理性刺激,过敏因素和应激因素作用等,其中急性非伤寒性沙门菌感染是呕吐的常见原因。急性胃肠炎所引起的呕吐常伴有发热、头痛、肌痛、腹痛、腹泻等。另外,恶心呕吐也是急性病毒性肝炎的前驱症状。某些病毒感染可引起流行性呕吐。其主要的临床特征有:突然出现频繁的恶心呕吐,多见于早晨发生,常伴有头晕、头痛、肌肉酸痛、出汗等。该病恢复较快,通常 10 天左右呕吐停止,但 3 周后有可能复发。

(二)脏器疼痛所致恶心呕吐

脏器疼痛所致恶心呕吐属反射性呕吐。如急性肠梗阻、胆管结石、输尿管结石、肠扭转、卵巢囊肿扭转等。急性内脏炎症(阑尾炎、胰腺炎、胆囊炎、憩室炎、腹膜炎、重症克罗恩病及溃疡性结肠炎等)常伴有恶心呕吐。患者多有相应的体征,如腹肌紧张、压痛、反跳痛、肠鸣音变化等。实验室检查可见白细胞计数升高,有的患者血清淀粉酶升高(胰腺炎)或胆红素升高(胆石症)。

(三)机械性梗阻

1.幽门梗阻

急性幽门管或十二指肠球部溃疡可使幽门充血水肿、括约肌痉挛引起幽门梗阻,表现为恶心、呕吐、腹痛。呕吐于进食早期(餐后 3～4 小时后)发生,呕吐后腹痛缓解。经抗溃疡治疗及控制饮食后,恶心、呕吐症状可消失。慢性十二指肠溃疡瘢痕引起的幽门梗阻表现为进食后上腹部饱胀感,迟发性呕吐,呕吐物量大、酸臭、可含隔夜食物。上腹部可见扩张的胃型和蠕动波并可闻及振水声。胃窦幽门区晚期肿瘤也可引起幽门梗阻,表现为恶心呕吐、食欲缺乏、贫血、消瘦、乏力、上腹疼痛等。

2.十二指肠压迫或狭窄

引起十二指肠狭窄的病变有十二指肠癌、克罗恩病、肠结核等,引起腔外压迫的疾病有胰头、胰体癌及肠系膜上动脉压迫综合征。这类呕吐的特点是餐后迟发性呕吐,伴有上腹部饱胀不适,有时伴有上腹部痉挛性疼痛,呕吐物中常含胆汁,呕吐后腹部症状迅速缓解。肠系膜上动脉压迫综合征,多发生于近期消瘦、卧床、脊柱前凸患者,前倾位或胸膝位时呕吐可消失;胃肠造影示十二指肠水平部中线右侧呈垂直性锐性截断,胃及近端十二指肠扩张,患者有时需做松解或短路手术。

3.肠梗阻

肠腔的肿瘤、结核及克罗恩病等,或肠外粘连压迫均可引起肠道排空障碍,导致肠梗阻。常表现为:腹痛、腹胀、恶心呕吐和肛门停止排便排气。呕吐反复发作,较剧烈。早期呕吐为食物、胃液或胆汁,之后呕吐物呈棕色或浅绿色,晚期呈粪质样,带恶臭味。呕吐后腹痛常无明显减轻。检查可见肠型,压痛明显,可扪及包块,肠鸣音亢进。结合腹部X线平片等检查,可作出诊断。

(四)内分泌或代谢性疾病

许多内分泌疾病可出现恶心呕吐,如胃轻瘫,结缔组织病性甲亢危象、甲低危象、垂体肾上腺危象、糖尿病酸中毒等。低钠血症可以反射性地引起恶心呕吐。另外,恶心呕吐常出现于尿毒症的早期,伴有食欲缺乏、嗳气、腹泻等消化道症状。根据各种疾病的临床特征及辅助检查,可明确恶心呕吐的病因。

(五)药物性呕吐

药物是引起恶心、呕吐的最常见原因之一,药物或及其代谢产物,一方面可通过刺激CTZ受体(如多巴胺受体),由此产生冲动并传导至呕吐中枢而引起恶心呕吐。如化疗药物、麻醉药物、洋地黄类药物等;另一方面药物可刺激胃肠道,使胃肠道神经兴奋并发出冲动传入呕吐中枢,引起呕吐中枢兴奋,出现恶心呕吐。如部分化疗药物、非甾体抗炎药及某些抗生素等。

(六)中枢神经系统疾病

脑血管病、颈椎病及各种原因所致的颅内压增高均可引起恶心、呕吐。

1.脑血管病

常见疾病有偏头痛和基底、椎动脉供血不足。偏头痛可能与5-羟色胺、缓激肽等血管活性物质引起血管运动障碍有关。常见的诱因有情绪激动、失眠、饮酒及过量吸烟等。主要临床表现为阵发性单侧头痛,呕吐常呈喷射状,呕吐胃内容物,呕吐后头痛可减轻,还伴有面色苍白、出冷汗、视觉改变及嗜睡等症状,应用麦角衍生物制剂可迅速缓解症状。椎-基底动脉供血不足也可出现恶心呕吐,且有眩晕、视力障碍、共济失调、头痛、意识障碍等表现。

2.颅内压增高

脑血管破裂或阻塞,中枢神经系统感染(如急性脑炎、脑膜炎)和颅内肿瘤均可引起颅内压增高而出现呕吐,其特点为呕吐前常无恶心或仅有轻微恶心,呕吐呈喷射状且与饮食无关,呕吐物多为胃内容物,常伴有剧烈头痛和不同程度的意识障碍,呕吐后头痛减轻不明显。脑血管病变常出现剧烈头痛、呕吐、意识障碍、偏瘫等;颅内感染者除头痛、呕吐外,还伴有畏寒、发热,严重可出现神志、意识障碍。脑肿瘤的呕吐常在头痛剧烈时发生,呕吐后头痛可暂时减轻,常伴有不同程度颅神经损害的症状。

(七)妊娠呕吐

恶心与呕吐是妊娠期最常见的临床表现之一,50%～90%的妊娠妇女有恶心,25%～55%的孕妇出现呕吐。恶心呕吐常发生于妊娠的早期,于妊娠15周后消失。呕吐多见于早晨空腹时,常因睡眠紊乱、疲劳、情绪激动等情况而诱发。孕妇若为第一次怀孕时,更易出现呕吐。妊娠呕吐一般不引起水电解质平衡或营养障碍,也不危及孕妇和胎儿的安全和健康。约3.5%的妊娠妇女有妊娠剧吐,可引起严重的水电解质紊乱和酮症酸中毒。妊娠剧吐较易发生于多胎妊娠、葡萄胎及年轻而精神状态欠稳定的妇女。关于妊娠呕吐的发生机制目前尚不清楚,可能与内分泌因素和精神因素有关。

(八)精神性呕吐

精神性呕吐常见于年轻女性,有较明显的精神心理障碍,包括神经性呕吐、神经性厌食和神经性多食。其特点为呕吐发作与精神受刺激密切相关。呕吐常发生于进食开始或进食结束时,无恶心,呕吐不费力,呕吐物不多,常为食物或黏液,吐毕又可进食,患者可自我控制或诱发呕吐。除少数神经性厌食者因惧怕或拒绝进食可有极度消瘦和营养不良、闭经外,许多神经性呕吐患者食欲及营养状态基本正常。有时患者甚至多食导致营养过剩。

(九)内耳前庭疾病

内耳前庭疾病所致恶心呕吐的特点是呕吐突然发作,较剧烈,有时呈喷射状,多伴眩晕、头痛、耳鸣、听力下降等。常见疾病有晕动症、迷路炎和梅尼埃病等。

晕动症主要临床表现为头晕、恶心呕吐等。恶心常较明显,呕吐常于头晕后发生,多呈喷射状,并伴上腹部不适,出冷汗,面色苍白、流涎等。晕动症的发生机制尚不清楚,可能是由某些因素刺激内耳前庭部,反射性引起呕吐中枢兴奋所致。迷路炎是急慢性中耳炎的常见并发症,主要临床表现除了恶心呕吐外,还伴有发作性眩晕,眼球震颤等。梅尼埃病最突出的临床表现为发作性旋转性眩晕,伴恶心与呕吐,耳鸣、耳聋、眼球震颤等。呕吐常于眩晕后发生,可呈喷射状,伴恶心、呕吐后眩晕无明显减轻。团块样堵塞感,但往往不能明确指出具体部位,且进食流质或固体食物均无困难,这类患者常伴有神经官能症的其他症状。

(张福帅)

第十一节　共济失调

共济失调是指主动肌、协同肌与拮抗肌在随意运动时收缩不协调、不平衡,引起动作笨拙、不正确、不平稳、不灵活,但无瘫痪。根据受损结构与临床表现,一般分深感觉障碍性共济失调、前庭迷路性共济失调、小脑性共济失调和大脑性共济失调。

一、病因

(一)深感觉传导径路损害

1.脊髓痨

神经梅毒的一种。病变主要在脊髓后索及后根。

2.多发性神经炎

病毒感染(如急性和慢性感染性多发性神经根神经炎)、细菌感染(如白喉)、中毒(如酒精、铅、汞、砷等)、代谢紊乱(如糖尿病)都可引起所谓"假性脊髓痨性共济失调"。病变主要在后根和周围神经,脊髓后索及延髓楔核、薄核也可受累。

3.脊髓肿瘤

后索受到肿瘤或血管瘤直接压迫引起后索缺血时均可发生。

4.癌性神经病

肿瘤可引起脊髓后索脱髓鞘,出现类似脊髓痨的共济失调症状。

5.变性

营养不良、贫血、胃癌、酒精中毒、多发性硬化都可引起脊髓后索及侧索联合变性,产生共济失调。

6.脑血管病

侵犯内囊后肢、丘脑、顶叶的深感觉传导径路时,都可能出现共济失调。

7.遗传性疾病

少年脊髓型共济失调症(Friedreich 共济失调)、腓骨肌萎缩症(Charcot-Marie 病)、肥大性间质性神经炎(Dejerine-Sottas 病)和 Roussy-Levy 综合征都可伴有深感觉障碍性共济失调。

8.脊髓外伤

后索离断或半切损伤(Brown-Sequard 综合征)时均可引起共济失调。

(二)前庭神经传导径路及内耳前庭器官损伤

常见于急性迷路炎、内耳出血、梅尼埃病、前庭神经元炎、颈源性短暂缺血发作、脑干肿瘤、听神经瘤、药物(如链霉素、新霉素、卡那霉素、庆大霉素、蟾酥、避孕药物等)中毒或过敏、早期妊娠反应、晕车、晕船、晕机等病伤或中毒。

(三)小脑或其传出、传入径路损害

1.肿瘤

髓母细胞瘤、室管膜瘤、星形细胞瘤、转移瘤、结核瘤和脓肿都常侵犯小脑,引起共济失调。

2.血管病

椎-基底动脉的小脑各分支缺血时都可引起,以椎动脉缺血与小脑后下动脉血栓形成(延髓外侧综合征)最常见。

3.遗传性共济失调

遗传性共济失调是一组以脊髓小脑束慢性变性为主,以小脑性共济失调为特征的遗传性疾病,包括 Marie 型共济失调、Sanger-Brown 型共济失调、Louis-Bar 综合征等。

4.变性

变性包括原发性实质性小脑变性、橄榄桥小脑变性、橄榄桥小脑萎缩症、晚发小脑皮质萎缩症四种病,合称为进行性小脑变性。

5.先天畸形

延髓空洞症、颅底凹入症、Arnold-Chiari 畸形等,都可累及小脑或其出入径路。

6.感染

菌痢、斑疹伤寒、水痘、麻疹等传染病的重症患者可引起小脑共济失调。

7.中毒

多见于酒精、苯妥英钠中毒。

8.脱髓鞘疾病

多发性硬化最常见。

9.物理因素

中暑高热昏迷清醒后有时可见。

10.内分泌紊乱及代谢病

少数黏液性水肿及低血糖患者可以见到。

11.其他罕见疾病

Refsum 病、Marinesco-Sjogren-Garland 综合征、Leyden 型急性共济失调等也可有小脑共济失调。

12.癌性神经病

癌症偶可并发非转移性亚急性小脑变性。

(四)大脑损害

1.肿瘤

多见于额叶、颞叶及胼胝体肿瘤。

2.血管病

少数脑卒中及蛛网膜下腔出血后的正常颅压脑积水患者可有共济失调。

3.感染

急性病毒性脑炎、麻痹性痴呆等脑部急慢性感染都可有共济失调症状。

二、诊断

(一)是否为共济失调

尽管共济失调的概念很明确,但不典型的病例,仍有可能错诊。最易混淆的是以运动失常为主的官能性疾病及其他有运动系统损害的器质性疾病。

1.癔症

可有类似共济失调的运动症状;大多伴有其他癔症表现,而无任何器质性神经系统疾病的体征。患肢(或患部)常伴有感觉缺失,因而只在闭眼时出现共济失调。有时呈现戏剧性变化,即忽而正常,忽而复发,转变往往与接受暗示有关。注意发现其矛盾(与产生共济失调的机理不符)和多变(时好时坏,变幻莫测),不难识别。

2.不随意运动

锥体外系病变引起的舞蹈或手足徐动症可能被误认为是共济失调,区别点是:①不随意运动多在无指令时自发地出现。②随意运动过程中若不遭遇不随意运动,则运动可得到正常的贯彻。③可伴有姿势性震颤,见于静止状态,或在已完成随意运动后出现,而不像共济失调是在接近目的(如指鼻试验时在将要到达鼻尖前)时出现明显的意向性震颤,一旦达到目的,震颤即消失。

3.肌张力增高

锥体系或锥体外系疾病伴有肌张力增高时,妨碍运动进行,也可与共济失调相混淆。鉴别要点在于共济失调无瘫痪、锥体束征或不随意运动,也无肌张力增高;有的在静息状态下检查可发现肌张力减低。

4.肌阵挛

当其与小脑共济失调并存时(如 Ramsay-Hunt 综合征,又称肌阵挛性小脑协调障碍)可能先出现肌阵挛,以后再出现共济失调,两者伴随时应按基本症状的特点仔细鉴别;需要可借助脑电图、肌电图和诱发电位鉴别。

5.眼肌麻痹

因复视而错认物象使随意运动产生明显偏斜时,可与共济失调混淆,称为"假性共济失调"。患者闭目指鼻,能准确完成,即可分清。

(二)共济失调的定位诊断

1.深感觉障碍性共济失调

患者深感觉缺失,不能意识到肢体所处位置与运动方向,因而无法正确完成随意运动;常借视觉来纠正运动的正确性。临床特点是站立不稳、闭目难立、着地过重、跟膝胫试验阳性等。

2.前庭迷路性共济失调

患者平衡失调,难以维持正常体位,立时两足分开,头颈、身体倾斜,行走容易倾倒;伴有眩晕和眼球震颤。也常借助视觉维持平衡,但无深感觉障碍。

3.小脑性共济失调

患者无感觉缺失及前庭功能障碍,Romberg 征阴性。运动障碍广泛庞杂,特点是坐立不稳、步态蹒跚、辨距不良、协调不能、意向性震颤、快复及轮替运动困难、呐吃、书写过大、肌张力低及反跳现象等。

4.大脑性共济失调

顶叶病变引起者实质上属于感觉性共济失调,额叶、颞叶病变引起的则和大脑-脑桥-小脑传导束受损有关,其表现类似小脑性共济失调,但兼有大脑的症候,如精神症状、欣快、淡漠、肌张力增高、腱反射亢进、病理反射等。一侧大脑半球病变,共济失调表现在病变的对侧。

(三)共济失调的病因诊断

根据病史和体征所的印象,选择必要的辅助检查,以查明病因。

(1)疑为感染、脱髓鞘疾病、出血或脊髓压迫症者,需查脑脊液常规和生化;必要时可查华氏和康氏反应、胶金试验、免疫球蛋白和寡克隆区带。

(2)疑为颅内占位、正常颅压脑积水和脑萎缩者须摄头颅平片和头颅 CT 或 MRI 扫描;脑血管病变可作颈动脉或椎动脉 DSA 造影。

(3)疑为转移瘤、癌性小脑变性或非转移性神经病者,需摄胸片,腹部 B 超,作前列腺按摩,查免疫功能,帮助发现原发病灶,了解机体免疫状态。

(4)疑为中毒者需查肝肾功能及致病毒物、药物的血清浓度;疑为内分泌代谢紊乱者,可查血糖尿糖、糖耐量试验、血 T_3 和 T_4、血 FT_3 和 FT_4、血 TSH;疑为染色体畸变或恶性肿瘤者可作染色体核型及 G 带分析。

(张福帅)

第二章

神经科常见病的诊治

第一节 脑 出 血

脑出血(intracerebral hemorrhage,ICH)也称脑溢血,是指原发性非外伤性脑实质内出血,故又称原发性或自发性脑出血。脑出血是由脑内的血管病变破裂而引起的出血,绝大多数是高血压伴发小动脉微动脉瘤在血压骤升时破裂所致,称为高血压性脑出血。主要病理特点为局部脑血流变化、炎症反应,以及脑出血后脑血肿的形成和血肿周边组织受压、水肿、神经细胞凋亡。80%的脑出血发生在大脑半球,20%发生在脑干和小脑。脑出血起病急骤,临床表现为头痛、呕吐、意识障碍、偏瘫、偏身感觉障碍等。在所有脑血管疾病患者中,脑出血占20%~30%,年发病率为(60~80)/10万,急性期病死率为30%~40%,是病死率和致残率很高的常见疾病。该病常发生于40~70岁,其中>50岁的人群发病率最高,达93.6%,但近年来发病年龄有越来越年轻的趋势。

一、病因与发病机制

(一)病因

高血压及高血压合并小动脉硬化是 ICH 的最常见病因,约95%的 ICH 患者患有高血压。其他病因有先天性动静脉畸形或动脉瘤破裂、脑动脉炎血管壁坏死、脑瘤出血、血液病并发脑内出血、烟雾病、脑淀粉样血管病变、梗死性脑出血、药物滥用、抗凝或溶栓治疗等。

(二)发病机制

尚不完全清楚,与下列因素相关。

1.高血压

持续性高血压引起脑内小动脉或深穿支动脉壁脂质透明样变性和纤维蛋白样坏死,使小动脉变脆,血压持续升高引起动脉壁疝或内膜破裂,导致微小动脉瘤或微夹层动脉瘤。血压骤然升高时血液自血管壁渗出或动脉瘤壁破裂,血液进入脑组织形成血肿。此外,高血压引起远端血管痉挛,导致小血管缺氧坏死、血栓形成、斑点状出血及脑水肿,继发脑出血,可能是子痫时高血压脑出血的主要机制。脑动脉壁中层肌细胞薄弱,外膜结缔组织少且缺乏外层弹力层,豆纹动脉等穿动脉自大脑中动脉近端呈直角分出,受高血压血流冲击易发生粟粒状动脉瘤,使深穿支动脉成为脑出血的主要好发部位,故豆纹动脉外侧支称为出血动脉。

2.淀粉样脑血管病

它是老年人原发性非高血压性脑出血的常见病因,好发于脑叶,易反复发生,常表现为多发性脑出血。发病机制不清,可能为血管内皮异常导致渗透性增加,血浆成分包括蛋白酶侵入血管壁,形成纤维蛋白样坏死或变性,导致内膜透明样增厚,淀粉样蛋白沉积,使血管中膜、外膜被淀粉样蛋白取代,弹性膜及中膜平滑肌消失,形成蜘蛛状微血管瘤扩张,当情绪激动或活动诱发血压升高时血管瘤破裂引起出血。

3.其他因素

血液病如血友病、白血病、血小板减少性紫癜、红细胞增多症、镰状细胞病等可因凝血功能障碍引起大片状脑出血。肿瘤内异常新生血管破裂或侵蚀正常脑血管也可导致脑出血。维生素B_1、维生素 C 缺乏或毒素(如砷)可引起脑血管内皮细胞坏死,导致脑出血,出血灶特点通常为斑点状而非融合成片。结节性多动脉炎、病毒性和立克次体性疾病等可引起血管床炎症,炎症致血管内皮细胞坏死、血管破裂发生脑出血。脑内小动、静脉畸形破裂可引起血肿,脑内静脉循环障碍和静脉破裂亦可导致出血。血液病、肿瘤、血管炎或静脉窦闭塞性疾病等所致脑出血亦常表现为多发性脑出血。

(三)脑出血后脑水肿的发生机制

脑出血后机体和脑组织局部发生一系列病理生理反应,其中自发性脑出血后最重要的继发性病理变化之一是脑水肿。由于血肿周围脑组织形成水肿带,继而引起神经细胞及其轴突的变性和坏死,成为患者病情恶化和死亡的主要原因之一。目前认为,ICH 后脑水肿与占位效应、血肿内血浆蛋白渗出和血凝块回缩、血肿周围继发缺血、血肿周围组织炎症反应、水通道蛋白-4(AQP-4)及自由基级联反应等有关。

1.占位效应

主要是通过机械性压力和颅内压增高引起。巨大血肿可立即产生占位效应,造成周围脑组织损害,并引起颅内压持续增高。早期主要为局灶性颅内压增高,随后发展为弥漫性颅内压增高,而颅内压的持续增高可引起血肿周围组织广泛性缺血,并加速缺血组织的血管通透性改变,引发脑水肿形成。同时,脑血流量降低、局部组织压力增加可促发血管活性物质从受损的脑组织中释放,破坏血-脑屏障,引发脑水肿形成。因此,血肿占位效应虽不是脑水肿形成的直接原因,但可通过影响脑血流量、周围组织压力及颅内压等因素,间接地在脑出血后脑水肿形成机制中发挥作用。

2.血肿内血浆蛋白渗出和血凝块回缩

血肿内血液凝结是脑出血超急性期血肿周围组织脑水肿形成的首要条件。在正常情况下,脑组织细胞间隙中的血浆蛋白含量非常低,但在血肿周围组织细胞间隙中却可见血浆蛋白和纤维蛋白聚积,这可导致细胞间隙胶体渗透压增高,使水分渗透到脑组织内形成水肿。此外,血肿形成后由于血凝块回缩,使血肿腔静水压降低,这也将导致血液中的水分渗透到脑组织间隙形成水肿。凝血连锁反应激活、血凝块回缩(血肿形成后血块分离成 1 个红细胞中央块和 1 个血清包绕区)及纤维蛋白沉积等,在脑出血后血肿周围组织脑水肿形成中发挥着重要作用。血凝块形成是脑出血血肿周围组织脑水肿形成的必经阶段,而血浆蛋白(特别是凝血酶)则是脑水肿形成的关键因素。

3.血肿周围继发缺血

脑出血后血肿周围局部脑血流量显著降低,而脑血流量的异常降低可引起血肿周围组织缺血。一般脑出血后6~8小时,血红蛋白和凝血酶释出细胞毒性物质,兴奋性氨基酸释放增多等,细胞内钠聚集,则引起细胞毒性水肿;出血后4~12小时,血-脑屏障开始破坏,血浆成分进入细胞间液,则引起血管源性水肿。同时,脑出血后形成的血肿在降解过程中,产生的渗透性物质和缺血的代谢产物,也使组织间渗透压增高,促进或加重脑水肿,从而形成血肿周围半暗带。

4.血肿周围组织炎症反应

脑出血后血肿周围中性粒细胞、巨噬细胞和小胶质细胞活化,血凝块周围活化的小胶质细胞和神经元中白细胞介素-1(IL-1)、白细胞介素-6(IL-6)、细胞间黏附因子-1(ICAM-1)和肿瘤坏死因子-α(TNF-α)表达增加。临床研究采用双抗夹心酶联免疫吸附试验检测41例脑出血患者脑脊液IL-1和S100蛋白含量发现,急性患者脑脊液IL-1水平显著高于对照组,提示IL-1可能促进了脑水肿和脑损伤的发展。ICAM-1在中枢神经系统中分布广泛。Gong等的研究证明,脑出血后12小时神经细胞开始表达ICAM-1,3天达高峰,持续10天逐渐下降;脑出血后1天时血管内皮开始表达ICAM-1,7天达高峰,持续2周。表达ICAM-1的白细胞活化后能产生大量蛋白水解酶,特别是基质金属蛋白酶(MMP),促使血-脑屏障通透性增加,血管源性脑水肿形成。

5.水通道蛋白-4(AQP-4)与脑水肿

过去一直认为水的跨膜转运是通过被动扩散实现的,而水通道蛋白(aquaporin,AQP)的发现完全改变了这种认识。现在认为,水的跨膜转运实际上是一个耗能的主动过程,是通过AQP实现的。AQP在脑组织中广泛存在,可能是脑脊液重吸收、渗透压调节、脑水肿形成等生理、病理过程的分子生物学基础。迄今已发现的AQP至少存在10种亚型,其中AQP-4和AQP-9可能参与血肿周围脑组织水肿的形成。实验研究脑出血后不同时间点大鼠脑组织AQP-4的表达分布发现,对照组和实验组未出血侧AQP-4在各时间点的表达均为弱阳性,而水肿区从脑出血后6小时开始表达增强,3天时达高峰,此后逐渐回落,1周后仍明显高于正常组。另外,随着出血时间的推移,出血侧AQP-4表达范围不断扩大,表达强度不断增强,并且与脑水肿严重程度呈正相关。以上结果提示,脑出血能导致细胞内外水和电解质失衡,细胞内外渗透压发生改变,激活位于细胞膜上的AQP-4,进而促进水和电解质通过AQP-4进入细胞内导致细胞水肿。

6.自由基级联反应

脑出血后脑组织缺血缺氧发生一系列级联反应造成自由基浓度增加。自由基通过攻击脑内细胞膜磷脂中多聚不饱和脂肪酸和脂肪酸的不饱和双键,直接造成脑损伤发生脑水肿;同时引起脑血管通透性增加,亦加重脑水肿从而加重病情。

二、病理

肉眼所见:脑出血病例尸检时脑外观可见到明显动脉粥样硬化,出血侧半球膨隆肿胀,脑回宽、脑沟窄,有时可见少量蛛网膜下腔积血,颞叶海马与小脑扁桃体处常可见脑疝痕迹,出血灶一般在2~8 cm,绝大多数为单灶,仅1.8%~2.7%为多灶。常见的出血部位为壳核出血,出血向内发展可损伤内囊,出血量大时可破入侧脑室。丘脑出血时,血液常穿破第三脑室或侧脑室,向外可损伤内囊。脑桥和小脑出血时,血液可穿破第四脑室,甚至可经中脑导水管逆行进入侧脑室。原发性脑室出血,出血量小时只侵及单个脑室或多个脑室的一部分;大量出血时全部脑室均可被血液充满,脑室扩张积血形成铸型。脑出血血肿周围脑组织受压,水肿明显,颅内压增高,脑组织可移位。幕上半球出血,血肿向下破坏或挤压丘脑下部和脑干,使其变形、移位和继发出血,并常出现小脑幕疝;如中线部位下移可形成中心疝;颅内压增高明显或小脑出血较重时均易发生枕骨大孔疝,这些都是导致患者死亡的直接原因。急性期后,血块溶解,含铁血黄素和破坏的脑组织被吞噬细胞清除,胶质增生,小出血灶形成胶质瘢痕,大者形成囊腔,称为中风囊,腔内可见黄色液体。

显微镜观察可分为 3 期:①出血期,可见大片出血,红细胞多新鲜。出血灶边缘多出现坏死。软化的脑组织,神经细胞消失或呈局部缺血改变,常有多形核白细胞浸润。②吸收期,出血 24～36 小时即可出现胶质细胞增生,小胶质细胞及来自血管外膜的细胞形成格子细胞,少数格子细胞含铁血黄素。星形胶质细胞增生及肥胖变性。③修复期,血液及坏死组织渐被清除,组织缺损部分由胶质细胞、胶质纤维及胶原纤维代替,形成瘢痕。出血灶较小可完全修复,较大则遗留囊腔。血红蛋白代谢产物长久残存于瘢痕组织中,呈现棕黄色。

三、临床表现

(一)症状与体征

1.意识障碍

多数患者发病时很快出现不同程度的意识障碍,轻者可呈嗜睡,重者可昏迷。

2.高颅压征

表现为头痛、呕吐。头痛以病灶侧为重,意识蒙眬或浅昏迷者可见患者用健侧手触摸病灶侧头部;呕吐多为喷射性,呕吐物为胃内容物,如合并消化道出血可为咖啡样物。

3.偏瘫

病灶对侧肢体瘫痪。

4.偏身感觉障碍

病灶对侧肢体感觉障碍,主要是痛觉、温度觉减退。

5.脑膜刺激征

见于脑出血已破入脑室、蛛网膜下腔及脑室原发性出血之时,可有颈项强直或强迫头位,Kernig 征阳性。

6.失语症

优势半球出血者多伴有运动性失语症。

7.瞳孔与眼底异常

瞳孔可不等大、双瞳孔缩小或散大。眼底可有视网膜出血和视盘水肿。

8.其他症状

如心律不齐、呃逆、呕吐咖啡色样胃内容物、呼吸节律紊乱、体温迅速上升及心电图异常等变化。脉搏常有力或缓慢,血压多升高,可出现肢端发绀,偏瘫侧多汗,面色苍白或潮红。

(二)不同部位脑出血的临床表现

1.基底节区出血

为脑出血中最多见者,占 60%～70%。其中壳核出血最多,约占脑出血的 60%,主要是豆纹动脉尤其是其外侧支破裂引起;丘脑出血较少,约占 10%,主要是丘脑穿动脉或丘脑膝状体动脉破裂引起;尾状核及屏状核等出血少见。虽然各核出血有其特点,但出血较多时均可侵及内囊,出现一些共同症状。现将常见的症状分轻、重两型叙述如下。

(1)轻型：多属壳核出血，出血量一般为数毫升至 30 mL，或为丘脑小量出血，出血量仅数毫升，出血限于丘脑或侵及内囊后肢。患者突然头痛、头晕、恶心呕吐、意识清楚或轻度障碍，出血灶对侧出现不同程度的偏瘫，亦可出现偏身感觉障碍及偏盲（三偏征），两眼可向病灶侧凝视，优势半球出血可有失语。

(2)重型：多属壳核大量出血，向内扩展或穿破脑室，出血量可达 30～160 mL；或丘脑较大量出血，血肿侵及内囊或破入脑室。发病突然，意识障碍重，鼾声明显，呕吐频繁，可吐咖啡样胃内容物（由胃部应激性溃疡所致）。丘脑出血病灶对侧常有偏身感觉障碍或偏瘫，肌张力低，可引出病理反射。平卧位时，患侧下肢呈外旋位。但感觉障碍常先于或重于运动障碍，部分病例病灶对侧可出现自发性疼痛。常有眼球运动障碍（眼球向上注视麻痹，呈下视内收状态）。瞳孔缩小或不等大，一般为出血侧散大，提示已有小脑幕疝形成；部分病例有丘脑性失语（言语缓慢而不清、重复言语、发音困难、复述差，朗读正常）或丘脑性痴呆（记忆力减退、计算力下降、情感障碍、人格改变等）。如病情发展，血液大量破入脑室或损伤丘脑下部及脑干，昏迷加深，出现去大脑强直或四肢弛缓，面色潮红或苍白，出冷汗，鼾声大作，中枢性高热或体温过低，甚至出现肺水肿、上消化道出血等内脏并发症，最后多发生枕骨大孔疝死亡。

2.脑叶出血

又称皮质下白质出血。应用 CT 以后，发现脑叶出血约占脑出血的 15%，发病年龄 11～80 岁，40 岁以下占 30%，年轻人多由血管畸形（包括隐匿性血管畸形）、烟雾病引起，老年人常见于高血压动脉硬化及淀粉样血管病等。脑叶出血以顶叶最多见，以后依次为颞叶、枕叶、额叶，40% 为跨叶出血。脑叶出血除意识障碍、颅内高压和抽搐等常见症状外，还有各脑叶的特异表现。

(1)额叶出血：常有一侧或双侧的前额痛、病灶对侧偏瘫。部分病例有精神行为异常、凝视麻痹、言语障碍和癫痫发作。

(2)顶叶出血：常有病灶侧颞部疼痛；病灶对侧的轻偏瘫或单瘫、深浅感觉障碍和复合感觉障碍；体象障碍、手指失认和结构失用症等，少数病例可出现下象限盲。

(3)颞叶出血：常有耳部或耳前部疼痛，病灶对侧偏瘫，但上肢瘫重于下肢，中枢性面、舌瘫可有对侧上象限盲；优势半球出血可出现感觉性失语或混合性失语；可有颞叶癫痫、幻嗅、幻视、兴奋躁动等精神症状。

(4)枕叶出血：可出现同侧眼部疼痛，同向性偏盲和黄斑回避现象，可有一过性黑蒙和视物变形。

3.脑干出血

(1)中脑出血：中脑出血少见，自 CT 应用于临床后，临床已可诊断。轻症患者表现为突然出现复视、眼睑下垂、一侧或两侧瞳孔扩大、眼球不同轴、水平或垂直眼震，同侧肢体共济失调，也可表现大脑脚综合征（Weber 综合征）或红核综合征（Benedikt 综合征）。重者出现昏迷、四肢迟缓性瘫痪、去大脑强直，常迅速死亡。

(2)脑桥出血：占脑出血的 10% 左右。病灶多位于脑桥中部的基底部与被盖部之间。患者表现突然头痛，同侧第 Ⅵ、Ⅶ、Ⅷ 对脑神经麻痹，对侧偏瘫（交叉性瘫痪），出血量大或病情重者常有四肢瘫，很快进入意识障碍、针尖样瞳孔、去大脑强直、呼吸障碍，多迅速死亡。可伴中枢性高热、大汗和应激性溃疡等。一侧脑桥小量出血可表现为脑桥腹内侧综合征（Foville 综合征）、闭锁综合征和脑桥腹外侧综合征（Millard-Gubler综合征）。

(3)延髓出血：延髓出血更为少见，突然意识障碍，血压下降，呼吸节律不规则，心律失常，轻症病例可呈延髓背外侧综合征(Wallenberg综合征),重症病例常因呼吸心跳停止而死亡。

4.小脑出血

约占脑出血的10%。多见于一侧半球的齿状核部位,小脑蚓部也可发生。发病突然,眩晕明显,频繁呕吐,枕部疼痛,病灶侧共济失调,可见眼球震颤,同侧周围性面瘫,颈项强直等,如不仔细检查,易误诊为蛛网膜下腔出血。当出血量不大时,主要表现为小脑症状,如病灶侧共济失调,眼球震颤,构音障碍和吟诗样语言,无偏瘫。出血量增加时,还可表现有脑桥受压体征,如展神经麻痹、侧视麻痹等,以及肢体偏瘫和/或锥体束征。病情如继续加重,颅内压增高明显,昏迷加深,极易发生枕骨大孔疝死亡。

5.脑室出血

脑室出血分为原发与继发两种,继发性是指脑实质出血破入脑室者;原发性指脉络丛血管出血及室管膜下动脉破裂出血,血液直流入脑室者。以前认为脑室出血罕见,现已证实占脑出血的3%~5%。55%的患者出血量较少,仅部分脑室有血,脑脊液呈血性,类似蛛网膜下腔出血。临床常表现为头痛、呕吐、项强、Kernig征阳性、意识清楚或一过性意识障碍,但常无偏瘫体征,脑脊液血性,酷似蛛网膜下腔出血,预后良好,可以完全恢复正常;出血量大,全部脑室均被血液充满者,其临床表现符合既往所谓脑室出血的症状,即发病后突然头痛、呕吐、昏迷、瞳孔缩小或时大时小,眼球浮动或分离性斜视,四肢肌张力增高,病理反射阳性,早期出现去大脑强直,严重者双侧瞳孔散大,呼吸深,鼾声明显,体温明显升高,面部充血多汗,预后极差,多迅速死亡。

四、辅助检查

(一)头颅 CT

发病后 CT 平扫可显示近圆形或卵圆形均匀高密度的血肿病灶,边界清楚,可确定血肿部位、大小、形态及是否破入脑室,血肿周围有无低密度水肿带及占位效应(脑室受压、脑组织移位)和梗阻性脑积水等。早期可发现边界清楚、均匀的高度密度灶,CT 值为60~80Hu,周围环绕低密度水肿带。血肿范围大时可见占位效应。根据 CT 影像估算出血量可采用简单易行的多田计算公式:出血量(mL)=0.5×最大面积长轴(cm)×最大面积短轴(mL)×层面数。出血后 3~7 天,血红蛋白破坏,纤维蛋白溶解,高密度区向心性缩小,边缘模糊,周围低密度区扩大。病后 2~4 周,形成等密度或低密度灶。病后 2 个月左右,血肿区形成囊腔,其密度与脑脊液近乎相等,两侧脑室扩大;增强扫描,可见血肿周围有环状高密度强化影,其大小、形状与原血肿相近。

(二)头颅 MRI/MRA

MRI 的表现主要取决于血肿所含血红蛋白量的变化。发病1天内,血肿呈 T_1 等信号或低信号,T_2 呈高信号或混合信号;第2天至1周内,T_1 为等信号或稍低信号,T_2 为低信号;第2~4周,T_1 和 T_2 均为高信号;4周后,T_1 呈低信号,T_2 为高信号。此外,MRA 可帮助发现脑血管畸形、肿瘤及血管瘤等病变。

(三)数字减影血管造影(DSA)

对脑叶出血、原因不明或怀疑脑血管畸形、血管瘤、烟雾病和血管炎等患者有意义,尤其血压正常的年轻患者应通过 DSA 查明病因。

(四)腰椎穿刺检查

在无条件做 CT 时,且患者病情不重,无明显颅内高压者可进行腰椎穿刺检查。脑出血者脑脊液压力常增高,若出血破入脑室或蛛网膜下腔者脑脊液多呈均匀血性。有脑疝及小脑出血者应禁做腰椎穿刺检查。

（五）经颅多普勒超声（TCD）

由于简单及无创性，可在床边进行检查，已成为监测脑出血患者脑血流动力学变化的重要方法。①通过检测脑动脉血流速度，间接监测脑出血的脑血管痉挛范围及程度，脑血管痉挛时其血流速度增高。②测定血流速度、血流量和血管外周阻力可反映颅内压增高时脑血流灌注情况，如颅内压超过动脉压时收缩期及舒张期血流信号消失，无血流灌注。③提供脑动静脉畸形、动脉瘤等病因诊断的线索。

（六）脑电图（EEG）

可反映脑出血患者脑功能状态。意识障碍可见两侧弥漫性慢活动，病灶侧明显；无意识障碍时，基底节和脑叶出血出现局灶性慢波，脑叶出血靠近皮质时可有局灶性棘波或尖波发放；小脑出血无意识障碍时脑电图多正常，部分患者同侧枕颞部出现慢活动；中脑出血多见两侧阵发性同步高波幅慢活动；脑桥出血患者昏迷时可见 $8\sim12\,Hz\ \alpha$ 波、低波幅 β 波、纺锤波或弥漫性慢波等。

（七）心电图

可及时发现脑出血合并心律失常或心肌缺血，甚至心肌梗死。

（八）血液检查

重症脑出血急性期白细胞数可增至 $(10\sim20)\times10^9/L$ ，并可出现血糖含量升高、蛋白尿、尿糖、血尿素氮含量增加，以及血清肌酶含量升高等。但均为一过性，可随病情缓解而消退。

五、诊断与鉴别诊断

（一）诊断要点

1.一般性诊断要点

（1）急性起病，常有头痛、呕吐、意识障碍、血压增高和局灶性神经功能缺损症状，部分病例有眩晕或抽搐发作。饮酒、情绪激动、过度劳累等是常见的发病诱因。

（2）常见的局灶性神经功能缺损症状和体征包括偏瘫、偏身感觉障碍、偏盲等，多于数分钟至数小时内达到高峰。

（3）头颅 CT 扫描可见病灶中心呈高密度改变，病灶周边常有低密度水肿带。头颅 MRI/MRA 有助于脑出血的病因学诊断和观察血肿的演变过程。

2.各部位脑出血的临床诊断要点

（1）壳核出血：①对侧肢体偏瘫，优势半球出血常出现失语。②对侧肢体感觉障碍，主要是痛觉、温度觉减退。③对侧偏盲。④凝视麻痹，呈双眼持续性向出血侧凝视。⑤尚可出现失用、体象障碍、记忆力和计算力障碍、意识障碍等。

（2）丘脑出血：①丘脑型感觉障碍，对侧半身深浅感觉减退、感觉过敏或自发性疼痛。②运动障碍，出血侵及内囊可出现对侧肢体瘫痪，多为下肢重于上肢。③丘脑性失语，言语缓慢而不清、重复言语、发音困难、复述差，朗读正常。④丘脑性痴呆，记忆力减退、计算力下降、情感障碍、人格改变。⑤眼球运动障碍，眼球向上注视麻痹，常向内下方凝视。

（3）脑干出血：①中脑出血，突然出现复视，眼睑下垂；一侧或两侧瞳孔扩大，眼球不同轴，水平或垂直眼震，同侧肢体共济失调，也可表现 Weber 综合征或 Benedikt 综合征；严重者很快出现意识障碍，去大脑强直。②脑桥出血，突然头痛，呕吐，眩晕，复视，眼球不同轴，交叉性瘫痪或偏瘫、四肢瘫等。出血量较大时，患者很快进入意识障碍，针尖样瞳孔，去大脑强直，呼吸障碍，并可伴有高热、大汗、应激性溃疡等,多迅速死亡;出血量较少时可表现为一些典型的综合征,如Foville 综合征、Millard-Gubler 综合征和闭锁综合征等。③延髓出血,突然意识障碍,血压下降,呼吸节律不规则,心律失常,继而死亡。轻者可表现为不典型的 Wallenberg 综合征。

(4)小脑出血:①突发眩晕、呕吐、后头部疼痛,无偏瘫。②有眼震,站立和步态不稳,肢体共济失调、肌张力降低及颈项强直。③头颅 CT 扫描示小脑半球或小脑蚓高密度影及第四脑室、脑干受压。

(5)脑叶出血:①额叶出血,前额痛、呕吐、痫性发作较多见;对侧偏瘫、共同偏视、精神障碍;优势半球出血时可出现运动性失语。②顶叶出血,偏瘫较轻,而偏侧感觉障碍显著;对侧下象限盲,优势半球出血时可出现混合性失语。③颞叶出血,表现为对侧中枢性面、舌瘫及上肢为主的瘫痪;对侧上象限盲;优势半球出血时可有感觉性或混合性失语;可有颞叶癫痫、幻嗅、幻视。④枕叶出血,对侧同向性偏盲,并有黄斑回避现象,可有一过性黑蒙和视物变形;多无肢体瘫痪。

(6)脑室出血:①突然头痛、呕吐,迅速进入昏迷或昏迷逐渐加深。②双侧瞳孔缩小,四肢肌张力增高,病理反射阳性,早期出现去大脑强直,脑膜刺激征阳性。③常出现丘脑下部受损的症状及体征,如上消化道出血、中枢性高热、大汗、应激性溃疡、急性肺水肿、血糖增高、尿崩症等。④脑脊液压力增高,呈血性。⑤轻者仅表现头痛、呕吐、脑膜刺激征阳性,无局限性神经体征。临床上易误诊为蛛网膜下腔出血,需通过头颅 CT 检查来确定诊断。

(二)鉴别诊断

1.脑梗死

发病较缓,或病情呈进行性加重;头痛、呕吐等颅内压增高症状不明显;典型病例一般不难鉴别;但脑出血与大面积脑梗死、少量脑出血与脑梗死临床症状相似,鉴别较困难,常需头颅 CT 鉴别。

2.脑栓塞

起病急骤,一般缺血范围较广,症状常较重,常伴有风湿性心脏病、心房颤动、细菌性心内膜炎、心肌梗死或其他容易产生栓子来源的疾病。

3.蛛网膜下腔出血

好发于年轻人,突发剧烈头痛,或呈爆裂样头痛,以颈枕部明显,有的可痛牵颈背、双下肢。呕吐较频繁,少数严重患者呈喷射状呕吐。约 50%的患者可出现短暂、不同程度的意识障碍,尤以老年患者多见。常见一侧动眼神经麻痹,其次为视神经、三叉神经和展神经麻痹,脑膜刺激征常见,无偏瘫等脑实质损害的体征,头颅 CT 可帮助鉴别。

4.外伤性脑出血

外伤性脑出血是闭合性头部外伤所致,发生于受冲击颅骨下或对冲部位,常见于额极和颞极,外伤史可提供诊断线索,CT 可显示血肿外形不整。

5.内科疾病导致的昏迷

(1)糖尿病昏迷:①糖尿病酮症酸中毒,多数患者在发生意识障碍前数天有多尿、烦渴多饮和乏力,随后出现食欲缺乏、恶心、呕吐,常伴头痛、嗜睡、烦躁、呼吸深快,呼气中有烂苹果味(丙酮)。随着病情进一步发展,出现严重失水,尿量减少,皮肤弹性差,眼球下陷,脉细速,血压下降,至晚期时各种反射迟钝甚至消失,嗜睡甚至昏迷。尿糖、尿酮体呈强阳性,血糖和血酮体均有升高。头部 CT 结果阴性。②高渗性非酮症糖尿病昏迷,起病时常先有多尿、多饮,但多食不明显,或反而食欲缺乏,以致常被忽视。失水随病程进展逐渐加重,出现神经精神症状,表现为嗜睡、幻觉、定向障碍、偏盲、上肢拍击样粗震颤、痫性发作(多为局限性发作)等,最后陷入昏迷。尿糖强阳性,但无酮症或较轻,血尿素氮及肌酐升高。突出的表现为血糖常高至 33.3 mmol/L(600 mg/dL)以上,一般为 33.3～66.6 mmol/L(600～1 200 mg/dL);血钠升高可达 155 mmol/L;血浆渗透压显著增高达 330～460 mmol/L,一般在 350 mmol/L 以上。头部 CT 结果阴性。

(2)肝性昏迷:有严重肝病和/或广泛门体侧支循环,精神紊乱、昏睡或昏迷,明显肝功能损害或血氨升高,扑翼(击)样震颤和典型的脑电图改变(高波幅的 δ 波,每秒少于 4 次)等,有助于诊断与鉴别诊断。

(3)尿毒症昏迷:少尿(<400 mL/d)或无尿(<50 mL/d),血尿,蛋白尿,管型尿,氮质血症,水电解质紊乱和酸碱失衡等。

(4)急性酒精中毒:①兴奋期,血乙醇浓度达到 11 mmol/L(50 mg/dL)即感头痛、欣快、兴奋。血乙醇浓度超过 16 mmol/L(75 mg/dL),健谈、饶舌、情绪不稳定、自负、易激怒,可有粗鲁行为或攻击行动,也可能沉默、孤僻;浓度达到 22 mmol/L(100 mg/dL)时,驾车易发生车祸。②共济失调期,血乙醇浓度达到 33 mmol/L(150 mg/dL)时,肌肉运动不协调,行动笨拙,言语含糊不清,眼球震颤,视力模糊,复视,步态不稳,出现明显共济失调。浓度达到 43 mmol/L(200 mg/dL)时,出现恶心、呕吐、困倦。③昏迷期,血乙醇浓度升至 54 mmol/L(250 mg/dL)时,患者进入昏迷期,表现昏睡、瞳孔散大、体温降低。血乙醇浓度超过 87 mmol/L(400 mg/dL)时,患者陷入深昏迷,心率快、血压下降,呼吸慢而有鼾音,可出现呼吸、循环麻痹而危及生命。实验室检查可见血清乙醇浓度升高,呼出气中乙醇浓度与血清乙醇浓度相当;动脉血气分析可见轻度代谢性酸中毒;电解质失衡,可见低血钾、低血镁和低血钙;血糖可降低。

(5)低血糖昏迷:低血糖昏迷是指各种原因引起的重症的低血糖症。患者突然昏迷、抽搐,表现为局灶神经系统症状的低血糖易被误诊为脑出血。化验血糖低于 2.8 mmol/L,推注葡萄糖后症状迅速缓解,发病后 72 小时复查头部 CT 结果阴性。

(6)药物中毒:①镇静催眠药中毒,有服用大量镇静催眠药史,出现意识障碍和呼吸抑制及血压下降。胃液、血液、尿液中检出镇静催眠药。②阿片类药物中毒,有服用大量吗啡或哌替啶的阿片类药物史,或有吸毒史,除了出现昏迷、针尖样瞳孔(哌替啶的急性中毒瞳孔反而扩大)、呼吸抑制"三联征"等特点外,还可出现发绀、面色苍白、肌肉无力、惊厥、牙关禁闭、角弓反张,呼吸先浅而慢,后叹息样或潮式呼吸、肺水肿、休克、瞳孔对光反射消失,死于呼吸衰竭。血、尿阿片类毒物成分,定性试验呈阳性。使用纳洛酮可迅速逆转阿片类药物所致的昏迷、呼吸抑制、缩瞳等毒性作用。

(7)CO 中毒:①轻度中毒,血液碳氧血红蛋白(COHb)可高于 10%～20%。患者有剧烈头痛、头晕、心悸、口唇黏膜呈樱桃红色、四肢无力、恶心、呕吐、嗜睡、意识模糊、视物不清、感觉迟钝、谵妄、幻觉、抽搐等。②中度中毒,血液 COHb 浓度可高达 30%～40%。患者出现呼吸困难、意识丧失、昏迷,对疼痛刺激可有反应,瞳孔对光反射和角膜反射可迟钝,腱反射减弱,呼吸、血压和脉搏可有改变。经治疗可恢复且无明显并发症。③重度中毒,血液 COHb 浓度可高于 50% 以上。深昏迷,各种反射消失。患者可呈去大脑皮质状态(患者可以睁眼,但无意识,不语,不动,不主动进食或大小便,呼之不应,推之不动,肌张力增强),常有脑水肿、惊厥、呼吸衰竭、肺水肿、上消化道出血、休克和严重的心肌损害,出现心律失常,偶可发生心肌梗死。有时并发脑局灶损害,出现锥体系或锥体外系损害体征。监测血中 COHb 浓度可明确诊断。

应详细询问病史,内科疾病导致昏迷者有相应的内科疾病病史,仔细查体,局灶体征不明显;

脑出血者则同向偏视,一侧瞳孔散大、一侧面部船帆现象、一侧上肢出现扬鞭现象、一侧下肢呈外旋位,血压升高。CT 检查可助鉴别。

六、治疗

急性期的主要治疗原则是:保持安静,防止继续出血;积极抗脑水肿,降低颅内压;调整血压;改善循环;促进神经功能恢复;加强护理,防治并发症。

(一)一般治疗

1.保持安静

(1)卧床休息 3~4 周,脑出血发病后 24 小时内,特别是 6 小时内可有活动性出血或血肿继续扩大,应尽量减少搬运,就近治疗。重症需严密观察体温、脉搏、呼吸、血压、瞳孔和意识状态等生命体征变化。

(2)保持呼吸道通畅,头部抬高 15°~30° 角,切忌无枕仰卧;疑有脑疝时应床脚抬高 45° 角,意识障碍患者应将头歪向一侧,以利于口腔、气道分泌物及呕吐物流出;痰稠不易吸出,则要行气管切开,必要时吸氧,以使动脉血氧饱和度维持在 90% 以上。

(3)意识障碍或消化道出血者宜禁食 24~48 小时,发病后 3 天,仍不能进食者,应鼻饲以确保营养。过度烦躁不安的患者可适量用镇静药。

(4)注意口腔护理,保持大便通畅,留置尿管的患者应做膀胱冲洗以预防尿路感染。加强护理,经常翻身,预防压疮,保持肢体功能位置。

(5)注意水、电解质平衡,加强营养。注意补钾,液体量应控制在 2 000 mL/d 左右,或以尿量加 500 mL 来估算,不能进食者鼻饲各种营养品。对于频繁呕吐、胃肠道功能减弱或有严重的应激性溃疡者,应考虑给予肠外营养。如有高热、多汗、呕吐或腹泻者,可适当增加入液量,或 10% 脂肪乳 500 mL 静脉滴注,每天 1 次。如需长期采用鼻饲,应考虑胃造瘘术。

(6)脑出血急性期血糖含量增高可以是原有糖尿病的表现或是应激反应。高血糖和低血糖都能加重脑损伤。当患者血糖含量增高超过 11.1 mmol/L 时,应立即给予胰岛素治疗,将血糖控制在 8.3 mmol/L 以下。同时应监测血糖,若发生低血糖,可用葡萄糖口服或注射纠正低血糖。

2.亚低温治疗

能够减轻脑水肿,减少自由基的产生,促进神经功能缺损恢复,改善患者预后。降温方法:立即行气管切开,静脉滴注冬眠肌松合剂(0.9% 氯化钠注射液 500 mL+氯丙嗪 100 mg+异丙嗪 100 mg),同时冰毯机降温。行床旁监护仪连续监测体温(T)、心率(HR)、血压(BP)、呼吸(R)、脉搏(P)、血氧饱和度(SPO$_2$)、颅内压(ICP)。直肠温度(RT)维持在 34~36 ℃,持续 3~5 天。冬眠肌松合剂用量和速度根据患者 T、HR、BP、肌张力等调节。保留自主呼吸,必要时应用同步呼吸机辅助呼吸,维持 SPO$_2$ 在 95% 以上,10~12 小时将 RT 降至 34~36 ℃。当 ICP 降至正常后 72 小时,停止亚低温治疗。采用每天恢复 1~2 ℃,复温速度不超过 0.1 ℃/h。在 24~48 小时内,将患者 RT 复温至 36.5~37 ℃。局部亚低温治疗实施越早,效果越好,建议在脑出血发病 6 小时内使用,治疗时间最好持续 48~72 小时。

(二)调控血压和防止再出血

脑出血患者一般血压都高,甚至比平时更高,这是因为颅内压增高时机体保证脑组织供血的代偿性反应,当颅内压下降时血压亦随之下降,因此一般不应使用降血压药物,尤其是注射利血平等强有力降压剂。目前理想的血压控制水平还未确定,主张采取个体化原则,应根据患者年龄、病前有无高血压、病后血压情况等确定适宜血压水平。但血压过高时,容易增加再出血的危险性,则应及时控制高血压。一般来说,收缩压≥26.7 kPa(200 mmHg),舒张压≥15.3 kPa(115 mmHg)时,应降血压治疗,使血压控制于治疗前原有血压水平或略高水平。收缩压≤24.0 kPa(180 mmHg)或舒张压≤15.3 kPa(115 mmHg)时,或平均动脉压≤17.3 kPa(130 mmHg)时可暂不使用降压药,但需密切观察。收缩压在24.0～30.7 kPa(180～230 mmHg)或舒张压在14.0～18.7 kPa(105～140 mmHg)宜口服卡托普利、美托洛尔等降压药,收缩压24.0 kPa(180 mmHg)以内或舒张压14.0 kPa(105 mmHg)以内,可观察而不用降压药。急性期过后(约2周),血压仍持续过高时可系统使用降压药,急性期血压急骤下降表明病情严重,应给予升压药物以保证足够的脑供血量。

止血剂及凝血剂对脑出血并无效果,但如合并消化道出血或有凝血障碍时仍可使用。消化道出血时,还可经胃管鼻饲或口服云南白药、三七粉、氢氧化铝凝胶和/或冰牛奶、冰盐水等。

(三)控制脑水肿

脑出血后48小时水肿达到高峰,维持3～5天或更长时间后逐渐消退。脑水肿可使ICP增高和导致脑疝,是影响功能恢复的主要因素和导致早期死亡的主要死因。积极控制脑水肿、降低ICP是脑出血急性期治疗的重要环节,必要时可行ICP监测。治疗目标是使ICP降至2.7 kPa(20 mmHg)以下,脑灌注压大于9.3 kPa(70 mmHg),应首先控制可加重脑水肿的因素,保持呼吸道通畅,适当给氧,维持有效脑灌注,限制液体和盐的入量等。应用皮质类固醇减轻脑出血后脑水肿和降低ICP,其有效证据不充分;脱水药只有短暂作用,常用20%甘露醇、利尿药如呋塞米等。

1.20%甘露醇

为渗透性脱水药,可在短时间内使血浆渗透压明显升高,形成血与脑组织间渗透压差,使脑组织间液水分向血管内转移,经肾脏排出,每8 g甘露醇可由尿带出水分100 mL,用药后20～30分钟开始起效,2～3小时作用达峰。常用剂量125～250 mL,1次/6～8小时,疗程7～10天。如患者出现脑疝征象可快速加压经静脉或颈动脉推注,可暂时缓解症状,为术前准备赢得时间。冠心病、心肌梗死、心力衰竭和肾功能不全者慎用,注意用药不当可诱发肾衰竭和水盐及电解质失衡。因此,在应用甘露醇脱水时,一定要严密观察患者尿量、血钾和心肾功能,一旦出现尿少、血尿、无尿时应立即停用。

2.利尿剂

呋塞米注射液较常用,脱水作用不如甘露醇,但可抑制脑脊液产生,用于心肾功能不全不能用甘露醇的患者,常与甘露醇合用,减少甘露醇用量。每次20～40 mg,每天2～4次,静脉注射。

3.甘油果糖氯化钠注射液

该药为高渗制剂,通过高渗透性脱水,能使脑水分含量减少,降低颅内压。本品降低颅内压作用起效较缓,持续时间较长,可与甘露醇交替使用。推荐剂量为每次250～500 mL,每天1～2次,静脉滴注,连用7天左右。

4.10%人血清蛋白

通过提高血浆胶体渗透压发挥对脑组织脱水降颅压作用,改善病灶局部脑组织水肿,作用持久。适用于低蛋白血症的脑水肿伴高颅压的患者。推荐剂量每次10～20 g,每天1～2次,静脉滴注。该药可增加心脏负担,心功能不全者慎用。

5.地塞米松

可防止脑组织内星形胶质细胞肿胀,降低毛细血管通透性,维持血-脑屏障功能。抗脑水肿作用起效慢,用药后 12～36 小时起效。剂量每天 10～20 mg,静脉滴注。由于易并发感染或使感染扩散,可促进或加重应激性上消化道出血,影响血压和血糖控制等,临床不主张常规使用,病情危重、不伴上消化道出血者可早期短时间应用。

若药物脱水、降颅压效果不明显,出现颅高压危象时可考虑转外科手术开颅减压。

(四)控制感染

发病早期或病情较轻时通常不需使用抗生素,老年患者合并意识障碍易并发肺部感染,合并吞咽困难易发生吸入性肺炎,尿潴留或导尿易合并尿路感染,可根据痰液或尿液培养、药物敏感试验等选用抗生素治疗。

(五)维持水电解质平衡

患者液体的输入量最好根据其中心静脉压(CVP)和肺毛细血管楔压(PCWP)来调整,CVP保持在 0.7～1.6 kPa(5～12 mmHg)或者 PCWP 维持在 1.3～1.9 kPa(10～14 mmHg)。无此条件时每天液体输入量可按前 1 天尿量＋500 mL 估算。每天补钠 50～70 mmol/L,补钾 40～50 mmol/L,糖类 13.5～18 g。使用液体种类应以 0.9％氯化钠注射液或复方氯化钠注射液(林格液)为主,避免用高渗糖水,若用糖时可按每 4 g 糖加 1 U 胰岛素后再使用。由于患者使用大量脱水药、进食少、合并感染等原因,极易出现电解质紊乱和酸碱失衡,应加强监护和及时纠正,意识障碍患者可通过鼻饲管补充足够热量的营养和液体。

(六)对症治疗

1.中枢性高热

宜先行物理降温,如头部、腋下及腹股沟区放置冰袋,戴冰帽或睡冰毯等。效果不佳者可用多巴胺受体激动剂如溴隐亭 3.75 mg/d,逐渐加量至 7.5～15.0 mg/d,分次服用。

2.痫性发作

可静脉缓慢推注(注意患者呼吸)地西泮 10～20 mg,控制发作后可予卡马西平片,每次 100 mg,每天 2 次。

3.应激性溃疡

丘脑、脑干出血患者常合并应激性溃疡和引起消化道出血,机制不明,可能是出血影响边缘系统、丘脑、丘脑下部及下行自主神经纤维,使肾上腺皮质激素和胃酸分泌大量增加,黏液分泌减少及屏障功能削弱。常在病后第 2～14 天突然发生,可反复出现,表现呕血及黑便,出血量大时常见烦躁不安、口渴、皮肤苍白、湿冷、脉搏细速、血压下降、尿量减少等外周循环衰竭表现。可采取抑制胃酸分泌和加强胃黏膜保护治疗,用 H_2 受体阻滞剂如:①雷尼替丁,每次 150 mg,每天 2 次,口服。②西咪替丁,0.4～0.8 g/d,加入0.9％氯化钠注射液,静脉滴注。③注射用奥美拉唑钠,每次 40 mg,每 12 小时静脉注射 1 次,连用 3 天。还可用硫糖铝,每次 1 g,每天 4 次,口服;或氢氧化铝凝胶,每次 40～60 mL,每天 4 次,口服。若发生上消化道出血可用去甲肾上腺素4～8 mg 加冰盐水 80～100 mL,每天4～6 次,口服;云南白药,每次 0.5 g,每天 4 次,口服。保守治疗无效时可在胃镜下止血,须注意呕血引起窒息,并补液或输血维持血容量。

4.心律失常

心房颤动常见,多见于病后前 3 天。心电图复极改变常导致易损期延长,易损期出现的期前收缩可导致室性心动过速或心室颤动。这可能是脑出血患者易发生猝死的主要原因。心律失常影响心排血量,降低脑灌注压,可加重原发脑病变,影响预后。应注意改善冠心病患者的心肌供血,给予常规抗心律失常治疗,以及时纠正电解质紊乱,可试用β受体阻滞剂和钙通道阻滞剂治疗,维护心脏功能。

5.大便秘结

脑出血患者,由于卧床等原因,常会出现便秘。用力排便时腹压增高,从而使颅内压升高,可加重脑出血症状。便秘时腹胀不适,使患者烦躁不安,血压升高,亦可使病情加重,故脑出血患者便秘的护理十分重要。便秘可用甘油灌肠剂(支),患者侧卧位插入肛门内 6～10 cm,将药液缓慢注入直肠内 60 mL,5～10 分钟即可排便;缓泻剂如酚酞 2 片,每晚口服,亦可用中药番泻叶 3～9 g 泡服。

6.稀释性低钠血症

又称血管升压素分泌异常综合征,10%的脑出血患者可发生。因血管升压素分泌减少,尿排钠增多,血钠降低,可加重脑水肿,每天应限制水摄入量在 800～1 000 mL,补钠 9～12 g;宜缓慢纠正,以免导致脑桥中央髓鞘溶解症。另有脑耗盐综合征,是心钠素分泌过高导致低钠血症,应输液补钠治疗。

7.下肢深静脉血栓形成

急性脑卒中患者易并发下肢和瘫痪肢体深静脉血栓形成,患肢进行性水肿和发硬,肢体静脉血流图检查可确诊。勤翻身、被动活动或抬高瘫痪肢体可预防;治疗可用肝素 5 000 U,静脉滴注,每天 1 次;或低分子量肝素,每次 4 000 U,皮下注射,每天 2 次。

(七)外科治疗

可挽救重症患者的生命及促进神经功能恢复,手术宜在发病后 6～24 小时内进行,预后直接与术前意识水平有关,昏迷患者通常手术效果不佳。

1.手术指征

(1)脑叶出血:患者清醒、无神经障碍和小血肿(<20 mL)者,不必手术,可密切观察和随访。患者意识障碍、大血肿和在 CT 片上有占位征,应手术。

(2)基底节和丘脑出血:大血肿、神经障碍者应手术。

(3)脑桥出血:原则上内科治疗。但对非高血压性脑桥出血如海绵状血管瘤,可手术治疗。

(4)小脑出血:血肿直径≥2 cm 者应手术,特别是合并脑积水、意识障碍、神经功能缺失和占位征者。

2.手术禁忌证

(1)深昏迷患者(GCS 3～5 级)或去大脑强直。

(2)生命体征不稳定,如血压过高、高热、呼吸不规则,或有严重系统器质病变者。

(3)脑干出血。

(4)基底节或丘脑出血影响到脑干。

(5)病情发展急骤,发病数小时即深昏迷者。

3.常用手术方法

(1)小脑减压术:是高血压性小脑出血最重要的外科治疗,可挽救生命和逆转神经功能缺损,病程早期患者处于清醒状态时手术效果好。

(2)开颅血肿清除术:占位效应引起中线结构移位和初期脑疝时外科治疗可能有效。

(3)钻孔扩大骨窗血肿清除术。

（4）钻孔微创颅内血肿清除术。

（5）脑室出血脑室引流术。

(八) 早期康复治疗

原则上应尽早开始。在神经系统症状不再进展,没有严重精神、行为异常,生命体征稳定,没有严重的并发症、合并症时即可开始康复治疗的介入,但需注意康复方法的选择。早期康复治疗对恢复患者的神经功能,提高生活质量是十分有利的。早期对瘫痪肢体进行按摩及被动运动,开始有主动运动时即应根据康复要求按阶段进行训练,以促进神经功能恢复,避免出现关节挛缩、肌肉萎缩和骨质疏松;对失语患者需加强言语康复训练。

七、预后与预防

(一) 预后

脑出血的预后与出血量、部位、病因及全身状况等有关。脑干、丘脑及大量脑室出血预后差。脑水肿、颅内压增高及脑疝、并发症及脑-内脏(脑-心、脑-肺、脑-肾、脑-胃肠)综合征是致死的主要原因。早期多死于脑疝,晚期多死于中枢性衰竭、肺炎和再出血等继发性并发症。影响本病的预后因素有:①年龄较大;②昏迷时间长和程度深;③颅内压高和脑水肿重;④反复多次出血和出血量大;⑤小脑、脑干出血;⑥神经体征严重;⑦出血灶多和生命体征不稳定;⑧伴癫痫发作、去大脑皮质强直或去大脑强直;⑨伴有脑-内脏联合损害;⑩合并代谢性酸中毒、代谢障碍或电解质紊乱者,预后差。及时给予正确的中西医结合治疗和内外科治疗,可大大改善预后,减少病死率和致残率。

(二) 预防

总的原则是定期体检,早发现、早预防、早治疗。脑出血是多危险因素所致的疾病。研究证明,高血压是最重要的独立危险因素,心脏病、糖尿病是肯定的危险因素。多种危险因素之间存在错综复杂的相关性,它们互相渗透、互相作用、互为因果,从而增加了脑出血的危险性,也给预防和治疗带来困难。目前,我国仍存在对高血压知晓率低、用药治疗率低和控制率低等"三低"现象,恰与我国脑卒中患病率高、致残率高和病死率高等"三高"现象形成鲜明对比。因此,加强高血压的防治宣传教育是非常必要的。在高血压治疗中,轻型高血压可选用尼群地平和吲达帕胺,对其他类型的高血压则应根据病情选用钙通道阻滞剂、β-受体阻滞剂、血管紧张素转化酶抑制剂(ACEI)、利尿剂等联合治疗。

有些危险因素是先天决定的,而且是难以改变甚至不能改变的(如年龄、性别);有些危险因素是环境造成的,很容易预防(如感染);有些是人们生活行为的方式,是完全可以控制的(如抽烟、酗酒);还有些疾病常常是可治疗的(如高血压)。虽然大部分高血压患者都接受过降压治疗,但规范性、持续性差,这样非但没有起到降低血压、预防脑出血的作用,反而使血压忽高忽低,易于引发脑出血。所以控制血压除进一步普及治疗外,重点应放在正确的治疗方法上。预防工作不可简单、单一化,要采取突出重点、顾及全面的综合性预防措施,才能有效地降低脑出血的发病率、病死率和复发率。

除针对危险因素进行预防外,日常生活中须注意经常锻炼、戒烟酒,合理饮食,调理情绪。饮食上提倡"五高三低",即高蛋白质、高钾、高钙、高纤维素、高维生素及低盐、低糖、低脂。锻炼要因人而异,方法灵活多样,强度不宜过大,避免激烈运动。

（张福帅）

第二节　蛛网膜下腔出血

蛛网膜下腔出血(subarachnoid hemorrhage,SAH)是指脑表面或脑底部的血管自发破裂,血液流入蛛网膜下腔,伴或不伴颅内其他部位出血的一种急性脑血管疾病。本病可分为原发性、继发性和外伤性。原发性 SAH 是指脑表面或脑底部的血管破裂出血,血液直接或基本直接流入蛛网膜下腔所致,称特发性蛛网膜下腔出血或自发性蛛网膜下腔出血(idiopathic subarachnoid hemorrhage,ISAH),约占急性脑血管疾病的 15％左右,是神经科常见急症之一;继发性 SAH 则为脑实质内、脑室、硬脑膜外或硬脑膜下的血管破裂出血,血液穿破脑组织进入脑室或蛛网膜下腔者;外伤引起的概称外伤性 SAH,常伴发于脑挫裂伤。SAH 临床表现为急骤起病的剧烈头痛、呕吐、精神或意识障碍、脑膜刺激征和血性脑脊液。SAH 的年发病率世界各国各不相同,中国约为5/10 万,美国为(6～16)/10 万,德国约为 10/10 万,芬兰约为 25/10 万,日本约为25/10 万。

一、病因与发病机制

(一)病因

SAH 的病因很多,以动脉瘤为最常见,包括先天性动脉瘤、高血压动脉硬化性动脉瘤、夹层动脉瘤和感染性动脉瘤等,其他如脑血管畸形、脑底异常血管网、结缔组织病、脑血管炎等。75％～85％的非外伤性 SAH 患者为颅内动脉瘤破裂出血,其中,先天性动脉瘤发病多见于中青年;高血压动脉硬化性动脉瘤为梭形动脉瘤,约占 13％,多见于老年人。脑血管畸形占第 2 位,以动静脉畸形最常见,约占 15％,常见于青壮年。其他如烟雾病、感染性动脉瘤、颅内肿瘤、结缔组织病、垂体卒中、脑血管炎、血液病及凝血障碍性疾病、妊娠并发症等均可引起 SAH。近年发现约 15％的 ISAH 患者病因不清,即使 DSA 检查也未能发现 SAH 的病因。

1.动脉瘤

近年来,对先天性动脉瘤与分子遗传学的多个研究支持 I 型胶原蛋白 α_2 链基因(COLIA$_2$)和弹力蛋白基因(FLN)是先天性动脉瘤最大的候补基因。颅内动脉瘤好发于 Willis 环及其主要分支的血管分叉处,其中位于前循环颈内动脉系统者约占 85％,位于后循环基底动脉系统者约占 15％。对此类动脉瘤的研究证实,血管壁的最大压力来自沿血流方向上的血管分叉处的尖部。随着年龄增长,在血压增高、动脉瘤增大,更由于血流涡流冲击和各种危险因素的综合因素作用下,出血的可能性也随之增大。颅内动脉瘤体积的大小与有无蛛网膜下腔出血相关,直径＜3 mm 的动脉瘤,SAH 的风险小;直径＞7 mm 的动脉瘤,SAH 的风险高。对于未破裂的动脉瘤,每年发生动脉瘤破裂出血的危险性介于 1％～2％。曾经破裂过的动脉瘤有更高的再出血率。

2.脑血管畸形

以动静脉畸形最常见,且 90％以上位于小脑幕上。脑血管畸形是胚胎发育异常形成的畸形血管团,血管壁薄,在有危险因素的条件下易诱发出血。

3.高血压动脉硬化性动脉瘤

长期高血压动脉粥样硬化导致脑血管弯曲多,侧支循环多,管径粗细不均,且脑内动脉缺乏外弹力层,在血压增高、血流涡流冲击等因素影响下,管壁薄弱的部分逐渐向外膨胀形成囊状动脉瘤,极易破裂出血。

4.其他病因

动脉炎或颅内炎症可引起血管破裂出血,肿瘤可直接侵袭血管导致出血。脑底异常血管网形成后可并发动脉瘤,一旦破裂出血可导致反复发生的脑实质内出血或 SAH。

(二)发病机制

蛛网膜下腔出血后,血液流入蛛网膜下腔淤积在血管破裂相应的脑沟和脑池中,并可下流至脊髓蛛网膜下腔,甚至逆流至第四脑室和侧脑室,引起一系列变化,主要包括:①颅内容积增加。血液流入蛛网膜下腔使颅内容积增加,引起颅内压增高,血液流入量大者可诱发脑疝。②化学性脑膜炎。血液流入蛛网膜下腔后直接刺激血管,使白细胞崩解释放各种炎症介质。③血管活性物质释放。血液流入蛛网膜下腔后,血细胞破坏产生各种血管活性物质(氧合血红蛋白、5-羟色胺、血栓烷 A_2、肾上腺素、去甲肾上腺素)刺激血管和脑膜,使脑血管发生痉挛和蛛网膜颗粒粘连。④脑积水。血液流入蛛网膜下腔在颅底或逆流入脑室发生凝固,造成脑脊液回流受阻引起急性阻塞性脑积水和颅内压增高;部分红细胞随脑脊液流入蛛网膜颗粒并溶解,使其阻塞,引起脑脊液吸收减慢,最后产生交通性脑积水。⑤下丘脑功能紊乱。血液及其代谢产物直接刺激下丘脑引起神经内分泌紊乱,引起发热、血糖含量增高、应激性溃疡、肺水肿等。⑥脑-心综合征。急性高颅压或血液直接刺激下丘脑、脑干,导致自主神经功能亢进,引起急性心肌缺血、心律失常等。

二、病理

肉眼可见脑表面呈紫红色,覆盖有薄层血凝块;脑底部的脑池、脑桥小脑三角及小脑延髓池等处可见更明显的血块沉积,甚至可将颅底的血管、神经埋没。血液可穿破脑底面进入第三脑室和侧脑室。脑底大量积血或脑室内积血可影响脑脊液循环出现脑积水,约 5% 的患者,由于部分红细胞随脑脊液流入蛛网膜颗粒并使其堵塞,引起脑脊液吸收减慢而产生交通性脑积水。蛛网膜及软膜增厚、色素沉着,脑与神经、血管间发生粘连。脑脊液呈血性。血液在蛛网膜下腔的分布,以出血量和范围分为弥散型和局限型。前者出血量较多,穹隆面与基底面蛛网膜下腔均有血液沉积;后者血液则仅存于脑底池。40%～60% 的脑标本并发脑内出血。出血的次数越多,并发脑内出血的比例越大。并发脑内出血的发生率第 1 次约 39.6%,第 2 次约 55%,第 3 次达100%。出血部位随动脉瘤的部位而定。动脉瘤好发于 Willis 环的血管上,尤其是动脉分叉处,可单发或多发。

三、临床表现

SAH 发生于任何年龄,发病高峰多在 30～60 岁;50 岁后,ISAH 的危险性有随年龄的增加而升高的趋势。男女在不同的年龄段发病不同,10 岁前男性的发病率较高,男女比为 4：1;40～50 岁时,男女发病相等;70～80 岁时,男女发病率之比高达 1：10。临床主要表现为剧烈头痛、脑膜刺激征阳性、血性脑脊液。在严重病例中,患者可出现意识障碍,从嗜睡至昏迷不等。

(一)症状与体征

1.先兆及诱因

先兆通常是不典型头痛或颈部僵硬,部分患者有病侧眼眶痛、轻微头痛、动眼神经麻痹等表现,主要由少量出血造成;70%的患者存在上述症状数天或数周后出现严重出血,但绝大部分患者起病急骤,无明显先兆。常见诱因有过量饮酒、情绪激动、精神紧张、剧烈活动、用力状态等,这些诱因均能增加 ISAH 的风险性。

2.一般表现

出血量大者,当日体温即可升高,可能与下丘脑受影响有关;多数患者于 2~3 天后体温升高,多属于吸收热;SAH 后患者血压增高,1~2 周病情趋于稳定后逐渐恢复病前血压。

3.神经系统表现

绝大部分患者有突发持续性剧烈头痛。头痛位于前额、枕部或全头,可扩散至颈部、腰背部;常伴有恶心、呕吐。呕吐可反复出现,是由颅内压急骤升高和血液直接刺激呕吐中枢所致。如呕吐物为咖啡色样胃内容物则提示上消化道出血,预后不良。头痛部位各异,轻重不等,部分患者类似眼肌麻痹型偏头痛。有 48%~81% 的患者可出现不同程度的意识障碍,轻者嗜睡,重者昏迷,多逐渐加深。意识障碍的程度、持续时间及意识恢复的可能性均与出血量、出血部位及有无再出血有关。

部分患者以精神症状为首发或主要的临床症状,常表现为兴奋、躁动不安、定向障碍,甚至谵妄和错乱;少数可出现迟钝、淡漠、抗拒等。精神症状可由大脑前动脉或前交通动脉附近的动脉瘤破裂引起,大多在病后 1~5 天出现,但多数在数周内自行恢复。癫痫发作较少见,多发生在出血时或出血后的急性期,国外发生率为 6%~26.1%,国内资料为 10%~18.3%。在一项 SAH 的大宗病例报道中,大约有 15% 的动脉瘤性 SAH 表现为癫痫。癫痫可为局限性抽搐或全身强直-阵挛性发作,多见于脑血管畸形引起者,出血部位多在天幕上,多由于血液刺激大脑皮质所致,患者有反复发作倾向。部分患者由于血液流入脊髓蛛网膜下腔可出现神经根刺激症状,如腰背痛。

4.神经系统体征

(1)脑膜刺激征:为 SAH 的特征性体征,包括头痛、颈强直、Kernig 征和 Brudzinski 征阳性。常于起病后数小时至 6 天内出现,持续 3~4 周。颈强直发生率最高(6%~100%)。另外,应当注意临床上有少数患者可无脑膜刺激征,如老年患者,可能因蛛网膜下腔扩大等老年性改变和痛觉不敏感等因素,往往使脑膜刺激征不明显,但意识障碍仍可较明显,老年人的意识障碍可达 90%。

(2)脑神经损害:以第Ⅱ、Ⅲ对脑神经最常见,其次为第Ⅴ、Ⅵ、Ⅶ、Ⅷ对脑神经,主要由于未破裂的动脉瘤压迫或破裂后的渗血、颅内压增高等直接或间接损害引起。少数患者有一过性肢体单瘫、偏瘫、失语,早期出现者多因出血破入脑实质和脑水肿所致;晚期多由于迟发性脑血管痉挛引起。

(3)眼症状:SAH 的患者中,17% 有玻璃体膜下出血,7%~35% 有视盘水肿。视网膜下出血及玻璃体下出血是诊断 SAH 有特征性的体征。

(4)局灶性神经功能缺失:如有局灶性神经功能缺失有助于判断病变部位,如突发头痛伴眼睑下垂者,应考虑载瘤动脉可能是后交通动脉或小脑上动脉。

(二)SAH 并发症

1.再出血

在脑血管疾病中,最易发生再出血的疾病是 SAH,国内文献报道再出血率为 24% 左右。再出血临床表现严重,病死率远远高于第 1 次出血,一般发生在第 1 次出血后 10~14 天,2 周内再发生率占再发病例的 54%~80%。近期再出血病死率为 41%~46%,甚至更高。再发出血多因动脉瘤破裂所致,通常在病情稳定的情况下,突然头痛加剧、呕吐、癫痫发作,并迅速陷入深昏迷,瞳孔散大,对光反射消失,呼吸困难甚至停止。神经定位体征加重或脑膜刺激征明显加重。

2.脑血管痉挛

脑血管痉挛(CVS)是 SAH 发生后出现的迟发性大、小动脉的痉挛狭窄,以后者更多见。典型的血管痉挛发生在出血后 3～5 天,于 5～10 天达高峰,2～3 周逐渐缓解。在大多数研究中,血管痉挛发生率在 25%～30%。早期可逆性 CVS 多在蛛网膜下腔出血后30分钟内发生,表现为短暂的意识障碍和神经功能缺失。70%的 CVS 在蛛网膜下腔出血后 1～2 周内发生,尽管及时干预治疗,但仍有约 50%有症状的 CVS 患者将会进一步发展为脑梗死。因此,CVS 的治疗关键在预防。血管痉挛发作的临床表现通常是头痛加重或意识状态下降,除发热和脑膜刺激征外,也可表现局灶性的神经功能损害体征,但不常见。尽管导致血管痉挛的许多潜在危险因素已经确定,但 CT 扫描所见的蛛网膜下腔出血的数量和部位是最主要的危险因素。基底池内有厚层血块的患者比仅有少量出血的患者更容易发展为血管痉挛。虽然国内外均有大量的临床观察和实验数据,但是 CVS 的机制仍不确定。蛛网膜下腔出血本身或其降解产物中的一种或多种成分可能是导致 CVS 的原因。

CVS 的检查常选择经颅多普勒超声(TCD)和数字减影血管造影(DSA)检查。TCD 有助于血管痉挛的诊断。TCD 血液流速峰值大于 200 cm/s 和/或平均流速大于 120 cm/s 时能很好地与血管造影显示的严重血管痉挛相符。值得提出的是,TCD 只能测定颅内血管系统中特定深度的血管段。测得数值的准确性在一定程度上依赖于超声检查者的经验。动脉插管血管造影诊断 CVS 较 TCD 更为敏感。CVS 患者行血管造影的价值不仅用于诊断,更重要的目的是血管内治疗。动脉插管血管造影为有创检查,价格较昂贵。

3.脑积水

大约 25%的动脉瘤性蛛网膜下腔出血患者由于出血量大、速度快,血液大量涌入第三脑室、第四脑室并凝固,使第四脑室的外侧孔和正中孔受阻,可引起急性梗阻性脑积水,导致颅内压急剧升高,甚至出现脑疝而死亡。急性脑积水常发生于起病数小时至 2 周内,多数患者在 1～2 天内意识障碍呈进行性加重,神经症状迅速恶化,生命体征不稳定,瞳孔散大。颅脑 CT 检查可发现阻塞上方的脑室明显扩大等脑室系统有梗阻表现,此类患者应迅速进行脑室引流术。慢性脑积水是 SAH 后 3 周至 1 年内发生的脑积水,原因可能为蛛网膜下腔出血刺激脑膜,引起无菌性炎症反应形成粘连,阻塞蛛网膜下腔及蛛网膜绒毛而影响脑脊液的吸收与回流,以脑脊液吸收障碍为主,病理切片可见蛛网膜增厚纤维变性,室管膜破坏及脑室周围脱髓鞘改变。Johnston 认为脑脊液的吸收与蛛网膜下腔和上矢状窦的压力差及蛛网膜绒毛颗粒的阻力有关。当脑外伤后颅内压增高时,上矢状窦的压力随之升高,使蛛网膜下腔和上矢状窦的压力差变小,从而使蛛网膜绒毛微小管系统受压甚至关闭,直接影响脑脊液的吸收。由于脑脊液的积蓄造成脑室内静水压升高,致使脑室进行性扩大。因此,慢性脑积水的初期,患者的颅内压是高于正常的,以及至脑室扩大到一定程度之后,由于加大了吸收面,才渐使颅内压下降至正常范围,故临床上称之为正常颅压脑积水。但由于脑脊液的静水压已超过脑室壁所能承受的压力,使脑室不断继续扩大,脑萎缩加重而致进行性痴呆。

4.自主神经及内脏功能障碍

常因下丘脑受出血、脑血管痉挛和颅内压增高的损伤所致,临床可并发心肌缺血或心肌梗死、急性肺水肿、应激性溃疡。这些并发症被认为是由于交感神经过度活跃或迷走神经张力过高所致。

5.低钠血症

尤其是重症 SAH 常影响下丘脑功能,而导致有关水盐代谢激素的分泌异常。目前,关于低钠血症发生的病因有两种机制,即血管升压素分泌异常综合征(syndrome of inappropriate anti-diuretic hormone,SIADH)和脑性耗盐综合征(cerebral salt-wasting syndrome,CSWS)。

SIADH 理论是 1957 年由 Bartter 等提出的,该理论认为,低钠血症产生的原因是由于各种创伤性刺激作用于下丘脑,引起血管升压素(ADH)分泌过多,或血管升压素渗透性调节异常,丧失了低渗对 ADH 分泌的抑制作用,而出现持续性 ADH 分泌。肾脏远曲小管和集合管重吸收水分的作用增强,引起水潴留、血钠被稀释及细胞外液增加等一系列病理生理变化。同时,促肾上腺皮质激素(ACTH)相对分泌不足,血浆 ACTH 降低,醛固酮分泌减少,肾小管排钾保钠功能下降,尿钠排出增多。细胞外液增加和尿、钠丢失的后果是血浆渗透压下降和稀释性低血钠,尿渗透压高于血渗透压,低钠而无脱水,中心静脉压增高的一种综合征。若进一步发展,将导致水分从细胞外向细胞内转移、细胞水肿及代谢功能异常。当血钠<120 mmol/L 时,可出现恶心、呕吐、头痛;当血钠<110 mmol/L 时可发生嗜睡、躁动、谵语、肌张力低下、腱反射减弱或消失甚至昏迷。

但 20 世纪 70 年代末以来,越来越多的学者发现,发生低钠血症时,患者多伴有尿量增多和尿钠排泄量增多,而血中 ADH 并无明显增加。这使得脑性耗盐综合征的概念逐渐被接受。SAH 时,CSWS 的发生可能与脑钠肽(BNP)的作用有关。下丘脑受损时可释放出 BNP,脑血管痉挛也可使 BNP 升高。BNP 的生物效应类似心房钠尿肽(ANP),有较强的利钠和利尿反应。CSWS 时可出现厌食、恶心、呕吐、无力、直立性低血压、皮肤无弹性、眼球内陷、心率增快等表现。诊断依据:细胞外液减少,负钠平衡,水摄入与排出率<1,肺动脉楔压<1.1 kPa(8 mmHg),中央静脉压<0.8 kPa(6 mmHg),体重减轻。Ogawasara 提出每天对 CSWS 患者定时测体重和中央静脉压是诊断 CSWS 和鉴别 SIADH 最简单和实用的方法。

四、辅助检查

(一)脑脊液检查

目前,脑脊液(CSF)检查尚不能被 CT 检查所完全取代。由于腰椎穿刺(LP)有诱发再出血和脑疝的风险,在无条件行 CT 检查和病情允许的情况下,或颅脑 CT 所见可疑时才可考虑谨慎施行 LP 检查。均匀一致的血性脑脊液是诊断 SAH 的金标准,脑脊液压力增高,蛋白含量增高,糖和氯化物水平正常。起初脑脊液中红、白细胞比例与外周血基本一致(700∶1),12 小时后脑脊液开始变黄,2～3 天后因出现无菌性炎症反应,白细胞计数可增加,初为中性粒细胞,后为单核细胞和淋巴细胞。LP 阳性结果与穿刺损伤出血的鉴别很重要。通常是通过连续观察试管内红细胞计数逐渐减少的三管试验来证实,但采用脑脊液离心检查上清液黄变及匿血反应是更灵敏的诊断方法。脑脊液细胞学检查可见巨噬细胞内吞噬红细胞及碎片,有助于鉴别。

(二)颅脑 CT 检查

CT 检查是诊断蛛网膜下腔出血的首选常规检查方法。急性期颅脑 CT 检查快速、敏感,不但可早期确诊,还可判定出血部位、出血量、血液分布范围及动态观察病情进展和有无再出血迹象。急性期 CT 表现为脑池、脑沟及蛛网膜下腔呈高密度改变,尤以脑池局部积血有定位价值,但确定出血动脉及病变性质仍需借助于数字减影血管造影(DSA)检查。发病距 CT 检查的时间越短,显示蛛网膜下腔出血病灶部位的积血越清楚。Adams 观察发病当日 CT 检查显示阳性率为 95％,1 天后降至 90％,5 天后降至 80％,7 天后降至 50％。CT 显示蛛网膜下腔高密度出血征象,多见于大脑外侧裂池、前纵裂池、后纵裂池、鞍上池、和环池等。CT 增强扫描可能显示大的动脉瘤和血管畸形。须注意 CT 阴性并不能绝对排除 SAH。

部分学者依据 CT 扫描并结合动脉瘤好发部位推测动脉瘤的发生部位,如蛛网膜下腔出血以鞍上池为中心呈不对称向外扩展,提示颈内动脉瘤;外侧裂池基底部积血提示大脑中动脉瘤;前纵裂池基底部积血提示前交通动脉瘤;出血以脚间池为中心向前纵裂池和后纵裂池基底部扩散,提示基底动脉瘤。CT 显示弥漫性出血或局限于前部的出血发生再出血的风险较大,应尽早行 DSA 检查确定动脉瘤部位并早期手术。MRA 作为初筛工具具有无创、无风险的特点,但敏感性不如 DSA 检查高。

(三)数字减影血管造影

确诊 SAH 后应尽早行数字减影血管造影(DSA)检查,以确定动脉瘤的部位、大小、形状、数量、侧支循环和脑血管痉挛等情况,并可协助除外其他病因如动静脉畸形、烟雾病和炎性血管瘤等。大且不规则、分成小腔(为责任动脉瘤典型的特点)的动脉瘤可能是出血的动脉瘤。如发病之初脑血管造影未发现病灶,应在发病 1 个月后复查脑血管造影,可能会有新发现。DSA 可显示 80％的动脉瘤及几乎 100％的血管畸形,而且对发现继发性脑血管痉挛有帮助。脑动脉瘤大多数在 2～3 周内再次破裂出血,尤以病后6～8 天为高峰,因此对动脉瘤应早检查、早期手术治疗,如在发病后 2～3 天内,脑水肿尚未达到高峰时进行手术则手术并发症少。

(四)MRI 检查

MRI 对蛛网膜下腔出血的敏感性不及 CT。急性期 MRI 检查还可能诱发再出血。但 MRI 可检出脑干隐匿性血管畸形;对直径3～5 mm 的动脉瘤检出率可达 84％～100％,而由于空间分辨率较差,不能清晰显示动脉瘤颈和载瘤动脉,仍需行 DSA 检查。

(五)其他检查

心电图可显示 T 波倒置、QT 间期延长、出现高大 U 波等异常;血常规、凝血功能和肝功能检查可排除凝血功能异常方面的出血原因。

五、诊断与鉴别诊断

(一)诊断

根据以下临床特点,诊断 SAH 一般并不困难,如突然起病,主要症状为剧烈头痛,伴呕吐;可有不同程度的意识障碍和精神症状,脑膜刺激征明显,少数伴有脑神经及轻偏瘫等局灶症状;辅助检查 LP 为血性脑脊液,脑 CT 所显示的出血部位有助于判断动脉瘤。

临床分级:一般采用 Hunt-Hess 分级法(表 2-1)或世界神经外科联盟(WFNS)分级。前者主要用于动脉瘤引起 SAH 的手术适应证及预后判断的参考,Ⅰ～Ⅲ级应尽早行 DSA,积极术前准备,争取尽早手术;对Ⅳ～Ⅴ级先行血块清除术,待症状改善后再行动脉瘤手术。后者根据格拉斯哥昏迷评分和有无运动障碍进行分级(表 2-2),即Ⅰ级的 SAH 患者很少发生局灶性神经功能缺损;GCS≤12 分(Ⅳ～Ⅴ级)的患者,不论是否存在局灶神经功能缺损,并不影响其预后判断;对于 GCS 13～14 分(Ⅱ～Ⅲ级)的患者,局灶神经功能缺损是判断预后的补充条件。

表 2-1　Hunt-Hess 分级法

分类	标准
0 级	未破裂动脉瘤
Ⅰ 级	无症状或轻微头痛
Ⅱ 级	中-重度头痛、脑膜刺激征、脑神经麻痹
Ⅲ 级	嗜睡、意识混浊、轻度局灶性神经体征
Ⅳ 级	昏迷、中或重度偏瘫,有早期去大脑强直或自主神经功能紊乱
Ⅴ 级	深昏迷、去大脑强直、濒死状态

注:凡有高血压、糖尿病、高度动脉粥样硬化、慢性肺部疾病等全身性疾病,或 DSA 呈现高度脑血管痉挛的病例,则向恶化阶段提高 1 级

表 2-2　WFNS 的 SAH 分级

分类	GCS	运动障碍
Ⅰ 级	15	无
Ⅱ 级	14～13	无
Ⅲ 级	14～13	有局灶性体征
Ⅳ 级	12～7	有或无
Ⅴ 级	6～3	有或无

注:GCS(Glasgow Coma Scale)格拉斯哥昏迷评分

(二)鉴别诊断

1.脑出血

脑出血深昏迷时与 SAH 不易鉴别,但脑出血多有局灶性神经功能缺失体征,如偏瘫、失语等,患者多有高血压病史。仔细的神经系统检查及脑 CT 检查有助于鉴别诊断。

2.颅内感染

发病较 SAH 缓慢。各类脑膜炎起病初均先有高热,脑脊液呈炎性改变而有别于 SAH。进一步脑影像学检查,脑沟、脑池无高密度增高影改变。脑炎临床表现为发热、精神症状、抽搐和意识障碍,且脑脊液多正常或只有轻度白细胞数增高,只有脑膜出血时才表现为血性脑脊液;脑 CT 检查有助于鉴别诊断。

3.瘤卒中

依靠详细病史(如有慢性头痛、恶心、呕吐等)、体征和脑 CT 检查可以鉴别。

六、治疗

主要治疗原则:①控制继续出血,预防及解除血管痉挛,去除病因,防治再出血,尽早采取措施预防、控制各种并发症。②掌握时机尽早行 DSA 检查,如发现动脉瘤及动静脉畸形,应尽早行血管介入、手术治疗。

(一)一般处理

绝对卧床护理 4～6 周,避免情绪激动和用力排便,防治剧烈咳嗽,烦躁不安时适当应用止咳剂、镇静剂;稳定血压,控制癫痫发作。对于血性脑脊液伴脑室扩大者,必要时可行脑室穿刺和体外引流,但应掌握引流速度要缓慢。发病后应密切观察 GCS 评分,注意心电图变化,动态观察局

灶性神经体征变化和进行脑功能监测。

(二)防止再出血

二次出血是本病的常见现象,故积极进行药物干预对防治再出血十分必要。蛛网膜下腔出血急性期脑脊液纤维素溶解系统活性增高,第 2 周开始下降,第 3 周后恢复正常。因此,选用抗纤维蛋白溶解药物抑制纤溶酶原的形成,具有防治再出血的作用。

1.6-氨基己酸

为纤维蛋白溶解抑制剂,可阻止动脉瘤破裂处凝血块的溶解,又可预防再破裂和缓解脑血管痉挛。每次 8～12 g 加入 10％葡萄糖盐水 500 mL 中静脉滴注,每天 2 次。

2.氨甲苯酸

又称抗血溶芳酸,能抑制纤溶酶原的激活因子,每次 200～400 mg,溶于葡萄糖注射液或 0.9％氯化钠注射液 20 mL 中缓慢静脉注射,每天 2 次。

3.氨甲环酸

为氨甲苯酸的衍化物,抗血纤维蛋白溶酶的效价强于前两种药物,每次 250～500 mg 加入 5％葡萄糖注射液 250～500 mL 中静脉滴注,每天 1～2 次。

但近年的一些研究显示抗纤溶药虽有一定的防止再出血作用,但同时增加了缺血事件的发生,因此不推荐常规使用此类药物,除非凝血障碍所致出血时可考虑应用。

(三)降颅压治疗

蛛网膜下腔出血可引起颅内压升高、脑水肿,严重者可出现脑疝,应积极进行脱水降颅压治疗,主要选用 20％甘露醇静脉滴注,每次 125～250 mL,2～4 次/天;呋塞米入小壶,每次 20～80 mg,2～4 次/天;清蛋白 10～20 g/d,静脉滴注。药物治疗效果不佳或疑有早期脑疝时,可考虑脑室引流或颞肌下减压术。

(四)防治脑血管痉挛及迟发性缺血性神经功能缺损

目前认为脑血管痉挛引起迟发性缺血性神经功能缺损(delayed ischemic neurologic deficit, DIND)是动脉瘤性 SAH 最常见的死亡和致残原因。钙通道阻滞剂可选择性作用于脑血管平滑肌,减轻脑血管痉挛和 DIND。常用尼莫地平,每天 10 mg(50 mL),以每小时2.5～5.0 mL速度泵入或缓慢静脉滴注,5～14 天为 1 个疗程;也可选择尼莫地平,每次 40 mg,每天 3 次,口服。国外报道高血压-高血容量-血液稀释(hypertension-hypervolemia-hemodilution,3H)疗法可使大约 70％的患者临床症状得到改善。有数个报道认为与以往相比,"3H"疗法能够明显改善患者预后。增加循环血容量,提高平均动脉压(MAP),降低血细胞比容(HCT)至 30％～50％,被认为能够使脑灌注达到最优化。3H 疗法必须排除已存在脑梗死、高颅压,并已夹闭动脉瘤后才能应用。

(五)防治急性脑积水

急性脑积水常发生于病后 1 周内,发生率为 9％～27％。急性阻塞性脑积水患者脑 CT 显示脑室急速进行性扩大,意识障碍加重,有效的疗法是行脑室穿刺引流和冲洗。但应注意防止脑脊液引流过度,维持颅内压在 2.0～4.0 kPa(15～30 mmHg),因过度引流会突然发生再出血。长期脑室引流要注意继发感染(脑炎、脑膜炎),感染率为5％～10％。同时常规应用抗生素防治感染。

(六)低钠血症的治疗

SIADH 的治疗原则主要是纠正低血钠和防止体液容量过多。可限制液体摄入量,

1 天<500～1 000 mL，使体内水分处于负平衡以减少体液过多与尿钠丢失。注意应用利尿剂和高渗盐水，纠正低血钠与低渗血症。当血浆渗透压恢复，可给予 5% 葡萄糖注射液维持，也可用抑制 ADH 药物，去甲金霉素 1～2 g/d，口服。

CSWS 的治疗主要是维持正常水盐平衡，给予补液治疗。可静脉或口服等渗或高渗盐液，根据低钠血症的严重程度和患者耐受程度单独或联合应用。高渗盐液补液速度以每小时 0.7 mmol/L，24 小时<20 mmol/L 为宜。如果纠正低钠血症速度过快可导致脑桥脱髓鞘病，应予特别注意。

(七)外科治疗

经造影证实有动脉瘤或动静脉畸形者，应争取手术或介入治疗，根除病因防止再出血。

1.显微外科

夹闭颅内破裂的动脉瘤是消除病变并防止再出血的最好方法，而且动脉瘤被夹闭，继发性血管痉挛就能得到积极有效的治疗。一般认为 Hunt-Hess 分级 Ⅰ～Ⅱ级的患者应在发病后 48～72 小时内早期手术。应用现代技术，早期手术已经不再难以克服。一些神经血管中心富有经验的医师已经建议给低评分的患者早期手术，只要患者的血流动力学稳定，颅内压得以控制即可。对于神经状况分级很差和/或伴有其他内科情况，手术应该延期。对于病情不太稳定、不能承受早期手术的患者，可选择血管内治疗。

2.血管内治疗

选择适合的患者行血管内放置 Guglielmi 可脱式弹簧圈（Guglielmi detachable coils，GDCs），已经被证实是一种安全的治疗手段。近年来，一般认为治疗指征为手术风险大或手术治疗困难的动脉瘤。

七、预后与预防

(一)预后

临床常采用 Hunt 和 Kosnik(1974)修改的 Botterell 的分级方案，对预后判断有帮助。Ⅰ～Ⅱ级患者预后佳，Ⅳ～Ⅴ级患者预后差，Ⅲ级患者介于两者之间。

首次蛛网膜下腔出血的病死率为 10%～25%。病死率随着再出血递增。再出血和脑血管痉挛是导致死亡和致残的主要原因。蛛网膜下腔出血的预后与病因、年龄、动脉瘤的部位、瘤体大小、出血量、有无并发症、手术时机选择及处置是否及时、得当有关。

(二)预防

蛛网膜下腔出血病情常较危重，病死率较高，尽管不能从根本上达到预防目的，但对已知的病因应及早积极对因治疗，如控制血压、戒烟、限酒，以及尽量避免剧烈运动、情绪激动、过劳、用力排便、剧烈咳嗽等；对于长期便秘的个体应采取辨证论治思路长期用药（如麻仁润肠丸、芪蓉润肠口服液、香砂枳术丸、越鞠保和丸等）；情志因素常为本病的诱发因素，对于已经存在脑动脉瘤、动脉血管夹层或烟雾病的患者，保持情绪稳定至关重要。

不少尸检材料证实，患者生前曾患动脉瘤但未曾破裂出血，说明存在危险因素并不一定完全会出血，预防动脉瘤破裂有着非常重要的意义。应当强调的是，蛛网膜下腔出血常在首次出血后 2 周再次发生出血且常常危及生命，故对已出血患者积极采取有效措施进行整体调节并及时给予恰当的对症治疗，对预防再次出血至关重要。

（张福帅）

第三节 血栓形成性脑梗死

血栓形成性脑梗死主要是脑动脉主干或皮质支动脉粥样硬化导致血管增厚、管腔狭窄闭塞和血栓形成;还可见于动脉血管内膜炎症、先天性血管畸形、真性红细胞增多症及血液高凝状态、血流动力学异常等,均可致血栓形成,引起脑局部血流减少或供血中断,脑组织缺血、缺氧导致软化坏死,出现局灶性神经系统症状和体征,如偏瘫、偏身感觉障碍和偏盲等。大面积脑梗死还有颅内高压症状,严重者可发生昏迷和脑疝。约90%的血栓形成性脑梗死是在动脉粥样硬化的基础上发生的,因此称动脉粥样硬化性血栓形成性脑梗死。

脑梗死的发病率约为 110/10 万,占全部脑卒中的60%～80%;其中血栓形成性脑梗死占脑梗死的 60%～80%。

一、病因与发病机制

(一)病因

1.动脉壁病变

血栓形成性脑梗死最常见的病因为动脉粥样硬化,常伴高血压,与动脉粥样硬化互为因果。其次为各种原因引起的动脉炎、血管异常(如夹层动脉瘤、先天性动脉瘤)等。

2.血液成分异常

血液黏度增高,以及真性红细胞增多症、血小板增多症、高脂血症等,都可使血液黏度增高,血液淤滞,引起血栓形成。如果没有血管壁的病变为基础,不会发生血栓。

3.血流动力学异常

在动脉粥样硬化的基础上,当血压下降、血流缓慢、脱水、严重心律失常及心功能不全时,可导致灌注压下降,有利于血栓形成。

(二)发病机制

主要是动脉内膜深层的脂肪变性和胆固醇沉积,形成粥样硬化斑块及各种继发病变,使管腔狭窄甚至阻塞。病变逐渐发展,则内膜分裂,内膜下出血和形成内膜溃疡。内膜溃疡易发生血栓形成,使管腔进一步狭窄或闭塞。由于动脉粥样硬化好发于大动脉的分叉处及拐弯处,故脑血栓的好发部位为大脑中动脉、颈内动脉的虹吸部及起始部、椎动脉及基底动脉的中下段等。由于脑动脉有丰富的侧支循环,管腔狭窄需达到 80% 以上才会影响脑血流量。逐渐发生的动脉硬化斑块一般不会出现症状,当内膜损伤破裂形成溃疡后,血小板及纤维素等血中有形成分黏附、聚集、沉着形成血栓。当血压下降、血流缓慢、脱水等血液黏度增加,致供血减少或促进血栓形成的情况下,即出现急性缺血症状。

病理生理学研究发现,脑的耗氧量约为总耗氧量的 20%,故脑组织缺血缺氧是以血栓形成性脑梗死为代表的缺血性脑血管疾病的核心发病机制。脑组织缺血缺氧将会引起神经细胞肿胀、变性、坏死、凋亡及胶质细胞肿胀、增生等一系列继发反应。脑血流阻断 1 分钟后神经元活动停止,缺血缺氧 4 分钟即可造成神经元死亡。脑缺血的程度不同而神经元损伤的程度也不同。脑神经元损伤导致局部脑组织及其功能的损害。缺血性脑血管疾病的发病是多方面而且相当复杂的过程,脑缺血损害也是一个渐进的过程,神经功能障碍随缺血时间的延长而加重。目前的研究发现氧自由基的形成、钙离子超载、一氧化氮(NO)和一氧化氮合成酶的作用、兴奋性氨基酸毒性作用、炎症细胞因子损害、凋亡调控基因的激活、缺血半暗带功能障碍等方面参与了其发生机制。这些机制作用于多种生理、病理过程的不同环节,对脑功能演变和细胞凋亡给予调节,同时也受到多种基因的调节和制约,构成一种复杂的相互调节与制约的网络关系。

1.氧自由基损伤

脑缺血时氧供应下降和ATP减少,导致过氧化氢、羟自由基及起主要作用的过氧化物等氧自由基的过度产生和超氧化物歧化酶等清除自由基的动态平衡状态遭到破坏,攻击膜结构和DNA,破坏内皮细胞膜,使离子转运、生物能的产生和细胞器的功能发生一系列病理生理改变,导致神经细胞、胶质细胞和血管内皮细胞损伤,增加血-脑屏障通透性。自由基损伤可加重脑缺血后的神经细胞损伤。

2.钙离子超载

研究认为,Ca^{2+}超载及其一系列有害代谢反应是导致神经细胞死亡的最后共同通路。细胞内Ca^{2+}超载有多种原因:①在蛋白激酶C等的作用下,兴奋性氨基酸(EAA)、内皮素和NO等物质释放增加,导致受体依赖性钙通道开放使大量Ca^{2+}内流。②细胞内Ca^{2+}浓度升高可激活磷脂酶、三磷酸脂醇等物质,使细胞内储存的Ca^{2+}释放,导致Ca^{2+}超载。③ATP合成减少,Na^+,K^+-ATP酶功能降低而不能维持正常的离子梯度,大量Na^+内流和K^+外流,细胞膜电位下降产生去极化,导致电压依赖性钙通道开放,大量Ca^{2+}内流。④自由基使细胞膜发生脂质过氧化反应,细胞膜通透性发生改变和离子运转,引起Ca^{2+}内流使神经细胞内Ca^{2+}浓度异常升高。⑤多巴胺、5-羟色胺和乙酰胆碱等水平升高,使Ca^{2+}内流和胞内Ca^{2+}释放。Ca^{2+}内流进一步干扰了线粒体氧化磷酸化过程,且大量激活钙依赖性酶类,如磷脂酶、核酸酶及蛋白酶,以及自由基形成、能量耗竭等一系列生化反应,最终导致细胞死亡。

3.一氧化氮(NO)和一氧化氮合成酶的作用

有研究发现,NO作为生物体内重要的信使分子和效应分子,具有神经毒性和脑保护双重作用,即低浓度NO通过激活鸟苷酸环化酶使环鸟苷酸(cGMP)水平升高,扩张血管,抑制血小板聚集、白细胞-内皮细胞的聚集和黏附,阻断NMDA受体,减弱其介导的神经毒性作用起保护作用;而高浓度NO与超氧自由基作用形成过氧亚硝酸盐或者氧化产生亚硝酸阴离子,加强脂质过氧化,使ATP酶活性降低,细胞蛋白质损伤,且能使各种含铁硫的酶失活,从而阻断DNA复制及靶细胞内的能量合成和能量衰竭,亦可通过抑制线粒体呼吸功能实现其毒性作用而加重缺血脑组织的损害。

4.兴奋性氨基酸毒性作用

兴奋性氨基酸(EAA)是广泛存在于哺乳动物中枢神经系统的正常兴奋性神经递质,参与传递兴奋性信息,同时又是一种神经毒素,以谷氨酸(Glu)和天冬氨酸(Asp)为代表。脑缺血使物质转化(尤其是氧和葡萄糖)发生障碍,使维持离子梯度所必需的能量衰竭和生成障碍。因为能量缺乏,膜电位消失,细胞外液中谷氨酸异常增高导致神经元、血管内皮细胞和神经胶质细胞持续去极化,并有谷氨酸从突触前神经末梢释放。胶质细胞和神经元对神经递质的再摄取一般均需耗能,神经末梢释放的谷氨酸发生转运和再摄取障碍,导致细胞间隙EAA异常堆积,产生神经毒性作用。EAA毒性可以直接导致急性细胞死亡,也可通过其他途径导致细胞凋亡。

5.炎症细胞因子损害

脑缺血后炎症级联反应是一种缺血区内各种细胞相互作用的动态过程,是造成脑缺血后的第2次损伤。在脑缺血后,由于缺氧及自由基增加等因素均可通过诱导相关转录因子合成,淋巴细胞、内皮细胞、多形核白细胞和巨噬细胞、小胶质细胞及星形胶质细胞等一些具有免疫活性的细胞均能产生细胞因子,如肿瘤坏死因子(TNF-α)、血小板活化因子(PAF)、白细胞介素(IL)系列、转化生长因子(TGF)-β$_1$等,细胞因子对白细胞又有趋化作用,诱导内皮细胞表达细胞间黏附分子(ICAM-1)、P-选择素等黏附分子,白细胞通过其毒性产物、巨噬细胞作用和免疫反应加重缺血性损伤。

6.凋亡调控基因的激活

细胞凋亡是由体内外某种信号触发细胞内预存的死亡程序而导致的以细胞 DNA 早期降解为特征的主动性自杀过程。细胞凋亡在形态学和生化特征上表现为细胞皱缩,细胞核染色质浓缩,DNA 片段化,而细胞的膜结构和细胞器仍完整。脑缺血后,神经元生存的内外环境均发生变化,多种因素如过量的谷氨酸受体的激活、氧自由基释放和细胞内 Ca^{2+} 超载等,通过激活与调控凋亡相关基因、启动细胞死亡信号转导通路,最终导致细胞凋亡。缺血性脑损伤所致的细胞凋亡可分 3 个阶段:信号传递阶段、中央调控阶段和结构改变阶段。

7.缺血半暗带功能障碍

缺血半暗带(IP)是无灌注的中心(坏死区)和正常组织间的移行区。IP 是不完全梗死,其组织结构存在,但有选择性神经元损伤。围绕脑梗死中心的缺血性脑组织的电活动中止,但保持正常的离子平衡和结构上的完整。假如再适当增加局部脑血流量,至少在急性阶段突触传递能完全恢复,即 IP 内缺血性脑组织的功能是可以恢复的。缺血半暗带是兴奋性细胞毒性、梗死周围去极化、炎症反应、细胞凋亡起作用的地方,使该区迅速发展成梗死灶。缺血半暗带的最初损害表现为功能障碍,有独特的代谢紊乱。主要表现在葡萄糖代谢和脑氧代谢这两方面:①当血流速度下降时,蛋白质合成抑制,启动无氧糖酵解、神经递质释放和能量代谢紊乱。②急性脑缺血缺氧时,神经元和神经胶质细胞由于能量缺乏、K$^+$ 释放和谷氨酸在细胞外积聚而去极化,缺血中心区的细胞只去极化而不复极;而缺血半暗带的细胞以能量消耗为代价可复极,如果细胞外的 K$^+$和谷氨酸增加,这些细胞也只去极化,随着去极化细胞数量的增大,梗死灶范围也不断扩大。

尽管对缺血性脑血管疾病一直进行着研究,但对其病理生理机制尚不够深入,希望随着中西医结合对缺血性脑损伤治疗的研究进展,其发病机制也随之更深入地阐明,从而更好地为临床和理论研究服务。

二、病理

动脉闭塞 6 小时以内脑组织改变尚不明显,属可逆性,8～48 小时缺血最重的中心部位发生软化,并出现脑组织肿胀、变软,灰白质界限不清。如病变范围扩大、脑组织高度肿胀时,可向对侧移位,甚至形成脑疝。镜下见组织结构不清,神经细胞及胶质细胞坏死,毛细血管轻度扩张,周围可见液体和红细胞渗出,此期为坏死期。动脉阻塞 2～3 天后,特别是 7～14 天,脑组织开始液化,脑组织水肿明显,病变区明显变软,神经细胞消失,吞噬细胞大量出现,星形胶质细胞增生,此期为软化期。3～4 周后液化的坏死组织被吞噬和移走,胶质增生,小病灶形成胶质瘢痕,大病灶形成中风囊,此期称恢复期,可持续数月至 1～2 年。上述病理改变称白色梗死。少数梗死区,由于血管丰富,于再灌流时可继发出血,呈现出血性梗死或称红色梗死。

三、临床表现

(一)症状与体征

多在 50 岁以后发病,常伴有高血压;多在睡眠中发病,醒来才发现肢体偏瘫。部分患者先有头昏、头痛、眩晕、肢体麻木、无力等短暂性脑缺血发作的前驱症状,多数经数小时甚至 1～2 天症状达高峰,通常意识清楚,但大面积脑梗死或基底动脉闭塞可有意识障碍,甚至发生脑疝等危重症状。神经系统定位体征视脑血管闭塞的部位及梗死的范围而定。

(二)临床分型

有的根据病情程度分型,如完全性缺血性中风,是指起病 6 小时内病情即达高峰,一般较重,可有意识障碍。还有的根据病程进展分型,如进展型缺血性中风,则指局限性脑缺血逐渐进展,数天内呈阶梯式加重。

1.按病程和病情分型

(1)进展型:局限性脑缺血症状逐渐加重,呈阶梯式加重,可持续 6 小时至数天。

(2)缓慢进展型:在起病后 1～2 周症状仍逐渐加重,血栓逐渐发展,脑缺血和脑水肿的范围继续扩大,症状由轻变重,直到出现对侧偏瘫、意识障碍,甚至发生脑疝,类似颅内肿瘤,又称类脑瘤型。

(3)大块梗死型:又称爆发型,如颈内动脉或大脑中动脉主干等较大动脉的急性脑血栓形成,往往症状出现快,伴有明显脑水肿、颅内压增高,患者头痛、呕吐、病灶对侧偏瘫,常伴意识障碍,很快进入昏迷,有时发生脑疝,类似脑出血,又称类脑出血型。

(4)可逆性缺血性神经功能缺损(reversible ischemic neurologic deficit,RIND):此型患者症状、体征持续超过 24 小时,但在 2～3 周内完全恢复,不留后遗症。病灶多数发生于大脑半球半卵圆中心,可能由于该区尤其是非优势半球侧侧支循环迅速而充分地代偿,缺血尚未导致不可逆的神经细胞损害,也可能是一种较轻的梗死。

2.OCSP 分型

即英国牛津郡社区脑卒中研究规划(Oxfordshire Community Stroke Project,OCSP)的分型。

(1)完全前循环梗死(TACI):表现为三联征,即完全大脑中动脉(MCA)综合征的表现。①大脑高级神经活动障碍(意识障碍、失语、失算、空间定向力障碍等);②同向偏盲;③对侧 3 个部位(面、上肢和下肢)较严重的运动和/或感觉障碍。多为 MCA 近段主干,少数为颈内动脉虹吸段闭塞引起的大面积脑梗死。

(2)部分前循环梗死(PACI):有以上三联征中的两个,或只有高级神经活动障碍,或感觉运动缺损较 TACI 局限。提示是 MCA 远段主干、各级分支或 ACA 及分支闭塞引起的中、小梗死。

(3)后循环梗死(POCI):表现为各种不同程度的椎-基底动脉综合征——可表现为同侧脑神经瘫痪及对侧感觉运动障碍;双侧感觉运动障碍;双眼协同活动及小脑功能障碍,无长束征或视野缺损等。为椎-基底动脉及分支闭塞引起的大小不等的脑干、小脑梗死。

(4)腔隙性梗死(LACI):表现为腔隙综合征,如纯运动性偏瘫、纯感觉性脑卒中、共济失调性轻偏瘫、手笨拙-构音不良综合征等。大多是基底节或脑桥小穿支病变引起的小腔隙灶。

OCSP 分型方法简便,更加符合临床实际的需要,临床医师不必依赖影像或病理结果即可对急性脑梗死迅速分出亚型,并作出有针对性的处理。

(三)临床综合征

1.颈内动脉闭塞综合征

颈内动脉闭塞综合征指颈内动脉血栓形成,主干闭塞。病史中可有头痛、头晕、晕厥、半身感觉异常或轻偏瘫;病变对侧有偏瘫、偏身感觉障碍和偏盲;可有精神症状,严重时有意识障碍;病变侧有视力减退,有的还有视神经乳头萎缩;病灶侧有 Horner 综合征;病灶侧颈动脉搏动减弱或消失;优势半球受累可有失语,非优势半球受累可出现体象障碍。

2.大脑中动脉闭塞综合征

大脑中动脉闭塞综合征指大脑中动脉血栓形成,大脑中动脉主干闭塞,引起病灶对侧偏瘫、偏身感觉障碍和偏盲,优势半球受累还有失语。累及非优势半球可有失用、失认和体象障碍等顶叶症状。病灶广泛,可引起脑肿胀,甚至死亡。

(1)皮质支闭塞:引起病灶对侧偏瘫、偏身感觉障碍,面部及上肢重于下肢,优势半球病变有运动性失语,非优势半球病变有体象障碍。

(2)深穿支闭塞:出现对侧偏瘫和偏身感觉障碍,优势半球病变可出现运动性失语。

3.大脑前动脉闭塞综合征

大脑前动脉闭塞综合征指大脑前动脉血栓形成,大脑前动脉主干闭塞。在前交通动脉以前发生阻塞时,因为病损脑组织可通过对侧前交通动脉得到血供,故不出现临床症状;在前交通动脉分出之后阻塞时,可出现对侧中枢性偏瘫,以面瘫和下肢瘫为重,可伴轻微偏身感觉障碍;并可有排尿障碍(旁中央小叶受损);精神障碍(额极与胼胝体受损);强握及吸吮反射(额叶受损)等。

(1)皮质支闭塞:引起对侧下肢运动及感觉障碍;轻微共济运动障碍;排尿障碍和精神障碍。

(2)深穿支闭塞:引起对侧中枢性面、舌及上肢瘫。

4.大脑后动脉闭塞综合征

大脑后动脉闭塞综合征指大脑后动脉血栓形成。约 70% 的患者两条大脑后动脉来自基底动脉,并有后交通动脉与颈内动脉联系交通。有 20%～25% 的人一条大脑后动脉来自基底动脉,另一条来自颈内动脉;其余的人中,两条大脑后动脉均来自颈内动脉。

大脑后动脉供应颞叶的后部和基底面、枕叶的内侧及基底面,并发出丘脑膝状体及丘脑穿动脉供应丘脑血液。

(1)主干闭塞:引起对侧同向性偏盲,上部视野受损较重,黄斑回避(黄斑视觉皮质代表区为大脑中、后动脉双重血液供应,故黄斑视力不受累)。

(2)中脑水平大脑后动脉起始处闭塞:可见垂直性凝视麻痹、动眼神经麻痹、眼球垂直性歪扭斜视。

(3)双侧大脑后动脉闭塞:有皮质盲、记忆障碍(累及颞叶)、不能识别熟悉面孔(面容失认症)、幻视和行为综合征。

(4)深穿支闭塞:丘脑穿动脉闭塞则引起红核丘脑综合征,病侧有小脑性共济失调,意向性震颤。舞蹈样不自主运动和对侧感觉障碍。丘脑膝状体动脉闭塞则引起丘脑综合征,病变对侧偏身感觉障碍(深感觉障碍较浅感觉障碍为重),病变对侧偏身自发性疼痛。轻偏瘫,共济失调和舞蹈-手足徐动症。

5.椎-基底动脉闭塞综合征

椎-基底动脉闭塞综合征指椎-基底动脉血栓形成。椎-基底动脉实为一连续的脑血管丁并有着共同的神经支配,无论是结构、功能还是临床病症的表现,两侧互为影响,实难予以完全分开,故常总称为"椎-基底动脉系疾病"。

(1)基底动脉主干闭塞综合征:指基底动脉主干血栓形成。发病虽然不如脑桥出血那么急,但病情常迅速恶化,出现眩晕、呕吐、四肢瘫痪、共济失调、昏迷和高热等。大多数在短期内死亡。

(2)双侧脑桥正中动脉闭塞综合征:指双侧脑桥正中动脉血栓形成,为典型的闭锁综合征,表现为四肢瘫痪、假性延髓性麻痹、双侧周围性面瘫、双眼球外展麻痹、两侧的侧视中枢麻痹。但患者意识清楚,视力、听力和眼球垂直运动正常,所以,患者通过听觉、视觉和眼球上下运动表示意识和交流。

(3)基底动脉尖综合征:基底动脉尖分出两对动脉——小脑上动脉和大脑后动脉,分支供应中脑、丘脑、小脑上部、颞叶内侧及枕叶。血栓性闭塞多发生于基底动脉中部,栓塞性病变通常发生在基底动脉尖。栓塞性病变导致眼球运动及瞳孔异常,表现为单侧或双侧动眼神经部分或完全麻痹、眼球上视不能(上丘受累)、光反射迟钝而调节反射存在(顶盖前区病损)、一过性或持续性意识障碍(中脑或丘脑网状激活系统受累)、对侧偏盲或皮质盲(枕叶受累)、严重记忆障碍(颞叶内侧受累)。如果是中老年人突发意识障碍又较快恢复,有瞳孔改变、动眼神经麻痹、垂直注视障碍、无明显肢体瘫痪和感觉障碍应想到该综合征的可能。如果还有皮质盲或偏盲、严重记忆障碍更支持本综合征的诊断,需做头部 CT 或 MRI 检查,若发现有双侧丘脑、枕叶、颞叶和中脑病灶则可确诊。

(4)中脑穿动脉综合征:指中脑穿动脉血栓形成,亦称 Weber 综合征,病变位于大脑脚底,损害锥体束及动眼神经,引起病灶侧动眼神经麻痹和对侧中枢性偏瘫。中脑穿动脉闭塞还可引起 Benedikt综合征,累及动眼神经髓内纤维及黑质,引起病灶侧动眼神经麻痹及对侧锥体外系症状。

(5)脑桥支闭塞综合征:指脑桥支血栓形成引起的 Millard-Gubler 综合征,病变位于脑桥的腹外侧部,累及展神经核和面神经核及锥体束,引起病灶侧眼球外直肌麻痹、周围性面神经麻痹和对侧中枢性偏瘫。

(6)内听动脉闭塞综合征:指内听动脉血栓形成(内耳卒中)。内耳的内听动脉有两个分支,较大的耳蜗动脉供应耳蜗及前庭迷路下部;较小的耳蜗动脉供应前庭迷路上部,包括水平半规管及椭圆囊斑。由于口径较小的前庭动脉缺乏侧支循环,以致前庭迷路上部对缺血选择性敏感,故迷路缺血常出现严重眩晕、恶心呕吐。若耳蜗支同时受累则有耳鸣、耳聋。耳蜗支单独梗死则会突发耳聋。

(7)小脑后下动脉闭塞综合征:指小脑后下动脉血栓形成,也称 Wallenberg 综合征。表现为急性起病的头晕、眩晕、呕吐(前庭神经核受损)、交叉性感觉障碍,即病侧面部感觉减退、对侧肢体痛觉、温度觉障碍(病侧三叉神经脊束核及对侧交叉的脊髓丘脑束受损),同侧 Horner 综合征(下行交感神经纤维受损),同侧小脑性共济失调(绳状体或小脑受损)、声音嘶哑、吞咽困难(疑核受损)。小脑后下动脉常有解剖变异,常见不典型临床表现。

四、辅助检查

(一)影像学检查

1.胸部 X 线检查

了解心脏情况及肺部有无感染和癌肿等。

2.CT 检查

不仅可确定梗死的部位及范围,而且可明确是单发还是多发。在缺血性脑梗死发病 12~

24小时内,CT常没有明显的阳性表现。梗死灶最初表现为不规则的稍低密度区,病变与血管分布区一致。常累及基底节区,如为多发灶,亦可连成一片。病灶大、水肿明显时可有占位效应。在发病后2~5天,病灶边界清晰,呈楔形或扇形等。1~2周,水肿消失,边界更清,密度更低。发病第2周,可出现梗死灶边界不清楚,边缘出现等密度或稍低密度,即模糊效应;在增强扫描后往往呈脑回样增强,有助于诊断。4~5周,部分小病灶可消失,而大片状梗死灶密度进一步降低和囊变,后者CT值接近脑脊液。

在基底节和内囊等处的小梗死灶(一般在15 mm以内)称之为腔隙性脑梗死,病灶亦可发生在脑室旁深部白质、丘脑及脑干。

在CT排除脑出血并证实为脑梗死后,CT血管成像(CTA)对探测颈动脉及其各主干分支的狭窄准确性较高。

3.MRI检查

对病灶较CT敏感性、准确性更高的一种检测方法,其无辐射、无骨伪迹、更易早期发现小脑、脑干等部位的梗死灶,并于脑梗死后6小时左右便可检测到由于细胞毒性水肿造成T_1和T_2加权延长引起的MRI信号变化。近年除常规应用SE法的T_1和T_2加权以影像对比度原理诊断外,更需采用功能性磁共振成像,如弥散成像(DWI)和表观弥散系数(apparent diffusion coefficient,ADC)、液体衰减反转恢复序列(FLAIR)等进行水平位和冠状位检查,往往在脑缺血发生后1~1.5小时便可发现脑组织水含量增加引起的MRI信号变化,并随即可进一步行磁共振血管成像(MRA)、CT血管成像(CTA)或数字减影血管造影(DSA)以了解梗死血管部位,为超早期施行动脉内介入溶栓治疗创造条件,有时还可发现血管畸形等非动脉硬化性血管病变。

(1)超早期:脑梗死临床发病后1小时内,DWI便可描出高信号梗死灶,ADC序列显示暗区。实际上DWI显示的高信号灶仅是血流低下引起的缺血灶。随着缺血的进一步进展,DWI从高信号渐转为等信号或低信号,病灶范围渐增大;PWI、FLAIR及T_2WI均显示高信号病灶区。值得注意的是,DWI对超早期脑干缺血性病灶,在水平位不易发现,而往往在冠状位可清楚显示。

(2)急性期:血-脑屏障尚未明显破坏,缺血区有大量水分子聚集,T_1WI和T_2WI明显延长,T_1WI呈低信号,T_2WI呈高信号。

(3)亚急性期及慢性期:由于正血红铁蛋白游离,T_1WI呈边界清楚的低信号,T_2WI和FLAIR均呈高信号;迨至病灶区水肿消除,坏死组织逐渐产生,囊性区形成,乃至脑组织萎缩,FLAIR呈低信号或低信号与高信号混杂区,中线结构移向病侧。

(二)脑脊液检查

脑梗死患者脑脊液检查一般正常,大块梗死型患者可有压力增高和蛋白含量增高;出血性梗死时可见红细胞。

(三)经颅多普勒超声

TCD是诊断颅内动脉狭窄和闭塞的手段之一,对脑底动脉严重狭窄(>65%)的检测有肯定的价值。局部脑血流速度改变与频谱图形异常是脑血管狭窄最基本的TCD改变。三维B超检查可协助发现颈内动脉粥样硬化斑块的大小和厚度,有没有管腔狭窄及严重程度。

(四)心电图检查

进一步了解心脏情况。

(五)血液学检查

1.血常规、血沉、抗"O"和凝血功能检查

了解有无感染征象、活动风湿和凝血功能情况。

2.血糖

了解有无糖尿病。

3.血清脂质

包括总胆固醇和甘油三酯(甘油三酯)有无增高。

4.脂蛋白

低密度脂蛋白胆固醇(LDL-C)由极低密度脂蛋白胆固醇(VLDL-C)转化而来。通常情况下,LDL-C 从血浆中清除,其所含胆固醇酯由脂肪酸水解,当体内 LDL-C 显著升高时,LDL-C 附着到动脉的内皮细胞与 LDL 受体结合,而易被巨噬细胞摄取,沉积在动脉内膜上形成动脉硬化。有一组报道正常人组LDL-C(2.051 ± 0.853)mmol/L,脑梗死患者组为(3.432 ± 1.042)mol/L。

5.载脂蛋白 B

载脂蛋白 B(ApoB)是血浆低密度脂蛋白(LDL)和极低密度脂蛋白(VLDL)的主要载脂蛋白,其含量能精确反映出 LDL 的水平,与动脉粥样硬化(AS)的发生关系密切。在 AS 的硬化斑块中,胆固醇并不是孤立地沉积于动脉壁上,而是以 LDL 整个颗粒形成沉积物;ApoB 能促进沉积物与氨基多糖结合成复合物,沉积于动脉内膜上,从而加速 AS 形成。对总胆固醇(TC)、LDL-C 均正常的脑血栓形成患者,ApoB 仍然表现出较好的差别性。

ApoA-I 的主要生物学作用是激活卵磷脂胆固醇转移酶,此酶在血浆胆固醇(Ch)酯化和 HDL 成熟(即 HDL→HDL$_2$→HDL$_3$)过程中起着极为重要的作用。ApoA-I 与 HDL$_2$ 可逆结合以完成 Ch 从外周组织转移到肝脏。因此,ApoA-I 显著下降时,可形成 AS。

6.血小板聚集功能

近些年来的研究提示血小板聚集功能亢进参与体内多种病理反应过程,尤其是对缺血性脑血管疾病的发生、发展和转归起重要作用。血小板最大聚集率(PMA)、解聚型出现率(PDC)和双相曲线型出现率(PBC),发现缺血型脑血管疾病 PMA 显著高于对照组,PDC 明显低于对照组。

7.血栓烷 A$_2$ 和前列环素

许多文献强调花生四烯酸(AA)的代谢产物在影响脑血液循环中起着重要作用,其中血栓烷A$_2$(TXA$_2$)和前列环素(PGI$_2$)的平衡更引人注目。脑组织细胞和血小板等质膜有丰富的不饱和脂肪酸,脑缺氧时,磷脂酶 A$_2$ 被激活,分解膜磷脂使 AA 释放增加。后者在环氧化酶的作用下血小板和血管内皮细胞分别生成 TXA$_2$ 和 PGI$_2$。TXA$_2$ 和 PGI$_2$ 水平改变在缺血性脑血管疾病的发生上是原发还是继发的问题,目前还不清楚。TXA$_2$ 大量产生,PGI$_2$ 的生成受到抑制,使正常情况下 TXA$_2$ 与 PGI$_2$ 之间的动态平衡受到破坏。TXA$_2$ 强烈的缩血管和促进血小板聚集作用因失去对抗而占优势,对于缺血性低灌流的发生起着重要作用。

8.血液流变学

缺血性脑血管疾病全血黏度、血浆比黏度、血细胞比容升高,血小板电泳和红细胞电泳时间延长。通过对脑血管疾病进行 133 例脑血流(CBF)测定,并将黏度相关的几个变量因素与 CBF 做了统计学处理,发现全部患者的 CBF 均低于正常,证实了血液黏度因素与 CBF 的关系。有学者把血液流变学各项异常作为脑梗死的危险因素之一。

红细胞表面带有负电荷,其所带电荷越少,电泳速度就越慢。有一组报道示脑梗死组红细胞电泳速度明显慢于正常对照组,说明急性脑梗死患者红细胞表面电荷减少,聚集性强,可能与动脉硬化性脑梗死的发病有关。

五、诊断与鉴别诊断

(一)诊断

(1)血栓形成性脑梗死为中年以后发病。

(2)常伴有高血压。

(3)部分患者发病前有 TIA 史。

(4)常在安静休息时发病,醒后发现症状。

(5)症状、体征可归为某一动脉供血区的脑功能受损,如病灶对侧偏瘫、偏身感觉障碍和偏盲,优势半球病变还有语言功能障碍。

(6)多无明显头痛、呕吐和意识障碍。

(7)大面积脑梗死有颅内高压症状,头痛、呕吐或昏迷,严重时发生脑疝。

(8)脑脊液检查多属正常。

(9)发病 12~48 小时后 CT 出现低密度灶。

(10)MRI 检查可更早发现梗死灶。

(二)鉴别诊断

1.脑出血

血栓形成性脑梗死和脑出血均为中老年人多见的急性起病的脑血管疾病,必须进行 CT/MRI 检查予以鉴别。

2.脑栓塞

血栓形成性脑梗死和脑栓塞同属脑梗死范畴,且均为急性起病,后者多有心脏病病史,或有其他肢体栓塞史,心电图检查可发现心房颤动等,以供鉴别诊断。

3.颅内占位性病变

少数颅内肿瘤、慢性硬膜下血肿和脑脓肿患者可以突然发病,表现局灶性神经功能缺失症状,而易与脑梗死相混淆。但颅内占位性病变常有颅内高压症状和逐渐加重的临床经过,颅脑 CT 对鉴别诊断有确切的价值。

4.脑寄生虫病

如脑囊虫病、脑型血吸虫病,也可在癫痫发作后,急性起病偏瘫。寄生虫的有关免疫学检查和神经影像学检查可帮助鉴别。

六、治疗

《欧洲脑卒中组织(ESO)缺血性脑卒中和短暂性脑缺血发作处理指南》[欧洲脑卒中促进会(EUSI),2008 年]推荐所有急性缺血性脑卒中患者都应在卒中单元内接受以下治疗。

(一)溶栓治疗

理想的治疗方法是在缺血组织出现坏死之前,尽早清除栓子,早期使闭塞脑血管再开通和缺血区的供血重建,以减轻神经组织的损害,正因为如此,溶栓治疗脑梗死一直引起人们的广泛关注。国外早在1958 年即有溶栓治疗脑梗死的报道,由于有脑出血等并发症,益处不大,溶栓疗法一度停止使用。近30多年来,由于溶栓治疗急性心肌梗死的患者取得了很大的成功,大大减少了心肌梗死的范围,病死率下降20%～50%。溶栓治疗脑梗死又受到了很大的鼓舞。再者,CT扫描能及时排除颅内出血,可在早期或超早期进行溶栓治疗,因而提高了疗效和减少脑出血等并发症。

1.病例选择

(1)临床诊断符合急性脑梗死。

(2)头颅 CT 扫描排除颅内出血和大面积脑梗死。

(3)治疗前收缩压不宜>24.0 kPa(180 mmHg),舒张压不宜>14.7 kPa(110 mmHg)。

(4)无出血素质或出血性疾病。

(5)年龄>18 岁及<75 岁。

(6)溶栓最佳时机为发病后 6 小时内,特别是在 3 小时内。

(7)获得患者家属的书面知情同意。

2.禁忌证

(1)病史和体检符合蛛网膜下腔出血。

(2)CT 扫描有颅内出血、肿瘤、动静脉畸形或动脉瘤。

(3)两次降压治疗后血压仍>24.0/14.7 kPa(180/110 mmHg)。

(4)过去 30 天内有手术史或外伤史,3 个月内有脑外伤史。

(5)病史有血液疾病、出血素质、凝血功能障碍或使用抗凝药物史,凝血酶原时间(PT)>15 秒,部分凝血活酶时间(APTT)>40 秒,国际标准化比值(INR)>1.4,血小板计数<$100×10^9$/L。

(6)脑卒中发病时有癫痫发作的患者。

3.治疗时间窗

前循环脑卒中的治疗时间窗一般认为在发病后 6 小时内(使用阿替普酶为 3 小时内),后循环闭塞时的治疗时间窗适当放宽到12小时。这一方面是因为脑干对缺血耐受性更强,另一方面是由于后循环闭塞后预后较差,更积极的治疗有可能挽救患者的生命。许多研究者尝试放宽治疗时限,有认为脑梗死 12～24 小时内早期溶栓治疗有可能对少部分患者有效。但美国脑卒中协会(ASA)和欧洲脑卒中促进会(EUSI)都赞同认真选择在缺血性脑卒中发作后 3 小时内早期恢复缺血脑的血流灌注,才可获得良好的转归。两个指南也讨论了超过治疗时间窗溶栓的效果,EUSI 的结论是目前仅能作为临床试验的组成部分。对于不能可靠地确定脑卒中发病时间的患者,包括睡眠觉醒时发现脑卒中发病的病例,两个指南均不推荐进行静脉溶栓治疗。

4.溶栓药物

(1)尿激酶:从健康人新鲜尿液中提取分离,然后再进行高度精制而得到的蛋白质,没有抗原性,不引起变态反应。其溶栓特点为不仅溶解血栓表面,而且深入栓子内部,但对陈旧性血栓则难起作用。尿激酶是非特异性溶栓药,与纤维蛋白的亲和力差,常易引起出血并发症。尿激酶的剂量和疗程目前尚无统一标准,剂量波动范围也大。

静脉滴注法:尿激酶每次(10～15)×10^5 U 溶于 0.9%氯化钠注射液 500～1 000 mL,静脉滴注,仅用1次。另外,还可每次尿激酶(2～5)×10^5 U 溶于 0.9%氯化钠注射液 500 mL 中静脉滴注,每天 1 次,可连用 7～10 天。

动脉滴注法:选择性动脉给药有两种途径。一是超选择性脑动脉注射法,即经股动脉或肘动脉穿刺后,先进行脑血管造影,明确血栓所在的部位,再将导管插至颈动脉或椎-基底动脉的分支,直接将药物注入血栓所在的动脉或直接注入血栓处,达到较准确的选择性溶栓作用。在注入溶栓药后,还可立即再进行血管造影了解溶栓的效果。二是采用颈动脉注射法,常规颈动脉穿刺后,将溶栓药注入发生血栓的颈动脉,起到溶栓的效果。动脉溶栓尿激酶的剂量一般是 $(1\sim3)\times10^5$ U,有学者报道药物剂量还可适当加大。但急性脑梗死取得疗效的关键是掌握最佳的治疗时间窗,才会取得更好的效果,治疗时间窗比给药途径更重要。

(2)阿替普酶(rt-PA):第一种获得美国食品药品监督管理局(FDA)批准的溶栓药,特异性作用于纤溶酶原,激活血块上的纤溶酶原,而对血循环中的纤溶酶原亲和力小。因纤溶酶赖氨酸结合部位已被纤维蛋白占据,血栓表面的 α_2-抗纤溶酶作用很弱,但血中的纤溶酶赖氨酸结合部位未被占据,故可被 α_2-抗纤溶酶很快灭活。因此,rt-PA 优点为局部溶栓,很少产生全身抗凝、纤溶状态,而且无抗原性。但 rt-PA 半衰期短(3～5 分钟),而且血循环中纤维蛋白原激活抑制物的活性高于 rt-PA,会有一定的血管再闭塞,故临床溶栓必须用大剂量连续静脉滴注。rt-PA 治疗剂量是0.85～0.90 mg/kg,总剂量<90 mg,10%的剂量先予静脉推注,其余 90%的剂量在24 小时内静脉滴注。

美国(美国脑卒中学会、美国心脏病协会分会,2007)更新的《急性缺血性脑卒中早期治疗指南》指出,早期治疗的策略性选择,发病接诊的当时第一阶段医师能做的就是 3 件事:①评价患者。②诊断、判断缺血的亚型。③分诊、介入、外科或内科,0～3 小时的治疗只有一个就是静脉溶栓,而且推荐使用 rt-PA。

《中国脑血管病防治指南》(卫生部疾病控制司、中华医学会神经病学分会,2004 年)建议:①对经过严格选择的发病 3 小时内的急性缺血性脑卒中患者,应积极采用静脉溶栓治疗,首选阿替普酶(rt-PA),无条件采用 rt-PA 时,可用尿激酶替代。②发病 3～6 小时的急性缺血性脑卒中患者,可应用静脉尿激酶溶栓治疗,但选择患者应更严格。③对发病 6 小时以内的急性缺血性脑卒中患者,在有经验和有条件的单位,可以考虑进行动脉内溶栓治疗研究。④基底动脉血栓形成的溶栓治疗时间窗和适应证,可以适当放宽。⑤超过时间窗溶栓,不会提高治疗效果,且会增加再灌注损伤和出血并发症,不宜溶栓,恢复期患者应禁用溶栓治疗。

美国《急性缺血性脑卒中早期处理指南》(美国脑卒中学会、美国心脏病协会分会,2007)Ⅰ级建议:MCA 梗死小于 6 小时的严重脑卒中患者,动脉溶栓治疗是可以选择的,或可选择静脉内滴注rt-PA;治疗要求患者处于一个有经验、能够立刻进行脑血管造影,且提供合格的介入治疗的脑卒中中心。鼓励相关机构界定遴选能进行动脉溶栓的个人标准。Ⅱ级建议:对于具有使用静脉溶栓禁忌证,诸如近期手术的患者,动脉溶栓是合理的。Ⅲ级建议:动脉溶栓的可获得性不应该一般地排除静脉内给 rt-PA。

(二)降纤治疗

降纤治疗可以降解血栓蛋白质,增加纤溶系统的活性,抑制血栓形成或促进血栓溶解。此类药物亦应早期应用,最好是在发病后 6 小时内,但没有溶栓药物严格,特别适应于合并高纤维蛋白原血症者。目前,国内纤溶药物种类很多,现介绍下面几种。

1.巴曲酶

又名东菱克栓酶,能分解纤维蛋白原,抑制血栓形成,促进纤溶酶的生成,而纤溶酶是溶解血栓的重要物质。巴曲酶的剂量和用法:第 1 天 10 BU,第 3 天和第 5 天各为 5～10 BU 稀释于100～250 mL 0.9%氯化钠注射液中,静脉滴注 1 小时以上。对治疗前纤维蛋白原在 4 g/L 以上和突发性耳聋(内耳卒中)的患者,首次剂量为 15～20 BU,以后隔天 5 BU,疗程 1 周,必要时可增至 3 周。

2.精纯溶栓酶

又名注射用降纤酶,是以我国尖吻蝮蛇(又名五步蛇)的蛇毒为原料,经现代生物技术分离、纯化而精制的蛇毒制剂。本品为缬氨酸蛋白水解酶,能直接作用于血中的纤维蛋白 α-链释放出肽 A。此时生成的肽 A 血纤维蛋白体的纤维系统,诱发 t-PA 的释放,增加 t-PA 的活性,促进纤溶酶的生成,使已形成的血栓得以迅速溶解。本品不含出血毒素,因此很少引起出血并发症。剂量和用法:首次 10 U 稀释于 100 mL 0.9%氯化钠注射液中缓慢静脉滴注,第 2 天 10 U,第 3 天 5~10 U。必要时可适当延长疗程,1 次 5~10 U,隔天静脉滴注 1 次。

3.降纤酶

曾用名蝮蛇抗栓酶、精纯抗栓酶和去纤酶。取材于东北白眉蝮蛇蛇毒,是单一成分蛋白水解酶。剂量和用法:急性缺血性脑卒中,首次 10 U 加入 0.9%氯化钠注射液 100~250 mL 中静脉滴注,以后每天或隔天 1 次,连用 2 周。

4.注射用纤溶酶

从蝮蛇蛇毒中提取纤溶酶并制成制剂,其原理是利用抗体最重要的生物学特性——抗体与抗原能特异性结合,即抗体分子只与其相应的抗原发生结合。纤溶酶单克隆抗体纯化技术,就是用纤溶酶抗体与纤溶酶进行特异性结合,从而达到分离纯化纤溶酶,同时去除蛇毒中的出血毒素和神经毒。剂量和用法:对急性脑梗死(发病后 72 小时内)第 1~3 天每次 300 U 加入 5%葡萄糖注射液或 0.9%氯化钠注射液 250 mL 中静脉滴注,第 4~14 天每次 100~300 U。

5.安康乐得

安康乐得是马来西亚一种蝮蛇毒液的提纯物,是一种蛋白水解酶,能迅速有效地降低血纤维蛋白原,并可裂解纤维蛋白肽 A,导致低纤维蛋白血症。剂量和用法:2~5 AU/kg,溶于 250~500 mL 0.9%氯化钠注射液中,6~8 小时静脉滴注完,每天 1 次,连用 7 天。

《中国脑血管病防治指南》建议:①脑梗死早期(特别是 12 小时以内)可选用降纤治疗,高纤维蛋白血症更应积极降纤治疗。②应严格掌握适应证和禁忌证。

(三)抗血小板聚集药

抗血小板聚集药又称血小板功能抑制剂。随着对血栓性疾病发生机制认识的加深,发现血小板在血栓形成中起着重要的作用。近年来,抗血小板聚集药在预防和治疗脑梗死方面越来越引起人们的重视。

抗血小板聚集药主要包括血栓烷 A_2 抑制剂(阿司匹林)、ADP 受体拮抗剂(噻氯匹定、氯吡格雷)、磷酸二酯酶抑制剂(双嘧达莫)、糖蛋白(GP)Ⅱb/Ⅲa 受体拮抗剂和其他抗血小板药物。

1.阿司匹林

阿司匹林是一种强效的血小板聚集抑制剂。阿司匹林抗栓作用的机制,主要是基于对环氧化酶的不可逆性抑制,使血小板内花生四烯酸转化为血栓烷 A_2(TXA_2)受阻,因为 TXA_2 可使血小板聚集和血管平滑肌收缩。在脑梗死发生后,TXA_2 可增加脑血管阻力、促进脑水肿形成。小剂量阿司匹林,可以最大限度地抑制 TXA_2 和最低限度地影响前列环素(PGI_2),从而达到比较理想的效果。国际脑卒中实验协作组和 CAST 协作组两项非盲法随机干预研究表明,脑卒中发病后 48 小时内应用阿司匹林是安全有效的。

阿司匹林预防和治疗缺血性脑卒中效果的不恒定,可能与用药剂量有关。有些研究者认为每天给 75~325 mg 最为合适。有学者分别给患者口服阿司匹林每天 50 mg、100 mg、325 mg 和

1 000 mg,进行比较,发现 50 mg/d 即可完全抑制 TXA_2 生成,出血时间从5.03分钟延长到6.96分钟,100 mg/d 出血时间7.78分钟,但 1 000 mg/d 反而缩减至 6.88分钟。也有人观察到口服阿司匹林 45 mg/d,尿内 TXA_2 代谢产物能被抑制 95%,而尿内 PGI_2 代谢产物基本不受影响;每天 100 mg,则尿内 TXA_2 代谢产物完全被抑制,而尿内 PGI_2 代谢产物保持基线的25%~40%;若用 1 000 mg/d,则上述两项代谢产物完全被抑制。根据以上实验结果和临床体会提示,阿司匹林每天 100~150 mg 最为合适,既能达到预防和治疗的目的,又能避免发生不良反应。

《中国脑血管病防治指南》建议:①多数无禁忌证的未溶栓患者,应在脑卒中后尽早(最好48小时内)开始使用阿司匹林。②溶栓患者应在溶栓 24 小时后,使用阿司匹林,或阿司匹林与双嘧达莫缓释剂的复合制剂。③阿司匹林的推荐剂量为150~300 mg/d,分2次服用,2~4周后改为预防剂量(50~150 mg/d)。

2.氯吡格雷

由于噻氯匹定有明显的不良反应,已基本被淘汰,被第 2 代 ADP 受体拮抗剂氯吡格雷所取代。氯吡格雷和噻氯匹定一样对 ADP 诱导的血小板聚集有较强的抑制作用,对花生四烯酸、胶原、凝血酶、肾上腺素和血小板活化因子诱导的血小板聚集也有一定的抑制作用。与阿司匹林不同的是,它们对 ADP 诱导的血小板第Ⅰ相和第Ⅱ相的聚集均有抑制作用,且有一定的解聚作用。它还可以与红细胞膜结合,降低红细胞在低渗溶液中的溶解倾向,改变红细胞的变形能力。

氯吡格雷和阿司匹林均可作为治疗缺血性脑卒中的一线药物,多项研究都说明氯吡格雷的效果优于阿司匹林。氯吡格雷与阿司匹林合用防治缺血性脑卒中,比单用效果更好。氯吡格雷可用于预防颈动脉粥样硬化高危患者急性缺血事件。有文献报道 23 例颈动脉狭窄患者,在颈动脉支架置入术前常规服用阿司匹林 100 mg/d,介入治疗前晚给予负荷剂量氯吡格雷 300 mg,术后服用氯吡格雷 75 mg/d,3 个月后经颈动脉彩超发现,新生血管内皮已完全覆盖支架,无血管闭塞和支架内再狭窄。

氯吡格雷的使用剂量为每次 50~75 mg,每天 1 次。它的不良反应与阿司匹林比较,发生胃肠道出血的风险明显降低,发生腹泻和皮疹的风险略有增加,但明显低于噻氯匹定。主要不良反应有头昏、头胀、恶心、腹泻,偶有出血倾向。氯吡格雷禁用于对本品过敏者及近期有活动性出血者。

3.双嘧达莫

又名潘生丁,通过抑制磷酸二酯酶活性,阻止环腺苷酸(cAMP)的降解,提高血小板 cAMP 的水平,具有抗血小板黏附聚集的能力。双嘧达莫已作为预防和治疗冠心病、心绞痛的药物,而用于防治缺血性脑卒中的效果仍有争议。欧洲脑卒中预防研究(ESPS)大宗 RCT 研究认为双嘧达莫与阿司匹林联合防治缺血性脑卒中,疗效是单用阿司匹林或双嘧达莫的 2 倍,并不会导致更多的出血不良反应。

美国 FDA 最近批准了阿司匹林和双嘧达莫复方制剂用于预防脑卒中。这一复方制剂每片含阿司匹林 50 mg 和缓释双嘧达莫 400 mg。一项单中心大规模随机试验发现,与单用小剂量阿司匹林比较,这种复方制剂可使脑卒中发生率降低 22%,但这项资料的价值仍有争论。

双嘧达莫的不良反应轻而短暂,长期服用可有头痛、头晕、呕吐、腹泻、面红、皮疹和皮肤瘙痒等。

4.血小板糖蛋白(glycoprotein,GP)Ⅱb/Ⅲa 受体拮抗剂

GPⅡb/Ⅲa 受体拮抗剂是一种新型抗血小板药,其通过阻断 GPⅡb/Ⅲa 受体与纤维蛋白原配

体的特异性结合,有效抑制各种血小板激活剂诱导的血小板聚集,进而防止血栓形成。GPⅡb/Ⅲa受体是一种血小板膜蛋白,是血小板活化和聚集反应的最后通路。GPⅡb/Ⅲa受体拮抗剂能完全抑制血小板聚集反应,是作用最强的抗血小板药。

GPⅡb/Ⅲa受体拮抗剂分3类,即抗体类如阿昔单抗、肽类如依替巴肽和非肽类如替罗非班。这3种药物均获美国FDA批准应用。

该药还能抑制动脉粥样硬化斑块的其他成分,对预防动脉粥样硬化和修复受损血管壁起重要作用。GPⅡb/Ⅲa受体拮抗剂在缺血性脑卒中二级预防中的剂量、给药途径、时间、监护措施及安全性等目前仍在探讨之中。

有报道对于阿替普酶(rt-PA)溶栓和球囊血管成形术机械溶栓无效的大血管闭塞和急性缺血性脑卒中患者,GPⅡb/Ⅲa受体拮抗剂能够提高治疗效果。阿昔单抗的抗原性虽已减低,但仍有部分患者可引起变态反应。

5.西洛他唑

又名培达,可抑制磷酸二酯酶(PDE),特别是PDEⅢ,提高cAMP水平,从而起到扩张血管和抗血小板聚集的作用,常用剂量为每次 $50\sim100$ mg,每天2次。

为了检测西洛他唑对颅内动脉狭窄进展的影响,Kwan进行了一项多中心双盲随机与安慰剂对照研究,将135例大脑中动脉M1段或基底动脉狭窄有急性症状者随机分为两组,一组接受西洛他唑200 mg/d治疗,另一组给予安慰剂治疗,所有患者均口服阿司匹林100 mg/d,在进入试验和6个月后分别做MRA和TCD对颅内动脉狭窄程度进行评价。主要转归指标为MRA上有症状颅内动脉狭窄的进展,次要转归指标为临床事件和TCD的狭窄进展。西洛他唑组,45例有症状颅内动脉狭窄者中有3例(6.7%)进展、11例(24.4%)缓解;而安慰剂组15例(28.8%)进展、8例(15.4%)缓解,两组差异有显著性意义。

有症状颅内动脉狭窄是一个动态变化的过程,西洛他唑有可能防止颅内动脉狭窄的进展。西洛他唑的不良反应可有皮疹、头晕、头痛、心悸、恶心、呕吐,偶有消化道出血、尿路出血等。

6.三氟柳

三氟柳的抗血栓形成作用是通过干扰血小板聚集的多种途径实现的,如不可逆性抑制环氧化酶(CoX)和阻断血栓素 A_2(TXA$_2$)的形成。三氟柳抑制内皮细胞CoX的作用极弱,不影响前列腺素合成。另外,三氟柳及其代谢产物2-羟基-4-三氟甲基苯甲酸可抑制磷酸二酯酶,增加血小板和内皮细胞内cAMP的浓度,增强血小板的抗聚集效应,该药应用于人体时不会延长出血时间。

有研究将2 113例TIA或脑卒中患者随机分组,进行三氟柳(600 mg/d)或阿司匹林(325 mg/d)治疗,平均随访30.1个月,主要转归指标为非致死性缺血性脑卒中、非致死性心肌梗死和血管性疾病死亡的联合终点,结果两组联合终点发生率、各个终点事件发生率和存活率均无明显差异,三氟柳组出血性事件发生率明显低于阿司匹林组。

7.沙格雷酯(Sarpogrelate)

又名安步乐克,是5-HT$_2$受体阻滞剂,具有抑制由5-HT增强的血小板聚集作用和由5-HT引起的血管收缩的作用,增加被减少的侧支循环血流量,改善周围循环障碍等。口服沙格雷酯后 $1\sim5$ 小时即有抑制血小板的聚集作用,可持续 $4\sim6$ 小时。口服每次100 mg,每天3次。不良反应较少,可有皮疹、恶心、呕吐和胃部灼热感等。

8.曲克芦丁

又名维脑路通,能抑制血小板聚集,防止血栓形成,同时能对抗 5-HT、缓激肽引起的血管损伤,增加毛细血管抵抗力,降低毛细血管通透性等。每次 200 mg,每天 3 次,口服;或每次 400～600 mg 加入 5％葡萄糖注射液或 0.9％氯化钠注射液 250～500 mL 中静脉滴注,每天 1 次,可连用 15～30 天。不良反应较少,偶有恶心和便秘。

(四)扩血管治疗

扩张血管药目前仍然是广泛应用的药物,但脑梗死急性期不宜使用,因为脑梗死病灶后的血管处于血管麻痹状态,此时应用血管扩张药,能扩张正常血管,对病灶区的血管不但不能扩张,还要从病灶区盗血,称"偷漏现象"。因此,血管扩张药应在脑梗死发病 2 周后才应用。常用的扩张血管药有以下 7 种。

1.丁苯酞

每次 200 mg,每天 3 次,口服。偶见恶心,腹部不适,有严重出血倾向者忌用。

2.倍他司汀

每次 20 mg 加入 5％葡萄糖注射液 500 mL 中静脉滴注,每天1次,连用 10～15 天;或每次 8 mg,每天3次,口服。有些患者会出现恶心、呕吐和皮疹等不良反应。

3.盐酸法舒地尔注射液

每次 60 mg(2 支)加入 5％葡萄糖注射液或 0.9％氯化钠注射液 250 mL 中静脉滴注,每天 1 次,连用 10～14 天。可有一过性颜面潮红、低血压和皮疹等不良反应。

4.丁咯地尔

每次 200 mg 加入 5％葡萄糖注射液或 0.9％氯化钠注射液250～500 mL中,缓慢静脉滴注,每天1次,连用 10～14 天。可有头痛、头晕、肠胃道不适等不良反应。

5.银杏达莫注射液

每次 20 mL 加入 5％葡萄糖注射液或 0.9％氯化钠注射液 500 mL 中静脉滴注,每天 1 次,可连用14 天。偶有头痛、头晕、恶心等不良反应。

6.葛根素注射液

每次 500 mg 加入 5％葡萄糖注射液或 0.9％氯化钠注射液 500 mL 中静脉滴注,每天 1 次,连用14 天。少数患者可出现皮肤瘙痒、头痛、头昏、皮疹等不良反应,停药后可自行消失。

7.灯盏花素注射液

每次 20 mL(含灯盏花乙素 50 g)加入 5％葡萄糖注射液或 0.9％氯化钠注射液 250 mL 中静脉滴注,每天 1 次,连用 14 天。偶有头痛、头昏等不良反应。

(五)钙通道阻滞剂

钙通道阻滞剂是继 β 受体阻滞剂之后,脑血管疾病治疗中最重要的进展之一。正常时细胞内钙离子浓度为 10^{-9} mol/L,细胞外钙离子浓度比细胞内大 10 000 倍。在病理情况下,钙离子迅速内流到细胞内,使原有的细胞内外钙离子平衡破坏,结果造成:①由于血管平滑肌细胞内钙离子增多,导致血管痉挛,加重缺血、缺氧。②由于大量钙离子激活 ATP 酶,使 ATP 酶加速消耗,结果细胞内能量不足,多种代谢无法维持。③由于大量钙离子破坏了细胞膜的稳定性,使许多有害物质释放出来。④由于神经细胞内钙离子陡增,可加速已经衰竭的细胞死亡。使用钙通道阻滞剂的目的在于阻止钙离子内流到细胞内,阻断上述病理过程。

钙通道阻滞剂改善脑缺血和解除脑血管痉挛的机制可能是:①解除缺血灶中的血管痉挛。

②抑制肾上腺素能受体介导的血管收缩,增加脑组织葡萄糖利用率,继而增加脑血流量。③有梗死的半球内血液重新分布,缺血区脑血流量增加,高血流区血流量减少,对临界区脑组织有保护作用。几种常用的钙通道阻滞剂。

1.尼莫地平

为选择性扩张脑血管作用最强的钙通道阻滞剂。口服,每次 40 mg,每天 3～4 次。注射液,每次24 mg,溶于 5％葡萄糖注射液 1 500 mL 中静脉滴注,开始注射时,1 mg/h,若患者能耐受,1 小时后增至 2 mg/h,每天 1 次,连续用药 10 天,以后改用口服。德国 Bayer 药厂生产的尼莫同(Nimotop),每次口服30～60 mg,每天 3 次,可连用 1 个月。注射液开始 2 小时可按照 0.5 mg/h 静脉滴注,如果耐受性良好,尤其血压无明显下降时,可增至 1 mg/h,连用 7～10 天后改为口服。该药规格为尼莫同注射液 50 mL 含尼莫地平 10 mg,一般每天静脉滴注 10 mg。不良反应比较轻微,口服时可有一过性消化道不适、头晕、嗜睡和皮肤瘙痒等。静脉给药可有血压下降(尤其是治疗前有高血压者)、头痛、头晕、皮肤潮红、多汗、心率减慢或心率加快等。

2.尼卡地平

对脑血管的扩张作用强于外周血管的作用。每次口服 20 mg,每天 3～4 次,连用 1～2 个月。可有胃肠道不适、皮肤潮红等不良反应。

3.氟桂利嗪

又名西比灵,每次 5～10 mg,睡前服。有嗜睡、乏力等不良反应。

4.桂利嗪

又名脑益嗪,每次口服 25 mg,每天 3 次。有嗜睡、乏力等不良反应。

(六)防治脑水肿

大面积脑梗死、出血性梗死的患者多有脑水肿,应给予降低颅压处理,如床头抬高 30°角,避免有害刺激、解除疼痛、适当吸氧和恢复正常体温等基本处理;有条件行颅内压测定者,脑灌注压应保持在 9.3 kPa(70 mmHg)以上;避免使用低渗和含糖溶液,如脑水肿明显者应快速给予降颅压处理。

1.甘露醇

甘露醇对缩小脑梗死面积与减轻病残有一定的作用。甘露醇除降低颅内压外,还可降低血液黏度、增加红细胞变形性、减少红细胞聚集、减少脑血管阻力、增加灌注压、提高灌注量、改善脑的微循环。同时,还可提高心排血量。每次 125～250 mL 静脉滴注,6 小时 1 次,连用 7～10 天。甘露醇治疗脑水肿疗效快、效果好。不良反应:降颅压有反跳现象,可能引起心力衰竭、肾功能损害、电解质紊乱等。

2.复方甘油注射液

能选择性脱出脑组织中的水分,可减轻脑水肿;在体内参加三羧酸循环代谢后转换成能量,供给脑组织,增加脑血流量,改善脑循环,因而有利于脑缺血病灶的恢复。每天 500 mL 静脉滴注,每天2 次,可连用 15～30 天。静脉滴注速度应控制在 2 mL/min,以免发生溶血反应。由于要控制静脉滴速,并不能用于急救。有大面积脑梗死的患者,有明显脑水肿甚至发生脑疝,一定要应用足量的甘露醇,或甘露醇与复方甘油同时或交替用药,这样可以维持恒定的降颅压作用和减少甘露醇的用量,从而减少甘露醇的不良反应。

3.七叶皂苷钠注射液

有抗渗出、消水肿、增加静脉张力、改善微循环和促进脑功能恢复的作用。每次 25 mg 加入

5％葡萄糖注射液或0.9％氯化钠注射液250～500 mL中静脉滴注,每天1次,连用10～14天。

4.手术减压治疗

主要适用于恶性大脑中动脉(MCA)梗死和小脑梗死。

(七)提高血氧和辅助循环

高压氧是有价值的辅助疗法,在脑梗死的急性期和恢复期都有治疗作用。最近研究提示,脑广泛缺血后,纠正脑的乳酸中毒或脑代谢产物积聚,可恢复神经功能。高压氧向脑缺血区域弥散,可使这些区域的细胞在恢复正常灌注前得以生存,从而减轻缺血缺氧后引起的病理改变,保护受损的脑组织。

(八)神经细胞活化剂

据一些药物实验研究报告,这类药物有一定的营养神经细胞和促进神经细胞活化的作用,但确切的效果,尚待进一步大宗临床验证和评价。

1.胞磷胆碱

参与体内卵磷脂的合成,有改善脑细胞代谢的作用和促进意识的恢复。每次750 mg加入5％葡萄糖注射液250 mL中静脉滴注,每天1次,连用15～30天。

2.三磷酸胞苷二钠

主要药效成分是三磷酸胞苷,该物质不仅能直接参与磷脂与核酸的合成,而且还间接参与磷脂与核酸合成过程中的能量代谢,有神经营养、调节物质代谢和抗血管硬化的作用。每次60～120 mg加入5％葡萄糖注射液250 mL中静脉滴注,每天1次,可连用10～14天。

3.小牛血去蛋白提取物

又名爱维治,是一种小分子肽、核苷酸和寡糖类物质,不含蛋白质和致热原。爱维治可促进细胞对氧和葡萄糖的摄取和利用,使葡萄糖的无氧代谢转向为有氧代谢,使能量物质生成增多,延长细胞生存时间,促进组织细胞代谢、功能恢复和组织修复。每次1 200～1 600 mg加入5％葡萄糖注射液500 mL中静脉滴注,每天1次,可连用15～30天。

4.依达拉奉

依达拉奉是一种自由基清除剂,有抑制脂自由基的生成、抑制细胞膜脂质过氧化连锁反应及抑制自由基介导的蛋白质、核酸不可逆的破坏作用,是一种脑保护药物。每次30 mg加入5％葡萄糖注射液250 mL中静脉滴注,每天2次,连用14天。

(九)其他内科治疗

1.调节和稳定血压

急性脑梗死患者的血压检测和治疗是一个存在争议的领域。因为血压偏低会减少脑血流灌注,加重脑梗死。在急性期,患者会出现不同程度的血压升高。原因是多方面的,如脑卒中后的应激反应、膀胱充盈、疼痛及机体对脑缺氧和颅内压升高的代偿反应等,且其升高的程度与脑梗死病灶大小和部位、疾病前是否患高血压有关。脑梗死早期的高血压处理取决于血压升高的程度及患者的整体情况。美国脑卒中学会(ASA)和欧洲脑卒中促进会(EUSI)都赞同:收缩压超过29.3 kPa(220 mmHg)或舒张压超过16.0 kPa(120 mmHg)以上,则应给予谨慎缓慢降压治疗,并严密观察血压变化,防止血压降得过低。然而有一些脑血管治疗中心,主张只有在出现下列情况才考虑降压治疗,如合并夹层动脉瘤、肾衰竭、心力衰竭及高血压脑病时。但在溶栓治疗时,需及时降压治疗,应避免收缩压＞24.7 kPa(185 mmHg),以防止继发性出血。降压推荐使用微输液泵静脉注射硝普钠,可迅速、平稳地降低血压至所需水平,也可用利喜定(压宁定)、卡维地洛等。血压过低对脑梗死不利,应适当提高血压。

2.控制血糖

糖尿病是脑卒中的危险因素之一,并可加重急性脑梗死和局灶性缺血再灌注损伤。欧洲脑卒中组织(ESO)《缺血性脑卒中和短暂性脑缺血发作处理指南》[欧洲脑卒中促进会(EUSI),2008年]指出,已证实急性脑卒中后高血糖与大面积脑梗死、皮质受累及其功能转归不良有关,但积极降低血糖能否改善患者的临床转归,尚缺乏足够证据。如果过去没有糖尿病史,只是急性脑卒中后血糖应激性升高,则不必应用降糖措施,只需输液中尽量不用葡萄糖注射液液似可降低血糖水平;有糖尿病史的患者必须同时应用降糖药适当控制高血糖;血糖超过 10 mmol/L(180 mg/dL)时需降糖处理。

3.心脏疾病的防治

对并发心脏疾病的患者要采取相应防治措施,如果要应用甘露醇脱水治疗,则必须加用呋塞米以减少心脏负荷。

4.防治感染

对有吞咽困难或意识障碍的脑梗死患者,常常容易合并肺部感染,应给予相应抗生素和止咳化痰药物,必要时行气管切开,有利吸痰。

5.保证营养和水、电解质的平衡

特别是对有吞咽困难和意识障碍的患者,应采用鼻饲,保证营养、水与电解质的补充。

6.体温管理

在实验室脑卒中模型中,发热与脑梗死体积增大和转归不良有关。体温升高可能是中枢性高热或继发感染的结果,均与临床转归不良有关。应积极迅速找出感染灶并予以适当治疗,并可使用乙酰氨基酚进行退热治疗。

(十)康复治疗

脑梗死患者只要生命体征稳定,应尽早开始康复治疗,主要目的是促进神经功能的恢复。早期进行瘫痪肢体的功能锻炼和语言训练,防止关节挛缩和足下垂,可采用针灸、按摩、理疗和被动运动等措施。

七、预后与预防

(一)预后

(1)如果得到及时的治疗,特别是能及时在卒中单元获得早期溶栓疗法等系统规范的中西医结合治疗,可提高疗效,减少致残率,30%～50%的患者能自理生活,甚至恢复工作能力。

(2)脑梗死国外病死率为 6.9%～20%,其中颈内动脉系梗死为 17%,椎-基底动脉系梗死为18%。秦震等观察随访经 CT 证实的脑梗死 1～7 年的预后,发现:①累计生存率,6 个月为96.8%,12 个月为 91%,2 年为 81.7%,3 年为 81.7%,4 年为 76.5%,5 年为76.5%,6 年为 71%,7 年为 71%。急性期病死率为22.3%,其中颈内动脉系 22%,椎-基底动脉系 25%。意识障碍、肢体瘫痪和继发肺部感染是影响预后的主要因素。②累计病死率在开始半年内迅速上升,一年半达高峰。说明发病后一年半不能恢复自理者,继续恢复的可能性较小。

(二)预防

1.一级预防

一级预防是指发病前的预防,即通过早期改变不健康的生活方式,积极主动地控制危险因素,从而达到使脑血管疾病不发生或发病年龄推迟的目的。从流行病学角度看,只有一级预防才能降低人群发病率,所以对于病死率及致残率很高的脑血管疾病来说,重视并加强开展一级预防的意义远远大于二级预防。

对血栓形成性脑梗死的危险因素及其干预管理有下述几方面:服用降血压药物,有效控制高血压,防治心脏病,冠心病患者应服用小剂量阿司匹林,定期监测血糖和血脂,合理饮食和应用降糖药物和降脂药物,不抽烟、不酗酒,对动脉狭窄患者及无症状颈内动脉狭窄患者一般不推荐手术治疗或血管内介入治疗,对重度颈动脉狭窄(≥70%)的患者在有条件的医院可以考虑行颈动脉内膜切除术或血管内介入治疗。

2.二级预防

脑卒中首次发病后应尽早开展二级预防工作,可预防或降低再次发生率。二级预防有下述几个方面:首先要对第1次发病机制正确评估,管理和控制血压、血糖、血脂和心脏病,应用抗血小板聚集药物,颈内动脉狭窄的干预同一级预防,有效降低同型半胱氨酸水平等。

(张福帅)

第四节　腔隙性脑梗死

腔隙性脑梗死是指大脑半球深部白质和脑干等中线部位,由直径为 $100\sim400~\mu m$ 的穿支动脉血管闭塞导致的脑梗死。所引起的病灶为 $0.5\sim15.0~mm^3$ 的梗死灶。大多由大脑前动脉、大脑中动脉、前脉络膜动脉和基底动脉的穿支动脉闭塞所引起。脑深部穿动脉闭塞导致相应灌注区脑组织缺血、坏死、液化,由吞噬细胞将该处组织移走而形成小腔隙。好发于基底节、丘脑、内囊、脑桥的大脑皮质贯通动脉供血区。反复发生多个腔隙性脑梗死,称多发性腔隙性脑梗死。临床引起相应的综合征,常见的有纯运动性轻偏瘫、纯感觉性卒中、构音障碍-手笨拙综合征、共济失调性轻偏瘫和感觉运动性卒中。高血压和糖尿病是主要原因,特别是高血压尤为重要。腔隙性脑梗死占脑梗死的 $20\%\sim30\%$。

一、病因与发病机制

(一)病因
真正的病因和发病机制尚未完全清楚,但与下列因素有关。

1.高血压

长期高血压作用于小动脉及微小动脉壁,致脂质透明变性,管腔闭塞,产生腔隙性病变。舒张压增高是多发性腔隙性脑梗死的常见原因。

2.糖尿病

糖尿病时血浆低密度脂蛋白及极低密度脂蛋白的浓度增高,引起脂质代谢障碍,促进胆固醇合成,从而加速、加重动脉硬化的形成。

3.微栓子(无动脉病变)

各种类型小栓子阻塞小动脉导致腔隙性脑梗死,如胆固醇、红细胞增多症、纤维蛋白等。

77

4.血液成分异常

如红细胞增多症、血小板增多症和高凝状态,也可导致发病。

(二)发病机制

腔隙性脑梗死的发病机制还不完全清楚。微小动脉粥样硬化被认为是症状性腔隙性脑梗死常见的发病机制。在慢性高血压患者中,在粥样硬化斑为 $100\sim400~\mu m$ 的小动脉中,也能发现动脉狭窄和闭塞。颈动脉粥样斑块,尤其是多发性斑块,可能会导致腔隙性脑梗死;脑深部穿动脉闭塞,导致相应灌注区脑组织缺血、坏死,由吞噬细胞将该处脑组织移走,遗留小腔,因而导致该部位神经功能缺损。

二、病理

腔隙性脑梗死灶呈不规则圆形、卵圆形或狭长形。累及管径在 $100\sim400~\mu m$ 的穿动脉,梗死部位主要在基底节(特别是壳核和丘脑)、内囊和脑桥的白质。大多数腔隙性脑梗死位于豆纹动脉分支、大脑后动脉的丘脑深穿支、基底动脉的旁中央支供血区。阻塞常发生在深穿支的前半部分,因而梗死灶均较小,大多数直径为 $0.2\sim15~mm$。病变血管可见透明变性、玻璃样脂肪变、玻璃样小动脉坏死、血管壁坏死和小动脉硬化等。

三、临床表现

本病常见于 $40\sim60$ 岁的中老年人。腔隙性脑梗死患者中高血压的发病率约为 75%,糖尿病的发病率为 $25\%\sim35\%$,有 TIA 史者约有 20%。

(一)症状和体征

临床症状一般较轻,体征单一,一般无头痛、颅内高压症状和意识障碍。由于病灶小,又常位于脑的静区,故许多腔隙性脑梗死在临床上无症状。

(二)临床综合征

Fisher 根据病因、病理和临床表现,归纳为 21 种综合征,常见的有以下几种。

1.纯运动性轻偏瘫(pure motor hemiparesis,PMH)

最常见,约占 60%,有病灶对侧轻偏瘫,而不伴失语、感觉障碍和视野缺损,病灶多在内囊和脑干。

2.纯感觉性卒中(pure sensory stroke,PSS)

约占 10%,表现为病灶对侧偏身感觉障碍,也可伴有感觉异常,如麻木、烧灼和刺痛感。病灶在丘脑腹后外侧核或内囊后肢。

3.构音障碍-手笨拙综合征(dysarthric-clumsy hand syndrome,DCHS)

约占 20%,表现为构音障碍、吞咽困难,病灶对侧轻度中枢性面、舌瘫,手的精细运动欠灵活,指鼻试验欠稳。病灶在脑桥基底部或内囊前肢及膝部。

4.共济失调性轻偏瘫(ataxic-hemiparesis,AH)

病灶同侧共济失调和病灶对侧轻偏瘫,下肢重于上肢,伴有锥体束征。病灶多在放射冠汇集至内囊处,或脑桥基底部皮质脑桥束受损所致。

5.感觉运动性卒中(sensorimotor stroke,SMS)

少见,以偏身感觉障碍起病,再出现轻偏瘫,病灶位于丘脑腹后核及邻近内囊后肢。

6.腔隙状态

由 Marie 提出,由于多次腔隙性脑梗死后,有进行性加重的偏瘫、严重的精神障碍、痴呆、平衡障碍、二便失禁、假性延髓性麻痹、双侧锥体束征和类帕金森综合征等。近年由于有效控制血压及治疗的进步,现在已很少见。

四、辅助检查

(一)神经影像学检查

1.颅脑 CT

非增强 CT 扫描显示为基底节区或丘脑呈卵圆形低密度灶,边界清楚,直径为 10~15 mm。由于病灶小,占位效应轻微,一般仅为相邻脑室局部受压,多无中线移位,梗死密度随时间逐渐减低,4 周后接近脑脊液密度,并出现萎缩性改变。增强扫描于梗死后 3 天至 1 个月可能发生均一或斑块性强化,以 2~3 周明显,待达到脑脊液密度时,则不再强化。

2.颅脑 MRI

MRI 显示比 CT 优越,尤其是对脑桥的腔隙性脑梗死和新旧腔隙性脑梗死的鉴别有意义,增强后能提高阳性率。颅脑 MRI 检查在 T_2W 像上显示高信号,是小动脉阻塞后新的或陈旧的病灶。T_1WI 和 T_2WI 分别表现为低信号和高信号斑点状或斑片状病灶,呈圆形、椭圆形或裂隙形,最大直径常为数毫米,一般不超过 1 cm。急性期 T_1WI 的低信号和 T_2WI 的高信号,常不及慢性期明显,由于水肿的存在,使病灶看起来常大于实际梗死灶。注射造影剂后,T_1WI 急性期、亚急性期和慢性期病灶显示增强,呈椭圆形、圆形,也可呈环形。

3.CT 血管成像(CTA)、磁共振血管成像(MRA)

了解颈内动脉有无狭窄及闭塞程度。

(二)超声检查

经颅多普勒超声(TCD)了解颈内动脉狭窄及闭塞程度。三维B超检查,了解颈内动脉粥样硬化斑块的大小和厚度。

(三)血液学检查

了解有无糖尿病和高脂血症等。

五、诊断与鉴别诊断

(一)诊断

(1)中老年人发病,多数患者有高血压病史,部分患者有糖尿病史或 TIA 史。

(2)急性或亚急性起病,症状比较轻,体征比较单一。

(3)临床表现符合 Fisher 描述的常见综合征之一。

(4)颅脑 CT 或 MRI 发现与临床神经功能缺损一致的病灶。

(5)预后较好,恢复较快,大多数患者不遗留后遗症状和体征。

(二)鉴别诊断

1.小量脑出血

均为中老年发病,有高血压和急起的偏瘫和偏身感觉障碍。但小量脑出血头颅 CT 显示高密度灶即可鉴别。

2.脑囊虫病

CT 均表现为低信号病灶。但是,脑囊虫病 CT 呈多灶性、小灶性和混合灶性病灶,临床表现常有头痛和癫痫发作,血和脑脊液囊虫抗体阳性,可供鉴别。

六、治疗

(一)抗血小板聚集药物

抗血小板聚集药物是预防和治疗腔隙性脑梗死的有效药物。

1.肠溶阿司匹林(或拜阿司匹林)

每次 100 mg,每天 1 次,口服,可连用 6～12 个月。

2.氯吡格雷

每次 50～75 mg,每天 1 次,口服,可连用半年。

3.西洛他唑

每次 50～100 mg,每天 2 次,口服。

4.曲克芦丁

每次 200 mg,每天 3 次,口服;或每次 400～600 mg 加入 5％葡萄糖注射液或 0.9％氯化钠注射液500 mL 中静脉滴注,每天 1 次,可连用 20 天。

(二)钙通道阻滞剂

1.氟桂利嗪

每次 5～10 mg,睡前口服。

2.尼莫地平

每次 20～30 mg,每天 3 次,口服。

3.尼卡地平

每次 20 mg,每天 3 次,口服。

(三)血管扩张药

1.丁苯酞

每次 200 mg,每天 3 次,口服。偶见恶心、腹部不适,有严重出血倾向者忌用。

2.丁咯地尔

每次 200 mg 加入 5％葡萄糖注射液或 0.9％氯化钠注射液 250 mL 中静脉滴注,每天 1 次,连用10～14 天;或每次 200 mg,每天 3 次,口服。可有头痛、头晕、恶心等不良反应。

3.倍他司汀

每次 6～12 mg,每天 3 次,口服。可有恶心、呕吐等不良反应。

(四)内科病的处理

有效控制高血压、糖尿病、高脂血症等,坚持药物治疗,定期检查血压、血糖、血脂、心电图和有关血液流变学指标。

七、预后与预防

(一)预后

Marie 和 Fisher 认为腔隙性脑梗死一般预后良好,下述几种情况影响本病的预后。

(1)梗死灶的部位和大小,如腔隙性脑梗死发生在脑的重要部位——脑桥和丘脑,及大的和多发性腔隙性脑梗死者预后不良。

(2)有反复 TIA 发作,有高血压、糖尿病和严重心脏病(缺血性心脏病、心房颤动、心脏瓣膜病等),症状没有得到很好控制者预后不良。据报道,1 年内腔隙性脑梗死的复发率为 10%～18%;腔隙性脑梗死,特别是多发性腔隙性脑梗死半年后约有 23%的患者发展为血管性痴呆。

(二)预防

控制高血压、防治糖尿病和 TIA 是预防腔隙性脑梗死发生和复发的关键。

(1)积极处理危险因素。①血压的调控:长期高血压是腔隙性脑梗死主要的危险因素之一。在降血压药物方面无统一规定应用的药物。选用降血压药物的原则是既要有效和持久的降低血压,又不至于影响重要器官的血流量。可选用钙通道阻滞剂,如硝苯地平缓释片,每次20 mg,每天 2 次,口服;或尼莫地平,每次 30 mg,每天 1 次,口服。也可选用血管紧张素转换酶抑制剂(ACEI),如卡托普利,每次12.5～25 mg,每天 3 次,口服;或贝拉普利,每次5～10 mg,每天 1 次,口服。②调控血糖:糖尿病也是腔隙性脑梗死主要的危险因素之一。要积极控制血糖,注意饮食与休息。③调控高血脂:可选用辛伐他汀(Simvastatin,或舒降之),每次 10～20 mg,每天 1 次,口服;或洛伐他汀(Lovastatin,又名美降之),每次20～40 mg,每天 1～2 次,口服。④积极防治心脏病:要减轻心脏负荷,避免或慎用增加心脏负荷的药物,注意补液速度及补液量;对有心肌缺血、心肌梗死者应在心血管内科医师的协助下进行药物治疗。

(2)可以较长时期应用抗血小板聚集药物,如阿司匹林、氯吡格雷和中药活血化瘀药物。

(3)生活规律,心情舒畅,饮食清淡,适宜的体育锻炼。

(张福帅)

第五节　短暂性脑缺血发作

短暂性脑缺血发作(transient ischemic attack,TIA)是指因脑血管病变引起的短暂性、局限性脑功能缺失或视网膜功能障碍。临床症状一般持续 10～20 分钟,多在 1 小时内缓解,最长不超过 24 小时,不遗留神经功能缺失症状,结构性影像学(CT、MRI)检查无责任病灶。凡临床症状持续超过 1 小时且神经影像学检查有明确病灶者不宜称为 TIA。

1975 年,曾将 TIA 定义限定为 24 小时,这是基于时间(time-based)的定义。2002 年,美国 TIA 工作组提出了新的定义,即由于局部脑或视网膜缺血引起的短暂性神经功能缺损发作,典型临床症状持续不超过 1 小时,且无急性脑梗死的证据。TIA 新的基于组织学(tissue-based)的定义以脑组织有无损伤为基础,更有利于临床医师及时进行评价,使急性脑缺血能得到迅速干预。

流行病学统计表明,15%的脑卒中患者曾发生过 TIA。不包括未就诊的患者,美国每年 TIA 发作人数估计为 20 万～50 万人。TIA 发生脑卒中率明显高于一般人群,TIA 后第 1 个月内发生脑梗死者占 4%～8%;1 年内 12%～13%;5 年内增至 24%～29%。TIA 患者发生脑卒中在第 1 年内较一般人群高 13～16 倍,是最严重的"卒中预警"事件,也是治疗干预的最佳时机,频发 TIA 更应以急诊处理。

一、病因与发病机制

(一)病因

TIA 病因各有不同,主要是动脉粥样硬化和心源性栓子。多数学者认为微栓塞或血流动力学障碍是 TIA 发病的主要原因,90%左右的微栓子来源于心脏和动脉系统,动脉粥样硬化是50 岁以上患者 TIA 的最常见原因。

(二)发病机制

TIA 的真正发病机制至今尚未完全阐明。主要有血流动力学改变学说和微栓子学说

1.血流动力学改变学说

TIA 的主要原因是血管本身病变。动脉粥样硬化造成大血管的严重狭窄,由于病变血管自身调节能力下降,当一些因素引起灌注压降低时,病变血管支配区域的血流就会显著下降,同时又可能存在全血黏度增高、红细胞变形能力下降和血小板功能亢进等血液流变学改变,促进了微循环障碍的发生,而使局部血管无法保持血流量的恒定,导致相应供血区域 TIA 的发生。血流动力学型 TIA 在大动脉严重狭窄基础上合并血压下降,导致远端一过性脑供血不足症状,当血压回升时症状可缓解。

2.微栓子学说

大动脉的不稳定粥样硬化斑块破裂,脱落的栓子随血流移动,阻塞远端动脉,随后栓子很快发生自溶,临床表现为一过性缺血发作。动脉的微栓子来源最常见的部位是颈内动脉系统。心源性栓子为微栓子的另一来源,多见于心房颤动、心瓣膜疾病及左心室血栓形成。

3.其他学说

脑动脉痉挛、受压学说,如脑血管受到各种刺激造成的痉挛或由于颈椎骨质增生压迫椎动脉造成缺血;颅外血管盗血学说,如锁骨下动脉严重狭窄,椎动脉脑血流逆行,导致颅内灌注不足等。

TIA 常见的危险因素包括高龄、高血压、抽烟、心脏病(冠心病、心律失常、充血性心力衰竭、心脏瓣膜病)、高血脂、糖尿病和糖耐量异常、肥胖、不健康饮食、体力活动过少、过度饮酒、口服避孕药或绝经后雌激素的应用、高同型半胱氨酸血症、抗心磷脂抗体综合征、蛋白 C/蛋白 S 缺乏症等。

二、病理

发生缺血部位的脑组织常无病理改变,但部分患者可见脑深部小动脉发生闭塞而形成的微小梗死灶,其直径常小于 1.5 mm。主动脉弓发出的大动脉、颈动脉可见动脉粥样硬化性改变、狭窄或闭塞。颅内动脉也可有动脉粥样硬化性改变,或可见动脉炎性浸润。另外可有颈动脉或椎动脉过长或扭曲。

三、临床表现

TIA 多发于老年人,男性多于女性。发病突然,恢复完全,不遗留神经功能缺损的症状和体征,多有反复发作的病史。持续时间短暂,一般为 10～15 分钟,颈内动脉系统平均为 14 分钟,椎-基底动脉系统平均为 8 分钟,每天可有数次发作,发作间期无神经系统症状及阳性体征。颈内动脉系统 TIA 与椎-基底动脉系统 TIA 相比,发作频率较少,但更容易进展为脑梗死。

TIA 神经功能缺损的临床表现依据受累的血管供血范围而不同,临床常见的神经功能缺损

有以下两种。

(一)颈动脉系统 TIA

最常见的症状为对侧面部或肢体的一过性无力和感觉障碍、偏盲,偏侧肢体或单肢的发作性轻瘫最常见,通常以上肢和面部较重,优势半球受累可出现语言障碍。单眼视力障碍为颈内动脉系统 TIA 所特有,短暂的单眼黑蒙是颈内动脉分支——眼动脉缺血的特征性症状,表现为短暂性视物模糊、眼前灰暗感或云雾状。

(二)椎-基底动脉系统 TIA

常见症状为眩晕、头晕、平衡障碍、复视、构音障碍、吞咽困难、皮质性盲和视野缺损、共济失调、交叉性肢体瘫痪或感觉障碍。脑干网状结构缺血可能由于双下肢突然失张力,造成跌倒发作。颞叶、海马、边缘系统等部位缺血可能出现短暂性全面性遗忘症,表现为突发的一过性记忆丧失,时间、空间定向力障碍,患者有自知力,无意识障碍,对话、书写、计算能力保留,症状可持续数分钟至数小时。

血流动力学型 TIA 与微栓塞型 TIA 在临床表现上也有所区别(表 2-3)。

表 2-3　血流动力学型 TIA 与微栓塞型 TIA 的临床鉴别要点

临床表现	血流动力学型	微栓塞型
发作频率	密集	稀疏
持续时间	短暂	较长
临床特点	刻板	多变

四、辅助检查

治疗的结果与确定病因直接相关,辅助检查的目的就在于确定病因及危险因素。

(一)TIA 的神经影像学表现

普通 CT 和 MRI 扫描正常。MRI 灌注成像(PWI)表现可有局部脑血流减低,但不出现 DWI 的影像异常。TIA 作为临床常见的脑缺血急症,要进行快速的综合评估,尤其是 MRI 检查(包括 DWI 和 PWI),以便鉴别脑卒中、确定半暗带、制订治疗方案和判断预后。CT 检查可以排除脑出血、硬膜下血肿、脑肿瘤、动静脉畸形和动脉瘤等临床表现与 TIA 相似的疾病,必要时需行腰椎穿刺以排除蛛网膜下腔出血。CT 血管成像(CTA)、磁共振血管成像(MRA)有助于了解血管情况。梗死型 TIA 的概念是指临床表现为 TIA,但影像学上有脑梗死的证据,早期的 MRI 弥散成像(DWI)检查发现,20%~40%临床上表现为 TIA 的患者存在梗死灶。但实际上根据 TIA 的新概念,只要出现了梗死灶就不能诊断为 TIA。

(二)血浆同型半胱氨酸检查

血浆同型半胱氨酸(hcy)浓度与动脉粥样硬化程度密切相关,血浆 hcy 水平升高是全身性动脉硬化的独立危险因素。

(三)其他检查

TCD 检查可发现颅内动脉狭窄,并且可进行血流状况评估和微栓子检测。血常规和生化检查也是必要的,神经心理学检查可能发现轻微的脑功能损害。双侧肱动脉压、桡动脉搏动、双侧颈动脉及心脏有无杂音、全血和血小板检查、血脂、空腹血糖及糖耐量、纤维蛋白原、凝血功能、抗心磷脂抗体、心电图、心脏及颈动脉超声、TCD、DSA 等,有助于发现 TIA 的病因和危险因素、评判动脉狭窄程度、评估侧支循环建立程度和进行微栓子的检测;有条件时应考虑经食管超声心动图检查,可能发现卵圆孔未闭等心源性栓子的来源。

五、诊断与鉴别诊断

(一)诊断

诊断只能依靠病史,根据血管分布区内急性短暂神经功能障碍与可逆性发作特点,结合 CT 排除出血性疾病可考虑 TIA。确立 TIA 诊断后应进一步进行病因、发病机制的诊断和危险因素分析。TIA 和脑梗死之间并没有截然的区别,两者应被视为一个疾病动态演变过程的不同阶段,应尽可能采用“组织学损害”的标准界定两者。

(二)鉴别诊断

鉴别需要考虑其他可以导致短暂性神经功能障碍发作的疾病。

1.局灶性癫痫后出现的 Todd 麻痹

局限性运动性发作后可能遗留短暂的肢体无力或轻偏瘫,持续 0.5~36.0 小时后可消除。患者有明确的癫痫病史,EEG 可见局限性异常,CT 或 MRI 可能发现脑内病灶。

2.偏瘫型偏头痛

多于青年期发病,女性多见,可有家族史,头痛发作的同时或过后出现同侧或对侧肢体不同程度瘫痪,并可在头痛消退后持续一段时间。

3.晕厥

为短暂性弥漫性脑缺血、缺氧所致,表现为短暂性意识丧失,常伴有面色苍白、大汗、血压下降,EEG 多数正常。

4.梅尼埃病

发病年龄较轻,发作性眩晕、恶心、呕吐可与椎-基底动脉系统 TIA 相似,反复发作常合并耳鸣及听力减退,症状可持续数小时至数天,但缺乏中枢神经系统定位体征。

5.其他

血糖异常、血压异常、颅内结构性损伤(如肿瘤、血管畸形、硬膜下血肿、动脉瘤等)、多发性硬化等,也可能出现类似 TIA 的临床症状。临床上可以依靠影像学资料和实验室检查进行鉴别诊断。

六、治疗

TIA 是缺血性血管病变的重要部分。TIA 既是急症,也是预防缺血性血管病变的最佳和最重要时机。TIA 的治疗与二级预防密切结合,可减少脑卒中及其他缺血性血管事件发生。TIA 症状持续 1 小时以上,应按照急性脑卒中流程进行处理。根据 TIA 病因和发病机制的不同,应采取不同的治疗策略。

(一)控制危险因素

TIA 需要严格控制危险因素,包括调整血压、血糖、血脂、同型半胱氨酸,以及戒烟、治疗心脏疾病、避免大量饮酒、有规律的体育锻炼、控制体重等。已经发生 TIA 的患者或高危人群可长期服用抗血小板药物。肠溶阿司匹林为目前最主要的预防性用药之一。

(二)药物治疗

1.抗血小板聚集药物

阻止血小板活化、黏附和聚集,防止血栓形成,减少动脉-动脉微栓子。常用药物有以下 3 种。

（1）阿司匹林肠溶片：通过抑制环氧化酶减少血小板内花生四烯酸转化为血栓烷 A_2（TXA_2）防止血小板聚集，各国指南推荐的标准剂量不同，我国指南的推荐剂量为 75～150 mg/d。

（2）氯吡格雷（75 mg/d）：也是被广泛采用的抗血小板药，通过抑制血小板表面的二磷酸腺苷（ADP）受体阻止血小板积聚。

（3）双嘧达莫：为血小板磷酸二酯酶抑制剂，缓释剂可与阿司匹林联合使用，效果优于单用阿司匹林。

2.抗凝治疗

考虑存在心源性栓子的患者应予抗凝治疗。抗凝剂种类很多，肝素、低分子量肝素、口服抗凝剂（如华法林、香豆素）等均可选用，但除低分子量肝素外，其他抗凝剂如肝素、华法林等应用过程中应注意检测凝血功能，以避免发生出血不良反应。低分子量肝素，每次 4 000～5 000 U，腹部皮下注射，每天 2 次，连用7～10 天，与普通肝素比较，生物利用度好，使用安全。口服华法林 6～12 mg/d，3～5 天后改为 2～6 mg/d维持，目标国际标准化比值（INR）范围为2.0～3.0。

3.降压治疗

血流动力学型 TIA 的治疗以改善脑供血为主，慎用血管扩张药物，除抗血小板聚集、降脂治疗外，需慎重管理血压，避免降压过度，必要时可给予扩容治疗。在大动脉狭窄解除后，可考虑将血压控制在目标值以下。

4.生化治疗

防治动脉硬化及其引起的动脉狭窄和痉挛及斑块脱落的微栓子栓塞造成 TIA。主要用药：维生素 B_1，每次 10 mg，3 次/天；维生素 B_2，每次 5 mg，3 次/天；维生素 B_6，每次 10 mg，3 次/天；复合维生素 B，每次 10 mg，3 次/天；维生素 C，每次 100 mg，3 次/天；叶酸片，每次 5 mg，3 次/天。

（三）手术治疗

颈动脉剥脱术（CEA）和颈动脉支架治疗（CAS）适用于症状性颈动脉狭窄 70% 以上的患者，实际操作上应从严掌握适应证。仅为预防脑卒中而让无症状的颈动脉狭窄患者冒险手术不是正确的选择。

七、预后与预防

（一）预后

TIA 可使发生缺血性脑卒中的危险性增加。传统观点认为，未经治疗的 TIA 患者约 1/3 发展成脑梗死，1/3 可反复发作，另 1/3 可自行缓解。但如果经过认真细致的中西医结合治疗应会减少脑梗死的发生比例。一般第一次 TIA 后，10%～20%的患者在其后90 天出现缺血性脑卒中，其中 50% 发生在第 1 次 TIA 发作后24～28 小时。预示脑卒中发生率增高的危险因素包括高龄、糖尿病、发作时间超过 10 分钟、颈内动脉系统 TIA 症状（如无力和语言障碍）；椎-基底动脉系统 TIA 发生脑梗死的比例较少。

（二）预防

近年来以中西医结合治疗本病的临床研究证明，在注重整体调节的前提下，病证结合，中医学辨证论治能有效减少 TIA 发作的频率及程度并降低形成脑梗死的危险因素，从而起到预防脑血管病事件发生的作用。

（肖　楠）

第六节 小舞蹈病

小舞蹈病(choreaminor,CM)又称风湿性舞蹈病或 Sydenham 舞蹈病,由 Sydenham(1684 年)首先描述,是风湿热在神经系统的常见表现。本病多见于儿童和青少年,其临床特征为不自主的舞蹈样动作、肌张力降低、肌力减弱、自主运动障碍和情绪改变。本病可自愈,但复发者并不少见。

一、病因与发病机制

本病的发病与 A 组 β-溶血性链球菌感染有关。属自体免疫性疾病。约 30％的病例在风湿热发作或多发性关节炎后 2～3 个月发病,通常无近期咽痛或发热史,部分患者咽拭子培养 A 组溶血性链球菌阳性;血清可检出抗神经元抗体,与尾状核、丘脑底核等部位神经元抗原起反应,抗体滴度与本病的转归有关,提示可能与自身免疫反应有关。本病好发于围青春期,女性多于男性,一些患者在怀孕或口服避孕药时复发,提示与内分泌改变也有关系。

二、病理

病理改变主要是黑质、纹状体、丘脑底核及大脑皮质可逆性炎性改变和神经细胞弥漫性变性,神经元丧失和胶质细胞增生。有的病例可见散在动脉炎、栓塞性小梗死。90％的尸解病例可发现风湿性心脏病证据。

三、临床表现

(一)发病年龄及性别

发病年龄多在 5～15 岁,女多于男,男女之比约为 1：3。

(二)起病形式

大多数为亚急性或隐袭起病,少数可急性起病。大约 1/3 的病例舞蹈症状出现前 2～6 个月或更长的时间内有 β-溶血性链球菌感染史,曾有咽喉肿痛、发热、多关节炎、心肌炎、心内膜炎、心包炎、皮下风湿结节或紫癜等临床症状和体征。

(三)早期症状

早期症状常不明显,不易被察觉。患儿表现为情绪不稳、焦虑不安、易激动、注意力分散、学习成绩下降、动作笨拙、步态不稳、手中物品时常坠落,行走摇晃不稳等。其后症状日趋明显,表现为舞蹈样动作和肌张力改变等。

(四)舞蹈样动作

常常可急性或隐袭出现,常为双侧性,可不规则,变幻不定,突发骤止,约 20％患者可偏侧或甚至更为局限。在情绪紧张和作自主运动时加重,安静时减轻,睡眠时消失。常在 2～4 周内加重,3～6 个月内自行缓解。

(1)面部最明显,表现挤眉、弄眼、撅嘴、吐舌、扮鬼脸等,变幻莫测。

(2)肢体表现为一种快速的不规则无目的的不自主运动,常起于一肢,逐渐累及一侧或对侧,上肢比下肢明显,上肢各关节交替伸直、屈曲、内收等动作,下肢步态颠簸、行走摇晃、易跌倒。

(3)躯干表现为脊柱不停地弯、伸或扭转,呼吸也可变得不规则。

(4)头颈部的舞蹈样动作表现为摇头耸肩或头部左右扭转。伸舌时很难维持,舌部不停地扭动,软腭或其他咽肌的不自主运动可致构音、吞咽障碍。

(五)体征

(1)肌张力及肌力减退,膝反射常减弱或消失。肢体软弱无力,与舞蹈样动作、共济失调一起构成小舞蹈病的三联征。

(2)旋前肌征:由于肌张力和肌力减退导致当患者举臂过头时,手掌旋前。

(3)舞蹈病手姿:当手臂前伸时,因张力过低而呈腕屈、掌指关节过伸,伴手指弹钢琴样小幅舞动。

(4)挤奶妇手法,或称盈亏征:若令患者紧握检查者第二、三手指时,检查者能感到患者的手时紧时松,握力不均,时大时小。

(5)约 1/3 患者会有心脏病征,包括风湿性心肌炎、二尖瓣回流或主动脉瓣关闭不全。

(六)精神症状

可有失眠、躁动、不安、精神错乱、幻觉、妄想等精神症状,称为躁狂性舞蹈病。有些病例精神症状可与躯体症状同样显著,以致呈现舞蹈性精神病。随着舞蹈样动作消除,精神症状很快缓解。

四、辅助检查

(一)血清学检查

白细胞计数增加,血沉加快,C 反应蛋白效价提高,黏蛋白增多,抗链球菌溶血素"O"滴度增加;由于小舞蹈病多发生在链球菌感染后 2～3 个月,甚至 6～8 个月,故不少患者发生舞蹈样动作时链球菌血清学检查常为阴性。

(二)咽拭子培养

检查可见 A 组溶血型链球菌。

(三)脑电图

无特异性,常为轻度弥漫性慢活动。

(四)影像学检查

部分患者头部 CT 扫描可见尾状核区低密度灶及水肿,MRI 显示尾状核、壳核、苍白球增大,T_2 加权像显示信号增强,PET 可见纹状体呈高代谢改变,但症状减轻或消失后可恢复正常。

五、诊断

凡学龄期儿童有风湿病史和典型舞蹈样症状,结合实验室及影像学检查通常可以诊断。

六、鉴别诊断

见表 2-4。

表 2-4　常见舞蹈病鉴别要点

	小舞蹈病	亨廷顿病	肝豆状核变性	偏侧舞蹈症
病因	风湿性	常染色体显性遗传	遗传性铜代谢障碍	脑卒中、脑瘤
发病年龄	大多数为 5～15 岁	30 岁以后	儿童、青少年	成年
临床特征	全身或偏侧不规则舞蹈，动作快	全身舞蹈、手足徐动、动作较慢	偏侧舞蹈样运动	有不完全偏瘫
	肌张力低、肌力减退	慢	角膜 K-F 色素环	
	情绪不稳定，性格改变	进行性痴呆	精神障碍	
	可有心脏受损征象		肝脏受损征	
治疗	抗链球菌感染（青霉素）	氯丙嗪、氟哌啶醇	排铜 D-青霉胺口服	治疗原发病
	肾上腺皮质激素		口服硫酸锌减少铜吸收	对症用氟哌啶醇
	氟哌啶醇、氯丙嗪、苯巴比妥		对症用氟哌啶醇	

七、治疗

(一)一般处理

急性期应卧床休息，保持环境安静，避免强光或其他刺激，给予足够的营养支持。

(二)病因治疗

确诊本病后，无论病症轻重，均应使用青霉素或其他有效抗生素治疗，10～14 天为 1 个疗程。同时给予水杨酸钠或泼尼松，症状消失后再逐渐减量至停药，目的是最大限度地防止或减少本病复发，并控制心肌炎、心瓣膜病的发生。

1.抗生素

青霉素：首选(4～8)×10^5 U，每天 1～2 次，2 周 1 个疗程，也可用红霉素、头孢菌素类药物治疗。

2.阿司匹林

0.1～1.0 g，每天 4 次，小儿按 0.1 g/kg，计算，症状控制后减量，维持 6～12 周。

3.激素

风湿热症状明显时，泼尼松每天 10～30 mg，分 3～4 次口服。

(三)对症治疗

(1)首选氟哌啶醇 0.5 mg 开始，每天口服 2～3 次，以后逐渐加量。

(2)氯丙嗪：12.5～50 mg，每天 2～3 次。

(3)苯巴比妥：0.015～0.03 g，每天 2～4 次。

(4)地西泮：2.5～5 mg，每天 2～4 次。

八、预后

本病预后良好，可完全恢复而无任何后遗症状，大约 20% 的病例死于心脏并发症，35% 的病例数月或数年后复发。个别病例舞蹈症状持续终身。

（肖　楠）

第七节　阿尔茨海默病

痴呆是由于脑功能障碍所致获得性、持续性认知功能障碍综合征。痴呆患者具有以下认知领域中至少三项受损：记忆、计算、定向力、注意力、语言、运用、视空间技能、执行功能及精神行为异常，并且其严重程度已影响到患者的日常生活、社会交往和工作能力。

一、老年期痴呆常见的病因

（一）神经系统变性性疾病

阿尔茨海默病、额颞叶痴呆、亨廷顿病、帕金森痴呆、进行性核上性麻痹、关岛-帕金森痴呆综合征、脊髓小脑变性、自发性基底节钙化、纹状体黑质变性、异染性脑白质营养不良和肾上腺脑白质营养不良等。

（二）血管性疾病

脑梗死、脑动脉硬化（包括腔隙状态和 Binswanger 病）、脑栓塞、脑出血、血管炎症（如系统性红斑狼疮与 Behcet 综合征）、脑低灌注。

（三）外伤

外伤后脑病、拳击家痴呆。

（四）颅内占位

脑瘤（原发性、继发性）、脑脓肿及硬膜下血肿。

（五）脑积水

交通性脑积水（正常颅压脑积水）及非交通性脑积水。

（六）内分泌和营养代谢障碍性疾病

甲状腺、肾上腺、垂体和甲状旁腺功能障碍引起的痴呆；低血糖反应、糖尿病、肝性脑病、非 Wilson 肝脑变性、Wilson 病、尿毒症性脑病、透析性痴呆、脂代谢紊乱、卟啉血症、严重贫血、缺氧（心脏病、肺功能衰竭）、慢性电解质紊乱和肿瘤；维生素 B_{12}、维生素 B_6 及叶酸缺乏。

（七）感染

艾滋病、真菌性脑膜脑炎、寄生虫性脑膜脑炎、麻痹性痴呆、其他各种脑炎后遗症、亚急性海绵状脑病、Gerstmann-Strausler 综合征和进行性多灶性白质脑病。

（八）中毒

酒精、某些药物（抗高血压药、肾上腺皮质激素类、非甾体抗炎药、抗抑郁药、锂、抗胆碱制剂、巴比妥类和其他镇静安眠药、抗惊厥药、洋地黄制剂、抗心律失常药物、阿片类药物及多种药物滥用）。

（九）工业毒物和金属

铝、砷、铅、金、铋、锌、一氧化碳、有机溶剂、锰、甲醇、有机磷、汞、二硫化碳、四氯化碳、甲苯类、三氯甲烷。

阿尔茨海默病（Alzheimer's disease，AD）是一种以认知功能障碍、日常生活能力下降及精神行为异常为特征的神经系统退行性疾病，是老年期痴呆最常见的原因之一。其特征性病理改变为老年斑、神经原纤维缠结和选择性神经元与突触丢失。临床特征为隐袭起病及进行性认知功能损害。记忆障碍突出,可有视空间技能障碍、失语、失算、失用、失认及人格改变等,并导致社交、生活或职业功能损害。病程通常为 4~12 年。绝大多数阿尔茨海默病为散发性,约 5% 有家族史。

二、流行病学

阿尔茨海默病发病率随年龄增长而逐步上升。欧美国家 65 岁以上老人阿尔茨海默病患病率为 5%~8%,85 岁以上老人患病率高达 47%~50%。我国 60 岁以上人群阿尔茨海默病患病率为 3%~5%。目前我国约有 500 万痴呆患者,主要是阿尔茨海默病患者。发达国家未来 50 年内阿尔茨海默病的发病率将增加 2 倍。预计到 2025 年全球将有 2200 万阿尔茨海默病患者,到 2050 年阿尔茨海默病患者将增加到 4 500 万。发达国家阿尔茨海默病已成为仅次于心血管病、肿瘤和卒中而位居第 4 位的死亡原因。

三、病因学

(一)遗传学因素——基因突变学说

迄今已筛选出 3 个阿尔茨海默病相关致病基因和 1 个易感基因,即第 21 号染色体的淀粉样前体蛋白(β amyloid precursor protein,APP)基因、第 14 号染色体的早老素 1(presenilin1,PS-1)基因、第 1 号染色体的早老素 2(presenilin2,PS-2)基因和第 19 号染色体的载脂蛋白 E(apolipoprotein E,apoE)ε4 等位基因。前三者与早发型家族性阿尔茨海默病有关,apoEε4 等位基因是晚发性家族性阿尔茨海默病的易感基因。

(二)非遗传因素

脑外伤、感染、铝中毒、吸烟、高热量饮食、叶酸不足、受教育水平低下及一级亲属中有唐氏综合征等都会增加阿尔茨海默病患病风险。

四、发病机制

目前针对阿尔茨海默病的病因及发病机制有多种学说,如淀粉样变级联假说、tau 蛋白过度磷酸化学说、神经递质功能障碍学说、自由基损伤学说、钙平衡失调学说等。任何一种学说都不能完全解释阿尔茨海默病所有的临床表现。

(一)淀粉样变级联假说

脑内 β 淀粉样蛋白(β amyloid,Aβ)产生与清除失衡所致神经毒性 Aβ(可溶性 Aβ 寡聚体)聚集和沉积启动阿尔茨海默病病理级联反应,并最终导致 NFT 和神经元丢失。Aβ 的神经毒性作用包括破坏细胞内 Ca^{2+} 稳态、促进自由基的生成、降低 K^+ 通道功能、增加炎症性细胞因子引起的炎症反应,并激活补体系统、增加脑内兴奋性氨基酸(主要是谷氨酸)的含量等。

(二)tau 蛋白过度磷酸化学说

神经原纤维缠结的核心成分为异常磷酸化的 tau 蛋白。阿尔茨海默病脑内细胞信号转导通路失控,引起微管相关蛋白——tau 蛋白过度磷酸化、异常糖基化及泛素蛋白化,使其失去微管结合能力,自身聚集形成神经原纤维缠结。

(三)神经递质功能障碍

脑内神经递质活性下降是重要的病理特征。可累及乙酰胆碱系统(ACh)、兴奋性氨基酸、

5-羟色胺、多巴胺和神经肽类等,尤其是基底前脑胆碱能神经元减少,海马突触间隙 ACh 合成、储存和释放减少,谷氨酸的毒性作用增加。

(四)自由基损伤学说

阿尔茨海默病脑内超氧化物歧化酶活性增强,脑葡萄糖-6-磷酸脱氢酶增多,脂质过氧化,造成自由基堆积。后者损伤生物膜,造成细胞内环境紊乱,最终导致细胞凋亡;损伤线粒体造成氧化磷酸化障碍,加剧氧化应激;改变淀粉样蛋白代谢过程。

(五)钙稳态失调学说

阿尔茨海默病患者神经元内质网钙稳态失衡,使神经元对凋亡和神经毒性作用的敏感性增强;改变 APP 剪切过程;导致钙依赖性生理生化反应超常运转,耗竭 ATP,产生自由基,造成氧化损伤。

(六)内分泌失调学说

流行病学研究结果表明,雌激素替代疗法能降低绝经妇女患阿尔茨海默病的危险性,提示雌激素缺乏可能增加阿尔茨海默病发病率。

(七)炎症反应

神经毒性 Aβ 通过与特异性受体如糖基化蛋白终产物受体、清除剂受体和丝氨酸蛋白酶抑制剂酶复合物受体结合,活化胶质细胞。后者分泌补体、细胞因子及氧自由基,启动炎症反应,形成由 Aβ、胶质细胞及补体或细胞因子表达上调等共同构成的一个复杂的炎性损伤网络,促使神经元变性。

五、病理特征

本病的病理特征大体上呈弥散性皮质萎缩,尤以颞叶、顶叶、前额区及海马萎缩明显。脑回变窄,脑沟增宽,脑室扩大。镜下改变包括老年斑(senile plaque,SP)、神经原纤维缠结(neural fibrillar ytangles,NFT)、神经元与突触丢失、反应性星形胶质细胞增生、小胶质细胞活化及血管淀粉样变。老年斑主要存在于新皮质、海马、视丘、杏仁核、尾状核、豆状核、Meynert 基底核与中脑。镜下表现为退变的神经轴突围绕淀粉样物质组成细胞外沉积物,形成直径 $50\sim200\ \mu m$ 的球形结构。主要成分为 Aβ、早老素 1、早老素 2、α_1 抗糜蛋白酶、apoE 和泛素等。神经原纤维缠结主要成分为神经元胞质中过度磷酸化的 tau 蛋白和泛素的沉积物,以海马和内嗅区皮质最为常见。其他病理特征包括:海马锥体细胞颗粒空泡变性,轴索、突触异常断裂和皮质动脉及小动脉淀粉样变等。

六、临床表现

本病通常发生于老年或老年前期,隐匿起病,缓慢进展。以近记忆力减退为首发症状,逐渐累及其他认知领域,并影响日常生活与工作能力。早期对生活丧失主动性,对工作及日常生活缺乏热情。病程中可出现精神行为异常,如幻觉、妄想、焦虑、抑郁、攻击、收藏、偏执、易激惹性、人格改变等。最常见的是偏执性质的妄想,如被窃妄想、认为配偶不忠有意抛弃其的妄想。随痴呆进展,精神症状逐渐消失,而行为学异常进一步加剧,如大小便失禁、不知饥饱等,最终出现运动功能障碍,如肢体僵硬、卧床不起。1996 年国际老年精神病学会制定了一个新的疾病现象术语,即"痴呆的行为和精神症状"(the behavioral and psychological symptoms of dementia,BPSD),来描述痴呆过程中经常出现的知觉、思维内容、心境或行为紊乱综合征。这是精神生物学、心理学和社会因素综合作用的结果。

七、辅助检查

(一)神经影像学检查

头颅 MRI：早期表现为内嗅区和海马萎缩。质子磁共振频谱(^{1}H-megnetic resonance spec-troscoper，^{1}H-MRS)：对阿尔茨海默病早期诊断具有重要意义，表现为扣带回后部皮质肌醇(myo-inositol，mI)升高。额颞顶叶和扣带回后部出现 N-乙酰门冬氨酸(N-acetylaspartate，NAA)水平下降。SPECT 及 PET：SPECT 显像发现额颞叶烟碱型 AChR 缺失及额叶、扣带回、顶叶及枕叶皮质 5-HT 受体密度下降。PET 显像提示此区葡萄糖利用下降。功能性磁共振成像(functional MRI，fMRI)：早期阿尔茨海默病患者在接受认知功能检查时相应脑区激活强度下降或激活区范围缩小和远处部位的代偿反应。

(二)脑脊液蛋白质组学

脑脊液存在一些异常蛋白的表达，如 apoE、tau 蛋白、APP 及 AChE 等。

(三)神经心理学特点

通常表现为多种认知领域功能障碍和精神行为异常，以记忆障碍为突出表现，并且日常生活活动能力受损。临床常用的痴呆筛查量表有简明智能精神状态检查量表(mini-mental state ex-amination，MMSE)、画钟测验和日常生活能力量表等。痴呆诊断常用量表有记忆测查(逻辑记忆量表或听觉词语记忆测验)、注意力测查(数字广度测验)、言语流畅性测验、执行功能测查(stroop 色词-干扰测验或威斯康星卡片分类测验)和神经精神科问卷。痴呆严重程度评定量表有临床痴呆评定量表(clinical dementia rating，CDR)和总体衰退量表(global deterioration scale，GDS)。总体功能评估常用临床医师访谈时对病情变化的印象补充量表(CIBIC-Plus)。额叶执行功能检查内容包括启动(词语流畅性测验)、抽象(谚语解释、相似性测验)、反应-抑制和状态转换(交替次序、执行-不执行、运动排序测验、连线测验和威斯康星卡片分类测验)。痴呆鉴别常用量表有 Hachinski 缺血量表评分(HIS)及汉密尔顿焦虑、抑郁量表。

1.记忆障碍

记忆障碍是阿尔茨海默病典型的首发症状，早期以近记忆力减退为主。随病情进展累及远记忆力。情景记忆障碍是筛选早期阿尔茨海默病的敏感指标。

2.其他认知领域功能障碍

其他认知领域功能障碍表现为定向力、判断与思维、计划与组织能力、熟练运用及社交能力下降。

3.失用

失用包括结构性失用(画立方体)、观念-运动性失用(对姿势的模仿)和失认、视觉性失认(对复杂图形的辨认)、自体部位辨认不能(手指失认)。

4.语言障碍

阿尔茨海默病早期即存在不同程度的语言障碍。核心症状是语义记忆包括语义启动障碍、语义记忆的属性概念和语义/词类范畴特异性损害。阿尔茨海默病患者对特定的词类(功能词、内容词、名词、动词等)表现出认知失常，即词类范畴特异性受损。可表现为找词困难、命名障碍和错语等。

5.精神行为异常

阿尔茨海默病病程中常常出现精神行为异常,如幻觉、妄想、焦虑、易激惹及攻击等。疾病早期往往有较严重的抑郁倾向,随后出现人格障碍、幻觉和妄想,虚构不明显。

6.日常生活活动能力受累

阿尔茨海默病患者由于失语、失用、失认、计算不能,通常不能继续原来的工作,不能继续理财。疾病晚期出现锥体系和锥体外系病变,如肌张力增高、运动迟缓及姿势异常。最终患者可呈强直性或屈曲性四肢瘫痪。

(四)脑电图检查

早期 α 节律丧失及电位降低,常见弥散性慢波,且脑电节律减慢的程度与痴呆严重程度相关。

八、诊断标准

(一)美国《精神障碍诊断与统计手册》第 4 版制定的痴呆诊断标准

(1)多个认知领域功能障碍。①记忆障碍:学习新知识或回忆以前学到的知识的能力受损。②以下认知领域至少有 1 项受损:失语;失用;失认;执行功能损害。

(2)认知功能障碍导致社交或职业功能显著损害,或者较原有水平显著减退。

(3)隐匿起病,认知功能障碍逐渐进展。

(4)同时排除意识障碍、神经症、严重失语及脑变性疾病(额颞叶痴呆、路易体痴呆及帕金森痴呆等)或全身性疾病所引起的痴呆。

(二)阿尔茨海默病临床常用的诊断标准

阿尔茨海默病临床常用的诊断标准有 DSM-Ⅳ-R、ICD-10 和 1984 年 Mckhann 等制定的美国国立神经病学或语言障碍和卒中-老年性痴呆及相关疾病协会研究用诊断标准(NINCDS-ADRDA),将阿尔茨海默病分为肯定、很可能、可能等不同等级。

1.临床很可能阿尔茨海默病

(1)痴呆:老年或老年前期起病,主要表现为记忆障碍和一个以上其他认知领域功能障碍(失语、失用和执行功能损害),造成明显的社会或职业功能障碍。认知功能或非认知功能障碍进行性加重。认知功能损害不是发生在谵妄状态,也不是由于其他引起进行性认知功能障碍的神经系统或全身性疾病所致。

(2)支持诊断:单一认知领域功能如言语(失语症)、运动技能(失用症)、知觉(失认症)的进行性损害;日常生活能力损害或精神行为学异常;家族史,尤其是有神经病理学或实验室证据者;非特异性 EEG 改变如慢波活动增多;头颅 CT 示有脑萎缩。

(3)排除性特征:突然起病或卒中后起病。病程早期出现局灶性神经功能缺损体征如偏瘫、感觉缺失、视野缺损、共济失调。起病时或疾病早期出现抽搐发作或步态障碍。

2.临床可能阿尔茨海默病

临床可能阿尔茨海默病有痴呆症状,但没有发现足以引起痴呆的神经、精神或躯体疾病;在起病或病程中出现变异;继发于足以导致痴呆的躯体或脑部疾病,但这些疾病并不是痴呆的病因;在缺乏可识别病因的情况下出现单一的、进行性加重的认知功能障碍。

3.肯定阿尔茨海默病

符合临床很可能痴呆诊断标准,并且有病理结果支持。

根据临床痴呆评定量表、韦氏成人智力量表(全智商)可把痴呆分为轻度、中度和重度痴呆三级。具体标准有以下几点。

(1)轻度痴呆:虽然患者的工作和社会活动有明显障碍,但仍有保持独立生活能力,并且个人卫生情况良好,判断能力几乎完好无损。全智商55~70。

(2)中度痴呆:独立生活能力受到影响(独立生活有潜在危险),对社会和社会交往的判断力有损害,不能独立进行室外活动,需要他人的某些扶持。全智商40~54。

(3)重度痴呆:日常生活严重受影响,随时需要他人照料,即不能维持最低的个人卫生,患者已变得语无伦次或缄默不语,不能作判断或不能解决问题。全智商40以下。

九、鉴别诊断

(一)血管性痴呆

血管性痴呆可突然起病或逐渐发病,病程呈波动性进展或阶梯样恶化。可有多次卒中史,既往有高血压、动脉粥样硬化、糖尿病、心脏疾病、吸烟等血管性危险因素。通常有神经功能缺损症状和体征,影像学上可见多发脑缺血软化灶。每次脑卒中都会加重认知功能障碍。早期记忆功能多正常或仅受轻微影响,但常伴有严重的执行功能障碍,表现为思考、启动、计划和组织功能障碍,抽象思维和情感也受影响;步态异常常见,如步态不稳、拖曳步态或碎步。

(二)Pick病

与 Pick 病鉴别具有鉴别价值的是临床症状出现的时间顺序。Pick 病早期出现人格改变、言语障碍和精神行为学异常,遗忘出现较晚。影像学上以额颞叶萎缩为特征。约1/4的患者脑内存在 Pick 小体。阿尔茨海默病患者早期出现记忆力、定向力、计算力、视空间技能和执行功能障碍。人格与行为早期相对正常。影像学上表现为广泛性皮质萎缩。

(三)路易体痴呆

路易体痴呆主要表现为波动性持续(1~2天)认知功能障碍、鲜明的视幻觉和帕金森综合征。视空间技能、近事记忆及注意力受损程度较阿尔茨海默病患者严重。以颞叶、海马、扣带回、新皮质、黑质及皮质下区域广泛的路易体为特征性病理改变。病程3~8年。一般对镇静剂异常敏感。

(四)增龄性记忆减退

50岁以上的社区人群约50%存在记忆障碍。此类老年人可有记忆减退的主诉,主要影响记忆的速度与灵活性,但自知力保存,对过去的知识和经验仍保持良好。很少出现计算、命名、判断、思维、语言与视空间技能障碍,且不影响日常生活活动能力。神经心理学测查证实其记忆力正常,无精神行为学异常。

(五)抑郁性神经症

抑郁性神经症是老年期常见的情感障碍性疾病,鉴别如表2-5。

表 2-5　真性痴呆与假性痴呆鉴别

	假性痴呆	真性痴呆
起病	较快	较缓慢
认知障碍主诉	详细、具体	不明确
痛苦感	强烈	无

续表

	假性痴呆	真性痴呆
近事记忆与远事记忆	丧失同样严重	近事记忆损害比远事记忆严重
界限性遗忘	有	无
注意力	保存	受损
典型回答	不知道	近似性错误
对能力的丧失	加以夸张	隐瞒
简单任务	不竭力完成	竭力完成
对认知障碍的补偿	不设法补偿	依靠日记、日历设法补偿
同样困难的任务	完成有明显的障碍	普遍完成差
情感	受累	不稳定,浮浅
社会技能	丧失较早,且突出	早期常能保存
定向力检查	常答"不知道"	定向障碍不常见
行为与认知障碍严重程度	不相称	相称
认知障碍夜间加重	不常见	常见
睡眠障碍	有	不常有
既往精神疾病史	常有	不常有

抑郁性神经症诊断标准(《中国精神疾病分类方案与诊断标准》,第 2 版,CCMD-Ⅱ-R)有以下几点。

1.症状

心境低落每天出现,晨重夜轻,持续 2 周以上,至少有下述症状中的 4 项。①对日常活动丧失兴趣,无愉快感;精力明显减退,无原因的持续疲乏感。②精神运动性迟滞或激越。伴发精神症状如焦虑、易激惹、淡漠、疑病症、强迫症状或情感解体(有情感却泪流满面地说我对家人无感情)。③自我评价过低、自责、内疚感,可达妄想程度。④思维能力下降、意志行为减退、联想困难。⑤反复想死的念头或自杀行为。⑥失眠、早醒、睡眠过多。⑦食欲缺乏,体重明显减轻或性欲下降。⑧性欲减退。

2.严重程度

社会功能受损;给本人造成痛苦和不良后果。

3.排除标准

不符合脑器质性精神障碍、躯体疾病与精神活性物质和非依赖性物质所致精神障碍;可存在某些分裂性症状,但不符合精神分裂症诊断标准。

(六)轻度认知功能损害(mild cognitive impairment,MCI)

过去多认为 MCI 是介于正常老化与痴呆的一种过渡阶段,目前认为 MCI 是一种独立的疾病,患者可有记忆障碍或其他认知领域损害,但不影响日常生活。

(七)帕金森痴呆疾病

帕金森痴呆疾病早期主要表现为帕金森病典型表现,多巴类药物治疗有效。疾病晚期出现痴呆及精神行为学异常(错觉、幻觉、妄想及抑郁等)。帕金森痴呆属于皮质下痴呆,多属于轻中度痴呆。

(八)正常颅压性脑积水

正常颅压性脑积水常见于中老年患者,隐匿性起病。临床上表现为痴呆、步态不稳及尿失禁三联征。无头痛、呕吐及视盘水肿等症。腰穿脑脊液压力不高。神经影像学检查有脑室扩大的证据。

(九)亚急性海绵状脑病

亚急性海绵状脑病急性或亚急性起病,迅速出现智能损害,伴肌阵挛,脑电图在慢波背景上出现特征性三相波。

十、治疗

由于本病病因未明,至今尚无有效的治疗方法。目前仍以对症治疗为主。

(一)神经递质治疗药物

1.拟胆碱能药物

拟胆碱能药物主要通过抑制 AChE 活性,阻止 ACh 降解,提高胆碱能神经元功能。有 3 种途径加强胆碱能效应:ACh 前体药物、胆碱酯酶抑制剂(acetylcholinesterase inhibitor,AChEI)及胆碱能受体激动剂。

(1)补充 ACh 前体:包括胆碱及卵磷脂。动物实验表明,胆碱和卵磷脂能增加脑内 ACh 生成,但在阿尔茨海默病患者身上未得到证实。

(2)胆碱酯酶抑制剂(AChEI)为最常用和最有效的药物。通过抑制乙酰胆碱酯酶而抑制乙酰胆碱降解,增加突触间隙乙酰胆碱浓度。第一代 AChEI 他克林,由于肝脏毒性和胃肠道反应而导致临床应用受限。第二代 AChEI 有盐酸多奈哌齐、艾斯能、石杉碱甲、毒扁豆碱、加兰他敏、美曲磷脂等,具有选择性好、作用时间长等优点,是目前治疗阿尔茨海默病的首选药物。①盐酸多奈哌齐:商品名为安理申、思博海,是治疗轻中度阿尔茨海默病的首选药物。开始服用剂量为 5 mg/d,睡前服用。如无不良反应,4～6 周后剂量增加到 10 mg/d。不良反应主要与胆碱能作用有关,包括恶心、呕吐、腹泻、肌肉痉挛、胃肠不适、头晕等,大多在起始剂量时出现,症状较轻,无肝毒性。②重酒石酸卡巴拉丁:商品名为艾斯能(Exelon)。用于治疗轻中度阿尔茨海默病。选择性抑制皮质和海马 AChE 优势亚型-G1。同时抑制丁酰胆碱酯酶,外周胆碱能不良反应少。开始剂量 1.5 mg,每天 2 次或 3 次服用。如能耐受,2 周后增至 6 mg/d。逐渐加量,最大剂量 12 mg/d。不良反应包括恶心、呕吐、消化不良和食欲缺乏等,随着治疗的延续,不良反应的发生率降低。③石杉碱甲:商品名为双益平。这是我国学者从石杉科石杉属植物蛇足石杉(千层塔)提取出来的新生物碱,不良反应小,无肝毒性。适用于良性记忆障碍、阿尔茨海默病和脑器质性疾病引起的记忆障碍。0.2～0.4 mg/d,分 2 次口服。④加兰他敏:由石蒜科植物沃氏雪莲花和水仙属植物中提取的生物碱,用于治疗轻中度阿尔茨海默病。推荐剂量为 15～30 mg/d,1 个疗程至少 8～10 周。不良反应有恶心、呕吐及腹泻等。缓慢加大剂量可增强加兰他敏的耐受性。1 个疗程至少 8～10 周。无肝毒性。⑤美曲丰:属于长效 AChEI,不可逆性抑制中枢神经系统乙酰胆碱酯酶。胆碱能不良反应小,主要是胃肠道反应。⑥庚基毒扁豆碱:是毒扁豆碱亲脂性衍生物,属长效 AChEI。毒性仅为毒扁豆碱的 1/50,胆碱能不良反应小。推荐剂量40～60 mg/d。

(3)胆碱能受体(烟碱受体或毒蕈碱受体)激动剂:以往研究过的非选择性胆碱能受体激动剂包括毛果芸香碱及槟榔碱等因缺乏疗效或兴奋外周 M 受体而产生不良反应,现已弃用。选择性作用于 M_1 受体的新药正处于临床试验中。

2.N-甲基-D-天冬氨酸(NMDA)受体拮抗剂

此型代表药物有盐酸美金刚,用于中重度阿尔茨海默病治疗。

(二)以 Aβ 为治疗靶标

未来治疗将以 Aβ 为靶点减少脑内 Aβ 聚集和沉积作为药物干预的目标。包括减少 Aβ 产生、加快清除、阻止其聚集,或对抗 Aβ 的毒性和抑制它所引起的免疫炎症反应与凋亡的方法都成为合理的阿尔茨海默病治疗策略。

此类药物目前尚处于研究阶段。α 分泌酶激动剂不是首选的分泌酶靶点。APPβ 位点 APP 内切酶(beta site amyloid precursor protein cleavage enzyme,BACE)1 和高度选择性 γ 分泌酶抑制剂可能是较好的靶途径。

(1)Aβ 免疫治疗:1999 年动物实验发现,Aβ42 主动免疫阿尔茨海默病小鼠模型能清除脑内斑块,并改善认知功能。Aβ 免疫治疗的可能机制:抗体 FC 段受体介导小胶质细胞吞噬 Aβ 斑块、抗体介导的淀粉样蛋白纤维解聚和外周 Aβ 沉积学说。2001 年轻中度阿尔茨海默病患者 Aβ42 主动免疫Ⅰ期临床试验显示人体较好的耐受性。Ⅱ期临床试验结果提示,Aβ42 主动免疫后患者血清和脑脊液中出现抗 Aβ 抗体。ⅡA 期临床试验部分受试者出现血-脑屏障损伤及中枢神经系统非细菌性炎症。炎症的出现可能与脑血管淀粉样变有关。为了减少不良反应,可采取其他措施将潜在的危险性降到最低,如降低免疫剂量、诱发较为温和的免疫反应、降低免疫原的可能毒性、表位疫苗诱发特异性体液免疫反应,或是使用特异性被动免疫而不激发细胞免疫反应。通过设计由免疫原诱导的 T 细胞免疫反应,就不会直接对 Aβ 发生反应,因此不可能引起传统的 T 细胞介导的自身免疫反应。这种方法比单纯注射完整的 Aβ 片段会产生更多结构一致的 Aβ 抗体,并增强抗体反应。这一假设已经得到 APP 转基因鼠和其他种的动物实验的证实。将 Aβ 的第 16～33 位氨基酸进行部分突变后,也可以提高疫苗的安全性。通过选择性地激活针对 β 淀粉样蛋白的特异性体液免疫反应、改进免疫原等方法,避免免疫过程中所涉及的细胞免疫反应,可能是成功研制阿尔茨海默病疫苗的新方法。另外,人源化 Aβ 抗体的被动免疫治疗可以完全避免针对 Aβ 细胞反应。如有不良反应出现,可以停止给药,治疗药物会迅速从身体内被清除。虽然主动免疫能够改善阿尔茨海默病动物的精神症状,但那毕竟只是仅由淀粉样蛋白沉积引起行为学损伤的模型。Aβ42 免疫不能对神经元纤维缠结有任何影响。神经元纤维缠结与认知功能损伤密切相关。

(2)金属螯合剂的治疗:Aβ 积聚在一定程度上依赖于 Cu^{2+}/Zn^{2+} 的参与。活体内螯合这些金属离子可以阻止 Aβ 聚集和沉积。抗生素氯碘羟喹具有 Cu^{2+}/Zn^{2+} 螯合剂的功能,治疗 APP 转基因小鼠数月后 Aβ 沉积大大减少。相关药物已进入Ⅱ期临床试验。

(三)神经干细胞(nerve stem cell,NSC)移植

神经干细胞移植临床应用最关键的问题是如何在损伤部位定向诱导分化为胆碱能神经元。目前,体内外 NSC 的定向诱导分化尚未得到很好的解决,尚处于实验阶段。

(四)Tau 蛋白与阿尔茨海默病治疗

以 Tau 蛋白为位点的药物研究和开发也成为国内、外学者关注的焦点。

(五)非胆碱能药物

长期大剂量脑复康(吡拉西坦)、茴拉西坦或奥拉西坦能促进神经元 ATP 合成,延缓阿尔茨海默病病程进展,改善命名和记忆功能。银杏叶制剂可改善神经元代谢,减缓阿尔茨海默病进展。双氢麦角碱(喜得镇)为 3 种麦角碱双氢衍生物的等量混合物,有较强的 α 受体阻断作用,能改善神经元对葡萄糖的利用。可与多种生物胺受体结合,改善神经递质传递功能。1~2 mg,每天3次口服。长期使用非甾体抗炎药能降低阿尔茨海默病的发病风险。选择性 COX-2 抑制剂提倡用于阿尔茨海默病治疗。辅酶 Q 和单胺氧化酶抑制剂司来吉林能减轻神经元细胞膜脂质过氧化导致的线粒体 DNA 损伤。他汀类药物能够降低阿尔茨海默病的危险性。钙通道阻滞剂尼莫地平可通过调节阿尔茨海默病脑内钙稳态失调而改善学习和记忆功能。神经生长因子和脑源性神经营养因子能够改善学习、记忆功能和促进海马突触重建,减慢残存胆碱能神经元变性,现已成为阿尔茨海默病治疗候选药物之一。

(六)精神行为异常的治疗

一般选择安全系数高、不良反应少的新型抗精神病药物,剂量通常为成人的 1/4 左右。小剂量开始,缓慢加量。常用的抗精神病药物有奥氮平(5 mg)、维斯通(1 mg)或思瑞康(50~100 mg),每晚一次服用,视病情而增减剂量。阿尔茨海默病患者伴发抑郁时首先应加强心理治疗,必要时可考虑给予小剂量抗抑郁药。

十一、预后

目前的治疗方法都不能有效遏制阿尔茨海默病进展。即使治疗病情仍会逐渐进展,通常病程为 4~12 年。患者多死于并发症,如肺部感染、压疮和深静脉血栓形成。加强护理对阿尔茨海默病患者的治疗尤为重要。

（肖　楠）

第八节　额颞叶痴呆

额颞叶痴呆(frontotemporal dementia,FTD)是始于中年的进行性痴呆,特点是缓慢发展的性格改变及社会性衰退(包括社会品行极度改变、释抑制行为)。随后出现智能、记忆和言语功能的损害,(偶然)伴有淡漠、欣快和锥体外系症状。神经病理学表现是选择性额叶或颞叶萎缩,而神经炎斑及神经纤维缠结的数量未超出正常的老龄化进程,社交及行为异常的表现出现在明显的记忆损害之前。目前已认为 FTD 是仅次于阿尔茨海默病和路易小体痴呆的另一种常见中枢神经系统退行性疾病,约占老年期痴呆人群 20%。由于对本病的认识不足,诊断上多将其划归在阿尔茨海默病或其他痴呆症群,加上流行病调查资料有限,因此其诊断率可能远低于实际发病率。综合各国痴呆的尸检提示 FTD 的患病率为 1%~12%。

FTD 的发病年龄低于阿尔茨海默病,好发于老年前期,以 45~65 岁为多发年龄段。文献报道中有 30 岁以前和 80 岁发病的患者,甚至有 1 例于 21 岁发病的 FTD。Neary 等(2005 年)调查了英国和荷兰的资料显示,45~64 岁的患病率为 1.5%,50~59 岁的患病率为 3.6%,60~69 岁的患病率为 9.4%,70~79 岁下降至 3.8%。40%~50%的患者有家族史,男女比例为 50:50。平均存活期限 6~8 年,最短 2 年,最长 20 年。部分合并运动神经元障碍(MND)的 FTD 患者病死率高,平均生存年限为 3 年,主要与吞咽困难及吸入性肺炎有关。

有关 FTD 的描述要早于阿尔茨海默病。1892 年 Arnold Pick 最早报道进行性精神衰退和语言功能障碍病例,依据脑的尸检资料,描述了与局灶性额颞叶萎缩有关的痴呆症群,他注意到在正常和萎缩的脑组织之间有明显的分界。Aloies Alzheimer 后来报道了该类患者脑内神经元的空泡性变化和细胞内包涵体(后称为 Pick 小体)。20 世纪 20 年代以后许多学者依据本痴呆症群出现 Pick 小体和细胞空泡化的特点,将本病命名为 Pick 病,以有别于阿尔茨海默病。

1982 年,Mesulam 报道 6 例进行性失语,并在数年内逐渐加重,表现出痴呆征象,但非全面性痴呆,称之为原发性进行性失语(primary progres sive aphasia,PPA)。随后又有报道单独右侧额或颞区变性病例,表现为不能认识家人、不能记住地形间联系等。Neary 等(1998 年)及 Snowden 等(2002 年)总结多数病例后提出额叶性行为异常概念,即失抑制、冲动、惰性、社交意识丧失、忽视个人卫生、精神僵化、刻板行为及"利用行为"(即捡起和使用环境中任何物体),还包括语言功能异常如说话减少、缄默、模仿语言及重复语言等。

最近几年,发现部分患者在出现与额颞叶萎缩有关的痴呆症群的同时,伴有进行性的运动神经元病,或伴有帕金森病综合征。1987 年,Gustafson 首先提出额颞叶痴呆这一概念,包括 Pick 病、额颞叶变性(FTLD)、进行性失语(progressive aphasia)、语义性痴呆(semantic dementia,SD)。

FTD 可合并运动神经元病(motor neural disease,MND)或帕金森综合征。尽管与额颞叶变性有关的症状群很多,而且组织病理改变也不尽相同。但近年来,已倾向采用 FTD 这一诊断来概括这一临床症状群。

随着临床研究的进展,研究者在 1994 年就提出了额颞叶退行性病变(frontotemporal lobar degeneration,FTLD)这一概念,包括额颞叶痴呆(FTD)、语义性痴呆(SD)和进行性非流畅性失语(progressive nonfluent aphasia,PNFA)。

一、病因和发病机制

FTD 的病因及发病机制尚不清楚。研究显示额颞叶痴呆与 Pick 病患者额叶及颞叶皮质 5-HT 能递质减少,推测额颞叶功能减退可能与 5-HT 系统改变有关。脑组织及脑脊液中 DA 释放也有下降,而未发现胆碱能系统异常。但近年 Odawara(2003 年)发现在不具有 Pick 小体的 FTD 患者的颞叶中,毒蕈碱样乙酰胆碱受体的数量明显减少,尤其是 M1 型受体。与突触前胆碱能神经元受损不同,这种胆碱受体神经元损害更为严重,并且胆碱酯酶抑制剂治疗无效。40%~50%患者有阳性家族史。在具有常染色体显性遗传家族的患者中,发现与 17 号染色体长臂 17q6-22 有关。

(一)病因和发病机制

在 Pick 型和微空泡化型中观察到有 tau 基因突变,提示这两种病理类型有共同的基因基础。在临床表现为单纯额颞叶痴呆的患者中,观察到与 3 号染色体的突变有关,而额颞叶痴呆伴发运动神经元病的患者与 9 号染色体突变有关。其他的危险因素有电抽搐治疗和酒精中毒。

正常成年人脑表达有 6 种 tau 的异构体,这 6 种异构体是由单一基因编码,通过对外显子 2、3 和 10 的可变剪接(alternative splicing)而产生的。外显子 10 的编码决定了 tau 蛋白是含有 3 个还是 4 个微管结合重复片段(three or four microtubule binding repeats,3R-tau 或 4R-tau)。4R-tau 比 3R-tau 具有更强的刺激微管组装的能力,但也更容易被磷酸化而聚集形成双螺旋纤维细丝。在正常人脑中,3R-tau 和4R-tau的表达比例大约是 1,但在某些 17 号染色体连锁性额颞叶痴呆合并帕金森综合征(frontotemporal dementia with Parkinsonismlinked to chromosome17,FTDP-17)的患者,至少发现有 15 种发生在 tau 基因上的突变引起 tau 外显子10 的可变剪接失调,导致患者脑中 3R-tau 和 4R-tau 的比例失衡。此外,3R-tau/4R-tau 比例失调不仅见于 FTD

（3R-tau＞4R-tau），还见于进行性核上性麻痹（progressive supranuclear palsy，PSP）（3R-tau＜4R-tau）、基底节退行性病（corticobasal degeneration，3R-tau＜4R-tau）及 Down 综合征（Down's syndrome，3R-tau＞4R-tau）。

常染色体显性遗传家族史的 FTD 患者中有 25%～40%可检测到微管相关蛋白 tau（MAPT）基因突变，包括第 9、10、11、12、13 外显子等位点突变。这种 tau 蛋白异常所致疾病，现又被命名为 tau 蛋白病（tauopa thies），它包括 FTD 和 PSP。但仍有 60%有阳性家族史的 FTD 患者不能发现 MAPT 基因存在突变。

Morris（2001 年）对 22 个常染色体显性遗传的 FTD 的家族进行了 tau 突变基因分析，结果表明有半数的家族存在着位于 17q6-22 的 tau 基因突变，目前已发现 30 余个突变位点。病理上发现在神经元或胶质细胞有 tau 蛋白沉积的病例中，全部观察到 tau 基因突变。而另两个病理上分别表现为泛素沉积和细胞丢失伴空泡化的家族均未观察到 tau 基因突变。但由于来源于不同研究小组的报告提示 FTD 的基因突变的多相性，目前在 FTD 的基因突变类型、病理类型和临床类型之间还找不出一致性。

有关 FTD 精神症状神经生物学基质的研究甚少，影像学研究发现，有语言障碍的 FTD 患者左额-颞叶萎缩显著，而那些有行为综合征的 FTD 患者表现为双侧或右侧左额-颞叶病理改变。还有证据表明，攻击行为与 FTD 患者左侧眶额部皮质灌流减少有关。

（二）病理

FTD 脑部大体病理表现为双侧额叶，颞叶前端的局限性萎缩。有时可见纹状体、基底节、桥核、脑神经核和黑质改变，杏仁核与海马的 CA1 区有明显萎缩，而 Meynert 基底核相对完好。光镜下可见萎缩脑叶皮质神经元缺失、微空泡形成、胶质增生和海绵样变，这种改变以皮质Ⅱ层明显。神经元和胶质可见 tau 的沉积，部分神经元胞质内含有均匀的界限清楚的嗜银 Pick 小体，约 15%病理出现 Pick 小体。此外还有其他病理改变，如老年斑、神经原纤维缠结或 Lewy 小体。FID 的组织学观察分为 3 种主要类型。

1.组织微空泡变类型

该型最常见，占全部病例的 60%，主要以皮层神经元的丢失和海绵样变性或表层神经毡的微空泡化为特征，胶质增生轻微，无肿胀的神经元，残留细胞内无 Pick 小体。边缘系统和纹状体可受累但轻微。

2.Pick 型

约占 25%，表现为皮层神经元丢失，伴广泛和明显的胶质细胞增生，细胞微空泡化，残留细胞内可出现 Pick 小体，大多数病例中 tau 蛋白及泛素免疫组化染色阳性，边缘系统和纹状体受累可能比较严重。

3.混合型

约占 15%，患者临床表现为 FTD 伴运动神经元病变，病理上多表现为微空泡化型，极少情况下为 Pick 型，同时伴有运动神经元病的组织病理改变。许多免疫组织化学方法有助于 FTD 的诊断和排除诊断，tau 蛋白抗体免疫组化染色是诊断 FTD 的最基本方法，泛素免疫组化染色也作为常规检查的重要手段，因部分 tau 染色阴性的组织可能会呈现泛素阳性。有些病例泛素染色可显示 Lewy 小体，此时采用 α-共核蛋白（α-synuclein）免疫组化染色可排除路易体痴呆。

由于目前对 FTD 的退行性病变发生及进展的机制并不清楚，对 FTD 的病理诊断有一定的局限性。而且 FTD 众多的临床症群中并不全部具有相应的病理改变。采用病理诊断的手段主要是用于确定病理改变的部位,累及的范围及程度,排除我们已知的某些疾病,并试图确立与某些症群相关的病理基础,如 FTD 的去抑制症状与眶额和颞叶前端受累有关。情感淡漠提示病变累及额极及后外侧额叶皮层,刻板性动作的出现与纹状体及颞叶的累及有关,颞叶新皮层尤其颞叶中下回的损害与语义性痴呆有关。另外有些研究表明半球病变的非对称性受累可影响其行为学表现,右半球病变与患者社会性行为异常改变相关。

最近研究发现,FTD 特别是 17-染色体关联的 FTD[即连锁于 17 号染色体伴帕金森综合征的额颞叶痴呆(hereditary frontotemporal dementia with Parkinsonismlinked to chromosome,简称 FTDP-17)],呈常染色体显性遗传,在第 17 号染色体上已发现 Tau 基因编码区和内含子的多个错义和缺失突变,导致 tau 蛋白功能改变、过度磷酸化,形成 FTDP-17 病理性 tau 蛋白,引起了额颞叶痴呆和帕金森综合征表现)。FTDP-17 病理性 tau 蛋白等位基因的发现强烈表明病理性 tau 蛋白是神经退行性病变的一个主要原因,或者至少与一些病理心理学表现形式有关。

二、临床表现

(一)症状

行为改变可能是由于前额皮层和皮层下边缘系统密集连接变化所致,这些区域是产生和调节人类行为特别是情绪和人格特质的脑部重要结构。行为改变是 FTD 的主要症状,称为行为型 FTD 综合征,包括行为脱抑制、冲动和粗鲁的社会行为。在行为型 FTD 综合征中,还有各种不同的症状。①脱抑制综合征:脱抑制、随境转移和无目的的活动过多,这些症状与扣带前回额叶和颞极萎缩有关联。②淡漠综合征:情感淡漠、缺乏活力和意志丧失,发生于额叶广泛萎缩并延续到额颞叶皮质。

由于 FTD 隐袭性起病,渐进性发展,且早期记忆力和空间定向力保留,故早期难以辨认。FTD 最早最常见的症状是人格和行为的变化。至中晚期,主要临床特征为有明显的性格和行为异常、明显的语言障碍。

1.FTD 早期的临床表现

(1)社会人际交往能力下降:表现为不遵循社会行为道德规范,脱抑制,有放纵自身行为。

(2)个人行为障碍:表现为明显偏离日常行为表现,出现消极,懒惰,或者有时表现为活动过度,如徘徊等。

(3)表达能力下降:表现为不能描述个人的症状,在遇上困难时不能表达自己的要求;而记忆和空间定向力早期相对保留。

2.FTD 中晚期的临床表现

(1)情感障碍:情感迟钝,表现为丧失表达感情的能力,如不能表达个人的喜怒哀乐,社会情感障碍表现为局促不安,缺乏同情心。

(2)言语障碍:较为明显,表现为表达困难,而模仿能力相对保留。刻板性使用单句、词甚至是某个音节,最后患者多出现缄默状态。

(3)行为障碍:可有刻板性的动作,如不自主搓手、踏脚等。使用物品的行为异常表现为"利用行为",即患者仅去抓拿、使用出现在他们视野中的物品,而不管该物品是否合适,如患者可能去端眼前的空杯子喝酒。

(4)饮食紊乱:饮食习惯常改变,表现为食欲增加,爱吃甜食。

(5)控制能力削弱:思维僵化,固执,注意力涣散和冲动行为。

(6)Kluve-Buay 综合征:表现为额叶损害症状,常见摸索行为、抓握反射、口探索症,强迫探索周围物体(抓、摸眼前物体)。

(7)幻觉:与其他痴呆相比,FTD 的幻觉比较少见。

(8)人格改变:表现为不修边幅,不讲卫生。

由于 FTD 患者的认知状态相对正常,空间和时间准确定位可维持很长时间,经常惹是生非,家属因难以忍受他们这种异常行为而前来就诊者较多。这类患者在晚期可出现运动障碍,加之以前与家属成员积怨较多,缺乏照料,往往生活质量十分低劣。

(二)分型

目前的临床分型主要根据早期临床表现,也有根据影像学资料和病理变化分型。

1.行为型 FTD(behavioral FTD)

行为型 FTD 占 FTD 的 40%~60%。该型以进行性人格特征和行为改变为标记,空间技能和记忆相对保留。患者内省力缺失,不能意识到自己疾病的发展,对自身的人格改变不关心、不苦恼。临床表现为性兴趣明显增加或减退,失抑制性如愚蠢样、无目的活动过度、使用物品的行为异常、不恰当的诙谐,以及个人卫生和修饰能力下降。不过,偶尔有患者能够获得或利用艺术或音乐技能,特别是 FTD 的"颞叶变异者"。部分患者表现为刻板、仪式样行为。40%~65%有冲动行为,情感淡漠、不关心、冷淡、兴趣减退、人际疏远及缺乏同情心也较常见,而抑郁症状相对少见。

失抑制性的 FTD 病理改变主要限于额眶中和颞前区;而淡漠性的病理改变多半在右侧额叶,也遍及额叶并向额皮质背外侧延伸;刻板性行为的 FTD 病理改变主要为纹状体变化及皮质(以颞叶为主而非额叶)受累。

2.语义性痴呆(semantic dementia,SD)

有关 SD 的患病比例报道颇不一致,为 6%~40%。SD 以言语障碍为特征,即言语缺乏流畅性、词义丧失、找词时的停顿或语义性言语错乱,知觉障碍主要表现为家庭成员脸面再认或物体命名损害。而知觉对比、模仿画图、单词的重复应用、根据音标调整单词的听写能力均保持。SD总伴有颞叶萎缩,但颞叶萎缩并不是 SD 的唯一病理解释。SD 病理表现可各种各样,有时可合并阿尔茨海默病。

3.原发性进行性失语(primary progressive aphasia,PPA)

PPA 在 FTD 中的比例为 2%~20%,其主要临床症状为慢性、进行性语言功能衰退,找词困难,说话流利性降低(非流利性失语)或踌躇不定,以及语言理解困难和构音障碍,痴呆发展比较晚。这种发病形式提示为左侧半球语言皮质存在局灶性病损(即左侧额颞叶),但影像学通常并不能发现脑萎缩。这种仅出现语言功能障碍而无明显认知功能衰退证据的病程可长达 10~12 年。PPA 患者的痴呆发生率可能在数年后达到 50%左右。

需要说明的是,在疾病后期,额颞叶变性、原发性进行性失语、语义性痴呆等,症状多重叠,不易分型。例如约有 16%的 FTD 是 SD 与 PPA 的混合型。

三、检查

(一)临床检查

神经系统查体一般无局灶性阳性体征,或仅存有病理反射。可出现原始反射,如吸吮反射与强握反射,大小便失禁,低血压及血压不稳等躯体征。部分患者合并有帕金森病,可有肌强直及运动减少。部分患者合并有肌萎缩性侧索硬化症,可有该疾病的典型表现。

(二)神经心理学

FTD的神经心理学特征是执行功能受损、持续言语、排序功能障碍、反馈使用不当和额叶测试功能缺陷。表现为额叶相关的功能如抽象、计划和自我调控行为的严重异常,不能良好完成顺序动作。与阿尔茨海默病相比,FTD患者早期即出现判断力、解决问题能力、社会、家庭事务处理能力及自理能力等方面明显降低,建构和计算能力优于阿尔茨海默病患者,概念、空间和运用能力保留完好。所以日常生活能力量表评定(ADL)较阿尔茨海默病患者差,而记忆和计算能力优于阿尔茨海默病。在散发型、有家族史无tau基因突变和有tau基因突变的3类FTD中,淡漠在散发型与tau阴性组多见,tau阴性组执行运用障碍更为多见,而抑郁、偏执、妄想等精神症状只见于散发型。

尽管FTD与阿尔茨海默病在症状学上有差异,但对于绝大多数常见的痴呆或其他痴呆性疾病来说,要把他们区别开来可能是困难的。那种生前被诊断为阿尔茨海默病,死后在病理学上诊断为FTD的情况并不少见。其中原因是那些符合FTD诊断的患者也可能符合NINCDS-ADRDA中阿尔茨海默病的诊断。认知变化指明额叶功能受损,患者表现为注意缺陷,抽象思维贫乏,精神活动转移困难,这些现象可反映在额叶功能损害的神经心理测验中,如威斯康星卡片分类测试(WCST)、伦敦塔测试(tower of London test)或Hanoi塔测试(tower of Hanoi test)、线索标记测试(trail making test)和Stroop测试。

FTD各类亚型的认知损害也有差异,颞叶萎缩严重的FTD患者显示严重的语义记忆损害,而额叶萎缩明显的FTD患者表现为注意和执行功能的缺陷。虽然FTD的记忆障碍发生率较高,但患者通常能保留定向,甚至到了疾病晚期还能够良好地追踪最近某人所发生的事情,他们在顺行性记忆的测定上损害没有阿尔茨海默病明显。不过,顺行性记忆测试的具体操作有较多的变量,与认知功能测试不同,患者常不能根据"自由回忆"完成测试。在疾病晚期,伴随远期记忆的严重丧失,可发生明显的遗忘。因此,虽然严重遗忘是阿尔茨海默病最初的特征,但是由于FTD的疾病早期阶段就很有可能累及海马和内嗅区,遗忘也存在于许多FTD患者。FTD在音素流畅性任务(给予一个特殊的字,然后让受试者在有限的时间内尽可能说出更多单词的能力。如给予一个"公"字,可以有公正、公证、公信、公平等)和分类流畅性任务(在有限的时间内,说出归属于某种语义分类的词汇的能力,例如让患者说出动物的名称,狮、虎、豹等)的执行能力较差,甚至差于阿尔茨海默病患者,但他们又能够较好地进行图片命名、词-图匹配和其他一些语言测验。FTD与阿尔茨海默病最显著的差异是神经心理学结果显示FTD通常保持视觉空间能力。不过,神经心理学测试的操作可能会受到注意缺损、无效的补救策略、不良的组织能力、自我监督的缺乏和兴趣缺乏等因素干扰。

FTD常常会受到优势半球不对称的影响,左脑受损的FTD显示词汇测定的操作能力较差,右侧FTD显示IQ测试和非词汇评定(例如设计流畅性、图片排列)的操作能力较差,以及WCST的持续反应数增加和概括力水平数下降。

对于FTD,简易精神状态检查(MMSE)不是有用的筛检工具,因为严重受损的FTD患者(甚至在需要护理的时候)会显示正常的26~30的MMSE分值。有的研究发现FTD与阿尔茨海默病之间仅有词汇性顺行性记忆方面的差异。多数研究发现,在应用MMSE评定痴呆的严重性时,阿尔茨海默病患者仅存在非语言性测验如视觉结构、非词汇性记忆和计算等方面的操作缺陷。总体上,FTD在执行功能和语言功能上的损害比记忆操作更严重,而阿尔茨海默病则相反。

FTD 具有较好的编码功能,可以通过提示回忆,其记忆下降的速度要慢于阿尔茨海默病。FTD可以根据 WAIS-R 的词汇(vocabulary)、积木图案(block design)亚测试配对联系学习评定与阿尔茨海默病鉴别,其精确率达 84%。

(三)神经影像学

Lund 和 Manchester 标准的效度一直以神经影像学为金标准来评定,其中与"口部活动过度、社交意识丧失、持续和刻板行为、进行性言语减少及空间定向和行为能力保持"等有关的标准能够成功地区别 FTD 和阿尔茨海默病,但诸如"抑郁/焦虑、疑病、心理僵化、模仿言语、隐袭起病及晚期缄默症"等标准则对 FTD 和阿尔茨海默病的鉴别诊断无帮助。

1.CT/常规 MRI

CT 发现 FTD 有对称或不对称性额颞叶萎缩,而半球后部相对正常,侧脑室可扩大,尾状核头部可见萎缩。根据病程不同,受累区域显示不同程度的萎缩,最终显示"刀片"样改变。不同亚型显示不同的区域萎缩:行为改变者显示右侧额叶萎缩,进行性失语显示优势半球外侧裂周围区域的萎缩。

MRI 在测定脑体积方面比 CT 优越,MRI 对局部脑萎缩的研究具有较好的空间解决能力、几乎没有颅骨伪影及在 FTD 受累的眶额区和颞区更能提供证据,并可用于与阿尔茨海默病的鉴别。MRI 可发现 FTD 额颞叶的显著萎缩,当然也有例外,如顶叶萎缩。受累皮质下白质 T_2WI 呈现显著增强的信号。FTD 和阿尔茨海默病两者虽都有多部位的萎缩,但 FTD 在额中部和颞前区的萎缩较阿尔茨海默病明显。

虽然颞中叶萎缩与阿尔茨海默病有关,但 FTD 也能出现颞叶改变。行为型 FTD 在 MRI 的特征是右侧额叶萎缩,或者说 FTD 的行为表现可能与右侧额叶萎缩相关。阿尔茨海默病则显示两侧额叶萎缩。

PPA 最常见的结构特征是在 CT 或 MRI 上被描述为左外侧裂周围区域萎缩,更典型的表现是在前外侧裂周围区域。SD 的脑萎缩与之相反,更多的表现在后外侧裂周围区域。或者是颞中叶、颞内侧和颞的两极萎缩,萎缩在颞前叶最明显,颞后叶较轻。左侧颞叶萎缩比右侧颞叶或两侧颞叶更多见。

FTD 海马萎缩的类型和阿尔茨海默病不同,阿尔茨海默病表现为海马均匀性萎缩,而 FTD 表现为前端萎缩。

2.磁共振波谱法

与阿尔茨海默病相鉴别的另一有效手段是磁共振波谱法(MRS),MRS 为研究活体人脑内大量精神药物及代谢物提供了有用的方法,使用锂-7MRS 和氟-19MRS 已经获取精神药物对于靶器官(如大脑)的药代动力学和药效动力学特点资料。质子和磷-31MRS 可测量几种重要脑代谢物的脑内浓度,明显提高了人们对大量精神障碍病理生理学的认识。

MRS 对鉴别诊断可提供有价值的资料,MRS 显示 FTD 患者额叶乙酰天冬氨酸、谷氨酸和谷氨酰胺浓度下降比阿尔茨海默病显著,而肌醇浓度上升明显高于阿尔茨海默病患者,提示神经元丧失和胶质增生。MRS 对 FTD 与阿尔茨海默病的鉴别诊断准确率高达 92%。FTD 与阿尔茨海默病相比,FTD 患者额叶乙酰天冬氨酸浓度下降 28%,谷氨酸和谷氨酰胺下降 16%,肌醇上升 19%。

3.PET/SPECT

功能性影像学显示左侧 Sylvian 区低灌流是 PPA 或 SD 的特征,而行为型 FTD 则表现为右侧或双侧额叶低灌流。PET 检测发现,FTD 患者脑部代谢降低主要见于额前皮质的背外侧和腹侧、额极、扣带回前部区域,亦可见于双侧额叶前部、右侧顶叶下部和双侧纹状体。

SPECT 扫描可发现双侧对称性额颞叶的局限性异常。采用突触后多巴胺 D_2 受体的配体 ^{123}I-苯甲酰胺(^{123}I-benzamide,^{123}I-BZ M)SPECT 检查 FTD 和阿尔茨海默病,并与 ^{99m}Tc-HMPAO SPECT 结果比较,^{99m}Tc-H M PAO SPECT 提示阿尔茨海默病和 FTD 均呈额叶低灌注,而 ^{123}I-BZ M SPECT 提示 FTD 额叶上部区域配体吸收率明显低于阿尔茨海默病,表明在 FTD 患者额叶皮质 DA 系统受损比阿尔茨海默病明显严重。

显示灌流特性的 HMPAO-SPECT 和显示代谢特征的 FDG-PET 研究典型的显示额颞叶区功能下降,这些缺陷在 FTD 的早期就能看到,相反在阿尔茨海默病病例中,要到较晚时期才能看到(颞顶叶缺陷)。

（四）实验室检查

1.CSF

文献报道中有关 CSF 中 tau 蛋白浓度的结果大相径庭,或明显高于正常人群,明显低于健康对照者。而 Aβ-42 水平虽显著低于对照者,但又显著高于阿尔茨海默病患者。加上 CSF 中 tau 蛋白浓度与 MMSE 评分无关。因此,CSF 中 tau 蛋白和 Aβ-42 水平与 FTD 病情无相关性。CSF 星形细胞中的 S2100β,是一种钙结合蛋白,其浓度的升高可能反映 FTD 有明显的星形胶质细胞增生。但 S2100β 水平与 FTD 发病年龄、病情及病程等均无关。因此也不作为 FTD 的常规检查。

2.组织病理学

FTD 的萎缩皮质处,神经元数量明显减少,残存神经元呈现不同程度的变性、萎缩,其中胞体呈梨形膨大的变性细胞称之为 Pick 细胞,而其胞质内存在与细胞核大小相似、嗜银性球形的包涵体称之为 Pick 小体。检测 Pick 小体的最佳标志为 tau 染色抗体,泛素也存在于 Pick 小体内,但泛素标志与 tau 并不一致。电镜研究 Pick 小体主要由大量 tau 原纤维杂乱排列形成,对泛素、α-共核蛋白和 ApoE 等抗体也可着色。这些 tau 免疫反应、分散的微丝样物,呈狭窄、不规则卷曲的带状,宽度约 15 nm,交叉空间>150 nm,且周围并无包膜。部分神经胶质细胞内也可发现有 Pick 小体样包涵物。

（五）电生理

疾病早期脑电图检查常表现为正常,在中晚期可见单侧或双侧额区或颞区出现局灶性电活动减慢,但无特异性诊断价值。P300 和 N400 均显示有认知功能缺损现象。

四、诊断和鉴别诊断

（一）诊断

由于本病临床、病理改变和基因类型之间缺乏一致性,在诊断上有难度。青壮年发病者有时可误诊为精神分裂症或心境障碍,而中老年发病者又容易与其他的变性疾病和系统疾病相混淆。其在症状学上最突出的特点为隐袭起病、进展性发展的行为异常和语言障碍。需除外中枢神经系统导致认知和行为异常的其他进行性疾病,如脑血管病性痴呆、帕金森病、进行性舞蹈病等。导致痴呆的系统疾病如甲状腺功能低下、人类免疫缺陷病毒感染等亦需除外。

既往诊断经典型 Pick 病必须在脑组织的神经元内观察到 Pick 小体,但大多数 FTD 并无 Pick 小体出现,而且 Pick 小体也可见于其他神经变性病如皮质基底节变性(CBD)及进行性核上性瘫痪(PSP)等。所以是否存在 Pick 小体对于 FTD 的诊断并无肯定价值。

有关 FTD 诊断标准尚不统一,DSM-Ⅳ没有单独的额颞叶痴呆诊断。ICD-10 和我国的 CCMD-3 虽然没有额颞叶痴呆诊断名称,但标出的匹克病(Pick disease)性痴呆实际性质与额颞叶痴呆相似,可供参考。

1.ICD-10 的匹克病性痴呆诊断标准

(1)进行性痴呆。

(2)突出的额叶症状,伴欣快、情感迟钝、粗鲁的社交行为、脱抑制及淡漠或不能静止。

(3)异常的行为表现常在明显的记忆损害之前出现。

2.CCMD-3 的匹克病所致精神障碍诊断标准

起始于中年(常在 50～60 岁之间)的脑变性病导致的精神障碍,先是缓慢发展的行为异常、性格改变,或社会功能衰退,随后出现智能、记忆及言语功能损害,偶可伴有淡漠、欣快及锥体外系症状。神经病理学改变为选择性额叶或颞叶萎缩,而老年斑及神经原纤维缠结的数量未超出正常老龄化进程。

(1)符合脑变性病所致精神障碍的诊断标准,在疾病早期记忆和顶叶功能相对完整。

(2)以额叶受损为主,至少有下列 3 项中的 2 项:①情感迟钝或欣快;②社交行为粗鲁、不能安静,或自控能力差;③失语。

(3)缓慢起病,逐步衰退。

(4)排除阿尔茨海默病、脑血管病所致精神障碍或继发于其他脑部疾病的智能损害。

3.Chow 标准

(1)50～60 岁时发病(平均 56 岁)。

(2)以失抑制或犯罪行为起病。

(3)社交意识丧失。

(4)强迫行为。

(5)精神错乱或冲动(此症也可见于阿尔茨海默病,但以 FTD 多见)。

(6)心境异常(常为忧郁,有时欣快)。

(7)刻板重复语言。

4.Lund 和 Manchester 标准

(1)核心诊断:①隐袭起病,进行性发展;②早期的社会人际行为下降或社交意识丧失;③早期的人际协调行为损害;④早期的情感平淡;⑤早期的内省力丧失。

(2)支持诊断:①行为障碍,个人卫生及修饰能力下降,心理僵化和缺乏灵活性,注意分散并不能持久,口部活动过度和进食改变,持续和刻板行为,利用行为(使用出现在他们视野中的物品);②言语障碍,言语表达改变(非自发地、节约地讲话),刻板言语,模仿言语,持续言语,晚期缄默症;③生理体征,原始反射,失禁,运动不能、僵直和木僵,血压下降或不稳定;④检查,神经心理学检查提示在没有严重遗忘、失语或空间知觉障碍的情况下额叶测验明显损害,脑电图检查提示尽管有痴呆证据但常规脑电图正常,结构性或功能性脑影像学检查提示优势半球的前额和颞前回异常。

(3)排除诊断:①突发事件后急性起病;②起病与颅脑外伤有关;③早期出现严重的健忘;④空间定向障碍;⑤讲话呈痉挛性、慌张、缺乏逻辑;⑥肌阵挛;⑦皮层脊髓衰弱;⑧小脑性共济失调症;⑨手足徐动症。

（4）相对排除诊断：①典型慢性酗酒史；②持续高血压；③血管性疾病史（如心绞痛、间歇性跛行）；④全身性疾病（如甲状腺功能减退）或物质诱导性疾病等。

此标准可 100％鉴别 FTD 与阿尔茨海默病。早期以个人和社交意识丧失、口部活动过度，以及刻板、重复行为对鉴别两种疾病的敏感度为 63％～73％，特异度可高达 97％～100％。

5.Work Group 标准

（1）出现行为或认知缺陷，表现为早期进行性人格改变，以行为调整困难为特征，常导致不合适的反应或活动；表现为早期进行性语言功能改变，以对语言理解异常或严重命名困难及词义异常为特征。

（2）社交或职业功能明显异常，或以往功能水平的明显降低。

（3）病程以渐进性发病、持续性进展为特征。

（4）第 1 条症状排除由其他神经系统疾病（如脑血管病）、全身性疾病（如甲状腺功能减退）或物质诱导性疾病等引起。

（5）这些缺陷症状在谵妄状态时不发生。

（6）这些异常不能以精神疾病诊断解释（如忧郁）。

6.Mckhann（2001 年）标准

（1）行为和认知功能的异常表现：①早期进行性人格改变，突出表现为难以调整行为规范，导致经常不适当的反应或行为。②早期进行性语言功能改变，其特点是语言表达困难、赘述或者严重的命名困难及词义理解困难。

（2）标准（1）中①或②列举的异常可以导致社会或者职业功能的严重损害。

（3）逐渐起病，功能持续性下降。

（4）标准（1）中①或②列举的功能障碍不是由于其他神经系统疾病（如脑血管病）、系统性原因（如甲状腺功能减退）或者某种物质诱发引起。

（5）此类功能障碍不是由于谵妄或精神疾病引起，如躁狂症、抑郁症。

（二）鉴别诊断

FTD 早期有各种行为异常，易被误诊为阿尔茨海默病、血管性痴呆、精神分裂症、麻痹性神经梅毒、正常压力脑积水、心境障碍及路易体痴呆等。

1.阿尔茨海默病

FTD 在症状上须和阿尔茨海默病进行鉴别。尽管 FTD 和阿尔茨海默病均可在老年前期发病，但阿尔茨海默病往往随年龄的增加发病率升高，而 FTD 很少在 75 岁以上发病。FTD 常在疾病的早期出现行为异常，而阿尔茨海默病则很少出现。与 FTD 不同，阿尔茨海默病早期可保留正常的社会行为，尽管存在记忆障碍，但患者还能通过主观努力克服其记忆缺陷，并保留其在社会的体面。

FTD 行为改变的特点是刻板和饮食行为，以及社会意识丧失，这些症状只发生在 FTD，而不发生在阿尔茨海默病患者。FTD 患者比阿尔茨海默病表现为更多的情感淡漠、脱抑制、欣快和异常的动作行为。

随着阿尔茨海默病病情的发展，可出现对某些情况的判断缺陷，比如借了钱不还，但这常因与他们的记忆障碍有关，而不像 FTD 带有某种主动性。阿尔茨海默病的情感淡漠多发生在个别情况下，而不像 FTD，其情感淡漠是贯穿性的，表现出对他人和社会的漠不关心。另外阿尔茨海默病早期可出现明显的学习和记忆障碍，随着病情的发展，远近记忆都会丧失。但大多数 FTD

患者早期记忆损害轻微,比如存在记忆损害的FTD患者可回忆近期的某些事件,但当进行记忆测试的时候却不一定得到好的成绩,因为FTD虽然在早期记忆和空间定向力相对保留,但因患者注意力高度涣散,常缺乏主动性,可影响到该项检查的结果。另外,FTD比阿尔茨海默病更有可能出现运动神经元病。

神经影像学方面,SPECT提示阿尔茨海默病和FTD均呈额叶低灌注,而采用突触后多巴胺D_2受体的配体SPECT检查提示FTD额叶上部区域配体吸收率明显低于阿尔茨海默病,表明在FTD患者额叶皮质DA系统受损比阿尔茨海默病明显严重。这无疑是这两种痴呆鉴别的有效手段。与阿尔茨海默病相鉴别的另一有效手段是MRS,其对FTD与阿尔茨海默病的鉴别诊断准确率高达92%。FTD患者额叶乙酰天冬氨酸、谷氨酸和谷氨酰胺浓度下降比阿尔茨海默病显著,而肌醇浓度上升明显高于阿尔茨海默病患者。

神经心理学方面,可应用MMSE、CDR测试,FTD患者CDR分值明显低于阿尔茨海默病,早期即出现判断力、解决问题能力,社会、家庭事务处理能力及自理能力等方面明显降低,而阿尔茨海默病患者记忆损害最重。

2.血管性痴呆

血管性痴呆病程呈阶梯样进展或波动,生活和工作能力下降,但在个人卫生、修饰和人际交往等人格方面保持完整。认知损害分布不均匀,如记忆损害明显,而判断、推理及信息处理损害轻微,自知力可保持较好。而FTD隐袭性起病,渐进性发展,且早期记忆力和空间定向力保留。社会人际交往能力下降,表达能力下降,情感迟钝,可有刻板性的动作。

3.精神分裂症

FTD的情感迟钝,刻板性的动作,刻板性使用单句,甚至缄默状态,以及不修边幅,不讲卫生,思维僵化,固执,注意力涣散等表现,可能会与精神分裂症相似。但中老年期出现的精神分裂症多以听幻觉、被害或嫉妒妄想症状突出,且生活自理能力基本正常,更无运动神经功能障碍。随着病程的进展,FTD的智力下降更能作为鉴别要点。

4.抑郁症

中老年期抑郁症患者多思维困难,反应迟缓,音调低沉,动作笨拙,易与FTD早期伴有忧郁者相混。但抑郁症仅表现为词语学习和逻辑记忆的自由回忆及语义流畅的损害。而FTD表现为刻板性使用单句、词甚至是某个音节。抑郁症患者可通过鼓励,在短时间内表现出良好的记忆力、注意力和计算力,一般无智能障碍和自我放纵的人格改变。

5.路易体痴呆

研究发现FTD与路易小体痴呆在17号染色体存在基因连锁关系,甚至有人称为17号染色体连锁的额颞叶痴呆和帕金森病(frontotemporal dementia and parkinsonismlinked to chromosome17,FTDP-17)。FTD至中晚期与路易体痴呆表现相似,有运动功能障碍,加之应用金刚烷胺和左旋多巴/卡比多巴治疗均有一定效果,故有学者认为两组可能系同一组疾病。路易体痴呆患者的Pick小体中α-共核蛋白呈阳性,FTD的Pick小体中α-共核蛋白呈阴性,两者可以区别。海马的齿状颗粒细胞,额、颞叶皮层的中小细胞存在嗜银球形小体,这种嗜银小体同时表达tau和泛素。这不仅有利于Pick小体与Lewy小体的鉴别,也有利于与运动神经元型额颞叶痴呆的泛素阳性、tau阴性的神经细胞包涵物区别。

6.麻痹性神经梅毒

麻痹性神经梅毒(paretic neurosyphilis,PN)又名麻痹性痴呆,是由梅毒螺旋体侵犯大脑引起的一种晚期梅毒的临床表现,5%～10%的梅毒患者可发展成为麻痹性痴呆。该病隐袭起病,发展缓慢。以神经麻痹、进行性痴呆及人格障碍为特点。随后出现进行性痴呆,常有欣快、夸大、抑郁或偏执等精神病色彩。不洁性交史,梅毒螺旋体感染可疑史,阿-罗瞳孔都可考虑麻痹性痴呆。麻痹性神经梅毒血清康华反应强阳性、螺旋体荧光抗体吸附(fluorescent treponema antibody absorption,FTA-ABS)试验几乎所有神经梅毒患者都呈阳性,可与 FTD 鉴别。

7.正常压力脑积水

正常压力脑积水是脑膜或蛛网膜增厚和粘连,阻碍了脑脊液正常循环,特别是在脑基底池或大脑凸面处阻止脑脊液正常流向上矢状窦所引起。表现为步态共济失调、皮质下痴呆和排尿中断临床三联症。正常压力脑积水虽然有意志缺失、记忆力减退和情感淡漠症状,但早期没有社会人际行为下降或人际协调行为损害。此外健忘、注意力下降、思维缓慢伴有记忆力缺陷的皮质下痴呆特征及脑室扩张、腰穿 CSF 压力正常而无视乳头水肿等均是正常压力脑积水的特征。

五、预防和治疗

本病目前尚缺乏特异性治疗,由于此类疾病并不出现阿尔茨海默病的胆碱能递质改变的神经生化学异常,所以用于治疗阿尔茨海默病的胆碱酯酶抑制剂并不能改善 FTD 症状。尸解和 PET 的神经生物化学研究表明该病有 5-HT 代谢异常,因此,使用某些选择性 5-羟色胺再摄取抑制剂(SSRIs)对 FTD 的症状可能有效,如氟伏沙明(fluvoxamine)、舍曲林(sertra line)、氟西汀(fluxetine)、帕罗西汀(paroxetine)可改善患者的脱抑制、抑郁、强迫动作、摄食过量等症状。

DA 受体激动剂应用尚有争议,因为有诱发精神症状的危险。溴隐亭(bromocriptine)可能改善部分额叶症状,如执行能力和双重任务操作能力。溴隐亭的使用剂量开始为 1.25～2.50 mg,每天 2 次,以后在 2～4 周内每隔 3～5 天增加 2.5～5.0 mg,找到最佳疗效的最小剂量。

对于攻击性行为,推荐使用 5-HT$_2$/D$_2$ 受体比值较高的第二代抗精神病药物,如奥氮平与利培酮。

卡马西平对于 Klver-Bucy 综合征有效。如出现明显的反应性神经胶质增生,可用抗感染剂治疗。有运动功能障碍者,应用金刚烷胺和左旋多巴/卡比多巴治疗均有一定效果。

神经生长因子可能促进受累神经元的生长、存活和分化,神经肽的作用尚未确定。基因治疗可能有一定前景,干细胞的效果尚需进一步探讨。

FTD 患者的管理主要是通过社会、精神病专家和志愿者构建支持网络,向患者提供日间的、临时休息及最基本的居民护理的设施,以减轻患者家庭的负担。最好是由为老年患者提供服务的精神病机构来收治这类患者,即使有些早期发作的痴呆或行为损害者还未达到老年期也应如此。

（肖　楠）

第九节　血管性痴呆

血管性痴呆(vascular dementia,VD)是指由脑血管病变引起的认知功能障碍综合征。血管性痴呆是老年期痴呆最常见的类型之一,仅次于阿尔茨海默病。临床上通常表现为波动性病程及阶梯式进展,早期认知功能缺损呈"斑块"状分布。

一、流行病学

65岁以上人群痴呆患病率约为5%,血管性痴呆患病率为2%～3%。随年龄增长,血管性痴呆的发病率呈指数增长。卒中后痴呆患病率为12%～31%。欧美老年期痴呆中血管性痴呆占20%～30%。目前认为,血管性痴呆是我国老年期痴呆的主要组成部分。

二、危险因素

血管性痴呆的危险因素包括年龄、吸烟、酗酒、文化程度低、高血压病、动脉粥样硬化、糖尿病、心肌梗死、心房颤动、白质损害、脂代谢紊乱、高同型半胱氨酸血症等。负性生活事件、脑卒中家族史、高脂饮食等是血管性痴呆发病相关因素。apoEε4会增加血管性痴呆的危险性。

高血压病是血管性痴呆最重要的危险因素。有效控制高血压,尤其是收缩压,可明显降低血管性痴呆的发生。年龄是比较明确的危险因素。吸烟及酗酒能增加脑卒中和痴呆的危险性。文化程度与血管性痴呆的发病率成负相关。文化程度愈高,血管性痴呆发病率愈低。

三、病因

病因包括全身性疾病如动脉粥样硬化、高血压病、低血压、心脏疾病(瓣膜病、心律失常、附壁血栓、黏液瘤等)、血液系统疾病(镰状细胞贫血、血黏度增高、血小板增多)及炎性血管病,也可以由颅内病变如腔隙性脑梗死、Binswanger病、白质疏松、皮质下层状梗死、多发性梗死、出血(外伤性、自发性、蛛网膜淀粉样血管病)、颅内动脉病、炎症性(肉芽肿性动脉炎、巨细胞性动脉炎)、非炎症性(淀粉样血管病、烟雾病)所致。

四、发病机制

(一)分子机制

本病神经递质功能异常。

1.胆碱能通路受损

胆碱能神经元对缺血不耐受。基底前脑胆碱能神经元接受穿通动脉供血,而后者易受高血压影响而发生动脉硬化。缺血性卒中容易损伤胆碱能纤维投射,导致脑内胆碱不足。

2.兴奋性氨基酸的神经毒性作用

细胞内过量谷氨酸受体激活,继发钙超载,导致大量氧自由基产生,造成线粒体与DNA损伤。

3.局部脑血流改变

慢性脑内低灌注引起海马CAI区锥体细胞凋亡及神经元丧失,导致记忆功能障碍。血管性痴呆与脑缺血关系密切:缺血半暗带细胞内钙超载、兴奋性氨基酸、自由基及缺血后的基因表达、细胞凋亡、迟发性神经元坏死等。

(二)遗传机制

伴皮质下梗死和白质脑病的常染色体显性遗传性脑动脉病缺陷基因Notch3基因定位于19q12。apoE基因多态性与血管性痴呆关系密切。apoEε4等位基因增加了血管性痴呆的患病危险。

五、病理

血管性痴呆主要病理改变为脑微血管病变,包括脑卒中后严重的筛状变及白质病变。主要累及皮质、海马、丘脑、下丘脑、纹状体、脑白质等,导致纹状体-苍白球-丘脑-皮质通路破坏。

六、临床表现

临床表现与卒中发生的部位、大小及次数有关。

(一)认知功能损害

突然起病,病情呈阶梯性进展。早期表现为斑片状认知功能损害,最后出现全面性认知功能障碍。病变部位不同,引起的认知功能障碍领域不同,可表现为皮质、皮质下或两者兼而有之,或仅表现为某一重要部位的功能缺失。左侧大脑半球(优势半球)病变可能出现失语、失用、失读、失写及失算等症状;右侧大脑半球皮质病变可能有视空间障碍。皮质下神经核团及其传导束病变可能出现强哭强笑等症。有时还可出现幻觉、自言自语、木僵、缄默、淡漠等精神行为学异常。通常首先累及言语回忆和与视空间技能损害有关的执行功能,记忆障碍较轻。因此,血管性痴呆筛查量表不应以记忆障碍作为筛查和评估的主要标准,应改为存在两种以上认知领域损害,可以包括或不包括记忆损害。

(二)精神行为学异常

病程不同阶段出现精神行为学异常,如表情呆滞、强哭、强笑、抑郁、焦虑、情绪不稳和人格改变等。典型的抑郁发作更为常见。

(三)局灶性神经功能缺损症状和体征

多数患者有卒中史或短暂脑缺血发作史,有局灶性神经功能缺损的症状、体征及相应的神经影像学异常。优势半球病变可出现失语、失用、失读、失算等症;大脑右半球皮质病变可出现视空间技能障碍;皮质下神经核团及传导束病变可出现运动、感觉及锥体外系症状,也可出现强哭、强笑等假性球麻痹症状。影像学检查可见多发腔隙性软化灶或大面积脑软化灶,可伴有脑萎缩、脑室扩大及白质脱髓鞘改变。

(四)辅助检查

血液流变学异常、颅内多普勒超声检查可见颅内外动脉狭窄或闭塞。事件相关电位(P300)可辅助判断某些器质性或功能性认知功能障碍。脑电图可见脑血栓形成区域局限性异常。头颅CT或MRI可见新旧不等的脑室旁、半卵圆中心、底节区低密度病灶并存的特点。

七、临床类型

(一)多发梗死性痴呆

多发梗死性痴呆为最常见的类型,常有一次或多次卒中史,病变可累及皮质、皮质下白质及基底节区。当梗死脑组织容量累积达 80～150 mL 时即可出现痴呆。常有高血压、动脉硬化和反复发作的卒中史。典型病程为突然发作、阶梯式进展和波动性认知功能障碍。每次发作遗留不同程度的认知功能损害和精神行为学异常,最终发展为全面性认知功能减退。临床上主要表现为局灶性神经功能缺损症状和体征(如偏瘫、失语、偏盲、假性球麻痹)和突发的认知功能损害。神经影像学可见脑内多发低密度影和脑萎缩。

(二)大面积脑梗死性痴呆

大面积脑梗死性痴呆为单次脑动脉主干闭塞引起的痴呆。大面积脑梗死患者常死于急性期，少数存活者遗留不同程度的认知功能障碍。

(三)关键部位梗死性痴呆

关键部位梗死性痴呆是指与脑高级皮质功能相关的特殊部位梗死所致的痴呆，包括皮质（海马与角回）或皮质下（丘脑、尾状核、壳核及苍白球）。

(四)皮质下血管性痴呆

皮质下血管性痴呆包括多发腔隙性梗死性痴呆、腔隙状态、Binswanger病、伴皮质下梗死和白质脑病的常染色体显性遗传性脑动脉病、脑淀粉样血管病导致的痴呆，与小血管病变有关。主要表现为皮质下痴呆综合征，即执行功能障碍为主，记忆损害较轻，早期出现精神行为学异常。

(五)分水岭区梗死性痴呆或低灌注性痴呆

分水岭区梗死性痴呆或低灌注性痴呆急性脑血流动力学改变（如心搏骤停、脱水、低血压）后分水岭梗死所致痴呆。

(六)出血性痴呆

出血性痴呆指脑出血及慢性硬膜下血肿造成的痴呆。蛛网膜下腔出血及正常颅压脑积水导致的痴呆是否包括在内尚有争议。

(七)其他病因引起的痴呆

其他病因引起的痴呆包括原因不明和罕见的脑血管病引起的痴呆，如烟雾病和先天性血管异常等合并的痴呆。

八、诊断标准

美国国立神经系统疾病与卒中研究所和瑞士国际神经科学研究协会（National Institute of Neurological Disorders and Stroke and the Association International epour la Researcheetl Enseigmenten Neurosciences，NINDS-AIREN）诊断标准如下。

(一)临床很可能(probable)血管性痴呆

(1)痴呆符合美国《精神障碍诊断与统计手册》第4版（diagnostic and staristical manual of disorders，fourth edition，DSM-Ⅳ）-R诊断标准：临床主要表现为认知功能明显下降，尤其是自身前后对比。神经心理学检查证实有两个以上认知领域的功能障碍（如记忆、定向、注意、计算、言语、视空间技能及执行功能），其严重程度已干扰日常生活，并经神经心理学测验证实。同时排除意识障碍、神经症、严重失语及脑变性疾病（额颞叶痴呆、路易体痴呆及帕金森痴呆等）或全身性疾病所引起的痴呆。

(2)脑血管疾病的诊断：符合1995年全国第四届脑血管病专题会议制定的相关标准。临床表现有脑血管疾病引起的局灶性神经功能缺损症状和体征，如偏瘫、中枢性面舌瘫、感觉障碍、偏盲及言语障碍等，符合头颅CT或MRI上相应病灶，可有或无卒中史。Hachinski缺血评分≥7分。影像学检查（头颅CT或MRI）有相应的脑血管病证据，如多发脑梗死、多个腔隙性脑梗死、大血管梗死、重要部位单个梗死（如丘脑、基底前脑）或广泛的脑室周围白质病变。

(3)痴呆与脑血管疾病密切相关：卒中前无认知功能障碍。痴呆发生在脑卒中后的3个月内，并持续3个月以上。或认知功能障碍突然加重、波动或呈阶梯样逐渐进展。支持血管性痴呆诊断:早期认知功能损害不均匀(斑块状分布);人格相对完整;病程波动,多次脑卒中史;可呈现步态障碍、假性球麻痹等体征;存在脑血管病的危险因素;Hachinski 缺血量表≥7 分。

(二)可能为(possible)血管性痴呆

(1)符合痴呆诊断。

(2)有脑血管病和局灶性神经系统体征。

(3)痴呆和脑血管病可能有关,但在时间或影像学方面证据不足。

(三)确诊血管性痴呆

(1)临床诊断为很可能或可能的血管性痴呆。

(2)尸检或活检证实不含超过年龄相关的神经元纤维缠结(NFTS)和老年斑(SP)数及其他变性疾病组织学特征。

当血管性痴呆合并其他原因所致的痴呆时,建议用并列诊断,而不用"混合性痴呆"的诊断。

九、鉴别诊断

(一)阿尔茨海默病

阿尔茨海默病患者的认知功能障碍以记忆障碍为主,呈进行性下降。血管性痴呆患者早期表现为斑片状认知功能损害,主要表现为执行功能受损。病程呈波动性进展或阶梯样加重。脑血管病史、神经影像学改变及 Hachinski 缺血量表有助于鉴别血管性痴呆与阿尔茨海默病。评分≥7 分者为血管性痴呆;5～6分者为混合性痴呆;≤4 分者为阿尔茨海默病。

(二)谵妄

谵妄是以意识障碍为特征的急性脑功能障碍综合征。除意识障碍外,还有丰富的视幻觉及听幻觉,症状在短时间(数小时或数天)内出现,并且 1 天中有波动趋势(表 2-6)。

表 2-6 谵妄与痴呆的鉴别诊断

症状	谵妄	痴呆
发病形式	急	不恒定
进展情况	快	缓慢
自诉能力减退	不经常	经常
注意力	佳	差
定向力	完全丧失	选择性失定向
记忆力	完全性记忆障碍	远期比近期好
语言	持续而不连贯	单调或失语
睡眠障碍	有	不定

(三)正常颅压性脑积水

当血管性痴呆患者出现脑萎缩或脑室扩大时,需要与本病鉴别。后者主要表现为进行性认知功能损害、共济失调步态和尿失禁三大主征。隐匿起病,无明确的脑卒中史,影像学无脑梗死的证据。

(四)某些精神症状

卒中累及额颞叶可能出现某些精神症状,如淡漠、欣快、易激惹,甚至出现幻觉。优势半球顶叶损害可出现 Gerstmann 综合征(失写、失算、左右分辨障碍及手指失认)及体象障碍等,容易误诊为痴呆。但上述症状与脑血管病同时发生,随病情加重而加重,随病情好转而好转,甚至消失。症状单一,持续时间短暂,不能认为是痴呆。

(五)去皮质状态

去皮质状态多由于严重或多次卒中所致双侧大脑半球广泛的损害。患者无思维能力,但保留脑干的生理功能,视、听反射正常。肢体可出现无意识动作。可以进食,但不能理解语言,不能执行简单的命令。而痴呆患者能听懂别人的叙述,执行简单的命令,保留一定的劳动与生活能力。

(六)各型失语

患者不能言语或者不能理解他人的言语,但患者一般能有条不紊地处理自己的日常生活和工作。行为合理,情绪正常。也可以借助某种表情或动作与他人进行简单的信息交流。痴呆患者早期一般无明显言语障碍。有自发言语,也能听懂别人的语言。

(七)麻痹性痴呆

麻痹性痴呆属于三期脑实质性梅毒。主要表现为进行性认知功能损害,常合并有某些神经系统体征如瞳孔异常、腱反射减低及共济失调步态等,有特异性血清学及脑脊液免疫学阳性结果。

(八)皮质-纹状体-脊髓变性

皮质-纹状体-脊髓变性通常表现为迅速进展的痴呆,伴小脑性共济失调、肌阵挛。

十、血管性痴呆与血管性认知功能障碍

血管性痴呆传统的诊断标准要求患者有记忆力下降和其他认知领域功能损害,其严重程度达到痴呆标准,该诊断标准具有明显的局限性。首先,血管性痴呆诊断标准是建立在阿尔茨海默病的概念上,但记忆障碍并非是血管性痴呆的典型症状。其次,血管性痴呆的诊断需要认知功能损害程度达到痴呆诊断标准,客观上阻止了识别早期血管性痴呆患者,使其失去有效治疗和防止认知功能损害持续进展的最佳时机。为此,一些学者建议用血管性认知功能障碍(vascular cognitive impairment,VCI)取代血管性痴呆。

血管性认知功能障碍是指由脑血管病引起或与脑血管病及其危险因素密切相关的各种程度的认知功能损害,包括非痴呆血管性认知功能障碍、血管性痴呆和伴有血管因素的阿尔茨海默病即混合性痴呆。血管性认知功能障碍比血管性痴呆所包括的范围更为广泛,包括血管因素引起的所有认知功能障碍。血管危险因素或脑卒中史是诊断血管性认知功能障碍所必需,局灶性神经功能缺损体征,突发性、阶梯样进展的病程特点不是血管性认知功能障碍诊断所必需。Hachinski 缺血量表对血管性认知功能障碍诊断非常有用。血管性认知功能障碍概念的提出为血管病所致认知功能损害的早期预防和干预提供了理论依据。

十一、混合性痴呆

混合性痴呆是指既具有阿尔茨海默病典型的临床表现,同时又具备血管性危险因素的痴呆患者。脑血管性损害和原发退行性改变同时存在。至少 1/3 的阿尔茨海默病患者存在血管性损害,而 1/3 的血管性痴呆患者存在阿尔茨海默病样病理学改变。阿尔茨海默病患者的血管性损害促进临床症状的发展,存在 1 次或 2 次腔隙性卒中时,表现出临床症状的风险增加 20 倍。最

常见的混合性痴呆类型是具有典型阿尔茨海默病临床特征的患者在卒中后症状突然恶化。这种混合性痴呆类型称为"卒中前痴呆"。另一个常见的现象是有"单纯性"阿尔茨海默病症状的痴呆患者存在血管损害，这种"无症状"血管损害只有在神经影像学检查或组织活检时才能发现。目前很可能低估了在临床诊断为阿尔茨海默病的患者中血管损害对痴呆的促成作用。高龄个体中，单纯性阿尔茨海默病并不能在所有患者中出现临床痴呆症状。腔隙性卒中促成了许多阿尔茨海默病患者痴呆的临床表现。血管损害很可能在晚发性阿尔茨海默病患者中起非常重要的作用。为了描述痴呆的不同类型，Kalaria 和 Ballard 提出了一种连续统一体，其中一端是单纯性阿尔茨海默病，另一端是单纯性血管性痴呆，在两者之间出现了不同的组合。单纯性血管性痴呆和单纯性阿尔茨海默的诊断通常采用各自的标准（NINDS-AIREN 和 NINCDS-ADRDA），而阿尔茨海默病伴 CVD 或混合性痴呆的诊断则有困难。通过询问照料者以确定先前是否存在 MCI 症状有助于识别卒中导致症状加重的早期阿尔茨海默病患者。在某些患者中，缺血评分也可能提供倾向于血管性病因的证据。

十二、治疗

血管性痴呆的治疗分为预防性治疗和对症治疗。预防性治疗着眼于血管性危险因素的控制，即卒中的一级和二级预防。对症治疗即三级预防，主要包括痴呆的治疗。

（一）一级预防

一级预防主要是控制血管性痴呆危险因素如高血压病、糖尿病、脂代谢紊乱、肥胖、高盐高脂饮食、高凝状态、脑卒中复发、心脏病、吸烟、睡眠呼吸暂停综合征及高同型半胱氨酸血症等。积极治疗卒中急性期的心律失常、充血性心力衰竭、癫痫及肺部感染有助于血管性痴呆预防。颅内外血管狭窄者进行介入治疗、球囊扩张术、颈动脉支架成形术改善脑血供。有高血压病、脑动脉硬化及卒中史者，定期进行认知功能测查。一旦发现认知功能减退，应积极给予治疗。重点预防卒中复发。低灌注引起者应增加脑灌注，禁用降压治疗。

（二）二级预防

二级预防主要是指脑血管病的处理，包括脑卒中急性期与康复期治疗及脑卒中复发的防治。积极改善脑循环、脑细胞供氧，预防新血栓与再梗死等。脑卒中急性期积极治疗脑卒中，防治各种并发症，改善脑功能，避免缺血脑细胞受到进一步损害。

（三）支持治疗

维持良好的心肺功能，保持水、电解质和酸碱平衡；警惕心律失常、心肌梗死和心力衰竭的发生；保证营养摄入，必要时可采取鼻饲或静脉营养。

（四）血压的管理

合理缓慢降压对防治脑卒中极为重要。卒中急性期除非血压过高，一般不主张降压治疗，以免血压过低导致脑灌注锐减而使梗死加重。治疗收缩型高血压［收缩压高于 21.3 kPa（160 mmHg），舒张压低于12.7 kPa（95 mmHg）］比收缩-舒张型高血压［收缩压高于 21.3 kPa（160 mmHg），舒张压高于 12.7 kPa（95 mmHg）］更为重要。可口服卡托普利，或静脉注射拉贝洛尔；对血压降低后血容量不足者可给予多巴胺等升压药物。

（五）溶栓及抗凝药物的使用

溶栓及抗凝药物的使用早期识别急性脑血管病，防止缺血半暗区进一步扩大并促使其恢复；预防脑卒中复发；消除或控制卒中后痴呆的危险因素；积极治疗并发症均可预防血管性痴呆的发生与发展。

（六）高压氧治疗

高压氧可增加血氧含量、提高血氧分压、加大血氧弥散距离、改善脑组织病变部位血液供应，保护缺血半影区，促进神经组织的恢复与再生，减轻缺血再灌流脑损伤，减少自由基损伤，以改善血管性痴呆患者的认知功能及精神行为学异常。

（七）三级预防

三级预防主要指对认知功能障碍的处理。主要包括胆碱酯酶抑制药、神经营养和神经保护药、N-甲基-D-天冬氨酸（N-methyl-D-aspartate，NMDA）受体拮抗剂、抗氧化药、改善微循环药、益智药、激素替代治疗和抗生素治疗等。目前，血管性痴呆的治疗分为作用于胆碱能及非胆碱能系统两大类。

1.作用于胆碱能的药物

胆碱酯酶抑制剂，如乙酰胆碱酯酶抑制剂（acetylcholinesterase inhibitor，AchEI）已开始用于轻中度血管性痴呆治疗。代表药物有盐酸多奈哌齐、重酒石酸卡巴拉汀和加兰他敏等。

（1）多奈哌齐（donepezil，安理申）：每天 5～10 mg 口服能改善轻中度血管性痴呆和混合性痴呆患者的认知功能。不良反应有恶心、呕吐、腹泻、疲劳和肌肉痉挛；但在继续治疗中会消失。无肝毒性。

（2）重酒石酸卡巴拉汀（rivastigmine，艾斯能）：为丁酰胆碱酯酶和乙酰胆碱酯酶双重抑制剂。口服吸收好，易通过血-脑屏障，对中枢神经系统的胆碱酯酶具有高度选择性，改善皮质下血管性痴呆患者的注意力、执行功能、日常生活能力和精神行为学异常。

（3）加兰他敏（galantamine）：具有抑制胆碱酯酶和调节烟碱型胆碱受体（nAChR）而增加胆碱能神经传导的双重调节作用。能明显改善血管性痴呆及轻中度阿尔茨海默病伴 CVD 患者的认知功能、整体功能、日常生活活动能力和精神行为学异常。

（4）石杉碱甲（huperzia A）是我国科技人员从植物药千层塔中分离得到的一种选择性、可逆性 AChEI，可选择性降解中枢神经系统的乙酰胆碱，增加神经细胞突触间隙乙酰胆碱浓度，适用于轻中度血管性痴呆患者。

2.非胆碱能药物

（1）脑代谢活化剂：代表药物有吡拉西坦（脑复康）、奥拉西坦、胞二磷胆碱、氢麦角碱、都可喜、脑活素、双氢麦角碱等。吡拉西坦诱导钙内流，改善再记忆过程，还可提高脑葡萄糖利用率和能量储备，促进磷脂吸收及 RNA 与蛋白质合成，具有激活、保护和修复神经细胞的作用。都可喜为阿米三嗪和萝巴辛的复方制剂，可加强肺泡气体交换，增加动脉血氧分压和血氧饱和度，有抗缺氧及改善脑代谢和微循环的作用，尚可通过其本身的神经递质作用促进脑组织新陈代谢。双氢麦角碱能改善脑循环，促进脑代谢，直接作用于中枢神经系统多巴胺和 5-羟色胺受体，有增强突触前神经末梢释放递质与刺激突触后受体的作用；改善神经传递功能；抑制 ATP 酶、腺苷酸环化酶的活性，减少 ATP 分解，从而改善细胞能量平衡，使神经元电活动增加。甲氯芬酯（氯酯醒）可抑制体内某些氧化酶，促进神经元氧化还原作用，增加葡萄糖的利用，兴奋中枢神经系统，改善学习和记忆。另外，胞二磷胆碱、脑活素、细胞色素 C、ATP、辅酶 A 等亦可增强脑代谢。

（2）脑循环促进剂：减少脑血管阻力，增加脑血流量或改善血液黏滞度，提高氧利用度，但不影响正常血压。常用的有麦角衍生物，代表药物双氢麦角碱和尼麦角林，能阻断 α 受体，扩张脑血管，改善脑细胞代谢。

（3）脑血管扩张药：代表药物钙通道阻滞剂尼莫地平，属于二氢吡啶类钙通道阻滞剂，作用于 L 型钙通道，具有良好的扩张血管平滑肌的作用，增加容量依赖性脑血流量，减轻缺血半暗带钙超载。每天口服 90 mg，连续 12 周，可改善卒中后皮质下血管性痴呆的认知功能障碍。对小血管病特别有效，对皮质下血管性痴呆有一定益处。

（4）自由基清除剂：如维生素 E、维生素 C 及银杏叶制剂。早期给予银杏叶制剂可以改善脑血液循环、清除自由基，保护脑细胞，起到改善痴呆症状及延缓痴呆进展的作用。

（5）丙戊茶碱（propentofylline）：抑制神经元腺苷重摄取、CAMP 分解酶，还可通过抑制过度活跃的小胶质细胞和降低氧自由基水平而具有神经保护作用，能改善血管性痴呆患者的认知功能和整体功能。

（6）N-甲基-D-天冬氢酸（NMDA）受体阻断剂：代表药物有美金刚，被认为是治疗血管性痴呆最有前途的神经保护剂，能与 AChEI 联合应用。

（7）精神行为学异常的治疗：抗精神障碍药物用量应较成年人低。抑郁状态宜采用毒性较小的药物，如选择性 5-羟色胺再摄取抑制剂和 NE 再摄取抑制剂。还可配合应用情绪稳定剂如丙戊酸钠等。

（肖　楠）

第三章

呼吸科常见病的诊治

第一节　流行性感冒

一、概述

流行性感冒(简称流感)是由流行性感冒病毒引起的急性呼吸道传染病,是人类面临的主要公共健康问题之一。1918 年 20 世纪第一次流感世界大流行死亡人数达 2 000 万,比第一次世界大战死亡人数还多,以后陆续在 1957 年(H_2N_2)、1968 年(H_1N_1)、1977 年(H_1N_1)均有大流行。而近年来禽流感病毒 H_5N_1 连续在亚洲多个国家造成人类感染,形成了对公共卫生的严重威胁,同时也一再提醒人们,一次新的流感大流行随时可能发生。

二、病原学与致病性

流感病毒呈多形性,其中球形直径为 80～120 nm,有囊膜。流感病毒属正黏病毒科,流感病毒属,基因组为分节段、单股、负链 RNA。根据病毒颗粒核蛋白(NP)和基质蛋白(M_1)抗原及其基因特性的不同,流感病毒分为甲、乙、丙 3 型。

甲型流感病毒基因组由 8 个节段的单链 RNA 组成,负责编码病毒所有结构蛋白和非结构蛋白。甲型流感病毒囊膜上有 3 种突起:H、N 和 M_2 蛋白,血凝素(H)和神经氨酸酶(N)为 2 种穿膜糖蛋白,它们突出于脂质包膜表面,分别与病毒吸附于敏感细胞和从受染细胞释放有关。第 3 种穿膜蛋白是 M_2 蛋白,这是一种离子通道蛋白,为病毒进入细胞后脱衣壳所必需。根据其表面 H 和 N 抗原的不同,甲型流感病毒又分成许多亚型。甲型流感病毒的血凝素共有 16 个亚型($H_{1\sim16}$)。神经氨酸酶则有 9 个亚型($N_{1\sim9}$)。所有 16 个亚型的血凝素和 9 个亚型的神经氨酸酶都在禽类中检测出,但只有 H_1、H_2、H_3、H_5、H_7、H_9、N_1、N_2、N_3、N_7,可能还有 N_8 亚型引起人类流感流行。

流感病毒表面抗原特别是 H 抗原具有高度易变性,以此逃脱机体免疫系统对它的记忆、识别和清除。流感病毒抗原性变异形式有两种:抗原性飘移和抗原性转变。抗原性飘移主要是由于编码 H 或 N 蛋白基因点突变导致 H 或 N 蛋白分子上抗原位点氨基酸的替换,并由于人群选择压力使得小变异逐步积累。抗原性转变只发生于甲型流感病毒,当 2 种不同的甲型流感病毒同时感染同一宿主细胞时,其基因组的各节段可能会重新分配或组合,导致新的血凝素和/或神经氨酸酶的出现,或者是 H、N 之间新的组合,从而产生一种新的甲型流感的亚型。

流感病毒在进入宿主细胞之后,其血凝素蛋白需先经宿主细胞的蛋白酶消化,成为 2 个由二硫键相连的多肽,这一过程病毒的致病性密切相关。在人类呼吸道和禽类胃肠道中有一种胰酶样的蛋白酶能够酶切流感病毒的血凝素,因此流感病毒往往引起人类呼吸道感染和禽类胃肠道感染。宿主细胞表面对病毒血凝素的受体在人和禽类之间是不同的,因此通常多数禽流感病毒不感染人类,但是已经有越来越多的证据表明,某些禽流感病毒可越过种属界限而感染人类。当两种分别来源于人和禽的流感同时感染同一例患者时,或另一种可能的中间宿主猪(因为猪对禽流感和人流感都敏感,而且与禽类和人都可能有密切接触),2 种病毒就有可能在复制自身的过程中发生基因成分的交换,产生新的"杂交"病毒。由于人类对其缺乏免疫力,因此患者往往病情严重,死亡率极高。

三、流行病学

流感传染源主要为流感患者和隐性感染者。人禽流感主要是患禽流感或携带禽流感病毒的鸡、鸭、鹅等家禽及其排泄物,特别是鸡传播。流感病毒主要是通过空气飞沫和直接接触传播。人禽流感是否还可通过消化道或伤口传播,至今尚缺乏证据。人对流感病毒普遍易感,新生儿对流感及其病毒的敏感性与成年人相同。青少年发病率高,儿童病情较重。流感流行具有一定的季节性。我国北方常发生于冬季,而南方多发生在冬夏两季,然而流感大流行可发生在任何季节。

根据发生特点不同流感发生可分为散发、暴发、流行和大流行。散发一般在非流行期间,病例在人群中呈散在零星分布,各病例在发病时间及地点上没有明显的联系。暴发是指一个集体或小地区在相当短时间内突然发生很多流感病例。流行是指在较大地区内流感发病率明显超出当地同期发病率水平,流感流行时发病率一般为 5%~20%。大流行的发生是由于新亚型毒株出现,由于人群普遍地缺乏免疫力,疾病传播迅速,流行范围超出国界和洲界,发病率可超过 50%。世界性流感大流行间隔 10 年左右,常有 2~3 个波,通常第一波持续时间短,发病率高,第二波持续时间长,发病率低,有时还有第三波,第一波主要发生在城市和交通便利的地方,第二波主要发生在农村及交通闭塞地区。

四、临床表现

流感的潜伏期一般为 1~3 天。起病多急骤,症状变化较多,主要以全身中毒症状为主,呼吸道症状轻微或不明显。季节性流感多发于青少年,临床表现和轻重程度差异颇大,病死率通常不高,一般恢复快,不留后遗症,死者多为年迈体衰、年幼体弱或合并有慢性疾病的患者。在亚洲国家发生的人感染 H_5N_1 禽流感病毒有别于常见的季节性流感。感染后的临床症状往往比较严重,死亡率高达 50%,并且常常累及多种器官。流感根据临床表现可分为单纯型、肺炎型、中毒型、胃肠型。

(一)单纯型

最为常见,先有畏寒或寒战,发热,继之全身不适,腰背发酸、四肢疼痛,头昏、头痛。大部分患者有轻重不同的打喷嚏、鼻塞、流涕、咽痛、干咳或伴有少量黏液痰,有时有胸骨后烧灼感或紧压感或疼痛。发热可高达 39~40 ℃,一般持续 2~3 天渐降。部分患者可出现食欲缺乏、恶心、便秘等消化道症状。年老体弱的患者,症状消失后体力恢复慢,常感软弱无力、多汗,咳嗽可持续1～2周或更长。体格检查:患者可呈重病容,衰弱无力,面部潮红,皮肤上偶有类似麻疹、猩红热、荨麻疹样皮疹,软腭上有时有点状红斑,鼻咽部充血水肿。本型中较轻者病情似一般感冒,全身和呼吸道症状均不显著,病程仅 1～2 天,单从临床表现难以确诊。

(二)肺炎型

本型常发生在 2 岁以下的小儿,或原有慢性基础疾病,如二尖瓣狭窄、肺源性心脏病、免疫力低下及孕妇、年老体弱者。其特点是在发病后 24 小时内可出现高热、烦躁、呼吸困难、咳血痰和明显发绀。全肺可有呼吸音减低、湿啰音或哮鸣音,但无肺实变体征。胸部 X 线可见双肺广泛小结节性浸润,近肺门较多,肺周围较少。上述症状可进行性加重,抗生素无效。病程 1 周至2 月余,大部分患者可逐渐恢复,也可因呼吸循环衰竭在 5～10 天内死亡。

(三)中毒型

较少见。肺部体征不明显,具有全身血管系统和神经系统损害,有时可有脑炎或脑膜炎表现。临床表现为高热不退,神志昏迷,成人常有谵妄,儿童可发生抽搐。少数患者由于血管神经系统紊乱或肾上腺出血,导致血压下降或休克。

(四)胃肠型

主要表现为恶心、呕吐和严重腹泻,病程 2～3 天,恢复迅速。

五、诊断

流感的诊断主要依据流行病学资料,并结合典型临床表现确定,但在流行初期,散发或轻型的病例诊断比较困难,确诊往往需要实验室检查。流感常用辅助检查。

(一)一般辅助检查

1.外周血常规

白细胞总数不高或偏低,淋巴细胞相对增加,重症患者多有白细胞总数及淋巴细胞下降。

2.胸部影像学检查

单纯型患者胸部 X 线检查可正常,但重症尤其肺炎型患者胸部 X 线检查可显示单侧或双侧肺炎,少数可伴有胸腔积液等。

(二)流感病毒病原学检测及分型

流感病毒病原学检测及分型对确诊流感及与其他疾病如严重急性呼吸综合征(SARS)等鉴别十分重要,常用病毒学检测方法主要有以下几种。

1.病毒培养分离

病毒培养分离是诊断流感最常用和最可靠的方法之一。目前分离流感病毒主要应用马达犬肾细胞(Madin-Darby canine kidney,MDCK)为宿主系统。培养过程中观察细胞病变效应,并可应用血清学实验来进行鉴定和分型。传统的培养方法对于流感病毒的检测因需要时间较长(一般需要 4～5 天),不利于早期诊断和治疗。近年来新出现了一种快速流感病毒实验室培养技术——离心培养技术(shell vial culure,SVC),在流感病毒的快速培养分离上发挥了很大作用。离心培养法是在标本接种后进行长时间的低速离心,使标本中含病毒的颗粒在外力作用下被挤压吸附于培养细胞上,从而大大缩短了培养时间。

2.血清学诊断

血清学诊断主要是检测患者血清中的抗体水平,即用已知的流感病毒抗原来检测血清中的抗体,此法简便易行、结果可信。血清标本应包括急性期和恢复期双份血清。急性期血样应在发病后 7 天内采集,恢复期血样应在发病后 2~4 周采集。双份血清进行抗体测定,恢复期抗体滴度较急性期有 4 倍或以上升高,有助于确诊和回顾性诊断,单份血清一般不能用作诊断。

3.病毒抗原检测

对于病毒抗原的检测的方法主要有两类:直接荧光抗体检测(direct fluorescent antibody test,DFA)和快速酶(光)免法。DFA 用抗流感病毒的单克隆抗体直接检测临床标本中的病毒抗原,应用亚型特异性的单抗能够快速和直接地检测标本中的病毒抗原,并且可以进一步进行病毒的分型,不仅可用于诊断,还可以用于流行病学的调查。目前快速酶免、光免法主要有:Directigen FluA、Directigen Flu A plus B、Binax Now Flu A and B、Biostar FLU OIA、Quidel Quick vue 和 Zstat Flu test 等。值得注意的是,上述几种检测方法对于乙型流感病毒的检测效果不如甲型。

4.病毒核酸检测

以聚合酶链反应(polymerase chainreaction,PCR)技术为基础发展出了各种各样的病毒核酸检测方法,在流感病毒鉴定和分型方面发挥着越来越大的作用,不仅可以快速诊断流感,并且可以根据所分离病毒核酸序列的不同对病毒进行准确分型。常用的方法有核酸杂交、逆转录-聚合酶链反应、多重逆转录-聚合酶链反应、酶联免疫 PCR、实时定量 PCR、依赖性核酸序列扩增、荧光 PCR 等方法。

以上述各种检测方法为基础,很多生物制品公司开发出多种试剂盒供临床快速检测应用。近年来,应用基因芯片对流感病毒进行检测和分型是研究的一大热点,基因芯片灵敏度极高,并且可以同时检测多种病毒,尤其适用于流感多亚型、易变异的特点。目前多种基因芯片技术已应用到流感病毒的检测和分型中。

六、鉴别诊断

主要与除流感病毒的多种病毒、细菌等病原体引起的流感样疾病(influenza like illness,ILI)相鉴别。确诊需依据实验室检查,如病原体分离、血清学检查和核酸检测。

(1)普通感冒:可由多种呼吸道病毒感染引起。除注意收集流行病学资料以外,通常流感全身症状比普通感冒重,而普通感冒呼吸道局部症状更突出。

(2)严重急性呼吸综合征(SARS):由 SARS 冠状病毒引起的一种具有明显传染性,可累及多个脏器、系统的特殊肺炎,临床上以发热、乏力、头痛、肌肉关节疼痛等全身症状和干咳、胸闷、呼吸困难等呼吸道症状为主要表现。临床表现类似肺炎型流感。根据流行病学史,临床症状和体征,一般实验室检查,胸部 X 线影像学变化,配合 SARS 病原学检测阳性,排除其他疾病,可作出 SARS 的诊断。

(3)肺炎支原体感染:发热、头痛、肌肉疼痛等全身症状较流感轻,呛咳症状较明显,或伴少量黏痰。胸部 X 线检查可见两肺纹理增深,并发肺炎时可见肺部斑片状阴影等间质肺炎表现。痰及咽拭子标本分离肺炎支原体可确诊。血清学检查对诊断有一定帮助,核酸探针或 PCR 有助于早期快速诊断。

(4)衣原体感染:发热、头痛、肌肉疼痛等全身症状较流感轻,可引起鼻旁窦炎、咽喉炎、中耳炎、气管-支气管炎和肺炎。实验室检查可帮助鉴别诊断,包括病原体分离、血清学检查和 PCR 检测。

（5）嗜肺军团菌感染：夏秋季发病较多，并常与空调系统及水源污染有关。起病较急，畏寒、发热、头痛等，全身症状较明显，呼吸道症状表现为咳嗽、黏痰、痰血、胸闷、气促，少数可发展为ARDS；呼吸道以外的症状也常见，如腹泻、精神症状及心功能和肾功能障碍，胸部X线检查示炎症浸润影。呼吸道分泌物、痰、血培养阳性可确定诊断，但检出率低。对呼吸道分泌物用直接荧光抗体法（DFA）检测抗原或用PCR检查核酸，对早期诊断有帮助。血清、尿间接免疫荧光抗体测定，也具诊断意义。

七、治疗

隔离患者，流行期间对公共场所加强通风和空气消毒，避免传染他人。

合理应用对症治疗药物，可对症应用解热药、缓解鼻黏膜充血药物、止咳祛痰药物等。

尽早应用抗流感病毒药物治疗：抗流感病毒药物治疗只有早期（起病1～2天内）使用，才能取得最佳疗效。抗流感病毒化学治疗药物现有离子通道M_2阻滞剂（表3-1）和神经氨酸酶抑制剂两类，前者包括金刚烷胺和金刚乙胺；后者包括奥司他韦和扎那米韦。

表3-1 金刚烷胺和金刚乙胺用法和剂量

药名	年龄（岁）			
	1～9	10～12	13～16	≥65
金刚烷胺	5 mg/(kg·d)（最高150 mg/d）分2次	100 mg 每天2次	100 mg 每天2次	≤100 mg/d
金刚乙胺	不推荐使用	不推荐使用	100 mg 每天2次	100 mg 或 200 mg/d

（一）离子通道 M_2 阻滞剂

金刚烷胺和金刚乙胺。对甲型流感病毒有活性，抑制其在细胞内的复制。在发病24～48小时内使用，可减轻发热和全身症状，减少病毒排出，防止病毒扩散。金刚烷胺在肌酐清除率≤50 mL/min时酌情减少用量，并密切观察其不良反应，必要时停药。血透对金刚烷胺清除的影响不大。肌酐清除率<10 mL/min时金刚乙胺应减为100 mg/d；对老年和肾功能减退患者应监测不良反应。不良反应主要有中枢神经系统有神经质、焦虑、注意力不集中和轻微头痛等，其发生率金刚烷胺高于金刚乙胺；胃肠道反应主要表现为恶心和呕吐。这些不良反应一般较轻，停药后大多可迅速消失。

（二）神经氨酸酶抑制剂

神经氨酸酶抑制剂对甲、乙两型流感病毒都是有效的，目前有2个品种，即奥司他韦和扎那米韦，我国临床目前只有奥司他韦。

（1）用法和剂量：奥司他韦为成人75 mg，每天2次，连服5天，应在症状出现2天内开始用药。儿童用法见表3-2，1岁以内不推荐使用。扎那米韦为6岁以上儿童及成人剂量均为每次吸入10 mg，每天2次，连用5天，应在症状出现2天内开始用药。6岁以下儿童不推荐使用。

表3-2 儿童奥司他韦用量

药名	体重（kg）			
	≤15	16～23	24～40	>40
奥司他韦（mg）	30	45	60	75

（2）不良反应：奥司他韦不良反应少，一般为恶心、呕吐等消化道症状，也有腹痛、头痛、头晕、失眠、咳嗽、乏力等不良反应的报道。扎那米韦吸入后最常见的不良反应有头痛、恶心、咽部不适、眩晕、鼻出血等。个别哮喘和慢性阻塞性肺疾病（COPD）患者使用后可出现支气管痉挛和肺功能恶化。

（3）肾功能不全的患者无须调整扎那米韦的吸入剂量。对肌酐清除率<30 mL/min 的患者，奥司他韦减量至 75 mg，每天 1 次。

需要注意的是因神经氨酸酶抑制剂对甲、乙两型流感病毒均有效且耐药发生率低，不会引起支气管痉挛，而 M_2 阻滞剂都只对甲型流感病毒有效且在美国耐药率较高，因此美国目前推荐使用抗流感病毒药物仅有奥司他韦和扎那米韦，只有有证据表明流行的流感病毒对金刚烷胺或金刚乙胺敏感才用于治疗和预防流感。对于那些非卧床的流感患者，早期吸入扎那米韦或口服奥司他韦能够降低发生下呼吸道并发症的可能性。另外自 2004 年以来，绝大多数 H_5N_1 病毒株对神经氨酸酶抑制剂敏感，而对金刚烷胺类耐药，因此确诊为 H_5N_1 禽流感病毒感染的患者或疑似患者推荐用奥司他韦治疗。

（三）并发症治疗

肺炎型流感常见并且最重要的并发症为细菌的二重感染，尤其是细菌性肺炎。肺炎型流感尤其重症患者往往有严重呼吸窘迫、缺氧，严重者可发生急性呼吸窘迫综合征（ARDS），应给予患者氧疗，必要时行无创或有创机械通气治疗。对于中毒型或胃肠型流感患者，应注意纠正患者水电解质平衡，维持血流动力学稳定。

八、预防

隔离患者，流行期间对公共场所加强通风和空气消毒，切断传染链，终止流感流行。流行期间减少大型集会及集体活动，接触者应戴口罩。

目前接种流感病毒疫苗是当今预防流感疾病发生、流行的最有效手段。当疫苗和流行病毒抗原匹配良好时，流感疫苗在年龄<65 岁的健康人群中可预防 70%～90% 的疾病发生。由于免疫系统对接种疫苗需要 6～8 周才起反应，所以疫苗必须在流感季节到来之前接种，最佳时间为 10 月中旬至 11 月中旬。由于流感病毒抗原性变异较快，所以人类无法获得持久的免疫力，进行流感疫苗接种后人体可产生免疫力，但对新的变异病毒株无保护作用。因此，在每年流感疫苗生产之前，都要根据当时所流行病毒的抗原变化来调整疫苗的组成，以求最大的保护效果。

流感疫苗包括减毒活疫苗和灭活疫苗。至今对于病毒快速有效的减毒方法和准确的减毒标准仍存在许多不确定因素，因此减毒疫苗仍不能广泛应用。现在世界范围内广泛使用的流感病毒疫苗以纯化、多价的灭活疫苗为主。

美国疾病预防控制中心制订的流感疫苗和抗病毒剂使用指南推荐，每年接受一次流感疫苗接种的人员包括学龄儿童；6 个月至 4 岁的儿童；50 岁以上的成年人；6 个月至 18 岁的高危 Reye 综合征（因长期使用阿司匹林治疗）患者；将在流感季节怀孕的妇女；慢性肺炎（包括哮喘）患者；心脏血管（高血压除外）疾病患者，肾、肝、血液或代谢疾病（包括糖尿病）患者；免疫抑制人员；在某些条件下危及呼吸功能人员；居住在养老院的人员和其他慢性疾病患者的护理人员；卫生保健人员；接触年龄<5 岁和年龄>50 岁的健康人员和爱心志愿者（特别是接触小于 6 个月婴儿的人员）；感染流感可引发严重并发症的人员。

流感疫苗接种的不良反应主要为注射部位疼痛，偶见发热和全身不适，大多可自行恢复。

应用抗流感病毒药物。明确或怀疑某部门流感暴发时,对所有非流感者和未进行疫苗接种的医务人员可给予金刚烷胺、金刚乙胺或奥司他韦进行预防性治疗,时间持续 2 周或流感暴发结束后 1 周。

(仝泰瑞)

第二节　支气管扩张

支气管扩张是支气管慢性异常扩张的疾病,直径大于 2 mm 中等大小近端支气管及其周围组织慢性炎症及支气管阻塞,引起支气管组织结构较严重的病理性破坏所致。儿童及青少年多见,常继发于麻疹、百日咳后的支气管炎,迁延不愈的支气管肺炎等。主要症状为慢性咳嗽、咳大量脓痰和/或反复咯血。

一、病因和发病机制

(一)支气管-肺组织感染

婴幼儿时期支气管肺组织感染是支气管扩张最常见的病因。由于婴幼儿支气管较细,且支气管壁发育尚未完善,管壁薄弱,易于阻塞和遭受破坏。反复感染破坏支气管壁各层组织,尤其是肌层组织及弹性组织的破坏,减弱了对管壁的支撑作用。支气管炎使支气管黏膜充血、水肿、分泌物堵塞引流不畅,从而加重感染。左下叶支气管细长且位置低,受心脏影响,感染后引流不畅,故发病率高。左舌叶支气管开口与左下叶背段支气管开口相邻,易被左下叶背段感染累及,因此两叶支气管同时扩张亦常见。

支气管内膜结核引起管腔狭窄、阻塞、引流不畅,导致支气管扩张。肺结核纤维组织增生、牵拉收缩,亦导致支气管变形扩张,因肺结核多发于上叶,引流好,痰量不多或无痰,所以称之为"干性"支气管扩张。其他如吸入腐蚀性气体、支气管曲霉菌感染、胸膜粘连等可损伤或牵拉支气管壁,反复继发感染,引起支气管扩张。

(二)支气管阻塞

肿瘤、支气管异物和感染均引起支气管腔内阻塞,支气管周围肿大淋巴结或肿瘤的外压可致支气管阻塞。支气管阻塞导致肺不张,失去肺泡弹性组织缓冲,胸腔负压直接牵拉支气管壁引起支气管扩张。右肺中叶支气管细长,有三组淋巴结围绕,因非特异性或结核性淋巴结炎而肿大,从而压迫支气管,引起右肺中叶肺不张和反复感染,又称"中叶综合征"。

(三)支气管先天性发育障碍和遗传因素

支气管先天发育障碍,如巨大气管-支气管症,可能是先天性结缔组织异常、管壁薄弱所致的扩张。因软骨发育不全或弹性纤维不足,导致局部管壁薄弱或弹性较差所致支气管扩张,常伴有鼻窦炎及内脏转位(右位心),称为 Kartagener 综合征。与遗传因素有关的肺囊性纤维化,由于支气管黏液腺分泌大量黏稠黏液,分泌物潴留在支气管内引起阻塞、肺不张和反复继发感染,可发生支气管扩张。遗传性 α_1-抗胰蛋白酶缺乏症亦伴有支气管扩张。

(四)全身性疾病

近年来发现类风湿关节炎、Crohn 病、溃疡性结肠炎、系统性红斑狼疮、支气管哮喘和泛细支气管炎等疾病可同时伴有支气管扩张。一些不明原因的支气管扩张,其体液和细胞免疫功能有不同程度的异常,提示支气管扩张可能与机体免疫功能失调有关。

二、病理

发生支气管扩张的主要原因是炎症。支气管壁弹力组织、肌层及软骨均遭到破坏,由纤维组织取代,使管腔逐渐扩张。支气管扩张的形状可为柱状或囊状,亦常混合存在呈囊柱状。典型的病理改变为支气管壁全层均有破坏,黏膜表面常有溃疡及急、慢性炎症,纤毛柱状上皮细胞鳞状化生、萎缩,杯状细胞和黏液腺增生,管腔变形、扭曲、扩张,腔内含有多量分泌物。常伴毛细血管扩张,或支气管动脉和肺动脉的终末支扩张与吻合,进而形成血管瘤,破裂可出现反复大量咯血。支气管扩张发生反复感染,病变范围扩大蔓延,逐渐发展影响肺通气功能及肺弥散功能,导致肺动脉高压,引起肺心病、右心衰竭。

三、临床表现

本病多起病于小儿或青年,呈慢性经过,多数患者在童年期有麻疹、百日咳或支气管肺炎迁延不愈的病史。早期常无症状,随病情发展可出现典型临床症状。

(一)症状

(1)慢性咳嗽、大量脓痰:与体位改变有关,每天痰量可达100～400 mL,支气管扩张分泌物积潴,体位变动时分泌物刺激支气管黏膜,引起咳嗽和排痰。痰液静置后分三层:上层为泡沫,中层为黏液或脓性黏液,底层为坏死组织沉淀物。合并厌氧菌混合感染时,则痰有臭味,常见病原体为铜绿假单胞菌、金黄色葡萄球菌、流感嗜血杆菌、肺炎链球菌和卡他莫拉菌。

(2)反复咯血:50%～70%的患者有不同程度的咯血史,从痰中带血至大量咯血,咯血量与病情严重程度、病变范围不一定成比例。部分患者以反复咯血为唯一症状,平时无咳嗽、咳脓痰等症状,称为干性支气管扩张,病变多位于引流良好的上叶支气管。

(3)反复肺部感染:特点为同一肺段反复发生肺炎并迁延不愈,此由于扩张的支气管清除分泌物的功能丧失,引流差,易于反复发生感染。

(4)慢性感染中毒症状:反复感染可引起发热、乏力、头痛、食欲减退等,病程较长者可有消瘦、贫血,儿童可影响生长发育。

(二)体征

早期或干性支气管扩张可无异常肺部体征。典型者在下胸部、背部可闻及固定、持久的局限性粗湿啰音,有时可闻及哮鸣音。部分慢性患者伴有杵状指(趾),病程长者可有贫血和营养不良,出现肺炎、肺脓肿、肺气肿、肺心病等并发症时可有相应体征。

四、实验室检查及辅助检查

(一)实验室检查

白细胞总数与分类一般正常,急性感染时白细胞总数及中性粒细胞比例可增高,贫血患者血红蛋白下降,血沉可增快。

(二)X线检查

早期轻症患者胸部平片可无特殊发现,典型X线表现为一侧或双侧下肺纹理增粗紊乱,其中有多个不规则的透亮阴影,或沿支气管分布的蜂窝状、卷发状阴影,急性感染时阴影内可出现小液平面。柱状支气管扩张的 X 线表现是"轨道征",是增厚的支气管壁影。胸部 CT 显示支气管管壁增厚的柱状扩张,并延伸至肺周边,或成串、成簇的囊状改变,可含气液平面。支气管造影可确诊此病,并明确支气管扩张的部位、形态、范围和病变严重程度,为手术治疗提供资料。高分辨 CT 较常规 CT 具有更高的空间和密度分辨力,能够显示以次级肺小叶为基本单位的肺内细微结构,已基本取代支气管造影(图 3-1)。

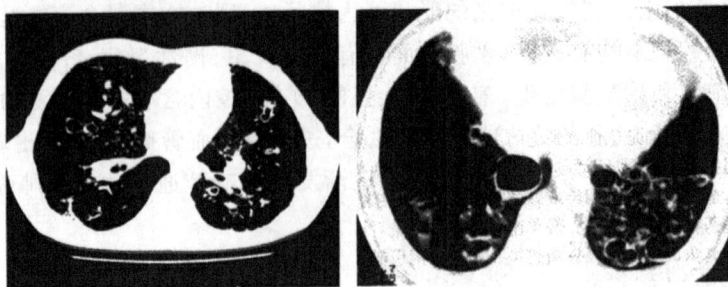

图 3-1　胸部 CT

(三)支气管镜检

可发现出血、扩张或阻塞部位及原因,可进行局部灌洗、清除阻塞,局部止血,取灌洗液行细菌学、细胞学检查,有助于诊断、鉴别诊断与治疗。

五、诊断

根据慢性咳嗽、咳大量脓痰、反复咯血和肺同一肺段反复感染等病史,查体于下胸部及背部可闻及固定而持久的粗湿啰音、结合童年期有诱发支气管扩张的呼吸道感染病史,X 线显示局部肺纹理增粗、紊乱或呈蜂窝状、卷发状阴影,可作出初步临床诊断,支气管造影或高分辨 CT 可明确诊断。

六、鉴别诊断

(一)慢性支气管炎

多发生于中老年吸烟者,于气候多变的冬春季节咳嗽、咳痰明显,多为白色黏液痰,感染急性发作时出现脓性痰,反复咯血症状不多见,两肺底散在的干湿啰音,咳嗽后可消失。胸片肺纹理紊乱,或有肺气肿改变。

(二)肺脓肿

起病急,全身中毒症状重,有高热、咳嗽、大量脓臭痰,X 线检查可见局部浓密炎症阴影,其中有空洞伴气液平面,有效抗生素治疗炎症可完全吸收。慢性肺脓肿则以往有急性肺脓肿的病史。支气管扩张和肺脓肿可以并存。

(三)肺结核

常有低热、盗汗、乏力等结核中毒症状,干、湿性啰音多位于上肺部,X 线胸片和痰结核菌检查可作出诊断。结核可合并支气管扩张,部位多见于双肺上叶及下叶背段支气管。

(四)先天性肺囊肿

先天性肺囊肿是一种先天性疾病,无感染时可无症状,X 线检查可见多个薄壁的圆形或椭圆形阴影,边界纤细,周围肺组织无炎症浸润,胸部 CT 检查和支气管造影有助于诊断。

（五）弥漫性泛细支气管炎

慢性咳嗽、咳痰，活动时呼吸困难，合并慢性鼻窦炎，胸片与胸 CT 有弥漫分布的边界不太清楚的小结节影。类风湿因子、抗核抗体、冷凝集试验可呈阳性，需病理学确诊。大环内酯类的抗生素治疗两个月以上有效。

七、治疗

支气管扩张的治疗原则是防治呼吸道反复感染，保持呼吸道引流通畅，必要时手术治疗。

（一）控制感染

控制感染是急性感染期的主要治疗措施。应根据病情参考细菌培养及药物敏感试验结果选用抗菌药物。轻者可选用氨苄西林或阿莫西林 0.5 g，一日 4 次，或用第一、二代头孢菌素；也可用氟喹诺酮类或磺胺类药物。重症患者需静脉联合用药；如三代头孢菌素加氨基糖苷类药物有协同作用。假单胞菌属细菌感染者可选用头孢他啶、头孢吡肟和亚胺培南等。若痰有臭味，多伴有厌氧菌感染，则可加用甲硝唑 0.5 g 静脉滴注，一日 2～3 次；或替硝唑 0.4～0.8 g 静脉滴注，一日 2 次。其他抗菌药物如大环内酯类、四环素类可酌情应用。经治疗后如体温正常，脓痰明显减少，则 1 周左右考虑停药。缓解期不必常规使用抗菌药物，应适当锻炼，增强体质。

（二）清除痰液

清除痰液是控制感染和减轻全身中毒症状的关键。

（1）祛痰剂：口服氯化铵 0.3～0.6 g，或溴己新 8～16 mg，每天 3 次。

（2）支气管舒张剂：由于支气管痉挛，部分患者痰液排出困难，在无咳血的情况下，可口服氨茶碱 0.1～0.2 g，一日 3～4 次或其他缓解气道痉挛的药物，也可加用 β_2-受体激动剂或异丙托溴铵吸入。

（3）体位引流：体位引流是根据病变部位采取不同的体位，原则上使患处处于高位，引流支气管的开口朝下，以利于痰液排入大气道咳出，对于痰量多、不易咳出者更重要。每天 2～4 次，每次 15～30 分钟。引流前可行雾化吸入，体位引流时轻拍病变部位以提高引流效果。

（4）纤维支气管镜吸痰：若体位引流痰液难以排出，可行纤维支气管镜吸痰，清除阻塞。可用生理盐水冲洗稀释痰液，并局部应用抗生素治疗，效果明显。

（三）咯血的处理

大咯血最重要的环节是防止窒息。若经内科治疗未能控制，可行支气管动脉造影，对出血的小动脉定位后注入明胶海绵或聚乙烯醇栓，或导入钢圈进行栓塞止血。

（四）手术治疗

适用于心肺功能良好，反复呼吸道感染或大咯血内科治疗无效，病变范围局限于一叶或一侧肺组织者。危及生命的大咯血，明确出血部位时部分病患需急诊手术。

八、预防及预后

积极防治婴幼儿麻疹、百日咳、支气管肺炎及肺结核等慢性呼吸道疾病，增强机体免疫及抗病能力，防止异物及尘埃误吸，预防呼吸道感染。

病变较轻者及病灶局限内科治疗无效手术切除者预后好；病灶广泛，后期并发肺心病者预后差。

（仝泰瑞）

第三节　支气管哮喘

支气管哮喘是由嗜酸性粒细胞、肥大细胞和 T 淋巴细胞等多种炎症细胞参与的气道慢性炎症。这种炎症使易感者产生气道高反应性和气道缩窄。临床上表现为发作性的带有哮鸣音的呼气性呼吸困难、胸闷或咳嗽。本病可发生于任何年龄,但半数以上在 12 岁前发病。约 40% 的患者有家族史。

一、病因和发病机制

(一)病因

哮喘的病因目前还不十分清楚,大多认为与多基因遗传及环境因素有关。

1.遗传因素

许多调查资料表明,哮喘患者亲属发病率高于群体发病率,亲缘关系越近发病率越高。一些学者认为气道高反应性、IgE 调节和特异性反应相关的基因在哮喘发病中起着重要作用。

2.激发因素

尘螨、花粉、真菌、动物毛屑、二氧化硫、氨气等特异和非特异吸入物,细菌、病毒、支原体等的感染,食用鱼虾、鸡蛋、奶制品等异种蛋白,阿司匹林、青霉素等药物,气候变化、运动、妇女的月经期、妊娠等都可能是哮喘的激发因素。

(二)发病机制

哮喘的发病机制目前仍不完全清楚,多数人认为哮喘与变态反应、气道炎症、气道反应性增高及神经等因素相互作用有关。

1.变态反应

当有过敏体质的人接触到某种变应原后,可刺激机体通过 T 淋巴细胞的传递,由 B 淋巴细胞合成特异性 IgE,后者结合于肥大细胞和嗜碱性粒细胞上,当变应原再次进入体内,抗原抗体相结合,使该细胞合成并释放多种活性物质如组胺、缓激肽、嗜酸性粒细胞趋化因子、慢反应物质等,导致支气管平滑肌收缩、黏液分泌增加、血管通透性增高和炎细胞浸润等。

接触变应原后立即发生哮喘称之为速发型哮喘。而更常见的是接触变应原后数小时乃至数十小时后发作的哮喘,称为迟发型哮喘。现在认为迟发型哮喘是由于多种炎症细胞相互作用,许多介质和细胞因子参与的一种慢性炎症反应。

2.气道炎症

目前认为哮喘与气道的慢性炎症有密切的关系,气道内多种炎症细胞如肥大细胞、嗜酸性粒细胞、巨噬细胞、中性粒细胞等浸润、聚集和相互作用,分泌出大量炎症介质和细胞因子,如白三烯(LT)、前列腺素(PG)、血小板活化因子(PAF)、血栓素(TX)等,引起气道反应性增高,气道收缩,腺体分泌增加,微血管通透性增加。

3.气道高反应性(AHR)

表现为气道对物理、化学、生物等各种刺激因子出现过强、过早的收缩反应,是哮喘发生发展的一个重要因素。目前普遍认为气道炎症是导致气道高反应性的重要原因,当气道受到变应原或其他刺激后,由于多种炎症细胞、炎症介质和细胞因子的参与,气道上皮和上皮内神经的损害均可导致气道高反应性。

4.神经因素

支气管受自主神经支配,除了胆碱能神经、肾上腺素能神经,目前研究还有非肾上腺素能非胆碱能(NANC)神经。β-肾上腺素受体功能低下和迷走神经功能亢进可导致支气管哮喘。NANC 能释放舒张支气管平滑肌的神经介质如血管活性肠肽(VIP)、一氧化氮(NO)及收缩支气管平滑肌的介质如 P 物质、神经激肽,两者平衡失调,则可引起支气管平滑肌收缩。

二、病理

肺膨胀,支气管及细支气管内有大量黏稠痰液及黏液栓。组织学检查见支气管平滑肌肥厚、黏膜及黏膜下血管增生、血管扩张和微血管渗漏、黏膜水肿、上皮脱落、基底膜显著增厚,支气管壁有嗜酸性粒细胞、中性粒细胞和淋巴细胞浸润。

三、临床表现

(一)症状

发作性的伴有哮鸣音的呼气性呼吸困难或发作性胸闷和咳嗽,有时咳嗽可为唯一的症状(咳嗽变异性哮喘)。严重者被迫采取端坐位,口唇发绀,大汗淋漓。发作持续数小时至数天,可自行缓解或用支气管舒张药缓解。在夜间及凌晨发作和加重是哮喘的特征之一。缓解期无任何症状或异常体征。

(二)体征

哮喘发作时,患者胸廓饱满呈吸气状态,呼吸动度减弱,两肺有广泛哮鸣音。但在严重哮喘时,也可听不到哮鸣音。在严重哮喘时还可出现奇脉、胸腹反常运动、发绀等。

四、并发症

哮喘发作时可并发气胸、纵隔气肿等。长期反复发作和感染易并发慢性支气管炎、肺气肿、肺心病。

五、实验室及其他辅助检查

血液检查嗜酸性粒细胞增高,合并感染时,白细胞总数及中性粒细胞增多。

(一)痰液检查

痰液中可见较多嗜酸性粒细胞,还可见到夏科雷登结晶及库什曼螺旋体。如合并呼吸道感染痰涂片镜检,细菌培养及药敏试验有助于指导治疗。

(二)胸部 X 线

检查哮喘发作时,两肺透光度增强,肋间隙增宽,膈平坦。缓解期可无异常。如合并感染可有肺纹理增强或炎性浸润阴影。同时要注意肺不张、气胸或纵隔气肿等并发症的存在。

(三)肺功能检查

哮喘发作时呼气流速各项指标均显著下降:第 1 秒用力呼气量(FEV_1)、第 1 秒用力呼气量占用力肺活量比值($FEV_1/FVC\%$)、最大呼气中期流速(MMER)、25% 与 50% 肺活量时的最大呼气流量($MEF_{25\%}$ 与 $MEF_{50\%}$)及呼气流量峰值(PEF)均减少。在缓解期或使用支气管扩张剂后上述指标可好转。

（四）血气分析

哮喘发作时，如有缺氧可有 PaO_2 降低，由于过度通气可使 $PaCO_2$ 下降，pH 上升，表现呼吸性碱中毒。重症哮喘时，气道阻塞严重，可使二氧化碳潴留，$PaCO_2$ 上升，表现呼吸性酸中毒。如缺氧明显，可合并代谢性酸中毒。

（五）特异性变应原检测

可用放射性变应原吸附试验（RAST）测定特异性 IgE，过敏性哮喘患者血清 IgE 可较正常人高 2~6 倍。在缓解期用来判断变应原，但应防止发生变态反应。也可做皮肤变应原测试，需根据病史和当地生活环境选择可疑的变应原通过皮肤点刺等方法进行，皮试阳性提示患者对该变态反应过敏。

六、诊断

（一）诊断标准

（1）反复发作性喘息、呼吸困难、胸闷或咳嗽，多与接触变应原、冷空气、物理、化学性刺激、病毒性上呼吸道感染、运动有关。

（2）发作时在双肺可闻及散在或弥漫性以呼气相为主的哮鸣音，呼气相延长。

（3）上述症状可经治疗缓解或自行缓解。

（4）除外其他疾病引起的喘息、胸闷、咳嗽，如慢性支气管炎、阻塞性肺气肿、支气管扩张、肺间质纤维化、急性左心衰竭等。

（5）症状不典型者（如无明显喘息或体征）至少以下一项试验阳性：支气管舒张试验阳性（FEV_1 增加 15% 以上）；支气管激发试验或运动试验阳性；PEF 日内变异率或昼夜波动率 ≥20%。

符合（1）~（4）条或（4）、（5）条者，即可诊断为支气管哮喘。

（二）哮喘控制水平评估

为了指导临床治疗，世界各国哮喘防治专家共同起草，并不断更新了全球哮喘防治创议（global initiative for asthma，GINA）。2006 版 GINA 建议根据哮喘的临床控制情况对其严重程度进行分级（表 3-3，表 3-4）。

表 3-3　哮喘控制水平分级

临床特征	控制（满足以下所有表现）	部分控制（任意 1 周出现以下 1 种表现）	未控制
白天症状	无（或 ≤2 次/周）	>2 次/周	任意 1 周出现部分控制表现 ≥3 项
活动受限	无	任何 1 次	
夜间症状和/或憋醒	无	任何 1 次	
需接受缓解药物治疗和/或急救治疗	无（或 ≤2 次/周）	>2 次/周	
肺功能（PEE 和 FEV1）	正常	<80% 预计值或个人最佳值（若已知）	
急性加重	没有	≥1 次/年	任意 1 周出现 1 次

表 3-4　哮喘发作严重程度的评价

临床特点	轻度	中度	重度	危重
气短	步行、上楼时	稍事活动	休息时	
体位	可平卧	多为坐位	端坐呼吸	
讲话方式	连续成句	常有中断	单字	不能讲话
精神状态	尚安静	时有焦虑或烦躁	常焦虑、烦躁	意识障碍
出汗	无	有	大汗淋漓	
呼吸频率	轻度增加	增加	常>30 次/分	
三凹征	无	可有	常有	胸腹矛盾运动
哮鸣音	散在	弥漫	弥漫	可无
脉率	<100 次/分	100～120 次/分	>120 次/分	缓慢
奇脉	无	可有	常有	
使用 β_2-肾上腺素受体激动剂后 PEF 占正常预计或本人平素最高值%	>80%	60%～80%	<60%	
PaO_2	正常	8.0～10.7 kPa	<8.0 kPa	
$PaCO_2$	<6.0 kPa	≤6.0 kPa	>6.0 kPa	
SaO_2	>95%	91%～95%	≤90%	
pH			降低	

推荐用于哮喘临床控制水平评估的工具包括哮喘控制测试(ACT)、哮喘控制问卷(ACQ)、哮喘疗效评估问卷(ATAQ)和哮喘控制记分系统。这些工具有助于改善哮喘的控制,逐周或逐月提供可重复的客观指标,改善医护人员和患者之间的交流与沟通。

七、鉴别诊断

(一)心源性哮喘

心源性哮喘常见于左心衰竭,发作时的症状与哮喘相似,但心源性哮喘常有高血压、冠心病、风心病等病史,常有阵发性咳嗽、咳大量粉红色泡沫痰,两肺布满湿啰音及哮鸣音,心界扩大,心尖部可闻及奔马律,胸部 X 线检查可见心脏增大,肺淤血征。

(二)慢性喘息型支气管炎

现认为为慢性支气管炎合并哮喘,多见于老年人,有慢性咳嗽、咳痰病史,多于冬季加重,两肺可闻及湿啰音。

(三)支气管肺癌

中央型肺癌导致支气管狭窄或伴有感染或有类癌综合征时,可出现喘鸣或类似哮喘样呼吸困难,肺部可闻及哮鸣音。但肺癌常有咯血,呼吸困难及哮鸣症状常进行性加重,用支气管扩张剂效果差。胸部X线、CT 或纤维支气管镜检查有助于诊断。

(四)变态反应性肺浸润

致病原因为寄生虫、原虫、花粉、化学药品、职业粉尘等,多有接触史,症状轻,多有发热,胸部

X线表现为多发的此起彼伏的淡片状浸润阴影,可自行消失或再发。

八、治疗

哮喘的防治原则是消除病因、控制发作、防止复发。根据病情,因人而异采取相应综合措施。

(一)去除病因

尽量避免或消除引起哮喘发作的各种诱发因素。

(二)药物治疗

治疗哮喘的药物主要分两类:支气管舒张药和抗炎药。

1.支气管舒张药

(1)β_2-肾上腺素受体激动剂(简称 β_2-受体激动剂):为目前常用的支气管扩张剂,主要是通过激动呼吸道的 β_2-受体,激活腺苷酸环化酶,使细胞内环磷酸腺苷(cAMP)含量增高,从而松弛支气管平滑肌。常用药物:沙丁胺醇、特布他林、非诺特罗等,属短效 β_2-受体激动剂,作用时间为4~6小时。新一代长效β_2-受体激动剂如福莫特罗、丙卡特罗、沙美特罗、班布特罗等,作用时间达12~24小时。

β_2-受体激动剂的用药方法可采用吸入、口服或静脉注射。首选吸入法,因药物吸入气道直接作用于呼吸道,局部浓度高且作用迅速,全身不良反应少。使用方法为沙丁胺醇或特布他林气雾剂,每天3~4次,每次1~2喷,长效 β_2-受体激动剂如福莫特罗 4.5μg,每天 2 次,每次 1 喷。沙丁胺醇或特布他林一般口服用法为 2.4~2.5 mg,每天 3 次。注射用药多用于重症哮喘。

(2)茶碱类:也是临床常用的平喘药物之一。除了抑制磷酸二酯酶,提高平滑肌细胞内的cAMP浓度外,还具有拮抗腺苷受体、刺激肾上腺分泌肾上腺素、增强呼吸肌收缩、增强气道纤毛消除功能和抗炎作用。

轻度哮喘可口服给药,氨茶碱每次 0.1~0.2 g,每天 3 次,茶碱控释片 200~600 mg/d。中度以上哮喘静脉给药,静脉注射首次剂量 4~6 mg/kg。缓慢注射,静脉滴注维持量为 0.8~1.0 mg/kg,每天总量不超过 1.0 g。也可选用喘定 0.25 g 肌内注射,或 0.5~1.0 g 加入 5% 葡萄糖注射液静脉滴注。

氨茶碱的不良反应有胃肠道症状(恶心、呕吐),心血管反应(心动过速、心律失常、血压下降),严重者可引起抽搐甚至死亡。故老年人、妊娠、有心、肝、肾功能障碍、甲亢患者应慎用,合用甲氰咪呱、大环内酯类、喹诺酮类等药物可影响茶碱代谢而使其排泄减慢,最好进行血药浓度监测。

(3)抗胆碱药:可减少 cGMP 浓度,从而减少活性物质的释放,使支气管平滑肌松弛。由于全身用药不良反应大,现多用吸入抗胆碱药如异丙托溴铵,一次 20~80 μg,每天 3~4 次。

2.抗炎药

主要治疗哮喘的气道炎症。

(1)糖皮质激素:由于气道慢性非特异性炎症是哮喘的病理基础,糖皮质激素是治疗哮喘最有效的药物。其作用机制是抑制炎症细胞的迁移和活化;抑制细胞因子的生成;抑制炎症介质的释放;增强平滑肌细胞 β_2-受体的反应性,可吸入、口服和静脉使用。

吸入剂是目前推荐长期抗炎治疗哮喘的最常用药,具有用量小、局部高效、不良反应少等优点。目前常用的有倍氯米松、布地奈德、氟替卡松等,根据病情,吸入剂量 200~1 000 μg/d。不良反应为口咽部念珠菌感染、声音嘶哑或呼吸道不适,喷药后用清水漱口可减轻局部反应和胃肠吸收。与长效 β_2-受体激动剂合用增加其抗炎作用,减少吸入激素用量。

常用的口服剂有泼尼松和泼尼松龙。用于吸入糖皮质激素无效或需要短期加强的患者。30～40 mg/d,症状缓解后逐渐减量,然后停用或改用吸入剂。

重度及危重哮喘发作应静脉给药,如氢化可的松 100～400 mg/d,或地塞米松 10～30 mg/d,或甲基强的松龙 80～160 mg/d,症状缓解后逐渐减量,然后改为口服或吸入维持。

(2)色苷酸钠:能抑制肥大细胞释放介质,还能直接抑制神经反射性支气管痉挛。主要用于预防哮喘发作,雾化吸入 3.5～7 mg,或干粉吸入 20 mg,每天 3～4 次。

(3)酮替芬:H_1 受体拮抗剂,具有抑制肥大细胞和嗜碱性粒细胞释放生物活性物质的作用。对过敏性、运动性哮喘均有效。每次 1 mg,日服 2 次。也可选用新一代 H_1 受体拮抗剂如阿司咪唑、曲尼斯特、氯雷他定等。不良反应可有倦怠、胃肠道反应、嗜睡、眩晕等。

(4)白三烯拮抗剂:白三烯在气道炎症中起重要作用,它不仅能使气道平滑肌收缩,还能促进嗜酸性粒细胞积聚,使黏液分泌增加,气道血浆渗出。白三烯拮抗剂可减少哮喘的发作,减少支气管扩张剂的应用,与糖皮质激素合用具有协同抗炎效应。临床常用的有扎鲁司特 20 mg,每天 2 次,或孟鲁司特 10 mg,每天 1 次。

(三)重度及危重哮喘的处理

哮喘不能控制,进行性加重往往有下列因素存在如变态反应持续存在、呼吸道感染未能控制、痰栓阻塞气道、酸碱平衡失调和电解质紊乱,并发肺不张或自发性气胸等,应详细分析分别对症处理,同时采取综合治疗措施。

(1)氧疗注意气道湿化。

(2)迅速解除支气管痉挛,静脉滴注氨茶碱、糖皮质激素,雾化吸入 β_2-受体激动剂,也可配合雾化吸入抗胆碱药,口服白三烯拮抗剂。

(3)积极控制感染选用有效抗菌药物。

(4)补液、纠正酸碱失衡及电解质紊乱。

(5)如有并发症如气胸、纵隔气肿、肺不张等,参照有关章节处理。

(6)上述措施仍不能纠正缺氧加重时,进行机械通气。

(四)缓解期治疗

制止哮喘发作最好的办法就是预防,因此在缓解期应根据病情程度制订长期控制计划。

(1)间歇性哮喘患者在运动前或暴露于变应原前吸入 β_2-受体激动剂或色苷酸钠,或者用吸入型抗胆碱能药物或短效茶碱作为吸入型短效 β_2-激动剂的替代药物。

(2)轻度哮喘患者需长期每天用药。基本的治疗是抗炎治疗。每天定量吸入小剂量糖皮质激素($\leqslant 500$ $\mu g/d$),也可加用缓释茶碱或 β_2-激动剂。

(3)中度哮喘患者吸入型糖皮质激素量应该每天 500～1 000 μg,同时加用缓释茶碱、长效 β_2-激动剂。效果不佳时可改为口服糖皮质激素,哮喘控制后改为吸入。

(4)重度哮喘发作患者治疗需要每天使用多种长期预防药物。糖皮质激素每天＞1 000 μg,联合吸入长效口服 β_2-激动剂、茶碱缓释片、白三烯拮抗剂或吸入型抗胆碱药。症状不能控制者加用糖皮质激素片剂。

以上方案为基本原则,还应根据每个地区和个人不同情况制订治疗方案。每 3～6 个月对病情进行一次评估,然后再根据病情调整治疗方案,或升级或降级治疗。

九、哮喘的教育与管理

实践表明哮喘患者的教育和管理是哮喘防治工作中十分重要的组成部分。通过哮喘教育可以显著地提高哮喘患者对于疾病的认识,更好地配合治疗和预防,提高患者防治依从性,达到减少哮喘发作,维持长期稳定,提高生活质量,并减少医疗经费开支的目的。通过教育使患者了解或掌握以下内容:①相信通过长期、规范的治疗,可以有效地控制哮喘;②了解诱发哮喘的各种因素,结合每位患者的具体情况,找出具体的促(诱)发因素及避免诱因的方法,如减少变态反应吸入,避免剧烈运动,忌用可以诱发哮喘的药物等;③初步了解哮喘的本质和发病机制;④熟悉哮喘发作先兆表现及相应处理办法;⑤了解峰流速仪的测定和记录方法,并鼓励记录哮喘日记;⑥学会在哮喘发作时进行简单的紧急自我处理办法;⑦初步了解常用的治疗哮喘药物的作用特点、正确用法,并了解各种药物的不良反应及如何减少、避免这些不良反应;⑧正确掌握使用各种定量雾化吸入器的技术;⑨根据病情程度医患双方联合制订出初步治疗方案;⑩认识哮喘加重恶化的征象及知道此时应采取的相应行动;⑪知道什么情况下应去医院就诊或看急诊;⑫了解心理因素在哮喘发病和治疗中的作用,掌握必要的心理调适技术。

在此基础上采取一切必要措施对患者进行长期系统管理,定期强化有关哮喘规范治疗的内容,提高哮喘患者对哮喘的认识水平和防治哮喘的技能,重点是定量气雾剂吸入技术及落实环境控制措施,定期评估病情和治疗效果。提高哮喘患者对医护人员的信任度,改善哮喘患者防治疾病的依从性。

根据 2006 版 GINA 指南,成功的哮喘管理目标是:①达到并维持哮喘症状的控制;②保持正常活动,包括运动;③保持肺功能尽可能接近正常水平;④预防哮喘急性发作;⑤避免药物不良反应;⑥预防哮喘导致的死亡。

(车　艳)

第四节　慢性支气管炎

慢性支气管炎是由于感染或非感染因素引起气管、支气管黏膜及其周围组织的慢性非特异性炎症。临床上以慢性咳嗽、咳痰或气喘为主要症状。疾病不断进展,可并发阻塞性肺气肿、肺源性心脏病,严重影响劳动和健康。

一、病因和发病机制

病因尚未完全清楚,一般认为是多种因素长期相互作用的结果,这些因素可分为外因和内因两个方面。

(一)吸烟

大量研究证明吸烟与慢性支气管炎的发生有密切关系。吸烟时间越长,量越多,患病率也越高。戒烟可使症状减轻或消失,病情缓解,甚至痊愈。

(二)理化因素

理化因素包括刺激性烟雾、粉尘、大气污染(如二氧化硫、二氧化氮、氯气、臭氧等)的慢性刺激。这些有害气体的接触者慢性支气管炎患病率远较不接触者为高。

(三)感染因素

感染是慢性支气管炎发生、发展的重要因素,病毒感染以鼻病毒、黏液病毒、腺病毒和呼吸道合胞病毒为多见。细菌感染常继发于病毒感染之后,如肺炎链球菌、流感嗜血杆菌等。这些感染因素造成气管、支气管黏膜的损伤和慢性炎症。感染虽与慢性支气管炎的发病有密切关系,但目前尚无足够证据说明为首发病因。只认为是慢性支气管炎的继发感染和加剧病变发展的重要因素。

(四)气候

慢性支气管炎发病及急性加重常见于冬天寒冷季节,尤其是在气候突然变化时。寒冷空气可以刺激腺体,增加黏液分泌,使纤毛运动减弱,黏膜血管收缩,有利于继发感染。

(五)过敏因素

主要与喘息性支气管炎的发生有关。在患者痰液中嗜酸性粒细胞数量与组胺含量都有增高倾向,说明部分患者与过敏因素有关。尘埃、尘螨、细菌、真菌、寄生虫、花粉及化学气体等,都可以成为过敏因素而致病。

(六)呼吸道局部免疫功能减低及自主神经功能失调

为慢性支气管炎发病提供内在的条件。老年人常因呼吸道的免疫功能减退,免疫球蛋白的减少,呼吸道防御功能退化等导致患病率较高。副交感神经反应增高时,微弱刺激即可引起支气管收缩痉挛,分泌物增多,而产生咳嗽、咳痰、气喘等症状。

综上所述,当机体抵抗力减弱时,呼吸道在不同程度易感性的基础上,有一种或多种外因的存在,长期反复作用,可发展成为慢性支气管炎。如长期吸烟损害呼吸道黏膜,加上微生物的反复感染,可发生慢性支气管炎。

二、病理

由于炎症反复发作,引起上皮细胞变性、坏死和鳞状上皮化生,纤毛变短,参差不齐或稀疏脱落。黏液腺泡明显增多,腺管扩张,杯状细胞也明显增生。支气管壁有各种炎性细胞浸润、充血、水肿和纤维增生。支气管黏膜发生溃疡,肉芽组织增生,严重者支气管平滑肌和弹性纤维也遭破坏以致机化,引起管腔狭窄。

三、临床表现

(一)症状

起病缓慢,病程长,常反复急性发作而逐渐加重。主要表现为慢性咳嗽、咳痰、喘息。开始症状轻微,气候变冷或感冒时,则引起急性发作,这时患者咳嗽、咳痰、喘息等症状加重。

1.咳嗽

主要由支气管黏膜充血、水肿或分泌物积聚于支气管腔内而引起咳嗽。咳嗽严重程度视病情而定,一般晨间和晚间睡前咳嗽较重,有阵咳或排痰,白天则较轻。

2.咳痰

痰液一般为白色黏液或浆液泡沫性,偶可带血。起床后或体位变动可刺激排痰,因此,常以清晨排痰较多。急性发作伴有细菌感染时,则变为黏液脓性,咳嗽和痰量也随之增加。

3.喘息或气急

喘息性慢性支气管炎可有喘息,常伴有哮鸣音。早期无气急。反复发作数年,并发阻塞性肺气肿时,可伴有轻重程度不等的气急,严重时生活难以自理。

(二)体征

早期可无任何异常体征。急性发作期可有散在的干、湿性啰音,多在背部及肺底部,咳嗽后可减少或消失。喘息型可听到哮鸣音及呼气延长,而且不易完全消失。并发肺气肿时有肺气肿体征。

四、实验室和其他检查

(一)X 线检查

早期可无异常。病变反复发作,可见两肺纹理增粗、紊乱,呈网状或条索状、斑点状阴影,以下肺野较明显。

(二)呼吸功能检查

早期常无异常。如有小呼吸道阻塞时,最大呼气流速-容积曲线在 75% 和 50% 肺容量时,流量明显降低,它比第 1 秒用力呼气容积更为敏感。发展到呼吸道狭窄或有阻塞时,常有阻塞性通气功能障碍的肺功能表现,如第 1 秒用力呼气量占用力肺活量的比值减少(<70%),最大通气量减少(低于预计值的 80%);流速-容量曲线减低更为明显。

(三)血液检查

慢支急性发作期或并发肺部感染时,可见白细胞计数及中性粒细胞增多。喘息型者嗜酸性粒细胞可增多。缓解期多无变化。

(四)痰液检查

涂片或培养可见致病菌。涂片中可见大量中性粒细胞,已破坏的杯状细胞,喘息型者常见较多的嗜酸性粒细胞。

五、诊断和鉴别诊断

(一)诊断标准

根据咳嗽、咳痰或伴喘息,每年发病持续 3 个月,连续 2 年或以上,并排除其他引起慢性咳嗽的心、肺疾病,可作出诊断。如每年发病持续不足 3 个月,而有明确的客观检查依据(如 X 线片、呼吸功能等)也可诊断。

(二)分型、分期

1.分型

可分为单纯型和喘息型两型。单纯型的主要表现为咳嗽、咳痰;喘息型者除有咳嗽、咳痰外尚有喘息,伴有哮鸣音,喘鸣在阵咳时加剧,睡眠时明显。

2.分期

按病情进展可分为 3 期。急性发作期是指"咳""痰""喘"等症状任何一项明显加剧,痰量明显增加并出现脓性或黏液脓性痰,或伴有发热等炎症表现 1 周之内。慢性迁延期是指有不同程度的"咳""痰""喘"症状迁延 1 个月以上者。临床缓解期是指经治疗或临床缓解,症状基本消失或偶有轻微咳嗽少量痰液,保持 2 个月以上者。

(三)鉴别诊断

慢性支气管炎需与下列疾病相鉴别。

1.支气管哮喘

常于幼年或青年突然起病，一般无慢性咳嗽、咳痰史，以发作性、呼气性呼吸困难为特征。发作时两肺布满哮鸣音，缓解后可无症状。常有个人或家族过敏性疾病史。喘息型慢性支气管炎多见于中、老年，一般以咳嗽、咳痰伴发喘息及哮鸣音为主要症状，感染控制后症状多可缓解，但肺部可听到哮鸣音。典型病例不难区别，但哮喘并发慢性支气管炎和/或肺气肿则难以区别。

2.咳嗽变异性哮喘

以刺激性咳嗽为特征，常由受到灰尘、油烟、冷空气等刺激而诱发，多有家族史或过敏史。抗生素治疗无效，支气管激发试验阳性。

3.支气管扩张

具有咳嗽、咳痰反复发作的特点，合并感染时有大量脓痰，或反复咯血。肺部以湿啰音为主，可有杵状指(趾)。X线检查常见下肺纹理粗乱或呈卷发状。支气管造影或CT检查可以鉴别。

4.肺结核

多有发热、乏力、盗汗、消瘦等结核中毒症状，咳嗽、咯血等及局部症状。经X线检查和痰结核菌检查可以明确诊断。

5.肺癌

患者年龄常在40岁以上，特别是有多年吸烟史，发生刺激性咳嗽，常有反复发生或持续的血痰，或者慢性咳嗽性质发生改变。X线检查可发现有块状阴影或结节状影或阻塞性肺炎。用抗生素治疗，未能完全消散，应考虑肺癌的可能，痰脱落细胞检查或经纤维支镜活检一般可明确诊断。

6.肺尘埃沉着病(尘肺)

有粉尘等职业接触史。X线检查肺部可见硅结节，肺门阴影扩大及网状纹理增多，可作出诊断。

六、治疗

在急性发作期和慢性迁延期应以控制感染和祛痰、镇咳为主。伴发喘息时，应予解痉平喘治疗。对临床缓解期宜加强锻炼，增强体质，提高机体抵抗力，预防复发为主。

(一)急性发作期的治疗

1.控制感染

根据致病菌和感染严重程度或药敏试验选择抗生素。轻者可口服，较重患者用肌内注射或静脉滴注抗生素。常用的有喹诺酮类、头孢菌素类、大环内酯类、β内酰胺类或磺胺类口服，如左氧氟沙星 0.4 g，1 次/天；罗红霉素 0.3 g，2 次/天；阿莫西林 2～4 g/d，分 2～4 次口服；头孢呋辛 1.0 g/d，分 2 次口服；复方磺胺甲噁唑 2 片，2 次/天。能单独应用窄谱抗生素应尽量避免使用广谱抗生素，以免二重感染或产生耐药菌株。

2.祛痰、镇咳

可改善患者症状，迁延期仍应坚持用药。可选用氯化铵合剂 10 mL，3 次/天；也可加用溴己新 8～16 mg，3 次/大；盐酸氨溴索 30 mg，3 次/天。干咳则可选用镇咳药，如右美沙芬、那可丁等。中成药镇咳也有一定效果。对年老体弱无力咳痰者或痰量较多者，更应以祛痰为主，协助排痰,畅通呼吸道。应避免应用强的镇咳药,如可待因等,以免抑制中枢,加重呼吸道阻塞和炎症,导致病情恶化。

3.解痉、平喘

主要用于喘息明显的患者,常选用氨茶碱 0.1 g,3 次/天,或用茶碱控释药;也可用特布他林、沙丁胺醇等 β_2 激动药加糖皮质激素吸入。

4.气雾疗法

对于痰液黏稠不易咳出的患者,雾化吸入可稀释气管内的分泌物,有利排痰。目前主要用超声雾化吸入,吸入液中可加入抗生素及痰液稀释药。

(二)缓解期治疗

(1)加强锻炼,增强体质,提高免疫功能,加强个人卫生,注意预防呼吸道感染,如感冒流行季节避免到拥挤的公共场所,出门戴口罩等。

(2)避免各种诱发因素的接触和吸入,如戒烟、脱离接触有害气体的工作岗位等。

(3)反复呼吸道感染者可试用免疫调节药或中医中药治疗,如卡介苗、多糖核酸、胸腺素等。

(车 艳)

第五节 慢性阻塞性肺疾病

一、慢性阻塞性肺疾病概述

(一)定义

慢性阻塞性肺疾病(chronic obstructive pulmonary disease,COPD)是一种以气流受限为特征的可以预防和治疗的疾病,气流受限不完全可逆,呈进行性发展,与肺部对香烟烟雾等有害气体或颗粒的异常炎症反应有关,COPD 主要累及肺脏,但也可以引起全身(或称肺外)的不良反应。

COPD 是指具有气流受限的慢性支气管炎(慢支)和/或肺气肿。慢支或肺气肿可单独存在,但在绝大多数情况下是合并存在,无论是单独或合并存在,只要有气流受限,均可以称为 COPD,当其合并存在时,各自所占的比重则因人而异。

慢支的定义为"慢性咳嗽、咳痰,每年至少 3 个月,连续 2 年以上,并能除外其他肺部疾病者"。

肺气肿的定义为"终末细支气管远侧气腔异常而持久的扩大,并伴有气腔壁的破坏,而无明显的纤维化"。

以上慢支和肺气肿的定义中都没有提到气流受限,而 COPD 是以气流受限为特征的疾病,因此现在国内外均逐渐以 COPD 这一名称取代具有气流受限的慢支和/或肺气肿。如果一个患者,具有 COPD 的危险因素,又有长期咳嗽、咳痰的症状,但肺功能检查正常,则只能视为 COPD 的高危对象,其中一部分患者在以后的随访过程中,可出现气流受限,但也有些患者肺功能始终正常,当其出现气流受限时,才能称为 COPD。

以往有些学者认为支气管哮喘,甚至支气管扩张都应包括在 COPD 之内,但支气管哮喘在发病机制上与 COPD 完全不同,虽然也有慢性气流受限,但其程度完全可逆或可逆性比较大,支气管扩张相对来说是一种局限性病变,二者均不应包括在 COPD 之内。

COPD 不仅累及肺,对全身也有影响,COPD 晚期常有体重下降,营养不良,骨骼肌无力,精神抑郁,由于呼吸衰竭,可并发肺源性心脏病,肺性脑病,还可伴发心肌梗死、骨质疏松等。因此 COPD 不仅是一种呼吸系统疾病,还是一种全身性疾病,在评定 COPD 的严重程度时,不仅要看肺功能,还要看全身的状况。

(二)流行病学

COPD 是呼吸系统最常见的疾病之一,据世界卫生组织(World Health Organization,WHO)调查,1990 年全球 COPD 病死率占各种疾病病死率的第 6 位,到 2020 年将上升至第 3 位,据 2003 年文献报道,亚太地区 12 国根据其流行病学调查推算,30 岁以上人群中重度 COPD 的平均患病率为 6.3%,近期对我国 7 个地区 20 245 个成年进行调查,COPD 患病率占 40 岁以上人群的8.2%,患病率之高,十分惊人。另外流行病学调查还表明 COPD 患病率在吸烟者、戒烟者中比不吸烟者明显高,男性比女性高,40 岁以上者比 40 岁以下者明显高。

二、慢性阻塞性肺疾病的病因病理

(一)病因

COPD 的病因至今仍不十分清楚,但已知与某些危险因素有关,吸烟是最主要的危险因素,但吸烟者中也只有 15%～20% 发生 COPD,因此个体的易感性也是重要原因,环境因素与个体的易感因素相结合导致发病。

1.环境因素

(1)吸烟:已知吸烟为 COPD 最主要的危险因素,大多数患者均有吸烟史,吸烟数量愈大,年限愈长,则发病率愈高。被动吸烟能够增加吸入有害气体和颗粒的总量,也可以导致 COPD 的发生。

(2)职业性粉尘和化学物质:包括有机或无机粉尘,化学物质和烟雾,如二氧化硅、煤尘、棉尘、蔗尘、盐酸、硫酸、氯气。

(3)室内空气污染:用生物燃料如木材、畜粪等或煤炭做饭或取暖,通风不良,在不发达国家,是不吸烟而发生 COPD 的重要原因。

(4)室外空气污染:在城市里汽车、工厂排放的废气,如一氧化氮、二氧化氮、二氧化硫、二氧化碳,其他如臭氧等,在 COPD 的发生上,作为独立的因素,可能起的作用较小,但可以引起 COPD 的急性加重。

2.易感性

包括易感基因和后天获得的易感性。

(1)易感基因:比较明确的是表达先天性 α_1-抗胰蛋白酶缺乏的基因,是 COPD 的一个致病原因,但这种病在我国还未见报道,有报道 COPD 在一个家庭中多发,但迄今尚未发现明确的基因,COPD 的表型较多,很可能是一种多基因疾病,流行病学调查发现吸烟者与早期慢支患者,其 FEV_1 逐年下降率与气道反应性有关,气道反应性高者,其 FEV_1 下降率加速,因此认为气道高反应性也是 COPD 发病的危险因素。某些研究资料表明气道高反应性与基因有关,总之基因与 COPD 的关系,尚待深入研究。

(2)出生低体重:学龄儿童调查发现出生低体重者肺功能较差,这些儿童以后若吸烟,可能是 COPD 的一个易感因素。

（3）儿童时期下呼吸道感染：许多调查报告表明儿童时期下呼吸道感染与成年后 COPD 的发病有关，如果这些患病的儿童以后吸烟，则 COPD 的发病率显著增加，如果不吸烟，则对 COPD 的发生无明显影响，上述结果提示儿童时期下呼吸道感染可能是吸烟者发生 COPD 的易感因素，因儿童时期肺组织尚在发育，下呼吸道感染对肺组织的结构与功能均会发生不利影响，如果再吸烟，气道就更容易受到损害而发生 COPD，这种因果关系尚有待今后更多的研究资料证实。

（4）气道高反应性：气道高反应性是 COPD 的一个危险因素。气道高反应性除与基因有关外也可以是后天获得，继发于环境因素，例如氧化应激反应，可使气道反应性增高。

（二）病理

1.病理变化

COPD 特征性的病理变化见于中央气道、周围气道、肺实质和肺血管，存在着慢性炎症，在普通的吸烟者，也可以看到这种慢性炎症，是对吸入的有害物质的正常防御反应，但在 COPD 患者，这种炎症反应被放大而且持久，这种异常的炎症反应可能是由易感基因决定的。COPD 在不同的部位，有不同的炎症细胞，气道腔内中性粒细胞增多，气道腔、气道壁、肺实质巨噬细胞增加，气道壁和肺实质 $CD8^+$ T 淋巴细胞增加，反复的组织损伤和修复导致气道结构的重塑和狭窄。

（1）中央气道（气管和内径＞2 mm 的支气管）。①炎症细胞：↑巨噬细胞，↑$CD8^+$（细胞毒）T 淋巴细胞，↑气腔内中性粒细胞。②结构变化：↑杯状细胞，黏膜下腺体增大（二者致黏液分泌增多），上皮鳞状化生。

（2）周围气道（细支气管内径＜2 mm）。①炎症细胞：↑巨噬细胞，↑T 淋巴细胞（$CD8^+$＞$CD4^+$），B 淋巴细胞，淋巴滤泡，↑成纤维细胞，↑气腔内中性粒细胞。②结构变化：气道壁增厚，支气管壁纤维化，腔内炎性渗出，气道狭窄（阻塞性细支气管炎）炎性反应和渗出随病情加重而加重。

（3）肺实质（呼吸性细支气管和肺泡）。①炎症细胞：↑巨噬细胞，↑$CD8^+$ T 淋巴细胞，↑肺泡腔内中性粒细胞。②结构变化：肺泡壁破坏，上皮细胞和内皮细胞凋亡。

（4）肺血管。①炎症细胞：↑巨噬细胞，↑T 淋巴细胞。②结构变化：内膜增厚，内皮细胞功能不全。↑平滑肌→肺动脉高压。

2.病理分类

各类型肺气肿如图 3-2 所示。

（1）小叶中心型肺气肿：呼吸性细支气管的破坏和扩张，常见于吸烟者和肺上部（图 3-2B）。

（2）全小叶型肺气肿：肺泡囊与呼吸性细支气管的破坏和融合，常见于先天性 α_1-抗胰蛋白酶缺乏者，也可见于吸烟者（图 3-2C）。

（3）隔旁肺气肿：为小叶远端肺泡导管、肺泡囊、肺泡的破坏与融合，位于肺内叶间隔或靠近胸壁的胸膜旁，常与以上两种肺气肿并存（图 3-2D）。

（4）肺大疱：肺气肿可伴有肺大疱，为直径＞1 cm 的扩张的肺气肿气腔。肺气肿应与其他肺泡过度充气相鉴别，支气管哮喘由于支气管痉挛狭窄，远端肺泡腔残气增加，肺泡扩张，但无肺泡壁的破坏，并非肺气肿。

（5）代偿性肺气肿也是正常的肺泡过度扩张，不同于 COPD 中的肺气肿。

（6）老年性肺气肿，部分老年患者也可见到肺泡腔扩张，肺容量增加，主要是肺泡壁的弹性组织退行性变，肺泡弹性降低所致，并无肺泡壁的破坏，也无明显的症状。

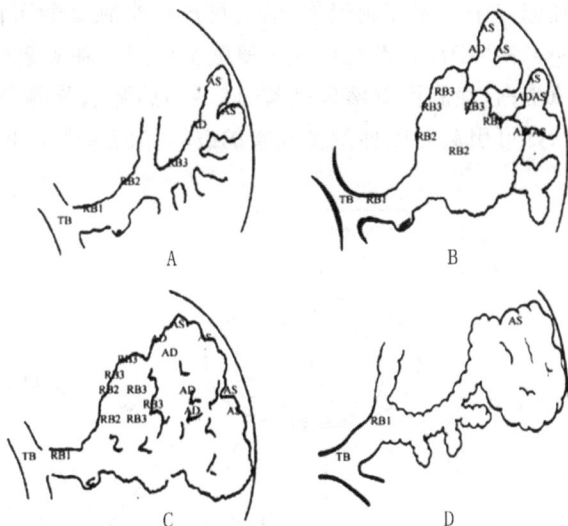

图 3-2 不同类型肺气肿示意图

A.正常肺小叶；B.小叶中心型肺气肿：呼吸性细支气管破坏融合，肺泡导管肺泡囊正常；C.全小叶型肺气肿：终末细支气管远端气腔全部破坏、融合扩大；D.隔旁肺气肿：小叶周围的肺泡腔破坏融合，靠近胸膜。TB：终末细支气管，RB1～3：呼吸性细支气管，AD：肺泡导管，AS：肺泡囊

三、慢性阻塞性肺疾病的发病机制

近年来对 COPD 的研究已有了很大进展，但对其发病机制至今尚不完全明了。

(一)气道炎症

香烟的烟雾与大气中的有害物质能激活气道内的肺泡巨噬细胞，巨噬细胞处在 COPD 慢性炎症的关键位置，它被激活后释放各种细胞因子，包括白介素-8(IL-8)、肿瘤坏死因子-α(TNF-α)、干扰素诱导性蛋白-10(IP-10)、单核细胞趋化肽-1(MCP-1)与白三烯 B_4(LTB$_4$)。IL-8 与 LTB$_4$ 是中性粒细胞的趋化因子，MCP-1 是巨噬细胞的趋化因子，IP-10 是 CD8$^+$ T 淋巴细胞的趋化因子，这些炎症细胞被募集至气道后，在其与组织细胞相互作用下，发生了慢性炎症。TNF-α 能上调血管内皮细胞间黏附分子-1(ICAM-1)的表达，使中性粒细胞黏附于血管壁并移行至血管外并向气道内聚集，巨噬细胞与中性粒细胞释放的弹性蛋白酶与 TNF-α 均能损伤气道上皮细胞，使其释放更多的 IL-8，进一步加剧了气道炎症，蛋白酶还可刺激黏液腺增生肥大，使黏液分泌增多，上皮细胞损伤后脱纤毛及免疫球蛋白受到蛋白酶的破坏，都能削弱气道的防御功能，容易继发感染，气道潜在的腺病毒感染，可以激活上皮细胞内的核因子 NF-κB 的转录，产生 IL-8 与 ICAM-1，吸引更多的中性粒细胞，使炎症持久不愈，这也可以解释为何 COPD 患者在戒烟以后，病情仍持续进展。CD8$^+$ T 淋巴细胞也是重要的炎症细胞，其释放的 TNF-α、穿孔素等能使肺泡细胞溶解和凋亡，导致肺气肿。

气道炎症引起的分泌物增多，使气道狭窄，炎症细胞释放的介质可引起气道平滑肌的收缩，使其增生肥厚，上皮细胞与黏膜下组织损伤后的修复过程可导致气道壁的纤维化与气道重塑，以上的病理改变共同导致阻塞性通气障碍。巨噬细胞在 COPD 炎症反应中的枢纽作用见图 3-3，小气道阻塞发生的机制见图 3-4。

(二)蛋白酶与抗蛋白酶的失平衡

香烟等有害气体与颗粒除了引起支气管、细支气管的炎症以外，还可引起肺泡的慢性炎症，肺泡腔内有多量的巨噬细胞与中性粒细胞聚集,前者可产生半胱氨酸蛋白酶与基质金属蛋白酶(matrix metallo proteinase,MMP),后者可产生丝氨酸蛋白酶与基质金属蛋白酶,它们可水解肺泡壁中的弹性蛋白与胶原蛋白,使肺泡壁溶解破裂,许多小的肺泡腔融合成大的肺泡腔,产生肺气肿,在呼吸性细支气管,则可引起呼吸性细支气管的破坏、融合,产生小叶中心型肺气肿。

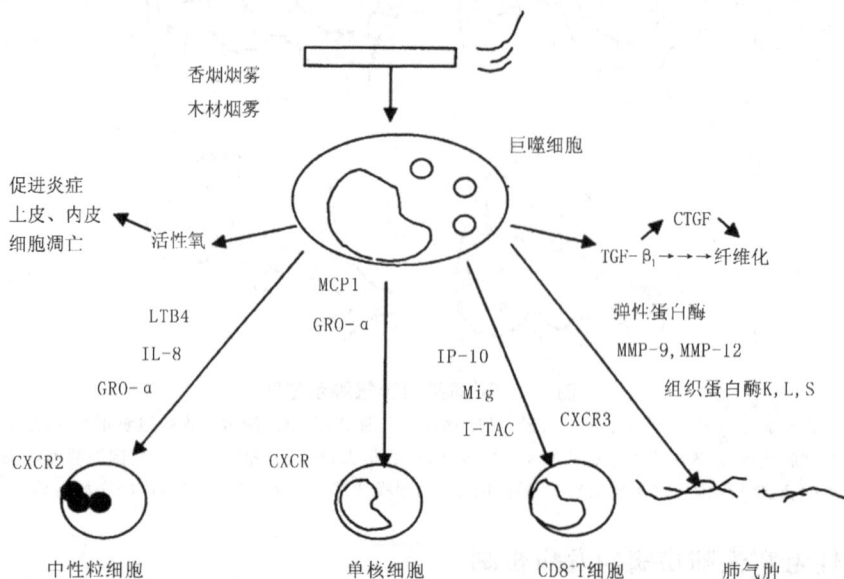

图 3-3 巨噬细胞在 COPD 炎症反应中的枢纽作用

巨噬细胞被香烟烟雾等激活后,可分泌许多炎症因子,促进了 COPD 炎症的发生,IL-8,生长相关性肿瘤基因 α(GRO-α)和白三烯 B_4(LTB$_4$)趋化中性粒细胞,巨噬细胞趋化蛋白 1(MCP$_1$)趋化单核细胞,γ-干扰素诱导性蛋白(IP-10),γ-干扰素诱导性单核细胞因子(Mig)与干扰素诱导性 T 细胞 α-趋化因子(I-TAC)趋化 CD8$^+$ T 细胞。巨噬细胞释放基质金属蛋白酶(MMP)和组织蛋白酶溶解弹性蛋白并释放转化生长因子(TGF-β)和结缔组织生长因子(CTGF)导致纤维化。巨噬细胞还产生活性氧,放大炎症反应,损伤上皮和内皮细胞。CXCR:CXC 受体

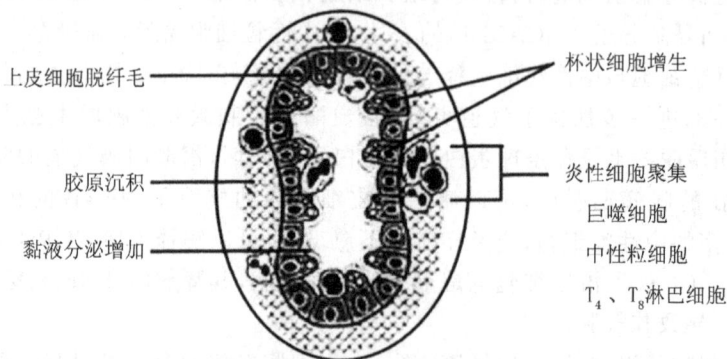

图 3-4 COPD 小气道阻塞发生机制

杯状细胞增生,气道炎症,黏液分泌增多,上皮细胞脱落纤毛,清除能力降低,胶原沉积,气道重塑

在正常情况下,由于抗蛋白酶的存在,可与蛋白酶保持平衡,使其不致对组织产生过度的破坏,血浆中的 $α_2$ 巨球蛋白、$α_1$-抗胰蛋白酶能与中性粒细胞释放的丝氨酸蛋白酶结合而使其失去活性,此外气道的黏液细胞、上皮细胞尚可分泌低分子的分泌型白细胞蛋白酶抑制药(secretory leuco protease inhibitor，SLPI），能够抑制中性粒细胞释放的弹性蛋白酶的活性。许多组织能产生半胱氨酸蛋白酶抑制药与组织基质金属蛋白酶抑制药（tissue inhibitors of matrix metallopro-teinases，TIMPs）使这两种蛋白酶失活，但在 COPD 患者，可能由于基因的多态性，影响了某些抗蛋白酶的产量或功能，使其不足以对抗蛋白酶的破坏作用而发生肺气肿（图 3-5）。

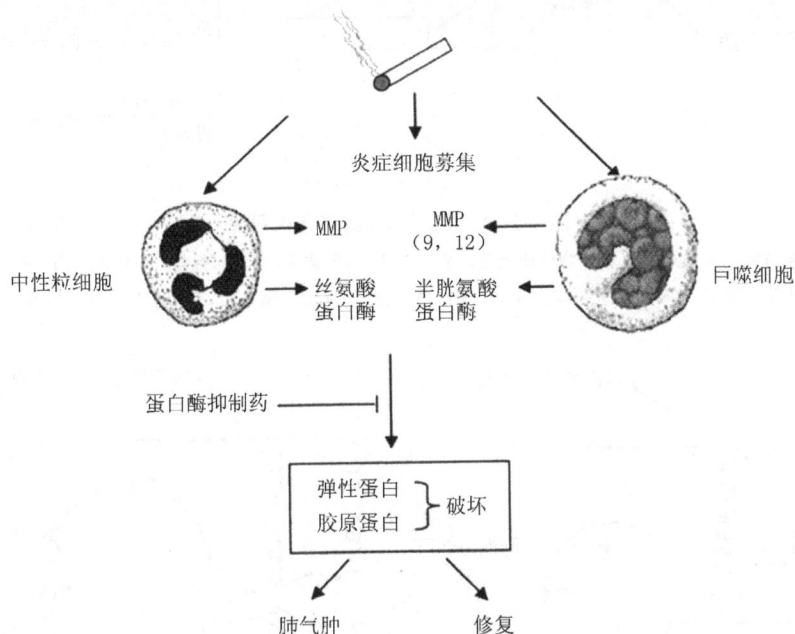

图 3-5　肺气肿的发生机制

香烟等烟雾导致炎症细胞向气道和肺泡聚集，巨噬细胞和中性粒细胞释放多种蛋白酶，而抗蛋白酶的作用减弱，二者失去平衡。细胞外基质包括弹性蛋白、胶原蛋白，受到破坏，发生肺气肿。MMP：基质金属蛋白酶

（三）氧化与抗氧化的不平衡

香烟的烟雾中含有许多活泼的氧化物，包括氮氧化物、氧自由基等，此外炎症细胞如巨噬细胞与中性粒细胞均可产生氧自由基，它们可氧化抗蛋白酶，使其失去活性，氧化物还可激活上皮细胞中的 NF-κB，促使其进入细胞核，加强了某些炎前因子的转录，如 IL-8 与 TNF-α 等，加重了气道的炎症（图 3-6）。中性粒细胞释放的活性氧还可以上调黏附分子的表达和增加气道的反应性，放大慢性炎症。

四、慢性阻塞性肺疾病的病理生理

COPD 的主要病理生理变化是气流受限，肺泡过度充气和通气灌注比例（V/Q）不平衡。

（一）气流受限

支气管炎症导致黏膜水肿增厚，分泌物增多，支气管痉挛，平滑肌肥厚和气管壁的纤维化使支气管狭窄，阻力增加，流速变慢。

肺气肿时由于肺泡壁的弹性蛋白减少，弹性压降低，呼气时驱动压降低，故流速变慢，此外由于细支气管壁上，均有许多肺泡附着，肺泡壁的弹力纤维对其有牵拉扩张作用，当弹性蛋白减少时，扩张作用减弱，故细支气管壁萎陷，气流受限（图 3-7）。

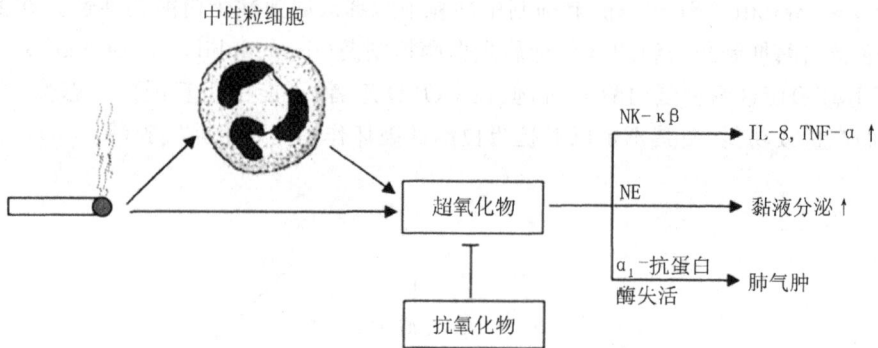

图 3-6　COPD 氧化-抗氧化失平衡

香烟烟雾与炎性细胞产生超氧化物能使上皮细胞中的 NF-κβ 激活,进入细胞核,转录 IL-8、TNF-α,中性粒
细胞弹性蛋白酶(NE)可刺激黏液腺分泌,超氧化物可使 α₁-抗蛋白酶失活,有利于肺气肿的形成。

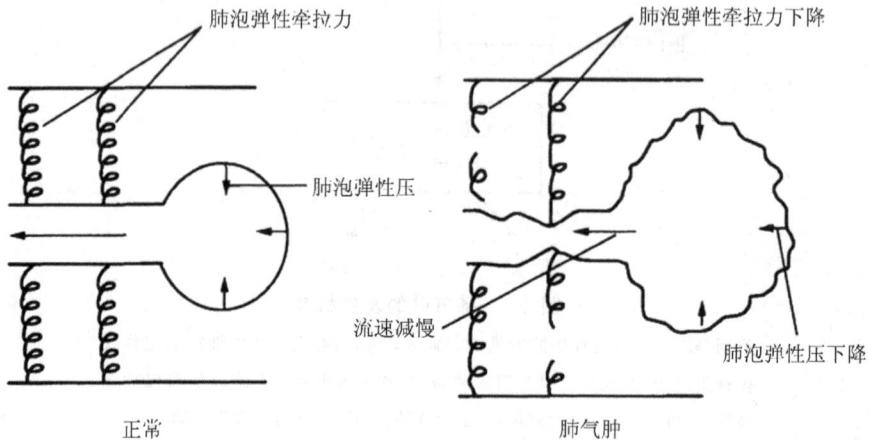

图 3-7　肺气肿时气流受限

左:正常肺泡与气道,气道壁外的弹簧表示附着在肺泡壁上的肺组织的弹性压力对气道壁
的牵拉;右:肺气肿时,虽然肺泡容积增加,但弹性压降低,附着在气道壁外侧的肺泡由于弹性
压降低,使其对气道的牵拉作用减弱,气道变窄,以上两种原因使气体流速受限。

在 COPD 患者,由于肺泡弹性压的降低,支气管阻力的增加,最大呼气流速(maximal expiratory flow rates,Vmax)也明显受限(图 3-8)。

图 3-9 为最大呼气流速容积(MEFV)曲线,从肺总量(total lung capacity,TLC)位用力呼气至残气容积(residual volume,RV)位,纵坐标为流速,横坐标为肺容积,左边线为升支,代表用力呼气的前 1/3,右边线为降支,代表用力呼气的后 2/3,顶点代表用力呼气峰流速,它是用力依赖性的,呼气愈用力,则该点愈高,而在该点以后各点的 Vmax,则是非用力依赖性的,是在该点的肺容积情况下所得到的最大流速,即使再用力呼气,流速也不再增加,其发生的机制可以用在用力呼气时,胸腔内的气道受到的动态压迫解释(图 3-9)。

图 3-9A 显示在某肺容积情况下,用力呼气时的流速受限,设肺泡弹性压(Pel)= 0.59 kPa (6 cmH₂O),胸膜腔压(Ppl)= 0.98 kPa(10 cmH₂O),肺泡压(Palv)= Pel + Ppl = 1.57 kPa (16 cmH₂O),肺泡压为驱动压,驱动肺泡气向口腔侧运动,形成气道内压,在肺泡压驱动流速前

进的过程中,必须不断地克服气道的阻力,消耗能量。因此气道内压从肺泡侧到口腔侧,逐渐地减弱,最后气道内压等于大气压,流速停止,由于气道内压不断地减弱,胸腔内的气道必有一点,气道内外的压力达到平衡,这一点称为等压点(equal pressure point,EPP),在图 3-9A 中,等压点的压力为 0.98 kPa(10 cmH$_2$O),在等压点的上游(肺泡侧),气道内压大于胸膜腔压,气道不致萎陷,但在等压点的下游(口腔侧),气道内压小于胸膜腔压,因此气道萎陷,阻力增加,流速降低(动态压迫)。在用力呼气时,胸膜腔压增加,一方面增加肺泡压,同时也增加了对胸腔内气道外侧壁的压力,而且这两个压力增加的量是相等的,因此等压点不变,即使再用力,流速也不会增加,如图 3-9B 所示,胸膜腔压由 0.98 kPa(10 cmH$_2$O)增加到 1.96 kPa(20 cmH$_2$O),肺泡压由 1.57 kPa(16 cmH$_2$O)变为 2.55 kPa(26 cmH$_2$O),气道外压也由 0.98 kPa(10 cmH$_2$O)变为 1.96 kPa(20 cmH$_2$O),气道内外增加的压力量是一样的,等压点不变,流速仍然受限,应当注意,肺容积不同,等压点的位置也不同,在高肺容积时,肺泡弹性压也加大,同时对气道壁的牵拉作用也加大,因此胸腔内气道是扩张的,此时等压点在有软骨支撑的气管附近,用力呼气,气管不致萎陷,而只会增加流速,故 Vmax 是用力依赖性的,随着呼气的进行,肺容积越来越小,肺泡弹性压也越来越低,气道的阻力越来越大,为克服气道阻力,气道内压更早地消耗变小,气道内外的压力更早地达到平衡,也就是说,等压点逐渐向肺泡侧移位,气道壁越来越缺少软骨的支撑,容易受到胸膜腔压力的压迫,使流速受限,此时 Vmax 变为非用力依赖性的,等压点的上游,最大流速取决于肺泡弹性压与气道阻力的大小,而与用力的大小无关。

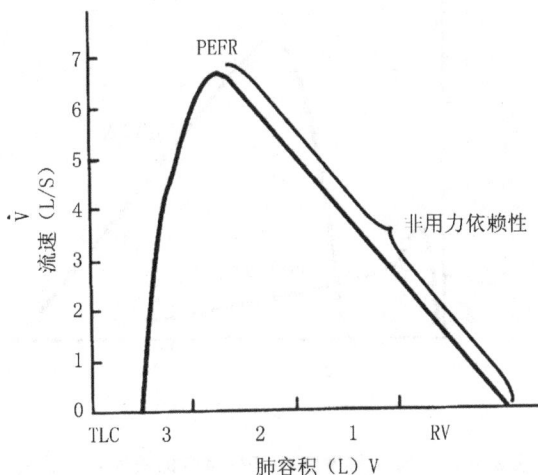

图 3-8　正常人最大呼气流速容积(MEFV)曲线

纵坐标为流速(V),横坐标为肺容积(V),曲线的顶点为呼气峰流速(peak expiratory flow rate,PEFR),是用力依赖性的,曲线下降支各点的流速为非用力依赖性的。

正常人在用力呼气时的流速容积曲线,同样也显示,开始 1/3 是用力依赖性的,后 2/3 是非用力依赖性的,但在 COPD 患者,由于肺泡弹性压降低,气道阻力增加,等压点向上游移位,比正常人更靠近肺泡侧,常常在小气道,在用力呼气时,气道容易过早地陷闭,使 RV 加大,而且在相同肺容积情况下,其 Vmax 比正常人为小,在 MEFV 曲线上,表现为降支呈勺状向内凹陷(图 3-10)。

图 3-11 为一重度 COPD 患者(左侧)和一正常人(右侧)MEFV 曲线的比较,纵坐标为流速,横坐标为肺容积,COPD 患者的肺容积大,PEFR 明显降低,且降支明显地呈勺状向内凹陷。

用力呼气

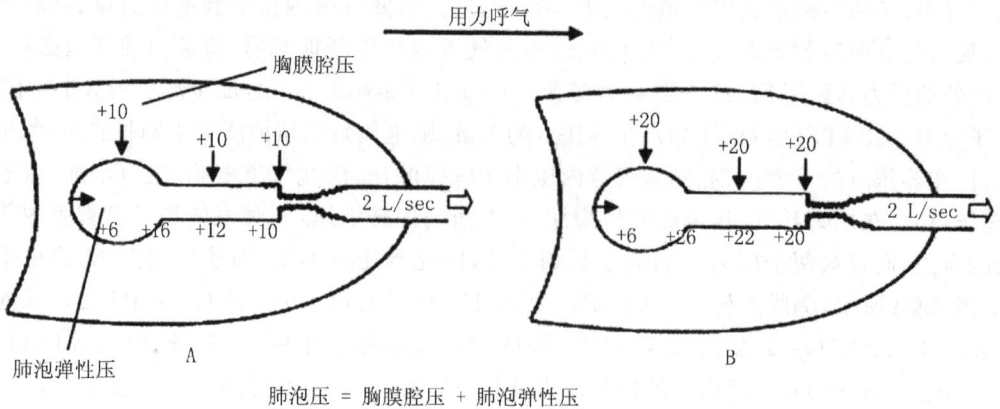

肺泡压 = 胸膜腔压 + 肺泡弹性压

图 3-9 非用力依赖部分的流速受限

A.肺泡弹性压＝6 cmH$_2$O，开始用力呼气时，胸膜腔压＝10 cmH$_2$O，肺泡压＝16 cmH$_2$O。随着呼气的进行，气道内压逐渐降低，等压点为 10 cmH$_2$O，等压点下游的气道内压＜气道外压，动态压迫变窄。B.呼气用力加大，胸膜腔压由10 cmH$_2$O 增加到 20 cmH$_2$O，肺泡压由16 cmH$_2$O 增加到26 cmH$_2$O，气道内外的压力增加量是一样的，等压点不变，气道受压部位不变，流速没有增加

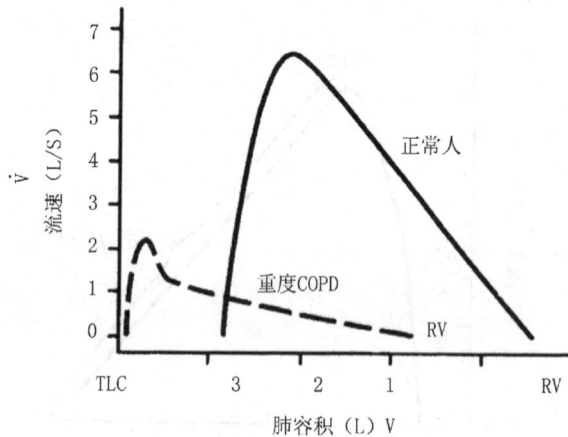

图 3-10 正常人与重度 COPD 患者的流速容积曲线

纵坐标为流速($\dot{V}$)，横坐标为肺容积(V)，COPD 患者 TLC 与 RV 明显增加，呼气峰流速降低，肺容积＜70％FVC 时，流速明显受限，曲线的降支呈勺状凹陷

(二)肺泡过度充气

在 COPD 患者常有 RV 和功能残气量(functional residual capacity，FRC)的增加，由于肺泡弹性压的降低和气道阻力的增加，呼气时间延长，在用力呼气末，肺泡气往往残留较多，因而 RV 增加，前述用力呼气时，小气道过早地陷闭，也是 RV 增加的原因，FRC 是潮气呼气末的肺容积，此时向外的胸壁弹性压和向内的肺泡弹性压保持平衡，肺气肿时，肺泡弹性压降低，向外扩张的力强，因而 FRC 增加，COPD 患者在潮气呼吸(平静呼吸)时，由于气道阻力的增加和呼吸频率的增快，呼气时间不够长，往往不足以排出过多的肺泡气，就要开始下一次吸气，因此 FRC 越来越高，这种情况称为动态性过度充气，随着 FRC 的增加，肺泡弹性压也增加，在呼气末，肺泡压可大

于大气压,所增加的压力称为内源性呼气末正压(intrinsic postive end expiratory pressure, PEEPi),在下一次吸气时,胸膜腔的负压必须先抵消 PEEPi 后,才能有空气吸入,因而增加了呼吸功。

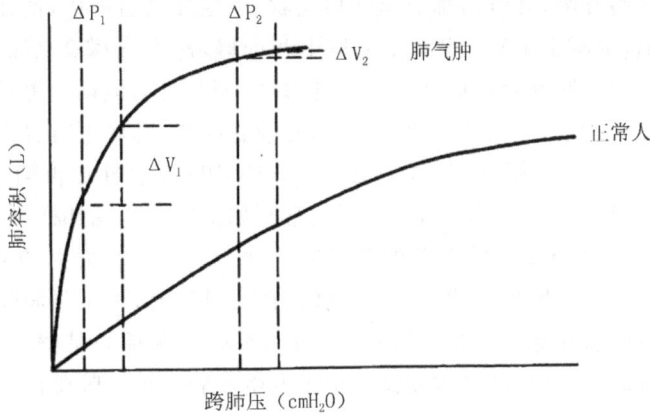

图 3-11　正常人和肺气肿时肺的压力-容积曲线

当肺容积较小时,肺气肿肺比正常人肺的顺应性(顺应性=△V/△P)大;而当肺容积过高时,其顺应性比正常人减小。△P:压力的改变,△V:容积的变化

由于肺容积增加,横膈低平,在吸气开始时,横膈肌的肌纤维缩短,不在原始位置,因而收缩力减弱,容易发生呼吸肌疲劳。

由以上的病理生理可见,中重度 COPD 患者由于动态性肺泡过度充气,肺泡内源性 PEEP,吸气时对膈肌不利的几何学位置,在吸气时均会加重呼吸功,因此感到呼吸困难,特别是体力活动时,需要增加通气量,更感呼吸困难,最后导致呼吸肌疲劳和呼吸衰竭。

COPD 患者,呼气的时间常数延长,时间常数=肺顺应性×气道阻力,COPD 患者常有肺顺应性与气道阻力的增加,所以时间常数延长,呼气时间常常不足以排出过多的肺泡气,使肺容积增加,肺容积过高时,肺顺应性反而降低(图 3-11),以致呼吸功增加,肺泡通气量(alveolar ventilation,VA)减少,但若肺泡的血流灌注量更少,肺气肿区仍然是通气大于灌注,存在无效腔通气,无效腔通气是无效通气,徒然增加呼吸功。

(三)通气灌注比例不平衡

COPD 患者的各个肺区肺泡顺应性和气道阻力常有差异,因而时间常数也不一致,造成肺泡通气不均,有的肺泡区通气高于血流灌注(高 V/Q 区),有的肺泡区通气低于血流灌注(低 V/Q 区),高 V/Q 区有部分气体是无效通气(死腔通气),低 V/Q 区则流经肺泡的血液得不到充分的氧合,即进入左心,产生低氧血症,这种低氧血症发生的机制是由于 V/Q 比例不平衡所致。慢性低氧血症会引起肺血管收缩,血管内皮、平滑肌增生和管壁重塑与继发性红细胞增多,产生肺动脉高压和肺源性心脏病。

五、慢性阻塞性肺疾病的临床表现

早期患者,即使肺功能持续下降,可毫无症状,以及至中晚期,出现咳嗽、咳痰、气短等症状,痰量因人而异,为白色黏液痰,合并细菌感染后则变为黏液脓性。在长期患病过程中,反复急性加重和缓解是本病的特点,病毒或细菌感染常常是急性加重的重要诱因,常发生于冬季,咯血不常见,但痰中可带血丝,如咯血量较多,则应进一步检查,以除外肺癌和支气管扩张,晚期患者气短症状常非常明显,即使是轻微的活动,都不能耐受。进行性的气短,提示肺气肿的存在。

晚期患者可见缩唇呼吸,呼气时嘴唇呈吹口哨状,以增加气道内压,使肺泡气缓慢地呼出,避免小气道过早地萎陷,以减少 RV。患者常采取上身前倾,两手支撑在椅上的特殊体位,此种姿势,可固定肩胛带,使胸大肌和背阔肌活动度增加,以协助肋骨的运动。患者胸廓前后径增加,肺底下移,呈桶状胸,呼吸运动减弱,叩诊为过清音,呼吸音减弱,肺底可有少量湿啰音,如湿性啰音较多,则应考虑合并支气管扩张,肺炎,左心衰竭等。COPD 在急性加重期,肺部可听到哮鸣音,表示支气管痉挛或黏膜水肿,黏液堵塞,但其程度常不如支气管哮喘那样严重而广泛。患者缺氧时,可出现发绀,如果有杵状指,则应考虑其他原因所致,例如合并肺癌或支气管扩张等,因 COPD 或缺氧本身。并不会发生杵状指。合并肺源性心脏病时,可见颈静脉怒张,伴三尖瓣收缩期反流杂音,肝大、下肢水肿等,但水肿并不一定表示都有肺源性心脏病,因 COPD 呼吸衰竭伴低氧血症和高碳酸血症时,肾小球滤过率减少也可发生水肿。单纯肺源性心脏病心力衰竭时,很少有胸腔积液,如有胸腔积液则应进一步检查,以除外其他原因所致,例如合并左心衰竭或肿瘤等,呼吸衰竭伴膈肌疲劳时可出现胸腹矛盾呼吸运动,即在吸气时,胸廓向外,腹部内陷,呼气时相反。并发肺性脑病时,患者可出现嗜睡,神志障碍,与严重的低氧血症和高碳酸血症有关。

COPD 可分两型,即慢支型和肺气肿型。慢支型又称紫肿型(blue bloater,BB),因缺氧发绀较重,常常合并肺源性心脏病,水肿明显;肺气肿型又称红喘型(pink puffer,PP),因缺氧相对较轻,发绀不明显,而呼吸困难、气喘较重。大多数患者,兼具这两型的特点,但临床上以某型的表现为主,确可见到。两型的特点见表 3-5。

表 3-5　COPD 慢支型与肺气肿型临床特点的比较

比较项目	慢支型	肺气肿型
气短	轻	重
咳痰	多	少
支气管感染	频繁	少
呼吸衰竭	反复出现	终末期表现
胸部 X 线	纹理增重,心脏大	肺透光度增加、肺大疱、心界小
PaO_2(mmHg)	<60	>60
$PaCO_2$(mmHg)	>50	<45
血细胞比容	高	正常
肺源性心脏病	常见	少见或终末期表现
气道阻力	高	正常至轻度
弥散能力	正常	降低

六、慢性阻塞性肺疾病的实验室检查

(一)胸部 X 线与 CT

慢支可见肺纹理增多;如果病变以肺气肿为主,可见肺透光度增加,肺纹理稀少,肋间隙增宽,横膈低平,有时可见肺大疱,普通 X 线对肺气肿的诊断阳性率不高,即使在中重度肺气肿,其阳性率也只有40％。薄层(1～1.5 mm)高分辨CT阳性率比较高,与病理表现高度相关,CT上可见到低密度的肺泡腔、肺大疱与肺血管减少,并可区别小叶中心型肺气肿,全小叶型肺气肿或隔旁肺气肿。胸部X线检查的另一重要功能在于发现其他肺疾病或心脏疾病,有助于COPD的鉴别诊断和并发症的诊断。

(二)肺功能

COPD的特点是慢性气流受限,要证实有无气流受限,只能依靠肺功能检查,最常用的指标是第1秒用力呼气容积(forced expiratory volume in one second,FEV_1)占其预计值的百分比(FEV_1％预计值)和FEV_1与其用力肺活量(forced vital capacity,FVC)之比(FEV_1/FVC)。后者是检出早期COPD一项敏感的指标,而FEV_1％预计值对中晚期COPD的检查比较可靠,因中晚期COPD,FVC的降低比FEV_1的降低可相对更多,如果以FEV_1/FVC作为检测指标,则其比值可以不低或高。在诊断COPD时,必须以使用支气管舒张药以后测定的FEV_1为准,FEV_1<80％预计值,和/或FEV_1/FVC<70％可认为存在气流受限,FEV_1值要求是使用支气管舒张药以后测定的,是为了去除可逆因素的影响,反映的是基础FEV_1值,如果基础值低于正常,则证明该气流受限不完全可逆。因FEV_1可反映大小气道功能,且其重复性好,最为常用,呼气峰流速(PEF)的重复性比FEV_1差,一般不常用。

中晚期COPD患者常有TLC、FRC、RV与RV/TLC比例的增加,但这些改变均非特异性的,不能区别慢支和肺气肿。

肺气肿时由于肺泡壁破坏,肺血管床面积减少,因此肺一氧化碳弥散量(carbon monooxide diffusing capacity of lung,DLCO)降低,降低的程度与肺气肿的严重程度大致平行,如果有DLCO的降低,则提示有肺气肿存在,但无DLCO的降低,不能排除有肺气肿,因DLCO不是一项敏感的指标。

肺顺应性(CL)可以用肺泡弹性压(Pel)与肺容积(V)相对应的变化表示,即$CL=\triangle V/\triangle Pel$($L/cmH_2O$),肺气肿时,Pel降低,CL增加,可作为肺气肿的一个标志,但测定Pel,需先测定胸膜腔内压,需放置食管气囊,实际工作中不易实行。

中重度COPD患者,常常伴有明显的气短和活动耐力的降低,但气短症状与FEV_1、FVC的降低常常不平行,因此许多学者认为现在COPD轻重程度的分级,仅根据肺功能是不全面的,还应参考呼吸困难程度(分级)、营养状况[体重指数=体重(kg)/身高^2(m^2)]、运动耐力(6分钟步行试验)等指标,但也应指出,现在的肺功能分级,仅根据FEV_1、FVC的改变也是不全面的,COPD的气短常常与肺泡的动态性过度充气,内源性PEEP等有关,而FEV_1、FVC并不是反映肺泡动态性过度充气的指标,深吸气量(inspiratory capacity,IC)=TLC-FRC,因TLC在短期内变化不大,IC与FRC成反比,IC能间接反映FRC的大小,而FRC代表肺泡的充气程度,当肺泡过度充气时,FRC增加,IC减少,过度充气改善时,FRC减少,IC增加,它是反映气短和活动耐力程度较好的指标,当IC降至40％正常预计值以下时,常有明显的气短和活动耐力的下降,IC的改变也可作为评价COPD治疗反应和预后的重要指标。

(三)动脉血气

测定的指标包括动脉氧分压(arterial oxygen partial pressure,PaO_2)、二氧化碳分压(arterial carbon dioxide partial pressure,$PaCO_2$)、酸碱度(hydrogen ion concentration,pH)。平静时在海平面吸空气情况下,PaO_2<8.0 kPa(60 mmHg),$PaCO_2$≤6.0 kPa(15 mmHg),表示COPD伴有Ⅰ型呼吸衰竭;PaO_2<8.0 kPa(60 mmHg),$PaCO_2$>6.7 kPa(50 mmHg),表示伴有Ⅱ型呼吸

衰竭,pH 的正常范围为7.35～7.45,其测定可帮助判断有无酸碱失平衡。

当 PaO_2 低于正常值时,FEV_1 常在 50％预计值以下,肺源性心脏病时,FEV_1 常在 30％预计值以下,PaO_2 常在 7.3 kPa(55 mmHg)以下,慢性呼吸衰竭可导致肺源性心脏病的发生,当有肺源性心脏病的临床表现时,即使 FEV_1＞30％预计值,也提示属于第Ⅳ级极重度 COPD。

(四)血红蛋白

当 PaO_2＜7.3 kPa(55 mmHg)时,常伴有红细胞的增多与血红蛋白浓度的增加,因此血红蛋白浓度高时,提示有慢性缺氧的存在。

七、慢性阻塞性肺疾病的诊断与鉴别诊断

(一)诊断

COPD 是一种渐进性疾病,经过多年的发展才发生症状,因此发病年龄多在 40 岁以后,大多数患者有吸烟史或有害气体粉尘接触史,晚期患者根据其年龄、病史、症状、体征、胸部 X 线、肺功能、血气检查结果不难作出诊断,但在诊断上应注意以下几点。

(1)COPD 患者早期可无任何症状,要做到早期诊断,必须做肺功能检查,正常人自 25 岁以后,肺功能呈自然下降趋势,FEV_1 每年下降 20～30 mL,但 COPD 患者每年下降 40～80 mL,甚至更多,如果一个吸烟者经随访数年(3～4 年),FEV_1 逐年下降明显,即应认为是在向 COPD 发展,应劝患者戒烟。FEV_1/FVC 对早期 COPD 的诊断是一个较敏感的指标。在 20 世纪 70 年代至 80 年代早期,小气道功能检查曾风靡一时,如闭合容积/N 活量％(CV/VC％),50％肺活量时最大呼气流速(V50),25％肺活量时最大呼气流速(V25),Ⅲ相斜率(AN2/L)等,当时认为这些指标的异常是早期 COPD 的表现,但经多年的观察,这些指标的异常并不能预测 COPD 的发生,而应以使用支气管舒张药后 FEV_1/FVC,FEV_1％预计值异常作为 COPD 早期诊断的指标,如果 FEV_1/FVC＜70％,而 FEV_1≥80％预计值,则是早期气流受限的指征。

(2)慢支的诊断标准是每年咳嗽、咳痰时间＞3 个月,连续 2 年以上,并能除外其他心肺疾病,但这个时间标准是为做流行病学调查而人为制订的,对个体患者,要了解有无慢性气流受限及其程度,则必须做肺功能检查,如果已有肺功能异常,虽然咳嗽,咳痰时间未达到上述标准,亦应诊断为 COPD,反之,咳嗽、咳痰时间虽然达到了上述标准,但肺功能正常,亦不能诊断为 COPD,而应随访观察。

(3)COPD 患者中,绝大多数慢支与肺气肿并存,但二者的严重程度各异,肺气肿的诊断实际上是一个解剖学诊断,因根据其定义,必须有广泛的气腔壁的破坏,但在实际工作中,要求解剖诊断是不可能的,而慢支与肺气肿都可引起慢性气流受限,二者在肺功能上较难区别,如果 DLCO 减少,肺顺应性增加,则有助于肺气肿的诊断,胸部薄层高分辨率 CT 对肺气肿的诊断也有帮助。但应注意吸烟者中有相当一部分人胸部高分辨率 CT 可见肺气肿的影像,只有在肺功能检查时出现气流受限,才能诊断为 COPD。

(4)COPD 轻重程度肺功能的分级(表 3-6)。

(5)COPD 发展过程中,根据病情可分为急性加重期和稳定期。急性加重期是指患者在其自然病程中咳嗽、咳痰、气短急性加重,超越了平常日与日间的变化,需要改变经常性治疗者。急性加重的诱因,主要是支气管病毒或细菌的感染和空气污染,但也有 1/3 原因不明,急性加重时,痰量增加,变为脓性或黏液脓性,肺部可出现哮鸣音或伴发热等,合并肺炎时,虽然也可诱发急性加重,但肺炎本身并不属于急性加重的范畴;稳定期患者咳嗽、咳痰、气短等症状稳定或症状轻微。

表 3-6　COPD 轻重程度肺功能的分级(FEV_1：吸入支气管舒张药后值)

级别	肺功能
Ⅰ级(轻度)	$FEV_1/FVC<70\%$，$FEV_1\geqslant80\%$预计值
Ⅱ级(中度)	$FEV_1/FVC<70\%$，$50\%\leqslant FEV_1<80\%$预计值
Ⅲ级(重度)	$FEV_1/FVC<70\%$，$30\%\leqslant FEV_1<50\%$预计值
Ⅳ级(极重度)	$FEV_1/FVC<70\%$，$FEV_1<30\%$预计值或 $30\%\leqslant FEV_1<50\%$预计值，伴有慢性呼吸衰竭

(6)晚期支气管哮喘和支气管扩张患者,肺功能可类似 COPD,不应诊断为 COPD,但可合并有 COPD。在诊断 COPD 时必须除外其他可能引起气流受限的疾病。

(二)鉴别诊断

COPD 应注意与支气管扩张、肺结核、支气管哮喘、特发性间质性肺炎等鉴别。前二者根据其临床表现和胸部 X 线不难鉴别,而 COPD 与支气管哮喘的鉴别有时比较困难,二者均有 FEV_1 的降低,通常是以慢性气流受限的可逆程度协助诊断,具体方法如下。

支气管舒张试验:①试验时患者应处于临床稳定期,无呼吸道感染。试验前 6 小时、12 小时分别停用短效与长效 β_2 受体激动药,试验前 24 小时停用茶碱制剂。②试验前休息 15 分钟,然后测定 FEV_1 共 3 次,取其最高值,吸入沙丁胺醇,或特布他林 2~4 喷,10~15 分钟后再测定 FEV_1 3 次,取其最高值。③计算 FEV_1 改善值,如果,且 FEV_1 绝对值在吸药后增加 200 mL 以上,为支气管舒张试验阳性,表示气流受限可逆性较大,支持支气管哮喘的诊断;如吸药后 FEV_1 改善率<15％则支持 COPD 的诊断。本试验在吸药后 FEV_1 改善率愈大,则对阳性的判断可靠性愈大,如果吸药后 FEV_1 绝对值的改善>400 mL,则更有意义。

因有 10％~20％的 COPD 患者支气管舒张试验也可出现阳性,故单纯根据这一项检查来鉴别是哮喘或 COPD 是不可取的,还应结合临床表现,综合判断才比较可靠。

在临床工作中经常遇到的是关于慢性喘息型支气管炎(慢喘支)的鉴别诊断问题,慢喘支与支气管哮喘很难区别,所谓慢喘支可能包括两种情况,一种是 COPD 合并了支气管哮喘,另一种是 COPD 急性加重期时,肺部出现了哮鸣音。如果一个 COPD 患者,出现了典型的支气管哮喘症状,例如接触某些变应原或刺激性气体后,肺部出现广泛的哮鸣音,过敏性体质,皮肤变应原试验阳性,支气管舒张试验阳性,对皮质激素治疗反应良好,则应诊断为 COPD 合并支气管哮喘。哮鸣音并非支气管哮喘所独有,某些 COPD 患者在急性加重时亦可出现哮鸣音,如果不具备以上哮喘发作的特点,则不应诊断为 COPD 合并哮喘,而应诊断为单纯的 COPD。慢性喘息型支气管炎这一名词以不用为宜,因应用这一名词,容易与 COPD 合并支气管哮喘发生混淆。

COPD 还应与特发性间质性肺炎相鉴别,因二者均有慢性咳嗽,气短等症状,后者胸部 X 线上的网状纹理容易误认为是慢支,但如果注意到其他特点则不难鉴别,COPD 的肺容积增加而特发性间质性肺炎肺容积减小,前者肺功能为阻塞性通气障碍而后者为限制性通气障碍,胸部高分辨率 CT 更容易将二者区别开来。应当注意的是 COPD 合并特发性间质性肺炎或其他限制性肺疾病时,其肺功能则兼具阻塞性通气障碍和限制性通气障碍的特点,因二者 FEV_1、FVC 都可以降低,此时诊断阻塞性通气障碍主要是根据 FEV_1/FVC 的降低,而限制性通气障碍主要是根据 TLC 的减少。

八、慢性阻塞性肺疾病的治疗

其治疗为:①缓解症状;②预防疾病进展;③改善活动的耐受性;④改善全身状况;⑤预防治

疗并发症；⑥预防治疗急性加重；⑦降低病死率。

（一）稳定期的治疗

1.戒烟

COPD 与吸烟的关系十分密切，应尽一切努力劝患者戒烟，戒烟以后，咳嗽、咳痰可有很大程度的好转，对已有肺功能损害的患者，即使肺功能不能逆转，但戒烟后也可以明显延缓病情的发展，提高生存率，对每一个 COPD 患者，劝其戒烟是医师应尽的职责，也是一项重要的治疗，据调查经医师 3 分钟的谈话，可使 5%～10%的患者终身戒烟，其效果是可观的。

2.预防治疗感染

病毒与细菌感染常是病情加重的诱因，因寄生于 COPD 患者下呼吸道的细菌经常为肺炎链球菌与流感嗜血杆菌，如痰色变黄，提示细菌感染，可选用羟氨苄青霉素、羟氨苄青霉素/棒酸、头孢克洛、头孢呋肟等，重症患者可根据痰培养结果，给予抗生素治疗。为预防流感与肺炎，可行流感疫苗与肺炎链球菌疫苗的预防注射，流感疫苗能减少 COPD 的重症和病死率 50%左右，效果显著；肺炎链球菌疫苗可减少肺炎的发生，对 65 岁以上的老年人或肺功能较差者推荐应用。

3.排痰

COPD 患者的咳嗽是因痰多引起，因此应助其排痰而不是单纯镇咳，有些患者痰液黏稠，不易咳出，不仅影响通气功能，还会增加感染机会，可口服沐舒坦、氯化铵或中药祛痰药等，也可超声雾化吸入，注意补充液体，入量过少则会使痰液干燥黏稠，不易咳出。

4.抗胆碱能药物

COPD 患者的迷走神经张力较高，而支气管基础口径是由迷走神经张力决定的，迷走神经张力愈高，则支气管基础口径愈窄。此外各种刺激，均能刺激迷走神经末梢，反射性地引起支气管痉挛，抗胆碱能药物可与迷走神经末梢释放的乙酰胆碱竞争性地与平滑肌细胞表面的胆碱能受体相结合，因而可阻断乙酰胆碱所致的支气管平滑肌收缩，对 COPD 患者有舒张支气管的作用，并可与 β_2 受体激动药合用，比单一制剂作用更强。

抗胆碱能药物吸入剂有溴化异丙托品，它是阿托品的四胺衍生物，难溶于脂质，因此与阿托品不同，经呼吸道或胃肠道黏膜吸收的量很少，从而可避免吸入后类似阿托品的一些不良反应。用定量吸入器（MDI）每天喷 3～4 次，每次 2 喷，每喷 20 μg，必要时每次可喷 40～80 μg，水溶液用雾化器雾化吸入，每次剂量可用 0.025%水溶液 2 mL(0.5 mg)，用生理盐水 1 mL 稀释，吸入后起效时间为 5 分钟，30～60 分钟达高峰，维持 4～6 小时，由于此药不良反应较少，可长期吸入，但溴化异丙托品的作用时间短，疗效也不是很理想。

新近研制的长效抗胆碱能药噻托溴铵，一次吸入后，其作用＞24 小时。胆碱能的受体为毒蕈碱受体，在人体主要有 M_1、M_2、M_3 3 种亚型，M_1 存在于副交感神经节，能介导乙酰胆碱的传递，M_3 分布在气道平滑肌细胞上，可能还分布在黏膜下腺体细胞上，能介导乙酰胆碱的作用，故 M_1、M_3 能促进气道平滑肌收缩和黏液腺分泌，M_2 分布在胆碱能神经末梢上，能反馈性地抑制乙酰胆碱的释放，故能部分地抵消 M_1、M_3 的作用。噻托溴铵能够竞争性地阻断乙酰胆碱与以上受体的结合，其对 M_1、M_3 的亲和力，比溴化异丙托晶强 10 倍，而其解离速度则慢 100 倍，对 M_2 的亲和力，虽然噻托溴铵也比溴化异丙托品强 10 倍，但二者与 M_2 的解离速度都比与 M_1、M_3 的解离速度快得多，因此噻托溴铵对 M 受体具有选择性，对乙酰胆碱的阻断作用比溴化异丙托品强而且持久，每天吸入 18 μg，作用持续＞24 小时，能够有效地舒张支气管，减少肺泡动态性过度充气，缓解呼吸困难，其治疗作用 6 周达到高峰，能够减少 COPD 的急性加重和住院率。噻托溴铵的缺点是起效时间稍慢,约为 30 分钟,吸入后 3 小时作用达高峰,因此在急性加重期,不宜于单独用药,其口干的不良反应较溴化异丙托品常见,但并不严重,多数患者可以耐受。

5.β₂ 受体激动药

其能舒张支气管,并有刺激支气管上皮细胞纤毛运动以利排痰的作用,可以预防各种刺激引起的支气管痉挛。常用的气雾剂有沙丁胺醇、特布他林等。前者每次吸入 100～200 μg(即喷吸 1～2 次),每天 3～4 次,后者每次吸入 250～500 μg,每天 3～4 次,吸入后起效时间为 5 分钟,1 小时作用达高峰,维持 4～6 小时。

6.氨茶碱

其有舒张支气管,加强支气管上皮细胞纤毛运动,改善膈肌收缩力的作用,根据病情缓急,可口服或静脉滴注,但后者可使心率增快,宜慎用,目前有长效茶碱控释片,每天 2 次,一次 1 片,可维持疗效 24 小时。茶碱血浓度监测对估计疗效和不良反应有一定意义,>5 mg/L 即有治疗作用,>15 mg/L 时,不良反应明显增加。

7.糖皮质激素

长期吸入皮质激素并不能改变 COPD 患者 FEV₁ 下降的趋势,但对 FEV₁<50% 预计值并有症状和反复发生急性加重的 COPD 患者,规则地每天吸入布地奈德/福莫特罗,或沙美特罗/氟地卡松联合制剂可减少急性加重的发作。前者干粉每吸的剂量为 160 μg/4.5 μg,后者干粉每吸的剂量为 50 μg/250 μg,每次 1～2 吸,每天 2 次。

8.氧疗

氧疗的指征为:①PaO_2≤7.3 kPa(55 mmHg)或动脉血氧饱和度(SaO_2)≤88%,有或无高碳酸血症;②PaO_2 7.3～8.0 kPa(55～60 mmHg),或 SaO_2<89%,并有肺动脉高压、心力衰竭水肿或红细胞增多症(血细胞比容>55%)。COPD 呼吸衰竭患者除低氧血症外,常伴有二氧化碳潴留,吸入氧浓度(FiO_2)过高,会加重二氧化碳潴留,对呼吸衰竭患者应控制性给氧,氧流量 1～2 L/min。呼吸衰竭患者最大的威胁为低氧血症,因会造成脑缺氧的不可逆性损害,因此对 COPD 合并明显的低氧血症患者,应首先给氧,但氧疗的目标是在静息状态下,将 PaO_2 提高到 8.0～10.0 kPa(60～75 mmHg),或使 SaO_2 升至 90%～92%,如果要求更高,则需加大 FiO_2,容易发生二氧化碳麻醉。

对 COPD 所致的慢性低氧血症患者,使用长期的家庭氧疗,每天吸氧≥15 小时,生存率有所改善。长期吸氧可以缓解患者的呼吸困难,改善生活质量,树立生活信心,对肺源性心脏病患者可以降低肺动脉压,改善心功能,因此应作为一个重要的治疗手段。

9.强心药与血管扩张药

对肺源性心脏病患者除伴有左心衰竭或室上性快速心律失常需用洋地黄外,一般不宜用,因缺氧时容易发生洋地黄中毒,对肺源性心脏病的治疗主要依靠纠正低氧血症和高碳酸血症,改善通气,控制感染,适当利尿等。近年来使用血管扩张药以降低肺动脉压的报道很多,其目的是减少右心室的后负荷,增加心排血量,改善氧合和组织的供氧,但使用血管扩张药后,有些患者的 PaO_2 反而下降,因 COPD 患者缺氧的主要原因,是肺内的 V/Q 比例不平衡,低 V/Q 区因为流经肺泡的血液不能充分氧合,势必降低 PaO_2,出于机体的自我保护机制,低 V/Q 区的供血小动脉发生反射性痉挛,以维持 V/Q 比例的平衡,使用血管扩张药后,低 V/Q 区的供血增加,又恢复了 V/Q 比例的不平衡,故 PaO_2 下降,而这部分增加的供血,则是由正常 V/Q 区或高 V/Q 区转来,使这两个区域的 V>Q,增加了无效腔通气,使 $PaCO_2$ 增加。一氧化碳吸入是选择性肺血管扩张药,但对 COPD 的缺氧治疗同样无效,还会增加 V/Q 比例的不平衡,而对急性呼吸窘迫综合征(ARDS)治疗有效,是因后者的缺氧机制是肺内分流,而前者的缺氧机制是 V/Q 比例不平衡,故吸入一氧化碳对 COPD 不宜。

10.肺减容手术(lung volume reduction surgery,LVRS)

对非均匀性肺气肿,上叶肺气肿较重而活动耐力下降的患者,切除过度扩张的部分,保留较轻的部分,可以减少 TLC、FRC,改善肺的弹性压与呼吸肌功能,改善生活质量,但由于费用昂贵,又是一种姑息手术,只能有选择地用于某些患者。

11.肺移植

对晚期 COPD 患者,经过适当的选择,肺移植可改善肺功能和生活质量,但肺移植的并发症多,成功率低,费用高,目前很难推广。

12.呼吸锻炼

对 COPD 患者应鼓励其做缓慢的深吸气深呼气运动,胸腹动作要协调,深呼气时要缩唇,以增加呼气时的阻力,防止气道萎陷,每天要有适合于自身体力的运动,以增加活动的耐力。

13.营养支持

重度 COPD 患者常有营养不良表现,可影响呼吸肌功能和呼吸道的防御功能,因此饮食中应含足够的热量和营养成分,接受呼吸机治疗的 COPD 患者,如果输入碳水化合物过多,会加重高碳酸血症,但对非呼吸机治疗患者则不必过多地限制碳水化合物,因减少碳水化合物,必然要增加脂肪含量,会引起患者厌食,营养支持是否能减少重症的发作和病死率,尚有待进一步的研究。

总之,稳定期 COPD 的治疗应根据病情而异,其分级治疗,表 3-7 可供参考。

表 3-7　稳定期 COPD 患者的推荐治疗

分期	特征	治疗方案
Ⅰ级(轻度)	$FEV_1/FVC<70\%$,$FEV_1\geqslant80\%$预计值	避免危险因素;接种流感疫苗;按需使用支气管扩张药
Ⅱ级(中度)	$FEV_1/FVC<70\%$,$50\%\leqslant FEV_1<80\%$预计值	在上一级治疗的基础上,规律应用一种或多种长效支气管扩张药,康复治疗
Ⅲ级(重度)	$FEV_1/FVC<70\%$,$30\%\leqslant FEV_1<50\%$预计值	在上一级治疗的基础上,反复急性发作,可吸入糖皮质激素
Ⅳ级(极重度)	$FEV_1/FVC<70\%$,$FEV_1<30\%$预计值或 $30\%\leqslant FEV_1<50\%$预计值,伴有慢性呼吸衰竭	在上一级治疗的基础上,如有呼吸衰竭、长期氧疗,可考虑外科治疗

(二)急性加重期的治疗

(1)重症患者应测动脉血气,如果 pH 失代偿,说明患者的病情是近期内加重,肾脏还未来得及代偿。应当详细了解过去急性加重的诱因、频率和治疗情况,稳定期和加重期的血气情况,以作为此次治疗的参考。

(2)去除诱因。COPD 急性加重的诱因常见的有呼吸道感染(病毒或细菌)、空气污染,其他如使用镇静药、吸氧浓度过高或其他并发症,也可使病情加重,其中吸氧浓度过高,可抑制呼吸,$PaCO_2$ 上升,以致发生神志障碍,甚为常见,必须仔细询问病史,当 $PaCO_2$ 在 12.0 kPa(90 mmHg)以上,又有吸氧史,常常提示吸氧浓度过高,应采用控制性给氧。肺源性心脏病患者因使用利尿药或皮质激素,均容易造成低钾、低氯性代谢性碱中毒,代谢性碱中毒可抑制呼吸,脑血管收缩和氧解离曲线左移,加重缺氧,去除诱因后,病情自然会有所好转。其他肺炎、肺血栓栓塞、左心衰竭、自发性气胸等所产生的症状也很类似COPD急性加重,必须仔细鉴别,予以相应的治疗。

(3)低流量氧吸入,每分钟氧流量不大于 2 L,氧疗的目标是保持 PaO_2 在 8.0～10.0 kPa(60～75 mmHg),或 SaO_2 90%～92%,吸氧后 30～60 分钟应再测血气,如果 PaO_2 上升且 pH 下降不明显,或病情好转,说明给氧适当,如果 $PaO_2 > 10.0$ kPa(75 mmHg),就有可能加重二氧化碳潴留和酸中毒。

(4)重症患者可经雾化器吸入支气管舒张药,0.025%溴化异丙托品水溶液 2 mL(0.5 mg)加生理盐水 1 mL 和/或 0.5%沙丁胺醇 0.5 mL 加生理盐水 2 mL 吸入,4～6 小时一次,雾化器的气源应使用压缩空气,而避免用氧气,因使用雾化器时,气源的流量近 5～7 L/min,可使 $PaCO_2$ 急剧升高,但在用雾化器时,应同时给予低流量氧吸入。在急性加重期也可联合糖皮质激素和 β_2 受体激动药治疗,或短效支气管舒张药,加用噻托溴铵。

(5)酌情静脉滴注氨茶碱 500～750 mg/d,速度宜慢,在可能条件下应动态监测氨茶碱血清浓度,使其保持在 10～15 μg/mL。

(6)应用广谱抗生素和祛痰药。

(7)如无糖尿病、溃疡、高血压等禁忌证,可口服强的松 30～40 mg/d,或静脉滴注其他相当剂量的糖皮质激素,共 7～10 天。延长疗程并不会增加疗效,反而增加不良反应。

(8)如有肺源性心脏病心力衰竭体征,可适当应用利尿药。

(9)机械通气治疗。目的是通过机械通气,支持生命,降低病死率,缓解症状,同时争取时间,通过药物等其他治疗使病情得到逆转。机械通气包括有创或无创,近年来通过随机对照研究,证明无创通气治疗急性呼吸衰竭的成功率,能达 80%～85%,能够降低 $PaCO_2$,改善呼吸性酸中毒,减少呼吸频率和呼吸困难,缩短住院时间,因为减少了插管有创通气,避免了并发症,也就降低了病死率,但无创通气并非适合所有患者,其适应证和禁忌证见表 3-8。有创性机械通气的适应证见表 3-9。

表 3-8　无创性正压通气在 COPD 加重期的应用指征

适应证(至少符合其中两项)

中至重度呼吸困难,伴辅助呼吸肌参与呼吸并出现胸腹矛盾呼吸运动

中至重度酸中毒(pH 为 7.30～7.35)和高碳酸血症($PaCO_2$ 6.0～8.0 kPa/45～60 mmHg)

呼吸频率>25/min

禁忌证(符合下列条件之一)

呼吸抑制或停止

心血管系统功能不稳定(低血压,心律失常,心肌梗死)

嗜睡、意识障碍或不合作者

易误吸者(吞咽反射异常,严重上消化道出血)

痰液黏稠或有大量气道分泌物

近期曾行面部或胃食管手术

头面部外伤,固有的鼻咽部异常

极度肥胖

严重的胃肠胀气

表 3-9 有创性机械通气在 COPD 加重期的应用指征

严重呼吸困难,辅助呼吸肌参与呼吸,并出现胸腹矛盾呼吸运动
呼吸频率＞35/min
危及生命的低氧血症(PaO_2＜5.3 kPa/40 mmHg 或 PaO_2/FiO_2＜26.7 kPa/200 mmHg
严重的呼吸性酸中毒(pH＜7.25)及高碳酸血症
呼吸抑制或停止
嗜睡、意识障碍
严重心血管系统并发症(低血压、休克、心力衰竭)
其他并发症(代谢紊乱、脓毒血症、肺炎、肺血栓栓塞、气压伤、大量胸腔积液)
无创性正压通气治疗失败或存在无创性正压通气的使用禁忌证

机械通气的目标是使 PaO_2 维持在 8.0～10.0 kPa(60～75 mmHg),或 SaO_2 90%～92%,$PaCO_2$ 也不必降至正常范围,而是使其恢复至稳定期水平,pH 保持正常即可,如果要使 $PaCO_2$ 降至正常,则会增加脱机的困难,同时 $PaCO_2$ 下降过快,肾脏没有足够的时间代偿,排出体内过多的 HCO_3 由呼吸性酸中毒转为代谢性碱中毒,对机体极为不利。

(10)呼吸兴奋药。COPD 呼吸衰竭急性加重期患者,是否应使用呼吸兴奋药,尚有不同意见,呼吸衰竭患者大多有呼吸中枢兴奋性增高,对这类患者使用呼吸兴奋药,徒然增加全身的氧耗,弊多利少。

(三)预后

影响预后的因素很多,但据观察,与预后关系最为密切的是患者的年龄与初始 FEV_1 值,年龄愈大、初始 FEV_1 值愈低,则预后愈差,长期家庭氧疗已被证明可改善预后。COPD 的预后,在个体间的差异较大,因此对一个具体患者,预言其生存时间的长短是不明智的。

(赵恒佩)

第六节　急性肺脓肿

一、诊疗流程

见图 3-12。

二、病因及发病机制

肺脓肿是由于各种病原菌感染产生肺部化脓性炎症、组织坏死、破坏、液化而形成。

正常人呼吸道的鼻腔、口咽部有大量细菌寄殖,据报道每毫升唾液中含有 10^8 个厌氧菌,比需氧菌含量(10^7/mL)高出 10 倍,齿缝中有更多的厌氧菌存在,牙周炎部位厌氧菌含量则更高。肺脓肿的致病菌与口咽部的寄殖菌之间密切相关,且常为多种细菌混合感染,其中厌氧菌感染占重要地位,常见的厌氧菌为产黑色素类杆菌、口腔类杆菌、核酸杆菌、消化球菌、消化链球菌、韦荣球菌、微需氧链球菌等。脆弱类杆菌亦占一定比例,坏死梭杆菌已较少见。需氧菌、兼性厌氧菌主要为金葡菌、化脓链球菌(A 组溶血性链球菌)、肺炎杆菌、铜绿假单胞菌等,由于它们的毒力强、生长繁殖快,容易产生肺组织坏死,形成脓肿。其他如大肠埃希菌、变形杆菌、不动杆菌属、军团菌等亦偶可引起肺脓肿。

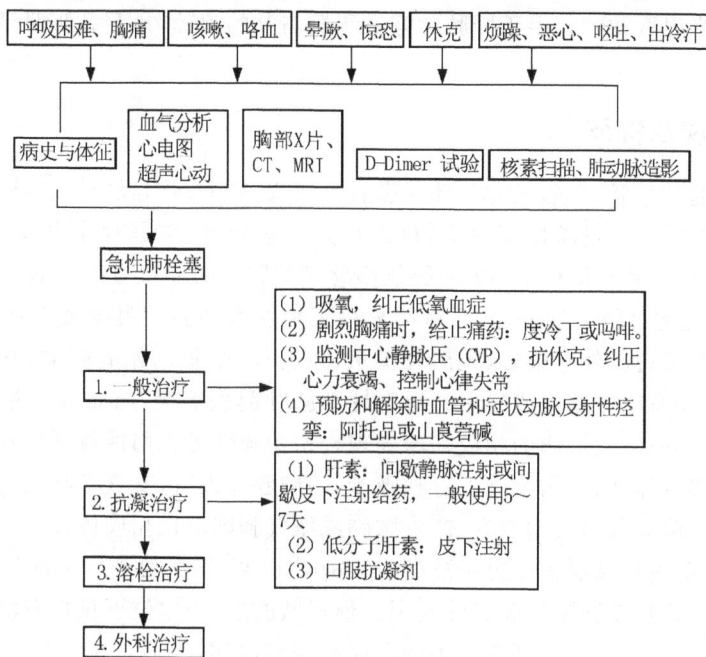

图 3-12 急性肺脓肿的诊断流程

肺脓肿的发生途径主要为吸入性感染,占 60％以上,其次为肺外化脓性感染通过血道产生血源性肺脓肿和继发于其他肺部疾病的感染所致继发性肺脓肿。

(一)吸入性肺脓肿

深睡时约 50％正常人可将口咽部分泌物吸入肺部,但藉咳嗽反射和其他呼吸道正常防御机制,如支气管纤毛活动、肺泡巨噬细胞对细菌的吞噬作用而不致引起疾病。神志改变患者吸入的机会则更多,约占 75％,当咳嗽反射受到抑制和机体免疫功能减退时,若吸入含有大量细菌的上呼吸道分泌物,细菌就可能在肺部生长繁殖,产生化脓性肺炎引起组织坏死,脓肿形成,特别是口腔卫生不良、齿龈炎、牙周炎,齿槽脓溢、上呼吸道手术、全身麻醉、神志不清、食管病变、置鼻饲管、酗酒、体弱有基础疾病的老年人等更易于发病。少数病例可无明显吸入史。医院外感染的吸入性肺脓肿中,厌氧菌感染占重要比例,为 85％～93％,单纯厌氧菌感染占 1/3～3/4;而院内获得性感染肺脓肿中,厌氧菌占 25％左右。

(二)血源性肺脓肿

它是由于肺外部位感染病灶的细菌或脓毒性栓子经血道播散至肺部引起小血管梗塞,产生化脓性炎症、组织坏死导致肺脓肿。病原菌以金葡菌最为常见,往往来源于皮肤感染如痈疖,伤口感染、骨髓炎等。泌尿道、腹腔或盆腔感染产生败血症所致肺脓肿的致病菌常为革兰氏阴性杆菌,厌氧菌血行播散引起肺脓肿相对较少发生,其多起源于腹腔和盆腔感染,主要为脆弱类杆菌等类杆菌和厌氧性球菌等。

(三)继发性肺脓肿

其是在某些肺部疾病基础上继发感染所致,常见为支气管囊肿,支气管扩张、癌性空洞、肺结核空洞,支气管肿瘤或异物吸入阻塞支气管引起的远端肺化脓炎症等产生的脓肿。

(四)阿米巴肺脓肿

多继发于阿米巴肝脓肿。由于肝脓肿好发于肝右叶的顶部,易穿破膈肌至右肺下叶,形成阿米巴肺脓肿。

三、临床表现及特征

急性肺脓肿起病急骤、高热、畏寒,部分患者有寒战、咳嗽、咳黏液痰或粘脓性痰,可伴患侧胸痛、气促。1～2周后有大量脓性痰咳出,每天量数百毫升,约60%痰带臭味,提示厌氧菌感染。咯血常见,约占80%,常有吸入史。单纯厌氧菌感染肺脓肿的症状有时发病较隐袭,病史常超过2周,开始仅出现乏力、低热、咳嗽,继而有明显中毒症状及咳脓性臭痰或有体重减轻、贫血等表现。血源性肺脓肿常有肺外感染史,先出现畏寒、高热,1～2周后始有咳嗽、咳少量黏痰、胸闷不适等呼吸道症状,少有咳脓臭痰或咯血。继发性肺脓肿起病缓慢,咳脓性痰量相对较少,一般少带臭味,发病前常伴有原发疾病的相应临床表现。初始肺部可无阳性体征发现,或于患侧出现湿啰音。随后出现实变体征,可闻及支气管呼吸音,肺脓腔较大时,支气管呼吸音更为明显,可能有空瓮声。病变累及胸膜可闻及摩擦音,产生脓胸或脓气胸则出现相应体征。

X线表现:早期胸片显示大片边缘模糊的致密阴影,约75%位于右上叶后段或下叶尖段;少数亦可在基底段。病灶多紧贴胸膜或叶间裂。形成脓腔后,于立位可见带有液平的空洞,其周围有炎性浸润阴影;亦可于开始见到多个小透亮区的炎症浸润,而后再融合成一较大空洞,多房空洞则出现多个液平、引流支气管阻塞可产生薄壁、张力性空洞,经治疗空洞缩小、关闭,炎症吸收、消散不留痕迹或仅留少许纤维条索状影,如伴脓胸即出现胸腔积液征象。

血源性肺脓肿开始见两肺多发性片状炎症阴影,边缘模糊,大小不一,主要位于两肺周围部位,以后逐渐边缘清楚呈圆形或椭圆形致密影,并形成含有液平的多个脓腔,治疗后炎症吸收,局部纤维化或形成气囊,以后逐渐消失。经常伴有胸腔积液或液气胸征象。

四、诊断及鉴别诊断

发病急、高热、畏寒、咳嗽、咳大量脓性臭痰为肺脓肿典型症状,有吸入史者对诊断更有帮助,周围血白细胞计数及中性粒细胞增多,胸部X线片显示脓肿或脓腔伴液平为诊断肺脓肿的重要依据。细菌学诊断可作痰或血培养鉴定致病菌,然而痰液检查往往受到口咽部寄居菌的污染,培养结果不能真正代表肺部感染的病原菌,为尽量减少污染,自下呼吸道直接采样的方法最为理想,尤其对厌氧菌感染的诊断更为必要。常用方法为经气管吸引或经纤支镜以防污染标本刷采样并作细菌定量培养,可获较为可靠的结果。

肺脓肿应与下列疾病相鉴别。

(一)细菌性肺炎

早期肺脓肿与细菌性肺炎在症状及X线表现上很相似。细菌性肺炎中肺炎球菌肺炎最常见,常有口唇疱疹、铁锈色痰而无大量黄脓痰。胸部X线片示肺叶或段实变或呈片状淡薄炎性病变,边缘模糊不清,但无脓腔形成。其他有化脓性倾向的葡萄球菌、肺炎杆菌肺炎等。痰或血的细菌分离可作出鉴别。

（二）空洞性肺结核

发病缓慢，病程长，常伴有结核毒性症状，如午后低热、乏力、盗汗、长期咳嗽、咯血等。胸部 X 线片示空洞壁较厚，其周围可见结核浸润病灶，或伴有斑点、结节状病变，空洞内一般无液平面，有时伴有同侧或对侧的结核播散病灶。痰中可找到结核杆菌。继发感染时，亦有多量黄脓痰，应结合过去史，在治疗继发感染的同时，反复查痰可确诊。

（三）支气管肺癌

肿瘤阻塞支气管引起远端肺部阻塞性炎症，呈肺叶、段分布。癌灶坏死液化形成癌性空洞。发病较慢，常无或仅有低度毒性症状。胸部 X 线片示空洞常呈偏心、壁较厚、内壁凹凸不平，一般无液平面，空洞周围无炎症反应。由于癌肿经常发生转移，故常见到肺门淋巴结肿大。通过 X 线体层摄片、胸部 CT 扫描、痰脱落细胞检查和纤维支气管镜检查可确诊。

（四）肺囊肿继发感染

肺囊肿呈圆形、腔壁薄而光滑，常伴有液平面，周围无炎性反应。患者常无明显的毒性症状或咳嗽。若有感染前的 X 线片相比较，则更易鉴别。

五、急救处理

上呼吸道、口腔的感染灶必须加以根治。口腔手术时，应将分泌物尽量吸出。昏迷或全身麻醉患者，应加强护理，预防肺部感染。早期和彻底治疗是根治肺脓肿的关键。

治疗原则为抗炎和引流。

（一）抗生素治疗

急性肺脓肿的感染细菌包括绝大多数的厌氧菌都对青霉素敏感，疗效较佳，故最常用。剂量根据病情，严重者静脉滴注 $(24\sim100)\times10^5$ U/d，一般可用 $(16\sim24)\times10^5$ U，每天分 2～3 次肌内注射。在有效抗生素治疗下，体温约 3～10 天可下降至正常，一般急性肺脓肿经青霉素治疗均可获痊愈。脆性类杆菌对青霉素不敏感，可用林可霉素 0.5 g，每天 3～4 次口服；或 0.6 g 每天 2～3 次肌内注射；病情严重者可用 1.8 g 加于 5％葡萄糖溶液 500 mL 内静脉滴注，每天 1 次。或氯林可霉素 0.15～0.30 g，每天 4 次口服。或甲硝唑 0.4 g，每天 3 次口服。嗜肺军团杆菌所致的肺脓肿，红霉素治疗有良效。抗生素疗程一般为 8～12 周，或直至临床症状完全消失，X 线片显示脓腔及炎性病变完全消散，仅残留条索状纤维阴影为止。在全身用药的基础上，加用局部治疗，如环甲膜穿刺、鼻导管气管内或经纤维支气管镜滴药，常用青霉素 8×10^5 U（稀释 2～5 mL），滴药后按脓肿部位采取适当体位，静卧 1 小时。

血源性肺脓肿为脓毒血症的并发症，应按脓毒血症治疗。

（二）痰液引流

祛痰药如氯化铵 0.3 g、沐舒痰 30 mg、化痰片 500 mg、祛痰灵 10 mL，每天 3 次口服，可使痰液易咳出。痰浓稠者，可用气道湿化如蒸气吸入、超声雾化吸入等以利痰液的引流。患者一般情况较好，发热不高者，体位引流可助脓液的排出。使脓肿部位处于高位，在患部轻拍，2～3 次/天，每次 10～15 分钟。有明显痰液阻塞征象，可经纤维支气管镜冲洗并吸引。

（赵恒佩）

第七节 急性脓胸

一、病因

脓性渗出液积聚于胸膜腔内的化脓性感染,称为脓胸。按照病理发展过程可以分为急性脓胸和慢性脓胸,病程在4～6周以内为急性脓胸。

(一)急性脓胸

主要是由于胸膜腔的继发性感染所致。常见的原因有以下几种。

(1)肺部感染:约50％的急性脓胸继发于肺部炎性病变之后。肺脓肿可直接侵及胸膜或破溃产生急性脓胸。

(2)邻近组织化脓性病灶:纵隔脓肿、膈下脓肿或肝脓肿,致病菌经淋巴组织或直接穿破侵入胸膜腔,可形成单侧或双侧脓胸。

(3)胸部手术:术后脓胸多与支气管胸膜瘘或食管吻合口瘘合并发生。有较少一部分是由于术中污染或术后切口感染穿入胸腔所致。

(4)胸部创伤:胸部穿透伤后,由于弹片、衣服碎屑等异物可将致病菌带入胸膜腔,加之常有血胸,易形成化脓性感染。

(5)败血症或脓毒血症:细菌可经血循环到达胸腔产生脓胸,此类多见于婴幼儿或体弱的患者。

(6)其他:如自发性气胸或其他原因所致的胸腔积液,经反复穿刺或引流后并发感染;自发性食管破裂,纵隔畸胎瘤感染,穿入胸腔均可形成脓胸。

(二)慢性脓胸

(1)急性脓胸治疗不及时或处理不适当:急性脓胸期间选用抗生素不恰当,或治疗过程中未能及时调整剂量及更换敏感抗生素,脓液生成仍较多,如果此时引流管的位置高低,深浅不合适,管径过细。或者引流管有扭曲及堵塞,引流不畅,均可形成慢性脓胸。

(2)胸腔内异物残留:外伤后如果有异物,如金属碎片、骨片、衣服碎条等残留在胸腔内,或手术后异物等残留,则脓胸很难治愈,即使引流通畅彻底也因异物残留而不能清除致病菌的来源而不能治愈。

(3)引起脓胸的原发疾病未能治愈:如果脓胸是继发于肺脓肿、支气管瘘、食管瘘、肝脓肿、膈下脓肿、脊椎骨髓炎等疾病,在原发病变未治愈之前,脓胸也很难治愈,易形成慢性脓胸。

(4)特异性感染:结核性感染、真菌性感染、阿米巴性脓胸均容易形成慢性脓胸。

二、临床表现

急性脓胸患者常有胸痛、发热、呼吸急促、脉快、周身不适、食欲缺乏等症状,如为肺炎后急性脓胸,多有肺炎后1～2周出现胸痛、持续高热的病史。查体可见发热面容,有时不能平卧,患侧胸部语颤减弱,叩诊呈浊音并有叩击痛,听诊呼吸音减弱或消失。白细胞计数增高,中性粒细胞增至80％以上,有核左移。胸部X线检查因胸膜腔积液的量和部位不同表现各异。少量胸腔积液可见肋膈窦消失的模糊阴影;积液量多时可见肺组织受压萎陷,积液呈外高内低的弧形阴影;大量积液使患侧胸部呈一片均匀模糊阴影,纵隔向健侧移位;脓液局限于肺叶间,或位于肺与纵隔、横膈或胸壁之间时,局限性阴影不随体位改变而变动,边缘光滑,有时与肺不张不易鉴别。有支气管胸膜瘘或食管吻合口瘘者可见气液平面。

继发于肺部感染的急性脓胸往往是在肺部感染症状好转以后,又再次出现高热、胸痛、呼吸困难、咳嗽、全身乏力、食欲缺乏等症状,患者常呈急性病容,不能平卧或改变体位时咳嗽,严重时可出现发绀。患侧呼吸运动减弱,肋间隙饱满、增宽,叩患侧呈实音并有叩击痛,如为左侧积液心浊音界不清、如为右侧积液则肺肝界不清,纵隔心脏向健侧移位,气管偏向健侧,听诊患侧呼吸音减弱或消失或呈管性呼吸音,语颤减弱。

三、诊断要点

(1)患者常有胸痛、高热、呼吸急促、脉快、周身不适、食欲缺乏。

(2)积脓较多者多有胸闷、咳嗽、咳痰等症状。如为肺炎后急性脓胸,多有肺炎后1~2周出现胸痛、持续高热的病史。

(3)发热面容,有时不能平卧,患侧胸部语颤减弱,叩诊呈浊音并有叩击痛,听诊呼吸音减弱或消失,严重者可伴有发绀或者休克。

(4)白细胞计数增高,中性粒细胞增多,有核左移。

(5)X线检查:少量胸腔积液(100~300 mL)时,可见肋膈窦消失的模糊阴影,中等量积液(300~1 000 mL)时,可见肺组织受压萎陷,积液呈外高内低的弧形阴影;大量积液(大于1 000 mL)时,患侧胸部呈一片均匀模糊阴影,纵隔向健侧移位;脓液局限于肺叶间,或位于肺与纵隔、横膈或胸壁之间时,局限性阴影不随体位改变而变动,边缘光滑,此时应与肺不张相鉴别。

(6)超声波检查可见积液反射波,能明确积液范围并可作出准确定位,并且有助于脓胸的诊断和确定穿刺部位。

(7)胸腔穿刺抽得脓液,可诊断为脓胸。首先,要观察脓液的外观性状,质地,味道。其次,做涂片镜检、细菌培养及抗生素敏感试验,以此指导临床用药。

四、治疗要点

(一)排除脓液

此为治疗脓胸的关键。及早反复的胸腔穿刺抽得脓液,并向胸腔内注入抗生素,如果胸腔内脓液稠厚不易抽出,或者经过治疗脓液量不见减少,患者临床症状无明显改善,或者发现有大量液体,怀疑伴有气管食管瘘或者腐败性脓胸,均宜及早施行胸膜腔闭式引流术,排尽脓液,使肺早日复张。

闭式引流方式有两种:肋间引流术和肋床引流术。

(二)控制感染

根据病原菌及药敏试验选用有效足量的抗生素,以静脉给药为好,观察疗效并及时调整药物和剂量。

(三)全身支持治疗

可给予患者高蛋白、高热量、高维生素伙食,注意水和电解质的平衡,纠正贫血。必要时静脉补液和输血。

脓液排出后，肺逐渐膨胀，两层胸膜靠拢，空腔逐渐闭合，如果空腔闭合缓慢或者不够满意，可早行胸腔扩清及纤维剥除术，若脓腔长期不能闭合，则成为慢性脓胸。

五、药物治疗

（1）对血源性感染脓胸，致病菌主要是葡萄球菌，可考虑头孢唑林（2 g，每 8 小时 1 次，静脉滴注）＋阿米卡星（0.2 g，肌内注射，每天 2～3 次）或庆大霉素（8×10⁴ U，每 8 小时 1 次，静脉或肌内注射）。

（2）如果继发于肺内感染，参考各种肺内感染情况用药，一般可以选用头孢曲松（2 g，每天 1 次，静脉滴注）＋克林霉素（600 mg，每 8 小时 1 次，静脉滴注），抗菌药物疗程为 3～6 周。

六、预后及注意事项

（一）预后
（1）根据血细菌学检查结果和药敏试验结果，指导抗生素选择，处理得当预后良好。
（2）急性脓胸是严重感染，需要积极救治，以免迁延为慢性，影响患者的生活和工作。

（二）注意事项
（1）穿刺引流脓液应做微生物检查，包括培养和细菌涂片检查。
（2）抗菌药物治疗需要根据细菌培养结果进行调整。

（赵恒佩）

第八节　自发性气胸

气胸是指气体进入胸膜腔，造成胸腔积气的一种状态。气胸可以自发的发生，也可由于疾病、外伤、手术、诊断或治疗性操作不当等引起。临床上自发性气胸较为常见，自发性气胸是指不明原因或因肺部疾病导致的胸腔脏层胸膜破裂，使肺和支气管内空气进入胸膜腔（并非外伤或人工导致壁层胸膜破裂）而产生的气胸。可分为原发性和继发性自发性气胸。

一、自发性气胸的病因和病理机制

自发性气胸按病因和发病机制可分为以下几点。

（一）原发性自发性气胸
原发性自发性气胸又称为特发性气胸，是指肺部常规 X 射线影像检查未能发现原发病变的健康者所发生的气胸，多见于年龄 20～30 岁瘦高体型的青年男性。气胸发生的原因和病理机制尚未十分明确，多数学者认为与胸膜下微小疱和肺大疱破裂有关。

（二）继发性自发性气胸
继发性自发性气胸是指在原有其他肺部疾病的基础上所产生的气胸，其发生的机制是通过形成肺大疱或直接损伤胸膜所致。基础的肺部疾病最常见者为慢性阻塞性肺疾病和肺结核。此外，肺癌、肺脓肿、尘肺、肺间质纤维化、结节病等也可导致气胸。

(三)特殊类型的自发性气胸

1.月经性气胸

鉴于极少数妇女(多见于 20～40 岁),在月经来潮 48 小时内发生的特殊类型自发性气胸,特点是与月经周期有关的反复发作的气胸,在非月经期不发病。气胸以右胸多见,发生机制与脏层胸膜有子宫内膜异位有关,在月经期因内膜充血肿胀、前列腺素分泌增多,使细支气管收缩导致远端肺泡张力增高而发病。

2.妊娠合并气胸

生育年龄女性在妊娠时发生的气胸。

二、自发性气胸的临床评估和诊断

(一)病史

急骤发病,可能诱因有咳嗽、喷嚏、屏气、抬举重物、大笑、航空和潜水减压、剧烈运动等,多呈一侧出现胸痛,呈刀割样或针刺样,同时伴有胸闷、气短、呼吸困难、刺激性干咳。症状的轻重取决于气胸类型及肺萎陷程度。

1.闭合性气胸的患者

在一侧肺萎陷<30％时,多无自觉症状或仅感活动后胸闷气短。当一侧肺萎陷>60％时,在静止状态下即感到胸闷、气短。

2.开放性气胸患者

除胸闷、气短外,有反射性干咳。

3.张力性气胸患者

呈渐进性呼吸困难和胸闷胀感,当胸腔内压达 30 cmH$_2$O 以上时,出现发绀、烦躁不安、休克等症状。

(二)体征

视积气量的多少及是否伴有胸膜腔积液而有所不同,肺萎缩>30％以上时,才有典型的气胸体征。常见体征有:呼吸频率和心率增快,患侧肺部触诊语颤减弱,叩诊呈过清音或鼓音,听诊呼吸音减弱或消失。右侧气胸可有肝浊音界下移,左侧气胸则心浊音界缩小或消失。当肺萎缩>60％时,除上述体征外尚可见鼻翼翕动、出汗、发绀,气管向健侧移位,胸廓运动度明显减弱。张力性气胸严重者可伴有纵隔移位,颈前及胸部皮下气肿,血压下降甚至休克。部分气胸病例在发生气胸 24 小时后,患侧胸部可有少量胸腔积液体征。

(三)辅助检查

1.胸部 X 线检查

胸部 X 线检查是诊断气胸最可靠的方法,可显示肺萎缩程度、肺部情况、有无胸膜粘连、胸腔积液及纵隔移位等。气胸的典型 X 线表现为:肺组织向肺门方向压缩,气体常聚集于胸腔外侧或肺尖,其内透亮度增加,肺纹理消失。萎陷肺边沿的脏层胸膜呈纤细的发线影,随呼吸内外移动。气胸量大时可见纵隔、气管、心脏向健侧移位。

2.胸部 CT 检查

无影像重叠的缺点,诊断非常容易,不易漏诊。气胸的 CT 表现为胸膜腔内出现极低密度的气体影,伴有肺组织不同程度的压缩萎陷改变。

三、自发性气胸的治疗

(一)一般治疗

应卧床休息,减少活动量,尽量少讲话,使肺活动减少,有利于气体吸收。同时给予持续高浓度氧疗,流量 3 L/min,可提高气体吸收速率达 3 倍。有胸痛、咳嗽等症状时给予对症治疗。

(二)排气治疗

1.胸膜腔穿刺抽气法

中等量以下闭合性气胸最常用的治疗方法。局麻下以穿刺针经胸壁进入胸腔,抽出胸腔内的积气而达到治疗目的。胸膜腔穿刺抽气可重复进行,一般一次抽气不宜超过 1 000 mL。

2.胸膜腔闭式引流术

胸膜腔闭式引流术适用于各种类型大量气胸的治疗。分为水封瓶正压引流法和持续负压引流法两种,其中水封瓶正压引流对闭合性和张力性气胸效果好,持续负压引流对开放性气胸效果更好。胸膜腔闭式引流术的优点是可连续排气,避免了胸膜腔穿刺抽气法反复操作的损伤和并发症,同时可引流胸腔积液,促进肺早日复张,破口提前愈合,迅速消灭无效腔,减少感染。缺点是可能因引流气体过快偶有发生急性肺水肿,同时胸腔与外界连通,增加了胸腔内感染的危险。

(三)胸膜粘连术

胸膜粘连术适用于持续性或复发性自发性气胸患者,以及有两侧气胸史者、合并肺大疱者。可经胸腔引流管或经胸腔镜,向胸腔内注入高渗糖溶液、维生素 C、滑石粉、盐酸四环素、自身静脉血等,引起脏层和壁层胸膜间无菌性炎症,使两层胸膜粘连而消除气胸。

(四)外科手术治疗

外科手术的目的首先是控制肺漏气,其次是处理肺部病变,第三是使脏层和壁层胸膜粘连以预防气胸复发。适用于经内科治疗无效或反复发作的患者。外科手术可通过开胸或经外科胸腔镜完成,常见的手术方法有肺大疱缝扎术、肺大疱切开缝合术、肺叶切除术、胸膜剥脱术等。

(五)并发症的治疗

气胸发生及治疗过程中会出现一些并发症,如血气胸、脓气胸、纵隔气肿、皮下气肿等,需要进行相应处理。如给予开胸止血、抗感染、高频射流通气给氧、皮下气肿切开引流等。

(赵恒佩)

第九节 肺炎链球菌肺炎

一、定义

肺炎链球菌肺炎是由肺炎链球菌感染引起的急性肺部炎症,为社区获得性肺炎中最常见的细菌性肺炎。起病急骤,临床以高热、寒战、咳嗽、血痰及胸痛为特征,病理为肺叶或肺段的急性表现。近来,因抗生素的广泛应用,典型临床和病理表现已不多见。

二、病因

致病菌为肺炎链球菌,革兰氏阳性,有荚膜,复合多聚糖荚膜共有 86 个血清型。成人致病菌多为 1 型、5 型。为口咽部定植菌,不产生毒素(除Ⅲ型),主要靠荚膜对组织的侵袭作用而引起组织的炎性反应,通常在机体免疫功能低下时致病。冬春季因带菌率较高(40%～70%)为本病多发季节。青壮年男性或老幼多见。长期卧床、心力衰竭、昏迷和手术后等易发生肺炎链球菌肺炎。常间诱因有病毒性上呼吸道感染史或受寒、酗酒、疲劳等。

三、诊断

(一)临床表现

因患者年龄、基础疾病及有无并发症,就诊是否使用过抗生素等影响因素,临床表现差别较大。

(1)起病:多急骤,短时寒战继之出现高热,呈稽留热型,肌肉酸痛及全身不适,部分患者体温低于正常。

(2)呼吸道症状:起病数小时即可出现,初起为干咳,继之咳嗽,咳黏性痰,典型者痰呈铁锈色,累及胸膜可有针刺样胸痛,下叶肺炎累及膈胸膜时疼痛可放射至上腹部。

(3)其他系统症状:食欲缺乏、恶心、呕吐及急腹症消化道状。老年人精神萎靡、头痛,意识朦胧等。部分严重感染的患者可发生周围循环衰竭,甚至早期出现休克。

(4)体检:急性病容,呼吸急促,体温达 39～40 ℃,口唇单纯疱疹,可有发绀及巩膜黄染,肺部听诊为实变体征或可听到啰音,累及胸膜时可有胸膜摩擦音甚至胸腔积液体征。

(5)合并症及肺外感染表现。①脓胸(5%～10%):治疗过程中又出现体温升高、白细胞计数增高时,要警惕并发脓胸和肺脓肿的可能。②脑膜炎:可出现神经症状或神志改变。③心肌炎或心内膜炎:心率快,出现各种心律失常或心脏杂音,脾大,心力衰竭。

(6)败血症或毒血症(15%～75%):可出现皮肤、黏膜出血点,巩膜黄染。

(7)感染性休克:表现为周围循环衰竭,如血压降低、四肢厥冷、心动过速等,个别患者起病既表现为休克而呼吸道症状并不明显。

(8)麻痹性肠梗阻。

(9)罕见 DIC、ARDS。

(二)实验室检查

(1)血常规:白细胞(10～30)×10^9/L,中型粒细胞增多 80% 以上,分类核左移并可见中毒颗粒。酒精中毒、免疫力低下及年老体弱者白细胞总数可正常或减少,提示预后较差。

(2)病原体检查:①痰涂片及荚膜染色镜检,可见革兰氏染色阳性双球菌,2～3 次痰检为同一细菌有意义。②痰培养加药敏可助确定菌属并指导有效抗生素的使用,干咳无痰者可做高渗盐水雾化吸入导痰。③血培养致病菌阳性者可做药敏试验。④脓胸者应做胸腔积液菌培养。⑤对重症或疑难病例,有条件时可采用下呼吸道直接采样法做病原学诊断。如:防污染毛刷采样(PSB)、防污染支气管-肺泡灌洗(PBAL)、经胸壁穿刺肺吸引(LA)、环甲膜穿刺经气管引(TTA)。

(三)胸部 X 线

(1)早期病变肺段纹理增粗、稍模糊。

(2)典型表现为大叶性、肺段或亚肺段分布的浸润、实变阴影,可见支气管气道征及肋膈角变钝。

(3)病变吸收较快时可出现浓淡不均假空洞征。

（4）吸收较慢时可出现机化性肺炎。

（5）老年人、婴儿多表现为支气管肺炎。

四、鉴别诊断

（1）干酪样肺炎：常有结核中毒症状，胸部 X 线表现肺实变、消散慢，病灶多在肺尖或锁骨下、下叶后段或下叶背段，新旧不一、有钙化点、易形成空洞并肺内播散。痰抗酸菌染色可发现结核菌，PPD 试验常阳性，青霉素 G 治疗无效。

（2）其他病原体所致肺炎：①多为院内感染，金黄色葡萄球菌肺炎和克雷伯杆菌肺炎的病情通常较重。②多有基础疾病。③痰或血的细菌培养阳性可鉴别。

（3）急性肺脓肿：早期临床症状相似，病情进展可出现可大量脓臭痰，查痰菌多为金黄色葡萄球菌、克雷伯杆菌、革兰氏阴性杆菌、厌氧菌等。胸部 X 线可见空洞及液平。

（4）肺癌伴阻塞性肺炎：常有长期吸烟史、刺激性干咳和痰中带血史，无明显急性感染中毒症状；痰脱落细胞可阳性；症状反复出现；可发现肺肿块、肺不张或肿大的肺门淋巴结；胸部 CT 及支气管镜检查可帮助鉴别。

（5）其他：ARDS、肺梗死、放射性肺炎和胸膜炎等。

五、治疗

（一）抗菌药物治疗

首先应给予经验性抗生素治疗，然后根据细菌培养结果进行调整。经治疗不好转者，应再次复查病原学及药物敏感试验进一步调整治疗方案。

1.轻症患者

（1）首选青霉素：青霉素每天 24×10^5 U，分 3 次肌内注射。或普鲁卡因青霉素每天 12×10^5 U，分 2 次肌内注射，疗程 5～7 天。

（2）青霉素过敏者：可选用大环内酯类。红霉素每天 2 g，分 4 次口服，或红霉素每天 1.5 g 分次静脉滴注；或罗红霉素每天 0.3 g，分 2 次口服或林可霉素每天 2 g，肌内注射或静脉滴注；或克林霉素每天 0.6～1.8 g，分 2 次肌内注射，或氯林可霉素每天 1.8～2.4 g 分次静脉滴注。

2.较重症患者

青霉素每天 12×10^5 U，分 2 次肌内注射，加用丁胺卡那每天 0.4 g 分次肌内注射；或红霉素每天 1.0～2.0 g，分 2～3 次静脉滴注；或克林霉素每天 0.6～1.8 g，分 3～4 次静脉滴注；或头孢噻吩钠（先锋霉素Ⅰ）每天 2～4 g，分 3 次静脉注射。

疗程 2 周或体温下降 3 天后改口服。老人、有基础疾病者可适当延长。8%～15%青霉素过敏者对头孢菌素类有交叉过敏应慎用。如为青霉素速发性变态反应则禁用头孢菌素。如青霉素皮试阳性而头孢菌素皮试阴性者可用。

3.重症或有并发症患者（如胸膜炎）

青霉素每天 $10 \sim 30) \times 10^6$ U，分 4 次静脉滴注；头孢唑啉钠（先锋霉素Ⅴ），每天 2～4 g，分 2 次静脉滴注。

4.极重症者如并发脑膜炎

头孢曲松每天 1～2 g 分次静脉滴注；碳青霉烯类如亚胺培南-西司他丁（泰能）每天 2 g，分次静脉滴注；或万古霉素每天 1～2 g，分次静脉滴注并加用第 3 代头孢菌素；或亚胺培南加第

3 代头孢菌素。

5.耐青霉素肺炎链球菌感染者

近来,耐青霉素肺炎链球菌感染不断增多,通常最小抑制浓度(MIC)≥1.0 mg/L 为中度耐药,MIC≥2.0 mg/L 为高度耐药。临床上可选用以下抗生素:克林霉素每天 0.6～1.8 g 分次静脉滴注;或万古霉素每天 1～2 g 分次静脉滴注;或头孢曲松每天 1～2 g 分次静脉滴注;或头孢噻肟每天 2～6 g 分次静脉滴注;或氨苄西林/舒巴坦、替卡西林/棒酸、阿莫西林/棒酸。

(二)支持疗法

包括卧床休息、维持液体和电解质平衡等。应根据病情及检查结果决定补液种类。给予足够热量及蛋白和维生素。

(三)对症治疗

胸痛者止痛;刺激性咳嗽可给予可待因,止咳祛痰可用氯化铵或棕色合剂,痰多者禁用止咳剂;发热物理降温,不用解热药;呼吸困难者鼻导管吸氧。烦躁、谵妄者服用安定 5 mg 或水合氯醛 1～1.5 g 灌肠,慎用巴比妥类。鼓肠者给予缸管排气,胃扩张给予胃肠减压。

(四)并发症的处理

(1)呼吸衰竭:机械通气、支持治疗(面罩、气管插管、气管切开)。

(2)脓胸:穿刺抽液必要时肋间引流。

(五)感染性休克的治疗

(1)补充血容量:低分子右旋糖酐和平衡盐液静脉滴注,以维持收缩压 12.0～13.3 kPa(90～100 mmHg)。脉压差>4.0 kPa(30 mmHg),尿量>30 mL/h,中心静脉压 0.6～1.0 kPa(4.4～7.4 mmHg)。

(2)血管活性药物的应用:输液中加入血管活性药物以维持收缩压 12.0～13.3 kPa(90～100 mmHg)以上。为升高血压的同时保证和调节组织血流灌注,近年来主张血管活性药物为主,配合收缩性药物,常用的有多巴胺、间羟胺、去甲肾上腺素和山莨菪碱等。

(3)控制感染:及时、有效地控制感染是治疗中的关键。要及时选择足量、有效的抗生素静脉并联合给药。

(4)糖皮质激素的应用:病情或中毒症状重及上述治疗血压不恢复者,在使用足量抗生素的基础上可给予氢化可的松 100～200 mg 或地塞米松 5～10 mg 静脉滴注,病情好转立即停药。

(5)纠正水、电解质和酸碱平衡紊乱:严密监测血压、心率、中心静脉压、血气、水、电解质变化,以及时纠正。

(6)纠正心力衰竭:严密监测血压、心率、中心静脉压、意识及末梢循环状态,以及时给予利尿及强心药物,并改善冠状动脉供血。

(赵恒佩)

第十节 葡萄球菌肺炎

一、定义

葡萄球菌肺炎是致病性葡萄球菌引起的急性化脓性肺部炎症,主要为原发性(吸入性)金黄色葡萄球菌肺炎和继发性(血源性)金黄色葡萄球菌肺炎。临床上化脓坏死倾向明显,病情严重,细菌耐药率高,预后多较凶险。

二、易感人群和传播途径

多见于儿童和年老体弱者,尤其是长期应用糖皮质激素、抗肿瘤药物及其他免疫抑制剂者,慢性消耗性疾病患者,如糖尿病、恶性肿瘤、再生障碍性贫血、严重肝病、急性呼吸道感染和长期应用抗生素的患者。金黄色葡萄球菌肺炎的传染源主要有葡萄球菌感染病灶,特别是感染医院内耐药菌株的患者,其次为带菌者。主要通过接触和空气传播,医务人员的手、诊疗器械、患者的生物用品及铺床、换被褥都可能是院内交叉感染的主要途径。细菌可以通过呼吸道吸入或血源播散导致肺炎。目前因介入治疗的广泛开展和各种导管的应用,为表皮葡萄球菌的入侵提供了更多的机会,其在院内感染性肺炎中的比例也在提高。

三、病因

葡萄球菌为革兰氏阳性球菌,兼性厌氧,分为金黄色葡萄球菌、表皮葡萄球菌、腐生葡萄球菌,其中金黄色葡萄球菌致病性最强。血浆凝固酶可以使纤维蛋白原转变成纤维蛋白,后者包绕于菌体表面,从而逃避白细胞的吞噬,与细菌的致病性密切相关。凝固酶阳性的细菌,如金黄色葡萄球菌,凝固酶阴性的细菌,如表皮葡萄球菌、腐生葡萄球菌。但抗甲氧西林金黄色葡萄球菌(MRSA)和抗甲氧西林凝固酶阴性葡萄球菌(MRSCN)的感染日益增多,同时对多种抗生素耐药,包括喹诺酮类、大环内酯类、四环素类、氨基糖苷类等。近年来,国外还出现了耐万古霉素金黄色葡萄球菌(VRSA)的报道。目前 MRSA 分为两类,分别是医院获得性 MRSA(HA-MRSA)和社区获得性 MRSA(CA-MRSA)。

四、诊断

(一)临床表现

(1)多数急性起病,血行播散者常有皮肤疖痈史,皮肤黏膜烧伤、裂伤、破损,一些患者有金黄色葡萄球菌败血症病史,部分患者找不到原发灶。

(2)通常全身中毒症状突出,衰弱、乏力、大汗、全身关节肌肉酸痛、急起高热、寒战、咳嗽、由咳黄脓痰演变为脓血痰或粉红色乳样痰、无臭味儿、胸痛和呼吸困难进行性加重、发绀,重者甚至出现呼吸窘迫及血压下降、少尿等末梢循环衰竭的表现。少部分患者肺炎症状不典型,可亚急性起病。

(3)血行播散引起者早期以中毒性表现为主,呼吸道症状不明显。有时虽无严重的呼吸系症状和高热,而患者已发生中毒性休克,出现少尿、血压下降。

(4)早期呼吸道体征轻微与其严重的全身中毒症状不相称是其特点之一,不同病情及病期体征不同,典型大片实变少见,如有则病侧呼吸运动减弱,局部叩诊浊音,可闻及管样呼吸音。有时可闻及湿啰音,双侧或单侧。合并脓胸、脓气胸时,视程度不同可有相应的体征。部分患者可有肺外感染灶、皮疹等。

(5)社区获得性肺炎中,若出现以下情况需要高度怀疑 CA-MRSA 的可能:流感样前驱症状;严重的呼吸道症状伴迅速进展的肺炎,并发展为 ARDS;体温超过 39 ℃;咯血;低血压;白细胞计数降低;X 线显示多叶浸润阴影伴空洞;近期接触 CA-MRSA 的患者;属于 CA-MRSA 寄殖群体;近 6 个月来家庭成员中有皮肤脓肿或疖肿的病史。

(二)实验室及辅助检查

外周血白细胞在 20×10^9/L 左右,可高达 50×10^9/L,重症者白细胞可低于正常。中性粒细胞数增高,有中毒颗粒、核左移现象。血行播散者血培养阳性率可达 50%。原发吸入者阳性率低。痰涂片革兰氏染色可见大量成堆的葡萄球菌和脓细胞,白细胞内见到球菌有诊断价值。普通痰培养阳性有助于诊断,但有假阳性,通过保护性毛刷采样定量培养,细菌数量>10^3 cfu/mL 时几乎没有假阳性。

血清胞壁酸抗体测定对早期诊断有帮助,血清滴度≥1:4 为阳性,特异性较高。

(三)影像学检查

肺浸润、肺脓肿、肺气囊肿和脓胸、脓气胸是金黄色葡萄球菌感染的四大 X 线征象,在不同类型和不同病期以不同的组合表现。早期病变发展,金黄色葡萄球菌最常见的胸片异常是支气管肺炎伴或不伴脓肿形成或胸腔积液。原发性感染者早期胸部 X 线表现为大片絮状、密度不均的阴影,可呈节段或大叶分布,也呈小叶样浸润,病变短期内变化大,可出现空洞或蜂窝状透亮区,或在阴影周围出现大小不等的气肿大泡。血源性感染者的胸部 X 线表现呈两肺多发斑片状或团块状阴影或多发性小液平空洞。

五、鉴别诊断

(一)其他细菌性肺炎

如流感嗜血杆菌、克雷伯杆菌、肺炎链球菌引起的肺炎,典型者可通过发病年龄、起病急缓、痰的颜色、痰涂片、胸部 X 线等检查加以初步鉴别。各型不典型肺炎的临床鉴别较困难,最终的鉴别均需病原学检查。

(二)肺结核

上叶金黄色葡萄球菌肺炎易与肺结核混淆,尤其是干酪性肺炎,也有高热、畏寒、大汗、咳嗽、胸痛,X 线胸片也有相似之处,还应与发生在下叶的不典型肺结核鉴别,通过仔细询问病史及相关的实验室检查大多可以区别,还可以观察治疗反应帮助诊断。

六、治疗

(一)对症治疗

休息、祛痰、吸氧、物理或化学降温、合理饮食、防止脱水和电解质紊乱,保护重要脏器功能。

(二)抗菌治疗

1.经验性治疗

治疗的关键是尽早选用敏感有效的抗生素,防止并发症。可根据金黄色葡萄球菌感染的来源(社区还是医院)和本地区近期药敏资料选择抗生素。社区获得性感染考虑为金黄色葡萄球菌感染,不宜选用青霉素,应选用苯唑西林和头孢唑林等第一代头孢菌素,若效果欠佳,在进一步病原学检查时可换用糖肽类抗生素治疗。怀疑医院获得性金黄色葡萄球菌肺炎,则首选糖肽类抗生素。经验性治疗中,尽可能获得病原学结果,根据药敏结果修改治疗方案。

2.针对病原菌治疗

治疗应依据痰培养及药物敏感试验结果选择抗生素。对青霉素敏感株,首选大剂量青霉素治疗,过敏者,可选大环内酯类、克林霉素、半合成四环素类、SMZco 或第一代头孢菌素。甲氧西林敏感的产青霉素酶菌仍以耐酶半合成青霉素治疗为主,如甲氧西林、苯唑西林、氯唑西林,也可选头孢菌素(第一代或第二代头孢菌素)。对 MRSA 和 MRSCN 首选糖肽类抗生素。①万古霉素:$1\sim2$ g/d,(或去甲万古霉素1.6 g/d),但要将其血药浓度控制在 $20\ \mu g/mL$ 以下,防止其耳、肾毒性的发生。②替考拉宁:0.4 g,首3剂每12小时1次,以后维持剂量为 0.4 g/d,肾功能不全者应调整剂量。疗程不少于3周。MRSA、MRSCN还可选择利奈唑胺,(静脉或口服)一次 600 mg,每12小时1次,疗程 $10\sim14$ 天。

(三)治疗并发症

如并发脓胸或脓气胸时可行闭式引流,抗感染时间可延至 $8\sim12$ 周。合并脑膜炎时,最好选用脂溶性强的抗生素,如头孢他啶、头孢哌酮、万古霉素及阿米卡星等,疗程要长。

(四)其他治疗

避免应用可导致白细胞减少的药物和糖皮质激素。

七、临床路径

(1)详细询问近期有无皮肤感染、中耳炎、进行介入性检查或治疗,有无慢性肝肾疾病、糖尿病病史,是否接受放化疗或免疫抑制剂治疗。了解起病急缓、痰的性状及演变,有无胸痛、呼吸困难、程度及全身中毒症状,尤应注意高热、全身中毒症状明显与呼吸系统症状不匹配者。

(2)体检要注意生命体征,皮肤黏膜有无感染灶和皮疹,肺部是否有实变体征,还要仔细检查心脏有无新的杂音。

(3)进行必要的辅助检查,包括血常规、血培养(发热时)、痰的涂片和培养(用抗生素之前)、胸部 X 线检查,并动态观察胸部影像学变化,必要时可行支气管镜检查及局部灌洗。

(4)处理:应用有效的抗感染治疗,加强对症支持,防止并积极治疗并发症。

(5)预防:增强体质,防止流感,可进行疫苗注射。彻底治疗皮肤及深部组织的感染,加强年老体弱者的营养支持,隔离患者和易感者,严格抗生素的使用规则,规范院内各项操作及消毒制度,减少交叉感染。

(赵恒佩)

第十一节 病毒性肺炎

病毒性肺炎是由不同种类病毒侵犯肺脏引起的肺部炎症,通常是由于上呼吸道病毒感染向下呼吸道蔓延所致。临床主要表现为发热、头痛、全身酸痛、干咳等。本病一年四季均可发生,但冬春季更为多见。肺炎的发生除与病毒的毒力、感染途径及感染数量有关外,还与宿主年龄、呼吸道局部和全身免疫功能状态有关。通常小儿发病率高于成人,婴幼儿发病率高于年长儿童。据报道在非细菌性肺炎中病毒性肺炎占25%~50%,婴幼儿肺炎中约60%为病毒性肺炎。

一、流行病学

罹患各种病毒感染的患者为主要传染源,通常以空气飞沫传播为主,患者和隐性感染者说话、咳嗽、打喷嚏时可将病毒播散到空气中,易感者吸入后即可被感染。其次通过被污染的食具、玩具及与患者直接接触也可引起传播。粪-口传播仅见于肠道病毒。此外,也可以通过输血和器官移植途径传播,在新生儿和婴幼儿中母婴间的垂直传播也是一条重要途径。

病毒性肺炎以婴幼儿和老年人多见,流感病毒性肺炎则好发于原有心肺疾病和慢性消耗性疾病患者。某些免疫功能低下者,如艾滋病患者、器官移植者,肿瘤患者接受大剂量免疫抑制剂、细胞毒药物及放射治疗时,病毒性肺炎的发生率明显升高。据报道骨髓移植患者中约50%可发生弥漫性间质性肺炎,其中约半数为巨细胞病毒(CMV)所致。肾移植患者中约30%发生CMV感染,其中40%为CMV肺炎。

病毒性肺炎一年四季均可发生,但以冬春季节为多,流行方式多表现为散发或暴发。一般认为,在引起肺炎的病毒中以流感病毒最多见。根据近年来我国北京、上海、广州、河北、新疆等地区病原学监测,小儿下呼吸道感染中腺病毒和呼吸道合胞病毒引起者分别占第1、2位。北方地区发病率普遍高于南方,病情也比较严重。此外,近年来随着器官移植的广泛开展,CMV肺炎的发生率有明显增高趋势。

二、病因

(一)流感病毒

流感病毒属正黏液病毒科,是单股RNA类病毒,有甲、乙、丙3型,流感病毒性肺炎多由甲型流感病毒引起,由乙型和丙型引起者较少。甲型流感病毒抗原变异比较常见,主要是血凝素和神经氨酸酶的变异。当抗原转变产生新的亚型时可引起大流行。

(二)腺病毒

腺病毒为无包膜的双链DNA病毒,主要在细胞核内繁殖,耐湿、耐酸、耐脂溶剂能力较强。现已分离出41个与人类有关的血清型,其中容易引起肺炎的有3、4、7、11、14和21型。我国以3、7型最为多见。

(三)呼吸道合胞病毒(RSV)

RSV是具有包膜的单股RNA病毒,属副黏液病毒科肺病毒属,仅1个血清型。RSV极不稳定,室温中两天内效价下降100倍,为下呼吸道感染的重要病原体。

(四)副流感病毒

副流感病毒属副黏液病毒科,与流感病毒一样表面有血凝素和神经氨酸酶。与人类相关的副流感病毒分为1、2、3、4四型,其中4型又分为A、B两个亚型。在原代猴肾细胞或原代人胚肾细胞培养中可分离出本病毒。近年来,在我国北京和南方一些地区调查结果表明引起婴幼儿病毒性肺炎的病原体排序中副流感病毒仅次于合胞病毒和腺病毒,居第3位。

(五)麻疹病毒

麻疹病毒属副黏液病毒科,仅有1个血清型。电镜下呈球形或多形性。外壳小突起中含血凝素,但无神经氨酸酶,故与其他副黏液病毒不同。该病毒在人胚和猴肾细胞中培养5~10天后可出现多核巨细胞和核内包涵体。本病毒经上呼吸道和眼结膜侵入人体引起麻疹。肺炎是麻疹最常见的并发症,也是引起麻疹患儿死亡的主要原因。

(六)水痘带状疱疹病毒(VZV)

VZV为双链DNA病毒,属疱疹病毒科,仅对人有传染性。其在外界环境中生存力很弱,可被乙醚灭活。该病毒在被感染的细胞核内增生,存在于患者疱疹的疱浆、血液及口腔分泌物中。接种人胚羊膜等组织内可产生特异性细胞病变,在细胞核内形成包涵体。成人水痘患者发生水痘肺炎的较多。

(七)鼻病毒

鼻病毒属微小核糖核酸病毒群,为无包膜单股RNA病毒,已发现100多个血清型。鼻病毒是人类普通感冒的主要病原,也可引起下呼吸道感染。

(八)巨细胞病毒(CMV)

CMV属疱疹病毒科,系在宿主细胞核内复制的DNA病毒。CMV具有很强的种族特异性。人的CMV只感染人。CMV通常是条件致病原。除可引起肺炎外还可引起全身其他脏器感染。

此外,EB病毒、冠状病毒及柯萨奇病毒、埃可病毒等也可引起肺炎,只是较少见。

三、发病机制与病理

病毒性肺炎通常是由于上呼吸道病毒感染向下蔓延累及肺脏的结果。正常人群感染病毒后并不一定发生肺炎,只有在呼吸道局部或全身免疫功能低下时才会发病。上呼吸道发生病毒感染时常损伤上呼吸道黏膜,屏障和防御功能下降,造成下呼吸道感染,甚至引起细菌性肺炎。

单纯病毒性肺炎的主要病理改变为细支气管及其周围炎和间质性肺炎。细支气管病变包括上皮破坏、黏膜下水肿,管壁和管周可见以淋巴细胞为主的炎性细胞浸润,在肺泡壁和肺泡间隔的结缔组织中有单核细胞浸润,肺泡水肿,被覆着含有蛋白和纤维蛋白的透明膜,使肺泡内气体弥散距离增大。严重时出现以细支气管为中心的肺泡组织片状坏死,在坏死组织周边可见包涵体。在由合胞病毒、麻疹病毒、CMV引起的肺炎患者的肺泡腔内还可见到散在的多核巨细胞。腺病毒性肺炎患者常可出现肺实变,以左下叶最多见,实质以外的肺组织可有明显过度充气。

继发细菌性肺炎时肺泡腔可见大量的以中性粒细胞为主的炎性细胞浸润。严重者可形成小脓肿,或形成纤维条索性、化脓性胸膜炎及广泛性出血。

四、临床表现

病毒性肺炎通常起病缓慢,绝大部分患者开始时均有咽干、咽痛,其后打喷嚏、鼻塞、流涕、发热、头痛、食欲减退、全身酸痛等上呼吸道感染症状,病变进一步向下发展累及肺脏发生肺炎时则表现为咳嗽,多为阵发性干咳,并有气急、胸痛、持续高热。此时体征尚不明显,有时可在下肺区闻及细湿啰音。病程多为2周左右,病情较轻。婴幼儿及免疫缺陷者罹患病毒性肺炎时病情多比较严重,除肺炎的一般表现外,还多有持续高热、剧烈咳嗽、血痰、气促、呼吸困难,发绀、心悸等。体检可见三凹征和鼻翼翕动。在肺部可闻及广泛的干、湿性啰音和哮鸣音,也可出现急性呼吸窘迫综合征(ARDS)、心力衰竭、急性肾衰竭、休克。胸部X线检查主要为间质性肺炎,两肺呈网状阴影,肺纹理增粗、模糊。严重者两肺中下野可见弥漫性结节性浸润,但大叶性实变少见。胸部X线改变多在2周后逐渐消退,有时可遗留散在的结节状钙化影。

流感病毒性肺炎多见于流感流行时,慢性心肺疾病患者及孕妇为易感人群。起病前流感症状明显,多有高热,呼吸道症状突出,病情多比较严重,病程达3～4周,病死率较高。腺病毒感染所致肺炎表现突然高热,体温达39～40 ℃,呈稽留热,热程较长。约半数以上患者出现呕吐、腹胀、腹泻,可能与腺病毒在肠道内繁殖有关。合胞病毒性肺炎绝大部分为2岁以内儿童,多有一过性高热,喘憋症状明显。麻疹病毒性肺炎为麻疹并发症,起病初期多有上呼吸道感染症状,典型者表现为起病2～3天后,首先在口腔黏膜出现麻疹斑,1～2天后从耳后发际开始出皮疹,以后迅速扩展到颜面、颈部、躯干、四肢。麻疹肺炎可发生于麻疹的各个病期,但以出疹后一周内最多见。因此在患儿发疹期,尤其是疹后期发热持续不退,或退热后又发热,同时呼吸道症状加重,肺部出现干湿性啰音,提示继发肺炎。水痘是由水痘带状疱疹病毒引起的一种以全身皮肤水疱疹为主要表现的急性传染病。成人水痘并发肺炎较为常见。原有慢性疾病和/或免疫功能低下者水痘并发肺炎的机会多。水痘肺炎多发生于水痘出疹后1～6天,高热、咳嗽、血痰,两肺可闻及湿啰音和哮鸣音,很少有肺实变。

五、实验室检查

(一)血液及痰液检查

病毒性肺炎患者白细胞总数一般多正常,也可降低,血沉往往正常。继发细菌感染时白细胞总数增多和中性粒细胞增高。痰涂片所见的白细胞以单核细胞为主,痰培养多无致病细菌生长。

(二)病原学检查

1.病毒分离

由于合胞病毒、流感病毒、单纯疱疹病毒等对外界温度特别敏感,故发病后应尽早用鼻咽拭子取材,或收集鼻咽部冲洗液、下呼吸道分泌物,取材后放置冰壶内尽快送到实验室。如有可能最好床边接种标本,通过鸡胚接种、人胚气管培养等方法分离病毒。上述方法可靠、重复性好、特异性强,但操作繁琐费时,对急性期诊断意义不大。但对流行病学具有重要作用。

2.血清学检查

血清学诊断技术包括补体结合试验、中和试验和血凝抑制试验等。比较急性期和恢复期双份血清抗体滴度,效价升高4倍或4倍以上即可确诊。本法主要为回顾性诊断,不适合早期诊断。采用急性期单份血清检测合胞病毒、副流感病毒的特异性IgM抗体,其敏感性和特异性比较高,可作为早期诊断指标。

3.特异性快速诊断

(1)电镜技术:用于合胞病毒、副流感病毒、单纯疱疹病毒及腺病毒之诊断。由于检查耗时、技术复杂、费用昂贵,难以推广使用。

(2)免疫荧光技术:其敏感性和特异性均与组织培养相近。其合胞病毒抗原检测的诊断准确率达 70%~98.9%,具有快速、简便、敏感、特异性高等特点。

(3)酶联免疫吸附试验及酶标组化法:广泛用于检测呼吸道病毒抗原,既快速又简便。

4.包涵体检测

CMV 感染时可在呼吸道分泌物,包括支气管肺泡灌洗液和经支气管肺活检标本中发现嗜酸粒细胞核内和胞质内含包涵体的巨细胞,可确诊。

六、诊断

病毒性肺炎的诊断主要依据是其临床表现及相关实验室检查。由于各型病毒性肺炎缺乏明显的特征,因而最后确诊往往需要凭借病原学检查结果。当然某些病毒原发感染的典型表现,如麻疹早期颊黏膜上的麻疹斑、水痘时典型皮疹均可为诊断提供重要依据。

七、鉴别诊断

主要需与细菌性肺炎进行鉴别。病毒性肺炎多见于小儿,常有流行,发病前多有上呼吸道感染和全身不适等前驱表现,外周血白细胞总数正常或偏低,分类中性粒细胞不高。而细菌性肺炎以成人多见,无流行性,白细胞总数及中性粒细胞明显增高。X 线检查时病毒性肺炎以间质性肺炎为主,肺纹理增粗,而细菌性肺炎多以某一肺叶或肺段病变为主,显示密度均匀的片状阴影。中性粒细胞碱性磷酸酶试验、四唑氮盐还原试验、C 反应蛋白水平测定及疫苗培养和病毒学检查均有助于两种肺炎的鉴别。需要注意的是呼吸道病毒感染基础上容易继发肺部细菌感染,其中以肺炎链球菌、金黄色葡萄球菌、流感嗜血杆菌及溶血性链球菌为多见,通常多发生于原有病毒感染热退 1~4 天后患者再度畏寒、发热,呼吸道症状加剧,咳嗽、咳黄痰、全身中毒症状明显。

此外病毒性肺炎尚需与病毒性上呼吸道感染、急性支气管炎、支原体肺炎、衣原体肺炎和某些传染病的早期进行鉴别。

八、治疗

目前缺少特效抗病毒药物,因而仍以对症治疗为主。

(一)一般治疗

退热、止咳、祛痰、维持呼吸道通畅、给氧,纠正水和电解质、酸碱失衡。

(二)抗病毒药物

金刚烷胺,成人 0.1 g,每天 2 次;小儿酌减,连服 3~5 天。早期应用对防治甲型流感有一定效果。病毒唑对合胞病毒、腺病毒及流感病毒性肺炎均有一定疗效,每天用量为 10 mg/kg,口服或肌内注射。近来提倡气道内给药。年龄<2 岁者每次 10 mg,2 岁以上的每次 20~30 mg,溶于 30 mL 蒸馏水内雾化吸入,每天2 次,连续 5~7 天。由 CMV、疱疹病毒引起的肺炎患者可用阿昔洛韦、阿糖腺苷等治疗。

(三)中草药

板蓝根、黄芪、金银花、大青叶、连翘、贯仲、菊花等可能有一定效果。

(四)生物制剂

有报道肌内注射 γ-干扰素治疗小儿呼吸道病毒感染,退热快、体征恢复迅速、缩短疗程、无明显不良反应。雾化吸入从初乳中提取的 SIgA 治疗婴幼儿 RSV 感染也取得良好效果。此外还可试用胸腺素、转移因子等制剂。继发细菌性肺炎时应给予敏感的抗生素。

九、预后

大多数病毒性肺炎预后良好,无后遗症。但是如是流感后发生重症肺炎,或年老体弱、原有慢性病者感染病毒性肺炎后易继发细菌性肺炎,预后较差。另外 CMV 感染者治疗也颇为棘手。

十、预防

接种流感疫苗、水痘疫苗和麻疹疫苗对于预防相应病毒感染有一定效果,但免疫功能低下者禁用麻疹减毒活疫苗。口服 3、4、7 型腺病毒减毒活疫苗对预防腺病毒性肺炎有一定效果。早期较大剂量注射丙种球蛋白对于麻疹和水痘的发病有一定预防作用。应用含高滴度 CMV 抗体免疫球蛋白被动免疫对预防 CMV 肺炎也有一定作用。对于流感病毒性肺炎、CMV 肺炎、水痘疱疹病毒性肺炎患者应予隔离,减少交叉感染。

（赵恒佩）

第十二节　呼吸衰竭

一、急性呼吸衰竭

(一)病因和发病机制

急性呼吸衰竭(acute respiratory failure,ARF)简称急性呼衰,是指患者既往无呼吸系统疾病,由于突发因素,在数秒或数小时内迅速发生呼吸抑制或呼吸功能突然衰竭,在海平面大气压、静息状态下呼吸空气时,由于通气和/或换气功能障碍,导致缺氧伴或不伴二氧化碳潴留,产生一系列病理生理改变的紧急综合征。

病情危重时,因机体难以得到代偿,如不及时诊断,尽早抢救,会发生多器官功能损害,乃至危及生命。必须注意在实际临床工作中,经常会遇到在慢性呼吸衰竭的基础上,由于某些诱发因素而发生急性呼吸衰竭。

1.急性呼吸衰竭分类

一般呼吸衰竭分为通气和换气功能衰竭两大类,亦有人分为三类,即再加上一个混合型呼吸衰竭。其标准如下。

换气功能衰竭(I型呼吸衰竭)以低氧血症为主,$PaO_2 < 8.0$ kPa(60 mmHg),$PaCO_2 < 6.7$ kPa(50 mmHg),$P(A-a)O_2 > 3.3$ kPa(25 mmHg),$PaO_2/PAO_2 < 0.6$。

通气功能衰竭(II型呼吸衰竭)以高碳酸血症为主,$PaCO_2 > 6.7$ kPa(50 mmHg),PaO_2 正常,$P(A-a)O_2 < 3.3$ kPa(25 mmHg),$PaO_2/PAO_2 > 0.6$。

混合性呼吸衰竭(III型呼吸衰竭):$PaCO_2 < 8.0$ kPa(60 mmHg),$PaCO_2 > 6.7$ kPa(50 mmHg),$P(A-a)O_2 > 3.3$ kPa(25 mmHg)。

急性肺损伤和急性呼吸窘迫综合征属于I型呼吸衰竭。

2.急性呼吸衰竭的病因

可以引起急性呼吸衰竭的疾病很多,多数是呼吸系统的疾病。

（1）各种导致气道阻塞的疾病：急性病毒或细菌性感染，或烧伤等物理化学性因子所引起的黏膜充血、水肿，造成上气道（指隆突以上至鼻的呼吸道）急性梗阻。异物阻塞也可以引起急性呼吸衰竭。

（2）引起肺实质病变的疾病：感染性因子引起的肺炎为此类常见疾病，误吸胃内容物，淹溺或化学毒性物质及某些药物、高浓度长时间吸氧也可引起吸入性肺损伤而发生急性呼吸衰竭。

（3）肺水肿：①各种严重心脏病、心力衰竭引起的心源性肺水肿。②非心源性肺水肿，有人称之为通透性肺水肿，如急性高山病、复张性肺水肿。急性呼吸窘迫综合征（ARDS）为此种肺水肿的代表。此类疾病可造成严重低氧血症。

（4）肺血管疾病：肺血栓栓塞是可引起急性呼吸衰竭的一种重要病因，还包括脂肪栓塞、气体栓塞等。

（5）胸部疾病：如胸壁外伤、连枷胸、自发性气胸或创伤性气胸、大量胸腔积液等影响胸廓运动，从而导致通气减少或吸入气体分布不均，均有可能引起急性呼吸衰竭。

（6）脑损伤：镇静药和对脑有毒性的药物、电解质平衡紊乱及酸、碱中毒、脑和脑膜感染、脑肿瘤、脑外伤等均可导致急性呼吸衰竭。

（7）神经肌肉系统疾病：即便是气体交换的肺本身并无病变，因神经或肌肉系统疾病造成肺泡通气不足也可发生呼吸衰竭。如安眠药物或一氧化碳、有机磷等中毒，颈椎骨折损伤脊髓等直接或间接抑制呼吸中枢。也可因多发性神经炎、脊髓灰白质炎等周围神经性病变，多发性肌炎、重症肌无力等肌肉系统疾病，造成肺泡通气不足而呼吸衰竭。

（8）睡眠呼吸障碍：睡眠呼吸障碍表现为睡眠中呼吸暂停，频繁发生并且暂停时间显著延长，可引起肺泡通气量降低，导致乏氧和二氧化碳潴留。

（二）病理生理

1.肺泡通气不足

正常成人在静息时有效通气量约为 4 L/min，若单位时间内到达肺泡的新鲜空气量减少到正常值以下，则为肺泡通气不足。

由于每分钟肺泡通气量（VA）的下降，引起缺氧和二氧化碳潴留，PaO_2 下降，$PaCO_2$ 升高。同时，根据肺泡气公式：$PaO_2 = (PB - PH_2O) \cdot FiO_2 - PaCO_2/R$（$PaO_2$，PB 和 PH_2O 分别表示肺泡气氧分压、大气压和水蒸气压力，FiO_2 代表吸入气氧浓度，R 代表呼吸商），由已测得的 $PaCO_2$ 值，就可推算出理论的肺泡气氧分压理论值。如 $PaCO_2$ 为 9.3 kPa（70 mmHg），PB 为 101.1 kPa（760 mmHg），37 ℃时 PH_2O 为6.3 kPa（47 mmHg），R 一般为 0.8，则 PaO_2 理论值为 7.2 kPa（54 mmHg）。假若 $PaCO_2$ 的升高单纯因 VA 下降引起，不存在影响气体交换肺实质病变的因素，则说明肺泡气与动脉血的氧分压差（$P(A-a)O_2$）应该在正常范围，一般为 0.4～0.7 kPa（3～5 mmHg），均在 1.3 kPa（10 mmHg）以内。所以，当 $PaCO_2$ 为 9.3 kPa（70 mmHg）时，PaO_2 为7.2 kPa（54 mmHg），动脉血氧分压应当在 6.7 kPa（50 mmHg）左右，则为高碳酸血症型的呼吸衰竭。

通气功能障碍分为阻塞性和限制性功能障碍。阻塞性通气功能障碍多由气道炎症、黏膜充血水肿等因素引起的气道狭窄导致。由于气道阻力与管径大小呈负相关，故管径越小，阻力越大，肺泡通气量越小，此为阻塞性通气功能障碍缺氧和二氧化碳潴留的主要机制。而限制性通气功能障碍主要机制则是胸廓或肺的顺应性降低导致的肺泡通气量不足，进而导致缺氧或合并二氧化碳潴留。

2.通气/血流灌流(V/Q)失调

肺泡的通气与其灌注周围的毛细血管血流的比例必须协调,才能保证有效的气体交换。正常肺泡每分通气量为 4 L,肺毛细血管血流量是 5 L,两者之比是 0.8。如肺泡通气量与血流量的比率>0.8,示肺泡灌注不足,形成死腔,此种无效腔效应多见于肺泡通气功能正常或增加,而肺血流减少的疾病(如换气功能障碍或肺血管疾病等),临床以缺氧为主。肺泡通气量与血流量的比率<0.8,使肺动脉的混合静脉血未经充分氧合进入肺静脉,则形成肺内静脉样分流,多见于通气功能障碍,肺泡通气不足,临床以缺氧或伴二氧化碳潴留为主。通气/血流比例失调,是引起低氧血症最常见的病理生理学改变。

3.肺内分流量增加(右到左的肺内分流)

在肺部疾病如肺水肿、急性呼吸窘迫综合征(ARDS)中,肺泡无气所致肺毛细血管混合静脉血未经气体交换,流入肺静脉引起右至左的分流增加。动-静脉分流使静脉血失去在肺泡内进行气体交换的机会,故 PaO_2 可明显降低,但不伴有 $PaCO_2$ 的升高,甚至因过度通气反而降低,至病程晚期才出现二氧化碳蓄积。另外用提高吸入氧气浓度的办法(氧疗)不能有效地纠正此种低氧血症。

4.弥散功能障碍

肺在肺泡-毛细血管膜完成气体交换。它由六层组织构成,由内向外依次为:肺泡表面活性物质、肺泡上皮细胞、肺泡上皮细胞基膜、肺间质、毛细血管内皮细胞基膜和毛细血管内皮细胞。弥散面积减少(肺气肿、肺实变、肺不张)和弥散膜增厚(肺间质纤维化、肺水肿)是引起弥散量降低的最常见原因。因 O_2 的弥散能力仅为 CO_2 的 1/20,故弥散功能障碍只产生单纯缺氧。由于正常人肺泡毛细血管膜的面积大约为 70 m^2,相当于人体表面积的 40 倍,故人体弥散功能的储备巨大,虽是发生呼吸衰竭病理生理改变的原因之一,但常需与其他三种主要的病理生理学变化同时发生、参与作用使低氧血症出现。吸氧可使 PaO_2 升高,提高肺泡膜两侧的氧分压时,弥散量随之增加,可以改善低氧血症。

5.氧耗量增加

氧耗量增加是加重缺氧的原因之一,发热、寒战、呼吸困难和抽搐均将增加氧耗量。寒战耗氧量可达 500 mL,健康者耗氧量为 250 mL/min。氧耗量增加,肺泡氧分压下降,健康者借助增加肺泡通气量代偿缺氧。氧耗量增加的通气功能障碍患者,肺泡氧分压得不到提高,故缺氧也难以缓解。

总之,不同的疾病发生呼吸衰竭的途径不全相同,经常是一种以上的病理生理学改变的综合作用。

6.缺 O_2、二氧化碳潴留对机体的影响

(1)对中枢神经的影响:脑组织耗氧量占全身耗量的 1/5~1/4。中枢皮质神经原细胞对缺氧最为敏感,缺 O_2 程度和发生的急缓对中枢神经的影响也不同。如突然中断供 O_2,改吸纯氮 20 秒可出现深昏迷和全身抽搐。逐渐降低吸 O_2 的浓度,症状出现缓慢,轻度缺 O_2 可引起注意力不集中、智力减退、定向障碍;随缺 O_2 加重,PaO_2 低于 6.7 kPa(50 mmHg)可致烦躁不安、意识恍惚、谵妄;低于4.0 kPa(30 mmHg)时,会使意识消失、昏迷;低于 2.7 kPa(20 mmHg)则会发生不可逆转的脑细胞损伤。

二氧化碳潴留使脑脊液氢离子浓度增加,影响脑细胞代谢,降低脑细胞兴奋性,抑制皮质活动;随着 CO_2 的增加,对皮质下层刺激加强,引起皮质兴奋;若 CO_2 继续升高,皮质下层受抑制,

使中枢神经处于麻醉状态。在出现麻醉前的患者,往往有失眠、精神兴奋、烦躁不安的先兆兴奋症状。

缺 O_2 和二氧化碳潴留均会使脑血管扩张,血流阻力减小,血流量增加以代偿之。严重缺 O_2 会发生脑细胞内水肿,血管通透性增加,引起脑间质水肿,导致颅内压增高,挤压脑组织,压迫血管,进而加重脑组织缺 O_2,形成恶性循环。

(2)对心脏、循环的影响:缺 O_2 可刺激心脏,使心率加快和心搏量增加,血压上升。冠状动脉血流量在缺 O_2 时明显增加,心脏的血流量远超过脑和其他脏器。心肌对缺 O_2 非常敏感,早期轻度缺 O_2 即在心电图上有变化,急性严重缺 O_2 可导致心室颤动或心搏骤停。缺 O_2 和二氧化碳潴留均能引起肺动脉小血管收缩而增加肺循环阻力,导致肺动脉高压和增加右心负荷。

吸入气中 CO_2 浓度增加,可使心率加快,心搏量增加,使脑、冠状血管舒张,皮下浅表毛细血管和静脉扩张,而使脾和肌肉的血管收缩,再加心搏量增加,故血压仍升高。

(3)对呼吸影响:缺 O_2 对呼吸的影响远较二氧化碳潴留的影响为小。缺 O_2 主要通过颈动脉窦和主动脉体化学感受器的反射作用刺激通气,如缺 O_2 程度逐渐加重,这种反射迟钝。

CO_2 是强有力的呼吸中枢兴奋剂,吸入 CO_2 浓度增加,通气量成倍增加,急性二氧化碳潴留出现深大快速的呼吸;但当吸入 CO_2 浓度超过 12% 时,通气量不再增加,呼吸中枢处于被抑制状态。而慢性高碳酸血症,并无通气量相应增加,反而有所下降,这与呼吸中枢反应性迟钝;通过肾脏对碳酸氢盐再吸收和 H^+ 排出,使血 pH 无明显下降;还与患者气道阻力增加、肺组织损害严重、胸廓运动的通气功能减退有关。

(4)对肝、肾和造血系统的影响:缺 O_2 可直接或间接损害肝功能使谷丙转氨酶上升,但随着缺 O_2 的纠正,肝功能逐渐恢复正常。动脉血氧降低时,肾血流量、肾小球滤过量、尿排出量和钠的排出量均有增加;但当 $PaO_2 < 5.3$ kPa (40 mmHg)时,肾血流量减少,肾功能受到抑制。

组织低氧分压可增加红细胞生成素促使红细胞增生。肾脏和肝脏产生一种酶,将血液中非活性红细胞生成素的前身物质激活成生成素,刺激骨髓引起继发性红细胞增多。有利于增加血液携氧量,但亦增加血液黏稠度,加重肺循环和右心负担。

轻度二氧化碳潴留会扩张肾血管,增加肾血流量,尿量增加;当 $PaCO_2$ 超过 8.7 kPa(65 mmHg),血pH 明显下降,则肾血管痉挛,血流减少,HCO_3^- 和 Na^+ 再吸收增加,尿量减少。

(5)对酸碱平衡和电解质的影响:严重缺 O_2 可抑制细胞能量代谢的中间过程,如三羧酸循环、氧化磷酸化作用和有关酶的活动。这不但降低产生能量效率,还因产生乳酸和无机磷引起代谢性酸中毒。由于能量不足,体内离子转运的钠泵遭损害,使细胞内钾离子转移至血液,而 Na^+ 和 H^+ 进入细胞内,造成细胞内酸中毒和高钾血症。代谢性酸中毒产生的固定酸与缓冲系统中碳酸氢盐起作用,产生碳酸,使组织二氧化碳分压增高。

pH 取决于碳酸氢盐与碳酸的比值,前者靠肾脏调节(1~3 天),而碳酸调节靠肺(数小时)。健康人每天由肺排出碳酸达 15 000 mmol 之多,故急性呼吸衰竭二氧化碳潴留对 pH 影响十分迅速,往往与代谢性酸中毒同时存在时,因严重酸中毒引起血压下降,心律失常,乃至心脏停搏。而慢性呼吸衰竭因二氧化碳潴留发展缓慢,肾碳酸氢根排出减少,不致使 pH 明显降低。因血中主要阴离子 HCO_3^- 和 Cl^- 之和为一常数,当 HCO_3^- 增加,则 Cl^- 相应降低,产生低氯血症。

(三)临床表现

因低氧血症和高碳酸血症所引起的症状和体征是急性呼吸衰竭时最主要的临床表现。由于造成呼吸衰竭的基础病因不同,各种基础疾病的临床表现自然十分重要,需要注意。

1.呼吸困难

呼吸困难是呼吸衰竭最早出现的症状。可表现为频率、节律和幅度的改变。早期表现为呼吸困难,呼吸频率可增加,深大呼吸、鼻翼翕动,进而辅助呼吸肌肉运动增强(三凹征,three depression),呼吸节律紊乱,失去正常规则的节律。呼吸频率增加(30~40次/分)。中枢性呼吸衰竭,可使呼吸频率改变,如陈-施呼吸(Cheyne-Stokes respiration)、比奥呼吸(Biot's respiration)等。

2.低氧血症

当动脉血氧饱和度低于90%,PaO_2低于6.7 kPa(50 mmHg)时,可在口唇或指甲出现发绀,这是缺氧的典型表现。但患者的发绀程度与体内血红蛋白含量、皮肤色素和心脏功能相关,所以发绀是一项可靠但不特异的诊断体征。因神经与心肌组织对缺氧均十分敏感,在机体出现低氧血症时常出现中枢神经系统和心血管系统功能异常的临床征象。如判断力障碍、运动功能失常、烦躁不安等中枢神经系统症状。缺氧严重时,可表现为谵妄、癫痫样抽搐、意志丧失以致昏迷、死亡。肺泡缺氧时,肺血管收缩,肺动脉压升高,使肺循环阻力增加,右心负荷增加,乃是低氧血症时血流动力学的一项重要变化。在心、血管方面常表现为心率增快、血压升高。缺氧严重时则可出现各种类型的心律失常,进而心率减慢,周围循环衰竭,甚至心搏停止。

3.高碳酸血症

由于急性呼吸衰竭时,二氧化碳蓄积进展很快,因此产生严重的中枢神经系统和心血管功能障碍。高碳酸血症出现中枢抑制之前的兴奋状态,如失眠、躁动,但禁忌给予镇静或安眠药。严重者可出现肺性脑病("CO_2麻醉"),临床表现为头痛、反应迟钝、嗜睡、以至神志不清、昏迷。急性高碳酸血症主要通过降低脑脊液pH而抑制中枢神经系统的活动。扑翼样震颤也是二氧化碳蓄积的一项体征。二氧化碳蓄积引起的心血管系统的临床表现因血管扩张或收缩程度而异。如多汗,球结膜充血水肿,颈静脉充盈,周围血压下降等。

4.其他重要脏器的功能障碍

严重的缺氧和二氧化碳蓄积损伤肝、肾功能,出现血清转氨酶增高,碳酸酐酶活性增加,胃壁细胞分泌增多,出现消化道溃疡、出血。当$PaO_2<5.3$(40 mmHg)时,肾血流减少,肾功能抑制,尿中可出现蛋白、血细胞或管型,血液中尿素氮、肌酐含量增高。

5.水、电解质和酸碱平衡的失调

严重低氧血症和高碳酸血症常有酸碱平衡的失调,如缺氧而通气过度可发生急性呼吸性碱中毒;急性二氧化碳潴留可表现为呼吸性酸中毒。严重缺氧时无氧代谢引起乳酸堆积,肾脏功能障碍使酸性物质不能排出体外,二者均可导致代谢性酸中毒。代谢性和呼吸性酸碱失衡又可同时存在,表现为混合性酸碱失衡。

酸碱平衡失调的同时,将会发生体液和电解质的代谢障碍。酸中毒时钾从细胞内逸出,导致高血钾,pH每降低0.1血清钾大约升高0.7 mmol/L。酸中毒时发生高血钾,如同时伴有肾衰(代谢性酸中毒),易发生致命性高血钾症。在诊断和处理急性呼吸衰竭时均应予以足够的重视。

又如当测得的PaO_2的下降明显超过理论上因肺泡通气不足所引起的结果时,则应考虑存着除肺泡通气不足以外的其他病理生理学变化,因在实际临床工作中,单纯因肺泡通气不足引起呼吸衰竭并不多见。

(四)诊断

一般说来,根据急慢性呼吸衰竭基础病史,如胸部外伤或手术后、严重肺部感染或重症革兰氏阴性杆菌败血症等,结合其呼吸、循环和中枢神经系统的有关体征,以及时作出呼吸衰竭的诊断是可能的。但对某些急性呼吸衰竭早期的患者或缺氧、二氧化碳蓄积程度不十分严重时，单依据上述临床表现作出诊断有一定困难。动脉血气分析的结果直接提供动脉血氧和二氧化碳分压水平，可作为诊断呼吸衰竭的直接依据。而且，它还有助于我们了解呼吸衰竭的性质和程度，指导氧疗，呼吸兴奋剂和机械通气的参数调节，以及纠正电解质、酸碱平衡失调有重要价值故血气分析在呼吸衰竭诊断和治疗上具有重要地位。

急性呼吸衰竭患者，只要动脉血气证实 $PaO_2 < 8.0$ kPa(60 mmHg)，常伴 $PaCO_2$ 正常或 < 4.7 kPa(35 mmHg)，则诊断为 I 型呼吸衰竭，若伴 $PaCO_2 > 6.7$ kPa(50 mmHg)，即可诊断为 II 型呼吸衰竭。若缺氧程度超过肺泡通气不足所致的高碳酸血症，则诊断为混合型或 III 型呼吸衰竭。

应当强调的是不但要诊断呼吸衰竭的存在与否，尚需要判断呼吸衰竭的性质，是急性呼吸衰竭还是慢性呼吸衰竭基础上的急性加重，更应当判别产生呼吸衰竭的病理生理学过程，明确为 I 型或 II 型呼吸衰竭，以利采取恰当的抢救措施。

此外还应注意在诊治过程中，应当尽快去除产生呼吸衰竭的基础病因，否则患者经氧疗或机械通气后因得到足够的通气量维持氧和二氧化碳分压在相对正常的水平后可再次发生呼吸衰竭。

(五)治疗

急性呼吸衰竭是需要抢救的急症。对它的处理要求迅速、果断。数小时或更短时间的犹豫、观望或拖延，可以造成脑、肾、心、肝等重要脏器因严重缺氧发生不可逆性的损害。同时及时、合宜的抢救和处置才有可能为去除或治疗诱发呼吸衰竭的基础病因争取到必要的时间。治疗措施集中于立即纠正低氧血症，急诊插管或辅助通气、足够的循环支持。

1.氧疗

通过鼻导管或面罩吸氧，提高肺泡氧分压，增加肺泡膜两侧氧分压差，增加氧弥散能力，以提高动脉氧分压和血氧饱和度，是纠正低氧血症的一种有效措施。氧疗作为一种治疗手段使用时，要选择适宜的吸入氧流量，应以脉搏血氧饱和度 $> 90\%$ 为标准，并了解机体对氧的摄取与代谢及它在体内的分布，注意可能产生的氧毒性作用。

由于高浓度($FiO_2 > 21\%$)氧的吸入可以使肺泡气氧分压提高。若因 PaO_2 降低造成低氧血症或主因通气/血流失调引起的 PaO_2 下降，氧疗可以改善。氧疗可以治疗低氧血症，降低呼吸功和减少心血管系统低氧血症。

根据肺泡通气和 PaO_2 的关系曲线，在低肺泡通气量时，吸入低浓度的氧气，即可显著提高 PaO_2，纠正缺氧。所以通气与血流比例失调的患者吸低浓度氧气就能纠正缺氧。

弥散功能障碍患者，因二氧化碳的弥散能力为氧的弥散能力 20 倍，需要更大的肺泡膜分压差才足以增强氧的弥散能力，所以应吸入更高浓度的氧($> 35\% \sim 45\%$)才能改善缺氧。

由肺内静脉分流增加的疾病导致的缺氧，因肺泡内充满水肿液，肺萎陷，尤在肺炎症血流增多的患者，肺内分流更多，所以需要增加外源性呼气末正压(PEEP)，才可使萎陷肺泡复张，增加功能残气量和气体交换面积，提高 PaO_2，SaO_2，改善低氧血症。

2.保持呼吸道通畅

进行各种呼吸支持治疗的首要条件是通畅呼吸道。呼吸道黏膜水肿、充血，以及胃内容物误吸或异物吸入都可使呼吸道梗阻。保证呼吸道的畅通才能保证正常通气，所以是急性呼吸衰竭处理的第一步。

(1)开放呼吸道:首先要注意清除口咽部分泌物或胃内反流物,预防呕吐物反流至气管,使呼吸衰竭加重。口咽部护理和鼓励患者咳痰很重要,可用多孔导管经鼻孔或经口腔负压吸引法,清除口咽部潴留物。吸引前短时间给患者吸高浓度氧,吸引后立即重新通气。无论是直接吸引或是经人工气道(见下节)吸引均需注意操作技术,管径应适当选择,尽量避免损伤气管黏膜,在气道内一次负压吸引时间不宜超过10～15秒,以免引起低氧血症、心律失常或肺不张等因负压吸引造成的并发症。此法亦能刺激咳嗽,有利于气道内痰液的咳出。对于痰多、黏稠难咳出者,要经常鼓励患者咳痰。多翻身拍背,协助痰液排出;给予祛痰药使痰液稀释。对于有严重排痰障碍者可考虑用纤支镜吸痰。同时应重视无菌操作,使用一次性吸引管,或更换灭菌后的吸引管。吸痰时可同时作深部痰培养以分离病原菌。

(2)建立人工气道:当以上措施仍不能使呼吸道通畅时,则需建立人工气道。所谓人工气道就是进行气管插管,于是吸入气体就可通过导管直接抵达下呼吸道,进入肺泡。其目的是为了解除上呼吸道梗阻,保护无正常咽喉反射患者不致误吸,和进行充分有效的气管内吸引,以及为了提供机械通气时必要的通道。临床上常用的人工气道为气管插管和气管造口术后置入气管导管两种。

气管插管有经口和经鼻插管两种。前者借喉镜直视下经声门插入气管,容易成功,较为安全。后者分盲插或借喉镜、纤维支气管镜等的帮助,经鼻沿后鼻道插入气管。与经口插管比较需要一定的技巧,但经鼻插管容易固定,负压吸引较为满意,与机械通气等装置衔接比较可靠,给患者带来的不适也较经口者轻,神志清醒患者常也能耐受。唯需注意勿压伤鼻翼组织或堵塞咽鼓管、鼻窦开口等,造成急性中耳炎或鼻窦炎等并发症。

近年来已有许多组织相容性较理想的高分子材料制成的导管与插管,为密封气道用的气囊也有低压、大容量的气囊问世,鼻插管可保留的时间也在延长。具体对人工气道方法的选择,各单位常有不同意见,应当根据病情的需要,手术医师和护理条件的可能,以及人工气道的材料性能来考虑。肯定在 3 天(72 小时)以内可以拔管时,应选用鼻或口插管,需要超过 3 周时当行气管造口置入气管导管,3～21 天之间的情况则当酌情灵活掌握。

使用人工气道后,气道的正常防御机制被破坏,细菌可直接进入下呼吸道;声门由于插管或因气流根本不通过声门而影响咳嗽动作的完成,不能正常排痰,必须依赖气管负压吸引来清除气道内的分泌物;由于不能发音,失去语言交流的功能,影响患者的心理精神状态;再加上人工气道本身存在着可能发生的并发症。因此人工气道的建立常是抢救急性呼吸衰竭所不可少的,但必须充分认识其弊端,慎重选择,尽力避免可能的并发症,以及时撤管。

(3)气道湿化:无论是经过患者自身气道或通过人工气道进行氧化治疗或机械通气,均必须充分注意到呼吸道黏膜的湿化。因为过分干燥的气体长期吸入将损伤呼吸道上皮细胞和支气管表面的黏液层,使黏膜纤毛清除能力下降,痰液不易咳出,肺不张,容易发生呼吸道或肺部感染。

保证患者足够液体摄入是保持呼吸道湿化最有效的措施。目前已有多种提供气道湿化用的温化器或雾化器装置,可以直接使用或与机械通气机连接应用。

湿化是否充分最好的标志,就是观察痰液是否容易咳出或吸出。应用湿化装置后应当记录每天通过湿化器消耗的液体量,以免湿化过量。

3.改善 CO_2 的潴留

高碳酸血症主要是由于肺泡通气不足引起,只有增加通气量才能更好的排出二氧化碳,改善高碳酸血症。现多采用呼吸兴奋剂和机械通气支持,以改善通气功能。

（1）呼吸兴奋剂的合理应用：呼吸兴奋剂能刺激呼吸中枢或周围化学感受器，增强呼吸驱动、呼吸频率，潮气量，改善通气，同时氧耗量和二氧化碳的产出也随之增加。故临床上应用呼吸兴奋剂时要严格掌握适应证。

常用的药物有尼可刹米（可拉明）和洛贝林，用量过大可引起不良反应，近年来在西方国家几乎被淘汰。取而代之的有多沙普仑（doxapram），对末梢化学感受器和延脑呼吸中枢均有作用，增加呼吸驱动和通气，对原发性肺泡低通气、肥胖低通气综合征有良好疗效，可防止 COPD 呼吸衰竭氧疗不当所致的 CO_2 麻醉。其治疗量和中毒量有较大差距故安全性大，一般用 0.5～2 mg/kg 静脉滴注，开始滴速 1.5 mg/min，以后酌情加快，其可致心律失常，长期用有肝毒性及并发消化性溃疡。阿米三嗪通过刺激颈动脉体和主动脉体的化学感受器兴奋呼吸，无中枢兴奋作用，对肺泡通气不良部位的血流重新分配而改善 PaO_2，阿米三嗪不用于哺乳、孕妇和严重肝病，也不主张长期应用以防止发生外周神经病变。

COPD 并意识障碍的呼吸衰竭患者 临床常见大多数 COPD 患者的呼吸衰竭与意识障碍程度呈正相关，患者意识障碍后自主翻身、咳痰动作、对呼吸兴奋剂的反应均迟钝，并易于吸入感染，对此种病情，可明显改善通气外，有改善中枢神经兴奋和神志作用，因而患者的防御功能增强，呼吸衰竭的病情亦随之好转。

间质性肺疾病、肺水肿、ARDS 等疾病 无气道阻塞但有呼吸中枢驱动增强，这种患者 PaO_2、$PaCO_2$ 常均降低，由于患者呼吸功能已增强，故无应用呼吸兴奋剂的指征，且呼吸兴奋剂可加重呼吸性碱中毒的程度而影响组织获氧，故主要应给予氧疗。

COPD 并膈肌疲劳、无心功能不全、无心律失常，心率≤100 次/分钟的呼吸衰竭 可选用氨茶碱，其有舒张支气管、改善小气道通气、减少闭合气量，抑制炎性介质和增强膈肌、提高潮气量作用，已观察到血药浓度达 13 mg/L 时对膈神经刺激则膈肌力量明显增强，且可加速膈肌疲劳的恢复。以上的茶碱综合作用使呼吸功减少、呼吸困难程度减轻，同时由于呼吸肌能力的提高对咳嗽、排痰等气道清除功能加强，还有助于药物吸入治疗，以及对呼吸机撤离的辅助作用；剂量以 5 mg/kg 于 30 分钟静脉滴注使达有效血浓度，继以 0.5～0.6 mg/(kg·h) 静脉滴注维持有效剂量，在应用中注意对心率、心律的影响，以及时酌情减量和停用。

COPD、肺源性心脏病呼吸衰竭合并左心功能不全、肺水肿的患者，应先用强心利尿剂使肺水肿消退以改善肺顺应性，用抗生素控制感染以改善气道阻力，再使用呼吸兴奋剂才可取得改善呼吸功能的较好疗效。否则，呼吸兴奋剂虽可兴奋呼吸，但增加 PaO_2 有限，且呼吸功耗氧和生成 CO_2 量增多，反使呼吸衰竭加重。此种患者亦应不用增加心率和影响心律的茶碱类和较大剂量的阿米三嗪，小剂量阿米三嗪（<1.5 mg/kg）静脉滴注后即可达血药峰值，增强通气不好部位的缺氧性肺血管收缩，和增加通气好的部位肺血流，从而改善换气使 PaO_2 增高，且此种剂量很少发生不良反应，但剂量大于 1.5 mg/kg 可致全部肺血管收缩，且使肺动脉压增高、右心负荷增大。

不宜使用呼吸兴奋剂的情况：①使用肌肉松弛剂维持机械通气者：如破伤风肌强直时、有意识打掉自主呼吸者。②周围性呼吸肌麻痹者：多发性神经根神经炎、严重重症肌无力、高颈髓损伤所致呼吸肌无力、全脊髓麻痹等。③自主呼吸频率>20 次/分，而潮气量不足者：呼吸频率能够增快，说明呼吸中枢对缺 O_2 或二氧化碳潴留的反应性较强，若使用呼吸兴奋剂不但效果不佳，而且加速呼吸肌疲劳。④中枢性呼吸衰竭的早期：如安眠药中毒早期。⑤患者精神兴奋、癫痫频发者。⑥呼吸兴奋剂慎用于缺血性心脏病、哮喘状态、严重高血压及甲亢患者。

(2)机械通气:符合下述条件应实施机械通气:①经积极治疗后病情仍继续恶化。②意识障碍。③呼吸形式严重异常,如呼吸频率>35～40次/分或<6～8次/分,或呼吸节律异常,或自主呼吸微弱或消失。④血气分析提示严重通气和/或氧合障碍:PaO_2<6.7 kPa(50 mmHg),尤其是充分氧疗后仍<6.7 kPa(50 mmHg)。⑤$PaCO_2$进行性升高,pH动态下降。

机械通气初始阶段,可给高FiO_2(100%)以迅速纠正严重缺氧,然后依据目标PaO_2、PEEP水平、平均动脉压水平和血流动力学状态,酌情降低FiO_2至50%以下。设法维持SaO_2>90%,若不能达到上述目标,即可加用PEEP、增加平均气道压,应用镇静剂或肌松剂。若适当PEEP和平均动脉压可以使SaO_2>90%,应保持最低的FiO_2。

正压通气相关的并发症包括呼吸机相关肺损伤、呼吸机相关肺炎、氧中毒和呼吸机相关的膈肌功能不全。

4.抗感染治疗

呼吸道感染是呼吸衰竭最常见的诱因。建立人工气道机械通气和免疫功能低下的患者易反复发生感染。如呼吸道分泌物引流通畅,可根据痰细菌培养和药物敏感实验结果,选择有效的抗生素进行治疗。

5.营养支持

呼吸衰竭患者因摄入能量不足、呼吸做功增加、发热等因素,机体处于负代谢,出现低蛋白血症,降低机体的免疫功能,使感染不宜控制,呼吸肌易疲劳不易恢复。可常规给予高蛋白、高脂肪和低糖类,以及多种维生素和微量元素,必要时静脉内高营养治疗。

二、慢性呼吸衰竭

(一)病因

慢性呼吸衰竭最常见的病因是支气管、肺疾病,如COPD、重症肺结核、肺间质纤维化等,此外还有胸廓、神经肌肉病变及肺血管疾病,如胸廓、脊椎畸形,广泛胸膜肥大粘连、肺血管炎等。

(二)发病机制和病理生理

1.缺氧和二氧化碳潴留的发生机制

(1)肺通气不足:在COPD时,细支气管慢性炎症所致管腔狭窄的基础上,感染使气道炎性分泌物增多,阻塞呼吸道造成阻塞性通气不足,肺泡通气量减少,肺泡氧分压下降,二氧化碳排出障碍,最终导致PaO_2下降,$PaCO_2$升高。

(2)通气/血流比例失调:正常情况下肺泡通气量为4 L/min,肺血流量5 L/min,通气/血流比值为0.8。病理状态下,如慢性阻塞性肺气肿,由于肺内病变分布不均,有些区域有通气,但无血流或血流量不足,使通气/血流>0.8,吸入的气体不能与血液进行有效的交换,形成无效腔效应。在另一部分区域,虽有血流灌注,但因气道阻塞,肺泡通气不足,使通气/血流<0.8,静脉血不能充分氧合,形成动脉-静脉样分流。通气/血流比例失调的结果主要是缺氧,而不伴二氧化碳潴留。

(3)弥散障碍:由于氧和二氧化碳通透肺泡膜的能力相差很大,氧的弥散力仅为二氧化碳的1/20。病理状态下,弥散障碍主要影响氧交换产生以缺氧为主的呼吸衰竭。

(4)氧耗量增加:发热、寒战、呼吸困难和抽搐等均增加氧耗,正常人此时借助增加通气量以防止缺氧的发生。而COPD患者在通气功能障碍基础上,如出现氧耗量增加的因素时,则可出现严重的缺氧。

2.缺氧对机体的影响

(1)对中枢神经系统的影响:缺氧对中枢神经系统影响的程度随缺氧的程度和急缓而不同。轻度缺氧仅有注意力不集中、智力减退、定向力障碍等。随着缺氧的加重可出现烦躁不安、神志恍惚、谵妄,甚至昏迷。各部分脑组织对缺氧的敏感性不一样,以皮质神经元最为敏感,因此临床上缺氧的最早期表现是精神症状。严重缺氧可使血管通透性增加,引起脑间质和脑细胞水肿,颅内压急剧升高,进而加重脑组织缺氧,形成恶性循环。

(2)对心脏、循环的影响:缺氧可使心率增加,血压升高,冠状动脉血流量增加以维持心肌活动所必需的氧。心肌对缺氧十分敏感,早期轻度缺氧心电图即有变化,急性严重缺氧可导致心室颤动或心搏骤停。长期慢性缺氧可使心肌纤维化、硬化。肺小动脉可因缺氧收缩而增加肺循环阻力,引起肺动脉高压、右心肥大,最终导致肺源性心脏病,右心衰竭。

(3)对呼吸的影响:轻度缺氧可通过颈动脉窦和主动脉体化学感受器的反射作用刺激通气。但缺氧程度缓慢加重时,这种反射变得迟钝。

(4)缺氧对肝、肾功能和造血系统的影响:缺氧直接或间接损害肝细胞,使丙氨酸氨基转移酶升高,缺氧纠正后肝功能可恢复正常。缺氧可使肾血流量减少,肾功能受到抑制。慢性缺氧可引起继发性红细胞增多,在有利于增加血液携氧量的同时,亦增加了血液黏稠度,甚至可加重肺循环阻力和右心负荷。

(5)对细胞代谢、酸碱平衡和电解质的影响:严重缺氧使细胞能量代谢的中间过程受到抑制,同时产生大量乳酸和无机磷的积蓄引起代谢性酸中毒。因能量的不足,体内离子转运钠泵受到损害,使钾离子由细胞内转移到血液和组织间液,钠和氢离子进入细胞内,造成细胞内酸中毒及高钾血症。

3.二氧化碳潴留对人体的影响

(1)对中枢神经的影响:轻度二氧化碳潴留,可间接兴奋皮质,引起失眠、精神兴奋、烦躁不安等兴奋症状;随着二氧化碳潴留的加重,皮质下层受到抑制,使中枢神经处于麻醉状态,表现为嗜睡、昏睡,甚至昏迷。二氧化碳潴留可扩张脑血管,严重时引起脑水肿。

(2)对心脏和循环的影响:二氧化碳潴留可使心率加快,心排血量增加,脑血管、冠状动脉、皮下浅表毛细血管及静脉扩张,而部分内脏血管收缩,早期引起血压升高,严重时导致血压下降。

(3)对呼吸的影响:二氧化碳是强有力的呼吸中枢兴奋剂,随着吸入二氧化碳浓度的增加,通气量逐渐增加。但当其浓度持续升高至12%时通气量不再增加,呼吸中枢处于抑制状态。临床上Ⅱ型呼吸衰竭患者并无通气量的增加原因在于存在气道阻力增高、肺组织严重损害和胸廓运动受限等多种因素。

(4)对肾脏的影响:轻度二氧化碳潴留可使肾血管扩张,肾血流量增加,尿量增加。严重二氧化碳潴留时,由于pH的下降,使肾血管痉挛,血流量减少,尿量随之减少。

(5)对酸碱平衡的影响:二氧化碳潴留可导致呼吸性酸中毒,血pH取决于碳酸氢盐和碳酸的比值,碳酸排出量的调节靠呼吸,故呼吸在维持酸碱平衡中起着十分重要的作用。慢性呼吸衰竭二氧化碳潴留发展较慢,由于肾脏的调节使血pH维持正常称为代偿性呼吸性酸中毒。急性呼吸衰竭或慢性呼吸衰竭的失代偿期,肾脏尚未发生代偿或代偿不完全,使pH下降称为失代偿性呼吸性酸中毒。若同时有缺氧、摄入不足、感染性休克和肾功能不全等因素使酸性代谢产物增加,pH下降,则与代谢性酸中毒同时存在,即呼吸性酸中毒合并代谢性酸中毒。如在呼吸性酸中毒的基础上大量应用利尿剂,而氯化钾补充不足,则导致低钾低氯性碱中毒,即呼吸性酸中毒合并代谢性碱中毒,此型在呼吸衰竭中很常见。

(三)临床表现

除引起慢性呼吸衰竭原发病的症状体征外,主要是缺氧和二氧化碳潴留引起的呼吸衰竭和多脏器功能紊乱的表现。

1.呼吸困难

呼吸困难是临床最早出现的症状,主要表现在呼吸节律、频率和幅度的改变。COPD所致的呼吸衰竭,开始只表现为呼吸费力伴呼气延长,严重时则为浅快呼吸,因辅助呼吸肌的参与可表现为点头或提肩样呼吸。并发肺性脑病,二氧化碳麻醉时,则出现呼吸浅表、缓慢甚至呼吸停止。

2.发绀

发绀是缺氧的典型症状。由于缺氧使血红蛋白不能充分氧合,当动脉血氧饱和度<90%时,可在口唇、指端、耳垂、口腔黏膜等血流量较大的部位出现发绀。但因发绀主要取决于血液中还原血红蛋白的含量,故贫血患者即使血氧饱和度明显降低,也可无发绀表现,而COPD患者由于继发红细胞增多,即使血氧饱和度轻度减低也会有发绀出现。此外发绀还受皮肤色素及心功能的影响。

3.神经精神症状

缺氧和二氧化碳潴留均可引起精神症状。但因缺氧及二氧化碳潴留的程度、发生急缓及机体代偿能力的不同而表现不同。慢性缺氧多表现为记忆力减退,智力或定向力的障碍。急性严重缺氧可出现精神错乱、躁狂、昏迷、抽搐等症状。轻度二氧化碳潴留可表现为兴奋症状,如失眠、烦躁、夜间失眠而白天嗜睡,即昼睡夜醒;严重二氧化碳潴留可导致肺性脑病的发生,表现为神志淡漠、肌肉震颤、抽搐、昏睡甚至昏迷。肺性脑病是典型二氧化碳潴留的表现,在肺性脑病前期,即发生二氧化碳麻醉状态之前,切忌使用镇静、催眠药,以免加重二氧化碳潴留,诱发肺性脑病。

4.血液循环系统

严重缺氧、酸中毒可引起心律失常、心肌损害、周围循环衰竭、血压下降。二氧化碳潴留可使外周浅表静脉充盈、皮肤红润、潮湿、多汗、血压升高,因脑血管扩张可产生搏动性头痛。COPD因长期缺氧、二氧化碳潴留,可导致肺动脉高压,右心衰竭。严重缺氧可导致循环淤滞,诱发弥散性血管内凝血(DIC)。

5.消化和泌尿系统

由于缺氧使胃肠道黏膜充血水肿、糜烂渗血,严重者可发生应激性溃疡引起上消化道出血。严重呼吸衰竭可引起肝、肾功能异常,出现丙氨酸氨基转移酶、血尿素氮升高。

(四)诊断

根据患者有慢性肺部疾病史或其他导致呼吸功能障碍的疾病,如COPD、严重肺结核等,新近呼吸道感染史及缺氧、二氧化碳潴留的临床表现,结合动脉血气分析,不难作出诊断。

血气分析在呼吸衰竭的诊断及治疗中是必不可少的检查项目,不仅可以明确呼吸衰竭的诊断,并有助于了解呼吸衰竭的性质、程度,判断治疗效果,对指导氧疗、机械通气各种参数的调节,纠正酸碱失衡和电解质紊乱均有重要意义。常用血气分析指标如下。

1.动脉血氧分压(PaO_2)

动脉血氧分压(PaO_2)是物理溶解于血液中的氧分子所产生的分压力,是决定血氧饱和度的重要因素,反映机体氧合状态的重要指标。正常值12.7～13.3 kPa(95～100 mmHg)。随着年

龄增长 PaO_2 逐渐降低。当 $PaO_2 < 7.98$ kPa(60 mmHg)可诊断为呼吸衰竭。

2.动脉血氧饱和度(SaO_2)

动脉血氧饱和度(SaO_2)是动脉血中血红蛋白实际结合的氧量与所能结合的最大氧量之比,即血红蛋白含氧的百分数,正常值为 $96\% \pm 3\%$。SaO_2 作为缺氧指标不如 PaO_2 灵敏。

3.pH

pH 是反映体液氢离子浓度的指标。动脉血 pH 是酸碱平衡中最重要的指标,它可反映血液的酸碱度,正常值 7.35～7.45。pH 低于 7.35 为失代偿性酸中毒,大于 7.45 为失代偿性碱中毒。但 pH 的异常并不能说明酸碱失衡的性质,即是代谢性还是呼吸性;pH 在正常范围,不能说明没有酸碱失衡。

4.动脉血二氧化碳分压($PaCO_2$)

动脉血二氧化碳分压是物理溶解于血液中的二氧化碳气体的分压力。它是判断呼吸性酸碱失衡的重要指标,亦是衡量肺泡通气的可靠指标。正常值为 4.7～6.0 kPa(35～45 mmHg),平均 5.32 kPa(40 mmHg)。$PaCO_2 > 6.0$ kPa(45 mmHg),提示通气不足。如是原发性的,为呼吸性酸中毒;如是继发性的,可以是由于代偿代谢性碱中毒而引起的改变。如 $PaCO_2 < 4.7$ kPa(35 mmHg),提示通气过度,可以是原发性呼吸性碱中毒,也可以是为了代偿代谢性酸中毒而引起的继发性改变。当 $PaCO_2 > 6.7$ kPa(50 mmHg)时,可结合 $PaO_2 < 8.0$ kPa(60 mmHg)诊断为呼吸衰竭(Ⅱ型呼吸衰竭)。

5.碳酸氢离子(HCO_3^-)

HCO_3^- 是反映代谢方面的指标,但也受呼吸因素的影响,$PaCO_2$ 增加时 HCO_3^- 也略有增加。正常值 22～27 mmol/L,平均值 24 mmol/L。

6.剩余碱(BE)

只反映代谢的改变,不受呼吸因素影响。正常值为 -3～$+3$ mmol/L。血液偏碱时为正值,偏酸时为负值,BE$> +3$ mmol/L 为代谢性碱中毒,BE< -3 mmol/L 为代谢性酸中毒。

7.缓冲碱(BB)

缓冲碱(BB)指 1 升全血(以 BBb 表示)或 1 升血浆(以 BBp 表示)中所有具缓冲作用的阴离子总和,正常值:42(40～44) mmol/L。

(五)治疗

1.保持气道通畅

保持气道通畅是纠正呼吸衰竭的重要措施。

(1)清除气道分泌物:鼓励患者咳嗽,对于无力咳痰或意识障碍者应加强呼吸道护理,帮助翻身拍背。

(2)稀释痰液、化痰祛痰:痰液黏稠不易咳出者给予口服化痰祛痰药(如强利痰灵片 1.0 每天三次或盐酸氨溴索15 mg,必要时用)或雾化吸入药物治疗。

(3)解痉平喘:对有气道痉挛者,可雾化吸入 β_2 受体激动剂或溴化异丙托品,口服氨茶碱(或静脉滴注)、舒喘灵、特布他林等。

(4)建立人工气道:经以上处理无效或病情危重者,应采用气管插管或气管切开,并给予机械通气辅助呼吸。机械通气的适应证:①意识障碍,呼吸不规则。②气道分泌物多而黏稠,不易排出。③严重低氧血症和/或二氧化碳潴留,危及生命[如 $PaO_2 \leq 6.0$ kPa(45 mmHg),$PaCO_2 \geq 9.3$ kPa(70 mmHg)]。④合并多器官功能障碍。在机械通气治疗过程中应密切观察病情,监测血压、心率,加强护理,随时吸痰,根据血气分析结果随时调整呼吸机治疗参数,预防并发症的发生。

2.氧疗

吸氧是治疗呼吸衰竭必需的措施。

(1)吸氧浓度:对于Ⅰ型呼吸衰竭,以缺氧为主,不伴有二氧化碳潴留,应吸入较高浓度(>35%)的氧,使PaO_2提高到8.0 kPa(60 mmHg)或SaO_2在90%以上。对于既有缺氧又有二氧化碳潴留的Ⅱ型呼吸衰竭,则应持续低浓度吸氧(小于35%)。因慢性呼吸衰竭失代偿者缺氧伴二氧化碳潴留是由通气不足所造成,由于二氧化碳潴留,其呼吸中枢化学感受器对二氧化碳反应性差,呼吸的维持主要靠低氧血症对颈动脉窦、主动脉体化学感受器的驱动作用。若吸入高浓度氧,首先PaO_2迅速上升,使外周化学感受器丧失低氧血症的刺激,解除了低氧性呼吸驱动从而抑制呼吸中枢。患者的呼吸变浅变慢,$PaCO_2$随之上升,严重时可陷入二氧化碳麻醉状态。

(2)吸氧的装置:一般使用双腔鼻管、鼻导管或鼻塞吸氧,吸氧浓度%=21+4×吸入氧流量(L/min)。对于慢性Ⅱ型呼吸衰竭患者,长期家庭氧疗(1～2 L/min,每天16小时以上),有利于降低肺动脉压,改善呼吸困难和睡眠,增强活动能力和耐力,提高生活质量,延长患者的寿命。

3.增加通气量、减少二氧化碳潴留

除治疗原发病、积极控制感染、通畅气道等治疗外,增加肺泡通气量是有效排出CO_2的关键。根据患者的具体情况,若有明显嗜睡,可给予呼吸兴奋剂,常用药物有尼可刹米与洛贝林[如5%或10%葡萄糖液300 mL+尼可刹米0.375×(3～5)支,静脉滴注,每天1～2次]。通过刺激呼吸中枢和外周化学感受器,增加呼吸频率和潮气量以改善通气。需注意必须在气道通畅的基础上应用,且患者的呼吸肌功能基本正常,否则治疗无效且增加氧耗量和呼吸功,对脑缺氧、脑水肿、有频繁抽搐者慎用。主要适用于以中枢抑制为主、通气量不足引起的呼吸衰竭,对以肺炎、弥散性肺病变等以肺换气障碍为主的呼吸衰竭患者不宜应用。近年来尼可刹米与洛贝林这两种药物在西方国家几乎被多沙普仑取代,此药对镇静催眠药过量引起的呼吸抑制和COPD并发急性呼吸衰竭有显著的呼吸兴奋作用,对于慢性呼吸衰竭患者可口服呼吸兴奋剂,阿米三嗪50～100 mg,一日二次,该药通过刺激颈动脉体和主动脉体的化学感受器而兴奋呼吸中枢,从而增加通气量。

4.水电解质紊乱和酸碱失衡的处理

多种因素均可导致慢性呼吸衰竭患者发生水、电解质紊乱和酸碱失衡。

(1)应根据患者心功能状态酌情补液。

(2)未经治疗的慢性呼吸衰竭失代偿的患者,常表现为单纯性呼酸或呼酸合并代谢性酸中毒,此时治疗的关键是改善通气,增加通气量,促进CO_2的排出,同时积极治疗代酸的病因,补碱不必太积极。如pH过低,可适当补碱,先一次给予5%碳酸氢钠100～150 mL静脉滴注,使pH升至7.25左右即可。因补碱过量有可能加重二氧化碳潴留。

(3)如经利尿剂、糖皮质激素等药物治疗,又未及时补钾、补氯,则易发生呼酸合并代谢性碱中毒,此时除积极改善通气外,应注意补氯化钾,必要时(血pH明显增高)可补盐酸精氨酸(10%葡萄糖液500 mL+盐酸精氨酸10～20 g),并根据血气分析结果决定是否重复应用。

5.治疗原发病

呼吸道感染是呼吸衰竭最常见的诱因,故病因治疗首先是根据敏感致病菌选用有效抗生素,积极控制感染。

（六）预防

首先应加强慢性胸肺疾病的防治，防止肺功能逐渐恶化和呼吸衰竭的发生。已有慢性呼吸衰竭的患者应注意预防呼吸道感染。

（七）预后

取决于慢性呼吸衰竭患者原发病的严重程度及肺功能状态。

（胡玉刚）

第十三节　急性呼吸窘迫综合征

一、诊疗流程

见图 3-13。

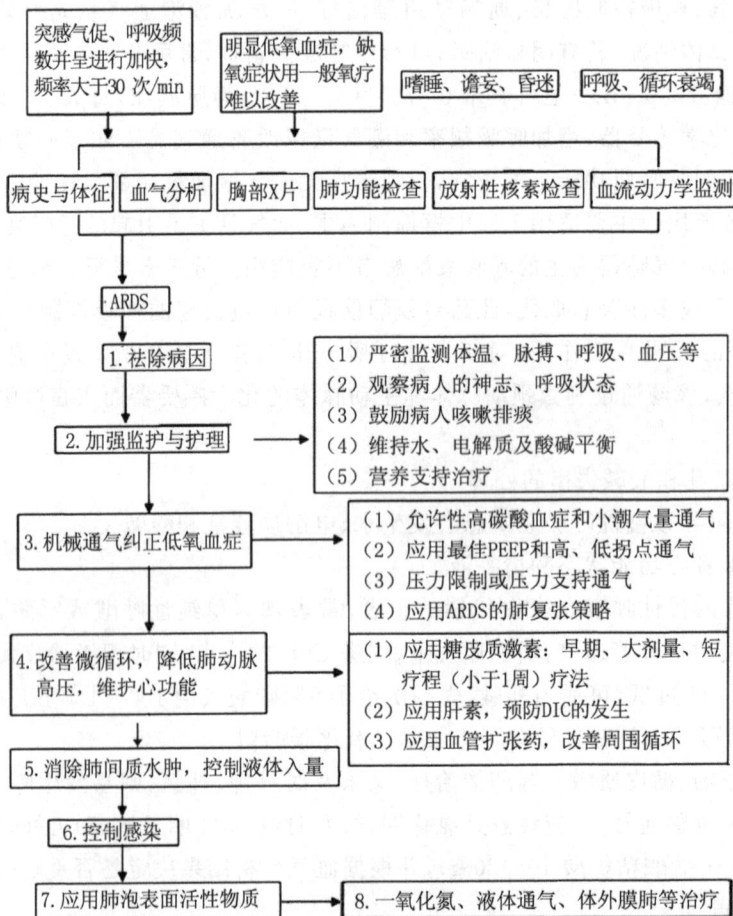

图 3-13　急性呼吸窘迫综合征的诊断流程

二、病因及发病机制

急性呼吸窘迫综合征(acute respiratory distress syndrome,ARDS),是患者原来心肺功能正常,由肺外或肺内造成的急性肺损伤(acute lung injury,ALI)引起的以急性呼吸窘迫和严重低氧血症为主要表现的一种急性呼吸衰竭,是至今发病率、病死率均极高的危重症,共同的病理变化有肺血管内皮和肺泡的损害、透明膜形成、顺应性降低、肺微血管阻塞和栓塞、肺间质水肿及后继其他病变。ALI 为一个急性发作的炎症综合征,ARDS 是病程中最严重的阶段,所有 ARDS 的患者均有 ALI,但 ALI 的患者就不一定是 ARDS。1967 年 Ashbaugh 等首先报道 12 例表现为呼吸窘迫、严重低氧血症为特征的"成人呼吸窘迫综合征(adult respiratory distress syndrome,ARDS)",以后世界各地对 ARDS 进行了大量的实验和临床研究。1992 年,在西班牙巴塞罗那召开的 ARDS 欧美联席专题讨论会上,提出此病症可发生于各年龄组的人群,提出 ARDS 的"A"由成人(adult)改为急性(acute)。本病发病急骤,发展迅猛,病情进展后可危及患者生命,病死率高达 50%以上,常死于多脏器功能衰竭(MOF),故必须及时处理。

本病的诱发因素很多,发病机制尚未充分了解。

(一)病因

(1)严重感染:包括肺部及肺外的细菌、病毒、真菌等所致的感染,感染灶所产生的各种有害物质,如内毒素、5-羟色胺、溶酶体、凝血酶及激肽系统的激活产物直接破坏毛细血管壁或形成微血栓等,造成肺组织破坏。

(2)严重创伤。①肺内损伤:如肺挫伤、呼吸道烧伤、侵蚀性烟尘有毒气体的吸入、胃内容物的误吸、溺水、肺冲击伤、放射性肺炎、氧中毒等;②肺外损伤:大面积烧伤或创伤,特别是并发休克或(和)感染者可诱发 ARDS;③大手术后:如体外循环术后、大血管手术或其他大手术后可发生 ARDS。

(3)休克:休克时由于肺循环血量不足、酸中毒及产生的血管活性物质,如组织胺、5-羟色胺、缓激肽、儿茶酚胺、细菌毒素等作用于血管壁,可增加其通透性,损伤肺泡 II 型细胞,影响肺泡表面活性物质的形成,从而导致肺顺应性减退、肺泡萎缩和肺不张。

(4)肺循环栓塞:输血中微小凝块、库血中变性血小板、蛋白质沉淀物等易沉积于肺毛细血管中,形成肺栓塞。骨折后易发生肺循环脂肪栓塞,以及 DIC 时均可造成肺血管微血栓形成及组织细胞的损伤。

(5)输液过快过量:正常的细胞间质与血浆的水含量之比为 4:1,大量快速补液在血浆被稀释后促使血管内液外渗,产生肺间质水肿。

(6)氧中毒:氧在细胞内代谢产生一种超氧化物阴离子(superoxide anion,即氧自由基),氧自由基具有很强的毒性,与过氧化氢合成羟基(OH·即羟自由基),则毒性更甚,它们能破坏细胞膜、改变蛋白质和 DNA 的结构,从而损害细胞,特别是较长时间吸入高浓度氧更易发生。

(7)吸入有毒气体:如吸入 NO_2、NH_3、Cl_2、SO_2、光气醛类、烟雾等;氮氧化物、有机氟、镉等中毒均可导致 ARDS。

(8)误吸:误吸胃内容物、淡水、海水、糖水等,约 1/3 发生 ARDS。

(9)药物过量:巴比妥类、水杨酸、氢氯噻嗪(双氢克尿噻)、秋水仙碱、利妥特灵、阿糖胞苷、海洛因、美沙酮、丙氧酚、硫酸镁、间羟舒喘宁、酚丙宁、链激酶、荧光素等应用过量。

(10)代谢紊乱:肝功能衰竭、尿毒症、糖尿病酮症酸中毒、急性胰腺炎。

(11)血液系统疾病：大量输血、体外循环、DIC 等。

(12)其他：子痫早期、隐球菌血症、颅内压增高、淋巴瘤、空气或羊水栓塞、肠梗阻。

(二)发病机制

ARDS 的共同基础是肺泡-毛细血管的急性损伤。其机制迄今未完全阐明，常与多种因素有关，且错综复杂，互为影响。其途径可为通过吸入有害气体或酸性胃内容物($pH<2.5$)直接损害肺泡和毛细血管，使血管通透性增加；严重肺挫伤可使肺泡和肺脏小血管破裂，肺间质和肺内出血；因长骨骨折，脂肪栓塞于肺毛细血管，被肺脂肪蛋白酶转化为游离脂肪酸，可破坏血管内膜，灭活肺表面活性物质。

近年来的研究表明，机体发生创伤、感染、组织坏死和组织缺血灌注时，被激活的效应细胞如巨噬细胞($M\Phi$)、多核白细胞(PMN)、PCEC、PC-Ⅱ和血小板等一经启动，便失去控制，对细胞因子和炎症介质呈失控性释放，引发全身炎症反应综合征(SIRS)，继而并发多器官功能障碍(MOD)，ARDS 即是多器官功能障碍在肺部的具体体现。ARDS 的发生和发展，与繁多的炎症介质的综合作用密切相关。

(1)前炎症反应细胞因子(PIC)与巨噬细胞($M\Phi$)：目前认为 PIC 包括 TNF-α、IL-1、IL-2、血小板活化因子(PAF)、IFN-γ 和 PLA$_2$ 等，其中主要为 TNF-α。TNF-α 在感染性休克、多器官功能障碍综合征(MODS)发病机制中起重要的作用，内毒素是诱导 TNF-α 产生的最强烈的激动剂。$M\Phi$ 为多功能细胞，主要来自骨髓内单核细胞，在机体的防御中起重要作用。多种炎症介质与 $M\Phi$ 作用，损伤肺泡毛细血管膜，使其通透性增加，发生渗透性肺水肿。

(2)二次打击学说与瀑布效应：1985 年 Deitch 提出严重创伤、烧伤、严重感染、大手术、脓毒败血症休克、肠道细菌移位、失血后再灌注、大量输血、输液等均可构成第 1 次打击，使机体免疫细胞处于被激活状态，如再出现第 2 次打击，即使程度并不严重，也可引起失控的过度炎症反应。首先 $M\Phi$ 的被激活，并大量释放 PIC，然后又激活 $M\Phi$、PMN 等效应细胞，并释放大量炎症介质，再激活补体、凝血和纤溶系统，产生瀑布效应，形成恶性循环，引发 ARDS，此时机体处于高代谢状态、高动力循环状态及失控的过度炎症反应状态。氧自由基是重要的炎症介质之一，$M\Phi$ 和 PMN 等细胞被激活后，可释放大量氧自由基，而氧自由基又可使 $M\Phi$ 和 PMN 在炎症区聚集、激活，并释放溶酶体酶等，损伤血管内皮细胞，形成恶性循环。PAF 是一种与花生四烯酸(AA)代谢密切相关的脂质性介质，可激活 PMN 并释放氧自由基、AAM 和溶酶体酶等炎症介质，并呈逐级放大效应，出现瀑布样连锁反应，引发 MODS 和 ARDS。

(3)氧供(DO_2)与氧耗(VO_2)：DO_2 表示代谢增强或灌注不足时血液循环的代偿能力，VO_2 表示组织摄取的氧量，是检测患者高代谢率最可靠的指标。生理条件下，氧动力学呈氧供非依赖性 VO_2，即血液通过组织时依靠增加氧的摄取以代偿之。但在病理条件下，如严重休克、感染、创伤等，由于血液的再分配，病区的血流量锐减，出现氧供依赖性 VO_2，由于失代偿而出现组织摄氧障碍发生缺氧，ARDS 患者的微循环和细胞线粒体功能损伤，DO_2 与 VO_2 必然发生障碍；ARDS 发生高代谢状态时，VO_2 随 DO_2 的升高而升高，DO_2 不能满足需要，导致组织灌注不足，氧运输和氧摄取障碍，此时即使 DO_2 正常或增加，仍然发生氧供依赖性 VO_2。

(4)肠黏膜屏障衰竭与细菌移位：胃肠黏膜的完整性是分隔机体内外环境，使免受细胞和毒素侵袭的天然免疫学屏障。创伤、休克、应激、缺血再灌注和禁食等均可导致胃肠黏膜损伤，引起炎症反应，形成持续性刺激，造成胃肠黏膜屏障衰竭与细菌移位。其结果内毒素吸收，激活效应细胞与释放大量的炎症介质，引发全身炎症反应综合征和 ARDS。

(5)肺表面活性物质减少:高浓度氧、光气、氮氧化物、细菌内毒素及游离脂肪酸等,可直接损伤肺泡Ⅱ型细胞,另肺微栓塞使合成肺表面活性物质(PS)的前体物质和能量供应不足,合成 PS 减少,大量血浆成分渗入肺泡腔,可使 PS 乳化,形成不溶性钙皂而失去活性,多种血浆蛋白可抑制 PS 功能,大量炎症细胞释放糖脂抑制 PS 功能,弹性蛋白酶与磷脂酶 A_2 破坏 PS,故 PS 明显减少,且失去活性,致使肺泡陷闭、大量血浆渗入肺泡内,出现肺泡水肿和透明膜形成。

三、临床表现及特征

当肺刚受损的数小时内,患者仅有原发病表现而无呼吸系统症状,随后突感气促、呼吸频数并呈进行性加快,呼吸频率大于 30 次/分,危重者 60 次/分,缺氧症状明显,患者烦躁不安、心率增快、口唇指甲发绀。由于明显低氧血症,引起过度通气,导致呼吸性碱中毒。缺氧症状用一般氧疗难以改善,亦不能用其他原发心肺疾病解释。伴有肺部感染时,可出现畏寒发热、胸膜反应及少量胸腔积液。早期可无肺部体征,后期可闻及哮鸣音、水泡音或管状呼吸音。病情继续恶化、呼吸肌疲劳导致通气不足、二氧化碳潴留,产生混合性酸中毒,患者出现极度呼吸困难和严重发绀、伴有神经精神症状,如嗜睡、谵妄、昏迷等。最终发生循环障碍、肾功能不全、心脏停搏。

四、辅助检查

(一)血气分析

(1)PaO_2 呈进行性下降,当吸入氧浓度达 60% 时,$PaO_2 < 8.0$ kPa(60 mmHg)。

(2)PaO_2 增大,其正常参考值:$PaO_2 < 2.0$ kPa(15 mmHg)、年长者 < 4.0 kPa(30 mmHg)、吸入氧浓度为 30% 时 < 9.3 kPa(70 mmHg)、吸纯氧 < 13.3 kPa(100 mmHg)。

(3)$PaO_2/FiO_2 < 26.7$ kPa(200 mmHg)。

(4)发病早期 $PaCO_2$ 常减低,晚期 $PaCO_2$ 升高。

(二)胸部 X 线检查

肺部的 X 线征象较临床症状出现晚。已有明显的呼吸急促和发绀时,胸片仍常无异常发现,发病 12~24 小时后,双肺可见斑片状阴影、边缘模糊。随着病情进展,融合为大片状实变影像,其中可见支气管充气征。疾病后期,X 线表现为双肺弥漫性阴影,呈白肺改变、或有小脓肿影,有时伴气胸或纵隔气肿。应用高分辨 CT 检查,可早期发现淡的肺野浓度增加、点状影、不规则血管影等。病情的严重程度与肺部 X 线所见不平行为其重要特征之一。

(三)肺功能检查

动态测定肺容量和肺活量、残气、功能残气,随病情加重均减少,肺顺应性降低。

(四)放射性核素检查

以放射性核素标记,计算血浆蛋白积聚指数,ARDS 患者明显增高(达 1.5×10^{-3} 次/分),对早期预报有意义。

(五)血流动力学监测

通过置入四腔漂浮导管,测定并计算出平均肺动脉压增高 > 2.67 kPa,肺动脉压与肺毛细血管楔嵌压差(PAP-PCWP)增加 > 0.67 kPa。

(六)支气管肺泡灌洗液检查

肺表面活性物质明显降低、花生四烯酸代谢产物如白三烯 B4、C4 及 PAF 等增高。

五、诊断及鉴别诊断

(一)诊断主要依据

(1)具有可引发 ARDS 的原发疾病:创伤、休克、肺内或肺外严重感染、窒息、误吸、栓塞、库血的大量输入、DIC、肺挫伤、急性重症胰腺炎等。

(2)在基础疾病过程中突然发生进行性呼吸窘迫,呼吸频率多于 35 次/分,鼻导管(或鼻塞)给氧不能缓解。

(3)不易纠正的低氧血症,动脉血气检测:对 ARDS 的诊断和病情判断有重要意义。PaO_2<8.0 kPa(60 mmHg),早期 $PaCO_2$ 可正常,后期可升高,提示病情加重,鼻导管给氧不能使 PaO_2 纠正至10.7 kPa(80 mmHg)以上,氧合指数 PaO_2/FiO_2<200。

(4)肺部后前位 X 线胸片征象为两肺纹理增多,边缘模糊,呈毛玻璃状等肺间质或肺泡性病理性改变,并迅速扩展、融合,形成大片实变。

(5)肺动脉楔压(PAWP)<2.4 kPa(18 mmHg),或临床提示以往无肺部疾病,并排除急性左心衰竭。

(二)鉴别诊断

晚近提出因肺内病变引起者为"原发性 ARDS",而肺外病变引起者为"继发性 ARDS"。ARDS 主要的临床表现是呼吸困难、肺水肿及呼吸衰竭,故需与下述疾病鉴别。

(1)心源性肺水肿:该病发病较急、发绀较轻、不能平卧、咳粉红色泡沫样痰,严重时咳稀血水样痰,两肺广泛哮鸣音及湿啰音,呈混合性呼吸困难,而 ARDS 发病进程相对缓慢、发绀明显、缺氧严重,但较安静,可以平卧,呈急性进行性吸气型呼吸困难,咳血痰及稀血水样痰,可有管状呼吸音,湿啰音相对较少;心源性肺水肿经强心、利尿、扩血管、吸氧治疗后可明显迅速改善症状,而 ARDS 治疗即刻疗效不明显;心源性肺水肿 X 线表现为肺小叶间隔水肿增宽,形成小叶间隔线,即 KerleryB 线和 A 线,而 ARDS 患者胸部 X 线早期无改变,中晚期呈斑片状阴影并融合,晚期呈"白肺"改变,可见支气管充气征;ARDS 呈进行性低氧血症,难以纠正,而心源性肺水肿者低氧血症较轻,一般氧疗后即可纠正。心源性肺水肿患者PAWP≥2.6 kPa(20 mmHg),与 ARDS 可资鉴别。

(2)其他非心源性肺水肿:大量快速输液或胸腔抽液速度过快均可引起肺水肿,但均有相应的病史及体征,血气分析一般无进行性低氧血症,一般氧疗症状可明显改善。

(3)气胸:主要的临床表现为呼吸困难,尤其是张力性气胸更为突出,但及时行胸部 X 线检查,即可作出诊断。若为严重的创伤所致气胸,要注意血气变化,警惕 ARDS 的发生。

(4)特发性肺纤维化:晚期特发性肺纤维化患者肺心功能衰竭时应与 ARDS 鉴别。特发性肺纤维化为原因未明的肺间质性疾病,起病隐袭,呼吸困难进行性加重、干咳、肺底可听见吸气期 Velcro 啰音,出现杵状指等临床表现。胸部 X 线检查有肺间质病变影,以限制性通气功能障碍为主的肺功能改变可供鉴别。

六、急救处理

(一)去除病因

ARDS 常继发于各种急性原发伤病,以及时有效地去除原发病、阻断致病环节是防治 ARDS 的根本性策略,尤其抗休克、抗感染、抗炎症反应等尤为重要。

（二）监护与护理

严密监测体温、脉搏、呼吸、血压等，特别随时观察患者的神志、呼吸状态，鼓励患者咳嗽排痰，维持水、电解质及酸碱平衡，重视患者的营养支持。

（三）纠正低氧血症

克服进行性肺泡萎缩是抢救成功的关键。随着对 ARDS 病理生理特征的认识，导致近年来 ARDS 通气的重大改变，提出了肺保护与肺复张通气策略。

1.ARDS 的保护性通气策略

在保证基本组织氧合的同时，保护肺组织以尽量减轻肺损伤是 ARDS 患者的通气目标。

（1）"允许性高碳酸血症（PHC）"和小潮气量通气：PHC 是采用小潮气量（4～7 mL/kg），允许动脉血二氧化碳分压一定程度增高，最好控制在 9.3～10.7 kPa（70～80 mmHg）以内。一般认为，如果二氧化碳潴留是逐渐产生的，pH＞7.20 时，可通过肾脏部分代偿，患者能较好耐受。当 pH 低于 7.20 时，为避免酸中毒引起的严重不良反应，主张适当补充碳酸氢钠。

PHC 的治疗作用：ARDS 患者实施 PHC 时，血流动力学改变主要表现为心排血量和氧输送量显著增加，体血管阻力显著降低，肺血管阻力降低或不变，肺动脉嵌顿压和中心静脉压增加或无明显改变。心排血量增加是 PHC 最显著的血流动力学特征，因为：①高碳酸血症引起外周血管扩张，使左室后负荷降低；②潮气量降低使胸内压降低，二氧化碳增加使儿茶酚胺释放增加，引起容量血管收缩，均使静脉回流增加，右心室前负荷增加；③潮气量降低使吸气末肺容积降低，可引起肺血管阻力降低，右心室后负荷降低和心排血量增加。PHC 能降低 ARDS 患者的气道峰值压力、平均气道压、分钟通气量及吸气末平台压，避免肺泡过度膨胀，具有肺保护作用。气压伤的本质是容积伤，与肺泡跨壁压过高有关。

PHC 的禁忌证：高碳酸血症的主要危害是脑水肿、抑制心肌收缩力、舒张血管、增加交感活性和诱发心律失常等。因此，颅内压增高、缺血性心脏病或严重的左心功能不全患者应慎用。

（2）应用最佳 PEEP 和高、低拐点，机械通气时的吸气正压使肺泡扩张，增加肺泡通气量和换气面积，呼气末正压通气（PEEP）可防止肺泡的萎陷，亦可使部分萎陷的肺泡复张，使整个呼吸全过程的气道内压力均为正压，减少动、静脉分流，改善缺氧。

需用多大剂量的 PEEP？理论上讲，足够量的正压（30～35 cmH$_2$O）可使所有萎陷的肺泡复张，但正压对脆弱的肺组织结构（如 ARDS 等）可造成破坏，有研究表明当气道内平均压超过 20 cmH$_2$O 时，循环中促炎介质可增加数 10 倍，且直接干扰循环，一般讲，患者肺能较好地耐受 15～20 cmH$_2$O 的 PEEP，再高则是危险的。

（3）压力限制或压力支持通气，动物实验表明，气道峰值压力过高会导致急性肺损伤，表现为肺透明膜形成、粒细胞浸润、肺泡-毛细血管屏障受损，通透性增加。使用压力限制通气易于人-机同步，提供的吸气流量为减速波形，有利于气体交换和增加氧合，更重要的是可精确调节肺膨胀所需的压力和吸气时间，控制气道峰值压力，保护 ARDS 患者的气道压不会超过设定的吸气压力，避免高位转折点的出现。最近一组随机前瞻性试验表明，压力限制通气组比容量控制通气组更能增进肺顺应性改善，降低病死率。

（4）肺保护性通气策略的局限性：肺保护性通气策略的提出反映了 ARDS 机械通气的重大变革。但它仍存在不可避免的局限性。Thorens 等在研究中发现，当 ARDS 患者的分钟通气量由（13.5±6.1）L/min 降至（8.2±4.1）L/min 时，动脉血氧饱和度低于 90%，低氧血症明显恶化，二氧化碳分压和肺内分流增加。可见，肺保护性通气策略不利于改善患者的氧合，其主要原因是采用小潮气量和较低压力通气时,塌陷的肺泡难以复张,导致动脉血和肺泡内二氧化碳分压升高和氧分压降低,影响了肺内气体交换,低氧血症加重。因此,要采用有效的方法促进塌陷肺泡复张,增加能参与通气的肺泡数量。

2.ARDS 的肺复张策略

肺复张策略是一种使塌陷肺泡最大限度复张并保持其开放,以增加肺容积,改善氧合和肺顺应性,它是肺保护性通气策略必要的补充。主要有以下几种。

(1)叹息(sigh):叹息即为正常生理情况下的深呼吸,有利于促进塌陷的肺泡复张。机械通气时,早期叹息设置为双倍的潮气量和吸气时间,对于 ARDS 患者,可间断地采用叹息,使气道平台压达到 45 cmH$_2$O,使患者的动脉血氧分压显著增加,二氧化碳分压和肺内分流率显著降低,呼气末肺容积增加。因此,叹息可有效短暂促进塌陷肺泡复张,改善患者的低氧血症。

(2)间断应用高水平 PEEP:在容量控制通气时,间断应用高水平 PEEP 使气道平台压增加,也能促进肺泡复张。有学者在机械通气治疗 ARDS 患者时,每隔断 30 秒应用高水平 PEEP 通气 2 次,可以增加患者的动脉血氧分压,降低肺内分流率。间断应用高水平 PEEP 虽然能使塌陷的肺泡复张,改善患者的氧合,但不能保持肺泡的稳定状态,作用也不持久。

(3)控制性肺膨胀(SI):SI 是一种促使不张的肺复张和增加肺容积的新方法,由叹息发展而来。即在呼气开始时,给予足够压力(30~45 cmH$_2$O),让塌陷肺泡充分开放,并持续一定时间(20~30 秒),使病变程度不一的肺泡之间达到平衡,气道压力保持在 SI 的压力水平。SI 结束后,恢复到 SI 应用前的通气模式,通过 SI 复张的塌陷肺泡,在相当时间内能够继续维持复张状态,SI 导致的氧合改善也就能够维持较长时间。改善氧合是 SI 对 ARDS 患者最突出的治疗作用。研究表明,给予一次 SI,其疗效可保持 4 小时以上。SI 能显著增加肺容积,改善肺顺应性,减少气压伤的发生。目前的动物实验及临床研究表明,在 SI 的屏气过程中,患者会出现一过性血压和心率下降或增高,中心静脉压和肺动脉嵌顿压增高,心排血量降低,动脉血氧饱和度轻度降低。因此,在实施 SI 时,应充分注意到 SI 可能导致患者血流动力学和低氧血症一过性恶化,对危重患者有可能造成不良影响。

(4)俯卧位通气:传统通气方式为仰卧位,此时肺静水压沿腹至背侧垂直轴逐渐增加,使基底部肺区带发生压迫性不张,另心脏的重力作用,腹腔内脏对膈肌的压迫也加重基底部肺区带的不张,1976 年发现俯卧位通气能改善 ALI 患者的氧合。此法最近用于临床,俯卧位通气是利用翻身床、翻身器或人工徒手操作,使患者在俯卧位进行机械通气。

俯卧位通气的禁忌证为:血流动力学不稳定,颅内压增高,急性出血,脊柱损伤,骨科手术,近期腹部手术,妊娠等不宜采用俯卧位通气。

综上,肺保护与肺复张通气策略联合应用,能改善 ARDS 患者的氧合,提高肺顺应性,对 ARDS 的治疗有重要意义。但需根据患者的具体情况,采用合适的方法,在改善氧合的同时尽量减少肺损伤。

(四)改善微循环,降低肺动脉高压,维护心功能

如出现血管痉挛、微血栓、DIC 等情况时,可选用如下药物。

(1)糖皮质激素:宜采用早期、大剂量、短疗程(小于 1 周)疗法,这类药有以下积极作用。①抗炎,加速肺水肿的吸收;②缓解支气管痉挛;③减轻脂肪栓塞或吸入性肺炎的局部反应;④休克时,防止白细胞附着于肺毛细血管床,防止释放溶蛋白酶,保护肺组织;⑤增加肺表面活性物质的分泌,保持肺泡的稳定性;⑥抑制后期的肺纤维化等。早期大量使用可减少毛细血管膜的损伤,疗程宜短,可用甲泼尼龙,起始量800~1 500 mg,或地塞米松,起始量60~100 mg,分次静脉注射,连续应用48~72小时。

(2)肝素:用于治疗有高凝倾向、血流缓慢的病例,可减轻和防止肺微循环内微血栓的形成,以预防DIC的发生,对改善局部及全身循环有益,对有出血倾向的病例,包括创伤后ARDS应慎重考虑。用药前后应监测血小板和凝血功能等。

(3)血管扩张药:如山莨菪碱、东莨菪碱等的应用可改善周围循环,提高氧的输送及弥散,有利于纠正或减轻组织缺氧,疗效较好。

(五)消除肺间质水肿,限制入水量,控制输液量

由于输液不当,液体可继续渗漏入肺间质、肺泡内,易使肺水肿加重,但需维持体液平衡,保证血容量足够,血压基本稳定,在ARDS早期补液应以晶体液为主,每天输液量以不超过1 500 mL为宜。利尿剂的应用可提高动脉血氧分压,减轻肺间质水肿。在病情后期,对于伴有低蛋白血症的患者,利尿后血浆容量不足时可酌情输注血浆清蛋白或血浆,以提高血浆渗透压。

(六)控制感染

脓毒血症是ARDS的常见病因,且ARDS发生后又易并发肺、泌尿系统等部位的感染,故抗菌治疗是必需的,严重感染时应选用广谱抗生素,根据病情选用强效抗生素。

(七)肺泡表面活性物质(PS)

外源性PS治疗新生儿呼吸窘迫综合征已取得较好疗效,用于成人ARDS疗效不一,有一定不良反应,鉴于PS价格昂贵,目前临床广泛应用有一定困难。超氧化物歧化酶(SOD)、前列腺E2、γ-干扰素等临床应用尚在探索中。

(八)其他

注意患者血浆渗量变化,防治各种并发症及院内感染的发生等。晚近开展一氧化氮(NO)、液体通气治疗,已取得较好疗效。对体外膜肺(ECMO)、血管腔内氧合器(IVOX)等方法正在进行探索改进。

(胡玉刚)

第十四节　原发性支气管肺癌

原发性支气管肺癌简称肺癌,是最常见的肺部原发性恶性肿瘤,也是当今世界上对人类健康与生命危害最大的恶性肿瘤。肺癌在20世纪末不论男女已成为全球各种癌症死亡的首要原因,目前发病率仍呈明显上升趋势。在许多发达国家,列居男性常见恶性肿瘤的第一位,女性常见恶性肿瘤的第二、三位。男性发病多于女性,(2~2.7):1。世界卫生组织(WHO)发布的数据显示2002年全世界的肺癌新病例为135万,死亡118万,每30秒有1人死于肺癌。中国每年死于肺癌约有60万人,可谓是"肺癌第一大国"。在过去的30年中,我国高发癌症谱变化明显,肺癌死亡率由20世纪70年代位居癌症死因第4位,跃居2000年的第1位,上升最为显著。其发病率和死亡率呈地区分布差异,城市明显高于农村,其中上海、北京、天津、武汉和哈尔滨等大城市最高。

据最新统计数据,2005年我国各类肿瘤总体新发病例和2000年相比增长14.6%,其中肺癌的增长最为显著,男性发病率增长了 27%,达到 49/10 万人;女性增长了 38%,达到 22.9/10 万人。尽管目前肺癌的基础和临床研究有了长足进展,但其早期诊断和治疗效果尚不理想,总的 5 年生存率不足 15%。

一、病因

原发性支气管肺癌的病因较为复杂,目前尚未完全明了,其中较为公认的发病因素如下。

(一)吸烟

吸烟是肺癌的第一位的危险因素。有资料表明,长期吸纸烟与肺癌,尤其是鳞状上皮细胞癌和未分化小细胞癌的发生有密切关系。吸烟者比不吸烟者肺癌发生率高 10 倍以上,且吸烟时间越长、量越大、开始吸烟年龄越小,肺癌的发病率和死亡率越高。烟草中含有 2 000 余种化学物质,烟雾中主要含有尼古丁、一氧化碳、苯并芘、亚硝胺和少量放射性元素钋等多种致癌物质。长期重度吸烟或被动吸烟者,可见支气管上皮细胞脱落、鳞状上皮化生、非典型增生等,出现癌前期的改变。被动吸烟近年来越来越受到人们的关注,尤其在女性,是导致肺癌发病率增加的主要原因之一。

(二)大气污染

工业废气和致癌物质(主要是苯并芘等)污染大气是工业化大城市肺癌发病率高的主要原因。致癌物主要来源于煤炭、柴油、石油等不完全燃烧的产物。室内环境污染近年来已受到广泛的关注。有研究证实经高温加热的食用菜油的油雾中存在有致癌物质,可能与女性肺癌的病因有一定关系。

(三)职业性致肺癌因素

大量接触石棉、砷、铬、镍、双(氯甲酸)乙烯和氯甲酸甲基乙烯、电离辐射、放射、芥子气、氡次级粒子和乙烯基氯化物等,均可诱发肺癌。其中石棉是最常见的肺癌的职业原因。多数人认为接触石棉又吸烟者,肺癌的发病率要比不接触石棉不吸烟者高 50 倍。

(四)肺部慢性病变或瘢痕组织的刺激

慢性支气管炎、肺结核、弥散性肺间质纤维化患者,肺癌发生率高于正常人群。在已愈合的结核纤维瘢痕灶中可发生腺癌。此外,病毒、真菌感染、机体免疫功能低下、内分泌失调及家族遗传因素,对肺癌的发生可能起综合性致癌作用。

二、病理与分型

(一)肺癌的起源和发展

肺癌绝大多数起源于各级支气管黏膜上皮,因而命名为支气管肺癌。但亦可起源于支气管腺体或肺泡上皮。肺癌多为单发,多中心原发灶仅占 1.3%～12.5%,其生长和发展呈多样化。肿瘤以黏膜起源或向支气管腔内外伸性生长,或沿支气管黏膜下蔓延生长,或穿透管壁向邻近肺组织浸润性生长、形成肿块,或直接侵犯纵隔、胸壁、膈肌、心包等。局限于黏膜下层的肿瘤称原位癌。癌细胞可循淋巴管播散到肺门、纵隔、锁骨上和腋下淋巴结,亦可通过淋巴管进入胸导管或直接侵犯血管形成癌栓,导致远处血道转移。

(二)分型

1.病理组织学分型(WHO肺癌分型)

(1)鳞状上皮细胞癌(高、中、低分化):简称鳞癌,最为常见,占原发性支气管肺癌的

40％～50％。多见于老年男性吸烟者。多为中央型,易向管内生长,形成结节样浸润或息肉样突出。常早期引起管腔狭窄,导致阻塞性肺炎和肺不张。癌组织易变性、坏死,形成空洞或癌性脓肿。高分化鳞癌细胞大,呈多形性,胞质丰富,有角化倾向。核畸变、染色深,细胞间桥多见,常呈典型鳞状上皮样排列。低分化鳞癌细胞排列分层紊乱,间质较少,无角化、细胞间桥等。核分裂相多。鳞癌恶性程度较低,尤其分化好的鳞癌生长缓慢,倍增时间92天,转移较晚,手术切除率高。

(2)腺癌:包括腺泡状、乳头状、细支气管-肺泡癌和实体瘤伴黏液形成。近年来有明显上升趋势,占30％～40％,女性多见,与吸烟关系不大。多生长在肺边缘的小支气管杯状细胞和黏液腺及肺泡,故周围型多见。典型的腺癌细胞,呈腺体样或乳头样结构,圆形或椭圆形,胞质丰富,核多偏位,核膜较清楚,腺癌向管外生长的倾向性较大,常累及胸膜引起胸腔积液。腺癌倍增时间为168天,但肿瘤血管丰富,故局部浸润和血道转移较鳞癌早。易转移至脑、肝、骨。

细支气管肺泡癌(bronehioloalveolar carcinoma,BAC)属于腺癌的一个亚型,因其有独特的临床病理和影像学特征,有学者认为应独立命名。BAC占肺癌的2％～5％,好发于中年,男女发病相近。组织起源多数认为来自细支气管末端的上皮细胞,包括具有分泌浆液的Clara细胞,亦有认为来自Ⅱ型肺泡细胞。其发生认为与慢性炎症引起的瘢痕和肺间质纤维化有密切关系,与吸烟关系不大。病理学分结节型和弥散型两种类型,前者孤立圆形,后者为弥散分布小结节灶或大片炎症样浸润,可能为癌细胞循肺泡孔(Kohn孔)或经气管直接播散所引起,亦有认为系多源性发生。本型分化较好者,细胞呈高柱状,核大小均匀,无明显异形,多位于细胞基底部。胞质丰富,呈嗜酸染色。癌细胞多沿支气管和肺泡壁生长,肺泡结构保持完整。分化较差的癌细胞多呈立方形,核大小不一,排列不整,可形成乳头向肺泡腔内突出。弥散型者预后与一般腺癌相似。

(3)小细胞肺癌:肺癌中恶性程度最高的一种组织学类型,占原发性肺癌的20％左右。发病年龄轻(40～50岁),与吸烟关系密切。男性多于女性,易侵犯大气道。趋向黏膜下浸润。肿瘤分燕麦细胞癌、中间细胞型和复合燕麦细胞型3种类型。认为可能起源于神经外胚层的嗜银细胞或Kulchitsky细胞,属APUD细胞(胺前身摄取和脱羧基化细胞),细胞体积小,颇似淋巴细胞,核深染,大小不一,胞质少,胞浆内含有神经分泌型颗粒,具有内分泌和化学受体功能,分泌5-羟色胺、激肽、神经元特异性烯醇化酶等,引起各种副癌综合征。小细胞肺癌生长快,倍增时间75.9天,侵袭力强,远处转移早,常转移至脑、肝、肾、肾上腺、骨等脏器。

(4)大细胞未分化癌:分巨细胞癌及透明细胞癌。可发生于肺门附近或肺边缘的支气管。瘤细胞呈多边形,胞质丰富,核大,核仁明显,核分裂相多见。癌组织有出血坏死倾向,可通过淋巴管或血行转移,但较小细胞未分化癌转移晚,手术切除机会多。

(5)混合型肺癌:随着电子显微镜的应用,发现有不同类型癌细胞混合存在,其中以腺癌、鳞癌混合最常见。

2.按生长部位分型

(1)中心型肺癌:发生于段以上支气管、位于肺门附近的肺癌称中央型。占60％～70％,多见于鳞癌和小细胞肺癌。

(2)周围型肺癌:发生于段或段以下的周围支气管的肺癌称周围型。以腺癌多见,占30％～40％。

3.临床分型

(1)小细胞肺癌(SCLC):发病年龄轻、转移早,恶性程度高,手术切除率低,对放化疗较敏感,是需全身治疗的一种恶性肿瘤。

(2)非小细胞癌(NSCLC):除 SCLC 以外所有的肺癌,约占 80%,其中以鳞癌、腺癌最常见。近年电镜检查发现鳞腺癌并存的混合型可达 40%~50%,生长相对缓慢,鳞癌转移较迟,手术切除率明显高于 SCLC,但对化疗、放疗相对不敏感,以腺癌明显。

三、临床表现

(一)肿瘤本身引起的症状

1.咳嗽

典型的为刺激性呛咳,无痰或少量白色黏液痰。多见于中央型,随着肿瘤增大,支气管腔变窄,咳嗽呈高音调金属音,若狭窄远端继发感染可引起咳嗽加重,痰量增多,黄脓痰。

2.咯血

癌组织血管丰富,常反复间断痰中带血。如肿瘤侵蚀大血管,可引起大咯血。

3.胸痛

肿瘤累及胸膜或纵隔,产生不规则的胸部钝痛。肋骨、胸壁、胸椎受侵犯时,可有持续性胸痛,部位固定并逐渐加重。

4.呼吸困难

肿瘤阻塞支气管引起气急伴或不伴喘鸣;弥散型肺泡细胞癌或广泛肺内转移,影响气体交换和弥散功能,气急进行性加重。累及胸膜、心包引起大量胸腔积液、心包积液或伴有上腔静脉压迫综合征,均可产生胸闷、呼吸困难。

5.发热

肺癌一般无明显毒性症状,无发热。肿瘤组织坏死可引起癌性发热,体温多在 38 ℃以下,抗生素治疗无效。产生阻塞性肺炎或癌性脓肿时,由于感染,体温可达 39 ℃以上,并伴全身毒血症状。

6.消瘦及恶病质

晚期患者由于肿瘤毒素引起体质消耗,再加感染、疼痛等所致食欲减退,消瘦逐渐明显,有恶病质表现。

(二)肿瘤蔓延和转移引起的征象

(1)上腔静脉压迫综合征:头面部、颈部和上肢水肿及前胸部瘀血和静脉曲张。

(2)恶性胸腔、心包积液:产生胸痛、气急、呼吸困难等症状。

(3)肺上沟瘤综合征:压迫颈交感神经引起霍纳综合征,表现为病侧眼睑下垂、缩孔缩小、眼球内陷、同侧额部及胸壁无汗或少汗;压迫臂丛神经引起同侧肩关节、上肢内侧剧烈火灼样疼痛和感觉异常。

(4)声嘶:喉返神经受压或受累所致。

(5)吞咽困难或气管-食管瘘:癌肿压迫或侵蚀食管引起。

(6)膈肌麻痹。

(7)转移症状:转移部位不同,有不同的临床表现。

(三)副癌综合征

1.杵状指(趾)和肥大性骨关节病

杵状指(趾)发生快、有疼痛感、甲床周围环绕红晕。肥大性骨关节病有长骨末端疼痛、骨膜增生、新骨形成,关节肿胀疼痛,但无关节畸形或强直,多见于鳞癌。

2.内分泌紊乱症状

肺癌尤其是 SCLC 为非内分泌性的内分泌肿瘤,有异位内分泌物作用,可产生相应的内分泌综合征。分泌促肾上腺皮质激素样的肽类物,引起库欣综合征,表现为皮质醇增多的症状;分泌促性腺激素引起男性乳房肥大,常伴有骨关节病;分泌甲状旁腺样激素,引起多尿、烦渴、便秘、心律紊乱、高血钙、低血磷等;合成分泌抗利尿激素,可引起稀释性低血钠综合征。

(四)神经肌肉综合征

表现为肌无力综合征(Eaton-Lambert 综合征)、癌性神经肌病、小脑性运动失调、眼球震颤、多发性周围神经炎及皮肌炎等。多见于 SCLC,其发生可能与自身免疫或免疫反应有关,也可能与癌细胞产生箭毒样物质或代谢异常、内分泌紊乱所致。

(五)体检

早期常无异常体征,有时可闻及肺部局限性吸气性哮鸣音,病情进展可扪及单侧或双侧肿大、质硬的锁骨上浅表淋巴结,胸腔积液或肺不张时可出现气管移位、胸部叩诊浊音、听诊呼吸音减低等体征。如有上腔静脉压迫综合征、肝转移时,可有胸壁静脉怒张、毛细血管扩张、肝大且能触及肿块等相应体征。肺外体征有杵状指(趾)、男性乳房肥大等。

四、辅助检查

(一)影像学检查

1.X 线检查

X 线检查是发现肺癌的主要方法,包括胸透、胸片、体层摄影、数字减影血管造影术(DSA)、放大点片、胸部 CT。胸部正侧位片仍是常规检查和记录的方法。肺癌的特征性 X 线征象表现为肺门增宽、增浓,结节或块影密度深而不均、分叶、毛刺、小空泡征、胸膜凹陷征等。段、叶的局限性肺气肿、肺炎或不张也为中央型肺癌的重要 X 线征象之一。

2.胸部 CT

胸部 CT(常规 CT、螺旋 CT、高分辨 CT)能清晰地显示肺内结构,发现胸片不能发现的肺内隐蔽部位病灶,观察纵隔和肺门淋巴结形态和大小,尤其适用于早期周围型小肺癌。

3.胸部磁共振成像(MRI)

MRI 具有优良的软组织对比分辨率和多平面成像能力,在诊断肺上沟癌和纵隔受累上较 CT 为优。对诊断外周性肺癌无特异性。

4.正电子发射体层扫描(PET)和 PET/CT

PET 是非损伤性影像诊断技术,采用正电子核素作为示踪剂(常用 18 氟-去氧葡萄糖 18F-FDG),通过病灶部位对示踪剂的摄取(SUV 值)量化分析病灶功能代谢状态,从而对疾病作出正确诊断。尤其在确定有无淋巴结转移方面更具优越性。PET/CT 是近几年发展起来的集 PET 的功能成像和 CT 的高分辨率解剖成像为一体的影像方法,可以同时反映病灶的病理生理变化及形态结构变化,其肺部病变诊断灵敏性、特异性和准确性最高分别为 97.7%、94.1% 和 97.9%,明显高于单纯 PET 或单纯 CT 的诊断准确率。因此,PET/CT 是肺癌诊断及准确分期的一种行之有效的较高敏感性和特异性的检查手段。

(二)痰脱落细胞检查

怀疑肺癌时应连续 3 次送验。阳性率 50%～70%。纤支镜检查后行痰脱落细胞检查,可提高其阳性率。中央型肺癌阳性率高于周围型肺癌。

(三)肿瘤标志物检测

如癌胚抗原(CEA)、神经原特异性烯醇化酶(NSE)、鳞癌抗原(SCC-Ag)、糖类抗原(CA125)等,联合检测有助于肺癌的诊断,并在一定程度上可作为监测病情变化的随访指标。

(四)癌基因或抑癌基因检查

如 K-ras、H-ras、C-myc 和 p53 等。有益于诊断和评价疗效。

(五)纤维支气管镜检查

确定肺癌范围和部位,并通过刷检、活检、冲洗检查、经支气管针吸细胞学检查(TBAC)、经支气管肺活检(TBLB)及镜后痰脱落细胞检查等方法配合使用,有细胞学和病理组织学诊断价值。

(六)经胸壁肺穿刺活检及其他

靠近胸壁肺野内的病灶在透视、CT 或 B 超引导定位下进行经胸壁肺穿刺活检,阳性率高。主要并发症为气胸、出血,伴有胸腔积液者可行胸腔镜检查,在直视下获取组织标本,确诊率达 70%～100%,创伤小、痛苦轻。浅表淋巴结肿大可行淋巴结穿刺活检。

(七)开胸手术探查

上述检查均未能确立诊断,或难以区分良、恶性时,若无手术禁忌证,可考虑行开胸手术探查。

五、诊断与鉴别诊断

(一)诊断

肺癌的早期发现、早期诊断、早期治疗至关重要,前者是关键。对高危人群应普查,主动发现患者,如同时伴有症状者应高度警惕,并作进一步检查。特别是出现刺激性呛咳或原有咳嗽性质改变;反复间歇性痰中带血,无其他原因者;胸痛部位固定并逐渐加重;反复同一部位肺炎,尤其是无明显毒血症状的段性肺炎;原因不明的四肢关节疼痛及杵状指(趾),均应考虑肺癌可能。X 线胸片或胸部 CT 扫描提示不规则块影,密度深而不均、边缘有毛刺、胸膜凹陷征、肺门或纵隔淋巴结肿大等,强烈支持肺癌诊断。肿瘤标志物如 CEA 异常升高有辅助诊断价值。痰或胸液脱落细胞检查或肺活检病理查见癌细胞可确诊。

(二)临床分期

采用国际抗癌联盟(UICC)提出的 TNM 分期,1997 年修正肺癌分期如下(表 3-10)。

表 3-10　肺癌的 TNM 分期(1997 年修正)

分期	TNM
隐匿癌	$T_x N_0 M_0$
0 期	$T_{is} N_0 M_0$
I	
I A	$T_1 N_0 M_0$
I B	$T_2 N_0 M_0$
II	
II A	$T_1 N_1 M_0$

分期	TNM
ⅡB	$T_2N_1M_0$
	$T_3N_0M_0$
Ⅲ	
ⅢA	$T_3N_1M_0$
ⅢB	$T_3N_2M_0$
	$T_4N_{0\sim2}M_0$
Ⅳ	$T_{0\sim4}N_{0\sim3}M_1$

早期肺癌:Ⅰ期包括 $T_1N_0M_0$,即 T_1 或 T_2 肿瘤,无胸内淋巴结和远道转移者为早期肺癌。隐性肺癌($T_xN_0M_0$)、原位癌($T_{is}N_0M_0$)也列入早期肺癌范畴

1.T 代表原发肺部病灶的分类

根据肿瘤的大小,对周围器官组织的直接侵犯与否及范围又分七类。

(1)T_x:从支气管肺分泌物中找到恶性细胞,但 X 线胸片和支气管中未发现病灶。

(2)T_0:根据转移淋巴结或远处转移能肯定来自肺,但肺内未见原发病灶。

(3)T_{is}:原位癌的病变局限于黏膜,未及黏膜下层者。

(4)T_1:肿瘤最大直径不大于 3 cm,四周围以肺脏或脏层胸膜;纤支镜镜下见病变范围的远端未侵犯到叶支气管。

(5)T_2:肿瘤最大直径大于 3 cm,或不论肿瘤大小但侵及脏层胸膜,或累及肺门区伴不张或阻塞性肺炎。纤支镜中显示肿瘤的近端在叶支气管以内或距隆突至少 2 cm。如有肺不张或阻塞性肺炎其范围应小于一侧全肺。

(6)T_3:不论肿瘤大小,有较局限的肺外侵犯,如胸壁、横膈、纵隔胸膜、心包,而不侵及心脏、大血管、气管、食管和椎体。或肿瘤在主支气管内,距隆突小于 2 cm,但未侵及隆突者。

(7)T_4:不论肿瘤大小,有广泛的肺外侵犯,包括纵隔、心脏、大血管、气管、食管、椎体(包括肺上沟瘤)、隆突和恶性胸腔积液。凡胸腔积液反复多次不能找到癌细胞,液体非血性非渗出液者,不能列为 T_4。

2.N 代表区域性淋巴结的分类

根据受累淋巴结部位分以下 4 类。

(1)N_0:胸内无淋巴结转移。

(2)N_1:转移或直接侵及支气管旁或(和)同侧肺门淋巴结。

(3)N_2:转移到同侧纵隔淋巴结和隆突下淋巴结。

(4)N_3:转移到对侧纵隔淋巴结或对侧肺门淋巴结,对侧或同侧的前斜角肌或锁骨上淋巴结。

3.M 代表远处转移

(1)M_0:无远处转移。

(2)M_1:有远处转移,需标明转移部位。

注:①几一侧肺内有一个以上病灶,按最大直径计算。同叶同侧多发病灶为 T_4。异叶同侧多发病灶以 M_1 论。②T_4 中侵犯大血管是指侵犯主动脉、腔静脉和肺动脉总干。③心包积液、

胸腔积液列为 T_4。

（三）鉴别诊断

肺癌与应与下列疾病鉴别。

1.肺结核病

（1）肺门淋巴结结核：发病年龄轻的 SCLC 患者，病灶位于肺门附近伴纵隔肺门淋巴结转移时，易与淋巴结结核相混淆。一般后者好发于青少年，有发热、消瘦、乏力等结核中毒症状，结核菌素试验常阳性，抗结核药物治疗有效，X 线胸片示单侧纵隔旁椭圆形阴影，右侧多于左侧，以气管旁淋巴结肿大为主。如病灶有钙化时，更有助于肺门淋巴结结核诊断。

（2）肺结核球：应与周围型肺癌相鉴别。结核球多位于结核好发的肺上叶后段和下叶背段，病灶边界清楚，内容密度高，可有钙化灶，周围可伴卫星灶或纤维结节病灶。病程长，常多年不变。周围型肺癌多好发于上叶前段，中叶及左肺后段，病灶密度浓而不匀，边缘分叶或伴有毛刺，经纤支镜肺活检或经皮肺活检有助于确立诊断。

（3）粟粒型肺结核：弥散性细支气管肺泡癌 X 线胸片示两肺弥散性小结节阴影，可与粟粒型肺结核相混淆。急性粟粒型肺结核多见于青少年，起病较急，有发热等全身中毒症状，可有肝脾肿大，但呼吸道症状不明显。X 线上为两肺细小、分布均匀，大小密度相似的粟粒样阴影。经积极抗结核治疗后，随着症状缓解，粟粒病灶逐渐吸收。

（4）肺结核空洞：肺结核空洞患者均有结核中毒症状，发病年龄轻，空洞位于结核好发部位，空洞内可有少量液平，常见引流支气管和卫星灶，并可伴同侧或对侧的播散，痰结核菌阳性可确诊。癌性空洞多为厚壁偏心空洞，内壁不规整，洞中可见斑块状坏死物，洞外壁有分叶，并可伴有肺门淋巴结肿大，大多见于扁平（鳞状）细胞癌。纤支镜检查和痰检癌细胞可明确诊断。

（5）结核性渗出性胸膜炎：肺腺癌常累及胸膜引起胸腔积液，若原发癌病灶明确，诊断不难。如仅以胸腔积液为首要表现时，需与结核性渗出性胸膜炎相鉴别。血性胸液、糖含量大于 3.4 mmol/L，pH 大于 7.3，乳酸脱氢酶（LDH）大于 500 U/L，CEA 阳性，并结合胸液脱落细胞学、胸腔镜胸膜活检或经皮胸膜活检有助于恶性胸腔积液诊断。结核性渗出性胸膜炎是中青年中的常见病，起病较急伴发热、盗汗等中毒症状，胸腔积液多为透明、草黄色，有时也可血性，糖含量小于 3.4 mmol/L，腺苷脱氨酶（ADA）大于45 U/L。胸腔积液找到抗酸杆菌可确定诊断。

2.肺脓肿

癌性空洞继发感染时，应与原发性肺脓肿相鉴别。后者起病急，全身中毒症状严重，随着脓肿向支气管溃破，咳嗽、咳出大量脓臭痰。胸片呈均匀的大量炎性阴影中有薄壁空洞及液平。血液白细胞计数增高。抗生素治疗疗效较佳。

3.炎性假瘤

炎症吸收不全机化遗留的圆形团块状病灶，由于尚无包膜的肺实质浸润，胸片上有时不易与肺癌鉴别。炎性假瘤一般可追溯到发病初期有发热、白细胞升高等炎性表现，X 线片可显示出由片状浸润阴影逐渐发展成圆形或类圆形阴影，边缘不齐。无分叶、密度较深，常有胸膜增厚，病灶长期无变化。针刺肺活检有助于诊断和鉴别诊断。

4.纵隔淋巴瘤

颇似中央型肺癌。淋巴瘤为全身性疾病，表现为肺门、纵隔淋巴结肿大，常为双侧性，可有发热及全身浅表淋巴结肿大、肝脾肿大等，但支气管刺激症状不明显。通过痰找脱落细胞、淋巴结活检，经支气管针吸淋巴结活检可加以鉴别。

5.肺良性肿瘤

肺部良性肿瘤如错构瘤、支气管腺瘤在影像学上与肺癌相似,有时难以鉴别。一般而言,错构瘤多无症状,偶体检时发现,病灶边缘光滑,无分叶或毛刺,密度均匀,病程较长,多无明显进行性增大趋势。个别病例良恶性难以区分,经皮肤或经支气管肺活检仍未能得到病理诊断时,必要时行开胸活检或病灶切除。

6.结节病

结节病是一种系统性肉芽肿疾病,可侵犯多器官、肺组织和肺门淋巴结,肺受累者占80%~90%,患者可无症状,X线典型表现为双肺门淋巴结肿大,有些病例有肺内小结节,粟粒样或成网状阴影,可误诊腺癌伴肺门淋巴结转移。经纤支镜肺活检、支气管肺泡冲洗、淋巴结针吸活检及血清血管紧张素转移酶(ACE)测定及其他受累器官活检均有助于诊断。

六、治疗

肺癌多学科治疗(也叫综合治疗),包括局部治疗(手术、放疗、支气管动脉插管化疗)和全身治疗(化疗、分子靶向治疗、中药)是目前肺癌治疗的原则。其中手术、化疗、放疗是肺癌治疗的传统三大重要环节,而靶向治疗是近年来崭露头角的治疗肺癌的一个新途径。依据肺癌患者的全身状况、肺癌分期、各种类型的生物学特征等进行综合评估,制订合理、有效的多学科治疗方案,以期较大幅度地提高患者的生活质量和治愈率。

(一)各期肺癌的多学科治疗方案

见表3-11。

表 3-11　各期肺癌的多学科治疗

	NSCLC	SCLC
Ⅰ期	手术治疗	手术+化疗
Ⅱ期	手术+术后化疗或(和)放疗	化疗+手术+化疗
Ⅲa期	多主张化疗或放疗+手术+化疗	化疗+手术+化疗或化疗+放疗+化疗
	不能手术者以化疗+放疗+化疗为宜	
Ⅲb期和Ⅳ期	全身药物治疗为主(化疗/靶向治疗)	全身药物治疗为主

(二)治疗方法

1.手术治疗

为肺癌治疗的首选方法和基本治疗。一旦诊断确定,应及早争取手术。肺癌切除术后,可获得较高的 5 年生存率,尤以 NSCLC 疗效较佳,可明显延长生存期,术后 5 年生存率为25%~40%。早期肺癌可获根治或 5 年生存期达 80%。其中鳞癌大于腺癌。近 10 余年来,对Ⅰ、Ⅱ期 SCLC 也采用手术化疗和/或放疗后手术为主结合化疗治疗,5 年生存率 35%左右。手术的适应证和手术方式与肿瘤患者一般状态,重要脏器如心、肺、肝、肾等功能及肿瘤 TNM 分期密切相关。其目的包括彻底清除癌组织,达到临床治愈;清除大部分癌组织为放、化疗等其他综合性治疗创造有利条件;姑息性手术,减轻继发和并发症状,减少痛苦,提高生活质量。Ⅲb 和Ⅳ期肺癌不宜手术治疗。

2.放射治疗

单纯放疗疗效较差,常与化疗联用。常用治疗有 ^{60}Coγ 线、电子束 β 线和快中子加速器等。

高新技术适形放疗和调强适形放疗能提高肿瘤的放疗效果,减少放射反应。不同组织类型肺癌对放疗的敏感性不同,SCLC、扁平(鳞状)细胞癌、腺癌的敏感性依次递减,放射剂量一般为40~60 Gy/5~7 W。

3.化疗

70%~80%的肺癌患者在确诊时已属中晚期,失去了手术根治的机会,主要接受药物治疗为主的全身综合治疗。至今为止,化疗仍然是群体有效率最高的治疗方法,随着抗癌新药不断问世,铂类联合三代新药的两药方案疗效已奠定了在进展期肺癌治疗中的地位。尤其是对小细胞肺癌,有效率达80%~95%,对非小细胞肺癌有效率为25%~40%。为改善晚期 NSCLC 化疗的缓解率,减少陪治率,提高准确性,分子介导的个体化化疗真正做到"量体裁衣",以及化疗联合分子靶向治疗是近年来研究的热点。但尽管如此,因肺癌早期发现率低,5 年存活率仍不足15%。肺癌常用化疗药物、剂量、不良反应见表 3-12。

表 3-12　肺癌常用的化疗药物

药名	剂量和用法	主要作用机制	主要毒不良反应
卡铂(CBP)	AUC $5/d_1$ 维生素 D,21 天重复	与 DNA 结合成链内、链间交叉连接,形成 DDPDNA 复合物,破坏 DNA 功能	脱发,骨髓抑制
顺铂(C-DDP)	$80/(m^2 \cdot d_1)$ 或分 2~3 天,维生素 D,配合水化、利尿、止吐,21 天重复	同上	恶心、呕吐、听觉和肾损害,骨髓抑制较轻
依托泊苷(VP-16)	60 mg/$(m^2 \cdot d_1 \sim d_5)$ 维生素 D,21 天重复	作用于 DNA-拓扑异构酶Ⅱ或形成自由基,造成 DNA 链断裂	骨髓抑制
异长春花碱(NVB)	25 mg/$(m^2 \cdot d_1, d_8)$ 维生素 D,21 天重复	抑制微管蛋白聚合,使细胞停止于有丝分裂中期	骨髓抑制,神经毒性较轻,静脉炎
紫杉醇(PTX)	135~175 mg/$(m^2 \cdot d_1)$ 维生素 D,21 天重复, * 预处理	诱导和促进微管聚合,抑制其解聚,使细胞停止于 G2/M 期	脱发,骨髓抑制,变态反应
多烯紫杉醇(Docetaxel)	75 mg/$(m^2 \cdot d_1)$ 维生素 D,21 天重复,地塞米松预处理	同上	骨髓抑制
吉西他滨(Ge mgar)	1.2 g/$(m^2 \cdot d_1, d_8)$,21 天重复	主要作用 S 期细胞,抑制 DNA 的合成和自我修复机制	骨髓抑制,血小板减少多见,皮疹
培美曲塞(pemetrexed)	500 mg/$(m^2 \cdot d_1)$ 补充维生素 B_{12} 和叶酸,地塞米松预处理,21 天重复	多靶点叶酸拮抗剂	骨髓抑制轻
依利替康(irinotecan)	60 mg/$(m^2 \cdot d_1, d_8, d_{15})$ 维生素 D,21~28 天重复	抑制细胞核拓扑异构酶Ⅰ	骨髓抑制

* 地塞米松,苯妥拉明,西咪替丁

(1)SCLC 常用有效联合治疗方案。①CE/P 方案:卡铂(或顺铂)、依托泊苷,每 3 周为 1 周期。②PCb 方案:紫杉醇、卡铂,每 3 周为 1 周期。③IC 方案:依利替康、顺铂,每 4 周为 1 周期。骨髓抑制较大,可合用 G-CSF(或 GM-CSF)。

(2)NSCLC 常用有效联合治疗方案:①一线标准化疗方案:疗效及毒不良反应基本相似,有

效率均为 $25\%\sim40\%$。总疗程 4 个周期为宜。NP 方案：异长春花碱（诺维苯）、顺铂，每 3～4 周为 1 个周期。PCb 方案：紫杉醇、卡铂，每 3 周为 1 个周期。GP（Cb）方案：吉西他滨、顺铂（卡铂），每 3 周为 1 个周期。d.DC 方案：多烯紫杉醇、卡铂，每 3～4 周为 1 个周期。②一线治疗方案：一线标准化疗失败时，进入二线治疗。目前常用药物有多烯紫杉醇、培美曲塞和表皮生长因子受体酪氨酸激酶抑制剂吉非替尼/厄罗替尼单药治疗。

（3）减少化疗、放疗毒性反应。①止吐：联合使用 $5H_3$ 受体阻滞剂（如奥丹西龙 C 或枢复宁）、甲氧氯普胺（胃复安）等有较强的止吐作用。②保护骨髓制剂：GM-CSF 或 G-CSF $1.5\sim5$ mg/kg 皮下注射，于化疗结束后 24～48 小时，开始应用，每天 1 次，持续 5～7 天。③支持治疗：醋酸甲地孕酮促进食欲，减少胃肠道反应，增加体重。每天 60 mg，每天一次。此外可酌情给予脂肪乳剂、复方氨基酸等。④水化：为减少顺铂的肾毒性作用，用药前须水化，每天进液量 1 500～2 500 mL，必要时配合利尿治疗。

（4）化疗禁忌证：①营养状态差，有恶病质或生存时间不超过 2 个月者。②白细胞小于 4×10^9/L，PLT 小于 100×10^9/L 或既往多疗程化疗或放疗使白细胞及血小板数低下者。③有骨髓转移或既往曾广泛对骨髓照射的放疗者。④严重的肾、肝功能障碍。⑤大咯血者。⑥对于年老体弱，严重感染，心功能不全，肺内有急性炎症，体温超过 38 ℃者要慎用某些化疗药物。

4.生物靶向治疗

肺癌治疗研究的热点之一，是针对参与肿瘤发生、发展过程的细胞信号传导和其他生物学途径的一种治疗手段，具有靶向定位杀灭癌细胞，不破坏或少破坏正常细胞的特点，故选择人群疗效高且毒不良反应小。目前研究最深入并投入临床使用的主要为表皮生长因子受体酪氨酸激酶抑制剂（EGFR-TKI）和抗血管内皮生长因子（VEGF）单克隆抗体。EGFR-TKI 的代表药物为吉非替尼、厄罗替尼，以肿瘤细胞膜上的表皮生长因子受体（EGFR）为靶点，通过与 EGFR 结合，抑制并阻断下流信号的传导，达到抑制肿瘤血管新生、抑制肿瘤细胞增生、促进肿瘤细胞凋亡，并抑制肿瘤细胞的侵袭和转移、降低肿瘤的黏附性、增加肿瘤对化疗药物的敏感性的作用。临床实践已显示 EGFR-TKI 对非小细胞肺癌的疗效明显，尤其是女性不吸烟的腺癌患者，与化疗药物相比能够显著改善患者的症状，而且耐受性良好，毒不良反应轻微，口服使用方便，大大提高了患者的生活质量，是化疗失败的非小细胞肺癌患者二三线治疗的重要选择。主要毒不良反应为皮疹、腹泻，仅不足 5%的患者可出现间质性肺炎。

血管生成剂代表药贝伐珠单抗（bevacizumab，商品名阿瓦斯汀 avastin），研究已表明和化疗联用可明显提高有效率、无进展生存期和延长生存时间。认为抗血管内皮生长因子单克隆抗体可使肿瘤血管正常化，降低血管通透性，降低组织间隙压力，有助于药物及营养氧气输送和扩散，从而对放化疗更敏感。

5.中医中药治疗

以化痰软坚、理气化瘀、清热解毒、养阴生津辨证论治。这对改善患者症状，提高患者免疫功能，增强其抗病能力有较大作用。

6.生物免疫治疗

肿瘤免疫学和分子生物学的迅速发展，遗传工程、细胞工程等高技术日臻成熟，至 20 世纪 90 年代以来，免疫生物学治疗已成为肿瘤治疗的重要部分，在临床上发挥出较大的作用。肺癌的生物治疗有细胞因子和血生成因子治疗。目前临床常用的细胞因子有干扰素、白介素Ⅱ、肿瘤坏死因子等，它们可直接抑制肿瘤细胞增殖，还可增强巨噬细胞和 NK 细胞对肿瘤的杀伤活性。

或通过阻止肿瘤内部血管形成,使肿瘤停止增殖和坏死。

7.其他治疗

腔内型肿瘤可行纤支镜介入局部微波、电凝治疗,必要时行镍钛记忆合金支架放置术。恶性胸腔积液者在全身化疗同时应行胸腔插管引流术,待胸腔积液缓慢引流完后,胸腔内注射化疗药物或生物反应调节剂如榄香烯乳剂、短小棒状杆菌等,行胸膜粘连术,以延缓、阻滞胸腔积液的产生。

七、预防

加强宣教,普及防癌知识,提倡戒烟,宣传吸烟对人体健康的危害性及被动吸烟同样有害。治理环境污染,加强完善劳动保护制度,防止职业性致癌物和有害气体的吸入,减少大气污染,设立大气监测站。防治肺部慢性疾病,对高危人群、地区,积极开展普查工作,定期 X 线和痰脱落细胞检查,以便早期发现,以及早治疗,可提高生存率。

八、预后

肺癌的预后与其分期及病理类型有关。早期发现、早期治疗可使肺癌获得痊愈。一般认为鳞癌预后较好,腺癌此之,小细胞未分化癌较差。

(胡玉刚)

第四章

心血管科常见病的诊治

第一节 原发性高血压

高血压是一种以体循环动脉压升高为主要表现的临床综合征,是最常见的心血管疾病。可分为原发性及继发性两大类。在绝大多数患者中,高血压的病因不明,称之为原发性高血压,又称高血压病,占总高血压患者的 95% 以上;在不足 5% 的患者中,血压升高是某些疾病的一种临床表现,本身有明确而独立的病因,称之为继发性高血压。

我国人群高血压的患病率仍呈升高趋势。高血压流行有两个比较显著的特点:从南方到北方,高血压患病率递增;不同民族之间高血压患病率存在差异。

我国高血压患者的知晓率、治疗率和控制率(粗率)近年来有明显提高,但总体仍处于较低的水平。据 2015 年调查显示,18 岁以上人群高血压的知晓率、治疗率和控制率分别为 51.6%、45.8% 和 16.8%,较 1991 年和 2002 年明显增高。

一、病因和发病机制

原发性高血压的病因尚未完全阐明,目前认为是在一定的遗传背景下由于多种后天环境因素作用使正常血压调节机制失代偿所致。

(一)遗传和基因因素

高血压病有明显的遗传倾向,据估计人群中至少 20%～40% 的血压变异是由遗传决定的。流行病学研究提示高血压发病有明显的家族聚集性。双亲无高血压、一方有高血压或双亲均有高血压,其子女高血压发生率分别为 3%、28% 和 46%。单卵双生的同胞血压一致性较双卵双生同胞更为明显。

(二)环境因素

高血压可能是遗传易感性和环境因素相互影响的结果。高钠和低钾膳食、超重和肥胖、过量饮酒、长期精神紧张及其他危险因素(如年龄、高血压家族史、缺乏体力活动,以及糖尿病、血脂异常等)是与高血压发病密切相关的重要危险因素。

国人平均体重指数(BMI)中年男性和女性分别为 21～24.5 和 21～25,近 10 年国人的 BMI 均值及超重率有增加的趋势。BMI 与血压呈显著相关,前瞻性研究表明,基线 BMI 每增加

$1 kg/m^2$,高血压的发生危险 5 年内增加 9%。每天饮酒量与血压呈线性相关。

膳食中钠盐摄入量与人群血压水平和高血压病患患率呈显著相关性。每天为满足人体生理平衡仅需摄入 0.5 g 氯化钠。国人食盐量每天北方为 12～18 g,南方为 7～8 g,高于西方国家。每人每天食盐平均摄入量增加 2 g,收缩压和舒张压分别增高 0.3 kPa(2.0 mmHg)和 0.2 kPa(1.2 mmHg)。我国膳食钙摄入量低于中位数人群中,膳食钠/钾比值亦与血压呈显著相关。

近年来,大气污染也备受关注。研究显示,暴露于 PM2.5、PM10、SO_2 和 O_3 等污染物中均伴随高血压的发生风险和心血管疾病的死亡率增加。

(三)交感神经活性亢进

交感神经活性亢进是高血压发病机制中的重要环节。动物实验表明,条件反射可形成狗的神经精神源性高血压。长期处于应激状态如从事驾驶员、飞行员、外科医师、会计师、电脑等职业者高血压的患病率明显增加。原发性高血压患者中约 40%循环中儿茶酚胺水平升高。长期的精神紧张、焦虑、压抑等所致的反复应激状态及对应激的反应性增强,使大脑皮层下神经中枢功能紊乱,交感神经和副交感神经之间的平衡失调,交感神经兴奋性增加,其末梢释放儿茶酚胺增多。

(四)肾素-血管紧张素-醛固酮系统(RAAS)

体内存在两种 RAAS,即循环 RAAS 和局部 RAAS。Ang Ⅱ 是循环 RAAS 的最重要成分,通过强有力的直接收缩小动脉或通过刺激肾上腺皮质球状带分泌醛固酮而扩大血容量,或通过促进肾上腺髓质和交感神经末梢释放儿茶酚胺,均可显著升高血压。此外,体内其他激素如糖皮质激素、生长激素、雌激素等升高血压的途径亦主要经 RAAS 而产生。近年来发现,很多组织,例如血管壁、心脏、中枢神经、肾脏肾上腺中均有 RAAS 各成分的 mRNA 表达,并有 Ang Ⅱ 受体和盐皮质激素受体存在。

引起 RAS 激活的主要因素有:肾灌注减低,肾小管内液钠浓度减少,血容量降低,低钾血症,利尿剂及精神紧张,寒冷,直立运动等。

目前认为,醛固酮在 RAAS 中占有不可缺少的重要地位。它具有依赖于 Ang Ⅱ 的一面,又有不完全依赖于 Ang Ⅱ 的独立作用,特别是在心肌和血管重塑方面。它除了受 Ang Ⅱ 的调节外,还受低钾、ACTH 等的调节。

(五)血管重塑

血管重塑既是高血压所致的病理改变,也是高血压维持的结构基础。血管壁具有感受和整合急、慢性刺激并作出反应的能力,其结构处于持续的变化状态。高血压伴发的阻力血管重塑包括营养性重塑和肥厚性重塑两类。血压因素、血管活性物质和生长因子及遗传因素共同参与了高血压血管重塑的过程。

(六)内皮细胞功能受损

血管管腔的表面均覆盖着内皮组织,其细胞总数几乎和肝脏相当,可看做人体内最大的脏器之一。内皮细胞不仅是一种屏障结构,而且具有调节血管舒缩功能、血流稳定性和血管重塑的重要作用。血压升高使血管壁剪切力和应力增加,去甲肾上腺素等血管活性物质增多,可明显损害内皮及其功能。内皮功能障碍可能是高血压导致靶器官损害及其合并症的重要原因。

(七)胰岛素抵抗

高血压病患者中约有半数存在胰岛素抵抗现象。胰岛素抵抗指的是机体组织对胰岛素作用敏感性和/或反应性降低的一种病理生理反应,还使血管对体内升压物质反应增强,血中儿茶酚胺水平增加。高胰岛素血症可影响跨膜阳离子转运，使细胞内钙升高，加强缩血管作用。此外，还可影响糖、脂代谢及脂质代谢。上述这些改变均能促使血压升高，诱发动脉粥样硬化病变。

二、病理解剖

高血压的主要病理改变是动脉的病变和左心室的肥厚。随着病程的进展，心、脑、肾等重要脏器均可累及，其结构和功能因此发生不同程度的改变。

（一）心脏

高血压病引起的心脏改变主要包括左心室肥厚和冠状动脉粥样硬化。血压升高和其他代谢内分泌因素引起心肌细胞体积增大和间质增生，使左心室体积和重量增加，从而导致左心室肥厚。血压升高和冠状动脉粥样硬化有密切的关系。冠状动脉粥样硬化病变的特点为动脉壁上出现纤维素性和纤维脂肪性斑块，并有血栓附着。随斑块的扩大和管腔狭窄的加重，可产生心肌缺血；斑块的破裂、出血及继发性血栓形成等可堵塞管腔造成心肌梗死。

（二）脑

脑小动脉尤其颅底动脉环是高血压动脉粥样硬化的好发部位，可造成脑卒中，颈动脉的粥样硬化可导致同样的后果。近半数高血压病患者脑内小动脉有许多微小动脉瘤，这是导致脑出血的重要原因。

（三）肾

高血压持续5～10年，即可引起肾脏小动脉硬化（弓状动脉硬化及小叶间动脉内膜增厚，入球小动脉玻璃样变），管壁增厚，管腔变窄，进而继发肾实质缺血性损害（肾小球缺血性皱缩、硬化，肾小管萎缩，肾间质炎性细胞浸润及纤维化），造成良性小动脉性肾硬化症。良性小动脉性肾硬化症发生后，由于部分肾单位被破坏，残存肾单位为代偿排泄废物，肾小球即会出现高压、高灌注及高滤过（"三高"），而此"三高"又有两面性，若持续存在又会促使残存肾小球本身硬化，加速肾损害的进展，最终引起肾衰竭。

三、临床特点

（一）血压变化

高血压病初期血压呈波动性，血压可暂时性升高，但仍可自行下降和恢复正常。血压升高与情绪激动、精神紧张、焦虑及体力活动有关，休息或去除诱因血压便下降。随病情迁延，尤其在并发靶器官损害或有合并症之后，血压逐渐呈稳定和持久升高，此时血压仍可波动，但多数时间血压处于正常水平以上，情绪和精神变化可使血压进一步升高，休息或去除诱因并不能使之满意下降和恢复正常。

（二）症状

大多数患者起病隐袭，症状阙如或不明显，仅在体检或因其他疾病就医时才被发现。有的患者可出现头痛、心悸、后颈部或颞部搏动感，还有表现为神经官能症状如失眠、健忘或记忆力减退、注意力不集中、耳鸣、情绪易波动或发怒及神经质等。病程后期心脑肾等靶器官受损或有合并症时，可出现相应的症状。

（三）合并症的表现

左心室肥厚的可靠体征为抬举性心尖搏动，表现为心尖搏动明显增强，搏动范围扩大及心尖搏动左移，提示左心室增大。主动脉瓣区第2心音可增加，带有金属音调。合并冠心病时可发生心绞痛,心肌梗死甚至猝死。晚期可发生心力衰竭。

脑血管合并症是我国高血压病最为常见的合并症,年发病率为(120~180)/10 万,是急性心肌梗死的 4~6 倍。早期可有一过性脑缺血发作(TIA),还可发生脑血栓形成、脑栓塞(包括腔隙性脑梗死)、高血压脑病及颅内出血等。长期持久血压升高可引起良性小动脉性肾硬化症,从而导致肾实质的损害,可出现蛋白尿、肾功能损害,严重者可出现肾衰竭。

眼底血管被累及可出现视力进行性减退,严重高血压可促使形成主动脉夹层并破裂,常可致命。

四、实验室和特殊检查

(一)血压的测量

测量血压是诊断高血压和评估其严重程度的主要依据。目前评价血压水平的方法有以下 3 种。

1.诊室血压测量

诊室血压是我国目前诊断高血压、进行血压水平分级,以及观察降压疗效的常用方法。

测量步骤包括:①要求受试者安静休息至少 5 分钟后开始测量坐位上臂血压,上臂应置于心脏水平。推荐使用经过验证的上臂式医用电子血压计,水银杉血压计将逐步被淘汰。②使用标准规格的袖带(气囊长 22~26 cm、宽 12 cm),肥胖者或臂围大者(>32 cm)应使用大规格气囊袖带。③首诊时应测量两上臂血压,以血压读数较高的一侧作为测量的上臂。测量血压时,应至少测量 2 次,间隔 1~2 分钟,若差别≤0.7 kPa(5 mmHg),则取 2 次测量的平均值;若差别>0.7 kPa(5 mmHg),应再次测量,取 3 次读书的平均值记录。老年人、糖尿病患者及出现直立性低血压情况者,应该加测站立位血压。站立位血压在卧位改为站立位后 1 分钟和 3 分钟时测量。在测量血压的同时,应测定脉率。

2.自测血压

采用无创半自动或全自动电子血压计在家中或其他环境中患者给自己或家属给患者测量血压,称为自测血压,它是偶测血压的重要补充,在诊断单纯性诊所高血压,评价降压治疗的效果,改善治疗的依从性等方面均极其有益。

3.动态血压监测

一般监测的时间为 24 小时,测压时间间隔白天为 30 分钟,夜间为 60 分钟。动态血压监测提供 24 小时,白天和夜间各时间段血压的平均值和离散度,可较为客观和敏感地反映患者的实际血压水平,且可了解血压的变异性和昼夜变化的节律性,估计靶器官损害与预后,比偶测血压更为准确。

动态血压监测的参考标准正常值为:24 小时平均收缩压/舒张压≥17.3/10.7 kPa(130/80 mmHg),白天平均收缩压/舒张压≥18.0/11.3 kPa(135/85 mmHg),夜间平均收缩压/舒张压≥15.0/9.3 kPa(120/70 mmHg)。夜间血压均值一般较白天均值低10%~20%。正常血压波动曲线形状如长柄勺,夜间 2~3 时处于低谷,凌晨迅速上升,上午6~8 时和下午 4~6 时出现两个高峰,尔后缓慢下降。早期高血压患者的动态血压曲线波动幅度较大,晚期患者波动幅度较小。

(二)尿液检查

肉眼观察尿的透明度、颜色,有无血尿;测比重、pH、蛋白和糖含量,并做镜检。尿比重降低

(<1.010)提示肾小管浓缩功能障碍。正常尿液 pH 在 5.0～7.0。某些肾脏疾病如慢性肾小球肾炎并发的高血压可在血糖正常的情况下出现糖尿,是由近端肾小管重吸收障碍引起。尿微量蛋白可采用放免法或酶联免疫法测定,其升高程度,与高血压病程及合并的肾功能损害有密切关系。尿转铁蛋白排泄率更为敏感。

(三)血液生化检查

测定血钾、肌酐、尿酸、空腹血糖、血脂。

(四)心电图

体表心电图对诊断高血压患者是否合并左心室肥厚、左心房负荷过重和心律失常有一定帮助。心电图诊断左心室肥厚的敏感性不如超声心动图,但对评估预后有帮助。

(五)超声心动图(UCG)

UCG 能可靠地诊断左心室肥厚,其敏感性较心电图高 7～10 倍。左心室重量指数(LVMI)是一项反映左心肥厚及其程度的较为准确的指标,与病理解剖的符合率和相关性较高。UCG 还可评价高血压患者的心脏功能,包括收缩功能、舒张功能。如疑有颈动脉、外周动脉和主动脉病变,应做血管超声检查;疑有肾脏疾病的患者,应做肾脏 B 超。

(六)眼底检查

可发现眼底的血管病变和视网膜病变。血管病变包括变细、扭曲、反光增强、交叉压迫及动静脉比例降低。视网膜病变包括出血、渗出、视乳突水肿等。高血压眼底改变可分为 4 级。

Ⅰ级:视网膜小动脉出现轻度狭窄、硬化、痉挛和变细。

Ⅱ级:小动脉呈中度硬化和狭窄,出现动脉交叉压迫征,视网膜静脉阻塞。

Ⅲ级:动脉中度以上狭窄伴局部收缩,视网膜有棉絮状渗出、出血和水肿。

Ⅳ级:视神经乳突水肿并有Ⅲ级眼底的各种表现。

高血压眼底改变与病情的严重程度和预后相关。Ⅲ和Ⅳ级眼底,是急进型和恶性高血压诊断的重要依据。

五、诊断和鉴别诊断

高血压患者应进行全面的临床评估。评估的方法是详细询问病史、做体格检查和实验室检查,必要时还要进行一些特殊的器械检查。

(一)诊断标准和分类

如表 4-1 所示,18 岁以上成年人高血压定义为:在未服抗高血压药物的情况下收缩压≥18.7 kPa(140 mmHg)和/或舒张压≥12.0 kPa(90 mmHg)。患者既往有高血压史,目前正服用抗高血压药物,血压虽已低于 18.7/12.0 kPa(140/90 mmHg),也应诊断为高血压;患者收缩压与舒张压属于不同的级别时,应按两者中较高的级别分类。

(二)高血压的危险分层

高血压是脑卒中和冠心病的独立危险因素。高血压病患者的预后和治疗决策不仅要考虑血压水平,还要考虑到心血管疾病的危险因素、靶器官损害和相关的临床状况,并可根据某几项因素合并存在时对心血管事件绝对危险的影响,作出危险分层的评估,即将心血管事件的绝对危险性分为 4 类:低危、中危、高危和极高危。在随后的 10 年中发生一种主要心血管事件的危险性低危组、中危组、高危组和极高危组分别为低于 15%、15%～20%、20%～30%和高于30%(表 4-2)。

高血压危险分层的主要根据是弗明翰研究中心的平均年龄60岁(45～80岁)患者随访10年心血管疾病死亡、非致死性脑卒中和心肌梗死的资料。但西方国家高血压人群中并发的脑卒中发病率相对较低,而心力衰竭或肾脏疾病较常见,故这一危险性分层仅供我们参考(表4-3)。

表4-1 血压水平的分类

分类	收缩压(mmHg)	舒张压(mmHg)
正常血压	<120 和	<80
正常高值	120～139 和/或	80～89
高血压	≥140 和/或	≥90
1级高血压(轻度)	140～159 和/或	90～99
2级高血压(中度)	160～179 和/或	100～109
3级高血压(重度)	≥180 和/或	≥110
单纯收缩期高血压	≥140 和	<90

注:当收缩压和舒张压分属于不同级别时,以较高的分级为准

表4-2 影响高血压患者预后的重要因素

心血管危险因素	靶器官损害	伴临床疾病
高血压(1～3级) 男性>55岁;女性>65岁 吸烟或被动吸烟 糖耐量受损(2小时血糖7.8～11.0 mmol/L)和/或空腹血糖异常(6.1～6.9 mmol/L) 血脂异常:TC≥5.2 mmol/L(200 mg/dL)或LDL-C>3.4 mmol/L(130 mg/dL)或HDL-C<1.0 mmol/L(40 mg/dL) 早发心血管病家族史(一级亲属发病年龄<50岁) 腹型肥胖(腰围:男性≥90 cm,女性≥85 cm)或肥胖(BMI≥28 kg/m²) 高同型半胱氨酸血症(≥15 umol/L)	左心室肥厚:心电图:Sokolow-Lyon电压>3.8 mV或Cormel乘积>244 mV-ms,超声心动图 LVMI:男≥115 g/m²,女≥95 g/m² 颈动脉超声 IMT≥0.9 mm或动脉粥样斑块 颈-股动脉脉搏波速度≥12 m/s(选择使用) 踝/臂血压指数<0.9(选择使用) 估算的肾小球滤过率降低[eGFR 30～59 mL/(min·1.73 m²)]或血清肌酐轻度升高:男性115～133 umol/L(1.3～1.5 mg/dL),女性107～124 μmol/L(1.2～1.4 mg/dL) 微量白蛋白尿:0～300 mg/24 h或白蛋白/肌酐比:≥30 mg/g(3.5 mg/mmol)	脑血管病:脑出血、缺血性脑卒中、短暂性脑缺血发作 心脏疾病:心肌梗死史、心绞痛、冠状动脉血运重建、慢性心力衰竭、心房颤动 肾脏疾病:糖尿病肾病肾功能受损包括eGFR<30 mL/(min·1.73 m²),血肌酐升高:男性≥133 umol/L(1.5mg/dL)女性≥124 umol/L(1.4 mg/dL),蛋白尿(≥300 mg/24 h) 外周血管疾病 视网膜病变出血或渗出,视盘水肿 糖尿病:新诊断:空腹血糖≥7.0 mmol/L(126 mg/dL)餐后血糖≥11.1 mmol/L(200 mg/dL);已治疗但未控制:糖化血红蛋白(HbA1c)≥6.5%

表4-3 高血压病的危险分层

其他危险因素和疾病史	血压(mmHg)			
	收缩压130～139 和/或舒张压85～89	收缩压140～159 和/或舒张压90～99	收缩压160～179 和/或舒张压100～109	收缩压≥180 和/或 D舒张压110
无其他危险因素	/	低危	中危	高危
1～2个其他危险因素	低危	中危	中/高危	很高危

续表

	血压(mmHg)			
≥3个其他危险因素,靶器官损害,CKD 3期,无并发症的糖尿病	中/高危	高危	高危	很高危
有症状的CVD,CKD分期≥4期或有并发症的糖尿病	高/很高危	很高危	很高危	很高危

(三)鉴别诊断

在确诊高血压病之前应排除各种类型的继发性高血压,因为有些继发性高血压的病因可消除,其原发疾病治愈后,血压即可恢复正常。常见的继发性高血压有下列几种类型。

1.肾实质性疾病

慢性肾小球肾炎、慢性肾盂肾炎、多囊肾和糖尿病肾病等均可引起高血压。这些疾病早期均有明显的肾脏病变的临床表现,在病程的中后期出现高血压,至终末期肾病阶段高血压几乎都和肾功能不全相伴发。因此,根据病史、尿常规和尿沉渣细胞计数不难与原发性高血压的肾脏损害相鉴别。肾穿刺病理检查有助于诊断慢性肾小球肾炎;多次尿细菌培养和静脉肾盂造影对诊断慢性肾盂肾炎有价值。糖尿病肾病者均有多年糖尿病史。

2.肾血管性高血压

单侧或双侧肾动脉主干或分支病变可导致高血压。肾动脉病变可为先天性或后天性。先天性肾动脉狭窄主要为肾动脉肌纤维发育不良所致;后天性狭窄由大动脉炎、肾动脉粥样硬化、动脉内膜纤维组织增生等病变所致,此外,肾动脉周围粘连或肾蒂扭曲也可导致肾动脉狭窄。此病在成人高血压中不足1%,但在骤发的重度高血压和临床上有可疑诊断线索的患者中则有较高的发病率。如有骤发的高血压并迅速进展至急进性高血压、中青年尤其是30岁以下的高血压且无其他原因、腹部或肋脊角闻及血管杂音,提示肾血管性高血压的可能。可疑病例可做肾动脉多普勒超声、口服卡托普利激发后做同位素肾图和肾素测定、肾动脉造影,数字减影血管造影术(DSA),有助于作出诊断。

3.嗜铬细胞瘤

嗜铬细胞瘤90%位于肾上腺髓质,右侧多于左侧。交感神经节和体内其他部位的嗜铬组织也可发生此病。肿瘤释放出大量儿茶酚胺,引起血压升高和代谢紊乱。高血压可为持续性,亦可呈阵发性。阵发性高血压发作的持续时间从十多分钟至数天,间歇期亦长短不等。发作频繁者一天可数次。发作时除血压骤然升高外,还有头痛、心悸、恶心、多汗、四肢冰冷和麻木感、视力减退、上腹或胸骨后疼痛等。典型的发作可由于情绪改变如兴奋、恐惧、发怒而诱发。年轻人难以控制的高血压,应注意与此病相鉴别。此病如表现为持续性高血压则难与原发性高血压相鉴别。血和尿儿茶酚胺及其代谢产物香草基杏仁酸(VMA)的测定、酚妥拉明试验、胰高血糖素激发试验、可乐宁抑制试验、灭吐灵试验有助于作出诊断。超声、放射性核素及电子计算机X线体层显像(CT)、磁共振显像可显示肿瘤的部位。

4.原发性醛固酮增多症

病因为肾上腺肿瘤或增生所致的醛固酮分泌过多,典型的症状和体征见以下三个方面。

(1)轻至中度高血压。

(2)多尿尤其夜尿增多、口渴、尿比重下降、碱性尿和蛋白尿。

(3)发作性肌无力或瘫痪、肌痛、抽搐或手足麻木感等。

凡高血压者合并上述 3 项临床表现,并有低钾血症、高血钠性碱中毒而无其他原因可解释的,应考虑此病之可能。实验室检查可发现血和尿醛固酮升高,血浆肾素降低、尿醛固酮排泄增多等。

5.皮质醇增多症

皮质醇增多症是肾上腺皮质肿瘤或增生分泌糖皮质激素过多所致。除高血压外,有向心性肥胖、满月脸、水牛背、皮肤紫纹、毛发增多、血糖增高等特征,诊断一般并不困难。24 小时尿中 17-羟及 17-酮类固醇增多,地塞米松抑制试验及肾上腺皮质激素兴奋试验阳性有助于诊断。颅内蝶鞍 X 线检查、肾上腺 CT 扫描及放射性碘化胆固醇肾上腺扫描可用于病变定位。

6.主动脉缩窄

多数为先天性血管畸形,少数为多发性大动脉炎所引起。特点为上肢血压增高而下肢血压不高或降低,呈上肢血压高于下肢血压的反常现象。肩胛间区、胸骨旁、腋部可有侧支循环动脉的搏动和杂音或腹部听诊有血管杂音。胸部 X 线摄影可显示肋骨受侧支动脉侵蚀引起的切迹。主动脉造影可确定诊断。

六、治疗

(一)高血压患者的评估和监测程序

如图 4-1 所示,确诊高血压病的患者应根据其危险因素、靶器官损害及相关的临床情况作出危险分层。高危和很高危患者应立即开始用药物治疗。中危和低危患者则先监测血压和其他危险因素,而后再根据血压状况决定是否开始药物治疗。

(二)降压的目标

根据新指南的精神,中青年高血压患者血压应降至 17.3/11.3 kPa(130/85 mmHg)以下。HOT 研究表明,舒张压达到较低目标血压组的糖尿病患者,其心血管病危险明显降低,故伴糖尿病者应把血压降至 17.3/10.7 kPa(130/80 mmHg)以下;高血压合并肾功能不全、尿蛋白超过 1 g/24 h,至少应将血压降至 17.3/10.7 kPa(130/80 mmHg),甚至 16.7/10.0 kPa(125/75 mmHg)以下;老年高血压患者的血压应控制在 18.7/12.0 kPa(140/90 mmHg)以下,且尤应重视降低收缩压。

(三)非药物治疗

高血压应采取综合措施治疗,任何治疗方案都应以非药物疗法为基础。积极有效的非药物治疗可通过多种途径干扰高血压的发病机制,起到一定的降压作用,并有助于减少靶器官损害的发生。非药物治疗的具体内容包括以下几项。

1.戒烟

吸烟所致的加压效应使高血压合并症如脑卒中、心肌梗死和猝死的危险性显著增加,并降低或抵消降压治疗的疗效,加重脂质代谢紊乱,降低胰岛素敏感性,减弱内皮细胞依赖性血管扩张效应和增加左心室肥厚的倾向。戒烟对心血管的良好益处,任何年龄组在戒烟 1 年后即可显示出来。

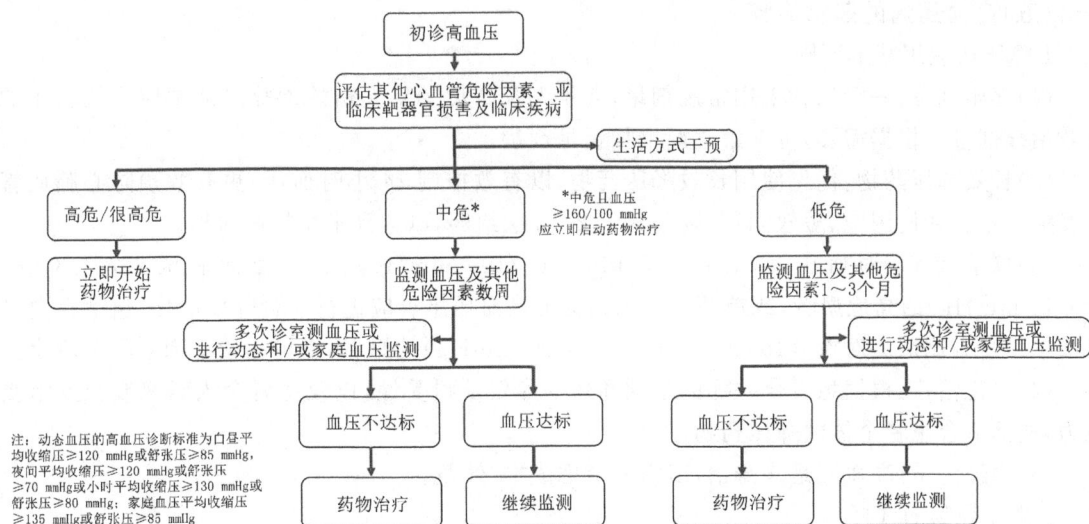

注：动态血压的高血压诊断标准为白昼平均收缩压≥120 mmHg或舒张压≥85 mmHg，夜间平均收缩压≥120 mmHg或舒张压≥70 mmHg或小时平均收缩压≥130 mmHg或舒张压≥80 mmHg；家庭血压平均收缩压≥135 mmHg或舒张压≥85 mmHg

图 4-1　初诊高血压患者的评估及监测程序

2.戒酒或限制饮酒

戒酒和减少饮酒可使血压显著降低。

3.减轻和控制体重

体重减轻 10％，收缩压可降低 0.8 kPa(6.6 mmHg)。超重 10％以上的高血压患者体重减少 5 kg，血压便明显降低，且有助于改善伴发的危险因素如糖尿病、高脂血症、胰岛素抵抗和左心室肥厚。新指南中建议体重指数(kg/m^2)应控制在 24 以下。

4.合理膳食

按 WHO 的建议，钠摄入每天应少于 2.4 g(相当于氯化钠 6 g)。通过食用含钾丰富的水果(如香蕉、橘子)和蔬菜(如油菜、苋菜、香菇、大枣等)，增加钾的摄入。要减少膳食中的脂肪，适量补充优质蛋白质。

5.增加体力活动

根据新指南提供的参考标准，常用运动强度指标可用运动时的最大心率达到 180 或 170 次/分减去平时心率，如要求精确则采用最大心率的 60％～85％作为运动适宜心率。运动频度一般要求每周 3～5 次，每次持续 20～60 分钟即可。中老年高血压患者可选择步行、慢跑、上楼梯、骑自行车等。

6.减轻精神压力，保持心理平衡

长期精神压力和情绪忧郁既是导致高血压，又是降压治疗效果欠佳的重要原因。应对患者作耐心的劝导和心理疏导，鼓励其参加体育/文化和社交活动，鼓励高血压患者保持宽松、平和、乐观的健康心态。

(四)初始降压治疗药物的选择

高血压病的治疗应采取个体化的原则。应根据高血压危险因素、靶器官损害及合并疾病等情况选择初始降压药物。

(五)高血压病的药物治疗

1.降压药应用基本原则

(1)起始剂量:一般患者采用常规剂量;老年人及高龄老年人初始治疗时通常应采用较小的有效治疗剂量。根据需要,可考虑逐渐增加至足剂量。

(2)长效降压药物:优先使用长效降压药物,以有效控制 24 小时血压,更有效预防心脑血管并发症发生。如使用中、短效制剂,则需每天 2～3 次给药,以达到平稳控制血压。

(3)联合治疗:对血压≥21.3/13.3 kPa(160/100 mmHg)、高于目标血压 2.7/1.3 kPa(20/10 mmHg)的高危患者,或单药治疗未达标的高血压患者应进行联合降压治疗,包括自由联合或单片复方制剂。对血≥18.7/12.0 kPa(140/90 mmHg)的患者,也可起始小剂量联合治疗。

(4)体化治疗:根据患者合并症的不同和药物疗效及耐受性,以及患者个人意愿或长期承受能力,选择适合患者个体的降压药物。

(5)物经济学:高血压是终身治疗,需要考虑成本/效益。

2.降压药物的选择

目前临床常用的降压药物有许多种类。无论选用何种药物,其治疗目的均是将血压控制在理想范围,预防或减轻靶器官损害。新指南强调,降压药物的选用应根据治疗对象的个体情况、药物的作用、代谢、不良反应和药物的相互作用确定。

3.临床常用的降压药物

临床常用的药物主要有六大类:利尿剂、α 受体阻滞剂、钙通道阻滞剂、血管紧张素转换酶抑制剂(ACEI)、β 受体阻滞剂及血管紧张素 Ⅱ 受体阻滞剂。降压药物的疗效和不良反应情况个体间差异很大,临床应用时要充分注意。具体选用哪一种或几种药物就参照前述的用药原则全面考虑。

(1)利尿剂。

作用机制:此类药物可减少细胞外液容量、降低心排血量,并通过利钠作用降低血压。降压作用较弱,起作用较缓慢,但与其他降压药物联合应用时常有相加或协同作用,常可作为高血压的基础治疗。螺内酯不仅可以降压,而且能抑制心肌及血管的纤维化。

种类和应用方法:有噻嗪类、保钾利尿剂和襻利尿剂三类。降压治疗中比较常用的利尿剂有下列几种:氢氯噻嗪 12.5～25 mg,每天 1 次;阿米洛利 5～10 mg,每天 1 次;吲达帕胺 1.25～2.5 mg,每天 1 次;氯噻酮 12.5～25 mg,每天 1 次;螺内酯 20 mg,每天 1 次;氨苯蝶啶 25～50 mg,每天 1 次。在少数情况下用速尿 20～40 mg,每天 2 次。

主要适应证:利尿剂可作为无并发症高血压患者的首选药物,主要适用于轻中度高血压,尤其是老年高血压包括老年单纯性收缩期高血压、肥胖及并发心力衰竭患者。襻利尿剂作用迅速,肾功能不全时应用较多。

注意事项:利尿剂应用可降低血钾,尤以噻嗪类和呋塞米为明显,长期应用者应适量补钾(每天1～3 g),并鼓励多吃水果和富含钾的绿色蔬菜。此外,噻嗪类药物可干扰糖、脂和尿酸代谢,故应慎用于糖尿病和血脂代谢失调者,禁用于痛风患者。保钾利尿剂因可升高血钾,应尽量避免与 ACEI 合用,禁用于肾功能不全者。利尿剂的不良反应与剂量密切相关,故宜采用小剂量。

(2)β 受体阻滞剂。

作用机制:通过减慢心率、减低心肌收缩力、降低心排血量、减低血浆肾素活性等多种机制发挥降压作用。其降压作用较弱,起效时间较长(1～2 周)。

主要适应证:主要适用于轻中度高血压,尤其在静息时心率较快(>80 次/分)的中青年患者,也适用于高肾素活性的高血压、伴心绞痛或心肌梗死后及伴室上性快速心律失常者。

种类和应用方法:常用于降压治疗的 β_1 受体阻滞剂有美托洛尔 25~50 mg,每天 1~2 次;阿替洛尔 25 mg,每天 1~2 次;比索洛尔 2.5~10 mg,每天 1 次。选择性 α_1 和非选择性 β 受体阻滞剂有:拉贝洛尔每次 0.1 g,每天 3~4 次,以后按需增至 0.6~0.8 g,重症高血压可达每天 1.2~2.4 g;卡维地洛 6.25~12.5 mg,每天 2 次。拉贝洛尔和美托洛尔均有静脉制剂,可用于重症高血压或高血压危象而需要较迅速降压治疗的患者。

注意事项:常见的不良反应有疲乏和肢体冷感,可出现躁动不安、胃肠功能不良等。还可能影响糖代谢、脂代谢,因此伴有心脏传导阻滞、哮喘、慢性阻塞性肺部疾病及周围血管疾病患者应列为禁忌;因此类药可掩盖低血糖反应,因此应慎用于胰岛素依赖性糖尿病患者。长期应用者突然停药可发生反跳现象,即原有的症状加重、恶化或出现新的表现,较常见有血压反跳性升高,伴头痛、焦虑、震颤、出汗等,称之为撤药综合征。

(3)钙通道阻滞剂(CCB)。

作用机制:主要通过阻滞细胞浆膜的钙离子通道、松弛周围动脉血管的平滑肌,使外周血管阻力下降而发挥降压作用。

主要适应证:可用于各种程度的高血压,尤其是老年高血压、伴冠心病心绞痛、周围血管病、糖尿病或糖耐量异常妊娠期高血压及合并有肾脏损害的患者。

种类和应用方法:应优先考虑使用长效制剂如非洛地平缓释片 2.5~5 mg,每天 1 次;硝苯地平控释片 30 mg,每天 1 次;氨氯地平 5 mg,每天 1 次;拉西地平 4 mg,每天 1~2 次;维拉帕米缓释片 120~240 mg,每天 1 次;地尔硫䓬缓释片 90~180 mg,每天 1 次。由于有诱发猝死之嫌,速效二氢吡啶类钙通道阻滞剂的临床使用正在逐渐减少,而提倡应用长效制剂。其价格一般较低廉,在经济条件落后的农村及边远地区速效制剂仍不失为一种可供选择的抗高血压药物,可使用硝苯地平或尼群地平普通片剂 10 mg,每天 2~3 次。

注意事项:主要不良反应为血管扩张所致的头痛、颜面潮红和踝部水肿,发生率在 10% 以下,需要停药的只占极少数。踝部水肿是由毛细血管前血管扩张而非水、钠潴留所致。硝苯地平的不良反应较明显且可引起反射性心率加快,但若从小剂量开始逐渐加大剂量,可明显减轻或减少这些不良反应。非二氢吡啶类对传导功能及心肌收缩力有负性影响,因此禁用于心脏传导阻滞和心力衰竭时。

(4)血管紧张素转换酶抑制剂(ACEI)。

作用机制:通过抑制血管紧张素转换酶使血管紧张素 II 生成减少,并抑制缓激肽,使缓激肽降解。这类药物可抑制循环和组织的 RAAS,减少神经末梢释放去甲肾上腺素和血管内皮形成内皮素;还可作用于缓激肽系统,抑制缓激肽降解,增加缓激肽和扩张血管的前列腺素的形成。这些作用不仅能有效降低血压,而且具有靶器官保护的功能。

ACEI 对糖代谢和脂代谢无影响,血浆尿酸可能降低。即使合用利尿剂亦可维持血钾稳定,因 ACEI 可防止利尿剂所致的继发性高醛固酮血症。此外,ACEI 在产生降压作用时不会引起反射性心动过速。

种类和应用方法:常用的 ACEI 有:卡托普利 25~50 mg,每天 2~3 次;依那普利 5~10 mg,每天 1~2 次;苯那普利 5~20 mg,雷米普利 2.5~5 mg,培哚普利 4~8 mg,西那普利 2.5~10 mg,福辛普利 10~20 mg,均每天 1 次。

主要适应证:ACEI 可用来治疗轻中度或严重高血压,尤其适用于伴左心室肥厚、左心室功能不全或心力衰竭、糖尿病并有微量蛋白尿、肾脏损害(血肌酐<265 μmol/L)并有蛋白尿等患者。本药还可安全地使用于伴有慢性阻塞性肺部疾病或哮喘、周围血管疾病或雷诺现象、抑郁症及胰岛素依赖性糖尿病患者。

注意事项:最常见不良反应为持续性干咳,发生率为 3%～22%。多见于用药早期(数天至几周),亦可出现于治疗的后期,其机制可能由于 ACEI 抑制了激肽酶Ⅱ,使缓激肽的作用增强和前列腺素形成。症状不重应坚持服药,半数可在 2～3 月内咳嗽消失。改用其他 ACEI,咳嗽可能不出现。福辛普利和西拉普利引起干咳少见。其他可能发生不良反应有低血压、高钾血症、血管神经性水肿(偶尔可致喉痉挛、喉或声带水肿)、皮疹及味觉障碍。

双侧肾动脉狭窄或单侧肾动脉严重狭窄、合并高血钾血症或严重肾衰竭等患者 ACEI 应列为禁忌。因有致畸危险也不能用于合并妊娠的妇女。

(5)血管紧张素Ⅱ受体阻滞剂(ARB)。

作用机制:这类药物可选择性阻断 AngⅡ的Ⅰ型受体而起作用,具有 ACEI 相似的血流动力学效应。从理论上讲,其比 ACEI 存在如下优点:①作用不受 ACE 基因多态性的影响。②还能抑制非 ACE 催化产生的 AngⅡ的致病作用。③促进 AngⅡ与 AT_2 结合发挥"有益"效应。这三项优点结合起来将可能使 ARB 的降血压及对靶器官保护作用更有效,但需要大规模的临床试验进一步证实,目前尚无循证医学的证据表明 ARB 的疗效优于或等同于 ACEI。

种类和应用方法:目前在国内上市的 ARB 有三类:第一、二、三代分别为氯沙坦、缬沙坦、依贝沙坦。氯沙坦 50～100 mg,每天 1 次,氯沙坦和小剂量氢氯噻嗪(25 mg/d)合用,可明显增强降压效应;缬沙坦 80～160 mg,每天 1 次;依贝沙坦 150 mg,每天 1 次;替米沙坦 80 mg,每天 1 次;坎地沙坦 1 mg,每天 1 次。

主要适应证:适用对象与 ACEI 相同。目前主要用于 ACEI 治疗后发生干咳等不良反应且不能耐受的患者。氯沙坦有降低血尿酸作用,尤其适用于伴高尿酸血症或痛风的高血压患者。

注意事项:此类药物的不良反应轻微而短暂,因不良反应需中止治疗者极少。不良反应为头晕、与剂量有关的直立性低血压、皮疹、血管神经性水肿、腹泻、肝功能异常、肌痛和偏头痛等。禁用对象与 ACEI 相同。

(6)α_1 受体阻滞剂。

作用机制:这类药可选择性阻滞血管平滑肌突触后膜 α_1 受体,使小动脉和静脉扩张,外周阻力降低。长期应用对糖代谢并无不良影响,且可改善脂代谢,升高 HDL-C 水平,还能减轻前列腺增生患者的排尿困难,缓解症状。降压作用较可靠,但是否与利尿剂、受体阻滞剂一样具有降低病死率的效益,尚不清楚。

种类和应用方法:常用制剂有哌唑嗪 1 mg,每天 1 次;多沙唑嗪 1～6 mg,每天 1 次;特拉唑嗪 1～8 mg,每天 1 次;苯哌地尔 25～50 mg,每天 2 次。

适应证:目前一般用于轻中度高血压,尤其适用于伴高脂血症或前列腺肥大患者。

注意事项:主要不良反应为"首剂现象",多见于首次给药后 30～90 分钟,表现为严重的直立性低血压、眩晕、晕厥、心悸等,是由于内脏交感神经的收缩血管作用被阻滞后,静脉舒张使回心血量减少。首剂现象以哌唑嗪较多见,特拉唑嗪较少见。合用 β 受体阻滞剂、低钠饮食或曾用过利尿剂者较易发生。防治方法是首剂量减半,临睡前服用,服用后平卧或半卧休息 60～90 分钟,并在给药前至少一天停用利尿剂。其他不良反应有头痛、嗜睡、口干、心悸、鼻塞、乏力、性功能障碍等,常可在连续用药过程中自行减轻或缓解。有研究表明哌唑嗪能增加高血压患者的死亡率,因此现在临床上已很少应用。

(六)降压药物的联合应用

降压药物的联合应用已公认为是较好和合理的治疗方案。

1.联合用药的意义

研究表明,单药治疗使高血压患者血压达标[<18.7/120 kPa(140/90 mmHg)]比率仅为40%～50%,而两种药物的合用可使70%～80%的患者血压达标。HOT试验结果表明,达到预定血压目标水平的患者中,采用单一药物、两药合用或三药合用的患者分别占30%～40%、40%～50%和少于10%,处于联合用药状态约占68%。

联合用药可减少单一药物剂量,提高患者的耐受性和依从性。单药治疗如效果欠佳,只能加大剂量,这就增加不良反应发生的危险性,且有的药物随剂量增加,不良反应增大的危险性超过了降压作用增加的效益,亦即药物的危险/效益比转向不利的一面。联合用药可避免此种两难局面。

联合用药还可使不同的药物互相取长补短,有可能减轻或抵消某些不良反应。任何药物在长期治疗中均难以完全避免其不良反应,如β受体阻滞剂的减慢心率作用,CCB可引起踝部水肿和心率加快。这些不良反应如能选择适当的合并用药就有可能被矫正或消除。

2.利尿剂为基础的两种药物联合应用

大型临床试验表明,噻嗪类利尿剂可与其他降压药有效地合用,故在需要合并用药时利尿剂可作为基础药物。常采用下列合用方法。

(1)利尿剂加ACEI或血管紧张素Ⅱ受体阻滞剂:利尿剂的不良反应是激活RAAS,造成一系列不利于降低血压的负面作用。然而,这反而增强了ACEI或血管紧张素Ⅱ受体阻滞剂对RAAS的阻断作用,亦即这两种药物通过利尿剂对RAAS的激活,可产生更强有力的降压效果。此外,ACEI和血管紧张素Ⅱ受体阻滞剂由于可使血钾水平稍上升,从而能防止利尿剂长期应用所致的电解质紊乱,尤其是低血钾等不良反应。

(2)利尿剂加β受体阻滞剂或α_1受体阻滞剂:β受体阻滞剂可抵消利尿剂所致的交感神经兴奋和心率增快作用,而噻嗪类利尿剂又可消除β受体阻滞剂或α_1受体阻滞剂的促肾滞钠作用。此外,在对血管的舒缩作用上噻嗪类利尿剂可加强α_1受体阻滞剂的扩血管效应,而抵消β受体阻滞剂的缩血管作用。

3.CCB为基础的两药合用

我国临床上初治药物中仍以CCB最为常用。国人对此类药一般均有良好反应,CCB为基础的联合用药在我国有广泛的基础。

(1)CCB加ACEI:前者具有直接扩张动脉的作用,后者通过阻断RAAS和降低交感活性,既扩张动脉,又扩张静脉,故两药在扩张血管上有协同降压作用。二氢吡啶类CCB产生的踝部水肿可被ACEI消除。两药在心肾和血管保护上,在抗增殖和减少蛋白尿上亦均有协同作用。此外,ACEI可阻断CCB所致反射性交感神经张力增加和心率加快的不良反应。

(2)二氢吡啶类CCB加β受体阻滞剂:前者具有的扩张血管和轻度增加心排血量的作用,正好抵消β受体阻滞剂的缩血管及降低心排血量作用。两药对心率的相反作用可使患者心率不受影响。

4.其他的联合应用方法

如两药合用仍不能奏效,可考虑采用3种药物合用,例如噻嗪类利尿剂加ACEI加水溶性β受体阻滞剂(阿替洛尔),或噻嗪类利尿剂加ACEI加CCB,以及利尿剂加β受体阻滞剂加其他血管扩张剂(肼屈嗪)。

七、高血压危象

(一)定义和分类

已经有许多不同的名词被用于血压重度急性升高的情况。但多数研究者将高血压急症定义为收缩压或舒张压急剧增高[如舒张压增高到 16.0~17.3 kPa(120~130 mmHg 以上)],同时伴有中枢神经系统、心脏或肾脏等靶器官损伤。高血压急症较少见,此类患者需要在严密监测下通过静脉给药的方法使血压立即降低。与高血压急症不同,如果患者的血压重度增高,但无急性靶器官损害的证据,则定义为高血压次急症。对此类患者,需在 24~48 小时内使血压逐渐下降。两者统称为高血压危象(表 4-4)。

表 4-4　高血压危象的分类

高血压急症	高血压次急症
高血压脑病	进急性恶性高血压
颅内出血	循环中儿茶酚胺水平过高
动脉硬化栓塞性脑梗死	降压药物的撤药综合征
急性肺水肿	服用拟交感神经药物
急性冠脉综合征	食物或药物与单胺氧化酶抑制剂相互作用
急性主动脉夹层	围术期高血压
急性肾衰竭	
肾上腺素能危象	
子痫	

(二)临床表现

高血压危象的症状和体征的轻重往往因人而异。一般症状可有出汗、潮红、苍白、眩晕、濒死感、耳鸣、鼻出血;心脏症状可有心悸、心律失常、胸痛、呼吸困难、肺水肿;脑部症状可有头痛、头晕、恶心、眩目、局部症状、痛性痉挛、昏迷等;肾脏症状有少尿、血尿、蛋白尿、电解质紊乱、氮质血症、尿毒症;眼部症状有闪光、点状视觉、视力模糊、视觉缺陷、复视、失明。

(三)高血压危象的治疗

1.治疗的一般原则

对高血压急症患者,需在 ICU 中严密监测(必要时进行动脉内血压监测),通过静脉给药迅速控制血压(但并非降至正常水平)。对高血压次急症患者,应在 24~48 小时内逐渐降低血压(通常给予口服降压药)。

静脉用药控制血压的即刻目标是在 30~60 分钟内将舒张压降低 10%~15%,或降到 14.7 kPa(110 mmHg)左右。对急性主动脉夹层患者,应 15~30 分钟内达到这一目标。以后用口服降压药维持。

2.高血压急症的治疗

导致高血压急症的疾病基础很多。目前有多种静脉用药可作降压之用(表 4-5)。

(1)高血压脑病:高血压脑病的首选治疗包括静脉注射硝普钠、柳氨苄心定、乌拉地尔或尼卡地平。

表 4-5　高血压急症静脉用药的选择

	药物选择
急性肺水肿	硝普钠或乌拉地尔,与硝酸甘油和一种襻利尿剂合用
急性心肌缺血	柳氨苄心定或美托洛尔,与硝酸甘油合用。如血压控制不满意,可加用尼卡地平或 fenoldopam
脑卒中	柳氨苄心定、尼卡地平或 fenoldopam
急性主动脉夹层	柳氨苄心定、或硝普钠加美托洛尔
子痫	肼苯哒嗪,亦可选用柳氨苄心定或尼卡地平
急性肾衰竭/微血管性贫血	fenoldopam 或尼卡地平
儿茶酚胺危象	尼卡地平、维拉帕米或 fenoldopam

(2)脑血管意外:对任何种类的急性脑卒中患者给予紧急降压治疗所能得到的益处目前还都是推测性的,还缺少充分的临床和实验研究证据。①颅内出血:血压小于 24.0/14.0 kPa(180/105 mmHg)无须降压。血压大于 30.7/16.0 kPa(230/120 mmHg)可静脉给予柳胺苄心定、拉贝洛尔、硝普钠、乌拉地尔。血压在 24.0～30.7/20.0～16.0 kPa(180～230/150～120 mmHg)之间可静脉给药,也可口服给药。②急性缺血性中风:参照颅内出血的治疗方案。

(3)急性主动脉夹层:一旦确定为主动脉夹层的诊断,即应力图在 15～30 分钟内使血压降至最低可以耐受的水平(即保持足够的器官灌注)。最初的治疗应包括联合使用静脉硝普钠和一种静脉给予的 β 受体阻滞剂,其中美托洛尔最为常用。尼卡地平或 fenoldopam 也可使用。柳氨苄心定兼有 α 和 β 受体阻滞作用,可作为硝普钠和 β 受体阻滞剂联合方案的替代。另外,地尔硫䓬静脉滴注也可用于主动脉夹层。

(4)急性左心室衰竭和肺水肿:严重高血压可诱发急性左心室衰竭。在这种情况下,可给予扩血管药如硝普钠直接减轻心脏后负荷。也可选用硝酸甘油。

(5)冠心病和急性心肌梗死:静脉给予硝酸甘油是这种高血压危象时的首选药物。次选药为柳氨苄心定,静脉给予。如血压控制不满意,可加用尼卡地平或 fenoldopam。

(6)围术期高血压:降压药物的选用应根据患者的背景情况,在密切观察下可选用乌拉地尔、柳氨苄心定、硝普钠和硝酸甘油等。

(7)子痫:近年来,在舒张压超过 15.3 kPa(115 mmHg)或发生子痫时,传统上采用肼苯达嗪静脉注射,此药能有效降低血压而不减少胎盘血流。现今在有重症监护的条件下,静脉给予柳氨苄心定和尼卡地平被认为更安全有效。如惊厥出现或迫近,可注射硫酸镁。

3.高血压次急症的治疗

对高血压次急症患者,过快降压会影响心脏和脑的血流供应(尤其是老年人),引起严重的不良反应。如果血压暂时升高的原因是容易识别的,如疼痛或急性焦虑,则合适的治疗是止痛药或抗焦虑药。如果血压增高的原因不明,可给予各种口服降压药(表 4-6)。降压治疗的目的是使增高的血压在 24～48 小时内逐渐降低,这种治疗方法需要在发病后头几天对患者进行密切的随访。

在目前缺少任何对各种高血压药物长期疗效进行比较的资料的情况下,药物品种的选择应根据其作用机制、疗效和安全性资料确定。

表 4-6　治疗高血压次急症常用的口服药

药名	作用机制	剂量（mg）	说明
卡托普利	ACE 抑制剂	25～50	口服或舌下给药。最大作用见于给药后 30～90 分钟内。在体液容量不足者,易有血压过度下降。肾动脉狭窄患者禁用
硝酸甘油	血管扩张剂	1.25～2.5	舌下给药,最大作用见于 15～30 分钟内。推荐用于冠心病患者
尼卡地平	钙通道阻滞剂	30	口服或舌下给药。仅有少量心率增快。比硝苯地平起效慢而降压时间更长。可致低血压的潮红
柳氨苄心定	α 和 β 受体阻滞剂	200～1 200	口服给药。禁用于慢性阻塞性肺病、充血性心力衰竭恶化、心动过缓的患者。可引起低血压、眩晕、头痛、呕吐、潮红
可乐宁	α 激动剂	0.1,每 20 分钟 1 次	口服后 30 分钟至 2 小时起效,最大作用见于 1～4 小时内,作用维持 6～8 小时。不良反应为嗜睡、眩晕、口干和和停药后血压反跳
速尿	襻利尿剂	40～80	口服给药。可继其他抗高血压措施之后给药

硝苯地平和卡托普利加快心率,可乐宁和柳氨苄心定则减慢心率。这对于冠心病患者特别重要。其他应注意的问题包括柳氨苄心定慎用于支气管痉挛和心动过缓及二度以上房室传导阻滞患者;卡托普利不可用于双侧肾动脉狭窄患者。在血容量不足的患者,抗高血压药的使用均应小心。

（王晓兰）

第二节　继发性高血压

继发性高血压也称症状性高血压,是指由一定的基础疾病引起的高血压,占所有高血压患者的 1%～5%。由于继发性高血压的出现与某些确定的疾病和原因有关,一旦这些原发疾病(如原发性醛固酮增多症、嗜铬细胞瘤、肾动脉狭窄等)治愈后,高血压即可消失。所以临床上,对一个高血压患者(尤其是初发病例),应给予全面详细评估,以发现有可能的继发性高血压的病因,以利于进一步治疗。

一、肾实质性高血压

常见导致肾脏实质性高血压的疾病包括各种原发性肾小球肾炎(IgA 肾病、局灶节段肾小球硬化、膜增生性肾小球肾炎等);多囊肾性疾病;肾小管-间质疾病(慢性肾盂肾炎、梗阻性肾病、反流性肾病等);代谢性疾病肾损害(糖尿病肾病等);系统性或结缔组织疾病肾损害(狼疮性肾炎、硬皮病等);单克隆免疫球蛋白相关肾脏疾病(轻链沉积病);遗传性肾脏疾病(Liddle 综合征等)。

肾实质性高血压的诊断依赖于肾脏病史;蛋白尿、血尿;肾功能异常;eGFR 降低;肾脏大小、形态异常;必要时行肾脏病理活检。同时需与高血压引起的肾脏损害相鉴别,前者肾脏病变的发生常先于高血压或与其同时出现；血压较高且难以控制；蛋白尿/血尿发生早、程度重、肾脏功能受损明显。

肾实质性高血压患者应给予低盐饮食（NaCl＜6.0 g/d，Na＜2.3 g/d）。肾功能不全者宜选择高生物价优质蛋白[0.3～0.6 g/(kg·d)]，保证足够能量摄入，配合 α-酮酸治疗；目标血压 17.3/10.7 kPa(130/80 mmHg)；有蛋白尿的患者首选 ACEI 或 ARB 作为降压药物；长效 CCB 利尿剂、β 受体阻滞剂、α 受体阻滞剂均可作为联合治疗的药物。

二、肾动脉狭窄及其他血管病引起的高血压

(一)肾动脉狭窄

肾动脉狭窄的主要特征是肾动脉主干或分支狭窄，导致患肾缺血，肾素-血管紧张素系统活性明显增高，引起高血压及患肾功能减退。肾动脉狭窄是引起高血压和/或肾功能不全的重要原因之一，患病率占高血压人群的 1%～3%。动脉粥样硬化是引起我国肾动脉狭窄的最常见病因，约 82%，其次为大动脉炎（约 12%）、纤维肌性发育不良（约 5%）及其他病因占 1%。

肾动脉狭窄诊断目的包括：①明确病因；②明确病变部位及程度；③血流动力学意义；④血管重建是否能获益。经动脉血管造影目前仍是诊断肾动脉狭窄的金标准。药物降压是肾血管性高血压的基础治疗，CCB 是安全有效药物，ACEI 或 ARB 是最有针对性的药物，但慎用于单功能肾或双侧肾动脉狭窄。对于有病理生理意义的严重肾动脉狭窄（直径狭窄超过 70%），如出现血压控制不良、肾萎缩或肾功能减退，建议行血管重建。血管重建策略首选腔内治疗，失败病变建议行开放直视手术。

(二)主动脉狭窄

主动脉狭窄包括先天性及获得性主动脉狭窄。先天性主动脉缩窄表现为主动脉的局限性狭窄或闭锁，发病部位常在主动脉峡部原动脉导管开口处附近，个别可发生于主动脉的其他位置。获得性主动脉狭窄主要包括大动脉炎、动脉粥样硬化及主动脉夹层剥离等所致的主动脉狭窄。本病的基本病理生理改变为狭窄所致血流再分布和肾组织缺血引发的水、钠潴留和 RAS 激活，结果引起左心室肥厚、心力衰竭脑出血及其他重要脏器损害。主动脉狭窄主要表现上肢高血压，而下肢脉弱或无脉，双下肢血压明显低于上肢(ABI＜0.9)，听诊狭窄血管周围有明显血管杂音。根据具体病情选择腔内治疗或开放手术。活动期大动脉炎需给予糖皮质激素及免疫抑制剂治疗。

(三)阻塞性睡眠呼吸暂停综合征

阻塞性睡眠呼吸暂停综合征(OSAS)包括睡眠期间上呼吸道肌肉塌陷，呼吸暂停或鼻气流量大幅度减低，导致间歇性低氧、睡眠片段化、交感神经过度兴奋、神经体液调节障碍等。该类患者中高血压的发病率 35%～80%。

多导睡眠呼吸监测仪(PSG)是诊断 OSAS 的"金标准"；呼吸暂停低通气指数(AHI)是指平均每小时睡眠呼吸暂停低通气的次数，依据 AHI 可分为轻、中、重三度，轻度：AHI 5～15 次/小时；中度：AHI 15～30 次/小时；重度：AHI≥30 次/小时。

生活模式改良是治疗的基础，包括减重适当运动、戒烟限酒、侧卧睡眠等；对轻度 OSAS 的患者，建议行口腔矫正器治疗；轻度 OSAS 但症状明显（如白天嗜睡认知障碍、抑郁等），或并发心脑血管疾病和糖尿病等的患者，以及中、重度 OSAS 患者(AHI＞15 次/小时)，建议给予无创通气(CPAP)治疗。

四、原发性醛固酮增多症及其他内分泌性高血压

（一）原发性醛固酮增多症

原发性醛固酮增多症（原醛症）是肾上腺皮质球状带自主分泌过多醛固酮，导致高血压、低钾血症、肾索活性受抑为主要表现的临床综合征。常见类型有醛固酮瘤（35％）、特发性醛固酮增多症（60％），其他少见类型有肾上腺皮质癌、家族性醛固酮增多症，如糖皮质激素可抑制性醛固酮增多症（GRA）。原发性醛固酮增多症在高血压人群中占 5％～10％，仅有部分存在低血钾，在难治性高血压中约占 20％，其增加代谢综合征、动脉硬化和心脑血管病的风险。

临床诊断流程包括筛查、确诊、分型三个步骤。筛查主要采用血醛固酮/肾素比值（ARR）。筛查对象为难治性高血压、高血压合并自发性或利尿药诱发低钾血症或肾上腺意外瘤或一级亲属患原醛症、睡眠呼吸暂停综合征、早发高血压或心血管事件家族史（<40 岁）。确诊试验主要有高钠饮食试验、静脉生理盐水试验、氟氢可的松抑制试验及卡托普利试验。分型诊断方法包括肾上腺影像学检查和分侧肾上腺静脉取血（AVS）。有手术意愿的适应证者需行 AVS 检查，仅对年龄低于 35 岁具有典型表现（高醛固酮、PRA 受抑、低钾血症、肾上腺单侧占位）的可免于AVS 检查。治疗包括外科手术及内科药物治疗。低于 35 岁并单侧腺瘤或大结节（>1 cm）者或经 AVS 确诊单侧优势分泌的腺瘤或结节采取手术治疗。无手术适应证、无手术意愿或不能耐受手术治疗者，采取药物治疗。一线用药为盐皮质激素受体拮抗剂，推荐首选螺内酯。

（二）嗜铬细胞瘤/副神经节瘤

嗜铬细胞瘤是来源于肾上腺髓质或肾上腺外神经链嗜铬细胞的肿瘤，瘤体可分泌过多儿茶酚胺（CA），引起持续性或阵发性高血压和多个器官功能及代谢紊乱，是临床可治愈的一种继发性高血压。其临床表现可为阵发性、持续性或阵发性加重的高血压；高血压发作时常伴头痛、心悸、多汗三联征，可伴有糖、脂代谢异常。儿茶酚胺及其代谢产物的测定是其定性诊断的主要方法，建议增强 CT 作为胸、腹、盆腔病灶，磁共振成像（MRI）作为颅底和颈部病灶首选定位方法。另外间碘苄胍（MIBG）、18F-FDG PET 及生长抑素显像对转移性、肾上腺外的肿瘤可进行功能影像学定位。手术切除肿瘤是重要的治疗方法。术前可先服用 α 受体阻滞剂。不要在未用 α 受体阻滞剂的情况下使用 β 受体阻滞剂。术后应终身随访。

（三）库欣综合征

库欣综合征（CS）即皮质醇增多症，过高的皮质醇血症可伴发多种合并症，引起向心性肥胖、高血压糖代谢异常、低钾血症和骨质疏松为典型表现的综合征。典型的临床表现为向心性肥胖、满月脸、多血质、皮肤紫纹等。CS 的定性、定位诊断及治疗比较复杂，建议积极与高血压专科或内分泌科的医师沟通和协作。CS 相关高血压起始治疗首选 ACEI 或 ARB 类降压药物，如果血压仍高于17.3/10.7 kPa（130/80 mmHg），则根据疾病的严重程度和有无合并低钾血症，可选择与盐皮质激素受体拮抗剂或 CCB 联合；如果血压仍高于 17.3/10.7 kPa（130/80 mmHg），可在此基础上加用 α 受体阻滞剂或硝酸制剂，滴定剂量后血压仍不能达标，可再谨慎选用 β 受体阻滞剂和利尿剂。

五、其他少见的继发性高血压

根据已有的流行病学数据资料，临床上尚可见到一些少见病因导致的血压升高，它们在高血压病因构成中所占比例均低于 1％，主要包括甲状腺功能异常、甲状旁腺功能亢进症、肾素瘤等（表 4-7）。

表 4-7 其他少见的继发性高血压

疾病类型	病史特点	体格检查	筛查项目	实验室检查阳性发现	确诊试验/专科检查
甲状腺功能亢进	怕热、多汗、体重下降、焦虑、大便次数增多、周期性瘫痪等	突眼症、心动过速、心房颤动、心音增强	TSH、T_3、T_4	TSH↓，FT_3、FT_4↑	甲状腺相关抗体及影像学检测、甲状腺摄^{131}I率等
甲状腺功能减退	怕冷、乏力、体重增加、淡漠、便秘等	心动过缓、黏液性水肿	TSH、T_3、T_4	TSH↑，FT_3、FT_4↓ 胆固醇水平升高	甲状腺相关抗体及影像学检测、甲状腺摄^{131}I率等
甲状旁腺功能亢进	高血压患者合并反复发作尿路结石、骨痛、多发性骨折或畸形	多数无体征，10%～30%在颈部可触及肿物；骨骼可有压痛、畸形	血尿钙、磷 血PTH	高钙血症、低磷血症、血清碱性磷酸酶增高、尿钙增高血清PTH增高	颈部超声检查、放射性核素检测、颈部和纵隔CT扫描等
肾素瘤	青年多见，常表现头痛、重度高血压，伴明显的乏力、烦渴多尿及低血钾表现	查体以血压重度升高为主表现，可达33.3/20.0 kPa（250/150 mmHg）	血尿钾、肾素、醛固酮	低血钾、高尿钾、高肾素活性、高醛固酮者高度怀疑此病	肾脏薄层CT/MRI，多可发现肿瘤，做分侧肾静脉取血查肾素可证实诊断

（王晓兰）

第三节 限制型心肌病

限制型心肌病（restrictive cardiomyopathy，RCM）以一侧或双侧心室充盈受限和舒张期容量降低为特征，收缩功能和室壁厚度正常或接近正常，可见间质纤维化。其病因为特发性、心肌淀粉样变性、心内膜病变伴或不伴嗜酸性细胞增多症。无论在西方国家或我国，RCM都是少见的。男女之比为3：1，发病年龄多在15～50岁。

一、病因

RCM的病因目前仍未阐明，可能与非化脓性感染、体液免疫反应异常、变态反应和营养代谢不良等有关。最近报道本病可以呈家族性发病，可伴有骨骼肌疾病和房室传导阻滞。心肌淀粉样变性是继发性限制型心肌病的常见原因。

二、病理

在疾病早期阶段，心肌活检可见心内膜增厚，内膜下心肌细胞排列紊乱、间质纤维化。随着病情的进展，患者的心内膜明显增厚，外观呈珍珠样白色，质地较硬，致使心室壁轻度增厚。这种损害首先累及心尖部,继而向心室流出道蔓延,可伴有心室内附壁血栓形成。患者心脏的心室腔可无增大,心房增大与心室顺应性减低有关。冠状动脉很少受累。在病变发展到严重阶段,心内膜增厚和间质纤维化显著,组织学变化为非特异性。

三、临床表现

临床表现可分为左心室型、右心室型和混合型,以左心室型最常见。在早期阶段,患者可无症状,随着病情进展出现运动耐量降低、倦怠、乏力、劳力性呼吸困难和胸痛等症状,这主要是由于 RCM 患者心排血量不能随着心率加快而增加所致。左心室型早期可出现左心功能不全的表现,如易疲劳、呼吸困难、咳嗽及肺部湿啰音等。右心室型及混合型则以右心功能不全为主,如颈静脉怒张、吸气时颈静脉压增高(Kussmaul 征)、肝大、腹水、下肢或全身水肿。心脏可闻及第三心音奔马律。当二尖瓣或三尖瓣受累时,可出现相应部位的收缩期反流性杂音,心房压力增高和心房扩大可导致心房颤动。发生栓塞者并非少见。此外,血压常偏低,脉压小。除有心力衰竭和栓塞表现外,可发生猝死。

四、辅助检查

(一)心电图检查

ST 段及 T 波非特异性改变。部分患者可见 QRS 波群低电压、病理性 Q 波、束支传导阻滞、心房颤动和病窦综合征等心律失常。

(二)X 线胸片检查

心影正常或轻中度增大,可有肺淤血表现,偶见心内膜钙化影。

(三)超声心动图检查

心室壁增厚和重量增加,心室腔大致正常,心房扩大。约 1/3 的病例有少量心包积液。较严重的病例可有附壁血栓形成。多普勒心动图的典型表现是舒张期快速充盈随之突然终止。

(四)心导管检查

心房压力曲线出现右房压升高和快速的 Y 下陷;左心充盈压高于右心充盈压;心室压力曲线上表现为舒张早期下降和中晚期高原波;肺动脉高压。

(五)心内膜心肌活检

右心室活检可证实嗜酸性细胞增多症患者的心内膜心肌损害,对心内膜弹力纤维增生症和原发性限制型心肌病的组织学诊断具有重要价值。

五、诊断和鉴别诊断

RCM 临床诊断比较困难。对于出现倦怠、乏力、劳力性呼吸困难、胸痛、腹水、水肿等症状,心室没有明显扩大而心房扩大的患者,应考虑本病。心内膜心肌活检有助于确定限制型心肌病,属原发性和继发性。本病主要与缩窄性心包炎鉴别诊断。

六、治疗

限制型心肌病缺乏特异性治疗方法,其治疗原则包括缓解临床症状,改善心脏舒张功能,纠正心力衰竭,针对原发病的治疗。

（一）对症治疗

1.改善心室舒张功能

（1）钙通道阻滞剂可以防止心肌细胞钙超负荷引起的细胞僵直,改善心室舒张期顺应性,降低心室舒张末压,从而改善心室舒张功能。可试用地尔硫䓬 30 mg,每天 3 次;或氨氯地平 5 mg,每天 1 次;或尼群地平 10 mg,每天 2 次。

（2）β-受体阻滞药能减慢心率,延长心室充盈时间,减少心肌耗氧量,降低室壁张力,从而有利于改善心室舒张功能。美托洛尔从小剂量开始（6.25 mg,每天 2 次）,酌情逐渐增加剂量。

（3）ACEI 可以常规应用,如卡托普利 12.5 mg,每天 2 次;培哚普利 4 mg,每天 1 次;或贝那普利 5～10 mg,每天 1 次。

（4）利尿药能有效地降低心脏前负荷,减轻肺循环和体循环淤血,降低心室充盈压,改善患者气急和易疲乏等症状。

2.洋地黄类药物

对于伴有快速性房颤或心力衰竭的患者,可选用洋地黄制剂,使用时必须小剂量和谨慎观察。

3.抗心律失常治疗

发生房颤者较常见,可选用胺碘酮转复和维持心律。对于严重的缓慢性心律失常患者,可置入永久性心脏起搏器。

4.抗凝治疗

为防止血栓形成,应给予阿司匹林抗血小板药物治疗。心腔内附壁血栓形成者,应尽早给予华法林或肝素治疗。

（二）特殊治疗

对嗜酸性细胞增多症及其引起的心内膜心肌病变,皮质激素（泼尼松）和羟基脲或其他细胞毒性药物,能有效地减少嗜酸性粒细胞,阻止内膜心肌纤维化进展。最近报道,联合应用左旋苯丙氨酸氮芥、泼尼松和秋水仙碱对淀粉样变性有一定疗效,心、肾功能损害较小。

（三）手术治疗

对严重的内膜心肌纤维化可行心内膜剥脱术,切除纤维性心内膜。伴有瓣膜反流者,可行人工瓣膜置换术。对于附壁血栓者,行血栓切除术。

七、预后

本病预后不良。有报道认为,手术后难治性心力衰竭可显著好转,术后随访 2～7 年未见纤维化病变复发。

（栗　林）

第四节　扩张型心肌病

扩张型心肌病（dilated cardiomyopathy,DCM）是以一侧或双侧心腔扩大,收缩性心力衰竭为主要特征的一组疾病。病因不明者称为原发性扩张型心肌病,由于主要表现为充血性心力衰竭,以往又被称为充血性心肌病,该病常伴心律失常,五年存活率低于50%,发病率为(5~10)/10万,近年来有增高的趋势,男多于女,男女比例为2.5:1。

一、病因

(一)遗传因素

遗传因素包括单基因遗传和基因多态性。前者包括显性和隐性两种,根据基因所在的染色体进一步分为常染色体和性染色体遗传。致病基因已经清楚者归为家族性心肌病,未清楚而又有希望的基因是编码dystrophin和cardiotrophin-1的基因。基因多态性目前以ACE的DD型研究较多,但与原发性扩张型心肌病的关系尚有待进一步证实。

(二)病毒感染

主要是柯萨奇病毒,此外尚有巨细胞病毒、腺病毒(小儿多见)和埃柯病毒等。以柯萨奇病毒研究较多。病毒除直接引起心肌细胞损伤外,尚可通过免疫反应,包括细胞因子和抗体损伤心肌细胞。

(三)免疫障碍

免疫障碍分两大部分:一是引起机体抵抗力下降,机体易于感染,尤其是嗜心肌病毒如柯萨奇病毒感染;第二是以心肌为攻击靶位的自身免疫损伤,目前已知的有抗β-受体抗体,抗M-受体抗体,抗线粒体抗体,抗心肌细胞膜抗体,抗ADP/ATP载体蛋白抗体等。有些抗体具强烈干扰心肌细胞功能作用,如抗β-受体抗体的儿茶酚胺样作用较去甲肾上腺素强100倍以上,抗ADP/ATP抗体严重干扰心肌能量代谢等。

(四)其他

某些营养物质、毒物的作用或叠加作用应注意。

二、病理及病理生理

(一)大体解剖

心腔大、室壁相对较薄、附壁血栓,瓣膜及冠状动脉正常,随着病情发展,心腔逐渐变为球形。

(二)组织病理

心肌细胞肥大、变长、变性坏死、间质纤维化。组化染色(抗淋巴细胞抗体)淋巴细胞增多,约46%符合Dallas心肌炎诊断标准。

(三)细胞病理(超微结构)

(1)收缩单位变少,排列紊乱。

(2)线粒体增多变性,细胞化学染色示线粒体嵴排列紊乱、脱失及融合;线粒体分布异常,膜下及核周分布增多,而肌纤维间分布减少。

(3)脂褐素增多。

(4)严重者心肌细胞空泡变性,脂滴增加。

在上述病理改变的基础上,原发扩张型心肌病的病理生理特点可用一句话概括:收缩功能障碍为主,继发舒张功能障碍。扩张型心肌病的可能发生机制见图4-2。

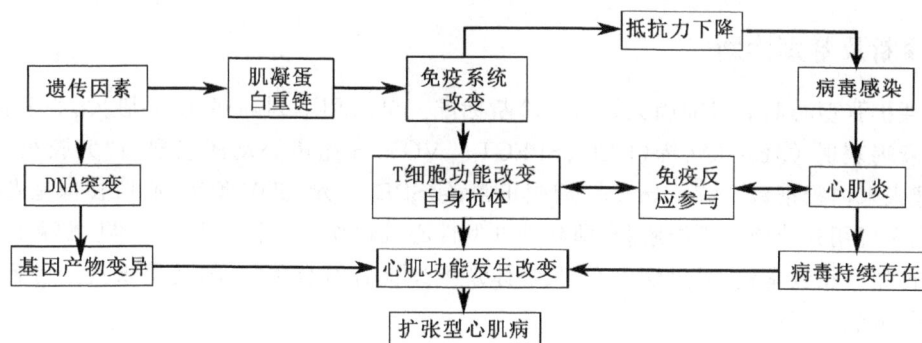

图 4-2 扩张型心肌病发病机制

三、临床表现

(1)充血性心力衰竭的临床表现。

(2)心律失常:快速、缓慢心律失常及各种传导阻滞,以室内阻滞较有特点。

(3)栓塞:以肺栓塞多见。绝大部分是细小动脉多次反复栓塞,表现为少量咯血或痰中带血,肺动脉高压等。周围动脉栓塞在国内较少见,可表现为脑、脾、肾、肠系膜动脉及肢体动脉栓塞。有栓塞者预后一般较差。

四、辅助检查

(一)超声心动图检查

房室腔内径扩大,瓣膜正常,室壁搏动减弱、呈"大腔小口"样改变是其特点。早期仅左室和左房大,晚期全心大。可伴二、三尖瓣功能性反流,很少见附壁血栓。

(二)ECG 检查

QRS 可表现为电压正常、增高(心室大)和减低。有室内阻滞者 QRS 增宽。可见病理性 Q 波,多见于侧壁和高侧壁。左室极度扩大者,胸前导联 R 波呈马鞍形改变,即 V_3、V_4 呈 rS,V_{1R} > V_{2R},V_{5R} > V_{4R} > V_{3R}。可见继发 ST-T 改变。有各种心律失常,常见的有室早、室性心动过速、房室传导阻滞、室内传导阻滞、心房颤动、心房扑动等。

(三)X 线检查

普大心影,早期肺淤血明显,晚期由于肺动脉高压和/或右心衰竭,肺野透亮度可增加,肺淤血不明显,左、右室同时衰竭者肺淤血也可不明显。伴有心力衰竭者常有胸腔积液,以右侧或双侧多见,单左侧胸腔积液十分少见。

(四)SPECT 检查

核素心血池显像示左室舒张末容积(EDV)扩大,严重者可达 800 mL,EF 下降 < 40%,严重者仅 3%~5%,心肌显像左室大或左、右室均大,左室壁显影稀疏不均,呈花斑样。

(五)心肌损伤标志

CK-MB、cTnT、cTnI 可增高。心肌损伤标志阳性者往往提示近期疾病活动、心力衰竭加重,也提示有病毒及免疫因素参加心肌损伤。

(六)其他检查

其他检查包括肝功、肾功、血常规、电解质、血沉异常等。

五、诊断及鉴别诊断

原发性扩张型心肌病目前尚无公认的诊断标准。可采用下列顺序：①心脏大，心率快，奔马律等心力衰竭表现；②EF＜40％（UCG、SPECT、LVG）；③超声心动图表现为"大腔小口"样改变，左室舒张末内径指数≥27 mm/m²，瓣膜正常；④SPECT 示 EDV 增大，心肌显像呈花斑样改变；⑤以上表现用其他原因不能解释，即除外继发性心脏损伤。在临床上遇到难以解释的充血性心力衰竭首先应想到本病，通过病史询问、查体及上述检查符合①～④，且仍未找到可解释的原因即可诊断本病。

鉴别诊断：①应与所有引起心脏普大的原因鉴别；②ECG 有病理性 Q 波者应与陈旧性心梗鉴别。

六、治疗

与心力衰竭治疗基本相同，但强调的是 β 受体阻滞剂及保护心肌药物（如辅酶 Q₁₀、B 族维生素）的应用。

（栗　林）

第五节　肥厚型心肌病

肥厚型心肌病是指心室壁明显肥厚而又不能用血流动力学负荷解释，或无引起心室肥厚原因的一组疾病。肥厚可发生在心室壁的任何部位，可以是对称性，也可以是非对称性，室间隔、左室游离壁及心尖部较多见，右室壁罕见。根据有无左室内梗阻，可分为梗阻性和非梗阻性。根据梗阻部位又可分为左心室中部梗阻和左室流出道梗阻，后者又称为特发性肥厚型主动脉瓣下狭窄，以室间隔明显肥厚，左室流出道梗阻为其特点，此种类型约占肥厚型心肌病的 1/4。

一、病因

本病 30％～40％有明确家族史，余为散发。梗阻性肥厚型心肌病有家族史者更多见，可高达 60％左右。目前认为是常染色体显性遗传疾病，收缩蛋白基因突变是主要的致病因素。儿茶酚胺代谢异常、高血压和高强度体力活动可能是本病的促进因素。

二、病理生理

收缩功能正常乃至增强，舒张功能障碍为其共同特点。梗阻性肥厚型心肌病在心室和主动脉之间可出现压力阶差，在心室容量和外周阻力减小、心脏收缩加强时压力阶差增大。

三、临床表现

与发病年龄有关，发病年龄越早，临床表现越严重。部分可无任何临床表现，仅在体检或尸检时才发现。心悸、劳力性呼吸困难、心绞痛、劳力性晕厥、猝死是常见的临床表现。目前认为，晕厥及猝死的主要原因是室性心律失常，剧烈活动是其常见诱因。心脏查体可见心界轻度扩大，有病理性第四心音。晚期由于心房扩大,可发生心房颤动。也有少数演变为扩张型心肌病者,出现相应的体征。梗阻性肥厚型心肌病可在胸骨左缘 3～4 肋间和心尖区听到粗糙混合性杂音,该杂音既具喷射性杂音的性质,亦有反流性杂音的特点。目前认为,该杂音系不对称肥厚的室间隔造成左室流出道梗阻,血液高速流过狭窄的左室流出道,由于 Venturi 效应(流体的流速越快,压力越低)将二尖瓣前叶吸引至室间隔,加重梗阻,同时造成二尖瓣关闭不全所造成的。该杂音受心肌收缩力、左心室容量和外周阻力影响明显。凡能增加心肌收缩力、减少左心室容量和外周阻力的因素均可使杂音加强,反之则减弱。如含服硝酸甘油片或体力活动使左室容量减少或增加心肌收缩力,均可使杂音增强,使用 β-受体阻滞剂或下蹲位,使心肌收缩力减弱或左室容量增加,则均可使杂音减弱。

四、辅助检查

(一)心电图检查

最常见的表现为左心室肥大和继发性 ST-T 改变,病理性 Q 波亦较常见,多出现在 Ⅱ、Ⅲ、aVF、aVL、V_5、V_6 导联,偶有 V_{1R} 增高。上述改变可出现在超声心动图发现室壁肥厚之前,其机制不清。以 V_3、V_4 为中心的巨大倒置 T 波是心尖肥厚型心肌病的常见心电图表现。此外,尚有室内阻滞、心房颤动及期前收缩等表现。

(二)超声心动图检查

对本病具诊断意义,且可以确定肥厚的部位。梗阻性肥厚型心肌病室间隔厚度与左室后壁之比≥1.3(图 4-3A,B,D);室间隔肥厚部分向左室流出道突出,二尖瓣前叶在收缩期前向运动(systolic anterior motion,SAM)(图 4-3C)。主动脉瓣在收缩期呈半开放状态。二尖瓣多普勒超声血流图示A 峰＞E 峰,提示舒张功能低下。

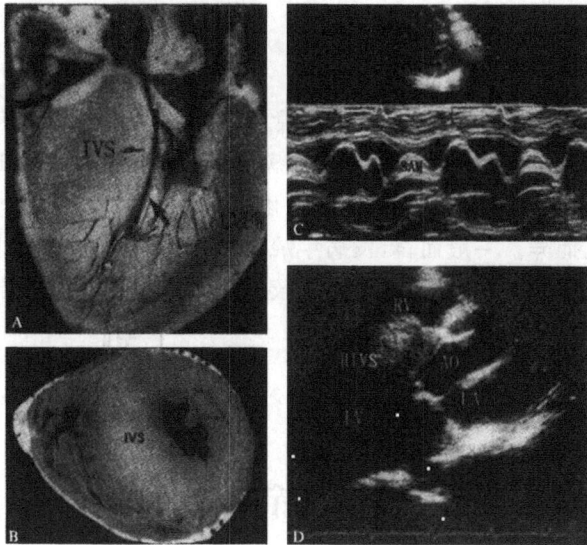

图 4-3 肥厚型心肌病

A:心脏纵切面观,室间隔厚度与之比＞1.3;B:梗阻性肥厚型心肌病横断面;C:梗阻性肥厚型心肌病 M 超声心动图 SAM 征;D:左室游离壁梗阻性肥厚型心肌病 B 型超声心动图HIVS 征象,HIVS:室间隔肥厚RV:右心室,LV:左心室,IVS:室间隔,AO:主动脉 LVPW:左室后壁,SAM:收缩期前向运动。

(三)心导管检查和心血管造影

左室舒张末压升高,左室腔与左室流出道压力阶差大于 2.7 kPa(20 mmHg)者则可诊断梗阻存在。Brockenbrough 现象为梗阻性肥厚型心肌病的特异性表现。该现象是指具完全代偿期间的室早后心搏增强、心室内压增高而主动脉内压降低的反常现象。这是由于心搏增强加重左室流出道梗阻造成。心室造影显示左室腔变形,呈香蕉状(室间隔肥厚)、舌状或黑桃状(心尖肥厚)。冠状动脉造影多为正常,供血肥厚区域的冠状动脉分支常较粗大。

(四)同位素心肌显像

可显示肥厚的心室壁及室壁显影稀疏,提示心肌代谢异常。此与心脏淀粉样变性心室壁厚而显影密度增高相鉴别。

(五)心肌 MRI

可显示心室壁肥厚和心腔变形。

(六)心内膜心肌活检(病理改变)

心肌细胞肥大、畸形、排列紊乱。

五、诊断及鉴别诊断

临床症状、体征及心电图可提供重要的诊断线索。诊断主要依靠超声心动图、同位素心肌显像、心脏 MRI 等影像学检查,心导管检查对梗阻性肥厚型心肌病亦具诊断意义,而 X 线心脏拍片对肥厚型心肌病诊断帮助不大。心绞痛及心电图 ST-T 改变需与冠心病鉴别。心室壁肥厚需与负荷过重引起的室壁肥厚及心脏淀粉样变性室壁肥厚鉴别。冠心病缺乏肥厚型心肌病心室壁肥厚的影像特征,通过冠状动脉造影可显示冠状动脉狭窄。后负荷过重引起的心室壁肥厚可查出后负荷过重疾病,如高血压、主动脉狭窄、主动脉缩窄等;心脏淀粉样变性心室壁肥厚时,心电图表现为低电压,可资鉴别。

六、治疗及预后

基本治疗原则为改善舒张功能,防止心律失常的发生。可用 β-受体阻滞剂及主要作用于心脏的钙通道阻滞剂。对重症梗阻性肥厚型心肌病[左室腔与左室流出道压力阶差≥8.0 kPa(60 mmHg)]患者可安装 DDD 型起搏器,室间隔化学消融及手术切除肥厚的室间隔心肌等方法治疗。本病的预后因人而异。一般而言,发病年龄越早,预后越差。成人多死于猝死,小儿多死于心力衰竭,其次是猝死。家族史阳性者猝死率较高。应指导患者避免剧烈运动、持重及屏气,以减少猝死发生。

(栗　林)

第六节　未定型心肌病

未定型心肌病(unclassified cardiomyopathy,UCM)是指不适合归类于扩张型心肌病、肥厚型心肌病、限制型心肌病和右室心肌病等类型的心肌病,如弹性纤维增生症、非致密性心肌病、线粒体受累、心室扩张甚轻而收缩功能减弱等。

一、心室肌致密化不全

心室肌致密化不全(noncompaction of ventricular myocardium,NVM)是一种先天性心室肌发育不全性心肌病,主要特征为左心室和/或右心室,腔内存在大量粗大突起的肌小梁及深陷隐窝,常伴或不伴有心功能不全、心律失常及血栓栓塞。1984年,德国的Engberding等通过心血管造影和二维超声检查首次发现一成年女性患者左心室肌发育异常,心肌肌束间如海绵状的血液窦状隙持续存在;1985年,德国的Goebel等提出此类患者病变可能为一种新型疾病,从而引起人们关注。随着类似病例的不断发现,研究者们曾一度将此病称为"海绵样心肌病",直至1990年美国的Chin等将其正式命名为"心室肌致密化不全"。我国于2000年首次报道,其后3年陆续发现30余例,近2年有增多趋势。

(一)病因

NVM病因迄今不明,儿童病例多呈家族性。近年基因学研究认为,它可能与Xq28染色体上的G415基因突变有关,另有报道基因RKBP12、11p15、LMNA等也可能与本病相关。通常在胚胎早期,心肌为由心肌纤维形成的肌小梁和深陷的小梁间隙(即隐窝)交织成的"海绵"样网状结构,其中小梁间隙与心室腔相通,血液通过此通道供应心肌。胚胎发育4~6周后,心肌逐渐致密化,大部分隐窝压缩成毛细血管,形成冠状动脉微循环系统。心肌致密化过程是从心外膜向心内膜、从基底部向心尖部进行的,在此过程中,若某区域心肌致密化停止,将造成相应区域的致密化心肌减少,而由多个粗大的肌小梁取代,导致心肌供血失常,影响心肌收缩功能;而粗大的肌小梁又可使心室壁顺应性下降、舒张功能障碍。另外,心肌结构的变异、血流的紊乱易致心律失常和附壁血栓形成,甚至发生猝死。

(二)病理

病理学特征为心室腔内有大量粗大突起的肌小梁和与心室腔交通的深陷隐窝,组织学表现为隐窝表面覆以内皮细胞并与心外膜相延续。随着病程进展,心脏逐渐扩大,类似于DCM,发展到此阶段仍然可见扩大的心室腔内有大量粗大突起肌小梁和与心室腔交通深陷的隐窝,在心脏超声检查中应当注意这种病变的识别。

(三)临床表现

本病起病隐匿,有些患者出生即发病,有些直至中年时才出现症状,也有终身无症状者。病程的进展由非致密化心肌范围和慢性缺血程度决定,临床表现为进行性收缩和/或舒张功能障碍、各种类型的心律失常(以快速室性心律失常多见)和系统性血栓栓塞,少数患儿病例可伴有面部畸形,前额突出、低位耳和高颚弓等。

(四)诊断

由于其临床表现无特异性,冠状动脉造影显示正常,X线和心电图检查很难将其与DCM鉴别,而超声心动图则可显示本病心室肌的异常结构特征与功能。

2001年,Jenni等总结提出以下超声心动图诊断标准。

(1)心室壁异常增厚并呈现两层结构,即薄且致密的心外膜层和厚而非致密的心内膜层,后者由粗大突起的肌小梁和小梁间的隐窝构成,且隐窝与左室腔交通而具有连续性。成人非致密化的心内膜层最大厚度/致密化的心外膜层厚度>0.2,幼儿则>1.4(心脏收缩末期胸骨旁短轴)。

(2)主要受累心室肌(>80%)为心尖部、心室下壁和侧壁。

(3)小梁间的深陷隐窝充满直接来自于左心室腔的血液(彩色多普勒显示),但不与冠状动脉循环交通。

(4)排除其他先天性或获得性心脏病的存在。

少数 DCM 患者和正常心脏心室腔内也可能存在粗大的肌小梁(通常不超过 3 个),此时若无高质量的超声心动图识别,可通过磁共振成像提供更清晰的形态结构和更高的空间分辨率,心血管造影也可明确诊断。此外,这些影像学检查还可有助本病与肥厚型心肌病、心律失常型心肌病、心脏肿瘤和心室附壁血栓的鉴别。

NVM 在成年人多因心力衰竭就诊时,超声心动图检查表现为左心室扩大,薄且致密的心外膜层和厚而非致密的心内膜层,后者由粗大突起的肌小梁和小梁间的隐窝构成,隐窝与左室腔交通具有连续性,主要累及心尖部、心室下壁和侧壁,小梁间的深陷隐窝充满直接来自左心室腔的血液。在诊断扩张型心肌病时应当注意病因诊断与鉴别诊断。

(五)治疗与预后

目前尚无有效治疗方法。目前主要针对心力衰竭、各种心律失常和血栓栓塞等各种并发症治疗。药物可选用 β-受体阻滞药和血管紧张素转化酶抑制药等抗心力衰竭;同时可使用辅酶 Q_{10} 和 B 族维生素等改善心肌能量代谢;应用阿司匹林或华法林行抗栓治疗;必要时安置 ICD 控制恶性室性心律失常。Oechslin 等对 34 例有症状成人 NVM 患者随访(44±39)个月,18 例(53%)因心力衰竭住院,12 例(35%)死亡(心力衰竭死亡和猝死各 6 例),14 例(41%)出现室性心律失常,8 例(24%)发生血栓栓塞事件,提示本病预后不良。关注超声心动图对 NVM 特征性病变的识别,提高本病早期诊断水平,有助于延缓患者寿命。由于本病为心室肌发育不良,心脏移植是终末阶段的主要治疗方法。

二、线粒体病累及心脏

线粒体病是指编码线粒体基因出现致病突变或与线粒体疾病相关的核 DNA 损害,导致 ATP 电子传递链酶的缺陷,ATP 产生障碍,线粒体的形态发生改变而出现的一组多系统疾病。该疾病主要累及神经肌肉系统,心肌组织也是最易受累的组织之一。患者在心脏表现为心肌病,包括肥厚型心肌病、扩张型心肌病及左室致密化不全。有学者曾收治一例 16 岁男性线粒体病患者,主要表现为显著的 LVH、心肌酶水平持续升高、静息及运动时乳酸及丙酮酸水平增高,乳酸与丙酮酸比值>20,肌肉与心肌活检显示心肌纤维间大量异型的线粒体堆积,见图 4-4。

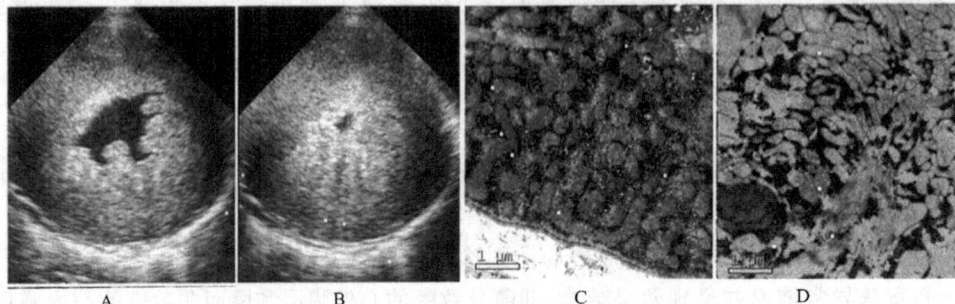

图 4-4 线粒体病累及心肌

二维超声心动图切面:A.左心室大小无明显增大,左心室后壁 3.4 cm,侧壁 3.2 cm;B.左心室在收缩末期几乎闭塞,内径 1.2 cm。透射电镜:C.股四头肌活检,骨骼肌肌膜下肌原纤维间大量异型线粒体堆积,糖原含量增多;D.心内膜心肌活检,心肌细胞肌纤维排列紊乱粗细不等,肌原纤维间也可见大量异型线粒体堆积,糖原含量增多

(栗 林)

第七节　心包积液

一、急性心包炎所致心包积液

(一)病因

急性心心包炎(acute pericarditis)是由心包脏层和壁层急性炎症引起的综合征。临床特征包括胸痛、心包摩擦音和一系列异常心电图变化。急性心包炎临床表现具有隐袭性,极易漏诊。急性心包炎的病因较多,可来自心包本身疾病,也可为全身性疾病的一部分,临床上以结核性、非特异性、肿瘤性者为多见,全身性疾病如系统性红斑狼疮、尿毒症等病变易累及心包引起心包炎。

(二)病理

急性心包炎根据病理变化,可分为纤维蛋白性亦即干性心包炎和渗液性心包炎。后者可为浆液纤维蛋白性、浆液血性、化脓性等不同类型,急性纤维蛋白性心包炎时,心包的壁层和脏层有纤维蛋白、白细胞和少量内皮细胞构成的渗出物,渗出物可局限于一处,或布满整个心脏表面,但渗出物量一般不很大,若其中液体量增加,则转变为浆液纤维蛋白性渗液,其量可增至 2～3 L。其外观通常为黄而清的液体,有时因有白细胞及脱落的内皮细胞而变混浊,若红细胞含量多则呈血色,为浆液血性渗液。渗液性质可随不同的病因而各具特色,结核心包炎,为纤维蛋白性或浆液血性,量较大,存在时间长,可达数月或更久,渗液吸收后心包脏层和壁层可增厚、粘连而形成缩窄性心包炎;化脓性心包炎渗液含有大量多形核白细胞,成为稠厚的脓液;肿瘤引起的渗液多为血性,红细胞较多伴肿瘤细胞。急性心包炎时心外膜下心肌亦可受累,如范围较广可称之为心肌心包炎。若心包炎的病变严重,炎症可波及纵隔、横膈及胸膜。心包积液一般在数周至数月内吸收,但可伴随发生壁层与脏层的粘连、增厚及缩窄,也可在较短时间内大量聚集产生心脏压塞。

(三)病理生理

急性纤维蛋白性心包炎不会影响血流动力学,若渗出性心包炎渗液量大,可使心包腔内压力升高,导致血流动力学发生相应变化。当心包腔内压力高至一定程度,心室舒张充盈受限,引起体循环静脉压、肺静脉压增高,心排血量减少等心脏受压症状,称为心脏压塞。心脏压塞的发生与心包积液量的大小,积液的性质,积液蓄积的速度,心包的柔韧性及心肌功能等多种因素有关。大量渗液固然可使心包内压大幅上升,引起心脏压塞症状和体征,然而短期内快速增长的少量浆液,即使仅有 200～300 mL 也可造成心脏舒张功能障碍,产生心脏压塞。

(四)临床表现

1.症状

可出现全身症状,如发热、出汗、乏力、焦虑等。最主要的症状为胸痛,尤以急性非特异性心包炎和感染性心包炎时多见;缓慢发展的结核性心包炎或肿瘤性心包炎则不明显。心包炎时胸痛轻重不等,有的疼痛性质较尖锐,位于心前区,可放射至颈部、左肩、左臂、左肩胛骨,有时也可下达上腹部,这类疼痛除心包受累外,胸膜也被波及,所以是胸膜性疼痛,和呼吸运动有关,常因咳嗽或深呼吸而加重。有的是一种沉重的压榨样胸骨后疼痛,与心绞痛或心肌梗死相似,可能与冠状动脉内心神经输入纤维受刺激有关。也有少数患者胸痛可随着每次心脏跳动而发生,以心脏左缘及左肩部明显。上述不同类型的胸痛有时可同时存在。

2.体征

急性纤维蛋白性心包炎的典型体征是心包摩擦音,在心前区可听到心脏收缩期和舒张期都有的双相声音(它不出现在心音之后),往往盖过心音,较表浅,是因心包表面有纤维蛋白渗出,在心脏搏动时不光滑的心包与心脏间的摩擦所致。双相来回粗糙的摩擦音有时需与主动脉瓣的收缩期、舒张期杂音相区别。有时摩擦音很轻而多被漏诊。它持续时间长短不等,有的持续数小时,但可重新出现,也有持续数天或数周之久,结核性心包炎持续时间较长,尿毒症心包炎持续时间较短。如出现渗液,心包摩擦音可消失。

3.辅助检查

(1)实验室检查:结果取决于致病因素。一般都有白细胞计数增加,红细胞沉降率加速等炎症性反应。心包穿刺液的实验室检查,有助于病因学诊断。结核性心包炎渗液,常为血性,比重高,蛋白阳性,可找到结核杆菌;肿瘤心包积液除为血性外尚可找到肿瘤细胞。因此心包渗液都应行穿刺液的常规化验。

(2)心电图检查:急性心包炎因累及心包脏层下的心肌和心包渗液的影响,可出现一系列心电图变化。①ST段和T波改变:与心外膜下心肌缺血、损伤和复极延迟有关;急性心包炎的ST-T呈现动态变化,可分4个阶段:ST段呈弓背向下抬高,T波振幅增高,急性心包炎一般为弥漫性病变,上述改变可出现于除 aVR 和 V_1 外的所有导联,持续 2 天～2 周,V_6 的 J/T≥0.25;几天后ST段回复到等电位线,T波低平;T波呈对称型倒置并达最大深度,无对应导联相反的改变(除 aVR 和 V_1 直立外),可持续数周、数月或长期存在;T波恢复直立,一般在 3 月内;病变较轻或局限时可有不典型改变,出现部分导联的 ST 段、T 波的改变和仅有 ST 段或 T 波改变。②PR 段移位:除 aVR 和 V_1 导联外,PR 段压低,提示心包膜下心房肌受损。③QRS 波低电压和电交替。④心律失常:窦性心动过速多见,部分发生房性心律失常,如房性期前收缩、房性心动过速、心房扑动或心房纤颤,在风湿性心包炎时可出现不同程度的房室传导阻滞。

(3)其他:X 线、超声心动图、磁共振成像等检查对渗出性心包炎有重要价值。

(五)诊断和鉴别诊断

急性心包炎的诊断可依据症状、体征、X 线和超声心动图作出诊断,有明显胸痛伴全身反应如发热等症状时要考虑到本病的可能,若听到心包摩擦音则诊断可肯定,但心包摩擦音延续时间长短不一,故应反复观察以免漏诊。患者有呼吸困难、心动过速、心浊音界扩大及静脉瘀血征象时,应想到心包渗液的可能,经 X 线和超声心动图检查一般都能确立诊断。如怀疑急性心包炎,检查发现心电图异常表现者,应注意和早期复极综合征、急性心肌缺血相鉴别。不同病因的心包炎临床表现有所不同,治疗也不同,因此,急性心包炎诊断确立后,尚需进一步明确病因,为治疗提供方向,至于不同病因所致心包炎的临床特点详后。

(六)治疗

急性心包炎的治疗包括病因治疗和对症治疗。患者应卧床休息,胸痛者可给予吲哚美辛,阿司匹林,必要时可用吗啡类药物和糖皮质类激素;有急性心脏压塞时,行心包穿刺术以解除压迫症状。化脓性心包炎除用抗生素外,一般需行心包引流术。全身性疾病引起者则根据原发病进行治疗。少数病例反复发生心包渗液可考虑心包切除术。

二、慢性和复发性心包炎所致心包积液

慢性心包炎(病史 3 月以上)包括渗出性、粘连性和缩窄性心包炎,重要的是对炎性渗出和非

炎性心包积液（心力衰竭时）的鉴别,其临床表现与慢性心脏压塞及残余心包炎症的程度有关,通常仅有胸痛、心悸和疲乏等轻微症状。

慢性心包炎的临床诊断类似于急性心包炎,对病因明确者治疗成功率高,如结核、弓形体病、黏液水肿、自身免疫病和全身性疾病,对症治疗方面同急性心包炎,同样,心包穿刺可用于诊断和治疗目的,对自身反应性心包炎,心包内滴注非吸收性皮质激素晶体非常有效。慢性心包炎若频繁复发,心包胸膜穿通术和经皮球囊心包切开术可能适用,一旦出现大量心包积液,应考虑行心包切除术。

复发性心包炎分为间断型和持续型。间断型:未经治疗,存在无症状期,后者可长可短。持续型:抗炎药治疗中断导致复发。

导致复发的机制有:①自身免疫性心包炎患者抗炎药或皮质激素的剂量和/或疗程不足;②早期皮质激素治疗使心包组织病毒 DNA/RNA 复制增多,导致病毒抗原暴露增加;③再感染;④结缔组织病恶化。复发性心包炎的特征性表现为心前区疼痛,其他临床表现包括发热、心包摩擦音、呼吸困难及血沉增快,亦可出现心电图的异常变化,很少出现心脏压塞或心包缩窄。

复发性心包炎患者应限制剧烈运动,饮食治疗同急性心包炎。老年患者应避免使用吲哚美辛,因其可减少冠状动脉血流。秋水仙碱与微管蛋白结合,抑制细胞核有丝分裂及多形核细胞功能,干扰细胞间胶原移动,因而对复发性心包炎有效,尤其在非甾体抗炎药（NSAIDs）和皮质激素无效时,推荐剂量为 2 mg,1～2 天,随后 1 mg/d。用皮质激素时,应避免剂量不足和撤药太快,推荐方案为泼尼松（强的松）1.0～1.5 mg/kg,至少用 1 月,撤药时间不少于 3 月,如撤药期间症状复发,返回前次剂量 2～3 周后,再开始逐渐减量,撤药行将结束时,建议加用消炎药秋水仙碱或 NSAIDs,皮质激素疗效不佳时,可加用硫唑嘌呤或环磷酰胺。药物疗效不佳、症状严重且复发率高者,在停用激素数周后方可考虑心包切除术,心包切除术后再复发者可能是心包切除不完全所致。

三、不伴心脏压塞的心包积液

（一）病因

正常心包腔有 20～50 mL 液体,为血浆的超滤液,大于 50 mL 称为心包积液,分为漏出液和渗出液。渗出液包括浆液纤维蛋白性（蛋白浓度 2～5 g/dL、化脓性、浆液血性（血细胞比容约 10%）、血性（血细胞比容＞10%）。另外还有胆固醇及乳糜性积液。渗出性心包积液常见于急性非特异性心包炎、结核、肿瘤、放射治疗及创伤等。药物和结缔组织病、心包切开术后综合征和 Dressler 综合征等也占一定比例。艾滋病是新出现的心包积液的原因。

（二）诊断

1.临床表现

心包积液的症状和体征与积液增长速度、积液量和心包伸展特性有关。少量心包积液,增长速度慢,心包腔内压力升高不显著,可无任何症状。大量心包积液压迫周围组织和器官可产生各种症状,如呼吸困难、咳嗽、吞咽困难、声音嘶哑、呃逆等。心包积液少于 150 mL 可无阳性体征。积液量多时,心浊音界向两侧扩大;心底部浊音界卧位时增宽,坐位时缩小,呈三角形;心尖搏动消失;听诊心音低而遥远或有心包摩擦音;左肩胛角下触觉语颤增强、叩诊呈浊音、可闻及支气管呼吸音,称为 Ewart 征,为心包积液压迫左下肺叶所致。

2.超声心动图检查

超声心动图检查对心包积液诊断极有价值,积液超过 50 mL 即可发现,小量心包积液以 M 型超声心动图像较清晰。由于心脏形状很不规则,心包积液分布也不均匀很难精确计算,为临床需要分为小、中和大量心包积液。二维超声心动图检查,少量积液的液性暗区在左室后外侧壁及心尖;中量积液扩展到后壁,暗区大于 1 cm,特别在收缩期;大量心包积液右心室前壁见暗区,右房受压,在心动周期中暗区围绕心脏。超声心动图检查可提示心包有无粘连,有无分隔性积液,还能观察到心包厚度及心内结构,心脏大小,确定心包穿刺位置。

3.胸部 X 线检查

心包积液在 250～300 mL 时,心影可在正常范围,中至大量心包积液时心影普遍向两侧扩大,心脏正常弧度消失,上腔静脉影增宽,主动脉影变短,呈烧瓶状,心脏搏动明显减弱,肺野清晰。

4.实验室检查

心包液实验室检查包括生物化学、细菌学、细胞学和免疫学等。

5.CT 和 MR 检查

CT 扫描很容易发现心包积液,少于 50 mL 液体均可检出。正常心包厚度在 CT 上测量上限为 4 mm,大于 4 mm 为异常。仰卧位 CT 扫描时,少量的心包积液位于左室与右房之后外侧。心上隐窝扩张是心包积液的一个重要征象,较大量积液形成带状水样密度影包围心脏,积液约在 200 mL 以上。渗出液与血性积液密度较高,似软组织密度。CT 不能区分良性还是恶性病变积液。

MR 和 CT 一样对少量心包积液和局限性心包积液的检出很有价值。右室前壁液体厚度大于 5 mm 示中等量积液。非出血性的心包积液在 T1 加权像大多为均匀低信号,而慢性肾功能不全、外伤、结核性心包炎,在心包腔某些区域呈中信号或不均匀高信号,提示含高蛋白及细胞成分液体。信号强度增加区域表示炎性渗出物伴大量纤维物质。血性积液或心包积血,视含血液成分的多少,呈中或高信号。恶性肿瘤所致心包积液为不均匀中或高混杂信号。

(三)治疗

无论何种心包积液,它的临床重要性依赖于:①是否出现因心包腔内压升高,而致的血流动力障碍;②全身性病变的存在及其性质。因此,应当积极治疗原发病,除非有心脏压塞或因诊断需要分析心包积液如急性细菌性心包炎,否则无指征行心包穿刺术。

四、心脏压塞

心脏压塞(cardiac tamponade)是指心包腔内心包积液量增加到压迫心脏使心脏舒张期充盈障碍,心室舒张压升高和舒张顺应性降低,心排血量和全身有效循环血量减少。临床表现取决于心包积液增长的速度、心包顺应性和心肌功能。增长速度快,心包来不及适应性伸展,即使积液量为 100 mL,足使心包腔内压力突然上升至 26.7 kPa(200 mmHg)以上,引起急性心脏压塞。急性心脏压塞可在几分钟或 1～2 小时内发生,此时静脉压不能代偿性升高来维持有效血循环,而是通过增加射血分数至 70%～80%(正常 50%),增加心率及周围小动脉收缩 3 种代偿机制,保证心、脑、肾脏的灌注。如心包积液增长速度缓慢,心包逐渐扩张适应积液量的增加,超过 2 000 mL 时才出现心脏压塞,表现为亚急性或慢性心脏压塞。结核性或肿瘤性心包炎伴严重脱水血容量不足的患者,当心包腔和右房压均衡上升至 0.7～2.0 kPa(5～15 mmHg)就可引起心室充盈受限,心搏量下降,而出现所谓的低压性心脏压塞。

(一)症状

呼吸困难,端坐呼吸或前倾坐位,口唇青紫,全身冷汗,严重者出现烦躁不安,精神恍惚。

(二)体征

1.血压下降,心率增快及脉压差变小

心包积液使心排血量降低,心率代偿性增快以维持心排血量和动脉压,保证心、脑、肾脏灌注,同时,外围小动脉阻力增加,结果脉压差缩小。

2.颈静脉怒张,呈现 Kussmaul 征象

即吸气时颈静脉充盈更明显,其产生机制为右房不能接纳吸气时静脉回心血量。急性心脏压塞、颈部过短、循环血容量不足时可无颈静脉怒张或 Kussmaul 征象。

3.奇脉

吸气时桡动脉搏动减弱或消失。因吸气时心包腔内压力下降,回心血量增多,但心脏受束缚,不能相应扩张,导致室间隔左移使左室充盈减少,收缩期血压下降。用袖带测血压检查奇脉,吸气时收缩压下降大于 1.3 kPa(10 mmHg)[正常人吸气收缩压下降小于 1.3 kPa(10 mmHg)],同时肱动脉处听诊,吸气时动脉音比呼气时减弱或消失。检查奇脉不应令患者深呼吸,深呼吸如同 Valsalva 动作,可使脉搏减弱而作出错误的判断。奇脉也见于其他疾病,如阻塞性呼吸道疾病、心源性休克、限制型心肌病、肥胖、高度腹水或妊娠者。

4.心尖搏动不明显

心音遥远,50%可闻及心包摩擦音。

5.肝大、腹水,体循环瘀血征象

见于亚急性或慢性心脏压塞。通过代偿机制使肾脏对水钠的重吸收增多,以增加有效循环血量,而血液大部分滞留在体循环的静脉系统,再加之不同程度的静脉收缩,导致静脉压进一步升高。

(三)辅助检查

1.心电图

QRS 波振幅降低,P、QRS、T 波出现电交替时应考虑心脏压塞。若呼吸频率过快,而影响 QRS 电轴变化,常出现假性 QRS 电交替现象。

2.心导管检查

心包腔内压力升高,使心脏在整个心动周期过程中持续受压,心房、心室及肺动脉压升高,舒张充盈不足,心搏量降低。血流动力学特征为肺毛细血管楔压、肺动脉舒张压、右室舒张末压与右房压相等;心搏量降低;同时记录心包内、右心、左心压力显示心包内、右房、右室和左心室舒张末压几乎相等,压力升高一般≥2.0 kPa(15 mmHg)。但需注意下列情况:①当心脏压塞时伴有严重低血容量的患者中,心包内压和右房压力相等但只有轻升高;②若在心脏压塞前左心室舒张压已经升高,此时心包内压力和右心压力升高仍相等,但低于左心室舒张末压;③肺动脉和右心室收缩压一般低于 6.7 kPa(50 mmHg),并伴有脉压差变小,反映了每搏量的降低;④重度心脏压塞,右室收缩压只稍高于右室舒张压。

3.超声心动图

右房舒张期塌陷,右室舒张早期塌陷,左房塌陷。吸气时通过三尖瓣血流速度增加,而二尖瓣血流速度降低>15%。吸气时右室内径增大而左室内径缩小。二尖瓣 EF 斜率下降。下腔静

脉瘀血,内径随呼吸的正常变化消失。左室假性肥厚。心脏摆动。心包腔见大量液性暗区。

(四)治疗

心包穿刺或心外科手术排出心包积液,解除心脏压塞是最主要的治疗方法。在紧急情况下某些支持疗法也有一定的治疗作用。静脉输液有助于中心静脉压升高,促进心室充盈,维持心排血量。此外,静脉滴注异丙基肾上腺素和多巴酚丁胺是维持心脏压塞时血循环的有效药物,它可增强心肌收缩力、扩张周围小动脉、缩小心脏体积以减轻心脏压塞,增加心排血量。心脏压塞时避免使用 β-受体阻滞剂,也不宜单独使用血管扩张剂。

心包穿刺:20 世纪 70 年代前,心包穿刺是在没有超声心动图检查和血流动力学监测下进行的盲目的床边穿刺,危及生命的并发症和死亡的发生率高达 20%。目前依据二维超声心动图检查选择穿刺部位,心电监护下心包穿刺,可降低并发症发生率。有人推荐联合进行右心导管检查、动脉压监测和心包穿刺引流和测压,可以评价压塞解除是否充分,可以彻底引流无分隔的心包液体;可以了解存在右房压高的其他原因,在血流动力学监测和透视下行心包穿刺,增加了操作的安全性。心包穿刺时最好使用三通接头,接于 18 号穿刺针上。三通接头侧管与压力传感器相连,后端连接含有 1% 利多卡因的注射器,之后可用于抽吸心包积液。穿刺针针座或近端可以经一金属夹与心电图胸导联相连,观察穿刺是否太深损伤心外膜。但必须保证心电图机或心电图监护仪接地以免漏电引起心室纤颤。

心包穿刺部位以剑突下最常用,患者取半卧位 20°～30°,背部可垫枕使剑突隆起,穿刺点定在剑突下约 5 cm 和中线左旁 1 cm 处。穿刺针与皮肤成锐角,进针后针头向上略向后沿胸骨后推进。此处穿刺优点为肺脏、胸膜不遮盖心脏,穿刺针不穿过胸腔;不会损伤乳内动脉;心包后下方的积液易抽取,但穿刺针需穿过致密组织,如用力较大可能进针过深而撕裂右室、右房或冠状动脉。左第 5 肋间也是常用的穿刺部位。取坐位于心浊音界内 1～2 cm,二维超声心动图定位。穿刺向内、后,按定位方向进针。因左侧心肌较厚,穿通心肌机会少,但针头需经胸腔可使心包积液流入胸腔。若同时伴有左胸腔积液,心包穿刺抽取液体不易辨别液体来源于何处。少量心包积液选此点行心包穿刺不易成功,且有刺伤心肌危险。

五、不同病因所致的急性心包积液

(一)感染性心包积液

1.特发性(非特异性或病毒性)心包炎

急性特发性心包炎(acute idiopathic pericar ditis)在国外占心包炎的首位,国内近年有渐增趋向。病因尚不十分清楚,可能是病毒直接侵入感染或感染后自身免疫反应。在这类心包炎患者中,曾有学者分离出柯萨奇 B、埃可 8 型病毒。目前即使在医疗技术先进的国家,对心包液、血液、咽部分泌物和粪便等进行病毒分离和培养,提供病原诊断的可能性仍不大。推测临床上许多特发性心包炎就是病毒性心包炎,因此急性特发性心包炎亦有称之为急性非特异性心包炎或病毒性心包炎(viral pericarditis)。另因此病预后良好,又有学者将其称为急性心包炎。

(1)病理:早期表现呈急性炎症反应,中性粒细胞浸润,纤维蛋白沉积是急性纤维蛋白性或干性心包炎。心包脏层与壁层表面出现含有灰黄色的纤维蛋白、白细胞及内皮细胞组成的渗出物,呈条团块及微细颗粒状,毛绒绒的样子。炎症反应可累及心外膜下心肌,或心包与心外膜之间、心包与邻近的胸骨和胸膜之间发生炎症性反应至纤维粘连。心包炎症进一步发展,液体渗出增加呈渗出性心包炎。

（2）临床表现。①症状：本病多见于男性青壮年，儿童与老年人也有发生。半数以上病例在发病前1～8周曾有上呼吸道感染。前驱症状有发热和肌痛。典型"心包痛"的症状是突然剧烈心前区疼痛，部位和性质多变，常局限于胸骨后和左心前区，可放射至斜方肌、颈部及上肢。咳嗽、深呼吸、吞咽动作、躯体转动时疼痛加剧，前倾坐位疼痛缓解。偶有疼痛局限于上腹部，酷似"急腹症"。若疼痛性质呈压榨感并放射至左上肢又酷似"急性心肌梗死"。有时又与胸膜炎疼痛相似。一般症状持续数天至数周。呼吸与体位变化疼痛加重易与急性肺梗死胸痛相混淆，然而急性肺动脉栓塞后数天，4％患者会并发急性心包炎，应予注意。心包的痛觉神经经膈神经入胸椎第4、5节的脊髓。心包只有壁层前壁，相当于左侧第5、6肋间处对痛敏感。疼痛除心包壁层反应外，心包周围组织和胸膜炎症反应及心包积液心包膜伸展等原因，均可引起胸痛。呼吸困难表现为呼吸浅速，以减轻心包和胸膜疼痛。发热或大量心包积液压迫邻近支气管和肺实质或并发肺炎，呼吸困难加重。②体征：心包摩擦音是急性心包炎特有的体征。由于心包膜壁层与心外膜炎症性纤维蛋白渗出，表面粗糙在心脏跳动时两者相互摩擦而产生。听诊时有似搔抓、刮擦高频声音，似近在耳旁，心前区胸骨左缘和心尖部摩擦音最清楚，最好取呼吸暂停或前俯坐位，采用膜式听诊器加压听诊。大多数心包摩擦音与呼吸周期无关，但有时吸气状态下声音较响。心包摩擦音由3个时相成分组成，包括心房收缩（收缩期前）、心室舒张快速充盈期和心室收缩。心室收缩期成分，是心包摩擦音最响的成分。心包摩擦音由三相成分组成占58％～60％，双相24％，单相仅有心室收缩成分者占10％～15％，且多在心包炎早期和消退期听到。单相和双相心包摩擦音，需排除器质性心脏病、纵隔嘎吱音和听诊器接触皮肤的人工摩擦音。

（3）辅助检查。①心电图检查：典型心电图变化分4个阶段。第1阶段，在起病几小时或数天之内，除对应的aVR、V_1导联ST段常压低外，其他所有导联ST段抬高呈凹形，一般<0.5 mV，部分病例可见P-R段压低，约1周内消失；第2阶段，ST和P-R段回到正常基线，T波低平；第3阶段，在原有ST抬高导联中T波倒置，不伴有R波降低和病理性Q波；第4阶段，可能在发病后数周、数月，T波恢复正常或因发展至慢性心包炎使T波持久倒置。当心包炎心外膜下心肌受损或心包膜不同部位的炎症恢复过程不一致，心电图呈不典型变化，如只有ST段抬高或T波变化；局限性ST和T波改变；一份心电图可同时出现心包炎演变过程中不同阶段的ST和T波变化。如心电图见有一度房室传导阻滞或束支传导阻滞，则提示合并广泛性心肌炎症。第1阶段ST抬高需与以下疾病鉴别：急性心肌梗死，心包炎不出现病理性Q波，ST段抬高时无T波倒置，演变过程中在T波倒置之前表现为正常心电图；变异性心绞痛，ST段抬高多为暂时性；早期复极综合征，ST段抬高常见于青年人，特别是黑种人、运动员和精神科患者，ST段没有动态演变，P-R段不偏移。②胸部X线检查：急性纤维蛋白性心包炎阶段或心包积液在250 mL以下，心影不增大，即使有血流动力学异常，胸部X线检查亦可正常。③血白细胞正常或增多：分类以淋巴细胞为主。血沉增快，心肌酶谱正常，但当炎症扩展到心外膜下心肌时酶谱水平可升高。

（4）鉴别诊断。①急性心肌梗死：急性心包炎早期易与之混淆。发病后24～36小时，依临床经过，一系列特征性心电图改变和心肌酶升高可鉴别。②急性主动脉夹层：主动脉夹层发生心包积血，呈血性心包炎时可误诊为急性特发性心包炎，通过超声心动图、CT或MRI检查可获得正确诊断。

（5）治疗：本病自然病程一般为2～6周，多数患者可自愈，急性期卧床休息，密切观察心包积液的增长情况，出现心脏压塞即行心包穿刺。胸痛给予止痛药，阿司匹林0.9 mg，每天4次或非甾体抗炎药，如吲哚美辛75 mg/d、布洛芬600～1 200 mg/d。经上述治疗数天后仍有剧烈胸痛，心包积液量增多或出现血性心包积液倾向,在排除合并感染后采用激素治疗,泼尼松 40～60 mg/d。症状一旦缓解即迅速逐渐减量和停用。急性特发性心包炎治疗后,头数周或数月内可复发,复发率达 25%。少数慢性复发性心包炎需用小剂量泼尼松 5～10 mg/d,维持治疗数周甚至半年。病情进展至心包缩窄时,可行心包切除术。

2.结核性心包炎

研究表明,结核病患者中约 4% 引起急性心包炎,其中 7% 发生心脏压塞,6% 发展成心包缩窄,在我国结核病是心包炎的主要原因。患者多通过肺门、纵隔、支气管、胸骨等处直接蔓延,也可通过血行途径将病菌播散至心包,常是急性起病,亚急性发展。急性期心包纤维蛋白沉积伴有浆液血性渗出主要含有白细胞,1～2 周后以淋巴细胞为主,蛋白浓度超过 2.5 g/dL。结核性心包积液的产生可能由于对结核杆菌蛋白的高敏反应。亚急性期心包炎呈现肉芽肿性炎症并有内皮组织细胞,朗格罕斯细胞及干酪样坏死。心包渗液或心包组织中也可出现极低浓度的结核杆菌,与脏、壁层心包增厚伴成纤维细胞增生使两层粘连,若同时伴有渗出,即成慢性或粘连期,此种渗出缩窄性心包炎不常见。其后心包腔内无渗液而心包钙化,部分发展为缩窄性心包炎。

(1)临床表现:有全身性疾病的一般症状及心包炎表现,常有发热、胸痛、心悸、咳嗽、呼吸困难、食欲缺乏、消瘦乏力及盗汗等,心界扩大、心音遥远、心动过速,偶有心包摩擦音。40%～50% 并胸腔积液,大量者可致心脏压塞,出现颈静脉怒张、奇脉、端坐呼吸、肝大、下肢水肿。

(2)诊断:绝对证据应是心包渗液或心包膜病检证实有结核杆菌,但阳性率极低(包括培养),活检是创伤性难以接受。其他如体内任何部位查结核杆菌或干酪性坏死肉芽肿组织学证据,即可高度提示为结核性心包炎。结核菌素皮试强阳性或抗结核治疗有效,仅是间接依据。聚合酶联反应(PCR)技术检测结核菌 DNA 的方法尚待进一步完善。

(3)治疗:确诊或怀疑结核性心包炎患者,能排除病因(如病毒、恶性肿瘤、结缔组织病等者)可予抗结核治疗。三联抗结核化疗:异烟肼 300 mg/d,利福平 600 mg/d 与链霉素 1 g/d 或乙胺丁醇 15 mg/(kg·d),治疗 9 月可以达满意疗效。

抗结核治疗中仍有心包渗出或心包炎复发,可加用肾上腺皮质激素如泼尼松 40～60 mg/d。可减少心包穿刺次数、降低死亡率,但不能减少缩窄性心包炎的发生。

外科治疗:心包缩窄、心脏压塞或渗出缩窄心包炎均是手术切除心包的指征、争取及早进行。

3.细菌性(化脓性)心包炎

化脓性心包炎自抗感染药物使用后,较以往减少,主要致病菌由肺炎球菌、溶血性链球转为葡萄球菌及革兰氏阴性杆菌、沙门杆菌属、流感嗜血杆菌和其他少见病原体。通常感染由邻近胸、膈下疾病直接蔓延或血行传播。当前成年人化脓性心包炎与胸外科术后或创伤后感染、感染性心内膜炎有关。

(1)临床表现:化脓性心包炎发病开始为感染所致的高烧、寒战、盗汗和呼吸困难。多数无"心包痛"。心包摩擦音占半数以下,心动过速几乎都有,易被漏诊,颈静脉怒张和奇脉是主要的心包受累依据,且预示将发生心脏压塞。

(2)诊断:根据病史、体检再结合辅助检查白细胞升高、胸部 X 线示心影扩大,纵隔增宽。ECG 示ST-T 呈心包炎特征改变,交替电压示有心脏压塞可能。P-R 延长、房室分离或束支传导阻滞。

心包液检查多核白细胞增多、可有脓球,葡萄糖定量水平降低,蛋白含量增加,乳酸脱氢酶(LDH)明显增高。

对高度怀疑患者应迅速作超声心动图检查确定是否心包积液或判断有无产气菌感染所形成的粘连所致的小腔积液。

(3)治疗：使用足量抗生素外，应行心包切开引流，必须彻底引流，大剂量抗生素控制感染后维持2周。

4.真菌性心包炎

(1)病因：组织孢浆菌是真菌性心包炎(fungal pericarditis)最常见的病因，多见于美国。年青者和健康人由于吸入鸟或蝙蝠粪便中的孢子而患病。在城市则与挖掘或建筑物爆破有关。

球孢子菌性心包炎与吸入来自土壤与灰尘的衣原体孢子有关。

其他真菌感染引起心包炎包括曲菌、酵母菌、白色念珠菌等。引起真菌感染传播的危险因素，包括毒瘾者、免疫功能低下、接受广谱抗生素治疗或心脏手术恢复期。

(2)病理解剖：组织孢浆菌性心包炎，心包液增长迅速、量大，可为浆液性或血性，蛋白量增加，多形核白细胞增加。其他病原真菌性心包炎，渗液增长较慢。组织孢浆菌和其他真菌性心包炎，心包渗出液偶尔可机化，心包增厚，心包缩窄和钙化。

(3)临床表现：几乎所有组织孢浆菌心包炎患者都有呼吸道疾病、明显的"心包痛"及典型心电图改变。胸片异常，95%心影增大，胸腔积液和2/3患者胸腔内淋巴结肿大。组织孢浆菌心包炎典型表现为急性自限性播散感染，40%以上患者有血流动力学变化或心脏压塞症状，罕见发生严重长期播散感染，如发热、贫血、白细胞计数下降、肺炎-胸腔综合征、肝大、脑膜炎、心肌炎或心内膜炎等症状不常见。严重播散感染多半在婴幼儿、老年男性和应用免疫抑制剂者。

(4)诊断：组织孢浆菌心包炎诊断依据：①永久居住或旅行至流行病区；②青年人或健康成年人，疑心包炎时，补体结合滴定度升高至少1：32；③免疫扩散试验阳性。多数患者滴定度并不进行性升高，因为心包炎通常发生在轻或无症状肺炎后，则第1次测定时滴度已升高。组织孢浆菌素皮试对诊断没有帮助。组织孢浆菌心包炎多发生在严重播散性感染情况下，必须与结节病、结核、霍奇金淋巴瘤及布氏菌病鉴别。组织孢浆菌进行性播散时，组织学检查和培养是重要的，可从肝、骨髓、溃疡渗出液或痰接种于萨布罗骨髓、溃疡渗出液或痰接种于萨布罗(Sabouraud)琼脂培养基或荷兰猪，随后传代培养。

球孢子菌感染是一局限性或播散性疾病。一般为良性，有时少数发展为急性的播散性致死性的真菌病。此病常发生在美国圣华金山谷，后又在南美、非洲发现。本病不经人传染，多因吸入孢子后感染。本病不易由流行区带至其他非流行区，因非流行区不具备流行区的条件。

诊断球孢子菌性心包炎依据：①有接触流行病区尘土的病史；②有球孢子菌播散至肺和其他器官的特征性临床表现；③感染早期血清学检查沉淀反应、补体结合试验阳性；④活体组织病理检查见特征性的小体。球孢子菌素皮试往往阴性。明确诊断要根据萨布罗琼脂培养鉴定。

其他真菌性心包炎如怀疑由其他真菌引起的心包炎，应做相应的补体结合试验。念珠菌性心包炎对血清学检查和沉淀试验不敏感，也不具有特异性，心包膜活检见真菌感染的特征和心包渗液培养有真菌生长，对诊断念珠菌心包炎有重要意义。

(5)治疗：组织孢浆菌心包炎一般属良性，在2周内缓解，不需要两性霉素B治疗，可用非固醇类消炎药治疗胸痛、发热、心包摩擦音和渗出。大量心包积液至心脏压塞，则需紧急心包穿刺或心包切开引流。心包钙化缩窄不常见。若同时伴有全身严重感染播散可静脉注射两性霉素B。

非组织孢浆菌心包炎生产诊断较罕见，不会自然缓解，多死于原发病或真菌性心包炎及心肌受累。心包炎伴有球孢子菌播散,曲菌病、芽生菌病时的药物治疗可用两性霉素 B 静脉注射。南美型芽生菌病尚需用氨苯磺胺(subforamide)。伴有真菌败血症和播散感染的念珠菌性心包炎用二性霉素 B 治疗并心包切开引流。许多非组织孢浆菌的真菌性心包炎,慢性心包炎真菌感染能发展为严重性心包炎,慢性心包炎真菌感染能发展为严重的心包缩窄,而心脏压塞并不常见,因此,心包切开引流是常用的治疗方法。心包内注射抗真菌药不一定有帮助。

长时间应用两性霉素 B 常伴随严重毒性反应,故强调组织学检查或培养后获得正确诊断的重要性。

伊氏放线菌病和星形诺卡菌属真菌与细菌中间类型,这类病原体可引起无痛性感染,也可由胸腔、腹腔或颜面脓肿侵入心包,发展至心脏压塞和慢性缩窄性心包。

5.寄生虫性心包炎

寄生虫性心包炎(parasite pericarditis)极为少见。肠溶组织阿米巴可通过血源性播散或肝脓肿破入心包而引起心包炎。文献已报告 100 例棘球蚴引起的心包炎,它常由入侵部位蔓延至心包或在心肌形成的囊肿破入心包腔而引起心包炎。

(二)非感染性心包积液

1.急性心肌梗死后综合征(Dressler 综合征)

急性心肌梗死后综合征(Dresslersyn drome),多发生于急性心肌梗死后数周至数月,最常见是2~3 周。急性起病伴发热、心包炎和胸膜炎。估计 Dressler 综合征发生率约40%。近年发生率有显著下降。急性心肌梗死溶栓治疗成功再灌注者中,Dressler 综合征极罕见。其发生机制尚不完全清楚,可能是机体对坏死心肌组织的一种自身免疫反应,因 Dressler 综合征患者血中可测到抗心肌抗体;抑或是心肌梗死处血液渗入心包腔引起心外膜迟发免疫反应;也可能由于心肌梗死创伤激活心脏内静止或潜在的病毒。临床表现需与急性心肌梗死、早期心包炎、梗死延展和梗死后心绞痛相鉴别。

(1)病理解剖:心包膜呈非特异性炎症改变、纤维蛋白沉着。与梗死早期心包炎不同,早期心包炎,心包膜炎症改变仅覆盖在梗死灶局部范围,Dressler 综合征病理改变呈弥漫性。

(2)临床表现:急性心肌梗死后数周至数月内偶见于 1 年后发病,可反复发作。急性起病,常见症状为发热、全身不适、心前区疼痛和胸痛。疼痛性质与程度有时易误诊再梗或梗死后心绞痛。查体可闻及心包摩擦音,有时可听到胸膜摩擦音,持续 2 周。心包积液少至中等量,大量心包积液心脏压塞少见。心包积液为浆液性或浆液血性,偶为血性积液。血化验检查白细胞增多,血沉增快,X 线胸片心影扩大,单侧(常为左侧)或双侧胸腔积液,有时可见肺内渗出阴影。超声心动图检查示心包积液。而心肌梗死后可有1/4 患者出现少量心包积液,且临床无症状,但并非是 Dressler 综合征。心电图表现除原有的心肌梗死,ST-T 改变外,部分患者有急性心包炎典型ST-T 改变。

(3)鉴别诊断。

急性心肌梗死早期心包炎:多于梗死后 1 周内发生,常为前壁和广泛前壁心肌梗死,扩展到心外膜引起局限性心包炎。急性心肌梗死头 48 小时即可听到心包摩擦音,持续 2~3 天,超过 3 天提示预后不良。

心肌梗死延展或再梗死(Dressler 综合征):①具有特征性"心包痛",与呼吸,体位有关,对硝酸甘油治疗无反应。②心电图无新 Q 波出现。③CK-MB 无明显上升,有时心包炎症浸润心外膜下心肌,使CK-MB 轻度升高。

心肌梗死后长期抗凝治疗继发血性心包积液:X线胸片发现心包积液,肺部浸润性阴影,少数有咯血症状者,还需与肺炎和肺梗死相鉴别。

(4)治疗:Dressler综合征是自限性疾病,易复发,预后良好。突发的严重心包炎应住院观察,以防发生心脏压塞。发热、胸痛应予卧床休息,常用阿司匹林或非甾体抗炎药治疗。Dressler综合征为中等或大量心包积液或复发者,可短期内用肾上腺皮质激素治疗,如泼尼松40 mg/d,3～5天后快速减量至5～10 mg/d,维持治疗至症状消失,血沉恢复正常为止。有报道秋水仙碱(colchicine)可治愈Dressler综合征复发性激素依赖性心包炎,其效果有待进一步证实。患Dressler综合征后停用抗凝剂,以免发生心包腔内出血。心脏压塞即行心包穿刺。Dressler综合征引起缩窄性心包炎则行心包切除术。

2.肿瘤性心包积液

(1)病理解剖:尸解资料肿瘤性心包炎(neoplastic pericarditis)占心包病的5%～10%。肺癌、乳腺癌、白血病、霍奇金淋巴瘤和非霍奇金淋巴瘤占恶性心包炎的80%,除此之外还包括胃肠道癌肿、卵巢癌、宫颈癌、肉瘤、平滑肌肉瘤、多发性骨髓瘤、纵隔畸胎瘤、胸腺瘤和黑色素瘤。

原发性心包肿瘤:原发性心包恶性肿瘤罕见,以间皮瘤占优势,其次为良性局限性纤维间皮瘤、恶性纤维肉瘤、血管肉瘤、脂肪瘤和脂肪肉瘤、良性和原发性恶性畸胎瘤。原发性心包肿瘤罕见,偶有与先天性疾病,如结节性硬化症并存报告。分泌儿茶酚胺嗜铬细胞瘤,也是罕见的原发性心包肿瘤。在一些艾滋病患者中,由于卡波济肉瘤和心脏淋巴瘤,引起心包膜和心脏恶性肿瘤病例数增多。感染艾滋病病毒早期可出现心脏压塞,必须与化脓性心包炎及心包恶性肿瘤鉴别,以排除这些疾病。

心包转移肿瘤:癌肿转移途径有:①纵隔恶性肿瘤扩散和附着到心包;②肿瘤小结由血行或淋巴播散沉积于心包;③肿瘤弥漫性浸润心包;④原发性心包肿瘤,心包膜局部浸润。大多数病例,心外膜和心肌不受累。

肿瘤性心包积液:肿瘤性心包炎渗液呈现浆液血性,发展迅速,可致急性或亚急性心脏压塞。心包肿瘤如肉瘤、间皮瘤和黑色素瘤,能侵蚀心室腔和心包腔内血管,引起急性心包扩张和意外的致死性心脏压塞。心包增厚和心包腔内渗液(渗出-缩窄性心包炎)或肿瘤生长把整个心脏包裹,形成缩窄性心包炎。

纵隔肿瘤并发心包积液:并非均为恶性,纵隔淋巴瘤和霍奇金淋巴瘤常出现无症状心包渗液,这些暂时性心包渗液,推测可能是淋巴回流障碍的结果。纵隔胸腺瘤和原发性心脏肿瘤也可并发暂时性心包积液。

(2)临床表现:肿瘤心包炎可无症状仅在尸解时发现。在不明原因的急性心包炎中,估计肿瘤病因占5%。心脏压塞有时是某些癌肿、白血病,或原发性心包肿瘤的首发症状。

呼吸困难是恶性心包炎常见症状,其次包括胸痛、咳嗽、胸廓畸形和咯血。心音遥远和偶闻心包摩擦音。大多数患者是在心脏压塞、颈静脉怒张、奇脉及低血压时而被确诊。

(3)辅助检查:胸部X线90%以上有胸腔积液、心脏扩大、纵隔增宽、肺门肿块或偶见心脏阴影轮廓呈不规则结节状。

(4)心电图检查:心电图呈非特异性改变。心动过速、ST-T改变、QRS低电压和偶见心房纤颤。有些患者的心电图呈持续心动过速、心包炎早期心电图表现。心电图出现房室传导障碍,暗示肿瘤已浸润心肌和心脏传导系统。

(5)诊断和鉴别诊断:癌肿患者并发心包炎并非均是癌肿疾病本身所引起,如放射治疗后心包炎,免疫抑制剂治疗诱发结核性或真菌性心包炎。有少数报告,静脉注射化疗药物多柔比星(阿霉素)、柔红霉素时发生急性心包炎。

肿瘤性心包炎心脏压塞,必须与癌肿患者因其他原因出现的颈静脉怒张、肝大、周围水肿相鉴别。引起这些症状重要原因包括:①多柔比星的心肌毒性或原有心脏病者,左右心功能不全进行性加重;②上腔静脉阻塞;③肝肿瘤门脉高压;④肿瘤播散至肺微血管继发性肺动脉高压。

超声心动图检查可帮助探测心包腔中不规则肿块。CT 和 MRI 检查除可显示心包积液外,还能了解肿瘤位置与心包膜、纵隔和肺之间关系。

心包穿刺和心导管:超声心动图检查发现大量心包积液疑有心脏压塞的癌肿患者,采用心包穿刺留置导管同时联用,可以鉴别:①上腔静脉阻塞,可能同时并存肿瘤性心包炎,心脏压塞,致面部水肿,颈静脉扩张。心导管还能协助区分;②发绀、低氧血症和肺血管阻力升高,不一定是心脏压塞特征。当心包穿刺后,患者的低氧血症和持续性呼吸困难仍存在,强有力支持肺微血管肿瘤(肿瘤性淋巴炎肺播散)。在右心导管肺毛细血管嵌顿处取血样标本,进行细胞学检查能获得诊断的证据。

由于心包积液外观不能区别心包炎的原因是肿瘤性、放射性抑或是特异性病因,需要精细的心包积液细胞学检查鉴别。细胞学检查结果对 85% 的恶性肿瘤心包炎可提供诊断依据。癌肿性心包炎,假阴性细胞学是不常见,但不包含淋巴瘤和间皮瘤。对怀疑肿瘤性心包炎者,心包积液检查应包括癌胚抗原以提高诊断的阳性率。假如细胞学检查结果阴性,可能要求切开心包进行活检。心包活检的标本要够大,能对 90% 以上病例提供组织学诊断,如标本太小可有假阴性诊断。对危急患者切开心包活检有一定危险,值得注意。经皮光导心包腔镜活检是一种新的介入检查方法,可用于怀疑心包腔肿瘤者。

(6)预后:肺癌和乳腺癌是肿瘤性心包炎心脏压塞最常见原因。肿瘤性心包炎自然史根据原发恶性肿瘤疾病类型而决定。两组统计分析,恶性肿瘤心脏压塞经治疗患者的自然史,平均生存4 月,25% 生存1 年。乳腺癌致肿瘤性心包炎预后明显好于肺癌或其他转移癌性心包炎。有学者报告肺癌患者的心包炎心脏压塞外科治疗,平均生存期仅 3.5 月,相反乳腺癌平均生存 9 月,有幸者最长生存 5 年以上。

(7)治疗:肿瘤性心包积液根据患者具体情况而定,如有无心脏压塞的临床表现,有无特异性有效的治疗和恶性肿瘤病程的阶段。终末期衰竭患者,通过治疗改变预后是无希望的,在这种情况下,诊断顺序要简化,治疗目的是减轻症状,改善最后数天或数周的生活质量。90%～100% 肿瘤性心包炎心脏压塞者,采用心包穿刺留置导管方法抽取心包积液,能有效地缓解相关症状,出现并发症风险低(<2%)。若心脏压塞复发,可在局麻下行剑突下心包切开术,缓解症状成功率高,并发症发生率低。左侧开胸部分心包切开术(开窗术)与剑突下心包切开术相比,无更多的优点,现已少用。

一种经皮球囊心包切开术,对恶性肿瘤心包积液处理是一种有前途的新技术。有用此种方法治疗50 例大量心包积液和心脏压塞的经验。并发症包括 2% 冠状动脉撕裂,12% 发热,胸腔积液需行胸腔穿刺或放置引流者占 16%。虽然,早期并发症发生率高,但对恶性心包积液的处理,尚无循证医学证据证实经皮球囊心包切开术的效果优于导管心包穿刺术或剑突下心包切开术。

已接受有效的化疗和激素治疗的恶性肿瘤患者,其无症状性心包积液可用超声心动图动态观察心包积液进展情况。大量心包积液和心脏压塞,除心包穿刺抽液外可并用药物治疗如四环素和其他化学制剂注入心包腔内,目的是使心包膜硬化和心包腔闭合。与导管心包腔穿刺和剑突下心包切开抽液比较,至今没有使人信服的证据证实心包腔内滴注药物能改善预后。心包腔内滴入药物的不良反应包括胸痛、恶心、高烧,房性心律失常和迅速发展成心包缩窄。

对放射治疗敏感的肿瘤,放射治疗是一个重要的选择。大约一半恶性心包炎是对放射治疗敏感的肿瘤引发,对这种治疗有反应。一组 16 例乳腺癌患者并恶性心包积液,11 例放射治疗后明显改善。7 例白血病或淋巴瘤继发性恶性心包积液,放射治疗 6 例改善。

1/4 恶性心包积液患者很可能生存时间少于 1 年。在癌肿者伴有复发性心包积液和心包缩窄,如有:①对系统性抗癌治疗有潜在反应;②期望生存时间延长 1 年以上,可考虑外科广泛心包切除术。

3.尿毒症性心包炎

可分为尿毒症心包炎和透析后心包炎,由于透析疗法的进展,发生率较前明显降低。其发病多为综合因素:尿素氮等毒性物质所致包膜化学性炎症;营养不良免疫功能低下,频发细菌、病毒感染极易波及心包;患者血小板功能和凝血功能障碍、纤溶活性降低,导致出血性心包炎或出血纤维性心包炎,增加心脏压塞的危险;免疫功能异常;容量超负荷;患者甲状旁腺功能亢进,钙盐增加,沉积心包;伴有高尿酸血症、低蛋白血症,也增加其发生。

(1)临床表现:持续心前区疼痛,随体位变化而加剧、发热等。心包摩擦音、血压下降。心界扩大、肝大、奇脉等心脏压塞症状。如临床无典型心前区疼痛及心包摩擦音、仅靠超声心动图检查难以诊断尿毒症心包炎。

(2)治疗:血液透析是有效的治疗措施,应尽早进行。尽量减少肝素用量、避免出血致心脏压塞,必要时行无肝素透析或作体外肝素化法。积液量大者可行心包穿刺或心导管心包腔内引流术,放液后心包腔内注入甲泼尼龙 60～100 mg 可助炎症吸收。若心脏压塞持续存在或反复出现心包积液,上述治疗无效或已发展至心包缩窄可行心包切除术。

4.放射性心包炎

(1)病因:放射性心包炎(radiation pericarditis)是乳腺癌、霍奇金淋巴瘤和非霍奇金淋巴瘤放射治疗的严重并发症。放射治疗对心肌和心包的损伤取决于:①放射治疗的剂量;②治疗次数和治疗时间;③放疗照射区所包括心脏的容积;④^{60}Co 与直线加速器比较,^{60}Co 照射量分布不均匀。

霍奇金淋巴瘤放射治疗过程中 60% 心影在照射野内,经 4 周剂量小于 4 000 rad 治疗,放射性心包炎发生率 5%～7%,超过此剂量放射性心包炎发生率急速上升。当整个心包膜暴露在照射野内,心包炎发生率为 20%。若隆突下用防护垫保护心脏,发生率可降至 2.5%。

乳腺癌放射治疗,在照射野内心脏容积少于 30%,可耐受 6 周以上,6 000 rad 治疗,放射性心包炎发生率小于 5%。

目前认为放射性心包炎多发生在放射治疗后数年,临床表现呈慢性心包积液或缩窄性心包炎。

(2)病理解剖:放射性心包炎表现为纤维蛋白沉积和心包膜纤维化。急性炎症阶段心包积液可以是浆液性、浆液血性或血性,蛋白和淋巴细胞成分增多。初期炎症反应性渗液可以自然消退,若浓稠的纤维蛋白渗液继续增多,使心包粘连、心包膜增厚和心包小血管增殖则形成慢性渗出性心包积液、缩窄性心包炎及放射治疗常引起的渗出-缩窄性心包炎。

放射治疗有时可损伤心肌,致心肌间质纤维化、瓣膜增厚、主动脉瓣关闭不全、主动脉炎、不同程度房室传导阻滞,心肌内小动脉纤维变性增厚,可伴有心内膜纤维化或弹力纤维增生、心肌纤维化,亦可发展成限制型心肌病,与放射治疗后缩窄性心包炎并存。

（3）临床表现：少数表现为急性心包炎症状,发热、心前区痛、食欲减退、全身不适,心包摩擦音和心电图异常。迟发性心包炎常在放射治疗后4个月至20年,最常见在12个月内,出现急性非特异性心包炎或无症状性心包积液和胸腔积液,在数月或数年内逐渐消退。约50%患者呈慢性大量心包积液,伴有不同程度心脏压塞,病程长者可出现心包缩窄的临床表现。

（4）诊断及鉴别诊断：放射性心包炎常与原有的恶性肿瘤所引起的心包炎相混淆。肿瘤转移或浸润的心包炎常为大量心包积液、心脏压塞。心包积液细胞学检查,85%病例能确定原发灶。若霍奇金淋巴瘤临床治愈数年后心包炎、心包积液症状仍存在,则放射损害比恶性肿瘤转移的可能性更大。放射治疗可诱发甲状腺功能低下,而发生心包积液,发生率约25%。病毒感染所致而发生心包炎均需与放射性心包炎相鉴别。

（5）治疗：放射治疗后无症状心包积液,定期随访,不需特殊治疗。大量心包积液、心脏压塞或为明确诊断进行组织学检查需做心包穿刺术。严重顽固疼痛和威胁生命的心包积液可用激素治疗。反复大量心包积液,严重渗出-缩窄性心包炎行心包切除术,手术死亡率21%,而非特异性缩窄性心包炎手术死亡率则为8%,明显低于放射性心包炎。术后随访5年生存率5%,而其他病因心包切除术,5年随访生存率83%。

5.风湿性心包炎

在19世纪心包炎最常见病因是急性风湿热,它与严重的风湿性心内膜炎多并存。目前,风湿性心包炎(rheumatic pericarditis)不常见,发生率5%～10%。风湿性心包炎为自限性心包炎,可自然消退,发展为慢性钙化缩窄性心包炎极罕见。

（1）病理解剖：风湿性心包炎特点为浆液纤维蛋白或脓性渗液。急性活动期IgG、IgM和补体沉着在心包膜表面,但心包炎发病机制是免疫机制或是单纯的非特异性炎症反应尚不清楚。

（2）临床表现及诊断：风湿性心包炎常发生在急性风湿热初期,无临床症状或有典型心前区痛和急性风湿热的其他症状,如发热、全身不适和关节痛。出现心包炎常表示有弥漫性全心炎。风湿性心包炎诊断依据包括胸痛、心包摩擦音或超声心动图显示出心包积液,结合Jones修正的急性风湿热临床诊断标准和A族溶血性链球菌感染证据。儿童风湿性心包炎并不少见,所以对心包炎患儿应迅速查找急性风湿热的相关证据。

儿童或青年人出现心包炎、发热、关节痛和皮疹等,应与病毒疹、莱姆病、感染性心内膜炎、青年型类风湿性关节炎、系统性红斑狼疮、克罗恩病、Henoch-Schonlein紫癜或镰状细胞危象相鉴别。

（3）治疗：按急性风湿热治疗,包括卧床休息,注射青霉素,若发生心力衰竭时加用地高辛。胸痛者可给予阿司匹林600 mg,每天3次或4次,也可用激素治疗。少量或中等量心包积液常可自然退,不需要进行心包穿刺抽液,除非为了明确急性风湿热的诊断。

6.系统性红斑狼疮性心包炎

系统性红斑狼疮性心包炎(systemic lupus erythemato sus pericarditis)多发生在疾病活动期,是该病最常见的心血管系统表现。临床发生率为20%～45%。超声心动图检查发现异常的百分率更高。尸解检出率为43%～100%,平均62%,心包炎多为纤维蛋白性或渗出性。心包液可能是血浆性或肉眼血性。蛋白含量高,葡萄糖量正常或减少,白细胞计数小于$10\times10^9/L$,补体水平低、偶可发现红斑狼疮细胞。

心脏压塞发生率小于10%,发展为缩窄性心包炎者罕见。有时心脏压塞是红斑狼疮首发症状。红斑狼疮心包炎可伴有心肌炎、心内膜炎,传导系统炎症和冠状动脉炎,偶可引起心肌梗死。

(1)临床表现:红斑狼疮患者出现胸痛,心包摩擦音或 X 线检查心影增大,心电图呈急性心包炎的特点。因心包炎常发生在疾病活动期,常与肾炎同时并存,其血清补体明显升高,抗核抗体阳性和血沉增加,可查到红斑狼疮细胞。

红斑狼疮患者,用免疫抑制药物、激素和细胞毒性制剂治疗过程中,若超声心动图发现新近心包积液,胸部 X 线检查心影增大,胸腔积液和肺实质性浸润,需细心的体格检查、血培养、结核菌素皮试以排除并发化脓性、真菌性或结核性心包炎。

(2)治疗:针对原发病治疗,如激素和免疫抑制剂。可采用中到大剂量糖皮质激素类药物。如泼尼松 1.0～1.5 mg/(kg·d),1～5 天内不见症状好转,可考虑在原剂量上增加 10% 剂量,待病情缓解,减少用量,泼尼松 15 mg/d 或隔天 30 mg 维持治疗,一般为 6～12 个月。大量心包积液心脏压塞时行心包穿刺术,反复出现心包积液和发展成缩窄性心包炎,可选择心包切除术。

7.类风湿心包炎

尸检发现,50% 类风湿关节炎患者合并陈旧性纤维蛋白粘连性心包炎。生前诊断 10%～25%,表现为一过性或大量心包积液心包炎征象。50% 慢性类风湿关节炎者,超声心动图检查可显示有心包积液。心包炎多见于严重类风湿关节炎,包括关节强直、畸形、皮下类风湿结节、肺炎和类风湿因子阳性。偶尔,血清类风湿因子阴性患者亦可发生类风湿性全心炎。

成人类风湿性心包炎(rheumatoid pericarditis)能引致心脏压塞和渗出性缩窄心包炎及缩窄性心包炎。成人 Still 病,约 6% 青年型类风湿关节炎,可出现心包炎心脏压塞。心包炎同时伴有心肌炎的发生率以男性为主。

(1)病理解剖:心包膜典型病理改变为心包血管炎,非特异性纤维素性增厚粘连,偶见类风湿结节。心包渗液呈浆液性或血性,蛋白超过 5 g/dL,葡萄糖小于 45 mg/dL,胆固醇水平升高,白细胞计数在(20～90)×10^9/L,类风湿因子阳性,补体活性减低,心包膜见 $CD8^+$ T 细胞浸润。当类风湿结节侵犯心肌、心瓣膜时,能引致主动脉瓣、二尖瓣关闭不全。

(2)临床表现:关节肿胀僵痛、发热、心前区痛和心包摩擦音、胸膜炎。胸部 X 线检查心影扩大,65% 患者出现单侧或双侧胸腔积液。心电图表现为非特异性 ST-T 改变、房室传导阻滞。超声心动图检查几乎一半患者有心包增厚和积液。虽然类风湿性心包炎是自限性和良性的,但3%～25% 患者突然出现心脏压塞或因免疫复合物沉着在心包膜上而发展为渗出-缩窄性或缩窄性心包炎,且男性多于女性。

(3)治疗:有症状的心包炎者可用阿司匹林 0.6～1.0 g,每天 3～4 次,或非甾体抗炎药如吲哚美辛 25 mg,每天 2 次～3 次。大量心包积液、心脏压塞行心包穿刺术,4%～20% 患者需心包切除术,使血流动力学得到最大的改善。

8.心包切开术后综合征

心包切开术后综合征(postpericardiotomy syndrome)是指心脏手术一周后出现发热、心包炎、胸膜炎。此综合征首先发生在风湿性心脏病二尖瓣手术患者,认为是风湿热的复发,随后,在非风湿性心脏病的患者进行心脏手术后也会出现这一综合征。在埋藏式心脏起搏器起搏导管引起心脏穿孔、胸部钝挫伤、心外膜植入心脏起搏器及冠状动脉成形术导致冠状动脉穿孔时,可同样出现心包切开术后综合征的临床特征。

心包切开术后综合征发病率在 10%～40%,儿童发病率高于成人。有报道预激综合征心脏外科手术治疗导致本综合征的发生率为 31%。

同 Dressler 综合征类似,心包切开术后综合征被假设为心肌自身的免疫反应,可能同一种新的或再活化的病毒感染有关。Engle 及其同事曾用实验证明,进行过心包切开术的某些患者其血浆中出现抗心肌抗体,效价水平同综合征发病率呈正比关系。约 70％心包切开术后综合征患者血浆抗心肌病毒抗体效价升高,而无此综合征患者仅 8％升高,抗心肌抗体阴性,这暗示,病毒感染可能是个触发或随意因素。在 2 岁以下进行心脏手术的儿童中,患心包切开术后综合征甚为罕见。这一发现,说明同各种病毒暴露的时间有关,或是对经由胎盘的保护性抗体有关。

(1)病理解剖:心包切开术后综合征,心包组织无特异性改变,心包操作和积血可能引起心包粘连,心包膜增厚,偶有纤维化心包腔闭合,导致缩窄性心包炎。心包膜产生的组织型纤维蛋白溶酶原激活素,在心脏手术拖长时间,伴随心包间皮损伤和炎症时,分泌激活素减少影响心包纤维蛋白的溶解,导致术后心包炎和心包粘连。心包积液呈稻草黄色、粉红色或血性,其蛋白含量大于 4.5 g/dL,白细胞计数(0.3~8.0)×10^9/L。

(2)临床表现:通常在心脏手术后 2~3 周急性起病,其特征为发热、乏力和胸痛。有些病例手术后一周内即持续发热。胸痛是急性心包炎的特征,胸痛性质类似胸膜炎。其他非特异性的炎症表现包括血沉加快,多形核白细胞升高。

几乎所有患者在心脏手术后头几天可闻及心包摩擦音,大多数于 1 周内消失而不发生此综合征。X 线检查约 1/3 的患者左侧或双侧胸腔积液,1/10 患者有肺浸润,半数患者有短暂性的心影扩大。心电图表现为非特异性 ST-T 改变和阵发性房性心动过速。超声心动图可提示心包积液存在和心脏压塞的证据。心脏手术后心包渗血极为普遍,术后 10 天内有 56％~84％患者有心包积液。诊断心包切开术后综合征需与术后其他原因,包括感染引起发热相鉴别。

(3)治疗:心包切开术后综合征有自限性,但长期迁延可致残。发热和胸痛可用阿司匹林或非甾体抗炎药加以缓解。用药后 48 小时内无效可使用激素治疗。手术后头 6 月此综合征多有复发。约 1％成年人心脏手术后平均 49 天发生心脏压塞,同时伴有发热、心包摩擦音及典型"心包痛"。抗凝治疗与心包切开术后综合征伴发心脏压塞无关。心脏压塞行心包穿刺处理,反复的心脏压塞需要进行心包切除术。发生缩窄性心包炎罕见,多出现在心包切除术后综合征后的数月至数年。

9.创伤性心包炎

创伤性心包炎(traumatic pericarditis)除贯通伤和非贯通伤,其他外伤性心包炎的重要原因,包括食管癌、食管腐蚀或 Boerhaave 综合征突发食管破裂,食管内容物流入心包腔或为食管胃切除术后的并发症。意外事件,吞咽牙签或鱼骨致食管穿孔而发生心脏压塞和迟发缩窄性心包炎。食管破裂外伤性心包炎,常伴随严重糜烂性心包炎症和感染。食管破裂或穿孔可发展成食管心包瘘。上述病情,虽有内科治疗瘘管可以自然闭合报道,也常需外科立即手术,但死亡率高。心包炎也可继发于胰腺炎,此时心包积液淀粉酶含量高,而心脏压塞或胰腺心包瘘罕见。急性酒精性胰腺炎,心包积液发生率明显高于对照组(47％比 11％)。恶性疾病或胃、胆管、大肠和气管外科手术并发溃疡形成,可致心包瘘管。

心包外伤也可出现不常见的外伤性症状,包括心脏通过心包裂口形成心脏疝或心脏半脱位所引发心血管虚脱和心包内膈疝。心脏疝能被 CT 和 MRI 所诊断。左肺根部切除术和部分心包切除术可发生在胸心脏疝。脐疝手法复位引起肠襻心包内疝罕见,超声心动图可提供诊断。

10.心脏手术及心导管术后心包积血

心脏外科术后或心导管检查、安装起搏器过程中或术后并发心包积血,可导致急性心脏压塞和慢性缩窄性心包炎。一组报道510例进行心脏外科手术后连续发病者，其中2%在术后1～30天内（平均8天）发生心脏压塞。心脏外科手术后至少有一半患者，可用超声心动探测出小量心包积液，大量心包积液心脏压塞常见于服抗凝药者，且比服用阿司匹林患者多10倍。术后心脏压塞占心脏外科术后不明原因低血压病例的10%，会与血容量不足或心力衰竭相混淆，右室压缩继发肝充血可能误诊术后肝炎等。

床旁作食管超声检查是鉴别术后完全性或局限性心脏压塞的必不可少的诊断工具。两者在临床和超声心动图上的心脏压塞表现是有区别的。对心脏周围或大面积局限性心包积液的处理可用二维超声心动图引导下作经皮导管心包穿刺术。对心脏后壁局部心包积液或局部血栓的患者，应在手术室内作外科心包切开清除处理。Friedrich等在6年中连续观察11 845例，心导管操作时心脏穿孔和急性心脏压塞发生率，二尖瓣球囊成形术时心脏穿孔占4.2%，主动脉瓣球囊成形术占0.01%，对这类患者实施心包穿刺术半数有效，而其余患者则要外科手术修补穿孔。经静脉的右心室内膜心肌活检，心脏穿孔和/或心脏压塞发生占1.5%，冠状动脉成形术0.02%，冠状动脉内支架植入较少见。引起心包积血和心脏压塞其他原因，包括胸骨骨穿，食管镜，和纵隔镜检查。近年报道，食管静脉曲张用内镜硬化治疗亦是引起急性心包积血和随后发展为心包炎和心脏压塞的原因。植入螺旋固定心房电极的起搏器约5%发生急性心包炎并伴有心包积液，需要抗感染治疗。

11.黏液水肿性心包炎

黏液水肿患者常并发心肌病，1/3并心包积液、胸腔积液和腹水。心包积液机制可能是水、钠潴留，淋巴液引流缓慢和毛细血管外渗蛋白增加。心包积液常呈清或淡黄色，偶尔像黏液胶状物。积液所含蛋白和胆固醇浓度升高，少量白细胞或红细胞。黏液水肿患者心包积液增长速度很缓慢，容量可达5～6 L，虽已压迫心脏，但仍无代偿性心动过速和其他心脏压塞症状，胸部透视时意外发现心脏明显扩大。曾有报道巨舌可作为甲状腺功能低下和心包积液静脉压升高的特征。大量心包积液患者，常是甲状腺功能低下特征，尤其是婴儿和老年患者，往往心包积液是唯一的体征。纵隔放射治疗后，患者出现心包积液应考虑为甲状腺功能低下的表现，有报道25%妇女在放射治疗中可诱发甲状腺功能紊乱。甲状腺替代治疗，已恢复具有正常甲状腺功能数月后，黏液水肿心包积液会缓慢减少最终消失。

12.胆固醇性心包炎

胆固醇心包炎（cholesterol pericarditis）是由于心包损伤伴胆固醇结晶沉积和对炎症反应的单核细胞，包括泡沫细胞、巨噬细胞浸润而形成。心包腔内出现胆固醇结晶是慢性炎症表现。心包积液典型特征，包括微小胆固醇结晶，像闪闪发光的"金子"。心包积液中胆固醇增多机制不清，可能原因：①心包表面细胞坏死放出细胞的胆固醇；②红细胞溶解释放出胆固醇；③心包炎减少了淋巴引流，减少胆固醇的吸收，产生胆固醇结晶；④一些胆固醇心包炎患者，心包积液的胆固醇量与血浆胆固醇含量相似，心包腔内高胆固醇可能是单纯渗出物。

大多数胆固醇心包炎常缺乏明确的基础疾病。治疗包括确定伴有的任何因素如结核病、风湿病或黏液性水肿高胆固醇血症。胆固醇心包炎心包积液容量大，发展缓慢，心脏压塞并发症少见。当大量心包积液引起呼吸困难和胸痛，或发展成缩窄性心包炎的可进行心包切除术。

13.乳糜性心包积液

特发性乳糜性心包积液（chylopericardium）罕见，常是由于胸导管阻塞，其原因可以为外科手术或外伤致胸导管破裂或因肿瘤阻塞淋巴管。胸导管阻塞，使正常的淋巴回流系统受阻，结果乳糜通过淋巴引流反流心包。多数患者无症状,心包积液缓慢增加,多在胸部 X 线和超声心动图检查时发现。损伤的胸导管和心包腔之间的淋巴引流,可凭借⁹⁹ᵐTc硫黄锑胶体放射核素淋巴管造影发现。心包积液常似乳白色牛奶,含有高胆固醇及甘油三酯,蛋白含量高于 35 g/L,用苏丹Ⅲ号脂肪染剂染色,显微镜下见到细微脂肪滴。

乳糜心包积液发生心脏压塞和缩窄性心包炎罕见。有报道心脏手术后并发乳糜性心包积液可致心脏压塞。对有症状的乳糜性心包积液患者的处理,尽可能减少复发,包括限制摄入含丰富甘油三酯的食物,如不成功可考虑胸导管手术,切开心包壁排出乳糜液和防止再蓄积。

14.妊娠与心包积液

没有证据表明妊娠会影响心包疾病的易感性,但是,许多孕妇在妊娠后 3 月出现小至中量心包积液,罕见心脏压塞,由于妊娠期血容量增加,可使原来隐伏的心包缩窄表现出来。妊娠期的急性心包炎心电图须与正常妊娠状态下心电图上轻微的 ST-T 改变相鉴别。妊娠期大多数心包疾病的处理与非妊娠者类似,值得注意的是,大剂量阿司匹林可使胎儿动脉导管提早闭合,秋水仙碱也应禁用。心包切开术或心包切除术并不增加随后妊娠的风险,必要时可以进行。妊娠20 周后,可通过超声心动图检出胎儿心包液,深度在 2 mm 以内为正常,如心包液过多,应考虑到胎儿水肿、溶血、低蛋白血症、免疫系统疾病、母婴传播的支原体或其他感染和肿瘤形成的可能。

（栗　林）

第八节　心包缩窄

缩窄性心包炎(constrictive pericarditis)是多种心包疾病的最终结果,表现为心包纤维化、钙化、粘连和增厚,导致各房室充盈障碍,类似于右心衰竭的临床表现,其实质是心包缩窄。

由于心包缩窄,心脏舒张期充盈受限,舒张终末期压力升高,容量减少,尽管收缩功能正常,但每搏量降低,心排血量减少,然而,由于代偿性心率增快,心排血量降低不明显,因此,与心力衰竭比较右房压升高明显,而心排血量降低较少,右房压可高达 $0.98\sim1.96$ mmHg($10\sim20$ cmH$_2$O)。由于右房压力升高,体循环淤血,静脉压升高。

在欧美和日本,心包缩窄的主要病因为特发性心包炎,在南非和一些热带国家,结核性仍是最常见的病因,我国结核性缩窄性心包炎,约占缩窄性心包炎病因的 40%。心包缩窄的其他病因主要包括心脏手术后、接受血液透析的慢性肾衰竭、结缔组织病和肿瘤浸润。化脓性心包炎引流不畅可发展为缩窄性心包炎,亦可是真菌感染和寄生虫感染的并发症。偶可见于心肌梗死、心包切开术后综合征及石棉沉着病引起的心包炎后。

一、心包缩窄的病理生理

增厚致密的心包较坚硬并固缩压迫心脏,限止了两侧心脏于舒张期充分扩张,使舒张期回心血量减少,心搏量因之而下降。心搏量减少必然造成输血量减少,故血压一般偏低,机体为了维持一定的输血量,必须增加心室率而达代偿目的。心排血量减少也导致肾血流量不足,使肾脏水、钠潴留增多,循环血容量增加。另一方面静脉血液回流障碍,因此出现静脉压力升高,其升高的程度常较心力衰竭时更为明显,故临床上出现颈静脉怒张、肝大、腹水、胸腔积液、下肢水肿等体征。因左心室受缩窄心包的影响可出现肺循环瘀血,临床上有呼吸困难等症状。

心包缩窄时,血流动力学改变主要来自于大静脉和心房受压抑或来自于心室受缩窄的结果,在过去曾有不同意见,目前认为是心室受压的结果,实验动物心脏全部受缩窄后,仅解除心房的瘢痕组织,血流动力学并无改善,而将心室部分瘢痕解除后,则有明显改善;另外右心室受压后即可产生体循环静脉高压的表现。因此临床上行心包剥脱术时,应剥除心室部位的增厚心包。

二、心包缩窄的临床特征

心包缩窄形成的时间长短不一,通常将急性心包炎发生后 1 年内演变为心包缩窄者称急性缩窄,1 年以上者称为慢性缩窄。演变过程有 3 种形式:①持续型,急性心包炎经治疗后在数天内其全身反应和症状,如发热胸痛等可逐渐缓解,甚至完全消失,但肝大、颈静脉怒张等静脉瘀血体征不减反而加重,故在这类患者中很难确定急性期和缩窄期的界限,这与渗液在吸收的同时,心包增厚和缩窄形成几乎同时存在有关,因此难以区分两期的界限。②间歇型,心包炎急性期的症状和体征可在一定时间完全消退,患者以为病变完全痊愈,但数月后重新出现心包缩窄的症状和体征,这与心包的反应较慢,在较长时间内形成缩窄有关。③缓起型,这类患者急性心包炎的临床表现较轻甚至无病史,但有渐进性疲乏无力、腹胀、下肢水肿等症状,在 1～2 年内出现心包缩窄。

(一)症状

心包缩窄的主要症状为腹胀、下肢水肿,这与静脉压增高有关,虽有呼吸困难或端坐呼吸,其并非由于心功能不全所致,而是由于腹水或胸腔积液压迫所致。此外患者常诉疲乏、食欲缺乏、上腹部胀痛等。

(二)体征

(1)血压低,脉搏快,1/3 出现奇脉,30% 并心房颤动。

(2)静脉压明显升高,即使利尿后静脉压仍保持较高水平。颈静脉怒张,吸气时更明显(Kussmaul 征),扩张的颈静脉舒张早期突然塌陷(Freidreich 征)。Kussmaul 征和 Freidreich 征均属非特异性体征,心脏压塞和任何原因的严重右心衰竭,皆可见到。

(3)心脏视诊见收缩期心尖回缩,舒张早期心尖搏动。触诊有舒张期搏动撞击感。叩诊心浊音界正常或稍扩大。胸骨左缘 3、4 肋间听到心包叩击音,无杂音。

(4)其他体征,如黄疸、肺底湿啰音、肝大、腹水比下肢水肿更明显,与肝硬化相似。

(三)辅助检查

1.颈静脉搏动图检查

见 X(心房主动扩张)和 Y(右房血向右室排空,相当于右室突发而短促的充盈期)波槽明显加深,以 Y 降支变化最明显。

2.心电图检查

胸导联 QRS 波呈低电压,P 波双峰,T 波浅倒,如倒置较深表示心包受累严重,缩窄累及右室流出道致使右室肥厚,心房颤动通常见于重症者。广泛心包钙化可见宽 Q 波。

3.胸部 X 线检查

心影正常或稍扩大,心脏边缘不规则、僵硬。透视下见心脏搏动减弱或消失。上腔静脉充血使上纵隔影增宽,心房扩大,心包钙化者占 40%,在心脏侧位观察房室沟、右心前缘和纵隔有钙化阴影,但心包钙化不一定有缩窄。肺无明显充血,如有充血征示左心受累。50%患者见胸腔积液。

4.超声心动图检查

M型和二维超声心动图表现均属非特异性变化。M型超声心动图表现为左室壁舒张中晚期回声运动平坦;二尖瓣舒张早期快速开放(DE速加快);舒张期关闭斜率(EF斜率)加快;室间隔在心房充盈期过渡向前运动,肺动脉瓣提早开放。

二维超声心动图表现心室腔受限变小,心房正常或稍大,心包膜回声增强,下腔静脉扩张,心脏外形固定,房室瓣活动度大,当快速到缓慢充盈过渡期,见到心室充盈突然停止。吸气时回心血量增加,因右室舒张受限使房、室间隔被推向左侧。

5.CT或MRI检查

心包膜增厚比超声心动图更清晰,厚度可达5 mm,右室畸形。左室后壁纤维化增厚,上下腔静脉和肝静脉也见特征性改变。

6.心导管检查

通过左、右心导管同时记录到上腔静脉压、右房平均压、肺毛细血管楔压、肺动脉舒张压,左、右室压力升高,升高水平大致相等。左、右室升高,升高水平大致相等。左、右室升高的舒张压相差不超过0.7 kPa(5 mmHg)。右房压力曲线a、v波振幅增高,x、y波加深形成"M"型"W"型。右室压力曲线,舒张早期迅速下陷接近基线,随后上升维持高平原波呈"平方根"样符号,高平原波时压力常超过右室收缩压的25%,约等于右房平均压。肺动脉收缩压小于6.7 kPa(50 mmHg)。

三、心包缩窄的诊断与鉴别诊断

(一)心包缩窄的诊断依据

心包疾病病史,结合颈静脉怒张、肝大、腹水,但心界不大、心音遥远伴有心包叩击音,可初步建立心包缩窄的诊断。再经胸部X线检查发现心包钙化,心电图表现为低电压和T波改变则可确定诊断。对不典型病例行心导管检查,可获得心腔内压力曲线以协助诊断。

(二)心包缩窄的鉴别诊断

1.肝硬化门静脉高压伴腹水

患者虽有肝大、腹水和水肿,与缩窄性心包炎表现相似,但无颈静脉怒张和周围静脉压升高现象,无奇脉,心尖搏动正常;食管钡透显示食管静脉曲张;肝功能损害及低蛋白血症。

2.肺心病

右心衰竭时颈静脉怒张、肝大、腹水、水肿,与缩窄性心包炎鉴别。肺心病有慢性呼吸道疾病史;休息状态下仍有呼吸困难;两肺湿啰音;吸气时颈静脉下陷,Kussmaul征阴性;血气分析低氧血症及代偿或非代偿性呼吸性酸中毒;心电图右室肥厚;胸部X线片见肺纹理粗乱或肺淤血,右下肺动脉段增宽,心影往往扩大等,可与缩窄性心包炎鉴别。

3.心脏瓣膜疾病

局限性心包缩窄由于缩窄部位局限于房室沟和大血管出入口可产生与瓣膜病及腔静脉阻塞病相似的体征。如缩窄局限于左房室沟,形成外压性房室口通道狭窄,体征及血流动力学变化酷似二尖瓣狭窄。风湿性心脏病二尖瓣狭窄可有风湿热史而无心包炎病史。心脏杂音存在时间较久。超声心动图示二尖瓣增厚或城墙样改变,瓣膜活动受限与左室后壁呈同向运动。胸部X线检查,心脏搏动正常无心包钙化。心导管检查,缩窄性心包炎有特征性的压力曲线,再结合心血管造影有助于与先天性或后天获得性瓣膜病鉴别。

4.心力衰竭

患者往往有心脏瓣膜病或其他类型心脏病,虽有颈静脉怒张和静脉压升高,但 Kussmaul 征阴性;心脏扩大或伴有心脏瓣膜病变的杂音;且下肢水肿较腹水明显均可帮助鉴别。

5.限制型心肌病

原发性或继发性限制型心肌病由于心内膜和心肌受浸润或纤维瘢痕化,心肌顺应性丧失引起心室舒张期充盈受限。血流动力学和临床表现与缩窄性心包炎相似,鉴别诊断极为困难。因两者治疗方法,预后截然不同,故鉴别诊断很重要,确实难以鉴别时可采用开胸探查明确诊断。

四、心包缩窄的治疗

心包剥离术是治疗缩窄性心包炎的有效方法,术后存活者 90% 症状明显改善,恢复劳动力。故目前主张早期手术,即在临床上心包感染基本上已控制时就可施行手术,过迟手术患者心肌常有萎缩及纤维变性,手术虽成功但因心肌病变致术后情况改善不多,甚至因变性的心肌不能适应进入心脏血流的增多而发生心力衰竭,此外过迟手术也因一般情况不佳会增加患者手术的危险性。内科疗法主要是减轻患者症状及手术前准备。患者术前数周应休息,进低盐饮食,有贫血或低蛋白血症者可小量输血或给予清蛋白。腹水较多者可适量放水和给予利尿剂,除非有快速心房颤动一般不给予洋地黄制剂。术前 1～2 天开始用青霉素,结核病例术前数天就应开始用抗结核药。

五、缩窄性心包炎

(一)渗出缩窄性心包炎

渗出缩窄性心包炎(effusive constrictive pericarditis)是指既有心包腔积液产生心脏压塞,又有心包膜增厚粘连引起心包缩窄的两者临床特征。本病进展缓慢,病程持续 1 年左右,可发展为缩窄性心包炎。

1.病因

结核感染、肿瘤、放射性损伤及非特异性心包炎。

2.临床表现

胸痛,劳力性呼吸困难,颈静脉及中心静脉压升高,常出现奇脉,心包叩击音少见。胸部 X 线示心脏增大,无心包钙化影。CT 检查心包壁层增厚,心包积液。心包穿刺抽液前心房压力曲线以 x 支下降明显,抽液后转为 y 降支下降更显著。右室压力曲线抽液前后均呈现"平方根"征。抽液后心包腔内压虽下降,而中心静脉压仍保持较高的水平。

3.治疗

除继续治疗原发病外,激素和心包穿刺抽液治疗可暂时缓解症状。有时心包切除术是最有效的治疗方法。

(二)隐匿性缩窄性心包炎

此病少见。患者可有急性心包炎病史。常诉胸痛,劳累后呼吸困难,体查无缩窄性心包炎体征。超声心动图检查也无心包积液和缩窄的征象。右心导管,心房心室压力曲线正常。若为明确诊断和行心包切开术前,可采用较少用的增加血容量方法,诱发血流动力学改变。在 10 分钟内静脉滴注大约 1 L 盐水,此时右房压力曲线显出缩窄性心包炎的"M"型或"W"型特征,而左、右心室舒张压相等。

(三)慢性钙化缩窄性心包炎

目前慢性钙化缩窄性心包炎(chronic calcific constrictive pericarditis)较罕见。属缩窄性心包炎晚期的一种特殊类型。临床特点:严重恶病质;巩膜、皮肤黄疸、蜘蛛痣、肝掌;静脉压极度升高;心律不齐,心房颤动;肝大,腹水,甚至出现意识障碍;射血分数极低,心包切除手术治疗危险性大,即使手术治疗,术后心功能也得不到改善。

(四)心包切开术后及心外科手术后缩窄性心包炎

心包切开术后缩窄性心包炎(postpericardiotomy constrictive pericarditis)发生率在0.2%以下。心脏手术时心包膜损害、出血、手术操作的刺激、局部低温等因素,导致心包无菌性炎症。约25%患者术后经超声心动图检查可发现心包积液,但经数周可逐渐吸收。部分大量血性心包积液者,虽经心包穿刺抽引治疗,由于血性渗液的组织机化,很快出现缩窄性心包炎临床表现。如心脏手术后数月内出现似右心衰竭表现,静脉压升高、肝大、腹水,应注意心包切开术后缩窄性心包炎。一旦明确诊断,需进行心包切除术治疗。

心外科手术后缩窄性心包炎(post-surgical constrictive pericarditis)是心脏外科手术的一种并发症,从心脏手术到确诊的时间通常为一年,但其范围由少于1个月至15年以上。5 207例成年患者外科手术后0.2%(11例)并发缩窄性心包炎,行心导管检查,平均术后82天并发。心脏移植的患者中,超过12%者可能发生延迟性心包积液和缩窄,易与慢性排异反应而发生的心肌病相混淆。

1.病因

聚乙烯酮碘(povidone-iodine)冲洗心脏被假定为对某些患者的诱发因素,许多报告并未提到这一因素,似乎心包腔出血和浆膜损伤是主要因素。一组报告暂时性心包切开术后综合征是手术后缩窄性心包炎的病因,约占60%。现已有证据证明,手术后缩窄性心包炎,可能包括旁路血管移植术和移植血管早期闭塞,以及切开心包时损害移植血管。发生缩窄性心包炎,还可能与隐藏的心包积血和心外膜安装AICD后数月,电极异物刺激心包的反应或电极局部感染的因素有关。

2.临床表现

外科术后缩窄性心包炎的重要临床特征,包括呼吸困难、胸痛、颈静脉扩张、足部水肿,X线胸片心脏扩大、超声心动图证明心包增厚并心包大量积液。另MRI和CT检查可证实一些患者心包增厚。

3.治疗

若怀疑某些患者患有此综合征,在其心包探查术之前应用心导管术以确诊缩窄性心包炎。这些患者大多数是心包出血引起的纤维化,常伴有心脏后壁血肿,约85%在施行广泛心包切除术后可以好转。这类患者心包切除的死亡率高,为5%～14%。

(栗　林)

第九节 急性左心衰竭

急性心力衰竭（AHF）是临床医师面临的最常见的心脏急症之一。许多国家随着人口老龄化及急性心肌梗死患者存活率的升高，慢性心力衰竭患者的数量快速增长，同时也增加了心功能失代偿的患者的数量。AHF 60%～70%是由冠心病所致，尤其是在老年人。在年轻患者，AHF的原因更多见于扩张型心肌病、心律失常、先天性或瓣膜性心脏病、心肌炎等。

AHF患者预后不良。急性心肌梗死伴有严重心力衰竭患者病死率非常高，12个月的病死率30%。据报道：急性肺水肿院内病死率为12%，1年病死率40%。

2008年欧洲心脏病学会更新了急性和慢性心力衰竭指南。2010年中华医学会心血管病分会公布了我国急性心力衰竭诊断和治疗指南。

一、急性心力衰竭的临床表现

AHF是指由于心脏功能异常而出现的急性临床发作。无论既往有无心脏病病史，均可发生。心功能异常可以是收缩功能异常，亦可为舒张功能异常，还可以是心律失常或心脏前负荷和后负荷失调。它通常是致命的，需要紧急治疗。

急性心力衰竭可以在既往没有心功能异常者首次发病，也可以是慢性心力衰竭（CHF）的急性失代偿。急性心力衰竭的患者的临床表现。

（一）基础心血管疾病的病史和表现

大多数患者有各种心脏病的病史，存在引起急性心力衰竭的各种病因。老年人中的主要病因为冠心病、高血压和老年性退行性心瓣膜病，而在年轻人中多由风湿性心瓣膜病、扩张型心肌病、急性重症心肌炎等所致。

（二）诱发因素

常见的诱因有：①慢性心力衰竭药物治疗缺乏依从性；②心脏容量超负荷；③严重感染，尤其肺炎和败血症；④严重颅脑损害或剧烈的精神心理紧张与波动；⑤大手术后；⑥肾功能减退；⑦急性心律失常如室性心动过速（室速）、心室颤动（室颤）、心房颤动（房颤）或心房扑动（房扑）伴快速心室率、室上性心动过速及严重的心动过缓等；⑧支气管哮喘发作；⑨肺栓塞；⑩高心排血量综合征，如甲状腺功能亢进危象、严重贫血等；⑪应用负性肌力药物如维拉帕米、地尔硫草、β受体阻断药等；⑫应用非甾体抗炎药；⑬心肌缺血；⑭老年急性舒张功能减退；⑮吸毒；⑯酗酒；⑰嗜铬细胞瘤。这些诱因使心功能原来尚可代偿的患者骤发心力衰竭，或者使已有心力衰竭的患者病情加重。

（三）早期表现

原来心功能正常的患者出现急性失代偿的心力衰竭（首发或慢性心力衰竭急性失代偿）伴有急性心力衰竭的症状和体征，出现原因不明的疲乏或运动耐力明显降低及心率增加15～20次/分，可能是左心功能降低的最早期征兆。继续发展可出现劳力性呼吸困难、夜间阵发性呼吸困难、睡觉需用枕头抬高头部等，检查可发现左心室增大、闻及舒张早期或中期奔马律、肺动脉第二音亢进、两肺尤其肺底部有细湿性啰音，还可有干性啰音和哮鸣音，提示已有左心功能障碍。

(四)急性肺水肿

起病急骤,病情可迅速发展至危重状态。突发的严重呼吸困难、端坐呼吸、喘息不止、烦躁不安并有恐惧感,呼吸频率可达 30~50 次/分;频繁咳嗽并咯出大量粉红色泡沫样血痰;听诊心率快,心尖部常可闻及奔马律;双肺满布湿性啰音和哮鸣音。

(五)心源性休克

主要表现如下。

(1)持续低血压,收缩压降至 12.0 kPa(90 mmHg)以下,或原有高血压的患者收缩压降幅≥8.0 kPa(60 mmHg),且持续 30 分钟以上。

(2)组织低灌注状态,可有:①皮肤湿冷、苍白和发绀,出现紫色条纹;②心动过速>110 次/分;③尿量显著减少(<20 mL/h),甚至无尿;④意识障碍,常有烦躁不安、激动焦虑、恐惧和濒死感;收缩压低于 9.3 kPa(70 mmHg),可出现抑制症状如神志恍惚、表情淡漠、反应迟钝,逐渐发展至意识模糊甚至昏迷。

(3)血流动力学障碍:肺毛细血管楔压(PCWP)≥2.4 kPa(18 mmHg),心排血指数(CI)≤36.7 mL/(s·m^2)[≤2.2 L/(min·m^2)]。

(4)低氧血症和代谢性酸中毒。

二、急性左心衰竭严重程度分级

主要分级有 Killip 法(表 4-8)、Forrester 法(表 4-9)和临床程度分级(表 4-10)三种。Killip 法主要用于急性心肌梗死患者,分级依据临床表现和胸部 X 线的结果。

表 4-8　急性心肌梗死的 Killip 法分级

分级	症状与体征
Ⅰ级	无心力衰竭
Ⅱ级	有心力衰竭,两肺中下部有湿啰音,占肺野下 1/2,可闻及奔马律。X 线胸片有肺淤血
Ⅲ级	严重心力衰竭,有肺水肿,细湿啰音遍布两肺(超过肺野下 1/2)
Ⅳ级	心源性休克、低血压[收缩压<12.0 kPa(90 mmHg)]、发绀、出汗、少尿

注:1 mmHg=0.133 kPa

表 4-9　急性左心衰竭的 Forrester 法分级

分级	PCWP(mmHg)	CI[mL/(s·m^2)]	组织灌注状态
Ⅰ级	≤18	>36.7	无肺淤血,无组织灌注不良
Ⅱ级	>18	>36.7	有肺淤血
Ⅲ级	<18	≤36.7	无肺淤血,有组织灌注不良
Ⅳ级	>18	≤36.7	有肺淤血,有组织灌注不良

注:PCWP,肺毛细血管楔压;CI,心排血指数,其法定单位[mL/(s·m^2)]与旧制单位[L/(min·m^2)]的换算因数为 16.67。1 mmHg=0.133 kPa

Forrester 分级依据临床表现和血流动力学指标,可用于急性心肌梗死后 AHF,最适用于首次发作的急性心力衰竭。临床程度的分类法适用于心肌病患者,它主要依据临床发现,最适用于慢性失代偿性心力衰竭。

表 4-10　急性左心衰竭的临床程度分级

分级	皮肤	肺部啰音
Ⅰ级	干、暖	无
Ⅱ级	湿、暖	有
Ⅲ级	干、冷	无/有
Ⅳ级	湿、冷	有

三、急性心力衰竭的诊断

AHF 的诊断主要依据症状和临床表现,同时辅以相应的实验室检查,例如 ECG、胸片、生化标志物、多普勒超声心动图等,诊断的流程见图 4-5。

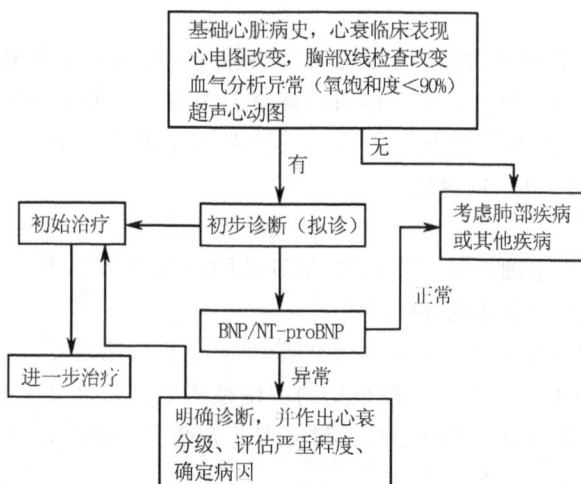

图 4-5　急性左心衰竭的诊断流程

在急性心力衰竭患者,需要系统地评估外周循环、静脉充盈、肢端体温。

在心力衰竭失代偿时,右心室充盈压通常可通过中心静脉压评估。AHF 时中心静脉压升高应谨慎分析,因为在静脉顺应性下降合并右室顺应性下降时,即便右室充盈压很低也会出现中心静脉压的升高。

左室充盈压可通过肺部听诊评估,肺部存在湿啰音常提示左室充盈压升高。进一步的确诊、严重程度的分级及随后可出现的肺淤血、胸腔积液应进行胸片检查。左室充盈压的临床评估常被迅速变化的临床征象所误导。应进行心脏的触诊和听诊,了解有无室性和房性奔马律(S_3,S_4)。

四、实验室检查及辅助检查

(一)心电图(ECG)

急性心力衰竭时 ECG 多有异常改变。ECG 可以辨别节律,可以帮助确定 AHF 的病因及了解心室的负荷情况。这在急性冠脉综合征中尤为重要。ECG 还可了解左右心室/心房的劳损情况、有无心包炎及既往存在的病变如左右心室的肥大。心律失常时应分析 12 导联心电图,同时应进行连续的 ECG 监测。

(二)胸片及影像学检查

对于所有 AHF 的患者,胸片和其他影像学检查宜尽早完成,以便及时评估已经存在的肺部和心脏病变(心脏的大小及形状)及肺淤血的程度。它不但可以用于明确诊断,还可用于了解随后的治疗效果。胸片还可用作左心衰竭的鉴别诊断,除外肺部炎症或感染性疾病。胸部 CT 或放射性核素扫描可用于判断肺部疾病和诊断大的肺栓塞。CT、经食管超声心动图可用于诊断主动脉夹层。

(三)实验室检查

AHF 时应进行一些实验室检查。动脉血气分析可以评估氧合情况(氧分压 PaO_2)、通气情况(二氧化碳分压 $PaCO_2$)、酸碱平衡(pH)和碱缺失,在所有严重 AHF 患者应进行此项检查。脉搏血氧测定及潮气末 CO_2 测定等无创性检测方法可以替代动脉血气分析,但不适用于低心排血量及血管收缩性休克状态。静脉血氧饱和度(如颈静脉内)的测定对于评价全身的氧供需平衡很有价值。

血浆脑钠尿肽(B 型钠尿肽,BNP)是在心室室壁张力增加和容量负荷过重时由心室释放的,现在已用于急诊室呼吸困难的患者作为排除或确立心力衰竭诊断的指标。BNP 对于排除心力衰竭有着很高的阴性预测价值。如果心力衰竭的诊断已经明确,升高的血浆 BNP 和 N 末端脑钠尿肽前体(NT-proBNP)可以预测预后。

(四)超声心动图

超声心动图对于评价基础心脏病变及与 AHF 相关的心脏结构和功能改变是极其重要的,同时对急性冠脉综合征也有重要的评估值。

多普勒超声心动图应用于评估左右心室的局部或全心功能改变、瓣膜结构和功能、心包病变、急性心肌梗死的机械性并发症和比较少见的占位性病变。通过多普勒超声心动图测定主动脉或肺动脉的血流时速曲线可以估测心排血量。多普勒超声心动图还可估计肺动脉压力(三尖瓣反流射速),同时可监测左室前负荷。

(五)其他检查

在涉及与冠状动脉相关的病变,如不稳定型心绞痛或心肌梗死时,血管造影是非常重要的,现已明确血运重建能够改善预后。

五、急性心力衰竭患者的监护

急性心力衰竭患者应在进入急诊室后就尽快地开始监护,同时给予相应的诊断性检查以明确基础病因。

(一)无创性监护

在所有的危重患者,必须监测的项目有血压、体温、心率、呼吸、心电图。有些实验室检查应重复做,例如电解质、肌酐、血糖及有关感染和代谢障碍的指标。必须纠正低钾或高钾血症。如果患者情况恶化,这些指标的监测频率也应增加。

1.心电监测

在急性失代偿阶段 ECG 的监测是必需的(监测心律失常和 ST 段变化),尤其是心肌缺血或心律失常是导致急性心力衰竭的主要原因时。

2.血压监测

开始治疗时维持正常的血压很重要,其后也应定时测量(例如每 5 分钟测量一次),直到血管活性药、利尿药、正性肌力药剂量稳定时。在并无强烈的血管收缩和不伴有极快心率时,无创性自动袖带血压测量是可靠的。

3.血氧饱和度监测

脉搏血氧计是测量动脉氧与血红蛋白结合饱和度的无创性装置(SaO_2)。通常从联合血氧计测得的 SaO_2 的误差在 2% 之内,除非患者处于心源性休克状态。

4.心排血量和前负荷

可应用多普勒超声的方法监测。

(二)有创性监测

1.动脉置管

置入动脉导管的指征是因血流动力学不稳定需要连续监测动脉血压或需进行多次动脉血气分析。

2.中心静脉置管

中心静脉置管联通了中心静脉循环,所以可用于输注液体和药物,也可监测中心静脉压(CVP)及静脉氧饱和度(SvO_2)(上腔静脉或右心房处),后者用以评估氧的运输情况。

在分析右房压力时应谨慎,避免过分注重右房压力,因为右房压力几乎与左房压力无关,因此也与 AHF 时的左室充盈压无关。CVP 也会受到重度三尖瓣关闭不全及呼气末正压通气(PEEP)的影响。

3.肺动脉导管

肺动脉导管(PAC)是一种漂浮导管,用于测量上腔静脉(SVC)、右房、右室、肺动脉压力、肺毛细血管楔压及心排血量。现代导管能够半连续性地测量心排血量及混合静脉血氧饱和度、右室舒张末容积和射血分数。

虽然置入肺动脉导管用于急性左心衰竭的诊断通常不是必需的,但对于伴发有复杂心肺疾病的患者,它可以用来鉴别是心源性机制还是非心源性机制。对于二尖瓣狭窄、主动脉关闭不全、高气道压或左室僵硬(如左室肥厚、糖尿病、纤维化、使用正性肌力药、肥胖、缺血)的患者,肺毛细血管楔压并不能真实反映左室舒张末压。

建议 PAC 用于对传统治疗未产生预期疗效的血流动力学不稳定的患者,以及合并淤血和低灌注的患者。在这些情况下,置入肺动脉导管以保证左室最恰当的液体负荷量,并指导血管活性药物和正性肌力药的使用。

六、急性心力衰竭的治疗

(一)临床评估

对患者均应根据上述各种检查方法及病情变化作出临床评估,包括:①基础心血管疾病;②急性心力衰竭发生的诱因;③病情的严重程度和分级,并估计预后;④治疗的效果。此种评估应多次和动态进行,以调整治疗方案。

(二)治疗目标

(1)控制基础病因和矫治引起心力衰竭的诱因:应用静脉和/或口服降压药物以控制高血压;选择有效抗生素控制感染;积极治疗各种影响血流动力学的快速性或缓慢性心律失常;应用硝酸酯类药物改善心肌缺血。糖尿病伴血糖升高者应有效控制血糖水平,又要防止出现低血糖。对血红蛋白低于 $60\ g/L$ 的严重贫血者,可输注浓缩红细胞悬液或全血。

（2）缓解各种严重症状。①低氧血症和呼吸困难：采用不同方式的吸氧,包括鼻导管吸氧、面罩吸氧及无创或气管插管的呼吸机辅助通气治疗。②胸痛和焦虑：应用吗啡。③呼吸道痉挛：应用支气管解痉药物。④淤血症状：利尿药有助于减轻肺淤血和肺水肿,亦可缓解呼吸困难。

（3）稳定血流动力学状态,维持收缩压≥12.0 kPa(90 mmHg),纠正和防止低血压可应用各种正性肌力药物。血压过高者的降压治疗可选择血管扩张药物。

（4）纠正水、电解质紊乱和维持酸碱平衡。

（5）保护重要脏器如肺、肾、肝和大脑,防止功能损害。

（6）降低死亡危险,改善近期和远期预后。

（三）急性左心衰竭的处理流程

急性左心衰竭确诊后,即按图 4-6 的流程处理。初始治疗后症状未获明显改善或病情严重者应行进一步治疗。

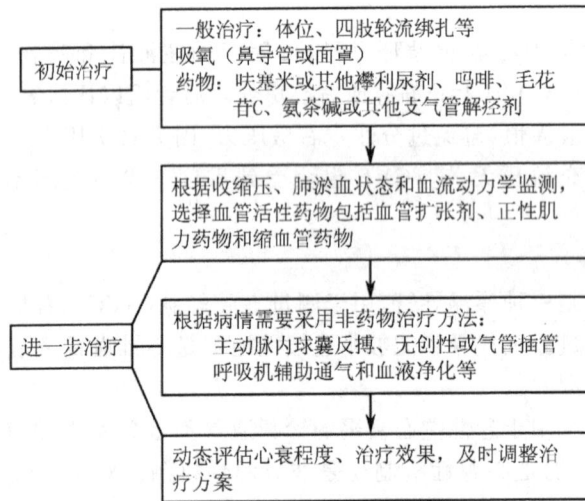

图 4-6　急性左心衰竭的处理流程

1.急性左心衰竭的一般处理

（1）体位：静息时明显呼吸困难者应半卧位或端坐位,双腿下垂以减少回心血量,降低心脏前负荷。

（2）四肢交换加压：四肢轮流绑扎止血带或血压计袖带,通常同一时间只绑扎三肢,每隔15～20 分钟轮流放松一肢。血压计袖带的充气压力应较舒张压低 1.3 kPa(10 mmHg),使动脉血流仍可顺利通过,而静脉血回流受阻。此法可降低前负荷,减轻肺淤血和肺水肿。

（3）吸氧：适用于低氧血症和呼吸困难明显(尤其指端血氧饱和度<90%)的患者。应尽早采用,使患者 SaO_2≥95%(伴 COPD 者 SaO_2>90%)。可采用不同的方式：①鼻导管吸氧从低氧流量(1～2 L/min)开始,如仅为低氧血症,动脉血气分析未见二氧化碳潴留,可采用高流量给氧6～8 L/min。乙醇吸氧可使肺泡内的泡沫表面张力降低而破裂,改善肺泡的通气。方法是在氧气通过的湿化瓶中加 50%～70%乙醇或有机硅消泡剂,用于肺水肿患者。②面罩吸氧适用于伴呼吸性碱中毒患者。必要时还可采用无创性或气管插管呼吸机辅助通气治疗。

（4）做好救治的准备工作：至少开放 2 条静脉通道,并保持通畅。必要时可采用深静脉穿刺置管,以随时满足用药的需要。血管活性药物一般应用微量泵泵入,以维持稳定的速度和正确的剂量。固定和维护好漂浮导管、深静脉置管、心电监护的电极和导联线、鼻导管或面罩、导尿管及指端无创血氧仪测定电极等。保持室内适宜的温度、湿度,灯光柔和,环境幽静。

(5)饮食:进易消化食物,避免一次大量进食,在总量控制下,可少量多餐(6~8次/天)。应用襻利尿药情况下不要过分限制钠盐摄入量,以避免低钠血症,导致低血压。利尿药应用时间较长的患者要补充多种维生素和微量元素。

(6)出入量管理:肺淤血、体循环淤血及水肿明显者应严格限制饮水量和静脉输液速度,对无明显低血容量因素(大出血、严重脱水、大汗淋漓等)者的每天摄入液体量一般宜在 1 500 mL 以内,不要超过2 000 mL。保持每天水出入量负平衡约 500 mL/d,严重肺水肿者的水负平衡为 1 000~2 000 mL/d,甚至可达3 000~5 000 mL/d,以减少水、钠潴留和缓解症状。3~5天后,如淤血、水肿明显消退,应减少水负平衡量,逐渐过渡到出入水量大体平衡。在水负平衡下应注意防止发生低血容量、低血钾和低血钠等。

2.药物治疗

(1)AHF 时吗啡及其类似物的使用:吗啡一般用于严重 AHF 的早期阶段,特别是患者不安和呼吸困难时。吗啡能够使静脉扩张,也能使动脉轻度扩张,并降低心率。应密切观察疗效和呼吸抑制的不良反应。伴明显和持续低血压、休克、意识障碍、COPD 等患者禁忌使用。老年患者慎用或减量。亦可应用哌替啶 50~100 mg 肌内注射。

(2)AHF 治疗中血管扩张药的使用:对大多数 AHF 患者,血管扩张药常作为一线药,它可以用来开放外周循环,降低前及或后负荷。

酸酯类药物:急性心力衰竭时此类药在不减少每搏心排血量和不增加心肌氧耗情况下能减轻肺淤血,特别适用于急性冠状动脉综合征伴心力衰竭的患者。临床研究已证实,硝酸酯类静脉制剂与呋塞米合用治疗急性心力衰竭有效;应用大剂量硝酸酯类药物联合小剂量呋塞米的疗效优于单纯大剂量的利尿药。静脉应用硝酸酯类药物应十分小心滴定剂量,经常测量血压,防止血压过度下降。硝酸甘油静脉滴注起始剂量5~10 μg/min,每 5~10 分钟递增 5~10 μg/min,最大剂量 100~200 μg/min;亦可每 10~15 分钟喷雾一次(400 μg),或舌下含服 0.3~0.6 mg/次。硝酸异山梨酯静脉滴注剂量 5~10 mg/h,亦可舌下含服2.5 mg/次。

硝普钠(SNP):适用于严重心力衰竭。临床应用宜从小剂量 10 μg/min 开始,可酌情逐渐增加剂量至50~250 μg/min。由于其强效降压作用,应用过程中要密切监测血压,根据血压调整合适的维持剂量。长期使用时其代谢产物(硫代氰化物和氟化物)会产生毒性反应,特别是在严重肝肾衰竭的患者应避免使用。减量时,硝普钠应该缓慢减量,并加用口服血管扩张药,以避免反跳。AHF 时硝普钠的使用尚缺乏对照试验,而且在 AMI 时使用,病死率增高。在急性冠脉综合征所致的心力衰竭患者,因为 SNP 可引起冠脉窃血,故在此类患者中硝酸酯类的使用优于硝普钠。

奈西立肽:这是一类新的血管扩张药肽类,近期被用以治疗 AHF。它是人脑钠尿肽(BNP)的重组体,是一种内源性激素物质。它能够扩张静脉、动脉、冠状动脉,由此降低前负荷和后负荷,在无直接正性肌力的情况下增加心排血量。慢性心力衰竭患者输注奈西立肽对血流动力学产生有益的作用,可以增加钠排泄,抑制肾素-血管紧张素-醛固酮和交感神经系统。它和静脉使用硝酸甘油相比,能更有效地促进血流动力学改善,并且不良反应更少。该药临床试验的结果尚不一致。近期的两项研究(VMAC 和 PROACTION)表明,该药的应用可以带来临床和血流动力学的改善,推荐应用于急性失代偿性心力衰竭。国内一项Ⅱ期临床研究提示,该药较硝酸甘油静脉制剂能够更显著降低 PCWP,缓解患者的呼吸困难。应用方法:先给予负荷剂量 $1.500\ \mu g/kg$,静脉缓慢推注,继以 $0.0075\sim0.0150\ \mu g/(kg\cdot min)$ 静脉滴注;也可不用负荷剂量而直接静脉滴注。疗程一般 3 天,不建议超过 7 天。

乌拉地尔:该药具有外周和中枢双重扩血管作用,可有效降低血管阻力,降低后负荷,增加心排血量,但不影响心率,从而减少心肌耗氧量。适用于高血压心脏病、缺血性心肌病(包括急性心肌梗死)和扩张型心肌病引起的急性左心衰竭;可用于 CO 降低、$PCWP>2.4\ kPa(18\ mmHg)$ 的患者。通常静脉滴注 $100\sim400\ \mu g/min$,可逐渐增加剂量,并根据血压和临床状况予以调整。伴严重高血压者可缓慢静脉注射 $12.5\sim25.0\ mg$。

应用血管扩张药的注意事项:下列情况下禁用血管扩张药物。①收缩压 $<12.0\ kPa$（90 mmHg),或持续低血压并伴症状尤其有肾功能不全的患者,以避免重要脏器灌注减少;②严重阻塞性心瓣膜疾病患者,例如主动脉瓣狭窄、二尖瓣狭窄患者,有可能出现显著的低血压,应慎用;③梗阻性肥厚型心肌病。

（3）急性心力衰竭时血管紧张素转化酶抑制剂（ACEI）的使用:ACEI 在急性心力衰竭中的应用仍存在诸多争议。急性心力衰竭的急性期、病情尚未稳定的患者不宜应用。急性心肌梗死后的急性心力衰竭可以试用,但须避免静脉应用,口服起始剂量宜小。在急性期病情稳定 48 小时后逐渐加量,疗程至少 6 周,不能耐受 ACEI 者可以应用 ARB。

在心排血量处于边缘状况时,ACE 抑制剂应谨慎使用,因为它可以明显降低肾小球滤过率。当联合使用非甾体抗炎药,以及出现双侧肾动脉狭窄时,不能耐受 ACE 抑制剂的风险增加。

（4）利尿药。

适应证:AHF 和失代偿心力衰竭的急性发作,伴有液体潴留的情况是应用利尿药的指征。利尿药缓解症状的益处及其在临床上被广泛认可,无需再进行大规模的随机临床试验来评估。

作用效应:静脉使用襻利尿药也有扩张血管效应,在使用早期（5～30 分钟）它降低肺阻抗的同时也降低右房压和肺毛细血管楔压。如果快速静脉注射大剂量（$>1\ mg/kg$）时,就有反射性血管收缩的可能。它与慢性心力衰竭时使用利尿药不同,在严重失代偿性心力衰竭使用利尿药能使容量负荷恢复正常,可以在短期内减少神经内分泌系统的激活。特别是在急性冠脉综合征的患者,应使用低剂量的利尿药,最好已给予扩血管治疗。

实际应用:静脉使用襻利尿药（呋塞米、托拉塞米）,它有强效快速的利尿效果,在 AHF 患者优先考虑使用。在入院以前就可安全使用,应根据利尿效果和淤血症状的缓解情况来选择剂量。开始使用负荷剂量,然后继续静脉滴注呋塞米或托拉塞米,静脉滴注比一次性静脉注射更有效。噻嗪类和螺内酯可以联合襻利尿药使用,低剂量联合使用比高剂量使用一种药更有效,而且继发反应也更少。将襻利尿药和多巴酚丁胺、多巴胺或硝酸盐联合使用也是一种治疗方法,它比仅仅增加利尿药更有效,不良反应也更少。

不良反应、药物的相互作用:虽然利尿药可安全地用于大多数患者,但它的不良反应也很常见,甚至可威胁生命。它们包括:神经内分泌系统的激活,特别是肾素-血管紧张素-醛固酮系统和交感神经系统的激活;低血钾、低血镁和低氯性碱中毒可能导致严重的心律失常;可以产生肾毒性及加剧肾衰竭。过度利尿可过分降低静脉压、肺毛细血管楔压及舒张期灌注,由此导致每搏输出量和心排血量下降,特别见于严重心力衰竭和以舒张功能不全为主的心力衰竭或缺血所致的右室功能障碍。

（5）β受体阻断药。

适应证和基本原理：目前尚无应用 β 受体阻断药治疗 AHF，改善症状的研究。相反，在 AHF 时是禁止使用 β 受体阻断药的。急性心肌梗死后早期肺部啰音超过基底部的患者，以及低血压患者均被排除在应用 β 受体阻断药的临床试验之外。急性心肌梗死患者没有明显心力衰竭或低血压，使用 β 受体阻断药能限制心肌梗死范围，减少致命性心律失常，并缓解疼痛。

当患者出现缺血性胸痛对阿片制剂无效、反复发生缺血、高血压、心动过速或心律失常时，可考虑静脉使用 β 受体阻断药。在 Gothenburg 美托洛尔研究中，急性心肌梗死后早期静脉使用美托洛尔或安慰剂，接着口服治疗 3 个月。美托洛尔组发展为心力衰竭的患者明显减少。如果患者有肺底部啰音的肺淤血征象，联合使用呋塞米，美托洛尔治疗可产生更好的疗效，降低病死率和并发症。

实际应用：当患者伴有明显急性心力衰竭，肺部啰音超过基底部时，应慎用 β 受体阻断药。对出现进行性心肌缺血和心动过速的患者，可以考虑静脉使用美托洛尔。

但是，对急性心肌梗死伴发急性心力衰竭患者，病情稳定后，应早期使用 β 受体阻断药。对于慢性心力衰竭患者，在急性发作稳定后（通常 4 天后），应早期使用 β 受体阻断药。

在大规模临床试验中，比索洛尔、卡维地洛或美托洛尔的初始剂量很小，然后逐渐缓慢增加到目标剂量。应个体化增加剂量。β 受体阻断药可能过度降低血压，减慢心率。一般原则是，在服用 β 受体阻断药的患者由于心力衰竭加重而住院，除非必须用正性肌力药物维持，否则应继续服用 β 受体阻断药。但如果疑为 β 受体阻断药剂量过大（如有心动过缓和低血压）时，可减量继续用药。

（6）正性肌力药：此类药物适用于低心排血量综合征，如伴症状性低血压或 CO 降低伴有循环淤血的患者，可缓解组织低灌注所致的症状，保证重要脏器的血液供应。血压较低和对血管扩张药物及利尿药不耐受或反应不佳的患者尤其有效。使用正性肌力药有潜在的危害性，因为它能增加耗氧量、增加钙负荷，所以应谨慎使用。

对于失代偿的慢性心力衰竭患者，其症状、临床过程和预后很大程度上取决于血流动力学。所以，改善血流动力学参数成为治疗的目的。在这种情况下，正性肌力药可能有效，甚至挽救生命。但它改善血流动力学参数的益处，部分被它增加心律失常的危险抵消了。而且在某些病例，由于过度增加能量消耗引起心肌缺血和心力衰竭的慢性进展。但正性肌力药的利弊比率，不同的药并不相同。对于那些兴奋 β_1 受体的药物，可以增加心肌细胞胞内钙的浓度，可能有更高的危险性。有关正性肌力药用于急性心力衰竭治疗的对照试验研究较少，特别对预后的远期效应的评估更少。

洋地黄类：此类药物能轻度增加 CO 和降低左心室充盈压；对急性左心衰竭患者的治疗有一定帮助。一般应用毛花苷 C 0.2～0.4 mg 缓慢静脉注射，2～4 小时后可以再用 0.2 mg，伴快速心室率的房颤患者可酌情适当增加剂量。

多巴胺：小剂量＜2 $\mu g/(kg \cdot min)$ 的多巴胺仅作用于外周多巴胺受体，直接或间接降低外周阻力。在此剂量下，对于肾脏低灌注和肾衰竭的患者，它能增加肾血流量、肾小球滤过率、利尿和增加钠的排泄，并增强对利尿药的反应。大剂量＞2 $\mu g/(kg \cdot min)$ 的多巴胺直接或间接刺激 β 受体，增加心肌的收缩力和心排血量。当剂量＞5 $\mu g/(kg \cdot min)$ 时，它作用于 α 受体，增加外周血管阻力。此时，虽然它对低血压患者很有效，但它对 AHF 患者可能有害，因为它增加左室后负荷，增加肺动脉压和肺阻力。多巴胺可以作为正性肌力药［＞2 $\mu g/(kg \cdot min)$］用于 AHF 伴有低血压的患者。当静脉滴注低剂量≤2～3 $\mu g/(kg \cdot min)$ 时，它可以使失代偿性心力衰竭伴有低血压和尿量减少的患者增加肾血流量,增加尿量。但如果无反应,则应停止使用。

多巴酚丁胺:多巴酚丁胺的主要作用在于,通过刺激 β_1 受体和 β_2 受体产生剂量依赖性的正性变时、正性变力作用,并反射性地降低交感张力和血管阻力,其最终结果依个体而不同。小剂量时,多巴酚丁胺能产生轻度的血管扩张反应,通过降低后负荷而增加射血量。大剂量时,它可以引起血管收缩。心率通常呈剂量依赖性增加,但增加的程度弱于其他儿茶酚胺类药物。但在房颤的患者,心率可能增加到难以预料的水平,因为它可以加速房室传导。全身收缩压通常轻度增加,但也可能不变或降低。心力衰竭患者静脉滴注多巴酚丁胺后,观察到尿量增多,这可能是它提高心排血量而增加肾血流量的结果。

多巴酚丁胺用于外周低灌注(低血压,肾功能下降)伴或不伴有淤血或肺水肿、使用最佳剂量的利尿药和扩血管剂无效时。

多巴酚丁胺常用来增加心排血量。它的起始静脉滴注速度为 $2\sim3\ \mu g/(kg\cdot min)$,可以逐渐增加到 $20\ \mu g/(kg\cdot min)$。无需负荷量。静脉滴注速度根据症状、尿量反应或血流动力学监测结果来调整。它的血流动力学作用和剂量成正比,在静脉滴注停止后,它的清除也很快。

在接受 β 受体阻断药治疗的患者,需要增加多巴酚丁胺的剂量,才能恢复它的正性肌力作用。

单从血流动力学看,多巴酚丁胺的正性肌力作用增加了磷酸二酯酶抑制剂(PDEI)作用。PDEI 和多巴酚丁胺的联合使用能产生比单一用药更强的正性肌力作用。

长时间地持续静脉滴注多巴酚丁胺(24~48 小时以上)会出现耐药,部分血流动力学效应消失。长时间应用应逐渐减量。

静脉滴注多巴酚丁胺常伴有心律失常发生率的增加,可来源于心室和心房。这种影响呈剂量依赖性,可能比使用 PDEI 时更明显。在使用利尿药时应及时补钾。心动过速时使用多巴酚丁胺要慎重,多巴酚丁胺静脉滴注可以促发冠心病患者的胸痛。现在还没有关于 AHF 患者使用多巴酚丁胺的对照试验,一些试验显示它增加不利的心血管事件。

磷酸二酯酶抑制剂:米力农和依诺昔酮是两种临床上使用的Ⅲ型磷酸二酶酶抑制剂(PDEI)。在 AHF 时,它们能产生明显的正性肌力、松弛性及外周扩血管效应,由此增加心排血量和搏出量,同时伴随有肺动脉压、肺毛细血管楔压的下降,全身和肺血管阻力下降。它在血流动力学方面,介于纯粹的扩血管剂(如硝普钠)和正性肌力药(如多巴酚丁胺)之间。因为它们的作用部位远离 β 受体,所以在使用 β 受体阻断药的同时,PDEI 仍能够保留其效应。

Ⅲ型 PDEI 用于低灌注伴或不伴有淤血,使用最佳剂量的利尿药和扩血管剂无效时应用。

当患者在使用 β 受体阻断药时,和/或对多巴酚丁胺没有足够的反应时,Ⅲ型 PDEIs 可能优于多巴酚丁胺。

由于其过度的外周扩血管效应可引起的低血压,静脉推注较静脉滴注时更常见。有关 PDEI 治疗对 AHF 患者的远期疗效目前数据尚不充分,但人们已提高了对其安全性的重视,特别是在缺血性心脏病心力衰竭患者。

左西孟旦:这是一种钙增敏剂,通过结合于心肌细胞上的肌钙蛋白 C 促进心肌收缩,还通过介导 ATP 敏感的钾通道而发挥血管舒张作用和轻度抑制磷酸二酯酶的效应。其正性肌力作用独立于 β 肾上腺素能刺激,可用于正接受 β 受体阻断药治疗的患者。左西孟旦的乙酰化代谢产物,仍然具有药理活性,半衰期约 80 小时,停药后作用可持续 48 小时。

临床研究表明,急性心力衰竭患者应用本药静脉滴注可明显增加 CO 和每搏输出量,降低

PCWP、全身血管阻力和肺血管阻力;冠心病患者不会增加病死率。用法:首剂 $12\sim24\ \mu g/kg$ 静脉注射(大于 10 分钟),继以 $0.1\ \mu g/(kg\cdot min)$ 静脉滴注,可酌情减半或加倍。对于收缩压 $<13.3\ kPa(100\ mmHg)$ 的患者,不需要负荷剂量,可直接用维持剂量,以防止发生低血压。

在比较左西孟旦和多巴酚丁胺的随机对照试验中,已显示左西孟旦能改善呼吸困难和疲劳等症状,并产生很好的结果。不同于多巴酚丁胺的是,当联合使用 β 受体阻断药时,左西孟旦的血流动力学效应不会减弱,甚至会更强。

在大剂量使用左西孟旦静脉滴注时,可能会出现心动过速、低血压,对收缩压低于 $11.3\ kPa$ $(85\ mmHg)$ 的患者不推荐使用。在与其他安慰剂或多巴酚丁胺比较的对照试验中显示,左西孟旦并没有增加恶性心律失常的发生率。

3.非药物治疗

(1)IABP:临床研究表明,这是一种有效改善心肌灌注同时又降低心肌耗氧量和增加 CO 的治疗手段。

IABP 的适应证:①急性心肌梗死或严重心肌缺血并发心源性休克,且不能由药物治疗纠正;②伴血流动力学障碍的严重冠心病(如急性心肌梗死伴机械并发症);③心肌缺血伴顽固性肺水肿。

IABP 的禁忌证:①存在严重的外周血管疾病;②主动脉瘤;③主动脉瓣关闭不全;④活动性出血或其他抗凝禁忌证;⑤严重血小板缺乏。

(2)机械通气。急性心力衰竭者行机械通气的指征:①出现心跳呼吸骤停而进行心肺复苏时;②合并Ⅰ型或Ⅱ型呼吸衰竭。机械通气的方式有下列两种。

无创呼吸机辅助通气:这是一种无需气管插管、经口/鼻面罩给患者供氧、由患者自主呼吸触发的机械通气治疗。分为持续气道正压通气(CPAP)和双相间歇气道正压通气(BiPAP)两种模式。

作用机制:通过气道正压通气可改善患者的通气状况,减轻肺水肿,纠正缺氧和二氧化碳潴留,从而缓解Ⅰ型或Ⅱ型呼吸衰竭。

适用对象:Ⅰ型或Ⅱ型呼吸衰竭患者经常规吸氧和药物治疗仍不能纠正时应及早应用。主要用于呼吸频率≤25 次/分、能配合呼吸机通气的早期呼吸衰竭患者。在下列情况下应用受限:不能耐受和合作的患者、有严重认知障碍和焦虑的患者、呼吸急促(频率>25 次/分)、呼吸微弱和呼吸道分泌物多的患者。

气道插管和人工机械通气:应用指征为心肺复苏时、严重呼吸衰竭经常规治疗不能改善者,尤其是出现明显的呼吸性和代谢性酸中毒并影响到意识状态的患者。

(3)血液净化治疗。

机制:此法不仅可维持水、电解质和酸碱平衡,稳定内环境,还可清除尿毒症毒素(肌酐、尿素、尿酸等)、细胞因子、炎症介质及心脏抑制因子等。治疗中的物质交换可通过血液滤过(超滤)、血液透析、连续血液净化和血液灌流等来完成。

适应证:本法对急性心力衰竭有益,但并非常规应用的手段。出现下列情况之一时可以考虑采用:①高容量负荷如肺水肿或严重的外周组织水肿,且对襻利尿药和噻嗪类利尿药抵抗;②低钠血症(血钠<110 mmol/L)且有相应的临床症状,如神志障碍、肌张力减退、腱反射减弱或消失、呕吐及肺水肿等,在上述两种情况应用单纯血液滤过即可;③肾功能进行性减退,血肌酐>500 $\mu mol/L$ 或符合急性血液透析指征的其他情况。

不良反应和处理：建立体外循环的血液净化均存在与体外循环相关的不良反应，如生物不相容、出血、凝血、血管通路相关并发症、感染、机器相关并发症等。应避免出现新的内环境紊乱，连续血液净化治疗时应注意热量及蛋白的丢失。

（4）心室机械辅助装置：急性心力衰竭经常规药物治疗无明显改善时，有条件的可应用此种技术。此类装置有体外膜式氧合（ECMO）、心室辅助泵（如可置入式电动左心辅助泵、全人工心脏）。根据急性心力衰竭的不同类型，可选择应用心室辅助装置，在积极纠治基础心脏病的前提下，短期辅助心脏功能，可作为心脏移植或心肺移植的过渡。ECMO可以部分或全部代替心肺功能。临床研究表明，短期循环呼吸支持（如应用ECMO）可以明显改善预后。

（铁　涛）

第十节　急性右心衰竭

急性右心功能不全又称急性右心衰竭，它是由于某些原因使患者的心脏在短时间内发生急性功能障碍，同时其代偿功能不能满足实际需要而导致的以急性右心排血量减低和体循环淤血为主要表现的临床综合征。该病很少单独出现，多见于急性大面积肺栓塞、急性右室心肌梗死等，或继发于急性左心衰竭及慢性右心功能不全者由于各种诱因病情加重所致。因临床较为多见，若处理不及时亦可威胁生命，故需引起临床医师特别是心血管病专科医师的足够重视。

一、病因

(一)急性肺栓塞

在急性右心功能不全的病因中，急性肺栓塞占有十分重要的地位。患者由于下肢静脉曲张、长时间卧床、机体高凝状态及手术、创伤、肿瘤甚至矛盾性栓塞等原因，使右心或周围静脉系统内栓子(矛盾性栓塞除外)脱落，回心后突然阻塞主肺动脉或左右肺动脉主干，造成肺循环阻力急剧升高，心排血量显著降低，引起右心室迅速扩张，一般认为栓塞造成肺血流减少＞50％时临床上即可发生急性右心衰竭。

(二)急性右室心肌梗死

在急性心肌梗死累及右室时，可造成右心排血量下降，右室充盈压升高，容量负荷增大。上述变化发生迅速，右心室尚无代偿能力，易出现急性右心衰竭。

(三)特发性肺动脉高压

特发性肺动脉高压的基本病变是致丛性肺动脉病，即由动脉中层肥厚、细胞性内膜增生、向心性板层性内膜纤维化、扩张性病变、类纤维素坏死和丛样病变形成等构成的疾病，迄今其病因不明。该病存在广泛的肺肌型动脉和细动脉管腔狭窄和阻塞，导致肺循环阻力明显增加，可超过正常的12～18倍，由于右心室后负荷增加，右室肥厚和扩张，当心室代偿功能低下时，右心室舒张末期压和右房压明显升高，心排血量逐渐下降，病情加重时即可出现急性右心功能不全。

(四)慢性肺源性心脏病急性加重

慢性阻塞性肺疾病(COPD)由于低氧性肺血管收缩、继发性红细胞增多、肺血管慢性炎症重构及血管床的破坏等原因可造成肺动脉高压，加重右室后负荷，造成右室肥大及扩张，形成肺源性心脏病。当存在感染、右室容量负荷过重等诱因时，即可出现急性右心功能不全。

(五)瓣膜性心脏病

肺动脉瓣狭窄等造成右室流出道受阻的疾病可增加右室收缩阻力；三尖瓣大量反流增加右室前负荷并造成体循环淤血；二尖瓣或主动脉病变使肺静脉压增高，间接增加肺血管阻力，加重右心后负荷。上述原因均可导致右心功能不全，严重时出现急性右心衰竭。

(六)继发于左心系统疾病

如冠心病急性心肌梗死、扩张型心肌病、急性心肌炎等这些疾病由于左室收缩功能障碍，造成不同程度的肺淤血，使肺静脉压升高，晚期可引起不同程度的肺动脉高压，形成急性右心功能不全。

(七)心脏移植术后急性右心衰竭

急性右心衰竭是当前困扰心脏移植手术的一大难题。据报道，移植术前肺动脉高压是移植的高危因素，因此术前需常规经 Swan-Ganz 导管测定血流动力学参数。肺血管阻力大于 4 wu $(32 \times 10^3$ Pa·s/L$)$，肺血管阻力指数大于 6 wu/m^2（$[48 \times 10^3$ Pa·s/(L·m^2)$]$），肺动脉峰压值大于 8.0 kPa(60 mmHg)或跨肺压力差大于 2.0 kPa(15 mmHg)均是肯定的高危人群，而有不可逆肺血管阻力升高者其术后病死率较可逆者高 4 倍。术前正常的肺血管阻力并不绝对预示术后不发生右心衰竭。因为离体心脏的损伤，体外循环对心肌、肺血管的影响等，也可引起植入心脏不适应绝对或相对的肺动脉高压、肺血管高阻力而发生右心衰竭。右心衰竭所致心腔扩大，心肌缺血、肺循环血量减少及向左偏移的室间隔等又能干扰左心回血，从而诱发全心衰竭。

二、病理生理

正常肺循环包括右心室、肺动脉、毛细血管及肺静脉，其主要功能是进行气体交换，血流动力学有以下四个特点：第一，压力低，肺动脉压力约为正常主动脉压力的 1/10～1/7；第二，阻力小，正常人肺血管阻力为体循环阻力的 1/10～1/5；第三，流速快，肺脏接受心脏搏出的全部血液，但其流程远较体循环为短，故流速快；第四，容量大，肺血管床面积大，可容纳 900 mL 血液，约占全血量的 9%。由于肺血管有适应其生理需要的不同于体循环的自身特点，所以其血管的组织结构功能也与体循环血管不同。此外，右心室室壁较薄，心腔较小，心室顺应性良好，其解剖结构特点有利于右室射血，适应高容量及低压力的肺循环系统，却不耐受高压力。同时右心室与左心室拥有共同的室间隔和心包，其过度扩张会改变室间隔的位置及心腔构形，影响左心室的容积和压力，从而使左心室回心血量及射血能力发生变化，因此左、右心室在功能上是相互依赖的。

当各种原因造成体循环重度淤血，右心室前/后负荷迅速增加，或原有的异常负荷在某种诱因下突然加重，以及右心室急性缺血功能障碍时，均可出现急性右心功能不全。临床常见如前负荷增加的急性水、钠潴留、三尖瓣大量反流，后负荷增加的急性肺栓塞、慢性肺动脉高压急性加重，急性左心衰竭致肺循环阻力明显升高，以及右心功能受损的急性右室心肌梗死等。急性右心衰竭发生时肺毛细血管楔压和左房压可正常或升高，多数出现右室肥厚和扩张，当超出心室代偿功能时(右室心肌梗死则为右室本身功能下降)，右室舒张末期压和右房压明显升高，表现为体循环淤血的体征，扩大的右室还可压迫左室造成心排血量逐渐下降，重症患者常低于正常的 50%以下，同时体循环血压下降，收缩压常降至 12.0～13.3 kPa(90～100 mmHg)或更低，脉压变窄，组织灌注不良，甚至会出现周围性发绀。对于心脏移植的患者，术前均存在严重的心力衰竭，肺动脉压力可有一定程度的升高，受体心脏(尤其是右心室)已对其产生了部分代偿能力，而供体是一个完全正常的心脏,当开始工作时右心室对增加的后负荷无任何适应性,加之离体心脏的损伤,体外循环对心肌、肺血管的影响等,也可引起植入心脏不适应绝对或相对的肺动脉高压、肺血管高阻力而发生右心衰竭。

三、临床表现

(一)症状

1.胸闷气短,活动耐量下降

可由于肺通气/血流比例失调,低氧血症造成,多见于急性肺栓塞、肺心病等。

2.上腹部胀痛

这是右心衰竭较早的症状。常伴有食欲缺乏、恶心、呕吐,此多由于肝、脾及胃肠道淤血所引起,腹痛严重时可被误诊为急腹症。

3.周围性水肿

右心衰竭早期,由于体内先有水、钠潴留,故在水肿出现前先有体重的增加,随后可出现双下肢、会阴及腰骶部等下垂部位的凹陷性水肿,重症者可波及全身。

4.胸腹水

急性右心衰竭时,由于静脉压的急剧升高,常出现胸腔积液及腹水,一般为漏出液。胸腔积液可同时见于左、右两侧胸腔,但以右侧较多,其原因不甚明了。由于壁层胸膜静脉回流至腔静脉,脏层胸膜静脉回流至肺静脉,因而胸腔积液多见于全心衰竭者。腹水大多发生于晚期,由于心源性肝硬化所致。

5.发绀

右心衰竭者可有不同程度的发绀,最早见于指端、口唇和耳郭,较左心衰竭者为明显。其原因除血液中血红蛋白在肺部氧合不全外,常因血流缓慢,组织从毛细血管中摄取较多的氧而使血液中还原血红蛋白增加有关(周围型发绀)。严重贫血者发绀可不明显。

6.神经系统症状

可有神经过敏、失眠、嗜睡等症状,重者可发生精神错乱。此可能由于脑淤血、缺氧或电解质紊乱等原因引起。

7.不同原发病各自的症状

如急性肺栓塞可有呼吸困难、胸痛、咯血、血压下降;右室心肌梗死可有胸痛;慢性肺心病可有咳嗽、咳痰、发热;瓣膜病可有活动耐力下降等。

(二)体征

1.皮肤及巩膜黄染

长期慢性肝淤血缺氧,可引起肝细胞变性、坏死,最终发展为心源性肝硬化,肝功能呈现不正常,胆红素异常升高并出现黄疸。

2.颈静脉怒张

这是右心衰竭的一个较明显征象。其出现常较皮下水肿或肝大为早,同时可见舌下、手臂等浅表静脉异常充盈,压迫充血肿大的肝脏时,颈静脉怒张更加明显,此称肝-颈静脉回流征阳性。

3.心脏体征

主要为原有心脏病表现,由于右心衰竭常继发于左心衰竭,因而左、右心均可扩大。右心室扩大引起三尖瓣关闭不全时,在三尖瓣听诊可听到吹风性收缩期杂音,剑突下可有收缩期抬举性搏动。在肺动脉压升高时可出现肺动脉瓣区第二心音增强及分裂,有响亮收缩期喷射性杂音伴震颤,可有舒张期杂音,心前区可有奔马律,可有阵发性心动过速,心房扑动或颤动等心律失常。由左心衰竭引起的肺淤血症状和肺动脉瓣区第二心音亢进,可因右心衰竭的出现而减轻。

4.胸腹水

可有单侧或双侧下肺呼吸音减低,叩诊呈浊音;腹水征可为阳性。

5.肝脾肿大

肝脏肿大、质硬并有压痛。若有三尖瓣关闭不全并存,触诊肝脏可感到有扩张性搏动。

6.外周水肿

由于体内水、钠潴留,可于下垂部位如双下肢、会阴及腰骶部等出现凹陷性水肿。

7.发绀

慢性右心功能不全急性加重时常因基础病的不同存在发绀,甚至可有杵状指。

四、实验室检查

(一)血常规

缺乏特异性。长期缺氧者可有红细胞、血红蛋白的升高,白细胞及血小板可正常或增高。

(二)血生化

血清丙氨酸转氨酶及胆红素常升高,乳酸脱氢酶、肌酸激酶亦可增高,常伴有低蛋白血症、电解质紊乱等。

(三)凝血指标

血液多处于高凝状态,国际标准化比值(INR)可正常或缩短,急性肺栓塞时 D-二聚体明显升高。

(四)血气分析

动脉血氧分压、氧饱和度多降低,二氧化碳分压在急性肺栓塞时降低,在肺心病、先天性心脏病时可升高。

五、辅助检查

(一)心电图

多显示右心房、室的增大或肥厚。此外还可见肺型 P 波、电轴右偏、右束支传导阻滞和Ⅱ、Ⅲ、aVF 及右胸前导联 ST-T 改变。急性肺栓塞时心电图变化由急性右心室扩张所致,常示电轴显著右偏,极度顺钟向转位。Ⅰ导联 S 波深,ST 段呈 J 点压低,Ⅲ导联 Q 波显著和 T 波倒置,呈 $S_I Q_{III} T_{III}$ 波形。aVF 和Ⅲ导联相似,aVR 导联 R 波常增高,右胸导联 R 波增高、T 波倒置。可出现房性或室性心律失常。急性右室心肌梗死时右胸导联可有 ST 段抬高。

(二)胸部 X 线

急性右心功能不全 X 线表现的特异性不强,可具有各自基础病的特征。肺动脉高压时可有肺动脉段突出(>3 mm),右下肺动脉横径增宽(>15 mm),肺门动脉扩张与外围纹理纤细形成鲜明的对比或呈"残根状";右心房、室扩大,心胸比率增加,右心回流障碍致奇静脉和上腔静脉扩张。肺栓塞在起病 12~36 小时后肺部可出现肺下叶卵圆形或三角形浸润阴影,底部常与胸膜相连;亦可有肋膈角模糊或胸腔积液阴影;膈肌提升及呼吸幅度减弱。

（三）超声心动图

急性右心功能不全时，UCG 检查可发现右心室收缩期和舒张期超负荷，表现为右室壁增厚及运动异常，右心排血量减少，右心室增大（右室舒张末面积/左室舒张末面积比值＞0.6），室间隔运动障碍，三尖瓣反流和肺动脉高压。常见的肺动脉高压征象有：右室肥厚和扩大，中心肺动脉扩张，肺动脉壁顺应性随压力的增加而下降，三尖瓣和肺动脉瓣反流。右室心肌梗死除右心室腔增大外，常出现左心室后壁或下壁运动异常。心脏瓣膜病或扩张型心肌病引起慢性左心室扩张时，不能通过测定心室舒张面积比率评价右心室扩张程度。某些基础心脏病，如先心病、瓣膜病等心脏结构的异常，亦可经超声心动图明确诊断。

（四）其他

肺部放射性核素通气/灌注扫描显示不匹配及肺血管增强 CT 对肺栓塞的诊断有指导意义。CT 检查亦可帮助鉴别心肌炎、心肌病、COPD 等疾病，是临床常用的检查方法。做选择性肺动脉造影可准确地了解栓塞所在部位和范围，但此检查属有创伤性，存在一定的危险，只宜在有条件的医院及考虑手术治疗的患者中做术前检查。

六、鉴别诊断

急性右心功能不全是一组较为常见的临床综合征，包括腹胀、肝脾肿大、胸腹腔积、腹水、下肢水肿等。由于病因的不同，其主要表现存在一定的差异。除急性右心衰竭表现外，如突然发病、呼吸困难、窒息、心悸、发绀、剧烈胸痛、晕厥和休克，尤其是发生于长期卧床或手术后的患者，应考虑大块肺动脉栓塞引起急性肺源性心脏病的可能；如胸骨后呈压榨性或窒息性疼痛并放射至左肩、臂，一般无咯血，心电图有右心导联 ST-T 特征性改变，伴心肌酶学或特异性标志物的升高，应考虑急性右室心肌梗死；如既往有慢性支气管炎、肺气肿病史，此次为各种诱因病情加重，应考虑慢性肺心病急性发作；如结合体格检查及超声心动图资料，发现有先天性心脏病或瓣膜病证据，应考虑为原有基础心脏病所致。限制型心肌病或缩窄性心包炎等疾病由于心室舒张功能下降或心室充盈受限，使得静脉回流障碍，在肺静脉压升高的同时体循环重度淤血，某些诱因下（如入量过多或出量不足）即出现肝脾肿大、下肢水肿等症状，亦应与急性右心功能不全相鉴别。

七、治疗

（一）一般治疗

应卧床休息及吸氧，并严格限制入液量。若急性心肌梗死或肺栓塞剧烈胸痛时，可给予吗啡 3～5 mg 静脉推注或罂粟碱 30～60 mg 皮下或肌内注射以止痛及解痉。存在低蛋白血症时应静脉输入清蛋白治疗，同时注意纠正电解质及酸碱平衡紊乱。

（二）强心治疗

心力衰竭时应使用直接加强心肌收缩力的洋地黄类药物，如快速作用的去乙酰毛花苷注射液 0.4 mg 加入 5％的葡萄糖溶液 20 mL 中，缓慢静脉注射，必要时 2～4 小时再给 0.2～0.4 mg；同时可给予地高辛 0.125～0.25 mg，每天 1 次治疗。

（三）抗休克治疗

出现心源性休克症状时可应用直接兴奋心脏 β 肾上腺素受体，增强心肌收缩力和心搏量的药物，如多巴胺 20～40 mg 加入 200 mL 5％葡萄糖溶液中静脉滴注，或 2～10 μg/（kg·min）以微量泵静脉维持输入，依血压情况逐渐调整剂量；亦可用多巴酚丁胺 2.5～15 μg/（kg·min）微量泵静脉输入或滴注。

(四)利尿治疗

急性期多应用襻利尿药,如呋塞米(速尿)20～80 mg、布美他尼(丁尿胺)1～3 mg、托拉塞米(特苏尼)20～60 mg 等静脉推注以减轻前负荷,并每天口服上述药物辅助利尿。同时可服用有醛固酮拮抗作用的保钾利尿药,如螺内酯(安体舒通)20 mg,每天 3 次,以加强利尿效果,减少电解质紊乱。症状稳定后可应用噻嗪类利尿药,如氢氯噻嗪 50～100 mg 与上述襻利尿药隔天交替口服,减少耐药性。

(五)扩血管治疗

应从小剂量起谨慎应用,以免引起低血压。若合并左心衰竭可应用硝普钠 6.25 $\mu g/min$ 起微量泵静脉维持输入,依病情及血压数值逐渐调整剂量,起到同时扩张小动脉和静脉的作用,有效地减低心室前、后负荷;合并急性心肌梗死可应用硝酸甘油 5～10 $\mu g/min$ 或硝酸异山梨酯 50～100 $\mu g/min$ 静脉滴注或微量泵维持输入,以扩张静脉系统,降低心脏前负荷。口服硝酸酯类或 ACEI 类等药物亦可根据病情适当加用,剂量依个体调整。

(六)保肝治疗

对于肝脏淤血肿大,肝功能异常伴黄疸或腹水的患者,可应用还原型谷胱甘肽 600 mg 加入 250 mL 5%葡萄糖溶液中每天 2 次静脉滴注,或多烯磷脂酰胆碱(易善复)465 mg(10 mL)加入 250 mL 5%葡萄糖溶液中每天 1～2 次静脉滴注,可同时静脉注射维生素 C 5～10 g,每天 1 次,并辅以口服葡醛内酯(肝太乐)、肌苷等药物,加强肝脏保护作用,逆传肝细胞损害。

(七)针对原发病的治疗

由于引起急性右心功能不全的原发疾病各不相同,治疗时需有一定的针对性。如急性肺栓塞应考虑 rt-PA 或尿激酶溶栓及抗凝治疗,必要时行急诊介入或外科手术;特发性肺动脉高压应考虑前列环素、内皮素-1 受体阻滞剂、磷酸二酯酶抑制剂、一氧化氮吸入等针对性降低肺动脉压及扩血管治疗;急性右室心肌梗死应考虑急诊介入或 rt-PA、尿激酶溶栓治疗;慢性肺源性心脏病急性发作应考虑抗感染及改善通气、稀释痰液等治疗;先心病、瓣膜性心脏病应考虑在心力衰竭症状改善后进一步外科手术治疗;心脏移植患者,术前应严格评价血流的动力学参数,判断肺血管阻力及经扩血管治疗的可逆性,并要求术前肺血管处于最大限度的舒张状态,术后长时间应用血管活性药物,如前列环素等。

总之,随着诊断及治疗水平的提高,急性右心功能不全已在临床工作中得到广泛认识,且治疗效果明显改善,对患者整体病情的控制起到了一定的帮助。

(铁　涛)

第五章

消化科常见病的诊治

第一节　食管贲门失弛缓症

食管贲门失弛缓症又称贲门痉挛,该症是由食管下端括约肌(LES)高压和吞咽时松弛不良,食物入胃受阻引起的。本病多发生于20~40岁,男女发病率相等。病因尚不明确,认为本病属神经源性疾病,食管壁内神经丛损害退行性变,自主神经功能失调,或血管活性肠肽在食管括约肌降低,致食管平滑肌张力增加,引起贲门失弛。

一、病因、发病机制与病理

病因尚不明确。研究发现本病时食管壁肌间神经丛和LES内神经节细胞变性、数量减少甚至完全消失,脑干背侧迷走神经核亦呈类似表现,迷走神经干变性。LES压力明显增高,在吞咽后也不降低。同时,食管蠕动也发生障碍,变得弱而不协调,不能有效地推进食物。LES对胃泌素的敏感性增强,这可能与LES的去神经有关。

病理上,食管扩张,管壁变薄,黏膜常见炎性改变,有时可见溃疡。组织学检查食管壁肌间神经丛变性,神经节细胞减少或缺如。LES一般并不肥厚。

二、诊断

(一)临床表现

吞咽困难是常见最早出现的症状,早期呈间歇性,时轻时重,后期转为持续性,咽下固体和液体食物同样困难。常因情绪波动,进食过冷、过快或刺激性食物诱发。可出现胸骨后及中上腹隐痛或剧痛,并可放射至胸背部、心前区和上肢,有时酷似心绞痛,常有食物反流,出现呕吐;呕吐物混有大量黏液和唾液,平卧时尤为明显。入睡后反流可并发吸入性肺炎。后期因食管极度扩张可引起干咳、气急、发绀、声嘶等。可继发食管炎症,出现糜烂、溃疡、出血等。

(二)实验室及辅助检查

1.X线检查

食管扩张明显时,胸部X线平片显示纵隔增宽,并可见液平面。吞钡检查时钡剂进入食管后不能顺利通过贲门。食管下端变细,呈漏斗状,亦有称鸟嘴状,边缘光滑。食管体部扩张,严重者因食管弯曲、延长而形成乙字状。X线钡餐检查为本病的主要检查方法,并可与癌肿、食管裂孔疝、反流性食管炎等其他疾病相鉴别。

2.食管测压

正常人吞咽后,食管体部出现由上向下传导的推进性蠕动波,同时 LES 完全松弛。贲门失弛症患者吞咽后,食管体部出现低幅同步收缩波,而非推进性的蠕动波;LES 压力非但不降低,反而升高。食管内压高于胃内压力。食管测压可以在疾病的早期、X线检查尚无典型改变之前就出现异常,具有早期诊断价值。

3.内镜检查

内镜检查可见食管体部扩张或弯曲变形,其内可存留有未消化的食物和液体。食管黏膜可有充血、糜烂。LES 持续关闭,但镜身不难通过,以此可与器质性狭窄相鉴别。结合活组织检查,可以排除由食管癌或贲门癌所致者。

三、治疗

(一)内科疗法

1.一般治疗

少食多餐,避免进食过快及食用过冷、过热或刺激性食物,解除精神紧张,必要时可予以镇静剂。

2.药物治疗

发作时舌下含硝酸甘油 0.3～0.6 mg,或口服双环维林 30 mg,可使痉挛缓解;溴丙胺太林(普鲁苯辛)20～40 mg静脉滴注,可促进食物排空;也可试用硝苯地平、肼曲嗪、前列腺素 E。

3.插管吸引

食管极度扩张者应每晚睡前行食管插管吸引。

(二)扩张治疗

用探条或囊式扩张器扩张,可缓解梗阻症状,但常需反复扩张。

(三)内镜下括约肌内注射

在食管下括约肌呈现玫瑰花环处,即鳞状细胞和柱状细胞连接处,用注射硬化剂治疗针注入含 20 U 肉毒杆菌毒素的盐水 1 mL,总量 80 U,术后当天稍候即可进食。

(四)手术治疗

内科治疗无效或食管下段重度收缩者及并发良性狭窄或食管癌时,应采取手术治疗,常用食管贲门黏膜下肌层纵行切开术。

(孟　斌)

第二节　Barrett　食　管

Barrett 食管(Barrett esophagus,BE)是指食管远端正常的复层鳞状上皮被单层柱状上皮所替代的病理现象。Barrett 溃疡是 Barrett 食管发生类似胃的消化性溃疡称食管消化性溃疡。

1950 年,Norman Barrett 首先观察到此种现象,因此得名,又称 Barrett 病。其确切发病率至今尚不清楚,BE 多见于 45 岁以上成人,男女之比约为 4:1。根据食管远端柱状上皮覆盖的长度可将 BE 分为不短于 3 cm 的长段型和短于 3 cm 的短段型。

近年来,BE 之所以备受人们关注,是因为其与食管腺癌的发生密切相关,Barrett 食管是食管腺癌的主要癌前病变。研究报道 BE 的癌变率为每年 1/104,较一般人群高 30～125 倍,80％的食管腺癌发生于 BE,而 40％的食管-胃交界处腺癌与 BE 有关。

一、病因及发病机制

Barrett 食管的柱状上皮形成可分为先天性和后天获得性两种。前者是由于来源于前肠的胚胎食管柱状上皮未被鳞状上皮全部取代而形成,鳞状化不全可发生于食管的任何部位,以食管中下段常见;后者则主要与胃食管反流(gastro esophageal reflux,GER)有关,多见于食管下段。

目前认为,凡能引起胃食管反流病的原因都可以成为 BE 的病因,包括胃酸、胃蛋白酶、十二指肠液、胆汁反流和食管下端括约肌(lower esophageal sphincter,LES)压力降低等。研究表明,上述反流液的各种成分均可造成食管下段黏膜发生炎症或形成溃疡,在损伤修复过程中,多能干细胞发生分化,以适应局部的环境变化,由耐酸的柱状上皮取代了鳞状上皮,从而形成 BE。然而并非所有胃食管反流患者均发生 BE,一般认为,反流发生得越早,持续时间越长或合并其他并发症(包括食管炎、狭窄、溃疡)者越易发生 BE。

此外,其他一些引起反流的因素如硬皮病、失弛缓症、胃切除术后、吸烟、饮酒等亦与 BE 的发生有关。近年来有学者认为食管幽门螺杆菌(Hp)感染与 BE 的发生也有关系,BE 患者 Hp 感染率可达 51％,而单纯反流组仅 8.3％。但也有研究发现在 BE 部位未能检出 Hp,而且还认为 Hp 感染可保护机体不发生 BE。因此 BE 与 Hp 感染的关系尚待进一步研究。

二、病理

BE 的主要病理特点是柱状上皮从胃向上延伸到食管下段 1/3～1/2,多限于食管下段 6 cm 以内,而黏膜下层及肌层结构正常,其柱状上皮有 3 种组织学类型。

(一)胃底腺型(完全胃化生)

类似胃底胃体上皮,含有小凹和黏液腺,具有主细胞及壁细胞,能够分泌胃酸和胃蛋白酶原,但与正常黏膜相比,这些腺体稀少且短小。

(二)胃贲门交界型(不完全胃化生)

以贲门黏液腺为特征,表面有小凹和绒毛,小凹及腺体表面由分泌黏液的细胞所覆盖,其中缺乏主细胞和壁细胞。

(三)特殊型柱状上皮(不完全肠化生)

类似于小肠上皮,表面有绒毛及陷窝,由柱状细胞和杯状细胞组成。柱状细胞与正常小肠吸收细胞不同,无明确的刷状缘,胞质顶端含有糖蛋白分泌颗粒,不具备脂肪吸收功能,此型最常见。

Barrett 食管可形成溃疡,称为 Barrett 溃疡,被认为是食管腺癌的癌前病变。BE 溃疡较深陷,故容易穿孔。如溃疡穿透食管壁,可并发胸膜和纵隔化脓感染或纵隔组织纤维化和周围淋巴结炎。

三、临床表现

Barrett 食管本身无症状,当呈现 Barrett 食管炎、溃疡、狭窄、癌变等时,才出现相应的临床症状。主要症状为非心源性胸骨后疼痛、吞咽困难、反酸、胃灼热、嗳气、呕吐,反流物误入呼吸道发生夜间阵发性呛咳、窒息及肺部感染等,当出现食管狭窄时,突出的症状为咽下困难,可并发上消化道出血、穿孔,特殊型 Barrett 上皮易发生癌变。癌变率为 2.5%～41%,平均 10%。癌变与化生上皮本身处于不稳定状态,如细胞动力学表现上皮细胞增殖周期加快;Barrett 上皮与肿瘤组织的酶学特征相同,如鸟氨酸脱羧酶活性处于高水平;上皮细胞黏液组织学的改变;超微结构中其上皮核结构的异型性变化等有关。

四、诊断

本病的诊断主要根据内镜和食管黏膜活检。

(一)内镜检查

内镜检查是诊断本病的可靠手段。内镜下较易确认 Barrett 黏膜,正常食管黏膜为粉红带灰白,而柱状上皮似胃黏膜为橘红色,两者有显著差异。内镜下 BE 可分为 3 型。

1.全周型

红色黏膜向食管延伸累及全周,与胃黏膜无明显界限,其游离缘距食管下括约肌 3 cm 以上。

2.岛型

齿状线 1 cm 处以上出现斑片状红色黏膜。

3.舌型

与齿状线相连,伸向食管呈半岛状。在 Barrett 上皮可以出现充血、水肿、糜烂或溃疡,反复不愈的溃疡可引起食管狭窄。

(二)组织学检查

BE 的确诊要依赖于组织学活检,因此内镜检查时取材的部位和深度非常重要,在食管下端括约肌上方根据 BE 黏膜的特殊色泽取材。对于长段 BE,每隔 2 cm 取材 1 次,短段 BE 则沿周径局部取材几次。近年随着多种辅助手段的应用,使组织取材更为准确和方便,BE 诊断的准确率明显提高。使用普鲁士蓝、复方卢戈液、靛卡红、紫罗兰晶体喷洒局部黏膜,可确定特异性柱状上皮及异型增生,敏感性为70%～95%,而且价廉、方便。

(三)其他检查

采用高分辨率的腔内超声扫描(HRES)检测食管黏膜变化,超声下 BE 表现为黏膜第二低回声层比第一高回声层厚,且与病理诊断相关性好。此外,放大内镜、荧光分光镜及弹性散射分光镜等也都利于 BE 诊断。

五、癌变监测

Barrett 食管 BE 发展成腺癌的机制仍不明确,因此对 BE 患者动态监测十分重要。费用-效果研究推荐,每 2 年复查 1 次内镜。对活检显示轻度异型增生者可继续内科治疗,并每 3～6 个月做 1 次胃镜检查,如活检显示重度异型增生,应在 2 周内复查胃镜,如仍显示为重度异型增生或有黏膜内癌,应及时进行手术治疗。

除了内镜外,还可应用一些酶学或分子生物学指标帮助监测病情变化,以便早期治疗。使用流式细胞技术测定细胞核 DNA 含量变化,若发现细胞染色质显示非整倍体或四倍体时,提示BE 合并异型增生或腺癌;在轻度异型增生患者中,如 $p53$ 阳性,则可能进一步发生重度异型增生或腺癌;CD95 是细胞膜蛋白神经生长因子家族的一员,免疫组化染色时,BE 黏膜显示在上皮细胞膜上有着色,而腺癌则在细胞质中显色;端粒酶、COX-2、*bcl-2* 和 *fas* 表达增加,上皮钙黏蛋白表达降低都与 BE 的发生、发展有关。

六、治疗

BE 治疗的目的是缓解和消除症状,逆转食管柱状上皮为鳞状上皮,预防和治疗并发症,降低食管腺癌的发病率。

(一)一般治疗

宜进食易于消化的食物,避免诱发症状的体位和食用有刺激性食物,超重者应减肥。

(二)药物治疗

1.质子泵抑制剂(PPI)

PPI 为内科治疗首选药物,剂量宜较大,如奥美拉唑(洛赛克)20～40 mg,每天 2 次口服,症状控制后以小剂量维持治疗,疗程半年以上。有证据表明,PPI 长期治疗后可缩短 Barrett 黏膜长度,部分病例 BE 黏膜上有鳞状上皮覆盖,提示 PPI 能使 BE 部分逆转,但很难达到完全逆转。PPI 治疗还可使 BE 中肠化生及异型增生消退,表明 PPI 可阻止 BE 病情发展,增加鳞状上皮逆转的机会,减少恶性变的危险。

2.促动力药(多潘立酮,西沙必利等)

此类药物能减少胃食管反流,控制症状,但疗程较长。如多潘立酮 10～20 mg,每天 3～4 次,常与 PPI 同时应用,以增加疗效。

3.其他

如硫糖铝、蒙脱石散(思密达)等黏膜保护剂亦有一定疗效,可改善症状,与 PPI 合用效果更佳。

(三)内镜治疗

随着内镜治疗技术的发展,近年来内镜下消融治疗(endoscopic ablation therapies,EATs)已应用于临床。

EATs 可分为热消融、化学消融和机械消融三大类。热消融又包括多极电凝术(MPEC)、氩光凝固法(APC)和激光(KTP、YAG 等)。化学消融主要指光动力学治疗(PDT),其基本原理为先将光敏剂如血紫质等静脉注射使其定位于食管的化生或异型增生或腺癌上皮,通过非热力的光化学反应而致局部组织坏死。本方法的缺点是可引起皮肤光变态反应。最近有报道应用特异性强的无皮肤光敏的 5-氨基乙酰丙酸(ALA)治疗伴有异型增生或黏膜内癌的病例,可使不典型增生 100% 消失,黏膜内癌治愈率为 72%,平均随访 9 个月。机械消融则在内镜下运用萃吸、切除等方法。

EATs 加 PPI 抑酸治疗是目前治疗 BE 及 BE 伴异型增生的有效方法,使 BE 上皮消失或逆转为鳞状上皮,疗效为 70%～100%,并发症发生率较低。但 EATs 使用时间不长,病例数不多,随访时间较短,其疗效还需时间检验,而且对化生上皮逆转后能否降低腺癌发生率尚待进一步评价。

有明显食管狭窄者可进行食管探条或球囊扩张术,但其疗效较短暂,可能需多次扩张。

(四)外科治疗

手术适应证为:①BE 伴严重的症状性反流,内科治疗无效;②食管狭窄经扩张治疗无效;③难治性溃疡;④重度异型增生或癌变。

手术方式有多种,一般选择 Nissen 胃底折叠术,对重度异型增生或癌变者宜作食管切除术。对于抗反流手术的治疗效果目前尚存在争议。一些学者认为,虽然抗反流手术能够缓解反流症状,使溃疡愈合和改善狭窄,但不能逆转 BE 上皮,更不能逆转异型增生进展为腺癌。但另有学者报道,经腹或腹腔镜下抗反流手术不仅可缓解症状,而且可稳定柱状上皮覆盖范围,控制异型增生的发展,甚至可使异型柱状上皮逆转为鳞状上皮,降低 BE 癌变的危险。看来抗反流手术的疗效还有待大量临床研究进一步证实。

（孟　斌）

第三节　胃食管反流病

胃食管反流病(GERD)是指过多的胃十二指肠内容物异常反流入食管引起的胃灼热等症状,并可导致食管炎和咽、喉、气管等食管以外的组织损害。胃食管反流病是一种十分常见的消化道疾病,在人群中发病率很高,即使是健康人在不当饮食后,有时也会出现烧心和反酸的现象,严重的困扰着人们的工作和学习。

随着现代生活质量的提高,饮食结构发生了变化,肥胖的人群也增加了,这样也会导致胃食管反流病的发生率的增高。我国 1999 年在北京、上海两地流行病学调查显示,发病率为 8.97%,且有逐年升高趋势。虽然我国对胃食管反流病了解较晚,但是它对人们生活质量造成的负面影响已经超过心脏病,而且每年以超过 15% 的速度在增长。目前已经证明胃食管反流病是导致食管腺癌的罪魁祸首之一,而且食管腺癌的发病率增加幅度位居所有肿瘤的第 1 位,因此及时预防、治疗本病对于积极预防食管腺癌具有重要意义。

一、病因病理

(一)病因

1906 年,美国病理学家 Tileston 认为可能存在贲门功能失调现象。1946 年,英国胸外科医师 Allison 发现膈疝在反流病发生中起重要作用。20 多年后,人们才认识到下食管括约肌功能失调、一过性下食管括约肌松弛增多等可能起着更为重要的作用。现在,人们已认识到反流病是多因素造成的消化道动力障碍性疾病,主要发病机制是抗反流防御机制减弱和反流物对食管黏膜攻击作用的结果。

1.食管抗反流防御机制减弱

(1)抗反流屏障:指食管和胃交接的解剖结构,包括食管下括约肌 LES(lowere sophageal sphiter,LES)、膈肌脚、膈食管韧带、食管胃底建的锐角等,其各部分结构和功能上的缺陷均可造成胃食管反流,其中最主要的是 LES 的功能状态。LES 是指食管末端 3~4 cm 长的环形肌束。正常人静息 LES 压为 1.33~4.00 kPa,LES 结构受到破坏可使 LES 压下降,如贲门失迟缓症手术后易并发反流行食管炎。一些因素可导致 LES 压降低,如某些激素(如缩胆囊素、胰升糖素、血管活性肠肽等)、食物(如高脂肪、巧克力等)、药物(如钙通道阻滞剂、毛花苷 C 等)。一过性 LES 松弛,指非否咽情况下 LES 自发性松弛,其松弛时间明显长于吞咽时 LES 松弛时间,它是正常人生理性胃食管反流的主要原因,也是 LES 静息压正常的 GERD 患者的主要发病机制。

（2）食管清除作用：在正常情况下，一旦发生胃食管反流，大部分反流物通过 1～2 次食管自发和继发性蠕动性收缩将食管内容物排入胃内，即容量清除，是食管廓清的主要方式，余有唾液缓慢中和。故食管蠕动和唾液产生异常常也参与 GERD 的致病作用。食管裂孔疝，可引起胃食管反流，并降低食管对酸的清除，可导致 GERD。

（3）食管黏膜屏障：反流物进入食管后，可凭借食管上皮表面黏液、不移动水层和表面 HCO_3^-、复层鳞状上皮等构成的屏障，以及黏膜下丰富的血液供应构成的后上皮屏障，发挥其抗反流物中的某些物质（主要是胃酸、胃蛋白酶，其次为十二指肠反流入胃的胆盐和胰酶）对食管黏膜损伤的作用。故导致食管黏膜屏障作用下降的因素如长期吸烟、饮酒及抑郁等，将使食管不能抵御反流物的损害。

2.反流物对食管黏膜攻击作用

反流物刺激和损害食管黏膜，与其质和量有关，也与反流物接触黏膜的时间、部位有关。胃酸与胃蛋白酶是反流物中损害食管黏膜的主要成分。胆汁反流重，其非结合胆盐和胰酶是主要的攻击因子。

（二）病理

胃食管反流病和反流性食管炎在宏观上是一个概念，但是程度上不一样。胃食管反流是一种现象，导致反酸、烧心等症状，但对黏膜没有损伤，这就是症状性反流。有些人不仅有症状，还有黏膜的损伤，这就叫反流性食管炎。无论是症状，还是反流性食管炎，都称为食管反流病。在有反流性食管炎的胃食管反流病患者，其病理组织学基本改变可有：复层鳞状上皮细胞层增生；黏膜固有层乳头向上皮腔面延长；固有层内炎症细胞主要是中性粒细胞浸润；糜烂及溃疡；胃食管连接处以上出现 Barrett 食管改变。内镜下不同程度的食管炎则表现为水肿、潮红、糜烂、溃疡、增厚转白、瘢痕狭窄。

Barrett 食管是指食管与胃交界的齿状线 2 cm 以上出现柱状上皮替代鳞状上皮。组织学表现为特殊型柱状上皮、贲门型上皮或胃底型上皮。内镜下典型表现为，正常情况呈现均匀粉红带灰白的食管黏膜，出现橘红色的胃黏膜，分布可为环形、舌形或岛状。

二、临床表现

胃食管反流病的临床表现轻重不一，主要的临床症状是反酸、胃灼热、胸骨后疼痛，但有的患者表现为食管以外的症状，而忽视了对本病的诊断。

（一）胃灼热

胃灼热是反流性食管炎的最常见症状，约 50％的患者有此症状。胃灼热是指胸骨后或剑突下烧灼感，常在餐后 1 小时出现，饮酒、甜食、浓茶、咖啡可诱发；肢体前屈，卧位或腹压增高时加重，可向颈部放射。胃灼热是由于酸反流刺激了食管深层上皮感觉神经末梢所致。

（二）胸骨后疼痛

疼痛常发生在胸骨后或剑突下，向胸部、后背、肩、颈、下颌、耳和上肢放射，此时酷似心绞痛。部分患者不伴有胃灼热、反酸症状，给临床诊断带来了一定困难。

（三）反胃

胃食管反流病患者大多有此症状，胃内容物在无恶心和不用力情况下涌入口腔。空腹时反胃为酸性胃液反流，称为反酸，但此时也可有胆汁和胰液溢出。

(四)吞咽困难和吞咽疼痛

部分患者有吞咽困难,可能由于食管痉挛或食管动力障碍所致,症状呈间歇性。进食固体或液体食物时均可发作。与情绪波动有关。少数患者因食管瘢痕形成而狭窄,吞咽困难呈进行性加重。有食管重度糜烂或并发食管溃疡的患者可见吞咽疼痛。

(五)其他

部分胃食管反流病患者可有食管外的组织损害。如咽部不适、有特异感、阻塞感,称为癔球症,是由酸反流引起上食管括约肌压力升高所致。反流物刺激咽部引起咽炎、声嘶。反流物吸入气管和肺,可反复发生肺炎,甚至出现肺间质纤维化;反流引起的哮喘无季节性,常在夜间发生。婴儿和儿童因反复胃食管反流,可继发呼吸道感染,并发缺铁性贫血和发育障碍。因此,在反流症状不明显时,可因治疗不当而延误病情。

三、检查诊断

本病临床表现复杂且缺乏特异性,仅凭临床症状难以区分生理性或病理性。目前,依靠任何一项辅助检查均很难确诊,必须采用综合诊断技术。凡临床发现不明原因反复呕吐、咽下困难、反复发作的慢性呼吸道感染、难治性哮喘、生长发育迟缓、营养不良、贫血、反复出现窒息、呼吸暂停等症状时都应考虑到本病存在的可能性,必须针对不同情况,选择必要的辅助检查,以明确诊断。

(一)内镜检查

内镜检查是诊断反流性食管炎最准确的方法,并能判断反流性食管炎的严重程度和有无并发症,结合活检可与其他原因引起的食管炎和其他食管病变(如食管癌等)做鉴别。内镜下无反流性食管炎不能排除胃食管反流病。

根据内镜下所见食管黏膜的损害程度进行反流性食管炎分级,有利于病情判断及指导治疗。目前国外采用洛杉矶分级法:正常,食管黏膜没有破损;1级,一个或一个以上食管黏膜破损,长径小于5 mm。2级,一个或一个以上黏膜破损,长径大于5 mm,但没有融合性病变;3级,黏膜破损有融合,但小于75%的食管周径;4级,黏膜破损融合,至少达到75%的食管周径。

(二)食管 pH 监测

目前已被公认为诊断胃食管反流病的重要诊断方法,已广泛应用于临床并成为诊断胃食管反流性疾病的"金标准"。应用便携式 pH 记录仪在生理状态下对患者进行 24 小时食管 pH 连续监测,可提供食管是否存在过度酸反流的客观证据,有助于鉴别胸痛与反流的关系。

常用的观察指标:24 小时内 pH<4 的总百分时间、pH<4 的次数、持续 5 分钟以上的反流次数及最长反流时间等指标。但要注意在行该项检查前 3 天应停用抑酸药与促胃肠动力的药物。

(三)钡餐检查

食管吞钡检查能发现部分食管病变,如食管溃疡或狭窄,但亦可能会遗漏一些浅表溃疡和糜烂。气钡双重造影对反流性食管病的诊断特异性很高,但敏感性较差,有报道认为可能有高达80%的反流性食管病患者被遗漏。但因其方法简单易行,设备及技术要求均不高,很多基层医院仍在广泛使用。

(四)食管胆汁动态监测

以往对胃食管反流病的研究集中于酸反流,若同时在食管中监测酸与胆红素,发现有相当部分的患者同时伴有胆汁反流。动物实验证明,胆汁酸造成食管黏膜的损伤远超过单纯胃酸的损害作用。但胆汁酸对人食管黏膜的损伤作用尚有争议。监测食管内胆汁含量可得到十二指肠胃食管反流的频率和量。现有的 24 小时胆汁监测仪可得到胆汁反流的次数、长时间反流次数、最长反流时间和吸收值不低于 0.14 的总时间及其百分比,从而对胃食管反流病作出正确的评价。

有学者对 50 例反流性食管炎患者进行食管 24 小时 pH 及胆汁联合测定,结果发现单纯酸反流占 30%,单纯胆汁反流占 6%,混合反流占 58%,说明酸和胆汁反流共同参与食管黏膜的损伤,且混合反流发生的比例越高食管损伤程度越重。

(五)食管测压

可测定 LES 的长度和部位、LES 压、LES 松弛压、食管体部压力及食管上括约肌压力等。LES 静息压为 1.3~4 kPa,如 LES 压低于 0.8 kPa 易导致反流。当胃食管反流病内科治疗效果不好时可作为辅助性诊断方法。

(六)核素检查

用同位素标记液体,显示在平卧位及腹部加压时有无过多的核素胃食管反流。

(七)激发试验

最常用的食管激发试验为 Bemstein 试验,即酸灌注试验。此试验对于确定食管反流与非典型胸痛之间的关系具有一定价值。此试验可评估食管对酸的敏感性,确定患者的症状是否与反流相关,检查阴性不能排除反流的存在,亦不能区别不同程度的反流。由于其观察时间较短,故敏感性较低。随着 24 小时食管 pH 监测的应用日益广泛,临床上仅在无条件进行 24 小时 pH 监测时才采用激发试验。

GERD 是一种上消化道运动、功能紊乱性疾病,近几年人们才对其有较深刻的认识和了解。不少医师,尤其是基层医师对其仍认识不足,故易按"常见疾病"进行诊治,加之本组临床表现极不典型,初次接诊的医师未想到本病而造成误诊误治。对每一患者的病史询问不全面、不详细,同时又未能对查体、实验室检查、特殊检查结果进行综合分析,从而不能抓住可疑之处进一步检查,只是急于进行"症状治疗",也必然造成误诊。

因此,为防止误诊的发生,临床医师应全面正确掌握 GERD 的知识是避免和减少误诊误治的关键。多种因素可引起 GERD,如 LES 张力降低、一过性 LES 松弛、食管裂孔疝、食管清除反流胃内容物能力降低、胃排空延迟药物、食管本身的病变及其他因素的影响等。GERD 患者由于胃及十二指肠内容物反流入食管对食管黏膜刺激作用加强,从而导致食管及食管外组织损伤。其主要临床表现有:①咽部异物感、声音嘶哑、烧心、反酸、哮喘、胸部不适及胸骨后疼痛,重者可因食管溃疡形成而发生呕血、便血。②由于食管瘢痕形成或发生 Barrett 食管、食管腺癌而出现吞咽困难。③一些患者常以胸痛为主要症状,其胸痛特点酷似心绞痛发作,服硝酸甘油不能完全缓解,且常在夜间发生,故易误诊为"变异性心绞痛"。④部分患者由于反流的食管内容物吸入气管(多在夜间)而出现咳嗽、肺部感染及支气管哮喘。有报道 50% 的患者有非心脏病性胸痛,78% 的患者慢性声嘶,82% 的患者有哮喘,抗 GERD 药物或手术治疗后呼吸道症状可改善。GERD 常和食管裂孔疝同时存在,不少学者还认为 GERD 引起的食管改变在其修复过程中可发生 Barrett 食管,故有较高的癌变率但也有人认为 Barrett 食管患者不会癌变。

GERD 的诊断依据:①有明确的胃食管反流症状。②内镜检查有典型的反流性食管炎表现,其可分为 4 级,Ⅰ级:呈现孤立糜烂灶、红斑和/或渗出;Ⅱ级:散在糜烂和溃疡;Ⅲ级:糜烂和溃疡累及食管全周,未见狭窄;Ⅳ级:食管慢性溃疡或损伤,食管纤维化狭窄、短食管、柱状上皮化生。③钡餐造影、食管 pH 监测、食管测压，尤其是后两者对内镜表现不典型、临床高度怀疑 GERD 者的诊断十分重要，而 24 小时食管 pH 监测被人们称为诊断 GERD 的"金标准"（最重要者为 24 小时内 pH＜4 的总时间）。④对高度怀疑 GERD 者，如无客观条件进行检查或检查后仍不能确诊时可行诊断性治疗，用强有力的质子泵抑制剂如奥美拉唑治疗，1～2 周后症状消失，即可确诊。

四、治疗

可以根据病情轻重酌情采取药物治疗、外科治疗、内镜下治疗几类方法。目前，关于本病的药物治疗，主要是应用抑酸剂，包括最强的质子泵抑制剂奥美拉唑、兰索拉唑等，有食管炎者应首先选用质子泵抑制剂类药物，正规疗程应达到 8 周或以上，宜合用胃肠动力药物。轻中度患者可以选择廉价的 H_2 受体阻滞药，常能控制症状的发生。但是中重度患者药物治疗存在用药有效、停药易复发，长期服药存在不良反应及费用昂贵等问题。对于药物治疗无效的患者适宜选择外科治疗，包括腹腔镜下治疗。但其也属于有创治疗，仅适用于部分严重患者合并有严重食管裂孔疝的患者。内镜下治疗是近三四年开展的新技术，较药物治疗、传统的外科及腹腔镜治疗有其独到的优势，很可能成为中、重度胃食管反流病治疗的主要方法。

（一）一般治疗

生活方式的改变应作为治疗的基本措施。抬高床头 15～20 cm 是简单而有效的方法，这样可在睡眠时利用重力作用加强酸清除能力，减少夜间反流。反流性食管炎患者应少食多餐，低脂少渣饮食，避免进食刺激性食物。肥胖者应减低体重。避免弯腰，减少胃、食管反流，防止恶心、呕吐。有 1/4 的患者经上述一般治疗后症状可获改善。

（二）药物治疗

如果通过改变生活方式不能改善反流症状者，应开始系统的药物治疗。治疗目的为减少反流缓解症状，降低反流物质对黏膜的损害，增强食管黏膜抗反流防御功能，达到治愈食管炎，防止复发，预防和治疗重要并发症的作用。

1.H_2 受体拮抗药（H_2-RA）

H_2-RA 是目前临床治疗胃食管反流病的主要药物。西咪替丁，400 mg，每天 2 次或 800 mg，每晚1 次；雷尼替丁，150 mg/次，每天 2 次；法莫替丁，20 mg/次，每天 2 次等。H_2-RA 能减少24 小时胃酸分泌50％～70％，减轻反流物对食管的刺激。适用于轻、中症患者，2 次服药疗效优于 1 次服药，同一种药物大剂量优于小剂量，但随着剂量加大不良反应也增加。一般疗程8～12 周。

2.质子泵抑制药（PPI）

PPI 包括奥美拉唑，20 mg/次，每天 1～2 次；兰索拉唑，30 mg/次，每天 1 次；潘妥拉唑，20 mg/次，每天1～2 次；埃索美拉唑，40 mg/次，每天 1 次；雷贝拉唑，20 mg/次，每天 1～2 次。质子泵抑制剂有很强的抑酸作用，疗效优于 H_2 受体拮抗药，适用于中、重度反流性食管病患者，可与促胃肠动力药联合应用。疗程8～12 周。

3.促动力药

胃食管反流病是一种动力障碍性疾病，常存在食管、胃运动功能异常，在上述药物治疗无效时，可应用促动力药。

促动力药治疗胃食管反流的疗效与 H_2 受体拮抗药相似，但对于伴随腹胀、嗳气等动力障碍症状者效果明显优于抑酸剂。目前临床主要用药如甲氧氯普胺、多潘立酮、西沙必利、左舒必利、红霉素等。可与抑酸剂联合应用。2～3级食管炎患者经西咪替丁 1 g/d 联合西沙必利 40 mg/d 治疗 12 周后,症状的缓解及食管炎的愈合均较单用西咪替丁为佳。长时间的 pH 监测显示联用西沙必利和雷尼替丁能有效地减少反流总数、直立位反流及餐后反流,减少 GERD 的复发。

4.黏膜保护剂

硫糖铝作为一种局部作用制剂,能通过黏附于食管黏膜表面,提供物理屏障抵御反流的胃内容物,对胃酸有温和的缓冲作用,但不影响胃酸或胃蛋白酶的分泌,对 LES 压力没有影响。硫糖铝 1 g/次,4 次/天服用,对胃食管反流病症状的控制和食管炎的愈合与标准剂量的 H_2 受体拮抗药的疗效相似。但亦有学者认为,硫糖铝对胃食管反流病无效。铝碳酸镁能结合反流的胆酸,减少其对黏膜的损伤,并能作为物理屏障黏附于黏膜表面,现在临床广泛使用。

5.维持治疗

胃食管反流病具有慢性、复发性的特点,故应进行长期维持治疗,以避免反复发作及由此引起的并发症。上述药物均可作为维持治疗长期使用,其中质子泵抑制药疗效肯定。维持治疗应注重个体化,根据患者的反应,选择适合个体的药物和剂量。质子泵抑制药长期应用应注意抑酸后对胃动力及胃内细菌增生的影响。

(三)手术治疗

凡长期服药无效或须终身服药者,或不能耐受扩张者,或须反复扩张者都可以考虑行外科手术治疗。

(四)内镜治疗

内镜下治疗主要有内镜下缝合治疗、内镜下射频治疗、内镜下注射治疗。内镜下注射法治疗,是在内镜直视下将一种有机物注射入贲门口四周或下食管括约肌内,该方法 2003 年通过美国 FDA 批准,是目前最简便的介入治疗方法。这些新技术主要特点为经胃镜于食管或胃腔内进行治疗,创伤很小、术程短、方便、安全性好,初步的疗效较高,并且术后易修改,一般不影响再次内镜治疗。但各项技术开展时间均较短,手术方式、长期疗效、随机对照等仍在研究总结之中。

(孟　斌)

第四节　急性胃炎

急性胃炎是由多种不同的病因引起的急性胃黏膜炎症,包括急性单纯性胃炎、急性糜烂出血性胃炎和吞服腐蚀物引起的急性腐蚀性胃炎与胃壁细菌感染所致的急性化脓性胃炎。其中,临床意义最大和发病率最高的是以胃黏膜糜烂、出血为主要表现的急性糜烂出血性胃炎。

一、流行病学

迄今为止,目前国内外尚缺乏有关急性胃炎的流行病学调查。

二、病因

急性胃炎的病因众多,大致有外源和内源两大类,包括急性应激、化学性损伤(如药物、乙醇、胆汁、胰液)和急性细菌感染等。

(一)外源因素

1.药物

各种非甾体抗炎药(NSAIDs),包括阿司匹林、吲哚美辛、吡罗昔康和多种含有该类成分复方药物。另外常见的有糖皮质激素和某些抗生素及氯化钾等均可导致胃黏膜损伤。

2.乙醇

主要是大量酗酒可致急性胃黏膜胃糜烂甚或出血。

3.生物性因素

沙门菌、嗜盐菌和葡萄球菌等细菌或其毒素可使胃黏膜充血水肿和糜烂。HP 感染可引起急、慢性胃炎,致病机制类似,将在慢性胃炎节中叙述。

4.其他

某些机械性损伤(包括胃内异物或胃柿石等)可损伤胃黏膜。放射疗法可致胃黏膜受损。偶可见因吞服腐蚀性化学物质(强酸或强碱或来苏尔及氯化汞、砷、磷等)引起的腐蚀性胃炎。

(二)内源因素

1.应激因素

多种严重疾病如严重创伤、烧伤或大手术及颅脑病变和重要脏器功能衰竭等可导致胃黏膜缺血缺氧而损伤。通常称为应激性胃炎,如果是由脑血管病变、头颅部外伤和脑手术后引起的胃十二指肠急性溃疡谓之 Cushing 溃疡,而大面积烧灼伤所致溃疡称为 Curling 溃疡。

2.局部血供缺乏

主要是腹腔动脉栓塞治疗后或少数因动脉粥样硬化致胃动脉的血栓形成或栓塞引起供血不足。另外,还可见于肝硬化门静脉高压并发上消化道出血者。

3.急性蜂窝织炎或化脓性胃炎

甚少见。

三、病理生理学和病理组织学

(一)病理生理学

胃黏膜防御机制包括黏膜屏障、黏液屏障、黏膜上皮修复、黏膜和黏膜下层丰富的血流、前列腺素和肽类物质(表皮生长因子等)和自由基清除系统。上述结果破坏或保护因素减少,使胃腔中的 H^+ 逆弥散至胃壁,肥大细胞释放组胺,则血管充血甚或出血、黏膜水肿及间质液渗出,同时可刺激壁细胞分泌盐酸、主细胞分泌胃蛋白酶原。若致病因子损及腺颈部细胞,则胃黏膜修复延迟、更新受阻而出现糜烂。

严重创伤、大手术、大面积烧伤、脑血管意外和严重脏器功能衰竭及其休克或者败血症等所致的急性应激的发生机制为,急性应激→皮质-垂体前叶-肾上腺皮质轴活动亢进、交感-副交感神经系统失衡→机体的代偿功能不足→不能维持胃黏膜微循环的正常运行→黏膜缺血、缺氧→黏液和碳酸氢盐分泌减少及内源性前列腺素合成不足→黏膜屏障破坏和氢离子反弥散→降低黏膜内 pH→进一步损伤血管与黏膜→糜烂和出血。

NSAIDs 所引起者则为抑制环氧合酶(COX)致使前列腺素产生减少,黏膜缺血缺氧。氯化钾和某些抗生素或抗肿瘤药等则可直接刺激胃黏膜引起浅表损伤。

乙醇可致上皮细胞损伤和破坏,黏膜水肿、糜烂和出血。另外,幽门关闭不全、胃切除(主要是 Billroth Ⅱ 式)术后可引起十二指肠-胃反流,则此时由胆汁和胰液等组成的碱性肠液中的胆盐、溶血磷脂酰胆碱、磷脂酶 A 和其他胰酶可破坏胃黏膜屏障,引起急性炎症。

门静脉高压可致胃黏膜毛细血管和小静脉扩张及黏膜水肿,组织学表现为只有轻度或无炎症细胞浸润,可有显性或非显性出血。

(二)病理学改变

急性胃炎主要病理和组织学表现以胃黏膜充血水肿,表面有片状渗出物或黏液覆盖为主。黏膜皱襞上可见局限性或弥漫性陈旧性或新鲜出血与糜烂,糜烂加深可累及胃腺体。

显微镜下则可见黏膜固有层多少不等的中性粒细胞、淋巴细胞、浆细胞和少量嗜酸性细胞浸润,可有水肿。表面的单层柱状上皮细胞和固有腺体细胞出现变性与坏死。重者黏膜下层亦有水肿和充血。

对于腐蚀性胃炎若是接触了高浓度的腐蚀物质且长时间,则胃黏膜出现凝固性坏死、糜烂和溃疡,重者穿孔或出血甚至腹膜炎。

另外少见的化脓性胃炎可表现为整个胃壁(主要是黏膜下层)炎性增厚,大量中性粒细胞浸润,黏膜坏死。可有胃壁脓性蜂窝织炎或胃壁脓肿。

四、临床表现

(一)症状

部分患者可有上腹痛、腹胀、恶心、呕吐和嗳气及食欲缺乏等。如伴胃黏膜糜烂出血,则有呕血和/或黑粪,大量出血可引起出血性休克。有时上腹胀气明显。细菌感染致者可出现腹泻等,并有疼痛、吞咽困难和呼吸困难(由于喉头水肿)。腐蚀性胃炎可吐出血性黏液,严重者可发生食管或胃穿孔,引起胸膜炎或弥漫性腹膜炎。化脓性胃炎起病常较急,有上腹剧痛、恶心和呕吐、寒战和高热,血压可下降,出现中毒性休克。

(二)体征

上腹部压痛是常见体征,尤其是多见于严重疾病引起的急性胃炎出血者。腐蚀性胃炎因口腔黏膜、食管黏膜和胃黏膜都有损害,口腔、咽喉黏膜充血、水肿和糜烂。化脓性胃炎有时体征酷似急腹症。

五、辅助检查

急性糜烂出血性胃炎的确诊有赖于急诊胃镜检查,一般应在出血后 24～48 小时内进行,可见到以多发性糜烂、浅表溃疡和出血灶为特征的急性胃黏膜病损。黏液糊或者可有新鲜或陈旧血液。一般急性应激所致的胃黏膜病损以胃体、胃底部为主,而 NSAIDs 或乙醇所致的则以胃窦部为主。注意 X 线钡剂检查并无诊断价值。出血者作呕吐物或大便隐血试验,红细胞计数和血红蛋白测定。感染因素引起者,白细胞计数和分类检查,大便常规和培养。

六、诊断和鉴别诊断

主要由病史和症状作出拟诊,而经胃镜检查得以确诊。但吞服腐蚀物质者禁忌胃镜检查。有长期服 NSAIDs、酗酒及临床重危患者,均应想到急性胃炎可能。对于鉴别诊断,腹痛为主者,应通过反复询问病史而与急性胰腺炎、胆囊炎和急性阑尾炎等急腹症甚至急性心肌梗死相鉴别。

七、治疗

(一)基础治疗

其包括给予安静、禁食、补液、解痉、止吐等对症支持治疗。此后给予流质或半流质饮食。

(二)针对病因治疗

其包括根除 HP、去除 NSAIDs 或乙醇等诱因。

(三)对症处理

表现为反酸、上腹隐痛、烧灼感和嘈杂者,给予 H_2 受体拮抗药或质子泵抑制药。以恶心、呕吐或上腹胀闷为主者可选用甲氧氯普胺、多潘立酮或莫沙必利等促动力药。以痉挛性疼痛为主者,可以莨菪碱等药物进行对症处理。

有胃黏膜糜烂、出血者,可用抑制胃酸分泌的 H_2 受体拮抗药或质子泵抑制药外,还可同时应用胃黏膜保护药如硫糖铝或铝碳酸镁等。

对于较大量的出血则应采取综合措施进行抢救。当并发大量出血时,可以冰水洗胃或在冰水中加去甲肾上腺素(每 200 mL 冰水中加 8 mL),或同管内滴注碳酸氢钠,浓度为1 000 mmol/L,24 小时滴 1 L,使胃内 pH 保持在 5 以上。凝血酶是有效的局部止血药,并有促进创面愈合作用,大剂量时止血作用显著。常规的止血药,如卡巴克络、抗血栓溶芳酸和酚磺乙胺等可静脉应用,但效果一般。内镜下止血往往可收到较好效果。

其他具体的药物请参照慢性胃炎一节和消化性溃疡章节。

八、并发症的诊断、预防和治疗

急性胃炎的并发症包括穿孔、腹膜炎、水电解质紊乱和酸碱失衡等。为预防之,细菌感染者选用抗生素治疗,因过度呕吐致脱水者及时补充水和电解质,并适时检测血气分析,必要时纠正紊乱。对于穿孔或腹膜炎者,则必要时外科治疗。

九、预后

病因去除后,急性胃炎多在短期内恢复正常。相反病因长期持续存在,则可转为慢性胃炎。由于绝大多数慢性胃炎的发生与 HP 感染有关,而 HP 自发清除少见,故慢性胃炎可持续存在,但多数患者无症状。流行病学研究显示,部分 HP 相关性胃窦炎(<20%)可发生十二指肠溃疡。

(夏 宇)

第五节 慢 性 胃 炎

慢性胃炎是由各种病因引起的胃黏膜慢性炎症。根据新悉尼胃炎系统和我国 2006 年颁布的《中国慢性胃炎共识意见》标准,由内镜及病理组织学变化,将慢性胃炎分为非萎缩性(浅表性)胃炎及萎缩性胃炎两大基本类型和一些特殊类型胃炎。

一、流行病学

幽门螺杆菌(HP)感染为慢性非萎缩性胃炎的主要病因。大致上说来,慢性非萎缩性胃炎发病率与 HP 感染情况相平行,慢性非萎缩性胃炎流行情况因不同国家、不同地区 HP 感染情况而异。一般 HP 感染率发展中国家高于发达国家,感染率随年龄增加而升高。我国属 HP 高感染率国家,估计人群中 HP 感染率为 40%～70%。慢性萎缩性胃炎是原因不明的慢性胃炎,在我国是一种常见病、多发病,在慢性胃炎中占 10%～20%。

二、病因

(一)慢性非萎缩性胃炎的常见病因

1.HP 感染

HP 感染是慢性非萎缩性胃炎最主要的病因,两者的关系符合 Koch 提出的确定病原体为感染性疾病病因的 4 项基本要求,即该病原体存在于该病的患者中,病原体的分布与体内病变分布一致,清除病原体后疾病可好转,在动物模型中该病原体可诱发与人相似的疾病。

研究表明,80%～95% 的慢性活动性胃炎患者胃黏膜中有 HP 感染,5%～20% 的 HP 阴性率反映了慢性胃炎病因的多样性;HP 相关胃炎者,HP 胃内分布与炎症分布一致;根除 HP 可使胃黏膜炎症消退,一般中性粒细胞消退较快,但淋巴细胞、浆细胞消退需要较长时间;志愿者和动物模型中已证实 HP 感染可引起胃炎。

HP 感染引起的慢性非萎缩性胃炎中胃窦为主全胃炎患者胃酸分泌可增加,十二指肠溃疡发生的危险度较高;而胃体为主全胃炎患者胃溃疡和胃癌发生的危险性增加。

2.胆汁和其他碱性肠液反流

幽门括约肌功能不全时含胆汁和胰液的十二指肠液反流入胃,可削弱胃黏膜屏障功能,使胃黏膜遭到消化液作用,产生炎症、糜烂、出血和上皮化生等病变。

3.其他外源因素

酗酒、服用 NSAIDs 等药物、某些刺激性食物等均可反复损伤胃黏膜。这类因素均可各自或与 HP 感染协同作用而引起或加重胃黏膜慢性炎症。

(二)慢性萎缩性胃炎的主要病因

1973 年,Strickland 将慢性萎缩性胃炎分为 A、B 两型,A 型是胃体弥漫萎缩,导致胃酸分泌下降,影响维生素 B_{12} 及内因子的吸收,因此常合并恶性贫血,与自身免疫有关;B 型在胃窦部,少数人可发展成胃癌,与幽门螺杆菌、化学损伤(胆汁反流、非皮质激素消炎药、吸烟、酗酒等)有关,我国 80% 以上的属于第 2 类。

胃内攻击因子与防御修复因子失衡是慢性萎缩性胃炎发生的根本原因。具体病因与慢性非萎缩性胃炎相似。包括 HP 感染;长期饮浓茶、烈酒、咖啡、过热、过冷、过于粗糙的食物,可导致胃黏膜的反复损伤;长期大量服用非甾体抗炎药如阿司匹林、吲哚美辛等可抑制胃黏膜前列腺素的合成,破坏黏膜屏障;烟草中的尼古丁不仅影响胃黏膜的血液循环,还可导致幽门括约肌功能紊乱,造成胆汁反流;各种原因的胆汁反流均可破坏黏膜屏障造成胃黏膜慢性炎症改变。比较特殊的是壁细胞抗原和抗体结合形成免疫复合体在补体参与下,破坏壁细胞;胃黏膜营养因子(如促胃液泌素、表皮生长因子等)缺乏;心力衰竭、动脉粥样硬化、肝硬化合并门脉高压、糖尿病、甲状腺病、慢性肾上腺皮质功能减退、尿毒症、干燥综合征、胃血流量不足及精神因素等均可导致胃黏膜萎缩。

三、病理生理学和病理学

(一)病理生理学

1.HP感染

HP感染途径为粪-口或口-口途径,其外壁靠黏附素而紧贴胃上皮细胞。

HP感染的持续存在,致使腺体破坏,最终发展成为萎缩性胃炎。而感染HP后胃炎的严重程度则除了与细菌本身有关外,还决定与患者机体情况和外界环境。如带有空泡毒素(VacA)和细胞毒相关基因(CagA)者,胃黏膜损伤明显较重。患者的免疫应答反应强弱、其胃酸的分泌情况、血型、民族和年龄差异等也影响胃黏膜炎症程度。此外,患者饮食情况也有一定作用。

2.自身免疫机制

研究早已证明,以胃体萎缩为主的A型萎缩性胃炎患者血清中,存在壁细胞抗体(PCA)和内因子抗体(IFA)。前者的抗原是壁细胞分泌小管微绒毛膜上的质子泵 H^+,K^+-ATP酶,它破坏壁细胞而使胃酸分泌减少。而IFA则对抗内因子(壁细胞分泌的一种糖蛋白),使食物中的维生素 B_{12} 无法与后者结合被末端回肠吸收,最后引起维生素 B_{12} 吸收不良,甚至导致恶性贫血。IFA具有特异性,几乎仅见于胃萎缩伴恶性贫血者。

造成胃酸和内因子分泌减少或丧失,恶性贫血是A型萎缩性胃炎的终末阶段,是自身免疫性胃炎最严重的标志。当泌酸腺完全萎缩时称为胃萎缩。

另外,近年发现HP感染者中也存在着自身免疫反应,其血清抗体能与宿主胃黏膜上皮及黏液起交叉反应,如菌体LewisX和LewisY抗原。

3.外源损伤因素破坏胃黏膜屏障

碱性十二指肠液反流等,可减弱胃黏膜屏障功能。致使胃腔内 H^+ 通过损害的屏障,反弥散入胃黏膜内,使炎症不易消散。长期慢性炎症,又加重屏障功能的减退,如此恶性循环使慢性胃炎久治不愈。

4.生理因素和胃黏膜营养因子缺乏

萎缩性变化和肠化生等皆与衰老相关,而炎症细胞浸润程度与年龄关系不大。这主要是老龄者的退行性变-胃黏膜小血管扭曲,小动脉壁玻璃样变性,管腔狭窄导致黏膜营养不良、分泌功能下降。

新近研究证明,某些胃黏膜营养因子(促胃液素、表皮生长因子等)缺乏或胃黏膜感觉神经终器对这些因子不敏感可引起胃黏膜萎缩。如手术后残胃炎原因之一是G细胞数量减少,而引起促胃液素营养作用减弱。

5.遗传因素

萎缩性胃炎、低酸或无酸、维生素 B_{12} 吸收不良的患病率和PCA、IFA的阳性率很高,提示可能有遗传因素的影响。

(二)病理学

慢性胃炎病理变化是由胃黏膜损伤和修复过程所引起。病理组织学的描述包括活动性慢性炎症、萎缩和化生及异型增生等。此外,在慢性炎症过程中,胃黏膜也有反应性增生变化,如胃小凹上皮过形成、黏膜肌增厚、淋巴滤泡形成、纤维组织和腺管增生等。

近几年,对于慢性胃炎尤其是慢性萎缩性胃炎的病理组织学,有不少新的进展。以下结合2006年9月中华医学会消化病学分会的《全国第二次慢性胃炎共识会议》中制订的慢性胃炎诊治的共识意见,论述以下关键进展问题。

1.萎缩的定义

1996 年,新悉尼系统把萎缩定义为"腺体的丧失",这是模糊而易歧义的定义,反映了当时肠化是否属于萎缩,病理学家间有不同认识。其后国际上一个病理学家的自由组织——萎缩联谊会(Atrophy Club 2000)进行了 3 次研讨会,并在 2002 年发表了对萎缩的新分类,12 位作者中有 8 位也曾是悉尼系统的执笔者,故此意见可认为是悉尼系统的补充和发展,有很高权威性。

萎缩联谊会把萎缩新定义为"萎缩是胃固有腺体的丧失",将萎缩分为 3 种情况:无萎缩、未确定萎缩和萎缩,进而将萎缩分两个类型:非化生性萎缩和化生性萎缩。前者特点是腺体丧失伴有黏膜固有层中的纤维化或纤维肌增生;后者是胃黏膜腺体被化生的腺体所替换。这两类萎缩的程度分级仍用最初悉尼系统标准和新悉尼系统的模拟评分图,分为 4 级,即无、轻度、中度和重度萎缩。国际的萎缩新定义对我国来说不是新的,我国学者早年就认为"肠化或假幽门腺化生不是胃固有腺体,因此尽管胃腺体数量未减少,但也属萎缩",并在全国第一届慢性胃炎共识会议作了说明。

对于上述第 2 个问题,答案显然是肯定的。这是因为多灶性萎缩性胃炎的胃黏膜萎缩呈灶状分布,即使活检块数少,只要病理活检发现有萎缩,就可诊断为萎缩性胃炎。在此次全国慢性胃炎共识意见中强调,需注意取材于糜烂或溃疡边缘的组织易存在萎缩,但不能简单地视为萎缩性胃炎。此外,活检组织太浅、组织包埋方向不当等因素均可影响萎缩的判断。

"未确定萎缩"是国际新提出的观点,认为黏膜层炎症很明显时,单核细胞密集浸润造成腺体被取代、移置或隐匿,以致难以判断这些"看来似乎丧失"的腺体是否真正丧失,此时暂先诊断为"未确定萎缩",最后诊断延期到炎症明显消退(大部分在 HP 根除治疗 3~6 个月后),再取活检时作出。对萎缩的诊断采取了比较谨慎的态度。

目前,我国共识意见并未采用此概念。因为:①炎症明显时腺体被破坏、数量减少,在这个时点上,病理按照萎缩的定义可以诊断为萎缩,非病理不能。②一般临床希望活检后有病理结论,病理如不作诊断,会出现临床难以诊断、对治疗效果无法评价的情况。尤其是在临床研究上,设立此诊断项会使治疗前或后失去相当一部分统计资料。慢性胃炎是个动态过程,炎症可以有两个结局:完全修复和不完全修复(纤维化和肠化),炎症明显期病理无责任预言今后趋向哪个结局。可以预料对萎缩采用的诊断标准不一,治疗有效率也不一,采用"未确定萎缩"的研究课题,因为事先去除了一部分可逆的萎缩,萎缩的可逆性就低。

2.肠化分型的临床意义与价值用

AB-PAS 和 HID-AB 黏液染色能区分肠化亚型,然而,肠化分型的意义并未明了。传统观念认为,肠化亚型中的小肠型和完全型肠化无明显癌前病变意义,而大肠型肠化的胃癌发生危险性增高,从而引起临床的重视。支持肠化分型有意义的学者认为化生是细胞表型的一种非肿瘤性改变,通常在长期不利环境作用下出现。这种表型改变可以是干细胞内出现体细胞突变的结果,或是表现遗传修饰的变化导致后代细胞向不同方向分化的结果。胃内肠化生部位发现很多遗传改变,这些改变甚至可出现在异型增生前。他们认为肠化生中不完全型结肠型者,具有大多数遗传学改变,有发生胃癌的危险性。但近年越来越多的临床资料显示其预测胃癌价值有限而更强调重视肠化范围,肠化分布范围越广,其发生胃癌的危险性越高。10 多年来罕有从大肠型肠化随访发展成癌的报道。另一方面,从病理检测的实际情况看,肠化以混合型多见,大肠型肠化的检出率与活检块数有密切关系,即活检块数越多,大肠型肠化检出率越高。客观地讲,该型肠化生的遗传学改变和胃不典型增生(上皮内瘤)的改变相似。因此,对肠化分型的临床意义和价值的争论仍未有定论。

3.关于异型增生

异型增生(上皮内瘤变)是重要的胃癌癌前病变。分为轻度和重度(或低级别和高级别)两级。异型增生和上皮内瘤变是同义词,后者是 WHO 国际癌症研究协会推荐使用的术语。

4.萎缩和肠化发生过程是否存在不可逆转点

胃黏膜萎缩的产生主要有两种途径:一是干细胞区室和/或腺体被破坏;二是选择性破坏特定的上皮细胞而保留干细胞。这两种途径在慢性 HP 感染中均可发生。

萎缩与肠化的逆转报道已经不在少数,但是否所有病患均有逆转可能,是否在萎缩的发生与发展过程中存在某一不可逆转点。这一转折点是否可能为肠化生,已明确 HP 感染可诱发慢性胃炎,经历慢性炎症→萎缩→肠化→异型增生等多个步骤最终发展至胃癌(Correa 模式)。可否通过根除 HP 来降低胃癌发生危险性始终是近年来关注的热点。多数研究表明,根除 HP 可防止胃黏膜萎缩和肠化的进一步发展,但萎缩、肠化是否能得到逆转尚待更多研究证实。

Mera 和 Correa 等最新报道了一项长达 12 年的大型前瞻性随机对照研究,纳入 795 例具有胃癌前病变的成人患者,随机给予他们抗 HP 治疗和/或抗氧化治疗。他们观察到萎缩黏膜在 HP 根除后持续保持阴性 12 年后可以完全消退,而肠化黏膜也有逐渐消退的趋向,但可能需要随访更为长时间。他们认为通过抗 HP 治疗来进行胃癌的化学预防是可行的策略。

但是,部分学者认为在考虑萎缩的可逆性时,需区分缺失腺体的恢复和腺体内特定细胞的再生。在后一种情况下,干细胞区室被保留,去除有害因素可使壁细胞和主细胞再生,并完全恢复腺体功能。当腺体及干细胞被完全破坏后,腺体的恢复只能由周围未被破坏的腺窝单元来完成。

当萎缩伴有肠化生时,逆转机会进一步减小。如果肠化生是对不利因素的适应性反应,而且不利因素可以被确定和去除,此时肠化生有可能逆转。但是,肠化生还有很多其他原因,如胆汁反流、高盐饮食、乙醇。这意味着即使在 HP 感染个体,感染以外的其他因素亦可以引发或加速化生的发生。如果肠化生是稳定的干细胞内体细胞突变的结果,则改变黏膜的环境也许不能使肠化生逆转。

1992—2002 年文献 34 篇,根治 HP 后萎缩可逆和无好转的基本各占一半,主要是由于萎缩诊断标准、随访时间和间隔长短、活检取材部位和数量不统一所造成。建议今后制定统一随访方案,联合各医疗单位合作研究,使能得到大宗病例的统计资料。根治 HP 可以产生某些有益效应,如消除炎症,消除活性氧所致的 DNA 损伤,缩短细胞更新周期,提高低胃酸者的泌酸量,并逐步恢复胃液维生素 C 的分泌。在预防胃癌方面,这些已被证实的结果可能比希望萎缩和肠化生逆转重要得多。

实际上,国际著名学者对有否此不可逆转点也有争论。如美国的 Correa 教授并不认同它的存在,而英国 Aberdeen 大学的 Emad Munir El-Omar 教授则强烈认为在异型增生发展至胃癌的过程中有某个节点,越过此则基本处于不可逆转阶段,但至今为止尚未明确此点的确切位置。

四、临床表现

流行病学研究表明,多数慢性非萎缩性胃炎患者无任何症状。少数患者可有上腹痛或不适、上腹胀、早饱、嗳气、恶心等非特异性消化不良症状。某些慢性萎缩性胃炎患者可有上腹部灼痛、胀痛、钝痛或胀闷且以餐后为著,食欲缺乏、恶心、嗳气、便秘或腹泻等症状。内镜检查和胃黏膜组织学检查结果与慢性胃炎患者症状的相关分析表明,患者的症状缺乏特异性,且症状之有无及严重程度与内镜所见及组织学分级并无肯定的相关性。

伴有胃黏膜糜烂者,可有少量或大量上消化道出血,长期少量出血可引起缺铁性贫血。胃体萎缩性胃炎可出现恶性贫血,常有全身衰弱、疲软、神情淡漠、隐性黄疸,消化道症状一般较少。

体征多不明显,有时上腹轻压痛,胃体胃炎严重时可有舌炎和贫血。

慢性萎缩性胃炎的临床表现不仅缺乏特异性,而且与病变程度并不完全一致。

五、辅助检查

(一)胃镜及活组织检查

1.胃镜检查

随着内镜器械的长足发展,内镜观察更加清晰。内镜下慢性非萎缩性胃炎可见红斑(点状、片状、条状),黏膜粗糙不平,出血点(斑),黏膜水肿及渗出等基本表现,尚可见糜烂及胆汁反流。萎缩性胃炎则主要表现为黏膜色泽白,不同程度的皱襞变平或消失。在不过度充气状态下,可透见血管纹,轻度萎缩时见到模糊的血管,重度时看到明显血管分支。内镜下肠化黏膜呈灰白色颗粒状小隆起,重者贴近观察有绒毛状变化。肠化也可以呈平坦或凹陷外观的。如果喷撒亚甲蓝色素,肠化区可能出现被染上蓝色,非肠化黏膜不着色。

胃黏膜血管脆性增加可致黏膜下出血,谓之壁内出血,表现为水肿或充血胃黏膜上见点状、斑状或线状出血,可多发、新鲜和陈旧性出血相混杂。如观察到黑色附着物常提示糜烂等致出血。

值得注意的是,少数 HP 感染性胃炎可有胃体部皱襞肥厚,甚至宽度达到 5 mm 以上,且在适当充气后皱襞不能展平,用活检钳将黏膜提起时,可见帐篷征,这是和恶性浸润性病变鉴别点之一。

2.病理组织学检查

萎缩的确诊依赖于病理组织学检查。萎缩的肉眼与病理之符合率仅为 $38\%\sim78\%$,这与萎缩或肠化甚至 HP 的分布都是非均匀的,或者说多灶性萎缩性胃炎的胃黏膜萎缩呈灶状分布有关。当然,只要病理活检发现有萎缩,就可诊断为萎缩性胃炎。但如果未能发现萎缩,却不能轻易排除之。如果不取足够多的标本或者内镜医师并未在病变最重部位(这也需要内镜医师的经验)活检,则势必可能遗漏病灶。反之,当在糜烂或溃疡边缘的组织活检时,即使病理发现了萎缩,却不能简单地视为萎缩性胃炎,这是因为活检组织太浅、组织包埋方向不当等因素均可影响萎缩的判断。还有,根除 HP 可使胃黏膜活动性炎症消退,慢性炎症程度减轻。一些因素可影响结果的判断,如:①活检部位的差异。②HP 感染时胃黏膜大量炎症细胞浸润,形如萎缩;但根除HP 后胃黏膜炎症细胞消退,黏膜萎缩、肠化可望恢复。然而在胃镜活检取材多少问题上,病理学家的要求与内镜医师出现了矛盾。从病理组织学观点来看,5 块或更多则有利于组织学的准确判断;然而,就内镜医师而言,考虑到患者的医疗费用,主张 2~3 块即可。

(二)HP 检测

活组织病理学检查时可同时检测 HP,并可在内镜检查时多取 1 块组织做快速尿素酶检查以增加诊断的可靠性。其他检查 HP 的方法包括:①胃黏膜直接涂片或组织切片,然后以 Gram 或 Giemsa 或Warthin-Starry染色(经典方法),甚至 HE 染色;免疫组化染色则有助于检测球形HP。②细菌培养,为"金标准";需特殊培养基和微需氧环境,培养时间 3~7 天,阳性率可能不高但特异性高,且可做药物敏感试验。③血清 HP 抗体测定,多在流行病学调查时用。④尿素呼吸试验,是一种非侵入性诊断法,口服^{13}C 或^{14}C 标记的尿素后,检测患者呼气中的$^{13}CO_2$ 或$^{14}CO_2$ 量,结果准确。⑤多聚酶联反应法(PCR 法),能特异地检出不同来源标本中的 HP。

根除 HP 治疗后,可在胃镜复查时重复上述检查,亦可采用非侵入性检查手段,如^{13}C 或^{14}C 尿素呼气试验、粪便 HP 抗原检测及血清学检查。应注意,近期使用抗生素、质子泵抑制药、铋剂等药物,因有暂时抑制 HP 作用,会使上述检查(血清学检查除外)呈假阴性。

(三)X 线钡剂检查

主要是以很好地显示胃黏膜相的气钡双重造影。对于萎缩性胃炎,常常可见胃皱襞相对平坦和减少。但依靠 X 线诊断慢性胃炎价值不如胃镜和病理组织学。

(四)实验室检查

1.胃酸分泌功能测定

非萎缩性胃炎胃酸分泌常正常,有时可以增高。萎缩性胃炎病变局限于胃窦时,胃酸可正常或低酸,低酸是由于泌酸细胞数量减少和 H^+ 向胃壁反弥散所致。测定基础胃液分泌量(BAO)及注射组胺或五肽促胃液素后测定最大泌酸量(MAO)和高峰泌酸量(PAO)以判断促胃液酸功能,有助于萎缩性胃炎的诊断及指导临床治疗。A 型慢性萎缩性胃炎患者多无酸或低酸,B 型慢性萎缩性胃炎患者可正常或低酸,往往在给予酸分泌刺激药后,亦不见胃液和胃酸分泌。

2.胃蛋白酶原(PG)测定

胃体黏膜萎缩时血清 PG I 水平及 PG I / II 比例下降,严重时可伴餐后血清 G-17 水平升高;胃窦黏膜萎缩时餐后血清 G-17 水平下降,严重时可伴 PG I 水平及 PG I / II 比例下降。然而,这主要是一种统计学上的差异。

日本学者发现无症状胃癌患者,本法 85％阳性,PG I 或比值降低者,推荐进一步胃镜检查,以检出伴有萎缩性胃炎的胃癌。该试剂盒用于诊断萎缩性胃炎和判断胃癌倾向在欧洲国家应用要多于我国。

3.血清促胃液素测定

如果以放射免疫法检测血清促胃液素,则正常值应低于 100 ρg/mL。慢性萎缩性胃炎胃体为主者,因壁细胞分泌胃酸缺乏、反馈性地 G 细胞分泌促胃液素增多,致促胃液素中度升高。特别是当伴有恶性贫血时,该值可达 1 000 ρg/mL 或更高。注意此时要与促胃液素瘤相鉴别,后者是高胃酸分泌。慢性萎缩性胃炎以胃窦为主时,空腹血清促胃液素正常或降低。

4.自身抗体

血清 PCA 和 IFA 阳性对诊断慢性胃体萎缩性胃炎有帮助,尽管血清 IFA 阳性率较低,但胃液中 IFA 的阳性,则十分有助于恶性贫血的诊断。

5.血清维生素 B_{12} 浓度和维生素 B_{12} 吸收试验

慢性胃体萎缩性胃炎时,维生素 B_{12} 缺乏,常低于 200 ng/L。维生素 B_{12} 吸收试验(Schilling 试验)能检测维生素 B_{12} 在末端回肠吸收情况且可与回盲部疾病和严重肾功能障碍相鉴别。同时服用^{58}Co 和^{57}Co(加有内因子)标记的氰钴素胶囊。此后收集 24 小时尿液。如两者排出率均大于 10％则正常,若尿中^{58}Co 排出率低于 10％,而^{57}Co 的排出率正常则常提示恶性贫血;而两者均降低的常常是回盲部疾病或者肾衰竭者。

六、诊断和鉴别诊断

(一)诊断

鉴于多数慢性胃炎患者无任何症状，或即使有症状也缺乏特异性，且缺乏特异性体征，因此根据症状和体征难以作出慢性胃炎的正确诊断。慢性胃炎的确诊主要依赖于内镜检查和胃黏膜活检组织学检查，尤其是后者的诊断价值更大。

按照悉尼胃炎标准要求，完整的诊断应包括病因、部位和形态学3方面。例如，诊断为"胃窦为主慢性活动性 HP 胃炎""NSAIDs 相关性胃炎"。当胃窦和胃体炎症程度相差 2 级或以上时，加上"为主"修饰词，如"慢性(活动性)胃炎，胃窦显著"。当然这些诊断结论最好是在病理报告后给出，实际的临床工作中，胃镜医师可根据胃镜下表现给予初步诊断。病理诊断则主要根据新悉尼胃炎系统如下图(见图 5-1)。

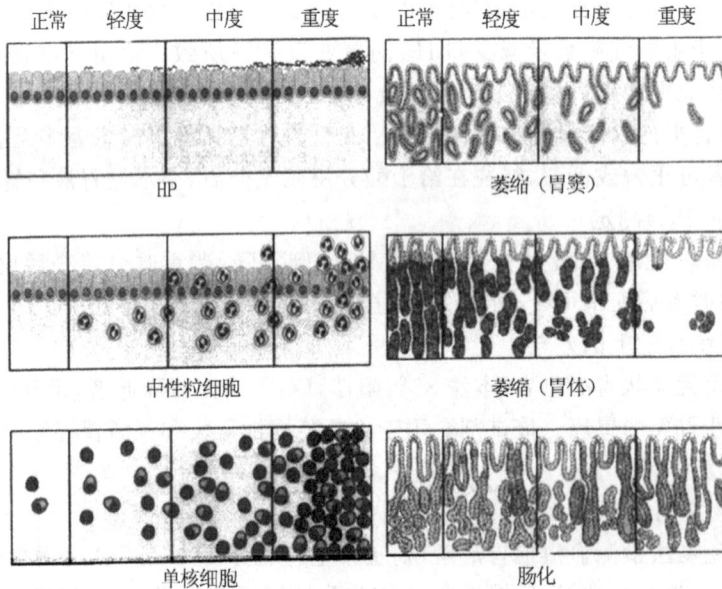

图 5-1　新悉尼胃炎系统

对于自身免疫性胃炎诊断，要予以足够的重视。因为胃体活检者甚少，或者很少开展 PCA和 IFA 的检测，诊断该病者很少。为此，如果遇到以全身衰弱和贫血为主要表现，而上消化道症状往往不明显者，应做血清促胃液素测定和/或胃液分析，异常者进一步做维生素 B_{12} 吸收试验，血清维生素 B_{12} 浓度测定可获确诊。注意不能仅仅凭活检组织学诊断本病，特别标本数少时，这是因为 HP 感染性胃炎后期，胃窦肠化，HP 上移，胃体炎症变得显著，可与自身免疫性胃炎表现相重叠，但后者胃窦黏膜的变化很轻微。另外淋巴细胞性胃炎也可出现类似情况，而其并无泌酸腺萎缩。

A 型、B 型萎缩性胃炎特点如下表(表 5-1)。

(二)鉴别诊断

1.功能性消化不良

2006 年，《我国慢性胃炎共识意见》将消化不良症状与慢性胃炎作了对比，一方面慢性胃炎患者可有消化不良的各种症状，另一方面，一部分有消化不良症状者如果胃镜和病理检查无明显阳性发现,可能仅仅为功能性消化不良。当然,少数功能性消化不良患者可同时伴有慢性胃炎。这样在慢性胃炎与消化不良症状功能性消化不良之间形成较为错综复杂的关系。但一般说来,消化不良症状的有无和严重程度与慢性胃炎的内镜所见或组织学分级并无明显相关性。

表 5-1　A 型和 B 型慢性萎缩性胃炎的鉴别

项目		A 型慢性萎缩性胃炎	B 型慢性萎缩性胃炎
部位	胃窦	正常	萎缩
	胃体	弥漫性萎缩	多然性
血清促胃液素		明显升高	不定,可以降低或不变
胃酸分泌		降低	降低或正常
自身免疫抗体(内因子抗体和壁细胞抗体)阳性率		90%	10%
恶性贫血发生率		90%	10%
可能的病因		自身免疫,遗传因素	幽门螺杆菌、化学损伤

2.早期胃癌和胃溃疡

几种疾病的症状有重叠或类似,但胃镜及病理检查可鉴别。重要的是,如遇到黏膜糜烂,尤其是隆起性糜烂,要多取活检和及时复查,以排除早期胃癌。这是因为即使是病理组织学诊断,也有一定局限性。原因主要是:①胃黏膜组织学变化易受胃镜检查前夜的食物(如某些刺激性食物加重黏膜充血)性质、被检查者近日是否吸烟、胃镜操作者手法的熟练程度、患者恶心反应等诸种因素影响。②活检是点的调查,而慢性胃炎病变程度在整个黏膜面上并非一致,要多点活检才能作出全面估计,判断治疗效果时,尽量在黏膜病变较重的区域或部位活检。如果是治疗前后比较,则应在相同或相近部位活检。③病理诊断易受病理医师主观经验的影响。

3.慢性胆囊炎与胆石症

其与慢性胃炎症状十分相似,同时并存者亦较多。对于中年女性诊断慢性胃炎时,要仔细询问病史,必要时行胆囊 B 超检查,以了解胆囊情况。

4.其他

慢性肝炎和慢性胰腺疾病等,也可出现与慢性胃炎类似症状,在详询病史后,行必要的影像学检查和特异的实验室检查。

七、预后

慢性萎缩性胃炎常合并肠上皮化生。慢性萎缩性胃炎绝大多数预后良好,少数可癌变,其癌变率为 1%～3%。目前认为慢性萎缩性胃炎若早期发现,以及时积极治疗,病变部位萎缩的腺体是可以恢复的,其可转化为非萎缩性胃炎或被治愈,改变了以往人们对慢性萎缩性胃炎不可逆转的认识。根据萎缩性胃炎每年的癌变率为 0.5%～1%,那么,胃镜和病理检查的随访间期定位多长才既提高早期胃癌的诊断率,又方便患者和符合医药经济学要求。这也一直是不同地区和不同学者分歧较大的问题。在我国,城市和乡村由不同胃癌发生率和医疗条件差异。如果纯粹从疾病进展和预防角度考虑,一般认为,不伴有肠化和异型增生的萎缩性胃炎可 1～2 年做内镜和病理随访 1 次;活检有中重度萎缩伴有肠化的萎缩性胃炎 1 年左右随访 1 次。伴有轻度异型增生并剔除取于癌旁者,根据内镜和临床情况缩短至 6～12 个月随访 1 次;而重度异型增生者需立即复查胃镜和病理,必要时手术治疗或内镜下局部治疗。

八、治疗

慢性非萎缩性胃炎的治疗目的是缓解消化不良症状和改善胃黏膜炎症。治疗应尽可能针对病因,遵循个体化原则。消化不良症状的处理与功能性消化不良相同。无症状、HP 阴性的非萎缩性胃炎无须特殊治疗。

(一)一般治疗

慢性萎缩性胃炎患者,不论其病因如何,均应戒烟、忌酒,避免使用损害胃黏膜的药物如 NSAIDs 等,以及避免对胃黏膜有刺激性的食物和饮品,如过于酸、甜、咸、辛辣和过热、过冷食物,浓茶、咖啡等,饮食宜规律,少吃油炸、烟熏、腌制食物,不食腐烂变质的食物,多吃新鲜蔬菜和水果,所食食品要新鲜并富于营养,保证有足够的蛋白质、维生素(如维生素 C 和叶酸等)及铁质摄入,精神上乐观,生活要规律。

(二)针对病因或发病机制的治疗

1.根除 HP

慢性非萎缩性胃炎的主要症状为消化不良,其症状应归属于功能性消化不良范畴。目前国内外均推荐对 HP 阳性的功能性消化不良行根除治疗。因此,有消化不良症状的 HP 阳性慢性非萎缩性胃炎患者均应根除 HP。另外,如果伴有胃黏膜糜烂,也该根除 HP。大量研究结果表明,根除 HP 可使胃黏膜组织学得到改善;对预防消化性溃疡和胃癌等有重要意义;对改善或消除消化不良症状具有费用-疗效比优势。

2.保护胃黏膜

关于胃黏膜屏障功能的研究由来已久。1964 年,美国密歇根大学 Horace Willard Davenport 博士首次提出"胃黏膜具有阻止 H^+ 自胃腔向黏膜内扩散的屏障作用"。1975 年,美国密歇根州 Upjohn 公司的 A.Robert 博士发现前列腺素可明显防止或减轻 NSAIDs 和应激等对胃黏膜的损伤,其效果呈剂量依赖性。从而提出细胞保护的概念。1996 年,加拿大的 Wallace 教授较全面阐述胃黏膜屏障,根据解剖和功能将胃黏膜的防御修复分为 5 个层次——黏液-HCO_3^- 屏障、单层柱状上皮屏障、胃黏膜血流量、免疫细胞-炎症反应和修复重建因子作用等。至关重要的上皮屏障主要包括胃上皮细胞顶膜能抵御高浓度酸、胃上皮细胞之间紧密连接、胃上皮抗原呈递,免疫探及并限制潜在有害物质,并且它们大约每 72 小时完全更新一次。这说明它起着关键作用。

近年来,有关前列腺素和胃黏膜血流量等成为胃黏膜保护领域的研究热点。这与 NSAIDs 药物的广泛应用带来的不良反应日益引起学者的重视有关。美国加州大学戴维斯分校的 Tarnawski 教授的研究显示,前列腺素保护胃黏膜抵抗致溃疡及致坏死因素损害的机制不仅是抑制胃酸分泌。当然表皮生长因子(EGF)、成纤维生长因子(bFGF)和血管内皮生长因子(VEGF)及热休克蛋白等都是重要的黏膜保护因子,在抵御黏膜损害中起重要作用。

然而,当机体遇到有害因素强烈攻击时,仅依靠自身的防御修复能力是不够的,强化黏膜防卫能力,促进黏膜的修复是治疗胃黏膜损伤的重要环节之一。具有保护和增强胃黏膜防御功能或者防止胃黏膜屏障受到损害的一类药物统称为胃黏膜保护药。包括铝碳酸镁、硫糖铝、胶体铋剂、地诺前列酮(喜克溃)、替普瑞酮(又名施维舒)、吉法酯(又名惠加强-G)、谷氨酰胺类(麦滋林-S)、瑞巴派特(膜固思达)等药物。另外,合欢香叶酯能增加胃黏膜更新,提高细胞再生能力,增强胃黏膜对胃酸的抵抗能力,达到保护胃黏膜作用。

3.抑制胆汁反流

促动力药如多潘立酮可防止或减少胆汁反流;胃黏膜保护药,特别是有结合胆酸作用的铝碳酸镁制剂,可增强胃黏膜屏障、结合胆酸,从而减轻或消除胆汁反流所致的胃黏膜损害。考来烯胺可络合反流至胃内的胆盐,防止胆汁酸破坏胃黏膜屏障,方法为每次 3~4 g,每天 3~4 次。

（三）对症处理

消化不良症状的治疗由于临床症状与慢性非萎缩性胃炎之间并不存在明确关系,因此症状治疗事实上属于功能性消化不良的经验性治疗。慢性胃炎伴胆汁反流者可应用促动力药(如多潘立酮)和/或有结合胆酸作用的胃黏膜保护药(如铝碳酸镁制剂)。

(1)有胃黏膜糜烂和/或以反酸、上腹痛等症状为主者,可根据病情或症状严重程度选用抗酸药、H_2 受体拮抗药或质子泵抑制药(PPI)。

(2)促动力药如多潘立酮、马来酸曲美布汀、莫沙必利、盐酸伊托必利主要用于上腹饱胀、恶心或呕吐等为主要症状者。

(3)胃黏膜保护药如硫糖铝、瑞巴派特、替普瑞酮、吉法酯、依卡倍特适用于有胆汁反流、胃黏膜损害和/或症状明显者。

(4)抗抑郁药或抗焦虑治疗:可用于有明显精神因素的慢性胃炎伴消化不良症状患者,同时应予耐心解释或心理治疗。

(5)助消化治疗:对于伴有腹胀、食欲缺乏等消化不良症而无明显上述胃灼热、反酸、上腹饥饿痛症状者,可选用含有胃酶、胰酶和肠酶等复合酶制剂治疗。

(6)其他对症治疗:包括解痉止痛、止吐、改善贫血等。

(7)对于贫血,若为缺铁,应补充铁剂。大细胞贫血者根据维生素 B_{12} 或叶酸缺乏分别给予补充。

（夏　宇）

第六节　消化性溃疡

消化性溃疡主要指发生在胃和十二指肠的慢性溃疡,即胃溃疡(gastric ulcer,GU)和十二指肠溃疡(duodenal ulcer,DU),因溃疡形成与胃酸/胃蛋白酶的消化作用有关而得名。溃疡的黏膜缺损超过黏膜肌层,不同于糜烂。

一、流行病学

消化性溃疡是全球性常见病。西方国家资料显示,自 20 世纪 50 年代以后,消化性溃疡发病率呈下降趋势。我国临床统计资料提示,消化性溃疡患病率在近十多年来亦开始呈下降趋势。本病可发生于任何年龄,但中年最为常见,DU 多见于青壮年,而 GU 多见于中老年,后者发病高峰比前者约迟 10 年。男性患病比女性较多。临床上 DU 比 GU 为多见,两者之比为(2~3):1,但有地区差异,在胃癌高发区 GU 所占的比例有增加。

二、病因和发病机制

在正常生理情况下,胃十二指肠黏膜经常接触有强侵蚀力的胃酸和在酸性环境下被激活、能水解蛋白质的胃蛋白酶,此外,还经常受摄入的各种有害物质的侵袭,但却能抵御这些侵袭因素的损害,维持黏膜的完整性,这是因为胃十二指肠黏膜具有一系列防御和修复机制。目前认为,胃十二指肠黏膜的这一完善而有效的防御和修复机制,足以抵抗胃酸/胃蛋白酶的侵蚀。一般而言,只有当某些因素损害了这一机制才可能发生胃酸/胃蛋白酶侵蚀黏膜而导致溃疡形成。近年的研究已经明确,幽门螺杆菌和非甾体抗炎药是损害胃十二指肠黏膜屏障从而导致消化性溃疡发病的最常见病因。少见的特殊情况,当过度胃酸分泌远远超过黏膜的防御和修复作用也可能导致消化性溃疡发生。现将这些病因及其导致溃疡发生的机制分述如下。

(一)幽门螺杆菌(Helicobacter pylori,H.pylori)

确认幽门螺杆菌为消化性溃疡的重要病因主要基于两方面的证据:①消化性溃疡患者的幽门螺杆菌检出率显著高于对照组的普通人群,在 DU 的检出率约为 90%、GU 为 70%~80%(幽门螺杆菌阴性的消化性溃疡患者往往能找到 NSAIDs 服用史等其他原因)。②大量临床研究肯定,成功根除幽门螺杆菌后溃疡复发率明显下降,用常规抑酸治疗后愈合的溃疡年复发率为 50%~70%,而根除幽门螺杆菌可使溃疡复发率降至 5%以下,这就表明去除病因后消化性溃疡可获治愈。至于何以在感染幽门螺杆菌的人群中仅有少部分人(约 15%)发生消化性溃疡,一般认为,这是幽门螺杆菌、宿主和环境因素三者相互作用的不同结果。

幽门螺杆菌感染导致消化性溃疡发病的确切机制尚未阐明。目前比较普遍接受的一种假说试图将幽门螺杆菌、宿主和环境 3 个因素在 DU 发病中的作用统一起来。该假说认为,胆酸对幽门螺杆菌生长具有强烈的抑制作用,因此正常情况下幽门螺杆菌无法在十二指肠生存,十二指肠球部酸负荷增加是 DU 发病的重要环节,因为酸可使结合胆酸沉淀,从而有利于幽门螺杆菌在十二指肠球部生长。幽门螺杆菌只能在胃上皮组织定植,因此在十二指肠球部存活的幽门螺杆菌只有当十二指肠球部发生胃上皮化生才能定植下来,而据认为十二指肠球部的胃上皮化生是十二指肠对酸负荷的一种代偿反应。十二指肠球部酸负荷增加的原因,一方面与幽门螺杆菌感染引起慢性胃窦炎有关,幽门螺杆菌感染直接或间接作用于胃窦 D、G 细胞,削弱了胃酸分泌的负反馈调节,从而导致餐后胃酸分泌增加;另一方面,吸烟、应激和遗传等因素均与胃酸分泌增加有关(详后述)。定植在十二指肠球部的幽门螺杆菌引起十二指肠炎症,炎症削弱了十二指肠黏膜的防御和修复功能,在胃酸/胃蛋白酶的侵蚀下最终导致 DU 发生。十二指肠炎症同时导致十二指肠黏膜分泌碳酸氢盐减少,间接增加十二指肠的酸负荷,进一步促进 DU 的发生和发展过程。

对幽门螺杆菌引起 GU 的发病机制研究较少,一般认为是幽门螺杆菌感染引起的胃黏膜炎症削弱了胃黏膜的屏障功能,胃溃疡好发于非泌酸区与泌酸区交界处的非泌酸区侧,反映了胃酸对屏障受损的胃黏膜的侵蚀作用。

(二)非甾体抗炎药(NSAIDs)

NSAIDs 是引起消化性溃疡的另一个常见病因。大量研究资料显示,服用 NSAIDs 患者发生消化性溃疡及其并发症的危险性显著高于普通人群。临床研究报道,在长期服用 NSAIDs 患者中 10%~25%可发现胃或十二指肠溃疡,有 1%~4%的患者发生出血、穿孔等溃疡并发症。NSAIDs 引起的溃疡以 GU 较 DU 多见。溃疡形成及其并发症发生的危险性除与服用 NSAIDs 种类、剂量、疗程有关外,尚与高龄、同时服用抗凝血药、糖皮质激素等因素有关。

NSAIDs 通过削弱黏膜的防御和修复功能而导致消化性溃疡发病,损害作用包括局部作用和系统作用两方面,系统作用是主要致溃疡机制,主要是通过抑制环氧合酶(COX)而起作用。COX 是花生四烯酸合成前列腺素的关键限速酶,COX 有两种异构体,即结构型 COX-1 和诱生型 COX-2。COX-1 在组织细胞中恒量表达,催化生理性前列腺素合成而参与机体生理功能调节;COX-2 主要在病理情况下由炎症刺激诱导产生,促进炎症部位前列腺素的合成。传统的 NSAIDs 如阿司匹林、吲哚美辛等旨在抑制 COX-2 而减轻炎症反应,但特异性差,同时抑制了 COX-1,导致胃肠黏膜生理性前列腺素 E 合成不足。后者通过增加黏液和碳酸氢盐分泌、促进黏膜血流增加、细胞保护等作用在维持黏膜防御和修复功能中起重要作用。

NSAIDs 和幽门螺杆菌是引起消化性溃疡发病的两个独立因素,至于两者是否有协同作用则尚无定论。

(三)胃酸和胃蛋白酶

消化性溃疡的最终形成是由于胃酸/胃蛋白酶对黏膜自身消化所致。因胃蛋白酶活性是 pH 依赖性的,在 pH>4 时便失去活性,因此在探讨消化性溃疡发病机制和治疗措施时主要考虑胃酸。无酸情况下罕有溃疡发生及抑制胃酸分泌药物能促进溃疡愈合的事实均确证胃酸在溃疡形成过程中的决定性作用,是溃疡形成的直接原因。胃酸的这一损害作用一般只有在正常黏膜防御和修复功能遭受破坏时才能发生。

DU 患者中约有 1/3 存在五肽胃泌素刺激的最大酸排量(MAO)增高,其余患者 MAO 多在正常高值,DU 患者胃酸分泌增高的可能因素及其在 DU 发病中的间接及直接作用已如前述。GU 患者基础酸排量(BAO)及 MAO 多属正常或偏低,对此,可能解释为 GU 患者多伴多灶萎缩性胃炎,因而胃体壁细胞泌酸功能已受影响,而 DU 患者多为慢性胃窦炎,胃体黏膜未受损或受损轻微因而仍能保持旺盛的泌酸能力。少见的特殊情况如胃泌素瘤患者,极度增加的胃酸分泌的攻击作用远远超过黏膜的防御作用,而成为溃疡形成的起始因素。近年来非幽门螺杆菌、非 NSAIDs(也非胃泌素瘤)相关的消化性溃疡报道有所增加,这类患者病因未明,是否与高酸分泌有关尚有待研究。

(四)其他因素

下列因素与消化性溃疡发病有不同程度的关系。①吸烟:吸烟者消化性溃疡发生率比不吸烟者高,吸烟影响溃疡愈合和促进溃疡复发。吸烟影响溃疡形成和愈合的确切机制未明,可能与吸烟增加胃酸分泌、减少十二指肠及胰腺碳酸氢盐分泌、影响胃十二指肠协调运动、黏膜损害性氧自由基增加等因素有关。②遗传:遗传因素曾一度被认为是消化性溃疡发病的重要因素,但随着幽门螺杆菌在消化性溃疡发病中的重要作用得到认识,遗传因素的重要性受到挑战。例如,消化性溃疡的家族史可能是幽门螺杆菌感染的"家庭聚集"现象;O 型血胃上皮细胞表面表达更多黏附受体而有利于幽门螺杆菌定植。因此,遗传因素的作用尚有待进一步研究。③急性应激可引起应激性溃疡已是共识。但在慢性溃疡患者,情绪应激和心理障碍的致病作用却无定论。临床观察发现长期精神紧张、过劳,确实易使溃疡发作或加重,但这多在慢性溃疡已经存在时发生,因此情绪应激可能主要起诱因作用,可能通过神经内分泌途径影响胃十二指肠分泌、运动和黏膜血流的调节。④胃十二指肠运动异常:研究发现部分 DU 患者胃排空增快,这可使十二指肠球部酸负荷增大;部分 GU 患者有胃排空延迟,这可增加十二指肠液反流入胃,加重胃黏膜屏障损害。但目前认为,胃肠运动障碍不大可能是原发病因,但可加重幽门螺杆菌或 NSAIDs 对黏膜的损害。

概言之,消化性溃疡是一种多因素疾病,其中幽门螺杆菌感染和服用 NSAIDs 是已知的主要病因,溃疡发生是黏膜侵袭因素和防御因素失平衡的结果,胃酸在溃疡形成中起关键作用。

三、病理

DU 发生在球部,前壁比较常见;GU 多在胃角和胃窦小弯。组织学上,GU 大多发生在幽门腺区(胃窦)与泌酸腺区(胃体)交界处的幽门腺区一侧。幽门腺区黏膜可随年龄增长而扩大(假幽门腺化生和/或肠化生),使其与泌酸腺区之交界线上移,故老年患者 GU 的部位多较高。溃疡一般为单个,也可多个,呈圆形或椭圆形。DU 直径多小于 10 mm,GU 要比 DU 稍大。亦可见到直径大于 2 cm 的巨大溃疡。溃疡边缘光整、底部洁净,由肉芽组织构成,上面覆盖有灰白色或灰黄色纤维渗出物。活动性溃疡周围黏膜常有炎症水肿。溃疡浅者累及黏膜肌层,深者达肌层甚至浆膜层,溃破血管时引起出血,穿破浆膜层时引起穿孔。溃疡愈合时周围黏膜炎症、水肿消退,边缘上皮细胞增生覆盖溃疡面,其下的肉芽组织纤维转化,变为瘢痕,瘢痕收缩使周围黏膜皱襞向其集中。

四、临床表现

上腹痛是消化性溃疡的主要症状,但部分患者可无症状或症状较轻以至不为患者所注意,而以出血、穿孔等并发症为首发症状。典型的消化性溃疡有如下临床特点:①慢性过程,病史可达数年至数十年;②周期性发作,发作与自发缓解相交替,发作期可为数周或数月,缓解期亦长短不一,短者数周,长者数年;发作常有季节性,多在秋冬或冬春之交发病,可因精神情绪不良或过劳而诱发。③发作时上腹痛呈节律性,表现为空腹痛即餐后 2～4 小时和/或午夜痛,腹痛多为进食或服用抗酸药所缓解,典型节律性表现在 DU 多见。

(一)症状

上腹痛为主要症状,性质多为灼痛,亦可为钝痛、胀痛、剧痛或饥饿样不适感。多位于中上腹,可偏右或偏左。一般为轻至中度持续性痛。疼痛常有典型的节律性如上述。腹痛多在进食或服用抗酸药后缓解。

部分患者无上述典型表现的疼痛,而仅表现为无规律性的上腹隐痛或不适。具或不具典型疼痛者均可伴有反酸、嗳气、上腹胀等症状。

(二)体征

溃疡活动时上腹部可有局限性轻压痛,缓解期无明显体征。

五、特殊类型的消化性溃疡

(一)复合溃疡

复合溃疡指胃和十二指肠同时发生的溃疡。DU 往往先于 GU 出现。幽门梗阻发生率较高。

(二)幽门管溃疡

幽门管位于胃远端,与十二指肠交界,长约 2 cm。幽门管溃疡与 DU 相似,胃酸分泌一般较高。幽门管溃疡上腹痛的节律性不明显,对药物治疗反应较差,呕吐较多见,较易发生幽门梗阻、出血和穿孔等并发症。

(三)球后溃疡

DU 大多发生在十二指肠球部,发生在球部远段十二指肠的溃疡称球后溃疡。多发生在十二指肠乳头的近端。具 DU 的临床特点,但午夜痛及背部放射痛多见,对药物治疗反应较差,较易并发出血。

(四)巨大溃疡

巨大溃疡指直径大于 2 cm 的溃疡。对药物治疗反应较差、愈合时间较慢,易发生慢性穿透或穿孔。胃的巨大溃疡注意与恶性溃疡鉴别。

(五)老年人消化性溃疡

近年老年人发生消化性溃疡的报道增多。临床表现多不典型,GU 多位于胃体上部甚至胃底部,溃疡常较大,易误诊为胃癌。

(六)无症状性溃疡

约 15% 消化性溃疡患者可无症状,而以出血、穿孔等并发症为首发症状。可见于任何年龄,以老年人较多见;NSAIDs 引起的溃疡近半数无症状。

六、实验室和其他检查

(一)胃镜检查

胃镜检查是确诊消化性溃疡首选的检查方法。胃镜检查不仅可对胃十二指肠黏膜直接观察、摄像,还可在直视下取活组织作病理学检查及幽门螺杆菌检测,因此胃镜检查对消化性溃疡的诊断及胃良、恶性溃疡鉴别诊断的准确性高于 X 线钡餐检查,例如,在溃疡较小或较浅时钡餐检查有可能漏诊;钡餐检查发现十二指肠球部畸形可有多种解释;活动性上消化道出血是钡餐检查的禁忌证;胃的良、恶性溃疡鉴别必须由活组织检查来确定。

内镜下消化性溃疡多呈圆形或椭圆形,也有呈线形,边缘光整,底部覆有灰黄色或灰白色渗出物,周围黏膜可有充血、水肿,可见皱襞向溃疡集中。内镜下溃疡可分为活动期(A)、愈合期(H)和瘢痕期(S)3 个病期,其中每个病期又可分为 1 和 2 两个阶段。

(二)X 线钡餐检查

适用于对胃镜检查有禁忌或不愿接受胃镜检查者。溃疡的 X 线征象有直接和间接两种:龛影是直接征象,对溃疡有确诊价值;局部压痛、十二指肠球部激惹和球部畸形、胃大弯侧痉挛性切迹均为间接征象,仅提示可能有溃疡。

(三)幽门螺杆菌检测

幽门螺杆菌检测应列为消化性溃疡诊断的常规检查项目,因为有无幽门螺杆菌感染决定治疗方案的选择。检测方法分为侵入性和非侵入性两大类。前者需通过胃镜检查取胃黏膜活组织进行检测,主要包括快速尿素酶试验、组织学检查和幽门螺杆菌培养;后者主要有[13]C 或[14]C 尿素呼气试验、粪便幽门螺杆菌抗原检测及血清学检查(定性检测血清抗幽门螺杆菌 IgG 抗体)。

快速尿素酶试验是侵入性检查的首选方法,操作简便、费用低。组织学检查可直接观察幽门螺杆菌,与快速尿素酶试验结合,可提高诊断准确率。幽门螺杆菌培养技术要求高,主要用于科研。[13]C 或[14]C 尿素呼气试验检测幽门螺杆菌敏感性及特异性高而无须胃镜检查,可作为根除治疗后复查的首选方法。

应注意,近期应用抗生素、质子泵抑制剂、铋剂等药物,因有暂时抑制幽门螺杆菌作用,会使上述检查(血清学检查除外)呈假阴性。

(四)胃液分析和血清胃泌素测定

一般仅在疑有胃泌素瘤时作鉴别诊断之用。

七、诊断和鉴别诊断

慢性病程、周期性发作的节律性上腹疼痛,且上腹痛可为进食或抗酸药所缓解的临床表现是诊断消化性溃疡的重要临床线索。但应注意,一方面有典型溃疡样上腹痛症状者不一定是消化性溃疡,另一方面部分消化性溃疡患者症状可不典型甚至无症状,因此单纯依靠病史难以作出可靠诊断。确诊有赖胃镜检查。X线钡餐检查发现龛影亦有确诊价值。

鉴别诊断本病主要临床表现为慢性上腹痛,当仅有病史和体检资料时,需与其他有上腹痛症状的疾病如肝、胆、胰、肠疾病和胃的其他疾病相鉴别。功能性消化不良临床常见且临床表现与消化性溃疡相似,应注意鉴别。如作胃镜检查,可确定有无胃十二指肠溃疡存在。

胃镜检查如见胃十二指肠溃疡,应注意与引起胃十二指肠溃疡的少见特殊病因或以溃疡为主要表现的胃十二指肠肿瘤鉴别。其中,与胃癌、胃泌素瘤的鉴别要点如下。

(一)胃癌

内镜或X线检查见到胃的溃疡,必须进行良性溃疡(胃溃疡)与恶性溃疡(胃癌)的鉴别。Ⅲ型(溃疡型)早期胃癌单凭内镜所见与良性溃疡鉴别有困难,放大内镜和染色内镜对鉴别有帮助,但最终必须依靠直视下取活组织检查鉴别。恶性溃疡的内镜特点为:①溃疡形状不规则,一般较大。②底凹凸不平、苔污秽。③边缘呈结节状隆起。④周围皱襞中断。⑤胃壁僵硬、蠕动减弱(X线钡餐检查亦可见上述相应的X线征)。活组织检查可以确诊,但必须强调,对于怀疑胃癌而一次活检阴性者,必须在短期内复查胃镜进行再次活检;即使内镜下诊断为良性溃疡且活检阴性,仍有漏诊胃癌的可能,因此对初诊为胃溃疡者,必须在完成正规治疗的疗程后进行胃镜复查,胃镜复查溃疡缩小或愈合不是鉴别良、恶性溃疡的最终依据,必须重复活检加以证实。

(二)胃泌素瘤

亦称Zollinger-Ellison综合征,是胰腺非β细胞瘤分泌大量促胃液素(胃泌素)所致。肿瘤往往很小(直径<1 cm),生长缓慢,半数为恶性。大量胃泌素可刺激壁细胞增生,分泌大量胃酸,使上消化道经常处于高酸环境,导致胃十二指肠球部和不典型部位(十二指肠降段、横段、甚或空肠近端)发生多发性溃疡。促胃液素(胃泌素)瘤与普通消化性溃疡的鉴别要点是该病溃疡发生于不典型部位,具难治性特点,有过高胃酸分泌(BAO和MAO均明显升高,且BAO/MAO>60%)及高空腹血清促胃液素(>200 pg/mL,常>500 pg/mL)。

八、并发症

(一)出血

溃疡侵蚀周围血管可引起出血。出血是消化性溃疡最常见的并发症,也是上消化道大出血最常见的病因(约占所有病因的50%)。

(二)穿孔

溃疡病灶向深部发展穿透浆膜层则并发穿孔。溃疡穿孔临床上可分为急性、亚急性和慢性3种类型,以第一种常见。急性穿孔的溃疡常位于十二指肠前壁或胃前壁,发生穿孔后胃肠的内容物漏入腹腔而引起急性腹膜炎,有关诊断和治疗详见《外科学》。十二指肠或胃后壁的溃疡深至浆膜层时已与邻近的组织或器官发生粘连,穿孔时胃肠内容物不流入腹腔,称为慢性穿孔,又称为穿透性溃疡。这种穿透性溃疡改变了腹痛规律,变得顽固而持续,疼痛常放射至背部。邻近后壁的穿孔或游离穿孔较小,只引起局限性腹膜炎时称亚急性穿孔,症状较急性穿孔轻而体征较局限,且易漏诊。

(三)幽门梗阻

幽门梗阻主要是由 DU 或幽门管溃疡引起。溃疡急性发作时可因炎症水肿和幽门部痉挛而引起暂时性梗阻,可随炎症的好转而缓解;慢性梗阻主要由于瘢痕收缩而呈持久性。幽门梗阻临床表现为:餐后上腹饱胀、上腹疼痛加重,伴有恶心、呕吐,大量呕吐后症状可以改善,呕吐物含发酵酸性宿食。严重呕吐可致失水和低氯低钾性碱中毒。可发生营养不良和体重减轻。体检可见胃型和胃蠕动波,清晨空腹时检查胃内有振水声。进一步做胃镜或 X 线钡剂检查可确诊。

(四)癌变

少数 GU 可发生癌变,DU 则否。GU 癌变发生于溃疡边缘,据报道癌变率在 1% 左右。长期慢性 GU 病史、年龄在 45 岁以上、溃疡顽固不愈者应提高警惕。对可疑癌变者,在胃镜下取多点活检做病理检查;在积极治疗后复查胃镜,直到溃疡完全愈合;必要时定期随访复查。

九、治疗

治疗的目的是消除病因、缓解症状、愈合溃疡、防止复发和防治并发症。针对病因的治疗如根除幽门螺杆菌,有可能彻底治愈溃疡病,是近年消化性溃疡治疗的一大进展。

(一)一般治疗

生活要有规律,避免过度劳累和精神紧张。注意饮食规律,戒烟、酒。服用 NSAIDs 者尽可能停用,即使未用亦要告诫患者今后慎用。

(二)治疗消化性溃疡的药物及其应用

治疗消化性溃疡的药物可分为抑制胃酸分泌的药物和保护胃黏膜的药物两大类,主要起缓解症状和促进溃疡愈合的作用,常与根除幽门螺杆菌治疗配合使用。现就这些药物的作用机制及临床应用分别简述如下。

1.抑制胃酸药物

溃疡的愈合与抑酸治疗的强度和时间成正比。抗酸药具中和胃酸作用,可迅速缓解疼痛症状,但一般剂量难以促进溃疡愈合,故目前多作为加强止痛的辅助治疗。H_2 受体拮抗剂(H_2RA)可抑制基础及刺激的胃酸分泌,以前一作用为主,而后一作用不如 PPI 充分。使用推荐剂量各种 H_2RA 溃疡愈合率相近,不良反应发生率均低。西咪替丁可通过血-脑屏障,偶有精神异常不良反应;与雄性激素受体结合而影响性功能;经肝细胞色素 P450 代谢而延长华法林、苯妥英钠、茶碱等药物的肝内代谢。雷尼替丁、法莫替丁和尼扎替丁上述不良反应较少。已证明 H_2RA 全日剂量于睡前顿服的疗效与 1 天 2 次分服相仿。由于该类药物价格较 PPI 便宜,临床上特别适用于根除幽门螺杆菌疗程完成后的后续治疗,以及某些情况下预防溃疡复发的长程维持治疗(详后)。质子泵抑制剂(PPI)作用于壁细胞胃酸分泌终末步骤中的关键酶H^+,K^+-ATP酶,使其不可逆失活,因此抑酸作用比 H_2RA 更强且作用持久。与 H_2RA 相比,PPI 促进溃疡愈合的速度较快、溃疡愈合率较高,因此特别适用于难治性溃疡或 NSAIDs 溃疡患者不能停用 NSAIDs 时的治疗。对根除幽门螺杆菌治疗,PPI 与抗生素的协同作用较 H_2RA 好,因此是根除幽门螺杆菌治疗方案中最常用的基础药物。使用推荐剂量的各种 PPI,对消化性溃疡的疗效相仿,不良反应均少。

2.保护胃黏膜药物

硫糖铝和胶体铋目前已少用作治疗消化性溃疡的一线药物。枸橼酸铋钾（胶体次枸橼酸铋）因兼有较强抑制幽门螺杆菌作用,可作为根除幽门螺杆菌联合治疗方案的组分,但要注意此药不能长期服用,因会过量蓄积而引起神经毒性。米索前列醇具有抑制胃酸分泌、增加胃十二指肠黏膜的黏液及碳酸氢盐分泌和增加黏膜血流等作用,主要用于 NSAIDs 溃疡的预防,腹泻是常见不良反应,因会引起子宫收缩故孕妇忌服。

(三)根除幽门螺杆菌治疗

对幽门螺杆菌感染引起的消化性溃疡,根除幽门螺杆菌不但可促进溃疡愈合,而且可预防溃疡复发,从而彻底治愈溃疡。因此,凡有幽门螺杆菌感染的消化性溃疡,无论初发或复发、活动或静止、有无合并症,均应予以根除幽门螺杆菌治疗。

1.根除幽门螺杆菌的治疗方案

已证明在体内具有杀灭幽门螺杆菌作用的抗生素有克拉霉素、阿莫西林、甲硝唑（或替硝唑）、四环素、呋喃唑酮、某些喹诺酮类如左氧氟沙星等。PPI 及胶体铋体内能抑制幽门螺杆菌,与上述抗生素有协同杀菌作用。目前尚无单一药物可有效根除幽门螺杆菌,因此必须联合用药。应选择幽门螺杆菌根除率高的治疗方案力求一次根除成功。研究证明以 PPI 或胶体铋为基础加上两种抗生素的三联治疗方案有较高根除率。这些方案中,以 PPI 为基础的方案所含 PPI 能通过抑制胃酸分泌提高口服抗生素的抗菌活性从而提高根除率,再者 PPI 本身具有快速缓解症状和促进溃疡愈合作用,因此是临床中最常用的方案。而其中,又以 PPI 加克拉霉素再加阿莫西林或甲硝唑的方案根除率最高。幽门螺杆菌根除失败的主要原因是患者的服药依从性问题和幽门螺杆菌对治疗方案中抗生素的耐药性。因此,在选择治疗方案时要了解所在地区的耐药情况,近年世界不少国家和我国一些地区幽门螺杆菌对甲硝唑和克拉霉素的耐药率在增加,应引起注意。呋喃唑酮(200 mg/d,分 2 次)耐药性少见、价廉,国内报道用呋喃唑酮代替克拉霉素或甲硝唑的三联疗法亦可取得较高的根除率,但要注意呋喃唑酮引起的周围神经炎和溶血性贫血等不良反应。治疗失败后的再治疗比较困难,可换用另外两种抗生素(阿莫西林原发和继发耐药均极少见,可以不换)如 PPI 加左氧氟沙星(500 mg/d,每天 1 次)和阿莫西林,或采用 PPI 和胶体铋合用再加四环素(1 500 mg/d,每天 2 次)和甲硝唑的四联疗法。

2.根除幽门螺杆菌治疗结束后的抗溃疡治疗

在根除幽门螺杆菌疗程结束后,继续给予一个常规疗程的抗溃疡治疗(如 DU 患者予 PPI 常规剂量、每天 1 次、总疗程 2～4 周,或 H_2RA 常规剂量、疗程 4～6 周;GU 患者 PPI 常规剂量、每天 1 次、总疗程4～6周,或 H_2RA 常规剂量、疗程 6～8 周)是最理想的。这在有并发症或溃疡面积大的患者尤为必要,但对无并发症且根除治疗结束时症状已得到完全缓解者,也可考虑停药以节省药物费用。

3.根除幽门螺杆菌治疗后复查

治疗后应常规复查幽门螺杆菌是否已被根除,复查应在根除幽门螺杆菌治疗结束至少 4 周后进行,且在检查前停用 PPI 或铋剂 2 周,否则会出现假阴性。可采用非侵入性的^{13}C或^{14}C尿素呼气试验,也可通过胃镜在检查溃疡是否愈合的同时取活检做尿素酶及(或)组织学检查。对未排除胃恶性溃疡或有并发症的消化性溃疡应常规进行胃镜复查。

(四)NSAIDs **溃疡的治疗、复发预防及初始预防**

对服用 NSAIDs 后出现的溃疡,如情况允许应立即停用 NSAIDs,如病情不允许可换用对黏膜损伤少的 NSAIDs 如特异性 COX-2 抑制剂（如塞来昔布）。对停用 NSAIDs 者，可予常规剂量常规疗程的 H_2RA 或 PPI 治疗；对不能停用 NSAIDs 者，应选用 PPI 治疗（H_2RA 疗效差）。因幽门螺杆菌和 NSAIDs 是引起溃疡的两个独立因素，因此应同时检测幽门螺杆菌，如有幽门螺杆菌感染应同时根除幽门螺杆菌。溃疡愈合后，如不能停用 NSAIDs，无论幽门螺杆菌阳性还是阴性都必须继续 PPI 或米索前列醇长程维持治疗以预防溃疡复发。对初始使用 NSAIDs 的患者是否应常规给药预防溃疡的发生仍有争论。已明确的是，对于发生 NSAIDs 溃疡并发症的高危患者，如既往有溃疡病史、高龄、同时应用抗凝血药（包括低剂量的阿司匹林）或糖皮质激素者，应常规予抗溃疡药物预防，目前认为 PPI 或米索前列醇预防效果较好。

（五）溃疡复发的预防

有效根除幽门螺杆菌及彻底停服 NSAIDs，可消除消化性溃疡的两大常见病因，因而能大大减少溃疡复发。对溃疡复发同时伴有幽门螺杆菌感染复发（再感染或复燃）者，可予根除幽门螺杆菌再治疗。下列情况则需用长程维持治疗来预防溃疡复发：①不能停用 NSAIDs 的溃疡患者，无论幽门螺杆菌阳性还是阴性（如前述）。②幽门螺杆菌相关溃疡，幽门螺杆菌感染未能被根除。③幽门螺杆菌阴性的溃疡（非幽门螺杆菌、非 NSAIDs 溃疡）。④幽门螺杆菌相关溃疡，幽门螺杆菌虽已被根除，但曾有严重并发症的高龄或有严重伴随病患者。长程维持治疗一般以 H_2RA 或 PPI 常规剂量的半量维持，而 NSAIDs 溃疡复发的预防多用 PPI 或米索前列醇，已如前述。

（六）外科手术指征

由于内科治疗的进展，目前外科手术主要限于少数有并发症者，包括：①大量出血经内科治疗无效；②急性穿孔。③瘢痕性幽门梗阻。④胃溃疡癌变。⑤严格内科治疗无效的顽固性溃疡。

十、预后

由于内科有效治疗的发展，预后远较过去为佳，病死率显著下降。死亡主要见于高龄患者，死亡的主要原因是并发症，特别是大出血和急性穿孔。

（夏　宇）

第七节　溃疡性结肠炎

一、病因和发病机制

（一）病因

溃疡性结肠炎的病因尚不十分明确，可能与基因因素、心理因素、自身免疫因素、感染因素等有关。

（二）发病机制

肠道菌群失调后，一些肠道有害菌或致病菌分泌的毒素、脂多糖等激活了肠黏膜免疫和肠道产酪酸菌减少，引起易感患者肠免疫功能紊乱造成的肠黏膜损伤。

二、临床表现

(一)临床症状

本病多发病缓慢,偶有急性发作者,病程多呈迁延发作与缓解期交替发作。

1.消化系统表现

腹泻、腹痛和便血为最常见症状。初期症状较轻,粪便表面有黏液,以后大便次数增多,粪中常混有脓血和黏液,可呈糊状软便。重者腹胀、食欲缺乏、恶心、呕吐,体检可发现左下腹压痛,可有腹肌紧张、反跳痛等。

2.全身表现

全身表现可有发热、贫血、消瘦和低蛋白血症、精神焦虑等。急性暴发型重症患者,出现发热,水、电解质失衡,维生素和蛋白质从肠道丢失,贫血,体重下降等。

3.肠外表现

肠外表现可有关节炎、结节性红斑、口腔黏膜复发性溃疡、巩膜外层炎、前葡萄膜炎等。这些肠外表现在结肠炎控制或结肠切除后可以缓解和恢复;强直性脊柱炎、原发性硬化性胆管炎及少见的淀粉样变性等可与溃疡性结肠炎共存,但与溃疡性结肠炎本身的病情变化无关。

(二)体征

轻型患者除左下腹有轻压痛外,无其他阳性体征。重症和暴发型患者,可有明显鼓肠、腹肌紧张、腹部压痛和反跳痛。有些患者可触及痉挛或肠壁增厚的乙状结肠和降结肠,肠鸣音亢进,肝脏可因脂肪浸润或并发慢性肝炎而肿大。直肠指检常有触痛,肛门括约肌常痉挛,但在急性中毒症状较重的患者可松弛,指套染血。

(三)并发症

并发症主要包括中毒性巨结肠、大出血、穿孔、癌变等。

三、诊断要点

(一)症状

有持续或反复发作的腹痛、腹泻,排黏液血便,伴里急后重,重者伴有恶心、呕吐等症状,病程多在4周以上。可有关节、皮肤、眼、口及肝胆等肠外表现。需再根据全身表现来综合判断。

(二)体征

轻型患者常有左下腹或全腹压痛伴肠鸣音亢进。重型和暴发型患者可有腹肌紧张、反跳痛,或可触及痉挛或肠壁增厚的乙状结肠和降结肠。直肠指检常有压痛。

(三)实验室检查

血常规示小细胞性贫血,中性粒细胞增高。血沉增快。血清清蛋白降低,球蛋白升高。严重者可出现电解质紊乱,低血钾。大便外观有黏液脓血,镜下见红细胞、白细胞及脓细胞。

(四)放射学钡剂检查

急性期一般不宜做钡剂检查。特别注意的是重度溃疡性结肠炎在做钡灌肠时,有诱发肠扩张与穿孔的可能性。钡灌肠对本病的诊断和鉴别诊断有重要价值。尤其是对克罗恩病、结肠恶变有意义。临床静止期可做钡灌肠检查,以判断近端结肠病变,排除克罗恩病者宜再做全消化道钡餐检查。钡剂灌肠检查可见黏膜粗糙水肿、多发性细小充盈缺损、肠管短缩、袋囊变浅或消失呈铅管状等。

（五）内镜检查

临床上多数病变在直肠和乙状结肠，采用乙状结肠镜检查很有价值，对于慢性或疑为全结肠患者，宜行纤维结肠镜检查。内镜检查有确诊价值，通过直视下反复观察结肠的肉眼变化及组织学改变，既能了解炎症的性质和动态变化，又可早期发现恶变前病变，能在镜下准确地采集病变组织和分泌物以利排除特异性肠道感染性疾病。检查可见病变，病变多从直肠开始呈连续性、弥漫性分布，黏膜血管纹理模糊、紊乱或消失、充血、水肿、质脆、出血、脓性分泌物附着，亦常见黏膜粗糙，呈细颗粒状等炎症表现。病变明显处可见弥漫性、多发性糜烂或溃疡。重者有多发性糜烂或溃疡，缓解期患者结肠袋囊变浅或消失，可有假息肉或桥形黏膜等。肠镜图片见图5-2、图5-3。

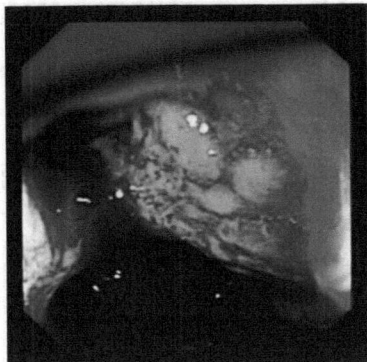

图5-2　溃疡性结肠炎肠镜所见

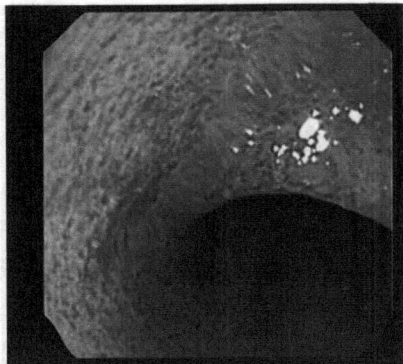

图5-3　溃疡性结肠炎肠镜所见

（六）黏膜活检和手术取标本

1.黏膜组织学检查

本病活动期和缓解期有不同表现。

（1）活动期表现：①固有膜内有弥漫性慢性炎性细胞、中性粒细胞、嗜酸性粒细胞浸润。②隐窝有急性炎性细胞浸润，尤其是上皮细胞间有中性粒细胞浸润及隐窝炎，甚至形成隐窝脓肿，脓肿可溃入固有膜。③隐窝上皮增生，杯状细胞减少。④可见黏膜表层糜烂、溃疡形成和肉芽组织增生。

（2）缓解期表现：①中性粒细胞消失，慢性炎性细胞减少。②隐窝大小、形态不规则，排列紊乱。③腺上皮与黏膜肌层间隙增宽。④潘氏细胞化生。

2.手术切除标本病理检查

手术切除标本病理检查可根据黏膜组织学特点进行。

（七）诊断方法

在排除细菌性痢疾、阿米巴痢疾、慢性血吸虫病、肠结核等感染性结肠炎及结肠CD、缺血性结肠炎、放射性结肠炎等疾病基础上，具体诊断方法如下。

（1）具有临床表现、肠镜检查及放射学钡剂检查三者之一者可拟诊。

（2）如果加上黏膜活检或手术取标本做病理者可确诊。

（3）初发病例，临床表现和结肠镜改变均不典型者，暂不诊断为UC，但须随访3～6个月，观察发作情况。

（4）结肠镜检查发现的轻度慢性直、乙状结肠炎不能与UC等同，应观察病情变化，认真寻找病因。

四、治疗原则

UC 的治疗应掌握好分级、分期、分段治疗的原则。分级指按疾病的严重度,采用不同药物和不同治疗方法;分期指疾病分为活动期和缓解期,活动期以控制炎症及缓解症状为主要目标,缓解期应继续维持缓解,预防复发;分段治疗指确定病变范围以选择不同给药方法,远段结肠炎可采用局部治疗,广泛性结肠炎或有肠外症状者则以系统性治疗为主。溃疡性直肠炎治疗原则和方法与远段结肠炎相同,局部治疗更为重要,优于口服用药。

(一)一般治疗

休息,进柔软、易消化、富含营养的食物,补充多种维生素。贫血严重者可输血,腹泻严重者应补液,纠正电解质紊乱。

(二)药物治疗

1.活动期的治疗

(1)轻度 UC:可选用柳氮磺吡啶(SASP)制剂,每天 3~4 g,分次口服;或用相当剂量的 5-氨基水杨酸(5-ASA)制剂。病变分布于远端结肠者可酌用 SASP 栓剂 0.5~1.0 g,2 次/天。氢化可的松琥珀酸钠盐100~200 mg保留灌肠,每晚 1 次。亦可用中药保留灌肠治疗。

(2)中度 UC:可用上述剂量水杨酸类制剂治疗,疗效不佳者,适当加量或改口服类固醇皮质激素,常用泼尼松 30~40 mg/d,分次口服。

(3)重度 UC:①如患者尚未用过口服类固醇激素,可用口服泼尼松龙 40~60 mg/d,观察 7~10 天。亦可直接静脉给药。已使用者应静脉滴注氢化可的松 300 mg/d 或甲泼尼龙 48 mg/d。②肠外应用广谱抗生素控制肠道继发感染,如氨苄西林、硝基咪唑及喹诺酮类制剂。③应嘱患者卧床休息,适当补液、补充电解质,防止电解质紊乱。便血量大者应考虑输血。营养不良病情较重者进要素饮食,必要时可给予肠外营养。④静脉类固醇激素使用 7~10 天后无效者可考虑应用环孢素静脉滴注,每天 2~4 mg/kg。应注意监测血药浓度。⑤慎用解痉剂及止泻剂,避免诱发中毒性巨结肠。如上述药物治疗效果不佳时,应及时予内外科会诊,确定结肠切除手术的时机与方式。

综上,对于各类型 UC 的药物治疗方案可以总结见表 5-2。

表 5-2　各类型溃疡性结肠炎药物治疗方案

类型	药物治疗方案
轻度 UC	柳氮磺吡啶片 1.0 g,口服,1 次/天或相当 5-美沙拉泰(5-ASA)
中度 UC	柳氮磺吡啶片 1.0 g,口服,1 次/天或相当 5-ASA 醋酸泼尼松片 10 mg,口服,2 次/天
重度 UC	甲泼尼龙 48 mg/d(或者氢化可的松 300 mg/d)静脉滴注广谱抗生素(喹诺酮或头孢类＋硝基咪唑类)

2.缓解期的治疗

症状缓解后,维持治疗的时间至少 1 年,一般认为类固醇类无维持治疗效果,在症状缓解后逐渐减量,应尽可能过渡到用 SASP 维持治疗。维持治疗剂量一般为口服每天 1.0~3.0 g,亦可用相当剂量的 5-氨基水杨酸类药物。6-巯基嘌呤(6-MP)或硫唑嘌呤等用于对上述药物不能维持或对类固醇激素依赖者。

3.手术治疗

大出血、穿孔、明确的或高度怀疑癌变者;重度 UC 伴中毒性巨结肠,静脉用药无效者;内科治疗症状顽固、体能下降、对类固醇类药物耐药或依赖者应考虑手术治疗。

（夏　宇）

第八节　克罗恩病

克罗恩病(Crohn disease,CD)是一种贯穿肠壁各层的慢性增殖性、炎症性疾病,可累及从口腔至肛门的各段消化道,呈节段性或跳跃式分布,但好发于末端回肠、结肠及肛周。临床以腹痛、腹泻、腹部包块、瘘管形成和肠梗阻为主要特征,常伴有发热、营养障碍及关节、皮肤、眼、口腔黏膜、肝脏等的肠外表现。

本病病程迁延,有终身复发倾向,不易治愈。任何年龄均可发病,20～30 岁和 60～70 岁是 2 个高峰发病年龄段。无性别差异。

本病在欧美国家多见。近 10 多年来,日本、韩国、南美本病发病率在逐渐升高。我国虽无以人群为基础的流行病学资料,但病例报道却在不断增加。

一、病因及发病机制

本病病因尚未明了,发病机制亦不甚清楚,推测是由肠道细菌和环境因素作用于遗传易感人群,导致肠黏膜免疫反应过高导致。

(一)遗传因素

传统流行病学研究显示:①不同种族 CD 的发病率有很大的差异。②CD 有家族聚集现象,但不符合简单的孟德尔遗传方式。③单卵双生子中 CD 的同患率高于双卵双生子。④CD 患者亲属的发病率高于普通人群,而患者配偶的发病率几乎为零。⑤CD 与特纳综合征、海-普二氏综合征及糖原贮积病Ⅰb 型等罕见的遗传综合征有密切的联系。

上述资料提示该病的发生可能与遗传因素有关。进一步的全基因组扫描结果显示易感区域分布在 1、3、4、5、6、7、10、12、14、16、19 号及 X 染色体上,其中 16、12、6、14、5、19 及 1 号染色体被分别命名为 IBD1-7,候选基因包括 CARD15、DLG5、SLC22A4 和 SLC22A5、IL-23R 等。

目前,多数学者认为 CD 符合多基因病遗传规律,是许多对等位基因共同作用的结果。具有遗传易感性的个体在一定环境因素作用下发病。

(二)环境因素

在过去的半个世纪里,CD 在世界范围内迅速增长,不仅发病率和流行情况发生了变化,患者群也逐渐呈现低龄化趋势,提示环境因素对 CD 易患性的影响越来越大。研究显示众多的环境因素与 CD 密切相关,有的是诱发因素,有的则起保护作用,如吸烟、药物、饮食、地理和社会状况、应激、微生物、肠道通透性和阑尾切除术。目前只有吸烟被肯定与 CD 病情的加重和复发有关。

(三)微生物因素

肠道菌群是生命所必需,大量微生物和局部免疫系统间的平衡导致黏膜中存在大量的炎症细胞,形成"生理性炎症"现象,有助于机体免受到达肠腔的有害因素的损伤。这种免疫平衡有赖于生命早期免疫耐受的建立,遗传易感性等因素可致黏膜中树突状细胞、Toll 样受体(TLRs)、T 效应细胞等的改变而参与疾病的发生与发展。小肠腺隐窝潘氏细胞和其分泌产物(主要为防御素)对维持肠道的内环境的稳定起着重要作用,有研究指出 CD 是一种防御素缺乏综合征。

多项临床研究亦支持肠道菌群在 CD 的发病机制中的关键环节,如一项研究显示小肠病变的 CD 患者切除病变肠段后行近端粪便转流可预防复发,而将肠腔内容物再次灌入远端肠腔可诱发炎症。

(四)免疫因素

肠道免疫系统是 CD 发病机制中的效应因素,介导对病原微生物反应的形式和结果。CD 患者的黏膜 T 细胞对肠道来源和非肠道来源的细菌抗原的反应增强,前炎症细胞因子和趋化因子的产生增多,如 IFN-7、IL-12、IL-18 等,而最重要的是免疫调节性细胞因子的变化。CD 是典型的 Th_1 反应,黏膜 T 细胞的增殖和扩张程度远超过溃疡性结肠炎,而且对凋亡的抵抗力更强。

最近有证据表明 CD 不仅与上述继发免疫反应有关,也可能与天然免疫的严重缺陷有关。如携带 NOD2 变异的 CD 患者,其单核细胞对 MDP 和 TNF-α 的刺激所产生的 IL-1β 和 IL-8 显著减少。这些新发现表明 CD 患者由于系统性的缺陷导致了天然免疫反应的减弱,提示它们可能同时存在天然免疫和继发性免疫缺陷,但两者是否相互影响或如何影响仍不清楚。

二、诊断步骤

(一)起病情况

大多数病例起病隐袭。在疾病早期症状多为不典型的消化道症状或发热、体重下降等全身症状,从发病至确诊往往需数月至数年的时间。少数急性起病,可表现为急腹症,酷似急性阑尾炎或急性肠梗阻。

(二)主要临床表现

克罗恩病以透壁性黏膜炎症为特点,常导致肠壁纤维化和肠梗阻,穿透浆膜层的窦道造成微小的穿孔和瘘管。

克罗恩病可累及从口至肛周的消化道的任一部位。近 80% 的患者小肠受累,通常是回肠远端,且 1/3 的患者仅表现为回肠炎;近 50% 的患者为回结肠炎;近 20% 的患者仅累及结肠,尽管这一表型的临床表现与溃疡性结肠炎相似,但大致一半的患者无直肠受累;小部分患者累及口腔或胃十二指肠;个别患者可累及食管和近端小肠。

克罗恩病因其透壁性炎症及病变累及范围广泛的特点,临床表现较溃疡性结肠炎更加多样化。克罗恩病的临床特征包括疲乏、腹痛、慢性腹泻、体重下降、发热、伴或不伴血便。约 10% 的患者可无腹泻症状。儿童克罗恩病患者常有生长发育障碍,而且可能先于其他各种症状。部分患者可伴有瘘管和腹块,症状取决于病变的部位和严重程度。

许多患者在诊断前多年即表现出各种各样的症状。研究显示,患者在诊断为克罗恩病前平均 7.7 年即已出现类似于肠易激综合征的各种非特异性消化道症状,而病变局限于结肠者从出现症状到获得诊断的时间最长,平均 4.9~11.4 年。

1.回肠炎和结肠炎

腹泻、腹痛、体重下降、发热是大多数回肠炎、回结肠炎和结肠型克罗恩病患者的典型的临床表现。腹泻可由多种原因引致,包括分泌过多、病变黏膜的吸收功能受损、回肠末端炎症或切除所致胆盐吸收障碍、回肠广泛病变或切除所致脂肪泻。小肠狭窄部位的细菌生长过度、小肠结肠瘘、广泛的空肠病变亦可导致脂肪泻。回肠炎患者常伴有小肠梗阻和右下腹包块;局限于左半结肠的克罗恩病患者可出现大量血便,症状类似溃疡性结肠炎。

2.腹痛

不论病变的部位何在,痉挛性腹痛是克罗恩病的常见症状。黏膜透壁性炎症所致纤维性缩窄导致小肠或结肠梗阻。病变局限于回肠远端的患者在肠腔狭窄并出现便秘、腹痛等早期梗阻征象前可无任何临床症状。

3.血便

尽管克罗恩病患者常有大便潜血阳性,但大量血便者少见。

4.穿孔和瘘管

透壁的炎症形成穿透浆膜层的窦道,致肠壁穿孔,常表现为急性、局限性腹膜炎,患者急起发热、腹痛、腹部压痛及腹块。肠壁的穿透亦可表现为无痛性的瘘管形成。瘘管的临床表现取决于病变肠管所在位置和所累及的邻近组织或器官。胃肠瘘常无症状或有腹部包块;肠膀胱瘘将导致反复的复杂的泌尿道感染,伴有气尿;通向后腹膜腔的瘘管可导致腰大肌脓肿和/或输尿管梗阻、肾盂积水;结肠阴道瘘表现为阴道排气和排便;另外还可出现肠皮肤瘘管。

5.肛周疾病

约1/3的克罗恩病患者出现肛周病变,包括肛周疼痛、皮赘、肛裂、肛周脓肿及肛门直肠瘘。

6.其他部位的肠道炎症

临床表现随病变部位而异。如口腔的阿弗他溃疡或其他损伤致口腔和牙龈疼痛;极少数患者因食管受累而出现吞咽痛和吞咽困难;约5%的患者胃十二指肠受累,表现为溃疡样病损、上腹痛和幽门梗阻的症状;少数近端小肠病变的患者可出现类似口炎样腹泻的症状并伴有脂肪吸收障碍。

7.全身症状

疲乏、体重下降和发热是主要的全身症状。体重下降往往是由于患者害怕进食后的梗阻性疼痛而减少摄入所致,亦与吸收不良有关。克罗恩病患者常出现原因不明的发热,发热可能是由于炎症本身所致,亦可能是由穿孔后并发肠腔周围的感染导致。

8.并发症

克罗恩病的并发症包括局部并发症、肠外并发症及与吸收不良相关的并发症。

(1)局部并发症:与炎症活动性相关的并发症包括肠梗阻、大出血、急性穿孔、瘘管和脓肿的形成、中毒性巨结肠。CT检查是检出和定位脓肿的主要手段,并可在CT的引导下对脓肿进行穿刺引流及抗生素的治疗。

(2)肠外并发症:包括眼葡萄膜炎和巩膜外层炎;皮肤结节性红斑和脓皮坏疽病;大关节炎和强直性脊柱炎;硬化性胆管炎;继发性淀粉样变,可导致肾衰竭;静脉和动脉血栓形成。

(3)吸收不良综合征:胆酸通过肠肝循环在远端回肠吸收,回肠严重病变或已切除将导致胆酸吸收障碍。胆酸吸收不良影响结肠对脂肪及水、电解质的吸收而产生脂肪泻或水样泻;小肠广泛切除后所致短肠综合征亦可引起腹泻。胆酸吸收不良致胆酸和胆固醇比例失调,胆汁更易形成胆石。脂肪泻可致严重的营养不良、凝血功能障碍、低血钙及抽搐、骨软化症、骨质疏松。

克罗恩病患者易发生骨折,且与疾病的严重度相关。骨质的丢失主要与激素的使用及体能活动减少、雌激素不足等所致维生素、钙的吸收不良有关。脂肪泻和腹泻可促进草酸钙和尿酸盐结石的形成。维生素 B_{12} 在远端回肠吸收，严重的回肠病变或回肠广泛切除可导致维生素 B_{12} 吸收不良产生恶性贫血。因此，应定期监测回肠型克罗恩病及回肠切除术后患者的血清维生素 B_{12} 水平，根据维生素 B_{12} 吸收试验的结果决定患者是否需要终身给予维生素 B_{12} 的替代治疗。

（4）恶性肿瘤：与溃疡性结肠炎相似，病程较长的结肠型克罗恩病患者罹患结肠癌的风险增加。克罗恩病患者患小肠癌的概率亦高于普通人群。有报道称，克罗恩病患者肛门鳞状细胞癌、十二指肠肿瘤和淋巴瘤的概率增加，但是 IBD 患者予硫唑嘌呤或巯嘌呤（6-MP）治疗后罹患淋巴瘤的风险是否增加则尚无定论。

（三）体格检查

体格检查可能正常或呈现一些非特异性的症状，如面色苍白、体重下降，抑或提示克罗恩病的特征性改变，如肛周皮赘、窦道、腹部压痛性包块。

（四）辅助检查

1.常规检查

全血细胞计数常提示贫血；活动期白细胞计数增高。血清蛋白常降低。粪便隐血试验常呈阳性。有吸收不良综合征者粪脂含量增加。

2.抗体检测

炎症性肠病者的血清中可出现多种自身抗体。其中一些可用于克罗恩病的诊断和鉴别诊断。抗 OmpC 抗体阳性提示可能为穿孔型克罗恩病。抗中性粒细胞胞质抗体（P-ANCA）和抗酿酒酵母菌抗体（ASCA）的联合检测用于炎症性肠病的诊断，克罗恩病和溃疡性结肠炎的鉴别诊断。

3.C 反应蛋白（CRP）

克罗恩病患者的 CRP 水平通常升高，且高于溃疡性结肠炎的患者。CRP 的水平与克罗恩病的活动性有关，亦可作为评价炎症程度的指标。

CRP 的血清学水平有助于评价患者的复发风险，高水平的 CRP 提示疾病活动或合并细菌感染，CRP 水平可用于指导治疗和随访。

4.血沉（ESR）

ESR 通过血浆蛋白浓度和血细胞比容来反映克罗恩病肠道炎症，精确度较低。ESR 虽然可随疾病活动而升高，但缺乏特异性，不足以与 UC 和肠道感染鉴别。

5.回结肠镜检查

对于疑诊克罗恩病的患者，应进行回肠结肠镜检查和活检，观察回肠末端和每个结肠段，寻找镜下证据，是建立诊断的第一步。克罗恩病镜下最特异性的表现是节段性改变、肛周病变和卵石征。

6.肠黏膜活检

其目的通常是为进一步证实诊断而不是建立诊断。显微镜下特征为局灶的（不连续的）慢性的（淋巴细胞和浆细胞）炎症和斑片状的慢性炎症，局灶隐窝不规则（不连续的隐窝变形）和肉芽肿（与隐窝损伤无关）。回肠部位病变的病理特点除上述各项外还包括绒毛结构不规则。如果回肠炎和结肠炎是连续性的，诊断应慎重。"重度"定义为：溃疡深达肌层，或出现黏膜分离，或溃疡局限于黏膜下层，但溃疡面超过 1/3 结肠肠段（右半结肠，横结肠，左半结肠）。

近 30% 的克罗恩病患者可见特征性肉芽肿样改变，但肉芽肿样改变还可见于耶尔森菌属感染性肠炎、贝赫切特综合征、结核及淋巴瘤。因此，这一表现既不是诊断所必需也不能用于证实诊断是否成立。

7.胃肠道钡餐

胃肠道钡餐有助于全面了解病变在胃、肠道节段性分布的情况、狭窄的部位和长度。气钡双重造影虽然不能发现早期微小的病变,但可显示阿弗他样溃疡,了解病变的分布及范围、肠腔狭窄的程度,发现小的瘘道和穿孔。

典型的小肠克罗恩病的 X 线改变包括:结节样改变、溃疡、肠腔狭窄(肠腔严重狭窄或痉挛时可呈现"线样征")、鹅卵石样改变、脓肿、瘘管、肠襻分离(透壁的炎症和肠壁增厚所致)。胃窦腔的狭窄及十二指肠节段性狭窄提示胃十二指肠克罗恩病。

8.胃十二指肠镜

常规的胃十二指肠镜检查仅在有上消化道症状的患者中推荐使用。累及上消化道的克罗恩病几乎总是伴有小肠和大肠的病变。当患者被诊断为"未定型大肠炎"时,胃黏膜活检可能有助于诊断,局部活动性胃炎可能是克罗恩病特点。

9.胶囊内镜

胶囊内镜为小肠的可视性检查提供了另一手段,可用于有临床症状、疑诊小肠克罗恩病、排除肠道狭窄、回肠末端内镜检查正常或不可行及胃肠道钡餐或 CT 未发现病变的患者。

禁忌证包括胃肠道梗阻、狭窄或瘘管形成、起搏器或其他植入性电子设备及吞咽困难者。

10.其他

当怀疑有肠壁外并发症时,包括瘘管或脓肿,可选用腹部超声、CT 和/或 MRI 进行检查。腹部超声检查是诊断肠壁外并发症的最简单易行的方法,但对于复杂的克罗恩病患者,CT 和MRI 检查的精确度更高,特别是对于瘘管、脓肿和蜂窝织炎的诊断。

三、诊断对策

(一)诊断要点

克罗恩病的诊断主要根据临床、内镜、组织学、影像学和/或生化检查的综合分析来确立诊断。患者具备上述的临床表现,特别是阳性家族史时应注意是否患克罗恩病。

详细的病史应该包括关于症状始发时各项细节问题,包括近期的旅行、食物不耐受、与肠道疾病患者接触史、用药史(包括抗生素和非甾体抗炎药)、吸烟史、家族史及阑尾切除史;详细询问夜间症状、肠外表现(包括口、皮肤、眼睛、关节、肛周脓肿或肛裂)。

体格检查时应注意各项反映急性和/或慢性炎症反应、贫血、体液丢失、营养不良的体征,包括一般情况、脉搏、血压、体温、腹部压痛或腹胀、可触及的包块、会阴和口腔的检查及直肠指检。测量体重,计算体重指数。

针对感染性腹泻的微生物学检查应包括艰难梭状芽孢杆菌。对有外出旅行史的患者可能要进行其他的粪便检查,而对于病史符合克罗恩病的患者,则不必再进行额外的临床和实验室检查。

完整的诊断应包括临床类型、病变分布范围及疾病行为、疾病严重程度、活动性及并发症。

(二)鉴别诊断要点

克罗恩病因其病变部位多变及疾病的慢性过程,需与多种疾病进行鉴别。许多患者病程早期症状轻微且无特异性,常被误诊为乳糖不耐受或肠易激综合征。

1.结肠型克罗恩病需与溃疡性结肠炎鉴别

克罗恩病通常累及小肠而直肠免于受累,无大量血便,常见肛周病变、肉芽肿或瘘管形成。10%~15%炎症性肠病患者仅累及结肠,如果无法诊断是溃疡性结肠炎还是克罗恩病,可诊断为未定型结肠炎。

2.急性起病的新发病例

应排除志贺氏菌、沙门氏菌、弯曲杆菌、大肠埃希菌及阿米巴等感染性腹泻。近期有使用抗生素的患者应注意排除艰难梭状芽孢杆菌感染,而使用免疫抑制剂的患者则应排除巨细胞病毒感染。应留取患者新鲜大便标本进行致病菌的检查,使用免疫抑制剂的患者需进行内镜下黏膜活检。

3.其他

因克罗恩病有节段性病变的特点,阑尾炎、憩室炎、缺血性肠炎、合并有穿孔或梗阻的结肠癌均可出现与克罗恩病相似的症状。耶尔森菌属感染引起的急性回肠炎与克罗恩病急性回肠炎常常难以鉴别。

肠结核与回结肠型克罗恩病症状相似,常造成诊断上的困难,但以下特征可有助于鉴别。①肠结核多继发于开放性肺结核。②病变主要累及回盲部,有时累及邻近结肠,但病变分布为非节段性。③瘘管少见。④肛周及直肠病变少见。⑤结核菌素试验阳性等。对鉴别困难者,建议先行抗结核治疗并随访观察疗效。

淋巴瘤、慢性缺血性肠炎、子宫内膜异位症、类癌均可表现为与小肠克罗恩病难以分辨的症状及 X 线特征,小肠淋巴瘤通常进展较快,必要时手术探查可获病理确诊。

(三)临床类型

新近颁布的蒙特利尔分型较为完整地描述了克罗恩病的年龄分布、病变部位及疾病行为。详见表 5-3。

表 5-3　克罗恩病蒙特利尔分型

诊断年龄(A)		
A1 16 岁或更早		
A2 17~40		
A3 40 以上		
病变部位(L)	上消化道	
L1 末端回肠	L1+L4	回肠+上消化道
L2 结肠	L2+L4	结肠+上消化道
L3 回结肠	L3+L4	回结肠+上消化道
L4 上消化道	—	—
疾病行为(B)	肛周病变(P)	
B1 * 非狭窄,非穿透型	B1p	非狭窄,非穿透型+肛周病变
B2 狭窄型	B2p	狭窄型+肛周病变
B3 穿透型	B3p	穿透型+肛周病变

注:* B1 型应视为一种过渡的分型,直到诊断后再随访观察一段时期。这段时期的长短可能因研究不同而有所变化(例如 5~10 年),但应该被明确规定以便确定 B1 的分型

(四)CD 疾病临床活动性评估(《ACG 指南》,2001 年)

1.缓解期

无临床症状及炎症后遗症的 CD 患者,也包括内科治疗和外科治疗反应良好的患者;激素维持治疗下持续缓解的患者为激素依赖型缓解。

2.轻至中度

无脱水、全身中毒症状,无中度及中度以上腹痛或压痛,无腹部痛性包块,无肠梗阻,体重下降不超过 10%。

3.中至重度

对诱导轻至中度疾病缓解的标准治疗(5-氨基水杨酸,布地奈德,或泼尼松)无反应,或至少满足下列一项者:中度及中度以上腹痛或压痛,间歇性轻度呕吐(不伴有肠梗阻),脱水/瘘管形成,体温高于37.5 ℃,体重下降超过 10%或血红蛋白<100 g/L。

4.重度至暴发

对标准剂量激素治疗呈现激素抵抗,症状持续无缓解者或至少满足下列一项者:腹部体征阳性,持续性呕吐,脓肿形成,高热,恶病质,或肠梗阻。

为便于对疾病活动性和治疗反应进行量化评估,临床上常采用较为简便实用的 Harvey 和 Bradshow 标准计算 CD 活动指数(CDAI)。见表 5-4。

表 5-4 简化 CDAI 计算法

1.一般情况	0:良好;1:稍差;2:差;3:不良;4:极差
2.腹痛	0:无;1:轻;2:中;3:重
3.腹泻稀便	每天 1 次记 1 分
4.腹块(医师认定)	0:无;1:可疑;2:确定;3:伴触痛
5.并发症(关节痛、虹膜炎、结节性红斑、坏疽性脓皮病、阿弗他溃疡、裂沟、新瘘管及脓肿等)	每个 1 分

低于 4 分为缓解期;5~8 分为中度活动期;高于 9 分为重度活动期

四、治疗对策

(一)治疗原则

克罗恩病治疗方案选择取决于疾病严重程度、部位和并发症。尽管有总体治疗方针可循,但必须建立以患者对治疗的反应和耐受情况为基础的个体化治疗。治疗目标是诱导活动性病变缓解和维持缓解。外科手术在克罗恩病治疗中起着重要的作用,经常为药物治疗失败的患者带来持久和显著的效益。

(二)药物选择

1.糖皮质激素

迄今为止仍是控制病情活动最有效的药物,适用于活动期的治疗,使用时主张初始剂量要足、疗程偏长、减量过程个体化。常规初始剂量为泼尼松 40~60 mg/d,病情缓解后一般以每周 5 mg 的速度将剂量减少至停用。临床研究显示长期使用激素不能减少复发,且不良反应大,因此不主张应用皮质激进行长期维持治疗。

回肠控释剂布地奈德口服后主要在肠道起局部作用,吸收后经肝脏首关效应迅速灭活,故全身不良反应较少。布地奈德剂量为每次 3 mg,每天 3 次,视病情严重程度及治疗反应逐渐减量,一般在治疗 8 周后考虑开始减量,全疗程一般不短于 3 个月。

建议布地奈德适用于轻、中度回结肠型克罗恩病,系统糖皮质激素适用于中重度克罗恩病或对相应治疗无效的轻、中度患者。对于病情严重者可予氢化可的松或地塞米松静脉给药;病变局限于左半结肠者可予糖皮质激素保留灌肠。

2.氨基水杨酸制剂

氨基水杨酸制剂对控制轻、中型活动性克罗恩病患者的病情有一定的疗效。柳氮磺胺吡啶适用于病变局限于结肠者;美沙拉嗪对病变位于回肠和结肠者均有效,可作为缓解期的维持治疗。

3.免疫抑制剂

硫唑嘌呤或巯嘌呤适用于对糖皮质激素治疗效果不佳或对糖皮质激素依赖的慢性活动性病例。加用该类药物后有助于逐渐减少激素的用量乃至停用,并可用于缓解期的维持治疗。剂量为硫唑嘌呤2 mg/(kg·d)或巯嘌呤 1.5 mg/(kg·d),显效时间需 3~6 个月,维持用药一般1~4 年。严重的不良反应主要是白细胞计数减少等骨髓抑制的表现,发生率约为 4%。

硫唑嘌呤或巯嘌呤无效时可选用甲氨蝶呤诱导克罗恩病缓解,有研究显示,甲氨蝶呤每周25 mg肌内注射治疗可降低复发率及减少激素用量。甲氨蝶呤的不良反应有恶心、肝酶异常、机会感染、骨髓抑制及间质性肺炎。长期使用甲氨蝶呤可引起肝损害,肥胖、糖尿病、饮酒是肝损害的危险因素。使用甲氨蝶呤期间必须戒酒。

研究显示静脉使用环孢素治疗克罗恩病疗效不肯定,口服环孢素无效。少数研究显示静脉使用环孢素对促进瘘管闭合有一定的作用。他可莫司和麦考酚吗乙酯在克罗恩病治疗中的疗效尚待进一步研究。

4.生物制剂

英夫利昔单抗是一种抗肿瘤坏死因子-α(TNF-α)的单克隆抗体,其用于治疗克罗恩病的适应证包括:①中、重度活动性克罗恩病患者经充分的传统治疗,即糖皮质激素及免疫抑制剂(硫唑嘌呤、巯嘌呤或氨甲蝶呤)治疗无效或不能耐受者。②克罗恩病合并肛瘘、皮瘘、直肠阴道瘘,经传统治疗(抗生素、免疫抑制剂及外科引流)无效者。

推荐以 5 mg/kg 剂量(静脉给药,滴注时间不短于 2 小时)在第 0、2、6 周作为诱导缓解,随后每隔 8 周给予相同剂量以维持缓解。原来对治疗有反应随后又失去治疗反应者可将剂量增加至10 mg/kg。

对初始的 3 个剂量治疗到第 14 周仍无效者不再予英夫利昔单抗治疗。治疗期间原来同时应用糖皮质激素者可在取得临床缓解后将激素减量至停用。已知对英夫利昔单抗过敏、活动性感染、神经脱髓鞘病、中至重度充血性心力衰竭及恶性肿瘤患者禁忌使用。药物的不良反应包括机会感染、输注反应、迟发型超敏反应、药物性红斑狼疮、淋巴瘤等。

其他生物疗法还有骨髓移植、血浆分离置换法等。

5.抗生素

某些抗菌药物,如甲硝唑、环丙沙星等对治疗克罗恩病有一定的疗效,甲硝唑对有肛周瘘管者疗效较好。长期大剂量应用甲硝唑会出现诸如恶心、呕吐、食欲缺乏、金属异味、继发多发性神经系统病变等不良反应,因此,仅用于不能应用或不能耐受糖皮质激素者、不愿使用激素治疗的结肠型或回结肠型克罗恩病患者。

6.益生菌

部分研究报道益生菌治疗可诱导活动性克罗恩病缓解并可用于维持缓解的治疗,但尚需更多设计严谨的临床试验予以证实。

(三)治疗计划及治疗方案的选择

由于克罗恩病病情个体差异很大,疾病过程中病情变化也很大,因此治疗方案必须视疾病的活动性、病变的部位、疾病行为及对治疗的反应及耐受性来制订。

1.营养疗法

高营养低渣饮食,适当给予叶酸、维生素 B_{12} 等多种维生素及微量元素。要素饮食在补充营养的同时还可控制病变的活动,特别适用于无局部并发症的小肠克罗恩病。完全胃肠外营养仅用于严重营养不良、肠瘘及短肠综合征的患者,且应用时间不宜过长。

2.活动性克罗恩病的治疗

(1)局限性回结肠型:轻、中度者首选布地奈德口服每次 3 mg,每天 3 次。轻度者可予美沙拉嗪,每天用量3～4 g。症状很轻微者可考虑暂不予治疗。中、重度患者首选系统作用糖皮质激素治疗,重症病例可先予静脉用药。有建议对重症初发病例开始即用糖皮质激素加免疫抑制剂(如硫唑嘌呤)的治疗。

(2)结肠型:轻、中度者可选用氨基水杨酸制剂(包括柳氮磺胺吡啶)。中、重度必须予系统作用糖皮质激素治疗。

(3)存在广泛小肠病变:该类患者疾病活动性较强,对中、重度病例首选系统作用糖皮质激素治疗。常需同时加用免疫抑制剂。营养疗法是重要的辅助治疗手段。

(4)根据治疗反应调整治疗方案。轻、中度回结肠型病例对布地奈德无效,或轻、中度结肠型病例对氨基水杨酸制剂无效,应重新评估为中、重度病例,改用系统作用糖皮质激素治疗。激素治疗无效或依赖的病例,宜加用免疫抑制剂。

上述治疗依然无效或激素依赖,或对激素和/或免疫抑制剂不耐受者考虑予以英夫利昔单抗或手术治疗。

3.维持治疗

克罗恩病复发率很高,必须予以维持治疗。推荐方案有以下几点。

(1)所有患者必须戒烟。

(2)氨基水杨酸制剂可用于非激素诱导缓解者,剂量为治疗剂量,疗程一般为 2 年。

(3)由系统激素诱导的缓解宜采用免疫抑制剂作为维持治疗,疗程可达 4 年。

(4)由英夫利昔单抗诱导的缓解目前仍建议予英夫利昔单抗规则维持治疗。

4.外科手术

内科治疗无效或有并发症的病例应考虑手术治疗,但克罗恩病手术后复发率高,故手术的适应证主要针对其并发症,包括完全性纤维狭窄所致机械性肠梗阻、合并脓肿形成或内科治疗无效的瘘管、脓肿形成。

急诊手术指征为暴发性或重度性结肠炎、急性穿孔、大量的危及生命的出血。

5.术后复发的预防

克罗恩病术后复发率相当高,但目前缺乏有效的预防方法。预测术后复发的危险因素包括吸烟、结肠型克罗恩病、病变范围广泛(>100 cm)、因内科治疗无效而接受手术治疗的活动性病例、因穿孔或瘘而接受手术者、再次接受手术治疗者等。

对于术后易复发的高危病例的处理：术前已服用免疫抑制剂者术后继续治疗；术前未用免疫抑制剂者术后应予免疫抑制剂治疗；甲硝唑对预防术后复发可能有效，可以在术后与免疫抑制剂合用一段时间。建议术后 3 个月复查内镜，吻合口的病变程度对术后复发可预测术后复发。对中、重度病变的复发病例，如有活动性症状应予糖皮质激素及免疫抑制剂治疗；对无症状者予免疫抑制剂维持治疗；对无病变或轻度病变者可予美沙拉嗪治疗。

五、病程观察及处理

（一）病情观察要点

在诊治过程中应密切观察患者症状、体征、各项活动性指标和严重度的变化，以便及时修正诊断，或对病变严重程度和活动度作出准确的评估，判断患者对治疗的反应及耐受性，以便于调整治疗方案。

（二）疗效判断标准

临床将克罗恩病活动度分为轻度、中度和重度。大多数临床实验将患者克罗恩病活动指数（CDAI）≥220定义为活动性病变。现在更倾向于 CDAI 联合 CRP 高于 10 mg/L 来评价 CD 的活动。

"缓解"标准为 CDAI 低于 150，"应答"为 CDAI 指数下降超过 100。"复发"定义为：确诊为克罗恩病的患者经过内科治疗取得临床缓解或自发缓解后，再次出现临床症状，建议采用 CDAI 高于 150 且比基线升高超过 100 点。经治疗取得缓解后，3 个月内出现复发称为早期复发。复发可分为稀发型（≤1 次/年）、频发型（≥2 次/年）或持续发作型。

"激素抵抗"指泼尼松龙用量达到 0.75 mg/（kg·d），持续 4 周，疾病仍然活动者。"激素依赖"为下列两项符合一项者：①自开始使用激素起 3 个月内不能将激素用量减少到相当于泼尼松龙10 mg/d（或布地奈得 3 mg/d），同时维持疾病不活动。②停用激素后 3 个月内复发者。在确定激素抵抗或依赖前应仔细排除疾病本身特殊的并发症。

"再发"定义为外科手术后再次出现病损（复发是指症状的再次出现）。"形态学再发"指手术彻底切除病变后新出现的病损。通常出现在"新"回肠末端和/或吻合口，可通过内镜、影像学检查及外科手术发现。

"镜下再发"目前根据 Rutgeerts 标准评估和分级，分为：0 级，没有病损；1 级，阿弗他口疮样病损，少于 5 处；2 级，阿弗他口疮样病损，多于 5 处，病损间黏膜正常，或跳跃性的大的病损，或病损局限于回结肠吻合口（<1 cm）；3 级，弥散性阿弗他口疮样回肠炎，并黏膜弥散性炎症；4 级，弥散性回肠炎症并大溃疡、结节样病变或狭窄。

"临床再发"指手术完全切除大体病变后，症状再次出现。"局限性病变"指肠道 CD 病变范围<30 cm，通常是指回盲部病变（<30 cm 回肠伴或不伴右半结肠），也可以是指孤立的结肠病变或近端小肠的病变。"广泛性的克罗恩病"肠道克罗恩病受累肠段超过 100 cm，无论定位于何处。这一定义是指节段性肠道炎症性病变的累积长度。

六、预后评估

本病以慢性渐进型多见，虽然部分患者可经治疗后好转，部分患者亦可自行缓解，但多数患者反复发作，迁延不愈，相当一部分患者在其病程中因并发症而需进行 1 次以上的手术治疗，预后不佳。发病 15 年后约半数尚能生存。急性重症病例常伴有毒血症和并发症，近期病死率达3%～10%。近年来发现克罗恩病癌变的概率增高。

（夏　宇）

第九节 肠易激综合征

一、概说

肠易激综合征(irritable bowel syndrome,IBS)是一种以腹痛或腹部不适伴排便习惯改变和/或粪便形状改变的功能性肠病,常呈慢性间歇发作或在一定时间内持续发作,缺乏形态学和生化学改变,经检查排除器质性疾病。

本病特征是肠的易激性,症状出现或加重常与精神因素或应激状态有关,患者常伴有疲乏、头痛、心悸、尿频、呼吸不畅等胃肠外表现。肠易激综合征临床上相当常见,在西方国家初级医疗和消化专科门诊中,IBS患者分别占12%和28%。总体看来,IBS在人群的总体发病率多在5%～25%之间,发达国家的发病率要高于发展中国家。1996年北京的流行病学调查显示人群发病率按Manning标准和罗马标准分别为0.82%和7.26%,2001年广东的调查显示按罗马Ⅱ标准患病率为5.6%,就诊率22.4%。近年来的流行病学调查均显示年龄与发病无明显关系,具有IBS症状的患者中女性多于男性[男女比例为1:(1.2～2)]。

二、诊断

临床上迄今无统一的IBS诊断标准,临床诊断IBS应重视病史采集和体格检查,并有针对性地进行排除器质性疾病的辅助实验室检查。

本病起病缓慢,症状呈间歇性发作,有缓解期。症状出现与精神因素、心理应激有关。

(一)症状

1.腹痛

腹痛为主要症状,多诉中腹或下腹疼痛,常伴排便异常、腹胀。腹痛易在进食后出现,热敷、排便、排气或灌肠后缓解,不会在睡眠中发作。疼痛的特点是在某一具体患者疼痛常是固定不变的,不会进行性加重。

2.腹泻

粪量少,呈糊状,含较多黏液,可有经常或间歇性腹泻,可因进食而诱发,无夜间腹泻;可有腹泻和便秘交替现象。

3.便秘

大便如羊粪,质地坚硬,可带较多黏液,排便费力,排便未尽感明显,可为间歇性或持续性便秘,或间中与短期腹泻交替。

除上述症状外,部分尚有上腹不适、嗳气、恶心等消化不良症状,有的则还有心悸、胸闷、多汗、面红、多尿、尿频、尿急、痛经、性功能障碍、焦虑、失眠、抑郁及皮肤表现如瘙痒、神经性皮炎等胃肠外表现。胃肠外表现较器质性肠病多见。

(二)体征

可触及乙状结肠并有压痛,或结肠广泛压痛,或肛门指诊感觉括约肌张力增高,痛感明显;某些患者可有心动过速、血压高、多汗等征象。

临床上常依据大便特点不同将本病分为三型:便秘为主型、腹泻为主型和腹泻便秘交替型三个亚型。

(三)常见并发症

本病并发症较少,腹泻甚者可出现水、电解质平衡紊乱,病程长者可引起焦虑症。

(四)实验室和其他辅助检查

1.血液检查

血常规、血沉无异常。

2.大便检查

粪便镜检大致正常,可含大量黏液或呈黏液管型;粪隐血、虫卵、细菌培养均呈阴性。

3.胰腺功能检查

疑有胰腺疾病时应作淀粉酶检测,还要做粪便脂肪定量,排除慢性胰腺炎。

4.X线检查

胃肠X线检查示胃肠运动加速,结肠袋减少,袋形加深,张力增强,结肠痉挛显着时,降结肠以下呈线样阴影。

5.内镜检查

结肠镜下见结肠黏膜正常。镜检时易出现肠痉挛等激惹现象。疑有肠黏膜器质性病变时应作肠黏膜活检。本病患者肠黏膜活检无异常。

6.结肠动力学检查

结肠腔内动力学及平滑肌电活动检查示结肠腔内压力波形及肠平滑肌电波异常。

诊断主要包括三方面内容:①IBS临床综合征;②可追溯的心理精神因素;③实验室及辅助检查无器质性疾病的依据。

诊断标准体现的重要原则:①诊断应建立在排除器质性疾病的基础上;②IBS属于肠道功能性疾病;③强调腹痛或腹部不适与排便的关系;④该诊断标准判断的时间为6个月,近3个月有症状,反映了本病慢性、反复发作的特点;⑤该诊断标准在必备条件中没有对排便频率和粪便性状作硬性规定,提高诊断的敏感性。

三、鉴别诊断

首先必须排除肠道器质性疾病,如细菌性痢疾、炎症性肠病、结肠癌、结肠息肉病、结肠憩室、小肠吸收不良综合征。其次必须排除全身性疾病所致的肠道表现,如胃及十二指肠溃疡、胆道及胰腺疾病、妇科病(尤其是盆腔炎)、血卟啉病,以及慢性铅中毒等。

(一)慢性细菌性痢疾

二者均有不同程度的腹痛及黏液便等肠道症状。但慢性细菌性痢疾往往有急性细菌性痢疾病史,对粪便、指肠拭子或内镜检查时所取标本进行培养可分离出痢疾杆菌,必要时可进行诱发试验,即对有痢疾病史或类似症状者,口服泻剂导泻,然后检查大便常规及粪培养,阳性者为痢疾,肠易激综合征粪便常规检查及培养均正常。

(二)溃疡性结肠炎

二者均具反复发作的腹痛、腹泻、黏液便症状。肠易激综合征虽反复发作,但一般不会影响全身情况;而溃疡性结肠炎往往伴有不同程度的消瘦、贫血等全身症状。结肠内镜检查,溃疡性结肠炎镜下可见结肠黏膜粗糙,接触易出血,有黏液血性分泌物附着,多发性糜烂、溃疡,或弥漫性黏膜充血、水肿,甚至形成息肉病。组织活检以黏膜炎性反应为主,同时有糜烂、隐窝脓肿及腺体排列异常和上皮的变化。X线钡剂灌肠显示有肠管变窄、缩短、黏膜粗糙、肠袋消失和假性息肉等改变。而肠易激综合征镜下仅有轻度水肿,但无出血糜烂及溃疡等改变,黏膜活检正常。X线钡剂灌肠无阳性发现,或结肠有激惹征象。

(三)结肠癌

腹痛或腹泻是结肠癌的主要症状,直肠癌除腹痛、腹泻外,常伴有里急后重或排便不畅等症状,这些症状与肠易激综合征很相似。但结肠癌常伴有便血,后期恶性消耗症状明显。肛指检查及内镜检查有助诊断。

(四)慢性胆道疾病

慢性胆囊炎及胆石症可使胆道运动功能障碍,引起发作性、痉挛性右上腹痛,与肠易激综合征结肠痉挛疼痛相似,但慢性胆道疾病疼痛多发生在饱餐之后(尤其是脂肪餐后更明显)。B型超声波、X线胆道造影检查可明确诊断。

四、治疗

肠易激综合征属于一种心身疾病,目前的治疗方法的选择均为经验性的,治疗目的是消除患者顾虑,改善症状,提高生活质量。治疗原则是在建立良好医患关系的基础上,根据主要症状类型进行对症治疗和根据症状严重程度进行分级治疗。注意治疗措施的个体化和综合运用。

(一)建立良好的医患关系

对患者进行健康宣教、安慰和建立良好的医患关系是有效、经济的治疗方法,也是所有治疗方法得以有效实施的基础。

(二)饮食疗法

不良的饮食习惯和膳食结构可以加剧IBS的症状。因此,健康、平衡的饮食可有助于减轻患者的胃肠功能紊乱状态。IBS患者宜避免:①过度饮食;②大量饮酒;③含咖啡因的食品;④高脂饮食;⑤某些具有"产气"作用的蔬菜、豆类;⑥精加工食粮和人工食品,山梨醇及果糖;⑦不耐受的食物(因不同个体而异)。增加膳食纤维化主要用于便秘为主的IBS患者,增加纤维摄入量的方法应个体化。

(三)药物治疗

对症状明显者,可酌情选用以下每类药物中的1～2种控制症状,常用药物有以下几种。

1.解痉剂

(1)抗胆碱能药物,可酌情选用下列一种。①普鲁本辛,每次15 mg,每天3次。②阿托品,每次0.3 mg,每天3次,或每次0.5 mg,肌内注射,必要时使用。③奥替溴铵(斯巴敏),每次40 mg,每天3次。

(2)选择性肠道平滑肌钙通道阻滞剂,可选用匹维溴铵(得舒特)每次50 mg,每天3次。离子通道调节剂马来曲美布汀,均有较好安全性。

2.止泻药

可用于腹泻患者,可选用:①洛哌丁胺(易蒙停),每次2 mg,每天2～3次。②复方苯乙哌啶,每次1～2片,每天2～3次。轻症腹泻患者可选吸附剂,如双八面体蒙脱石等,但需注意便秘、腹胀等不良反应。

3.导泻药

便秘使用作用温和的轻泻,容积形成药物如欧车前制剂,甲基纤维素,渗透性轻泻剂如聚乙烯乙二醇、乳果糖或山梨醇。

4.肠道动力感觉调节药

5-HT3 受体阻滞剂阿洛司琼可改善 IBS-D 患者的腹痛情况及减少大便次数,但可引起缺血性结肠炎等严重不良反应,临床使用应注意。

5.益生菌

益生菌是一类具有调整宿主肠道微生物生态平衡而发挥生理作用的微生态制剂,对改善 IBS 多种症状具有一定疗效,如可选用培菲康,每次 0.42 g,每天2~4次。

6.抗抑郁药物

对腹痛症状重而上述治疗无效,特别是伴有较明显精神症状者,可选用抗抑郁药如氟西汀,有报道氟西汀可显著改善难治性 IBS 患者的生活状况及临床症状,降低内脏的敏感性,每次 20 mg,每天 1 次;或阿普唑仑,每次 0.4 mg,每天3次;黛力新,每次 2.5 mg,每天 1~2 次。

(四)心理行为治疗

症状严重而顽固,经一般治疗和药物治疗无效者应考虑予心理行为治疗。这些疗法包括心理治疗、认知疗法、催眠疗法、生物反馈等。

(铁 涛)

第十节 慢性腹泻

腹泻主要是指粪便水分增加,通常伴有大便次数增加。正常人大便次数一般为每周 3 次至每天 3 次,每天粪便量一般少于 200 g,粪便含水量为 60%~80%。当粪便稀薄(含水量超过 85%),且次数增加(如每天超过 3 次)、排粪量增加(如每天超过 200 g),可视为腹泻。

腹泻需与"假性腹泻"及大便失禁区别。前者仅有大便次数增加而大便量及含水量不增加,通常见于胃肠运动功能失调或肛门直肠疾病;后者为不自主排便,一般由神经肌肉性疾病或盆底疾病所致。

腹泻可分为急性和慢性两种,前者病史短于 2~3 周,最长不超过 6~8 周;后者病史至少超过 4 周,超过 6~8 周则更肯定为属于慢性腹泻。急性腹泻常见病因为肠道感染(病毒、细菌、寄生虫)、食物中毒,属传染病范畴,一般依据流行病学资料、临床表现,结合病原学检查,诊断并不困难,部分急性腹泻可由过敏因素,全身性疾病引起。慢性腹泻病因及发病机制较复杂,多属内科范畴,本章只讨论慢性腹泻。

一、发病机制

正常人每天摄入的饮食和分泌到胃肠腔内的液体总量约 9 L,其中 2 L 来自食物,7 L 来自唾液(1 L)、胃液(2 L)、胰液(2 L)、胆汁(1 L)和肠液(1 L)。而每天从空肠吸收水分 5~6 L、回肠约 2 L,到达回盲部时仅剩 1.5 L,经过结肠进一步吸收,到达直肠液体只剩下 0.1 L 左右。肠道有很大吸收容量,肠道灌注试验表明,正常每 24 小时小肠吸收容量可达 12~18 L,结肠可过

4～5 L。在病理状态下,致进入回盲部的液体量超过结肠正常的吸收容量,和/或结肠的吸收容量减少时,腹泻便会发生。

肠道对水和电解质的分泌和吸收对维持各段肠腔的容量和渗透压起重要作用。水的分泌和吸收一般伴随和继发于电解质的分泌和吸收。肠道对电解质的转运主要通过被动扩散(取决于肠腔内外两边的电化梯度)、主动转运(能量依赖性和载体介导性电解质转运)、溶剂牵拉作用(继发于水运动的溶质转运)3 种机制来完成。而肠道对水和电解质的分泌和吸收又受多种生理因素调节,神经因素包括中枢神经、周围神经和肠道的内源性神经,激素和介质包括血管活性肠肽、神经降压素、生长抑素、阿片肽、醛固酮、皮质激素、前列腺素等。外源性物质或病原体也可通过本身毒素的直接作用或通过激活免疫炎性介质的间接作用而影响肠道对水和电解质的分泌和吸收。因此各段肠腔内水和电解的含量是在综合机制作用下分泌与吸收动态平衡的结果,当这一动态平衡被打破,即使最后到达直肠的水分每天增加数百毫升也会导致腹泻。

胃肠道的正常生理功能主要包括分泌、消化、吸收、运动等,当这些生理功能发生障碍,可打破肠道对水和电解质分泌与吸收的动态平衡,从而导致腹泻。从病理生理的角度,可将腹泻发生的机制分为:①肠腔内存在大量不能吸收、有渗透活性的溶质,使肠腔渗透压增加;②肠腔内水和电解质的过度分泌;③肠蠕动加速;④炎症所致的病理渗出物大量渗出。据此,可将腹泻分为渗透性、分泌性、肠运动功能紊乱性和渗出性 4 大类。应当指出,不少腹泻并非由某种单一机制引起,而是多种因素共同作用下发生的。

(一)渗透性腹泻

渗透性腹泻是由于肠腔内含有大量不能被吸收的溶质,使肠腔内渗透压升高,大量液体被动进入肠腔而引起腹泻。

引起渗透性腹泻的病因可分成两大类。一是服食不能吸收的溶质,包括某些泻药和其他一些药物,如硫酸镁、乙二醇聚乙烯(PEG)、甘露醇、山梨醇、乳果糖等。另一大类为小肠对糖类吸收不良。在糖消化过程,大分子糖最终被分解为小分子的单糖和双糖,在单糖和双糖转运机制缺陷时,小分子糖不能被吸收而积存在肠腔,导致肠腔内渗透压明显升高。糖吸收不良的病因主要见于引起吸收不良综合征的疾病,其中一些疾病是由单一的糖吸收不良所导致的渗透性腹泻,主要是双糖酶缺乏,在我国以成人乳糖酶缺乏最为常见。另一些疾病除因糖吸收不良导致渗透性腹泻外,尚伴有脂肪和蛋白吸收不良,此时脂肪吸收不良通过其他机制也参与腹泻的发病,临床表现为粪便含有大量脂肪(称脂肪泻),常伴有多种物质吸收障碍所致的营养不良综合征。

渗透性腹泻有两大特点:①禁食后腹泻停止或显著减轻;②粪便渗透压差扩大。所谓粪便渗透压差是指粪便渗透压与粪便电解质摩尔浓度之差。由于粪便在排出体外时,渗透压一般与血浆渗透压相等,因此,可用血浆渗透压代替粪便渗透压。计算公式为:粪便渗透压差＝血浆渗透压$-2\times[$粪$(Na^+)+$粪$(K^+)]$,血浆渗透压取恒数即 290 mOsm/L。正常人的粪便渗透压差在 50～125 mOsm/L 之间,渗透性腹泻患者粪便渗透压主要由不被吸收溶质构成,Na^+浓度往往少于 60 mmol/L,因此粪便渗透压差＞125 mOsm/L。

(二)分泌性腹泻

分泌性腹泻是由于肠黏膜上皮细胞电解质转运机制障碍,导致胃肠道水和电解质分泌过多和/或吸收受抑制而引起的腹泻。见于下列情况。

1.外源性或内源性促分泌物刺激肠黏膜电解质分泌增加

促分泌物可分为 3 大类。①细菌肠毒素:如霍乱弧菌、大肠埃希菌、沙门菌、金黄色葡萄球菌等细菌外毒素或内毒素，见于急性食物中毒或肠道感染，霍乱是引起急性单纯性分泌性腹泻的典型例子。②内源性促分泌物：肽、胺和前列腺素等物质具有促进肠道分泌的作用。有一类称为胺前体摄取和脱羧(amine precursor uptake and decarboxylation，APUD)细胞肿瘤，可产生大量促分泌物而导致分泌腹泻。典型例子是血管活性肠肽瘤(VIPoma)，或称弗-莫综合征，又称胰性霍乱。这是由于 VIP 瘤产生大量 VIP 而引起疾病，临床上以水泻、低血钾、无胃酸(或低胃酸)为特征。胃泌素瘤、类癌综合征和甲状腺髓样癌也都是伴有分泌性腹泻的 APUD 肿瘤，分别分泌胃泌素、5-羟色胺、降钙素和前列腺素，刺激胃肠道过度分泌。分泌性直肠或结肠绒毛状腺瘤可引起分泌腹泻，其刺激肠黏膜分泌的物质尚未清楚。③内源性或外源性导泻物质：如胆酸、脂肪酸、某些泻药。正常人胆酸在肝内合成后随胆汁进入肠腔，大部分在回肠重吸收回到肝(肠肝循环)。在广泛回肠病变、回肠切除或空肠回肠旁路术治疗时，胆酸重吸收障碍而大量进入结肠，刺激结肠分泌而引起分泌性腹泻。伴有脂肪吸收障碍的吸收不良综合征，肠腔内过量脂肪酸(特别是经肠道细菌作用后形成的羟化脂肪酸)对结肠刺激亦可引起分泌性腹泻。

2.先天性肠黏膜离子吸收缺陷

如先天性氯化物腹泻为 $Cl^- - HCO_3^-$ 交换机制缺陷，先天性钠泻为 $Na^+ - H^+$ 交换机制缺陷。

3.广泛的肠黏膜病变

可以最终导致肠上皮细胞水电解质分泌增多和吸收减少。例如，各种原因引起的肠道炎症，通过炎症介质或细胞因子可促使肠黏膜水电解质分泌增加；伴有微绒毛萎缩的疾病如乳糜泻、小肠淋巴瘤水电解质吸收可发生障碍。因此，不少疾病既有渗透性腹泻机制的参与，又有分泌性腹泻机制的参与。

典型的单纯分泌性腹泻具有两大与渗透性腹泻相反的特点：①禁食后腹泻仍然持续存在；②粪便渗透压差一般 <50 mOsm/(kg·H_2O)、粪便 $Na^+ >90$ mmol/L，这是由于粪便主要来自肠道过度分泌，其电解质组成及渗透压与血浆相当接近。但要注意，在不少情况下可以没有这些特点。一些小肠吸收不良疾病如乳糜泻，有分泌性腹泻和渗透性腹泻机制参与，由于糖吸收不良而引起渗透性腹泻，同时又由于大量未吸收的脂肪酸而引起分泌性腹泻，粪便渗透压差可 >50 mOsm/(kg·H_2O)，禁食后腹泻也可明显减轻。

(三)渗出性腹泻

渗出性腹泻又称炎症性腹泻，是肠黏膜的完整性因炎症、溃疡等病变而受到破坏，造成大量渗出引起的腹泻。此时炎症渗出虽占重要地位，但因肠壁组织炎症及其他改变而导致的肠分泌增加、吸收不良和运动加速等病理生理过程在腹泻发病中亦起很大作用。

渗出性腹泻可分为感染性和非感染性两大类。前者包括细菌、病毒、寄生虫、真菌感染等；后者包括免疫因素、肿瘤、物理化学因素及血管性疾病等引起的肠道炎症病变。

渗出性腹泻的特点是粪便含有渗出液和血。结肠特别是左半结肠病变多有肉眼脓血便。小肠病变渗出物及血均匀地与粪便混在一起，除非有大量渗出或蠕动过快，一般无肉眼脓血，需显微镜检查发现。

(四)肠运动功能异常性腹泻

肠运动功能异常性腹泻是由于肠蠕动加快，以致肠腔内水和电解质与肠黏膜接触时间缩短，而影响水分吸收，导致的腹泻。

引起肠道运动加速的原因有：①肠腔内容量增加引起反射性肠蠕动加快；②某些促动力性激素或介质的释放，如 5-羟色胺、P 物质、前列腺素等；③支配肠运动的神经系统异常。事实上，渗出性腹泻或分泌性腹泻,由于肠腔内容量增加,均可引起反射性的肠蠕动加快,因此这类腹泻亦必然有肠运动功能异常的机制参与。临床上,在腹泻发病机制中肠运动功能增加起主要作用或重要作用的腹泻见于以下情况。①肠易激综合征的腹泻是一种典型而常见的肠功能紊乱性腹泻。②许多全身性疾病通过神经体液的因素可引起肠功能紊乱性腹泻,如糖尿病性神经病、类癌综合征、甲状腺功能亢进、肾上腺皮质功能减退危象等。③外科手术后如胃大部分切除术、回盲括约肌切除术、肛门括约肌切除术后食物通过胃肠道加快,迷走神经切除术后胃肠运动抑制减弱,均可引起腹泻。④腹腔或盆腔炎症可反射性引起肠蠕动加快而致腹泻。

与渗出性腹泻相反,单纯肠运动功能异常性腹泻的特点是粪便不带渗出物和血。

二、病因分类

慢性腹泻症状按病因可分为以下几种。

(一)肠道感染性炎症

慢性阿米巴痢疾;慢性细菌性痢疾;慢性血吸虫病;肠结核;其他寄生虫病:梨形鞭毛虫、肠道滴虫、钩虫、姜片虫和鞭虫感染;肠道真菌病:肠道念珠菌、胃肠型毛霉菌病。

(二)非感染性炎症

炎症性肠病:克罗恩病和溃疡性结肠炎;放射性肠炎;缺血性结肠炎;憩室炎;嗜酸性粒细胞性胃肠炎;胶原性结肠炎;系统性红斑狼疮;烟酸缺乏病;尿毒症性肠炎。

(三)肿瘤

大肠癌;结肠腺瘤;小肠淋巴瘤;胺前体摄取和脱羧细胞瘤(APUD瘤):胃泌素瘤、类癌、VIP瘤等。

(四)肠运动功能异常性腹泻

肠易激综合征、胃大部切除术后、迷走神经切断后、甲状腺功能亢进症、肾上腺皮质功能减退、糖尿病性神经病等。

(五)药源性腹泻

泻药包括容积形成药、盐类泻药、刺激性泻药等;抗生素如林可霉素、氯林可霉素、新霉素等;降压药如利血平、胍乙啶等;肝性脑病用药如乳果糖、乳山梨醇等。

(六)其他

先天性氯化物泻、先天性钠泻等。

三、诊断

慢性腹泻的诊断以病史和体格检查为基础,粪便检查(包括病原体检查)作为常规。诊断未明确时进行 X 线钡剂造影检查和/或结肠镜检查。如仍不明确者则视不同情况进行一些特殊检查以求确诊。当高度怀疑一些有特效疗法的疾病(如肠结核、阿米巴肠病等)而各种检查无法确诊时,最后可进行诊断性治疗试验。

(一)病史和体格检查

病史和体格检查重点注意以下方面。

1.病史和一般资料

病史和一般资料包括:①年龄、性别;②接触史、服药史、手术史、家族史和既往病史等;③起病情况、演变过程、患病期限。

2.排便情况

(1)排便规律:注意排便次数、发生时间、诱发因素。如每天排便十多次甚至数十次,量大和水样的粪便常为分泌性腹泻;排便频,但量小甚至只排脓血,常提示结肠的炎症或肿瘤。

半夜或清早为便意扰醒者多属器质性疾病,而肠道易激综合征多在起床排便之后,于早餐后又排便1~2次。腹泻与便秘交替常见于肠结核、肠易激综合征、糖尿病自主神经病变者,亦见于结肠憩室炎、结肠癌。

禁食可止泻的常见于渗透性腹泻,如进食麦类食物加重者见于乳糜泻,进食牛乳发生者可能为乳糖不耐受症。进某些食物诱发者见于变态反应性腹泻。禁食后腹泻仍剧,见于分泌性腹泻。

(2)粪便的量和性质:粪便量以分泌性腹泻量最大,每天达数升至十数升,小肠炎症和渗透性腹泻次之,结肠炎症量最少,每次甚至只排小量脓血而不含粪质。

粪便性质的改变如分泌性腹泻水样、几乎如清水。小肠病变为稀烂液体粪。吸收不良综合征时,酸臭糊状便见于糖吸收不良、有油滴糊状便见于脂肪吸收不良、恶臭大便见于蛋白质吸收不良。结肠病变粪便常是糊状甚至成形,炎症时粪便常带脓血而肿瘤可有血便,肠易惹综合征时可有大量黏液。

3.腹痛和腹块

腹痛轻微或缺如常见于分泌性腹泻;腹痛突出的以炎症性腹泻多见。小肠病变的疼痛和压痛位于脐周或右下腹(回肠病变);左下腹痛多见于结肠病变,直肠受累则多有里急后重感。

腹块常是肿瘤或炎症性病变,其部位和性质可提示受累肠段和病变性质。肛门指检应列为常规,在粪便带血时特别重要,约50%结肠癌发生在直肠可被指检发现。

4.其他伴随的腹部及全身症状、体征

肝脾大、肛周脓肿和瘘管,发热、贫血、消瘦,与腹泻有关的一些肠外表现如关节炎、皮疹等,对鉴别诊断大有帮助。此外,不要忽略非腹部疾病所引起的腹泻,并注意作相应检查。

(二)实验室检查

1.血常规和生化检查

可了解有无贫血、白细胞增多和糖尿病、尿毒症等,以及了解水电解质和酸碱平衡情况。

2.粪便检查

(1)粪便常规检查:医师宜亲自观察患者所排的新鲜粪便,肉眼检查其量及性状。粪便常规检查包括显微镜检查红白细胞、原虫、虫卵、脂肪滴,隐血试验。

(2)粪便培养:可发现致病菌,对感染性腹泻诊断尤为重要。

值得指出的是,慢性腹泻的病原体有时不易找到,如有怀疑,应做多次检查。如能视情况采取进一步检测手段,如血吸虫卵孵化、阿米巴的血清学检查、肠道厌氧菌培养、真菌培养等,可望有更多"未明原因"腹泻得到病原学的确诊。

(三)X线检查

X线钡餐或(和)钡剂灌肠造影,可观察全胃肠道的功能状态、有无器质性病变。对于克罗恩病、溃疡性结肠炎、肠结核、肠道肿瘤、某些引起吸收不良综合征的小肠病变的诊断很有帮助。对小肠病变,X线钡餐检查对早期病例的诊断阳性率虽然不高,但目前仍然是小肠疾病确诊的一种最重要手段。对回盲部及结肠病变,钡剂灌肠造影可与肠镜检查互相补充。

(四)结肠镜检查

当怀疑病变在结肠或要排除结肠疾病者可用结肠镜检查,通过直接观察结肠黏膜结合活检以助诊断。检查时宜尽量进入回肠末段,这对炎症性肠病和肠结核诊断颇有价值。怀疑病变在小肠可作小肠镜检查。

(五)特殊检查

1.吸收功能检查

各种不同的吸收功能检查用于吸收不良综合征的不同疾病的诊断。

2.小肠黏膜活检

对吸收不良综合征的某些疾病有诊断价值。

3.血浆激素和介质测定

对分泌性腹泻的诊断有重要参考价值或确诊价值。包括:血管活性肠肽(VIP瘤)、胃泌素(胃泌素瘤)、降钙素(甲状腺髓样瘤)、5-羟色胺(类癌)。此外,血甲状腺素测定对甲状腺功能亢进引起的腹泻有诊断价值,尿五羟吲哚乙酸对类癌有诊断参考价值。

4.B超和CT检查

可了解肝、胆、胰等内脏病变。

5.ERCP检查

疑为胆道或胰腺疾病引起的腹泻,必要时可做ERCP检查,也可做MRCP检查。

慢性腹泻的病因相当广泛,其诊断与鉴别诊断在临床上常以排便情况和粪便检查作为起点,推测腹泻发生的机制分类及腹泻来源于小肠还是大肠,然后按步骤、有重点地进行检查,最终找出病因。

四、治疗

腹泻是症状,根本治疗是病因治疗。在腹泻的疾病过程未得到控制时,需要支持治疗及必要的对症治疗。

(一)对症处理

因腹泻而引起的水、电解质和酸碱平衡失调及营养不良予相应处理。

(二)止泻药

应切记,腹泻主要应针对病因进行治疗,盲目给予止泻药非但无效,反而会影响腹泻对机体保护的一面(如感染性腹泻),甚至引起严重并发症(如重度溃疡性结肠炎时可致中毒性巨结肠)。但由于过度频繁的排便会令患者感到难以忍受的不适,严重腹泻可导致水电解酸碱平衡失调,短期内使用止泻药作为辅助治疗有时是必需的。对于功能性腹泻合理使用止泻药则是治疗中的一个重要环节。

轻症患者选用吸附药如药用炭、次碳酸铋、双八面体蒙脱石等。症状明显者,可使用复方地芬诺酯(苯乙哌啶),每次1~2片,2~4次/天,此药有加强中枢抑制作用,不宜与巴比妥类等中枢抑制药同用。洛哌丁胺比复方地芬诺酯安全,药效更强而持久,用法2 mg/次、每天1~3次,视大便次数调整剂量,日量不超过8 mg。

(三)抗胆碱药

伴痉挛性腹痛者用。必要时可合用镇静药。

(铁　涛)

第十一节 肝 硬 化

肝硬化是一种或多种病因长期或反复作用造成的弥漫性肝脏损害。病理组织学上有广泛的肝细胞变性、坏死，纤维组织弥漫性增生，并有再生小结节形成，正常肝小叶结构和血管解剖的破坏，导致肝脏逐渐变形，变硬而形成为肝硬化。临床上早期可无症状，后期可出现肝功能减退，门脉高压和各系统受累的各种表现。

肝硬化原因很多。国内以病毒性肝炎最为常见。本节着重介绍病毒性肝炎肝硬化的发生机制，病理学特点，临床表现，诊断、治疗。

一、发病机制

近年来随着分子生物学及细胞生物学的深入发展，有关肝硬化发病机制的研究不断加深。然而，HBV、HCV 和 HBV/HDV 感染人体后导致肝硬化的机制却远远没有阐明。根据现有研究，可能与下列因素有关。

（一）病毒抗原持续存在

病毒性肝炎，若病毒及时清除，病情就会稳定，不致进展为肝硬化；如果病毒持续或反复复制，病情持续或反复活动，发生肝硬化的可能性极大。众所周知，HBV 在肝细胞内复制并不损伤肝细胞，只有人体对侵入的 HBV 发生免疫反应时才出现肝脏病变。因此，人体感染 HBV 后，肝损伤是否发生及其类型，并非单独由病毒本身所致，而是由病毒、宿主及其相互作用决定的。

1.病毒的作用

感染嗜肝病毒后是否发生慢性化，进而发展为肝硬化，主要与下列因素有关。

（1）病毒类型：已知 HAV、HEV 感染极少慢性化，HBV、HCV 或 HBV/HDV 感染与肝硬化关系密切。

（2）感染类型：急性 HBV 感染大多痊愈，大约 10% 进展为慢性，约 3% 呈进行性。HBeAg 阳性的慢性肝炎较易发生肝硬化，第 5 年时至少有 15% 发生肝硬化，以后每年以 2% 的频率递增；除非发生 HbeAg/抗-HBe 自发性血清转换，即抗-HBe 持续阳性，HBV DNA 持续阴性。抗-HBe 阳性的肝炎，如果 HBV DNA 高水平持续阳性，证实为前 C 区基因突变株感染者，与肝硬化关系更密切。值得注意的是儿童慢性 HBV 感染者一旦出现症状，其中 80% 肝脏组织学有明显改变，半数为慢性肝炎，半数为肝硬化。在亚洲国家，HCV 感染为肝硬化的第二大病因，急性 HCV 感染约 80% 转变为慢性，20%～25% 成为肝硬化。肝硬化出现时间早者丙肝发病后 4 个月～1 年，多数出现于第 2～4 年。

（3）病毒水平：单一病毒株感染时，病毒高水平持续和反复复制是影响病情发展为肝硬化的极重要因素，如 HBV 感染，无论何种类型，HBVDNA 持续或反复高水平阳性者发生肝硬化的可能性极大。

（4）重叠感染：HBV、HCV、HDV 感染均容易慢性化，如果三者出现二重甚至三重感染或合并 HIV 感染均可促使病情活动，加剧发展为肝硬化的倾向。HBV/HDV 同时感染者大多痊愈，约 2.4% 左右发展为慢性肝病；HBV/HDV 重叠感染者 90% 慢性化，60% 以上可发展为慢性肝病或肝硬化。

（5）病毒基因型：HBV 基因具有高度异质性，似乎没有遗传学上完全一致的两种病毒分离物。HBV 感染可引起不同临床类型的乙型肝炎，例如急性自限性乙型肝炎多为 HBV 野生株感染，而前 C 区基因突变株感染常导致重症乙肝、慢性重度肝炎和肝硬化。HBV 的基因型可能与HBV 所致疾病谱有关。但临床上也不乏相同变异株（特殊基因型）引起完全不同临床表现者。HBV 基因型是决定临床疾病谱的影响因素，但不是决定因素。

2.宿主免疫功能

临床上 HBV 感染后，在爆发性肝衰竭时，HBV 复制水平可能低下，而肝损害较轻的慢性无症状 HBV 携带者中，其 HBV DNA 水平可能很高。HBV 感染后，决定事态发展和演变的主要因素可能是宿主的免疫反应，宿主免疫功能正常，病毒及时清除，肝损伤不致慢性化，肝硬化也不会发生。反之亦然。病毒不能及时、有效、永久清除的宿主因素主要有：①细胞毒性 T 淋巴细胞（CTL）功能低下；②肝细胞 HLA 异常表达；③IFN 生成缺陷；④NK 细胞活性降低；⑤抗病毒抗体生成不足。

3.自身免疫反应

自身免疫性肝炎（AIH）和原发性胆汁性肝硬化（PBC）均属典型自身免疫性疾病，具有高度肝硬化倾向；慢性丙肝与 AIH 的表现有许多重叠，有时甚至泾渭难分，而 HCV 所致慢性肝炎的临床表现，血清学及其结局与 AIH 有许多相近相似之处，甚至有时 HCV 感染可作为 AIH 的始动因素；HAV 感染之所以不容易慢性化，是因为 HAV 感染是病毒对肝细胞直接损害而不是一种免疫反应过程，一旦 HAV 启动自身免疫反应也同样可发生 AIH；至于酒精性肝病，血吸虫肝病和药物性肝病的发生，自身免疫反应均可起到举足轻重的作用，因而自身免疫反应是促使感染者的病情活动及肝硬化发生发展的重要影响因素。

肝脏含有两种特异性抗原，即肝特异性脂蛋白（LSP）和肝细胞膜抗原（LMAg），二者均可刺激机体产生相应的抗体，抗-LSP 和 LMA。后二者虽然主要见于 AIH，但在 HBsAg 阳性慢性肝病中也可检出，尤其是抗-LSP。它们不仅对肝细胞有直接损害作用，而且可通过 T 细胞介导的免疫反应和介导抗体依赖性淋巴细胞毒作用（ADCC）导致肝细胞损伤。

（二）肝内胶原纤维合成与降解失衡

肝纤维化是多种慢性肝病共有的组织学变化，既是慢性肝病向肝硬化发展的必经之路，又贯穿于肝硬化始终。

肝纤维化是由于细胞外基质（extracellular matrix，ECM）合成和降解比例失衡所致。该过程由肝细胞损伤启动，炎症反应使之持续存在，多种细胞因子、介导的细胞间相互作用激活星状细胞（HSC），后者是生成 ECM 的主要细胞；库普弗细胞功能受抑，胶原酶合成与分泌减少，在肝纤维化形成中起辅助作用。

1.细胞因子与 ECM 合成

各种细胞因子（包括单核因子和淋巴因子）及各种生长因子，是以往所谓胶原刺激因子和调节因子。对肝纤维化影响最大的是 TGFβ、IL-1 和 TNF。这些因子既由肝炎病毒刺激，激活单核巨噬细胞系统（包括库普弗细胞）和淋巴细胞所释放，也由肝细胞损伤刺激内皮细胞、库普弗细胞、血小板、肝细胞和肌成纤维细胞而分泌；它们既参与病毒清除和肝细胞损伤，也激活 HSC、成纤维细胞和肝细胞，使之合成、分泌 ECM，抑制库普弗细胞合成分泌胶原酶，对抗 HGF，阻止、延缓肝细胞再生，参与肝硬化形成。

(1)TGF-β₁:启动和调控肝脏胶原代谢的主要因子,由淋巴细胞、单核巨噬细胞、内皮细胞、血小板和肝细胞等合成。它在肝纤维化形成中的作用表现在:①激活 HSC,诱导成纤维细胞的增殖;②促进 HSC,成纤维细胞、肝细胞等合成、分泌 ECM;③调节各种细胞连接蛋白受体的表达及其与 ECM 的结合;④抑制 ECM 的降解;⑤促进 HSC 和肝细胞自分泌大量 TGF-β₁,构成局部正反馈循环。肝纤维化时,TGF-β₁ mRNA 水平显著升高,与胶原蛋白 mRNA 水平呈正相关。临床上,TGF-β₁ 明显升高的同时,总是伴随胶原、非胶原糖蛋白和蛋白多糖的增加。

(2)IL-1:主要由单核巨噬细胞产生,从基因水平上调节胶原蛋白的合成,激活并促使 HSC 和成纤维细胞增殖,促进 ECM 合成和分泌。

(3)TNF:是机体免疫反应导致组织损伤的重要细胞因子,在肝纤维化过程中,不仅激活各种免疫细胞,促使其释放细胞因子,而且促进 HSC 和成纤维细胞增殖及合成、分泌胶原蛋白。慢性肝病时,侵入肝脏的单核巨噬细胞产生大量 TNFα,其水平与肝脏病变的活动程度相关,而且 TNFα 着色的单核细胞主要集中于门管区,该区域正是肝纤维化形成的好发部位之一。

2.参与 ECM 合成的细胞

HSC 是正常肝脏及肝脏纤维化时的主要产胶原细胞,库普弗细胞与肝纤维化过程关系极为密切。

HSC 位于 Disse 间隙,嵌入相邻细胞之间的隐窝中,树状胞质突起环绕肝窦内皮细胞边缘。类似其他组织的血管周细胞。在正常肝脏,HSC 分裂活性低下,HSC 指数为 3.6～6.0(HSC/100 个肝细胞之比),主要功能是贮存脂肪和维生素 A,并以旁分泌形式分泌 HGF,促进肝细胞再生。HSC 可被库普弗细胞等多种非实质细胞分泌的 TNFβ 等细胞因子激活,也可被病变肝细胞激活。

活化的 HSC 几乎丧失全部原有功能,表现全新的生物特性:①表达 ECM 基因,合成大量病理性 ECM,如胶原、蛋白多糖及各种非胶原糖蛋白;②表达许多细胞因子和生长因子,如 TGFβ₁、TGFα、FGF、单核细胞趋化肽 1(MCP-1)、内皮素 1(ET-1)、胰岛素样生长因子 1(1GF-1)等,其中 TGFβ₁ 的分泌释放,可促使 HSC 周而复始地繁殖;③分泌金属蛋白组织抑制物(TIMP-1),TIMP 能与激活的基质金属蛋白酶(MMP)发生可逆性结合而抑制其降解 ECM 的活性。HSC 的活化是启动肝纤维化过程的关键环节。

库普弗细胞与肝纤维化过程关系极为密切。在肝纤维化启动阶段,库普弗细胞在受到刺激后,释放大量细胞因子,如 TGF-α、TGF-β、TNF-α、血小板衍生的生长因子(PDGF)、IL-1 等均可激活 HSC,同时这些毒性细胞因子、氧自由基和蛋白酶又可直接造成肝细胞损害,后者进而激活 HSC,启动肝纤维化。但是,库普弗细胞又可能是肝内唯一既不分泌 ECM 又合成分泌胶原酶的细胞。遗憾的是至肝硬化形成之后,无论何种肝硬化,尽管库普弗细胞的形态没有明显改变,但其数量却显著减少而且库普弗细胞释放的胶原酶还受到 HSC 分泌的 TIMP-1 的抑制,TGFβ1 对 ECM 的降解也有很强抑制作用。结果,肝脏胶原代谢总是合成大于降解,促使肝纤维化向不可逆性方向发展,最终形成肝硬化。

3.肝细胞再生不良

肝细胞再生不良是肝硬化的重要组织学特征。有研究证实,正常鼠在肝部分切除之后,肝脏酮体生成迅速增加,而肝硬化鼠则无明显改变,说明肝硬化时存在肝细胞再生迟缓。肝细胞再生迟缓是肝硬化发生发展的重要组成部分,其确切机制尚不清楚,可能与下列因素有关。

(1)营养缺乏:肝硬化患者大多有显著营养不良,机体内部存在严重能量代谢障碍,不能为肝细胞再生提供必需的原料和足够的能量。如氨基酸代谢不平衡、有氧代谢障碍、维生素和微量元素的缺乏和失衡均不利于肝细胞再生。

（2）血液循环障碍：肝硬化时不仅有显著全身及门脉血液循环障碍，门-体分流、血栓形成及Disse间隙胶原化和肝窦毛细血管化所致的肝内弥散滤过屏障的形成，都将严重破坏局部微环境，影响肝细胞再生。

（3）促肝细胞生长因子和抑肝细胞生长因子比例失衡：肝损伤之后肝脏的修复是肝细胞再生为主还是胶原沉积为主，关键取决于两大系列因子之间的平衡。其中，最为重要的是肝细胞生长因子（HGF）和 TGFβ 之间的平衡。已如前述，HGF 的主要来源是 HSC。在慢性肝病时，HSC转变为肌成纤维细胞，此时，不仅表达 HGF mRNA 的能力丧失，不再释放 HGF，相反，表达TGFβ mRNA 增加，大量释放 TGFβ。后者不仅消除了 HGF 对肝细胞的促有丝分裂作用，而且诱导 HSC 及肝细胞生成大量 ECM，促进胶原沉积，抑制胶原降解，形成肝纤维化、肝硬化。

二、病理改变

（一）病理学特点

包括 4 方面：①广泛肝细胞变性坏死，肝小叶纤维支架塌陷；②残存肝细胞不沿原支架排列再生，形成不规则结节状肝细胞团，称为再生结节；③门管区和肝包膜大量结缔组织增生，形成纤维束和纤维隔，进一步改建为假小叶；④肝内血循环紊乱如血管床缩小、闭塞或扭曲，肝内动静脉出现吻合支，导致门脉高压并进一步加重肝细胞的营养障碍。

（二）肝纤维化分期

目前按表 5-5 分期。

表 5-5　肝纤维化分期

分期	病理表现
0	无异常表现
1	门管区扩大，纤维化
2	门管区周围纤维化，纤维隔形成，小叶结构保留
3	纤维隔形成伴小叶结构紊乱
4	早期肝硬化或肯定肝硬化

（三）病理形态分类

1.小结节性肝硬化

特征是结节大小相等，直径<3 mm，纤维间隔较窄，均匀。

2.大结节性肝硬化

结节大小不一，直径>3 mm，也可达数厘米，纤维间隔粗细不等，一般较宽。

3.大小结节混合性肝硬化

为上述两项的混合，严格的说，绝大多数肝硬化都属于这一类。

4.不完全分隔性肝硬化

多数肝小叶被纤维组织包围形成结节，纤维间隔可向小叶延伸，但不完全分隔小叶，再生结节不明显。

三、临床表现

主要包括三方面:①与肝细胞坏死有关的症状和体征,此与急慢性肝炎患者相似,如黄疸、恶心、食欲缺乏、腹胀等;②肝硬化并发症的症状和体征,主要有门脉高压症的相应表现(侧支循环、腹水和脾功能亢进)、肝性脑病、肝肾综合征、肝肺综合征等;③全身表现,如内分泌功能失调的表现,出血征象等。

有些学者将肝硬化的临床表现分为肝功能代偿期和肝功能失代偿期,此种分期对临床分析病情有一定帮助,但因两期分界并不明显或有重叠现象,不应机械地套用。

(一)肝功能代偿期

症状较轻,常缺乏特征性。可有乏力、食欲缺乏、消化不良、恶心、呕吐、右上腹隐痛和腹泻等症状。体征不明显,肝脏常肿大,部分患者伴脾大,并可出现蜘蛛痣和肝掌,肝功能检查多在正常范围内或有轻度异常。

(二)肝功能失代偿期

1.症状

(1)食欲缺乏:为最常见的症状,有时伴有恶心、呕吐,多由于胃肠阻性充血,胃肠道分泌与吸收功能紊乱所致,晚期腹水形成,消化道出血和肝功能衰竭将更加严重。

(2)体重减轻:为多见症状,主要因食欲缺乏,进食不够,胃肠道消化吸收障碍,体内清蛋白合成减少。

(3)疲倦乏力:也为早期症状之一,其程度自轻度疲倦感觉至严重乏力,与肝病的活动程度一致,产生乏力的原因为:①进食热量不足;②碳水化合物、蛋白质、脂肪等中间代谢障碍,致能量产生不足;③肝脏损害或胆汁排泄不畅时,血中胆碱酯酶减少,影响神经、肌肉的正常生理功能;④乳酸转化为肝糖原过程发生障碍,肌肉活动后,乳酸蓄积过多。

(4)腹泻:相当多见,多由肠壁水肿,肠道吸收不良(以脂肪为主),烟酸的缺乏及寄生虫感染等因素所致。

(5)腹痛:引起的原因有脾周围炎、肝细胞进行性坏死、肝周围炎、门静脉血栓形成和/或门静脉炎等。腹痛在大结节性肝硬化中较为多见,占60%～80%。疼痛多在上腹部,常为阵发性,有时呈绞痛性质。腹痛也可因伴发消化性溃疡、胆道疾病、肠道感染等引起。与腹痛同时出现的发热、黄疸和肝区疼痛常与肝病本身有关。

(6)腹胀:为常见症状,可能由低钾血症、胃肠胀气、腹水和肝脾大所致。

(7)出血:肝功能减退影响凝血酶原和其他凝血因子合成,脾功能亢进又引起血小板的减少,故常出现牙龈、鼻腔出血,皮肤和黏膜有紫斑或出血点或有呕血与黑粪,女性常月经过多。

(8)神经精神症状:如出现嗜睡、兴奋和木僵等症状,应考虑肝性脑病的可能。

2.体征

(1)面容:面色多较病前黝黑,可能由于雌激素增加,使体内硫氨基对酪氨酸酶的抑制作用减弱,因而酪氨酸变成黑色之量增多所致;也可能由于继发性肾上腺皮质功能减退和肝脏不能代谢垂体前叶所分泌的黑色素细胞刺激素所致。除面部(尤其是眼周围)外手掌纹理和皮肤皱褶等处也有色素沉着。晚期患者面容消瘦枯萎,面颊有小血管扩张、口唇干燥。

(2)黄疸:出现黄疸表示肝细胞有明显损害,对预后的判断有一定意义。

(3)发热:约1/3活动性肝硬化的患者常有不规则低热,可能由于肝脏不能灭活致热性激素,例如还原尿睾酮或称原胆烷醇酮（etiocholanolone）所致。此类发热用抗生素治疗无效，只有在肝病好转时才能消失，如出现持续热，尤其是高热，多数提示并发呼吸道、泌尿道或腹水感染，革兰氏阴性杆菌败血症等，合并结核病的也不少见。

（4）腹壁静脉曲张：由于门静脉高压和侧支循环建立与扩张，在腹壁与下胸壁可见到怒张的皮下静脉，脐周围静脉突起形成的水母头状的静脉曲张，或静脉上有连续的静脉杂音等体征均属罕见。

（5）腹水：腹水的出现常提示肝硬化已属于晚期，在出现前常先有肠胀气。一般病例腹水聚积较慢，而短期内形成腹水者多有明显的诱发因素，如有感染、上消化道出血、门静脉血栓形成和外科手术等诱因时，腹水形成迅速，且不易消退。出现大量腹水而腹内压力显著增高时，脐可突出而形成脐疝。由于膈肌抬高，可出现呼吸困难和心悸。

（6）胸腔积液：腹水患者伴有胸腔积液者不太少见，其中以右侧胸腔积液较多见，双侧者次之，单纯左侧者最少。胸腔积液产生的机制还不明确，可能与下列因素有关：①低清蛋白血症；②奇静脉、半奇静脉系统压力增高；③肝淋巴液外溢量增加以致胸膜淋巴管扩张、淤积和破坏，淋巴液外溢而形成胸腔积液；④腹压增高，膈肌腱索部变薄，并可以形成孔道，腹水即可漏入胸腔。

（7）脾大：脾脏一般为中度肿大，有时可为巨脾，并发上消化道出血时，脾脏可暂时缩小，甚至不能触及。

（8）肝脏情况：肝硬化时，肝脏的大小、硬度与平滑程度不一，与肝内脂肪浸润的多少，以及肝细胞再生、纤维组织增生和收缩的程度有关。早期肝脏肿大，表面光滑，中度硬度，晚期缩小、坚硬，表面呈结节状，一般无压痛，但有进行性肝细胞坏死或并发肝炎和肝周围炎时可有触痛与叩击痛。

（9）内分泌功能失调的表现：当肝硬化促性腺激素分泌减少时可致男性睾丸萎缩，睾丸素分泌减少时可引起男性乳房发育和阴毛稀少。女性患者有月经过少和闭经、不孕，雌激素过多，可使周围毛细血管扩张而产生蜘蛛痣与肝掌。蜘蛛痣可随肝功能的改善而消失，而新的蜘蛛痣出现，则提示肝损害有发展。肝掌是手掌发红，特别在大鱼际、小鱼际和手指末端的肌肉肥厚部，呈斑状发红。

（10）出血征象：皮肤和黏膜（包括口腔、鼻腔及痔核）常出现瘀点、瘀斑、血肿及新鲜出血灶，是由于肝功能减退时，某些凝血因子合成减少和/或脾功能亢进时血小板减少所致。

（11）营养缺乏表现：如消瘦、贫血、皮肤粗糙、水肿，舌光滑、口角炎、指甲苍白或呈匙状，多发性神经炎等。

综上所述，肝硬化早期表现隐匿，晚期则有明显的症状出现：①门静脉梗阻及高压所产生的侧支循环形成，包括脾大、脾功能亢进及腹水等；②肝功能损害所引起的血浆清蛋白降低，水肿、腹水、黄疸和肝性脑病等。

四、并发症

（一）上消化道出血

上消化道出血最常见，多突然发生大量呕血或黑粪，常引起出血性休克或诱发肝性脑病，病死率很高。出血病因除食管胃底静脉曲张破裂外，部分为并发急性胃黏膜糜烂或消化性溃疡所致。

(二)肝性脑病

肝性脑病是本病最为严重的并发症,亦是最常见的死亡原因。

(三)感染

肝硬化患者抵抗力低下,常并发细菌感染,如肺炎、胆道感染、大肠埃希菌败血症和自发性腹膜炎等。自发性腹膜炎的致病菌多为革兰氏阴性杆菌,一般起病较急,表现为腹痛、腹水迅速增长,严重者出现中毒性休克,起病缓慢者多有低热、腹胀或腹水持续不减;体检发现轻重不等的全腹压痛和腹膜刺激征;腹水常规检验白细胞数增加,以中性粒细胞为主,腹水培养常有细菌生长。

(四)肝肾综合征

失代偿期肝硬化出现大量腹水时,由于有效循环血容量不足等因素,可发生功能性肾衰竭,又称肝肾综合征。其特征为自发性少尿或无尿、氮质血症、稀释性低钠血症和低尿钠,但肾却无重要病理改变。引起功能性肾衰竭的关键环节是肾血管收缩,导致肾皮质血流量和肾小球滤过率持续降低。

(五)原发性肝癌

并发原发性肝癌者多在大结节性或大小结节混合性肝硬化基础上发生。如患者短期内出现肝迅速增大、持续性肝区疼痛、肝表面发现肿块或腹水呈血性等,应怀疑并发原发性肝癌,应作进一步检查。

(六)电解质和酸碱平衡紊乱

肝硬化患者在腹水出现前已有电解质紊乱,在出现腹水和并发症后,紊乱更趋明显,常见的如下。①低钠血症:长期钠摄入不足(原发性低钠)、长期利尿或大量放腹水导致钠丢失、抗利尿激素增多致水潴留超过钠潴留(稀释性低钠);②低钾低氯血症与代谢性碱中毒:摄入不足、呕吐腹泻、长期应用利尿剂或高渗葡萄糖液、继发性醛固酮增多等,均可促使或加重血钾和血氯降低;低钾低氯血症可导致代谢性碱中毒,并诱发肝性脑病。

(七)门静脉血栓形成

约10%结节性肝硬化可并发门静脉血栓形成。血栓形成与门静脉梗阻时门静脉内血流缓慢、门静脉硬化,门静脉内膜炎等因素有关。如血栓缓慢形成,局限于肝外门静脉,且有机化或侧支循环丰富,则可无明显临床症状。如突然产生完全梗阻,可出现剧烈腹痛、腹胀、便血呕血、休克等。此外,脾脏常迅速增大,腹水加速形成,并常诱发肝性脑病。

五、实验室和其他检查

(一)血常规

在代偿期多正常,失代偿期有轻重不等的贫血。脾亢时白细胞和血小板计数减少。

(二)尿常规

代偿期一般无变化,有黄疸时可出现胆红素,并有尿胆原增加。有时可见到蛋白管型和血尿。

(三)肝功能试验

代偿期大多正常或有轻度异常,失代期患者则多有较全面的损害,重症者血清胆红素有不同程度增高。转氨酶常有轻、中度增高,一般以 ALT 增高较显著,肝细胞严重坏死时则 AST 活力常高于 ALT,胆固醇酯亦常低于正常。血清总蛋白正常、降低或增高,但清蛋白降低、球蛋白增高,在血清蛋白电泳中,清蛋白减少,γ-球蛋白增高。凝血酶原时间在代偿期可正常,失代偿期则有不同程度延长,经注射维生素 K 亦不能纠正。

（四）肝纤维化血清指标

无特异性。联合检测有助于诊断。

1.PⅢP

PⅢP 是细胞内合成的Ⅲ型前胶原分泌至细胞外后受内切肽酶切去的氨基端肽,其浓度升高反映Ⅲ型胶原合成代谢旺盛,故血清 PⅢP 升高主要反映活动性肝纤维化。

2.Ⅳ型胶原

检测指标有血中Ⅳ型前胶原羧基端肽（NCl）及氨基端肽（7S-Ⅳ型胶原）。肝纤维化时Ⅳ型胶原升高,两者相关性较好。

3.层粘连蛋白

层粘连蛋白是基底膜的主要成分,血清层粘连蛋白升高,说明其更新率增加,与肝纤维化有良好的相关性。

4.脯氨酰羟化酶

脯氨酰羟化酶是胶原纤维生物合成的关键酶,肝硬化时增高。

（五）肝炎病毒血清标志物

乙型,丙型或乙型加丁型肝炎病毒血清标记一般呈阳性反应（个别患者也可呈阴性反应,但既往呈阳性）。

（六）免疫功能

肝硬化时可出现以下免疫功能改变:①细胞免疫检查可发现半数以上的患者 T 淋巴细胞数低于正常,CD3、CD4 和 CD8 细胞均有降低;②体液免疫发现免疫球蛋白 IgG、IgA、IgM 均可增高,一般以 IgG 增高最为显著,与 γ-球蛋白的升高相平行;③部分患者还可出现非特异性自身抗体,如抗核抗体、抗平滑肌抗体、抗线粒体抗体等。

（七）腹水检测

一般为漏出液,如并发自发性腹膜炎,则腹水透明度降低,比重介于漏出液和渗出之间,Rivalta试验阳性,白细胞数增多,常在 $300 \times 10^6 / L$ 以上,分类以中性粒细胞为主,并发结核性腹膜炎时,则以淋巴细胞为主;腹水呈血性应高度怀疑癌变,宜作细胞学检查。当疑诊自发性腹膜炎时,须床边作腹水细菌培养,可提高阳性率,并以药物敏感试验作为选用抗生素的参考。

（八）超声波检查

肝硬化的声像图改变无特异性,早期可见肝脏肿大,常因肝内脂肪性及纤维性变,使肝实质内回声致密,回声增强、增粗。晚期肝脏缩小、肝表面凹凸不平,常伴有腹水等改变。大结节性肝硬化可见肝实质为反射不均的弥漫性斑状改变,或呈索条状、结节样光带、光团改变,门脉高压者有脾大,门静脉主干内径>13 mm,脾静脉内径>8 mm,肝圆韧带内副脐静脉重新开放及腹内脏器与后腹壁之间有侧支循环的血管影像。超声多普勒检查能定量检测门脉的血流速度、血流方向和门脉血流量。肝硬化患者空腹及餐后门脉最大血流速度及流量均较正常人显著减少,具有较好的诊断价值。

（九）食管钡餐 X 线检查

食管静脉曲张时,由于曲张的静脉高出黏膜,钡剂在黏膜上分布不均匀而呈现虫蚀状或蚯蚓状充盈缺损及纵行黏膜皱襞增宽,胃底静脉曲张时,吞钡检查可见菊花样缺损。

(十)内镜检查

可直接看见静脉曲张及其部位和程度,阳性率较 X 线检查为高;在并发消化道出血时,急诊胃镜检查可判明出血部位和病因,并可进行止血治疗。

(十一)CT 及 MRI 检查

对本病有一定的诊断价值,早期肝硬化 CT 图像显示有肝大,晚期肝缩小,肝门扩大和肝纵裂增宽,左右肝叶比例失调,右叶常萎缩,左叶及尾叶代偿性增大,外形因纤维瘢痕组织的收缩,再生结节隆起及病变不均匀的分布而呈不规整,凹凸不平。肝密度降低增强后,可见肝内门静脉、肝静脉、侧支血管和脾大,从而肯定门脉高压的诊断。也可见脾周围和食管周围静脉曲张、腹水、胆囊和胆总管等,对于随诊十分有用。

MRI 与 CT 相似,能看到肝外形不规则,肝左、右叶比例失调、脂肪浸润、腹水及血管是否通畅。如有脂肪浸润则 T_1 值增高可达 $280\sim480$ 毫秒,在图像上呈暗黑色的低信号区。肝硬化门脉压力升高,脾大,脾门处静脉曲张,如有腹水,则在肝脾周围呈带状低信号区。

(十二)肝穿刺活组织检查

病理学诊断是肝纤维化的金标准。但肝组织学活检有创伤,难以反复取材和做到动态观察纤维化的变化,且无可靠的方法确定胶原的含量而使其应用受到限制。目前有人提出形态测量学和半定量计分系统可弥补这一不足。

(十三)腹腔镜检查

可直接观察肝外形、表面、色泽、边缘及脾等改变,亦可用拨棒感触其硬度,直视下对病变明显处作穿刺活组织检查,对鉴别肝硬化、慢性肝炎和原发性肝癌及明确肝硬化的病因很有帮助。

六、诊断和鉴别诊断

(一)诊断

主要根据为:①有病毒性肝炎病史;②有肝功能减退和门脉高压的临床表现;③肝脏质地坚硬有结节感;④肝功能试验常有阳性发现;⑤肝活体组织检查见假小叶形成。

失代偿期患者有明显上述临床表现及肝功能异常,诊断并不困难,但在代偿期诊断常不容易。因此,对长期迁延不愈的肝炎患者、原因未明的肝脾大等,应随访观察,密切注意肝大小和质地,以及肝功能试验的变化,必要时进行肝穿刺活组织病理检查。再对肝硬化程度作出分级,目前临床应用最广泛的是 Child-Pugh 分级,见表 5-6。

表 5-6　Child-Pugh **分级**

	1 分	2 分	3 分
肝性脑病	无	Ⅰ～Ⅱ度	Ⅲ～Ⅳ度
腹水	无	易消除	顽固
胆红素(μmol/L)	<34	35～50	>51
清蛋白(g/L)	>35	28～34	<28
凝血酶原时间(s)	<14	14～18	>18

注:5～8 分为 A 级,9～11 分为 B 级,12～15 分为 C 级

(二)鉴别诊断

1.与表现为肝大的疾病鉴别

主要有慢性肝炎、原发性肝癌、华支睾吸虫病、肝包虫病、某些累及肝的代谢疾病和血液病等。

2.与引起腹水和腹部胀大的疾病鉴别

如结核性腹膜炎、缩窄性心包炎、慢性肾小球肾炎、腹腔内肿瘤和巨大卵巢囊肿等。

3.与肝硬化并发症的鉴别

(1)上消化道出血:应与消化性溃疡、糜烂出血胃炎、胃癌等鉴别。

(2)肝性脑病:应与低血糖、尿毒症、糖尿病酮症酸中毒等鉴别。

(3)功能性肾衰竭:应与慢性肾炎、急性肾小管坏死等鉴别。

七、预后

取决于患者的营养状况、有无腹水、有无肝性脑病、血清胆红素高低、清蛋白水平及凝血酶原时间 Child-PughC 级者预后很差。还与病因、年龄和性别有关。一般说来,病毒性肝炎引起的肝硬化预后较差;年龄大者,男性预后较差,肝性脑病、合并食管静脉大出血、严重感染等则病情危急,预后极差。

八、治疗

(一)一般治疗

1.休息

肝功能代偿期患者可参加一般轻工作,肝功能失代偿期或有并发症者,须绝对卧床休息。

2.饮食

以高热量、高蛋白质、维生素丰富而易消化的食物为宜。严禁饮酒。脂肪尤其是动物脂肪不宜摄入过多。如肝功能显著减退或有肝性脑病先兆时应严格限制蛋白质食物。有腹水者,应予以少钠盐或无钠盐饮食,有食管胃底静脉曲张者,应避免进食坚硬、粗糙的食物。

(二)抗肝纤维化治疗

由于目前对肝纤维化的早期诊断尚有困难,考虑到肝内炎症,细胞变性坏死是肝纤维化的激发因素,故在某些易于慢性化的肝病,如乙型肝炎、丙型肝炎,在积极进行病因治疗的同时,应酌情采取抗肝纤维化治疗措施。目前治疗肝纤维化的药物有以下几种。

1.干扰素

体内外研究表明,γ 干扰素(IFNγ)能抑制成纤维细胞的增生及胶原的产生,抑制胶原基因的转录,促进前列腺素 E_2 的生成,有较明显的抗肝纤维化作用。α 干扰素具有较强的抗病毒作用及抗炎症作用,临床研究表明,α 干扰素可能也具有抗肝纤维化作用,对 α 干扰素治疗有反应者其肝纤维化有改善,表明α 干扰素的抗肝纤维化作用与其抗病毒及抗炎症作用有关。目前关于干扰素抗肝纤维化的作用尚无标准方案,现在一般倾向较大剂量及长疗程效果比较好,建议 30×10^5 U,3 次/周,疗程 12 个月左右。

2.秋水仙碱

秋水仙碱是一种抗微管药物,能抑制微管蛋白聚合,从而抑制胶原生成细胞分泌前胶原。同时促进细胞内前胶原降解,刺激胶原酶,抑制细胞有丝分裂,还有抗炎作用。部分临床应用表明该药具有抗肝纤维化作用,但临床应用有不良反应。每天口服 1 mg,5 次/周,注意复查血常规,监测白细胞,白细胞低于 4×10^9/L 时停药。

3.中药

鳖甲软肝片、齐墩果酸、丹参滴丸在临床已广泛应用,有一定抗肝纤维作用。

4.其他

据报道 D-青霉胺、马洛替酯、前列腺素 E_2、钙通道阻滞剂等也有抗肝维化作用,确切疗效尚未肯定。

(三)保护肝细胞促进肝功恢复

常用药物有门冬氨酸钾镁、易善力、甘利欣、还原型谷胱甘肽、维生素类等。

(四)腹水的治疗

基本措施应着手于改善肝功能,10%~15%的患者在卧床休息、增加营养、加强支持疗法、适当低盐饮食后即能使腹水消退。进水量一般限制在每天 1 000 mL 左右,显著低钠血症者,如上述措施腹水仍不能消退,则加用利尿剂,醛固酮拮抗剂——螺内酯(安体舒通)为首选,亦可用氨苯蝶啶,无效时加用呋塞米或氢氯噻嗪,利尿速度不宜过猛,以每周减轻体重不超过 2 kg 为宜,以免诱发肝昏迷,肝肾综合征等严重并发症。服排钾利尿剂时需补充氯化钾。安体舒通初始剂量为 20 mg,每天用 3 次,5 天后疗效不佳,剂量加倍,如效果仍不佳可加用呋塞米,每天 40~60 mg。也可用测定尿中钠/钾比值调整螺内酯(安体舒通)用量,如比值>1,用量 50 mg/d 或加用呋塞米;比值在 0.1~1.0,螺内酯(安体舒通)用量增加至 300 mg/d;如比值<0.1,醛固酮显著增加,用量就更大,可达 1.0 g/d。低钠血症者,除适当限水外,可用安体舒通 400 mg/d,或 20% 甘露醇 200 mL/d 快速静脉滴注,可使钠恢复正常。患者有酸碱中毒或合并感染时,利尿剂效果明显降低,应迅速控制酸碱中毒及控制感染,不宜盲目加大利尿剂用量而引起不良反应。对顽固性腹水,治疗极为困难,要注意排除以下因素:钠摄入过多,肾灌注不足,血浆清蛋白过低,醛固酮异常增加,水、电解质系乱,腹水并发感染等,除此之外,在基础治疗和合理使用利尿剂的基础上,可选择性采用如下辅助疗法:①糖皮质激素对部分肝硬化患者有效,可通过抑制醛固酮作用及改善肾功能而发挥作用,常用泼尼松 30 mg/d,持续 2 周。②血浆清蛋白<35 g/L 时输入无盐或低盐人体清蛋白,初始剂量为每天 10~15 g,以后每周输 10 g,亦可少量多次输入新鲜血液。③腹水量大造成呼吸困难时,可少量排放腹水,每次 2 000~3 000 mL,每周不超过 2 次为宜。④腹水回输是促进自由水排除,控制顽固性腹水,治疗低钠血症的有效方法。单纯腹水回输方法简便易行,但有造成循环剧增而引起肺水肿之弊。国内常用有国产平板回输机、浓缩腹水回输、腹水冰冻回输、超滤浓缩回输等。腹水回输大多很安全,但有腹水感染和癌变的患者应列为禁忌。近年来日本将腹水回输机加以改进,可清除细菌及癌细胞而扩大了应用范围。⑤腹腔-颈内静脉分流术可用于顽固性腹水和肝肾综合征的病例。也有人采用心钠素、莨菪类药物,口服甘露醇配合利尿剂获得较好疗效。

(五)门脉高压的治疗

主要为手术治疗,旨在降低门脉压力和消除脾功能亢进,掌握适当的手术适应证及把握良好的手术时机选择恰当的手术方式是降低手术病死率和提高远期疗效、降低手术并发症的关键。出现大量腹水、黄疸、肝功能严重损害、血清清蛋白<30 g/L,凝血酶原时间明显延长者,应列为手术禁忌证。近年来应用药物治疗门脉高压也起到了一定疗效。

(六)食道静脉曲张破裂出血的治疗

(1)输血应以鲜血为宜,且输入量不宜过大,以免诱发肝昏迷和门脉压增高致使再出血。

(2)加压素能使脾脏及网膜动脉收缩,减少门脉系统及奇静脉的血流量,近年来使用的三甘酰加压素,对心脏无毒副作用,其他不良反应较加压素小。普萘洛尔(心得安)及硝酸甘油也能降低门脉压达到止血目的。

(3)生长抑素(somatostatin)能选择性地作用于内脏平滑肌使内脏循环血流量降低,从而减少门脉血流量降低门静脉压,不良反应少,用法首次静脉注射 250 μg,继之 100~250μg/h 持续静脉滴注,适用于肝硬化上消化道出血原因不明或合并溃疡病出血。

(4)胃食管气囊填塞法一般用于以上治疗无效者或反复大出血等待手术者或不具备手术指征的患者。

(5)内镜下硬化疗法可用于急诊止血,也可用于预防性治疗,近 10 年来经前瞻性对照观察,急诊止血疗效达 85%~95%,重复治疗的病例,再出血发生率为 36%~43%,并发症也较三腔管压迫止血组低。经内镜透明气囊压迫止血优于旧式三腔管压迫止血。内镜下喷洒止血药物,如去甲肾上腺素,10%~25%孟氏液、凝血酶等,也有一定疗效。

(七)自发性腹膜炎的治疗

对自发性腹膜炎应积极加强支持治疗及使用抗生素。抗生素的使用原则为早期、足量、联合应用,腹水细菌培养未出报告前,一般选用针对革兰氏阴性杆菌并兼顾革兰氏阳性球菌的抗生素。常用的有头孢菌素、庆大霉素、青霉素,选用 2~3 种联合应用,待细菌培养结果回报后,根据培养结果及治疗反应考虑调整抗生素,如果腹水浓稠,还应进行腹腔冲洗。

(铁 涛)

第六章

内分泌科常见病的诊治

第一节 甲状腺功能亢进症

甲状腺功能亢进症简称"甲亢",指甲状腺呈现高功能状态,持续产生和释放过多的甲状腺激素所致的一组疾病,其共同特征为甲状腺激素分泌增加而导致的高代谢和交感神经系统的兴奋性增加,病因不同者各有其不同的临床表现。在概念上与甲状腺毒症有区别,甲状腺毒症指组织暴露于过量的甲状腺激素而引起的特殊的代谢变化和组织功能的病理生理改变。甲亢则指甲状腺组织产生和释放激素过多,而甲状腺毒症更强调其产生的后果。摄入过量的外源性甲状腺激素可以导致甲状腺毒症,但甲状腺功能无亢进。用甲状腺毒症来描述这种疾病状态比甲状腺功能亢进这种描述更恰当。

一、毒性弥漫性甲状腺肿

毒性弥漫性甲状腺肿又称 Graves 病,或称为 Basedow 病或 Parry 病,是一种自身免疫性疾病,由于多数患者同时有甲状腺毒症和甲状腺弥漫性肿大,故称为"毒性弥漫性甲状腺肿",可同时伴浸润性突眼和浸润性皮肤病变。

(一)病因和发病机制

本病为一自身免疫疾病,患者的 B 淋巴细胞产生抗体,其中一些可以与甲状腺滤泡细胞上的促甲状腺激素(TSH)受体结合并使受体活化,刺激甲状腺的增长并产生过多的甲状腺激素。此时,甲状腺滤泡细胞的 TSH 受体为抗体结合的位点,抗体与其结合后,能模拟 TSH 的功能,刺激甲状腺产生过多的甲状腺激素。

产生 TRAb 的机制尚未完全阐明。目前认为有易感基因(特异 HLA Ⅱ 类抗原基因)人群(尤其是女性)的甲状腺组织,在受到一些触发因子(如碘摄入过量、病毒或耶尔辛肠菌等感染、糖皮质激素治疗的撤药或应激、分娩、精神压力、辐射和干扰素 γ 应用等)的刺激下,甲状腺细胞表面特异的 HLA Ⅱ 类分子递呈 TSH 受体片段给 T 淋巴细胞,促使 B 淋巴细胞在免疫耐受缺陷时形成 TRAb。在不同人种的患者中检出的 HLA 抗原的频率不尽相同。如白种人与 DR-3 抗原或 HLA-B8,B46,日本人与 HLA-Bw3,Dw12,中国人则与 HLA-B46 明显相关。

(二)病理学

1.甲状腺

弥漫性肿大,血管丰富、扩张,腺滤泡上皮细胞增生,呈柱状,滤泡细胞壁皱褶增加呈乳头状突起伸向滤泡腔,高尔基器肥大,附近有许多囊泡,内质网增大增粗,核糖体丰富,线粒体数目增多。甲状腺组织中有弥漫性淋巴细胞浸润,甚至出现淋巴组织生发中心。

2.眼球后组织

增生,常有脂肪浸润、眼外肌水肿增粗,肌纤维变性,纤维组织增多,黏多糖沉积与透明质酸增多沉积,淋巴细胞及浆细胞浸润。

3.皮肤

黏液性水肿病变皮肤光镜下可见黏蛋白样透明质酸沉积,伴多数带有颗粒的肥大细胞、吞噬细胞和成纤维细胞浸润;电镜下见大量微管形成伴糖蛋白及酸性糖胺聚糖沉积。

4.其他

骨骼肌、心肌可有类似上述眼肌的改变,但较轻。久病者肝内可有脂肪浸润、灶状或弥漫性坏死、萎缩,门脉周围纤维化,乃致全肝硬化。少数病例可有骨质疏松。颈部、支气管及纵隔淋巴结增大较常见,尚有脾脏肿大等。

(三)临床表现

本病多见于女性,男女之比数为 1∶(4～6),各年龄组均可发病,以 20～40 岁最多见。多起病缓慢。患者有甲状腺毒症的症状和体征,同时又有其独特的临床表现。在表现典型时,甲状腺毒症、弥漫性甲状腺肿和浸润性突眼三方面的表现均较明显,偶伴有浸润性皮肤病变。如病情较轻可与神经症相混淆。有的患者可以某种(些)特殊症状如突眼、恶病质或肌病等为主要表现。老年和儿童患者的表现常不典型。由于诊断水平的提高,轻症和不典型患者的发现已日渐增多。

1.甲状腺肿

多数患者以甲状腺肿大为主诉。呈弥漫性对称性肿大、质软,吞咽时上下移动。少数患者的甲状腺肿大不对称或肿大不明显。由于甲状腺的血流量增多,故在上下叶外侧可闻及血管杂音和触及震颤,尤以甲状腺上极较明显。甲状腺弥漫对称性肿大伴杂音和震颤为本病一种特殊体征,在诊断上有重要意义。

2.浸润性突眼

浸润性突眼又称"内分泌性突眼""眼肌麻痹性突眼症"或"恶性突眼",较少见,病情较严重。也可见于甲状腺功能亢进症状不明显或无高代谢症的患者。

小部分患者有典型对称性黏液性水肿,与皮肤的自身免疫性损害有关。多见于小腿胫前下段,有时也可见于足背和膝部、面部、上肢,胸部甚而头部。初起时呈暗紫红色皮损。皮肤粗厚,以后呈片状或结节状叠起,最后呈树皮状,可伴继发感染和色素沉着。少数患者尚可见到指端软组织肿胀,呈杵状,掌指骨骨膜下新骨形成,以及指或趾甲的邻近游离边缘部分和甲床分离现象,称为指端粗厚。

(四)诊断和鉴别诊断

1.诊断

典型病例的诊断一般并不困难。轻症患者或年老和儿童病例的临床表现常不典型,常须借实验室检查以明确诊断。

(1)高代谢症群:交感神经系统兴奋性增高,特征性眼征与特征性甲状腺肿大具有诊断价值。

（2）甲状腺功能试验：表现不典型的疑似患者，可按下列次序选作各种检测，以助诊断。

甲状腺激素水平：患者血清中血清总甲状腺素（TT_4）、总三碘甲状腺原氨酸（TT_3）、游离 T_4（FT_4）和游离 T_3（FT_3）均增高，FT_3、FT_4 增高比 TT_3 和 TT_4 增高更为明显。在伴有严重疾病时，T_4 向 T_3 转化受损，FT_3 正常而 FT_4 增高（T_4 型甲状腺毒症）。偶尔有患者 T_4 和 T_3 不一致显著，T_4 水平正常而 T_3 水平单独增高（T_3 型甲状腺毒症）。

血清反 T_3（rT_3）的测定：甲亢时明显增高。

血清超敏促甲状腺激素（S-TSH）TSH 是由腺垂体分泌的调节甲状腺的激素，以超敏法可测出 Graves 病患者的 TSH 水平低于正常。甲状腺激素水平正常，而 FT_3 和 FT_4 在正常水平者称为亚临床甲状腺毒症。

甲状腺摄 ^{131}I 率：本病近距离法常 3 小时＞25％，或 24 小时＞45％。如峰值前移为 3 小时，测定值不仅高于正常，也高于 24 小时值更符合本病，但增高不显著或无高峰前移则宜作 T_3 抑制试验，以区别单纯性甲状腺肿。

T_3 抑制试验：试验前用三碘甲状腺原氨酸片 20 μg 每 8 小时 1 次，1 周后，测甲状腺的摄 ^{131}I 率。正常及单纯甲状腺肿时第二次摄 ^{131}I 率明显下降50％以上。本病患者 TSH 在服用 T_3 后第二次摄 ^{131}I 率不被抑制或下降率＜50％。此法对老年有冠心病者不宜采用，以免引起心律失常或心绞痛。

促甲状腺激素释放激素（TRH）兴奋试验：正常者滴注 TRH 后血清 TSH 水平增高。如 TSH 降低，且不受 TRH 兴奋，提示甲亢（包括 T_3 型甲亢）。

甲状腺刺激球蛋白（TSI）：又称为促甲状腺素受体抗体（TSHRAb 或 TRAb），本病患者阳性率80％～90％，经治疗病情缓解后其血清水平明显下降或转正常，有助于疗效随访和判断停药后复发可能，选择停药时间。

抗甲状腺球蛋白抗体（TGAb）和抗甲状腺过氧化酶抗体（TPOAb）：在本病中 TGAb 和 TPOAb 均可阳性。

超声检查：采用彩色多普勒超声检查，可见患者甲状腺腺体呈弥漫性或局灶性回声减低，在回声减低处，血流信号明显增加，CDFI 呈"火海征"。甲状腺上动脉和腺体内动脉流速明显加快、阻力减低。

对于可闻及血管杂音的甲状腺对称性增大、新发或新近加重的突眼合并中到重度甲状腺功能亢进症的患者，Graves 病诊断依据充分。临床表现为甲状腺功能亢进症而诊断为 Graves 病依据不足时应进行碘 ^{131} 摄取检查，出现甲状腺结节时应行甲状腺 ECT。如患者有放射碘检查的禁忌如妊娠或哺乳时，应作甲状腺超声检查。

2.鉴别诊断

（1）单纯性甲状腺肿，除甲状腺肿大外，并无上述症状和体征。虽然有时 ^{131}I 摄取率增高，T_3 抑制试验大多显示可抑制性。血清 T_3、rT_3 均正常。

（2）神经症。

（3）自主性高功能性甲状腺结节，扫描时放射性集中于结节处，而结节外放射性降低。经 TSH 刺激后重复扫描，可见结节外放射性较前增高。

（4）其他：结核病和风湿病常有低热、多汗、心动过速等。以腹泻为主要表现者常被误诊为慢性结肠炎。老年甲亢的表现多不典型，常有淡漠、厌食、明显消瘦，容易被误诊为癌症。

单侧浸润性突眼症即使伴有甲状腺毒症，仍需与眶内和颅底肿瘤鉴别，如眶内肿瘤、颈动脉-

海绵窦瘘、海绵窦血栓形成、眶内浸润性病变和眶内肿瘤等。

甲亢伴有肌病者,需与家族性周期瘫痪和重症肌无力鉴别。

(五)治疗

常用的治疗方法有三种:抗甲状腺药物、放射性核素碘和手术治疗。对治疗方法的选择取决于患病的不同时期和严重程度、患者所处的特殊时期和医师的经验。应该对患者进行全面评估,提供的治疗建议需充分考虑患者的意愿。

在治疗的初期,应注意休息和营养物质的补充。在代谢水平恢复正常及之后的一段时间内,患者都需要较多的热卡、蛋白质及多种维生素,应予以适当补足。

下面对甲亢的各种治疗方法进行分述。

1.药物治疗

(1)抗甲状腺药物治疗:对于症状严重的患者,首先应该应用抗甲状腺药物抑制甲状腺激素的合成和释放,缓解症状。常用的抗甲状腺药物有硫脲类药物丙硫氧嘧啶(propylthiouracil,PTU)、甲巯咪唑(他巴唑)和卡比马唑(甲亢平)。

抗甲状腺药物的主要作用是抑制甲状腺的过氧化酶,抑制碘有机化和碘-酪氨酸耦联,从而抑制甲状腺激素的合成。两类药物对甲亢患者有一定的自身免疫抑制作用,包括降低甲状腺滤泡细胞 HLA Ⅱ类抗原的表达,并且可以减少其前列腺素和细胞因子与氧自由基的释放继而减轻自身免疫反应;还对激活的 Ts 细胞有短暂的升高作用。但也有人认为这种轻度的自身免疫抑制作用主要是由于甲状腺激素合成减少而产生的。

丙硫氧嘧啶还有抑制周围组织 1 型脱碘酶(D1),有抑制 T_4 转为 T_3 的作用,在体内可以使 T_3 下降 10%～20%。因此常用于 T_3 增高为主的严重甲亢或甲亢危象的患者。甲巯咪唑的作用较丙硫氧嘧啶强 10 倍并可以长时间存在于甲状腺中,前者可以单次给药,后者宜分次间隔给药,但是这两个药物都高度地聚集在甲状腺部位。丙硫氧嘧啶和甲巯咪唑虽都可以通过胎盘,但丙硫氧嘧啶有更好的水溶性,故较少进入胎儿体内。

适应证:①症状较轻,甲状腺轻、中度肿大的患者;②20 岁以下的青少年及儿童患者;③妊娠妇女(选用 PTU);④甲状腺次全切除后复发又不适合放射性治疗的患者;⑤手术前准备;⑥放射性^{131}I 治疗前后的辅助治疗。抗甲状腺药物不适合用于周围血白细胞持续<$3×10^9$/L 或对该类药物有变态反应及其他毒副作用的患者。

剂量和疗程:由于有丙硫氧嘧啶的肝细胞损害的原因致肝移植的报道,除了在妊娠前 3 个月、甲状腺危象、对甲巯咪唑治疗反应小且拒绝行放射碘或手术治疗的患者应考虑使用丙硫氧嘧啶外,对 Graves 病患者的药物治疗应选用甲巯咪唑。常用的丙硫氧嘧啶的初始剂量为每天 300～400 mg,常分 3 次使用;甲巯咪唑则为 30～40 mg,可以单次或分 2～3 次服用。这样的剂量对绝大部分的患者而言是有效的,但是在某些特别严重、疗效较差、甲状腺增大明显的患者中,药物可能降解较快,可以增加剂量。

由于抗甲状腺药物主要是抑制甲状腺激素的合成而不是抑制其释放,因此只有在甲状腺储存的激素消耗完以后才能见到明显的临床效果。一般在服药 2～3 周后患者的心悸、烦躁、乏力等症状可以有所缓解,4～6 周后代谢状态可以恢复正常,此为用药的"初始阶段"。有些因素会影响治疗效果,如不规则的服药、服用碘剂或进食含碘较多的食物、精神压力或感染等应激状态等,应及时地帮助患者排除这些干扰因素对治疗的影响。

当患者症状显著减轻,高代谢症状消失,体重增加,T_4 和 T_3 尤其是 TSH 接近正常时可以根据病情逐渐减少药物用量(减量阶段)。在减量过程中,每2～4周随访一次,每次减少甲巯咪唑5 mg或者丙硫氧嘧啶50 mg,不宜减量过快。每次随访时要监测患者的代谢状况及检测s-TSH和T_3、T_4水平,尽量维持甲状腺功能的正常和稳定。剂量的递减应根据症状体征及实验室检查的结果及时作出相应的调整,需2～3个月。如果减量后症状和T_3、T_4有所反跳,则需要重新增加剂量并维持一段时间。很多患者只需要治疗剂量的1/3或更少就能维持正常的甲状腺功能。也可以在使用抗甲状腺药物的同时使用甲状腺素来维持正常的甲状腺功能(维持阶段),为期1～2年,个别患者需要延长维持治疗疗程。

抗甲状腺药物治疗的疗程尚无定论,有效缓解所需的时间有明显的个体差异。文献报道显示,长程疗法(2～3年)患者甲亢的复发率明显低于短程疗法(6个月)的患者。长程治疗的患者约有1/3到半数的患者可以在治疗后获得长期缓解。大部分患者的复发出现于在停止应用抗甲状腺药物后3个月至1年。提示复发的主要指标为需要较大剂量才可以控制的甲状腺激素水平、T_3水平较T_4明显增高、甲状腺明显增大和升高的TSI水平。有认为大剂量的抗甲状腺药物结合甲状腺激素替代治疗(阻断-替代治疗方法)可以减少复发率,但未得到更多的临床研究支持。

药物不良反应:①粒细胞减少,这是最主要的毒性反应,相对于丙硫氧嘧啶而言,甲巯咪唑更多见,尤其在治疗剂量较大时。见于0.2%～0.4%的用药者。由于Graves病本身也可能引起白细胞减少,因此在治疗的开始前应该进行白细胞及白细胞分类的仔细检测。如果在用药后白细胞出现逐步下降的趋势,一般在$<3.0×10^9$/L应考虑停用抗甲状腺药物。但是更为重要的是,必须再三告知每位患者有关粒细胞减少的临床症状。粒细胞减少的发生常常很突然,国外的指南并不推荐常规的白细胞检测。许多国内医师一般还是进行常规的白细胞检测。一旦有发热与咽喉疼痛等症状出现,必须立即停药与就医,并做粒细胞检测。对此高度警惕性与及时的检测和处理比定期检测白细胞更为重要。一旦证实发生粒细胞缺乏症,应立即停用抗甲状腺药物,视病情应用广谱的抗生素,粒细胞集落刺激因子有助于白细胞的恢复。由于两种抗甲状腺药物之间有交叉反应,出现粒细胞减少后不要换用另一种药物治疗。应改用其他治疗方法,如放射性[131]I治疗。②药疹:多为轻型,仅见于2%～3%的用药者,极少出现严重的剥脱性皮炎。一般的药疹可以加用抗组胺药物,或改用其他类型的抗甲状腺药物,并密切观察。药疹严重时应立即停药并积极抗过敏治疗。③药物性肝炎:部分患者在服用抗甲状腺药物后可以出现血清肝酶升高或胆汁淤积性黄疸,丙硫氧嘧啶有致肝坏死需移植的报道,而甲巯咪唑引起胆汁淤积更常见。轻者可以加用保肝药物,严密观察下减量用药;也可以换用其他抗甲状腺药物。肝酶升高趋势明显或出现黄疸时即应停药,以免导致肝功能衰竭。用药前与用药期间的肝功能检查及密切临床随访是及早防治不良反应的重要手段。④其他:非常少见的不良反应有关节疼痛、肌肉疼痛、神经炎、血小板减少、再生不良性贫血、脱发或头发色素改变、味觉丧失、淋巴结和涎腺肿大、抗中性粒细胞胞浆抗体(ANCA)阳性血管炎的狼疮样综合征等。某些反应可以在停药后消失。

(2)其他辅助治疗药物:小部分Graves病患者可因为无法耐受抗甲状腺药物的毒性反应而不适合用此类药物,或因为妊娠或先期摄碘过多而不适用[131]I治疗,或者由于合并其他疾病而有手术高风险时,可以考虑用下列药物。

锂盐:碳酸锂可以阻抑TRAbs与配体的作用,从而抑制甲状腺激素的分泌,并不干扰放射性碘的聚集。对抗甲状腺药物和碘制剂过敏的患者可以每8小时1次地用300～400 mg碳酸锂来暂时地控制甲亢症状。但因其不良反应较明显,可以导致肾性尿崩症、精神抑制等,故临床较少应用。

碘及含碘物：极少用于单独治疗，此类药物可以抑制过氧化物酶的活性，减少了酪氨酸的有机化，抑制甲状腺内激素的合成；超生理剂量的碘能抑制甲状腺滤泡内溶酶体的释放，抑制了甲状腺从甲状腺球蛋白上的水解和滤泡中甲状腺激素的释放，从而减低血液循环中甲状腺激素的水平（急性 Wolff-Chaikoff 效应）。这种短暂的减少甲状腺激素的作用对于长期的甲状腺毒症治疗并无裨益，只用于甲亢危象或危象前期、严重的甲亢性心脏病或外科的紧急需要时，与硫脲类药物联用。

（3）β受体阻断药：β受体阻断药可以迅速阻断儿茶酚胺的作用，改善甲亢患者的心悸、烦躁、多汗、手抖等交感系统兴奋的症状，普萘洛尔（心得安）还能减少 T_4 向 T_3 转换。因此常常作为辅助治疗的药物或应用于术前准备，尤其是应用在较严重的甲亢或心悸等症状较重的患者中。常用普萘洛尔，每天 30～60 mg（分 3～4 次），但哮喘或严重心力衰竭及有低血糖倾向者禁用。

2.手术

甲亢的药物治疗保留了患者的甲状腺，而甲状腺次全手术是切除患者的部分甲状腺，因此其优缺点恰与药物治疗相反。甲状腺次全切除术治疗 Graves 病可以减少本病的复发。由于甲状腺次全切除术后仍然有 2％左右的复发率，国外有行甲状腺全切除术的趋势。

（1）适应证和禁忌证。

手术治疗的适应证有：①药物治疗疗效反应不好，或者有明显毒性反应，或者药物治疗后复发的，甲状腺较大且不适合放射性^{131}I治疗的患者；②甲状腺显著肿大，对邻近器官有压迫症状者；③结节性甲状腺肿伴功能亢进者；④胸骨后甲状腺肿伴亢进；⑤伴有甲状腺结节不能除外恶性病变者。

手术禁忌证有：①曾进行过甲状腺手术者；②伴有严重的心、肺等重要器官疾病不能耐受手术者；③妊娠期妇女尤其是妊娠中晚期的妇女，因麻醉和手术本身可能导致早产。

（2）术前准备：术前应先用抗甲状腺药物控制患者的代谢状态，手术前甲状腺功能应接近正常，静息心率控制在 90 次/分以下，这样可以显著地降低手术的死亡率。应用复方碘制剂可以减少甲状腺的过度充血状态，抑制滤泡细胞膨胀，减少术中和术后的出血。加用复方碘溶液，每天 3 次，每次 3～5 滴，4～5 天增至每次 10 滴，每天 3 次，连续 2 周。复方碘溶液必须在应用抗甲状腺药物、甲状腺功能正常的基础上使用，否则可能加重病情。与此同时，可以视具体情况使用普萘洛尔 2～3 周，以进一步消除甲状腺激素的效应及降低 T_3 水平，保证手术的安全性。

（3）手术并发症。手术并发症的发生率与术前准备是否得当及手术的熟练程度有关，常见的并发症有：①术后出血；②喉返神经受损；③甲状旁腺的损伤或切除；④甲状腺功能减退。

3.放射性碘治疗

放射性^{131}I治疗在不少国家已作为 Graves 病的首选治疗，与甲亢的手术治疗一样，放射性^{131}I治疗也破坏了部分的甲状腺。

（1）原理：甲状腺是唯一的具有高选择性聚^{131}I功能的器官。^{131}I衰变时产生的射线中，99％为β射线。β射线在组织内的射程仅约 2 mm，故其辐射效应仅限于局部而不影响邻近组织。^{131}I在甲状腺组织内的半衰期平均为 3～4 天，因而其辐射可使大部分甲状腺滤泡上皮细胞遭受破坏，甲状腺激素因此而减少，甲状腺高功能得到控制。

（2）适应证和禁忌证：有关适应证和禁忌证尚有争议。在近半个世纪的国内外放射性^{131}I治疗经验已经证实^{131}I治疗不会增加甲状腺肿瘤、白血病等恶性肿瘤的发生率。在接受过放射性[131]I治疗的患者的后代中,也没有发现基因缺陷的发生率增加。目前我国比较认同的适应证有:①成人 Graves 甲亢伴甲状腺肿大Ⅱ度以上;②ATD 治疗失败或过敏;③甲亢手术后复发;④甲亢性心脏病或甲亢伴其他病因的心脏病;⑤甲亢合并白细胞和/或血小板减少或全血细胞减少;⑥老年甲亢;⑦甲亢并糖尿病;⑧毒性多结节性甲状腺肿;⑨自主功能性甲状腺结节合并甲亢。相对适应证:在某些特殊情况下[131]I 可应用于青少年和儿童甲亢,用 ATD 治疗失败、拒绝手术或有手术禁忌证。[131]I 治疗在很小的儿童(<5 岁)中应避免。[131]I 剂量经计算所得<10 mCi 是可应用于 5~10 岁儿童。在>10 岁儿童,若每克甲状腺接受的放射活度>150 μCi,可接受[131]I治疗。甲亢合并肝、肾等脏器功能损害。禁忌证:妊娠和哺乳期妇女。由于担心儿童甲状腺癌的潜在风险,对于儿童,还是尽可能避免[131]I 治疗。

(3)治疗方法和剂量:可以根据甲状腺的大小、临床估测及其摄[131]I 率等来计算放射性[131]I 的剂量,但是由于个体差异,此种计算的方法并没有减少治疗后甲减或甲亢的发生率。因此,现在临床较多是根据触诊法及甲状腺显像或超声测定来进行估测,给予 5~15 mCi(1 Ci＝3.7×10[10]Bq)的固定剂量,称为适度剂量法。该法疗效确切,迟发性甲减易于处理,我国多数医院使用该方法,缺点是甲减的发生和进展隐匿,需长期随访。

(4)[131]I 治疗前后的用药:对轻中度的甲亢患者,足够长的抗甲状腺药物的停用期是必要的,必须在治疗前 3~5 天停药,停用碘剂和含碘药物及食物需达到 7 天。对于重度的甲亢患者,如静息心率达到 120 次/分,伴有 T_3、T_4 水平的显著升高,在放射性[131]I 治疗前,应以抗甲状腺药物及普萘洛尔治疗 4~8 周,待临床症状好转后再予以治疗,从而减少放射性[131]I 治疗后可能发生的甲亢危象。因服[131]I 后有一过性的甲状腺激素升高,故视情况可在用[131]I 治疗后一周继续予抗甲状腺药物治疗。

(5)疗效和并发症:[131]I 治疗甲亢的疗效可达 90％以上。在服[131]I 后 3~4 周奏效,随后症状逐渐减轻。部分患者见效较缓慢,甚至在治疗后 6 个月症状才趋于好转。少数患者需要第二次治疗,其中又有极少患者需要多次治疗。重复治疗至少要间隔 6 个月以上。治疗后症状未完全消失者,需要延长观察期以确定其最终疗效。治疗后仅有轻度甲亢症状的患者,可辅以小剂量的抗甲状腺药物治疗,常有满意的疗效。

[131]I 治疗后的短期不良反应轻微,甲状腺部位可以有肿胀感。由于放射性甲状腺炎,血液循环中释放的甲状腺激素水平可以增加,因此在治疗的第一周可能出现甲亢症状加重的表现。远期并发症中最常见的是甲状腺功能减退。

女性患者应在治疗后 4~6 个月明确甲状腺功能正常、平稳才开始受孕(在甲状腺成功消融并充分的甲状腺激素替代治疗后),对于男性患者则 3~4 个月后经过精子产生的循环后才考虑生育。然而在患者(不分性别)甲状腺功能正常后,生育能力和其后代的先天异常与正常人群无明显差异。

上述三种治疗方法在不同的情况下均能有效地控制甲亢,在临床工作中,应根据患者的具体情况进行综合分析,选择个体化的最合适的治疗方案。

(六)毒性弥漫性甲状腺肿的几个特殊问题

1.甲状腺危象

甲状腺危象又称甲亢危象,多发生于毒性弥漫性甲状腺肿(Graves 病),偶见于毒性多结节性甲状腺肿,为甲状腺毒症患者可危及生命的严重表现,通常见于严重的甲状腺功能亢进者在合并其他疾病时如:感染、创伤、精神应激和重大手术时;严重的甲亢同时合并其他疾病与甲状腺危象之间很难截然区分,因此严重甲亢同时合并感染、败血症等其他疾病的患者如不能区分是否为甲状腺危象,应按甲状腺危象处理。

危象前期时患者原有的症状加剧、伴中等发热、体重锐减、恶心、呕吐,危象期以与疾病程度不相称的高热或超高热为特征,体温常于 40 ℃或更高,为区别重症甲亢和甲亢危象的重要鉴别点;同时伴显著的心动过速常在 160 次/分以上,大汗,患者常极度不安、兴奋和颤抖,甚而出现精神症状、谵妄甚至昏迷,患者还可以伴腹痛、腹泻,也可出现伴血压下降的充血性心力衰竭;此外,患者还可合并严重的电解质紊乱、白细胞增高、肝肾功能异常。患者多死于高热虚脱、心力衰竭、肺水肿、水电解质代谢紊乱。

大量甲状腺激素释放至循环血中,患者血中的甲状腺激素骤然升高,是引起甲亢危象的重要机制。实验室检查并不都伴有甲状腺激素水平显著增加,因此不能依据实验室检查判断是否为甲状腺危象,甲状腺危象的发生可能是由于全身疾病引起甲状腺结合球蛋白减少,使与蛋白质结合的激素过多转化为游离激素的缘故,另外可能同时合并的疾病引起细胞因子如肿瘤坏死因子α、白介素-6 增高有关。此外,还与肾上腺素能活力增加,机体对甲状腺激素的适应能力降低所致的失代偿有关。

(1)预防:防治方面,包括去除诱因和防治基础疾病是预防危象发生的关键,其中积极防治感染及术前充分准备极为重要。应强调预防措施:①避免精神刺激。②预防和尽快控制感染。③不任意停药。④手术或放射性核素碘治疗前,做好准备工作。

(2)治疗:包括尽快减轻甲状腺毒症并予支持疗法等。

迅速减少甲状腺激素释放和合成:①大剂量抗甲状腺药物,丙硫氧嘧啶(PTU)在周围组织中可减少 T_4 转化至 T_3,故为首选药物,口服或胃管内注入 200~400 mg,每 6 小时 1 次。甲硫咪唑(他巴唑)或卡比马唑(甲亢平)的剂量则为 20~30 mg,每 6 小时 1 次。服药后 1 小时开始作用。②无机碘溶液:于抗甲状腺药物治疗 1 小时后开始使用,静脉或口服大量碘溶液,以阻断激素分泌。可在 24 小时内以碘化钠溶液 1.0 g 静脉滴注。也可口服复方碘溶液每天 30 滴左右,危象控制后即停用。理论上由于含碘药物会增加甲状腺激素合成,应在应用该类药物之前给予丙硫氧嘧啶。但该药物是唯一阻断甲状腺激素释放的药物,在甲状腺危象时,如果不能立即获得硫脲类药物,仍应立即给予,不应被推迟。③降低周围组织对甲状腺激素的反应:抗交感神经药物可减轻周围组织对儿茶酚胺的作用,常用的有 β 肾上腺素能阻断剂,最常用的为普萘洛尔。用药剂量须根据具体情况决定,在无心力衰竭情况下普萘洛尔 10~40 mg,每 4~6 小时口服 1 次或静脉滴注 2 mg。但对有心脏储备功能不全、心脏传导阻滞、心房扑动、支气管哮喘等患者,应慎用或禁用。如果有 β 肾上腺素能阻断剂使用禁忌,可用钙通道阻滞剂减慢心率。甲亢患者糖皮质激素代谢加速,肾上腺存在潜在的储备功能不足。甲亢危象时糖皮质激素的需要量增加,对有高热或休克者应加用糖皮质激素,糖皮质激素还有抑制甲状腺激素的释放,抑制 T_4 转换为 T_3。氢化可的松 200~300 mg/d 静脉滴注或静脉注射地塞米松 2 mg,每 6 小时 1 次,以后逐渐减少。

去除诱因:有感染者用抗生素,有诱发危象的其他疾病应同时给予治疗。

其他:①降温,可采用物理降温,严重者可用人工冬眠(哌替啶 100 mg,氯丙嗪及异丙嗪各 50 mg 混合后静脉持续泵入);②支持和对症处理:如给氧、补充能量及大量维生素尤其是 B 族、纠正水和电解质的紊乱及心力衰竭等。联合使用抗甲状腺制剂、碘和地塞米松,血清 T_3 浓度一般可于 24~48 小时内恢复至正常水平,并应注意在达到正常代谢状态之前必须继续使用。危象解除后逐渐减停用碘剂和糖皮质激素。

经上述治疗疗效不显著者，血清 T_3、T_4 仍呈显著高浓度，可考虑应用血浆置换及腹膜透析，以有效清除血中过多的甲状腺激素。

2.内分泌突眼症

内分泌突眼症又称甲状腺相关性眼病或 Graves 眼病，根据病情的轻重又分为非浸润性突眼和浸润性突眼。为弥漫性甲状腺肿伴甲状腺功能亢进症中的特殊表现之一。

本病起病可急可缓，可为双侧也可为单侧。起病时与甲状腺功能并无一定的相关关系，症状出现可先于高代谢症群，也可在其之后，还可出现在甲亢的治疗过程中。在甲亢的治疗过程中，抗甲状腺药物的用量过大，甲状腺激素水平下降过低，同时又未及时加用甲状腺激素制剂常是突眼加重的原因。同样手术行甲状腺次全切除合并甲减，也会加重突眼。在放射性碘治疗后部分患者出现突眼不同程度的加重，严重突眼患者应该避免选择该治疗方法。

根据临床表现分为非浸润性突眼和浸润性突眼。非浸润性突眼占本病的大多数，一般为双眼突出，有时为单侧突眼，患者无自觉症状。浸润性突眼相对少见，患者突眼度多在 19～20 mm 以上，伴有眼球胀痛、畏光、流泪、视力减退、眼肌麻痹、眼球转动受限，出现斜视、复视。严重时球结膜膨出、红肿而易感染；由于眼睑收缩、眼球突出，眼裂不能关闭，角膜暴露，引起角膜干燥，发生炎症，继之溃疡，并可继发感染，甚至角膜穿孔而失明。少数患者由于眶内压力增高，影响了视神经的血流供应，而引起一侧或双侧视盘水肿、视神经炎或球后视神经炎，甚至视神经萎缩，视力丧失。

（1）非浸润性突眼的治疗：一般不需特殊处理，随着甲亢的控制突眼会有所缓解。对浸润性突眼的甲亢治疗的过程中采用小剂量抗甲状腺药物缓慢控制甲亢症状，同时及时适量地加用甲状腺制剂（每天干甲状腺片 20～40 mg，或甲状腺素片 25～50 μg）有助于改善突眼的症状。突眼严重者采用放射性[131]I 治疗须慎重。突眼者还应注意避免吸烟，吸烟可导致突眼加重。

（2）浸润性突眼的治疗。

局部治疗：注意眼睛休息，戴深色眼镜避免强光及各种外来刺激。复视者用单侧眼罩减轻复视。眼裂不能闭合者睡眠时用抗菌眼膏并戴眼罩，严重者行眼睑缝合术，以免角膜暴露部分受刺激而发生炎症。突眼严重及视力受到威胁经局部和全身治疗无效时可采用眶内减压手术。

全身治疗：①甲状腺激素，用于甲亢治疗过程中及伴有明显突眼者，也有人认为甲状腺激素对于不合并甲减的患者不能改善眼病。②免疫抑制剂：如糖皮质激素、环磷酰胺、环孢素等的应用。糖皮质激素在突眼早期应用疗效较好，传统的方法为长期大剂量口服醋酸泼尼松，初始剂量 120～140 mg/d，显效后减量，疗程 6～12 个月；病情严重病例口服泼尼松最大剂量 120～140 mg/d。因不良反应大，后改进为隔天大剂量顿服（泼尼松 60 mg、80 mg 或 100 mg），显效后（通常 2～3 个月）减量（每次 5 mg），最小有效维持量为隔天一次顿服 20～40 mg。一般服用后 1～2 个月开始出现疗效，3～6 个月达最大疗效，病情严重者服用 6～10 个月后才出现最大疗效。视病情许可停药。文献报道总有效率 66%～90.63% 不等。欧洲 Graves 眼病研究组（EUGOGO）共识推荐使用总剂量 4.5 g 泼尼松龙静脉滴注的疗法，即前 6 周每周 1 次 500 mg 甲泼尼龙静脉滴注，后 6 周每周 1 次 250 mg 甲泼尼龙静脉滴注治疗，认为该法较口服方法有效率更高而不良反应更少。糖皮质激素治疗的主要不良反应有类库欣综合征、骨质疏松、电解质紊乱、肾上腺皮质功能抑制及上消化道出血、上腹不适、返酸等消化道反应。其他免疫抑制剂如环磷酰胺、环孢素、硫唑嘌呤、甲氨蝶呤等也用于浸润性突眼的治疗。环磷酰胺每天或隔天 200 mg 静脉注射和泼尼松每天或隔天 30～60 mg 口服隔周交替使用疗效较好,且可减少药物用量及不良反应。疗程 3～4 周,见效后泼尼松递减至撤除,环磷酰胺改每天口服 50～100 mg 维持较长时期,用药期间应随访血象。有人认为环孢素与激素合并使用,疗效可提高,且又可减少激素用量,易被患者接受。但单用环孢素疗效不如糖皮质激素,与泼尼松联用疗效显著。环孢素剂量以 <7.5 mg/(kg·d) 为宜,初始剂量 5～7.5 mg/(kg·d),后逐渐减量。有报道剂量为 50 mg,每天 3 次,口服,2 个月后减量,3～6 个月后停用。对突眼、软组织炎症、眼肌病变、视力减退、复视、视神经损害疗效均可。硫唑嘌呤可 30～50 mg/d 或甲氨蝶呤 15～20 mg/d 与糖皮质激素联合用于浸润性突眼的治疗。③利妥昔单抗:有报道单次利妥昔单抗 500 mg 治疗活动性突眼有较好疗效。④球后放射治疗:球后照射对大剂量糖皮质激素治疗无效或因有禁忌证不能用糖皮质激素时有疗效。⑤血浆置换法:可迅速去除血浆中自身抗体,特别对病程较短、眼球突出急剧、有软组织、角膜病变及视力障碍者尤为有效。但此法的疗效为一过性,一般应继以糖皮质激素治疗。血浆置换量每次 2 L,计 3～4 次。

外科手术:严重突眼且视力受明显威胁者,可行眶内减压手术治疗。在突眼的急性过程稳定以后,由于肌肉的纤维化或挛缩,常遗留下复视或跟随的异常,可用手术进行矫正。

3.局限性黏液性水肿

局限性黏液性水肿是自身免疫性甲状腺疾病的甲状腺外症状之一,多见于 Graves 病患者。皮肤损害常和浸润性突眼并存或先后发生,可伴或不伴甲状腺功能亢进症。皮损好发于胫前,也可见于手足背及头面部,患处常呈对称性,大小不等,稍高出皮面,增厚、变粗,和正常皮肤分界清晰。一般无自觉症状,偶有瘙痒、微痛和色素沉着,时间较长者可因摩擦皮损处有毛发生长。

轻微的皮损一般不需特殊治疗。如皮损有加重的趋势可局部涂以糖皮质激素霜,病情严重者可给予糖皮质激素和免疫抑制剂治疗;如有继发感染应按软组织炎症给予局部湿敷和全身抗生素。有报道采用较大剂量的免疫球蛋白静脉注射可取得较好疗效。

4.亚临床甲状腺功能亢进症

简称亚临床甲亢,是指血清 TSH 水平低于正常值下限,而 FT_3、FT_4 在正常范围,不伴或伴有轻微的甲亢症状。持续性亚临床甲亢的原因包括外源性甲状腺激素替代、甲状腺自主功能腺瘤、结节性甲状腺肿、Graves 病等。某些健康的老年人可能会出现血清 TSH、游离 T_4 和 T_3 的水平正常低值的情况,排除了甲状腺或垂体疾病,考虑是由垂体-甲状腺轴的"调定点"发生改变所致。其他能引起 TSH 降低而游离 T_4 和 T_3 的水平正常的情况包括糖皮质激素治疗、中枢性甲减和非甲状腺疾病。

亚临床甲亢是甲状腺功能亢进症病情轻微的一种类型,在某些患者可出现心血管系统疾病和骨代谢异常,轻微的甲状腺功能亢进症状或认知改变。亚临床甲亢对死亡率的影响仍有争议。

根据 TSH 减低的程度,本症又分为 TSH 部分抑制,血清 TSH 0.1～0.5 mIU/L;TSH 完全抑制,血清 TSH<0.1 mIU/L。

患者检测 TSH 低于正常范围下限,TT_3、TT_4 正常者,应考虑本病可能。但应首先要排除上述的引起 TSH 降低的因素。并且在 3～6 个月内再次复查,以确定 TSH 降低为持续性而非一过性。

5.妊娠及产后期 Graves 病

妊娠时伴甲状腺毒症并不少见,伴发的甲亢以 Graves 病最常见。妊娠时滋养层激素 HCG 增高也可作用于 TSH 受体,使甲状腺激素合成增加,其他如毒性结节性甲状腺肿、功能自主性甲状腺腺瘤也可伴发。

妊娠本身对 Graves 病也有影响,由于母体在妊娠时免疫系统受抑制,一些 Graves 病患者在妊娠期,甲亢可能自然减轻或好转,而在产后,受抑制的免疫系统得以恢复,可有产后甲状腺炎而发生甲状腺毒症,或已经缓解的 Graves 病病情又会出现或加重。Graves 病患者血中的 TRAb 容易通过胎盘引起新生儿甲亢,还可发生早产及娩出低出生体重儿。行^{131}I 治疗后或手术后甲状腺功能替代正常的孕妇,其体内的 TRAb 并不总是减少,因此这类孕妇仍然有发生新生儿甲亢的风险。

妊娠时由于雌激素水平增高引起血中甲状腺激素结合球蛋白(TBG)也增高,故血清 T_3、T_4 也较正常增高,应测定不受 TBG 影响的游离 T_4 或 T_3 才能真实反映甲状腺功能状态,血清 TSH 在甲亢时也降低。

甲亢和妊娠可相互影响,对妊娠的不利影响为早产、流产、妊娠高血压综合征及死胎等,而妊娠时可加重甲亢患者心血管负担。

由于怀孕 12～14 周后胎儿甲状腺具有吸碘和合成激素的功能,也能对 TSH 起反应,故放射性核素碘治疗或诊断均属严禁之例。妊娠伴本病时一般不需作人工流产,而治以抗甲状腺药物,若需外科治疗可在妊娠中期进行。因硫脲类药物较易通过胎盘,而甲状腺激素通过胎盘较少,因此应避免大剂量的硫脲类药物治疗,以免发生胎儿甲减。妊娠前 3 个月以丙硫氧嘧啶治疗,每天用量应＜200 mg。妊娠 3 个月后可改为甲巯咪唑口服,剂量一般不超过 15 mg。放射碘治疗后 6 个月内应当避免怀孕。

产后接受硫脲类抗甲状腺药物治疗的哺乳期妇女,乳汁中可排出甲巯咪唑,对服抗甲状腺药物的妇女是否可以母乳喂养婴儿有疑虑。但临床研究发现在母亲服用抗甲状腺药物的婴儿中,并没有甲状腺功能或形态异常及智力受损的报道,但是在这些婴儿中定期检测甲状腺功能非常必要。

6.儿童甲状腺功能亢进症

(1)新生儿甲亢。有两种类型:第一型较为常见,患儿的母亲于妊娠时有 Graves 病,母体内的 TRAb 通过胎盘到达胎儿使之发生甲亢,故出生时已有甲亢表现,生后 1～3 个月内自行缓解,血中 TRAb 也随之消失。一般采用抗甲状腺药物辅以普萘洛尔治疗。第二型较少见,症状可在婴儿早期出现,母亲在妊娠时未必一定有 Graves 病,但常有阳性家族史,此型患儿甲亢表现不能自行缓解,患者常有颅骨缝早期融合,智力障碍等后遗症。治疗同上。

(2)儿童期甲亢:临床表现与成人相似。在后期均伴有发育障碍。一般 18 足岁前采用较为安全的抗甲状腺药物治疗。如有复发,还可给予第二次药物治疗,然后再考虑手术治疗。因^{131}I 治疗在儿童有造成甲状腺癌的可能,应慎重选用。如果必须选择^{131}I 治疗,应选择较大剂量而不是小剂量多次的治疗,直接去除甲状腺,以减少甲状腺癌的发生。

7.老年性甲状腺功能亢进症

老年型甲状腺功能亢进症,又称为淡漠型或无力型和隐蔽型。老年性甲亢症状常不典型,易被漏诊、误诊。

(1)临床表现。其特点为:①发病较隐袭;②临床表现不典型,常突出某一系统的症状,尤其是心血管和胃肠道症状。由于年迈,伴有其他心脏病,但心动过速表现较少,不少患者合并心绞痛,有的甚而发生心肌梗死,发生心律失常和心力衰竭者较为常见,占半数以上。老年甲亢患者中食欲减退的发生率较多,且多腹泻,致消瘦更为突出,呈恶病质,常误诊为癌症。③眼病和高代谢症群表现较少,甲状腺常不肿大,但甲状腺结节的发生率较高,尤其是女性患者。④血清总 T_4 测定可在正常范围内,但 ^{131}I 摄取率增高, T_3 抑制试验呈不抑制反应。测定 FT_3 、 FT_4 常见上升和血清 TSH 可为低值和测不出。⑤全身症状较重,赢弱,明显消瘦,全身衰竭,抑郁淡漠,有时神志迷糊,甚而昏迷。

(2)治疗:多采用抗甲状腺药物,也可用放射性碘治疗,此外,辅以利血平,并予以各种支持对症疗法。

8.甲状腺功能亢进性心脏病

甲亢性心脏病是甲亢最常见的并发症之一。甲状腺激素直接作用于心肌,并加强儿茶酚胺等作用,从而使心率增快、脉压增大、心脏收缩功能增强等。如果甲状腺功能亢进长期未能控制,增加的心房负荷引起心房增大,进一步出现患者房性心律失常;增加的心室前后负荷则引起心室肥大,同时由于长期的心动过速从而导致了心力衰竭的发生。部分甲亢患者由于过多的甲状腺激素可直接作用于窦房结改变其节律,亦可由于心房、心室肥大,心肌缺血从而导致心脏传导系统的异常,从而发生各种心律失常;由于心脏收缩功能的增加,氧耗增加,使冠脉供血相对不足,特别在合并其他器质性心脏病的患者,可引起心肌缺血,以心绞痛为表现。

(1)临床表现。①心律失常:甲亢患者不论原来有无心脏病,常可发生心律失常,以房性期前收缩和心房颤动多见,呈发作性或为持续性。也可表现为阵发性心动过速或心房扑动或心律失常,大多属可逆性。②心脏扩大:在病程较长而严重的甲亢患者中,由于甲状腺激素的作用和可能原先存在心脏病可引起心脏扩大,如单纯由甲亢所致者,待甲亢控制后,心脏改变多可恢复正常,但也有少数患者可以遗留永久性心脏扩大。由于左心室扩大,引起相对性二尖瓣关闭不全,此时需与风湿性心脏病鉴别。③心力衰竭:在原先有器质性心脏病的甲亢患者中,心力衰竭是常见的并发症。在老年性甲亢患者中,心脏症状更为突出,常掩盖甲亢的症状,故在顽固性心力衰竭的患者中,应排除本病的可能性。在原先没有器质性心脏病的甲亢患者中,也可发生心力衰竭,甲亢控制后,这种改变多数可恢复正常。

(2)诊断:甲亢患者同时有下述心脏异常至少一项者,可诊断为甲亢性心脏病。①心脏增大;②心律失常;③充血性心力衰竭;④心绞痛或心肌梗死。诊断时需排除同时存在其他原因引起的心脏改变,甲亢控制后上述心脏情况好转或明显改善。

(3)治疗:治疗的基本原则是控制增高的甲状腺激素水平和对心脏病的对症处理。控制甲亢可采用抗甲状腺药物治疗或放射性碘治疗。在行放射性碘治疗时应先以抗甲状腺药物治疗,耗竭腺体内贮存激素,可减少心脏病的恶化。病情控制后也可选择手术治疗。在严重病例需立即控制病情者,可采用放射性碘,也可抗甲状腺药物和碘剂联合治疗。甲亢性心脏病的处理和其他心脏病的处理并无不同,唯在前者更为困难。必须同时控制甲亢,抗心力衰竭措施方能奏效。

9.Graves 病伴肌病变

(1)临床表现:①急性甲亢性肌病或甲亢伴急性延髓麻痹,罕见,发病机制不清,发病迅速,表现为进行性严重肌无力,患者在数周内可见说话、吞咽困难,发声障碍,复视及四肢无力,表情淡漠,抑郁,也可合并甲亢危象,发生呼吸肌麻痹时可见呼吸困难,甚或呼吸衰竭,病势凶险。②慢性甲亢性肌病:较多见,可发生于 80% 的 Graves 病患者,起病慢。近端肌肉群在本病中受累最早最重。患者诉进行性肌无力,登楼、蹲位起立困难,常有肌肉萎缩。③甲亢伴周期性瘫痪:以亚洲地区患者为多,且年轻男性占显著优势,发作时常伴血钾过低,葡萄糖和胰岛素静脉滴注可诱发本症,症状和家族性周期性瘫痪相似,主要为双上、下肢及躯干发作性软瘫,以下肢瘫痪更为常见,严重时可有呼吸肌麻痹,伴有腱反射的消失,发作可持续数小时至数天,发作频数个体差异很大,过多活动、糖类食物及胰岛素及肾上腺素均能诱发瘫痪的发生。④甲亢伴重症肌无力:主要累及眼部肌群,可有眼睑下垂、眼球运动障碍和复视,朝轻暮重。对新斯的明有良好效应。甲亢和重症肌无力为自身免疫疾病,可检出抗乙酰胆碱受体自身抗体,但甲亢并不直接引起重症肌无力,可能两者先后或同时见于对自身免疫有遗传缺陷的同一患者中。⑤眼肌麻痹性突眼症:即浸润性突眼,见前述。

(2)治疗:①急性甲亢性肌病时病势急骤,需进行监护抢救,处理参见本节前部"甲状腺危象"内容。一般于甲亢控制后,肌病可以好转。②甲亢伴重症肌无力应分别进行甲亢和重症肌无力的治疗,对后者可应用吡啶斯的明,溴化新斯的明等乙酰胆碱酯酶抑制剂为主的治疗。③其他三种肌病变的治疗主要为迅速控制甲亢,则肌病可于2～3个月内得到良好的恢复,在甲亢伴周期性瘫痪的治疗中尚需补充钾盐可以减轻、终止或预防瘫痪的发生。

二、毒性甲状腺腺瘤和毒性多结节性甲状腺肿

毒性甲状腺腺瘤又称自主性功能亢进性甲状腺腺瘤和毒性多结节性甲状腺肿,是甲状腺激素水平增高的较少见原因。

与普通所见弥漫性甲状腺肿伴功能亢进症者不同,毒性甲状腺腺瘤并非促甲状腺素受体抗体的刺激引起,在60%的腺瘤患者有TSH受体基因的产生"功能获得"性突变,还有少数患者有G蛋白基因的"功能获得"性突变,其他患者的病因不明。毒性多结节性甲状腺肿常见于50岁以上的长期合并非毒性多结节性甲状腺肿的老年患者,非毒性甲状腺结节由于未知原因变得功能自主,其产生甲状腺激素的功能不受TSH调控。

结节可单个或多个,单个结节可有2～3 cm大小,质地较韧,有时可有压迫气管及喉返神经的症状及体征。显微镜下结节可呈腺瘤改变。结节周围的甲状腺组织由于TSH受反馈抑制而呈萎缩性改变,对侧甲状腺组织常萎缩。毒性多结节甲状腺肿患者甲状腺组织大小不等,严重肿大者可延伸至胸骨后。

实验室检查可见TSH被抑制,T_3及FT_3水平显著升高,而T_4及FT_4水平升高程度较低,TRAb及TPOAb阴性,与Graves病相鉴别。放射性碘甲状腺显像对这两种病因造成的甲状腺功能亢进最具鉴别诊断意义,一些患者表现为不规则的放射性碘浓聚,而另一些患者表现为一个或多个显著的碘浓聚的热结节,结节间的甲状腺组织几乎没有碘的摄入。此时宜慎与先天性一叶甲状腺的扫描图像相鉴别,给予基因重组人TSH 10 IU刺激后重复扫描,周围萎缩的甲状腺组织能重新显示,对确定本病诊断最具意义。

放射性碘治疗是毒性甲状腺腺瘤和毒性多结节甲状腺肿的治疗选择,适合于大多数患者。患者若甲亢症状明显,治疗前应以抗甲状腺药物治疗数周,以防甲亢症状加重引起甲亢危象,或原有心脏病者引起心律失常。[131]I治疗剂量应较大,一般在每克甲状腺组织150 μCi左右疗效满意。治疗后周围萎缩的正常甲状腺组织逐渐重新恢复功能,故较少发生甲减。如果患者为年轻患者并为孤立的甲状腺腺瘤,可以行手术治疗。

三、碘致甲状腺功能亢进

碘源性甲状腺功能亢进症(简称"碘甲亢")与长期大量摄碘或含碘药物有关(Job-Basedow效应)。最常出现于伴毒性甲状腺结节的患者在摄入过量的碘之后,也见于合并Graves病的报

道。患者常在碘摄入增加以前即有甲状腺激素合成碘调节异常,也有报道在纠正碘的摄入之后甲状腺功能完全恢复正常。碘甲亢最常出现于碘缺乏地区在给予碘补充时。

此外医疗中使用含碘的造影剂和含碘的药物(如应用含碘量达 37% 的胺碘酮)也是引起碘甲亢的重要原因。特别是服用胺碘酮后引起的甲亢临床最为多见。

胺碘酮所致的甲状腺毒症(amiodarone-induced thyrotoxicosis,AIT)分为两型,即Ⅰ型和Ⅱ型。Ⅰ型由甲状腺细胞增生、功能亢进引起,Ⅱ型由甲状腺细胞破坏导致激素释放过多所致。两者之间因为除缺碘地区以外均甲状腺摄碘率降低难以鉴别。多普勒超声检查显示合并甲状腺增大和血流增多者有利于Ⅰ型的诊断,而甲状腺大小正常,血流正常或减少的倾向于Ⅱ型的诊断。但多普勒形态检查仍有模糊之处。临床鉴别困难。

碘所致的甲状腺毒症的治疗有一定困难。因甲状腺摄碘率低,不能选择^{131}I 治疗。由于碘水平增加所致及甲状腺毒症,对硫脲类抗甲状腺药效果也较差。发生碘甲亢后,轻中度甲亢患者可以抗甲状腺药物治疗。给予过氯酸钠 200 mg,一天四次可以阻止碘的摄入,抑制甲状腺激素的合成。胺碘酮所致的甲状腺毒症,可以联合使用硫脲类抗甲状腺药物(甲巯咪唑 20~40 mg/d)和泼尼松 20~40 mg/d 治疗,4~6 周后逐渐减量泼尼松。

四、少见原因的甲状腺功能亢进症

垂体产生 TSH 的肿瘤,葡萄胎和绒毛膜癌时产生的 HCG 都可以刺激甲状腺产生过多的甲状腺激素,从而引起甲亢。垂体瘤和葡萄胎均可以用手术的方法治疗,绒毛膜癌可以通过化疗进行治疗,如患者伴持续的甲亢可以应用抗甲状腺药物治疗。卵巢畸胎瘤所致的异位甲状腺激素产生过多常可造成轻度的甲亢,作放射性碘全身显像可见碘在卵巢部位有浓聚,手术切除可以治愈。甲状腺功能性滤泡样癌也很少会引起甲亢,对其治疗见甲状腺肿瘤的章节。

甲状腺激素抵抗是因为甲状腺激素受体的 β 亚基基因突变所致,下丘脑-垂体甲状腺激素抵抗较外周明显时,可有甲状腺毒症的症状,与垂体瘤的鉴别主要在于患者的家族史。对这类患者的治疗以甲状腺激素或甲状腺激素类似物和 β 肾上腺素能受体阻断剂治疗,不可用抗甲状腺药物。

在下列情况下可以引起血液中的甲状腺激素水平增高,但甲状腺并没有合成激素增多,故又称为甲状腺毒症,而非真正的甲状腺功能亢进。亚急性甲状腺炎可以在数周至数月引起甲状腺毒症,主要是由于炎症时甲状腺滤泡被破坏,滤泡内储存的甲状腺激素释放入血造成甲状腺激素水平增高。还有一些外源性的甲状腺毒症,患者常因无意或有意摄入过多的甲状腺激素制剂,或动物的甲状腺组织也可引起甲状腺毒症,此时患者有典型的高代谢候群,升高的 T_3、T_4 水平,TSH 被抑制,甲状腺球蛋白的水平通常也是降低的。外源性甲状腺毒症的治疗通常在停止摄入后即明显好转,很少需要使用 β 受体阻断药对症处理或胺碘苯丙酸抑制 T_4 向 T_3 的转化。

(王伟凤)

第二节　高　脂　血　症

高脂血症是指血浆中胆固醇(C)和/或甘油三酯(TG)水平升高。由于血浆中胆固醇和甘油三酯在血液中是与蛋白质和其他类脂如磷脂一起以脂蛋白的形式存在,高脂血症实际上是血浆中某一类或几类脂蛋白含量增高,所以亦称高脂蛋白血症。近年来,已逐渐认识到血浆中高密度脂蛋白(HDL)降低也是一种血脂代谢紊乱。因而,有人建议采用脂质异常血症。

高脂血症是一类较常见的疾病,除少数是由于全身性疾病所致外(继发性高脂血症),绝大多数是遗传基因缺陷(或与环境因素相互作用)引起(原发性高脂血症)。遗传方面主要是载脂蛋白、脂蛋白受体和脂酶的先天性基因缺陷所致。而环境因素则主要是指饮食的不合理性,例如高胆固醇、高脂肪和高热量摄入等。高脂血症与动脉粥样硬化和冠状动脉粥样硬化性心脏病(冠心病)关系非常密切,是冠心病的独立危险因素。

一、诊断依据

(一)临床表现

高脂血症的临床表现主要包括两大方面:①脂质在真皮内沉积所引起的黄色瘤。②脂质在血管内皮沉积所引起的动脉粥样硬化,产生冠心病和周围血管病等。由于高脂血症时黄色瘤的发生率并不十分高,动脉粥样硬化的发生和发展则需要相当长的时间,所以多数患者并无任何症状和异常体征。

黄色瘤是一种异常的局限性皮肤隆起,其颜色可为黄色、橘黄色或棕红色,多呈结节、斑块或丘疹形状,质地一般柔软。根据黄色瘤的形态、发生部位,一般可分为下列 6 种。

1.肌腱黄色瘤

肌腱黄色瘤为圆形或卵圆形的皮下结节,质硬,发生在肌腱部位(多见于跟腱、手或足背伸侧肌腱、膝部股直肌和肩三角肌腱),与其上皮肤粘连,边界清楚。常是家族性高胆固醇血症的较为特征性的表现。

2.掌皱纹黄色瘤

掌皱纹黄色瘤发生在手掌部的线条状扁平黄色瘤,呈橘黄色轻度凸起,分布于手掌及手指间皱褶处。对诊断家族性异常 β 脂蛋白血症有一定的价值。

3.结节性黄色瘤

好发于身体的伸侧,如肘、膝、指节伸处及髋、距小腿(踝)、臀等部位,发展缓慢。为圆形状结节,其大小不一、边界清楚,早期质软,后期质地变硬。多见于家族性异常 β 脂蛋白血症或家族性高胆固醇血症。

4.结节疹性黄色瘤

好发于肘部四肢伸侧和臀部,皮损常在短期内成批出现,呈结节状有融合趋势,疹状黄色瘤常包绕着结节状黄色瘤。呈橘黄色,常伴有炎性基底。主要见于家族性异常 β 脂蛋白血症。

5.疹性黄色瘤

疹性黄色瘤表现为针头或火柴头大小丘疹,橘黄或棕黄色伴有炎性基底。有时口腔黏膜也可受累。见于高甘油三酯血症。

6.疹性黄色瘤

疹性黄色瘤见于睑周,又称睑黄色瘤,较为常见。表现为眼睑周围处发生橘黄色略高出皮面的扁平丘疹状或片状瘤,边界清楚,质地柔软。泛发的可波及面、颈、躯干和肢体。常见于各种高脂血症,但也可见于血脂正常者。

角膜弓和脂血症眼底改变亦见于高脂血症,角膜弓又称老年环,若见于 40 岁以下者,则多伴有高脂血症,但特异性不很强。脂血症眼底改变是由于富含甘油三酯的大颗粒脂蛋白沉积在眼底小动脉上引起光散射所致,常常是严重的高甘油三酯血症并伴有乳糜微粒血症的特征表现。此外,严重的高胆固醇血症尤其是纯合子家族性高胆固醇血症可出现游走性多关节炎,但较罕见,且关节炎多为自限性。明显的高甘油三酯血症可引起急性胰腺炎。

(二)辅助检查

1.主要检查

(1)血脂:常规测定血浆总胆固醇(TC)和甘油三酯(TG)水平,以证实高脂血症的存在。目前认为中国人血清 TC 的合适范围为低于 5.2 mmol/L(200 mg/dL),5.23~5.69 mmol/L(201~219 mg/dL)为边缘升高,超过 5.72 mmol/L(220 mg/dL)为升高。TG 的合适范围为小于1.7 mmol/L(150 mg/dL),大于1.7 mmol/L(150 mg/dL)为升高。

(2)脂蛋白:判断血浆中有无乳糜微粒(CM)存在,可采用简易的方法,即把血浆放在4 ℃冰箱中过夜,然后观察血浆是否有一"奶油样"的顶层。高密度脂蛋白胆固醇(HDL-C)也是常检测的项目,HDL-C>1.04 mmol/L(40 mg/dL)为合适范围,小于0.91 mmol/L(35 mg/mL)为减低。血浆低密度脂蛋白胆固醇(LDL-C)可采用 Friedewald 公式进行计算,其公式是:LDL-C(mg/dL)=TC-(HDL-C+TG/5),或 LDL-C(mmol/L)=TC-(HDL-C+TG/2.2)。LDL-C 的合适范围为小于3.12 mmol/L(120 mg/dL),3.15~3.61 mmol/L(121~139 mg/dL)为边缘升高,大于 3.64 mmol/L(140 mg/dL)为升高。

2.其他检查

X 线、动脉造影、超声、放射性核素、心电图等检查有助于发现动脉粥样硬化和冠心病。

(三)高脂血症分类

1.病因分类法

病因分类法可分为原发性和继发性高脂血症。原发性高脂血症部分是基因缺陷所致,另一部分病因不清楚。继发性高脂血症指由药物或全身性疾病(如糖尿病、甲状腺功能减退症、肾病等)引起的血脂异常。

2.表型分类法

1970 年世界卫生组织(WHO)提出了高脂蛋白血症分型法(表 6-1)。为了指导治疗,有人提出了高脂血症的简易分型法(表 6-2)。

3.基因分类法

由基因缺陷所致的高脂血症多具有家族聚集性和遗传性倾向,临床称为家族性高脂血症(表 6-3)。

表 6-1 高脂蛋白血症 WHO 分型法

表型	血浆 4 ℃过夜外观	TC	TG	CM	VLDL	LDL	备注
Ⅰ	奶油上层,下层清	↑→	↑↑	↑↑	↑↑	↓→	易发胰腺炎
Ⅱa	透明	↑↑	→	→	→	↑↑	易发冠心病
Ⅱb	透明	↑↑	↑↑	→	↑	↑	易发冠心病
Ⅲ	奶油上层,下层浑浊	↑↑	↑↑	↑	↑	↓	易发冠心病
Ⅳ	浑浊	↑→	↑↑	→	↑↑	→	易发冠心病
Ⅴ	奶油上层,下层浑浊	↑	↑↑	↑↑	↑	↓→	易发胰腺炎

注:↑示浓度升高;→示浓度正常;↓示浓度降低

表 6-2　高脂血症简易分型

分型	TC	TG	相当于 WHO 表型①
高胆固醇血症	↑↑		Ⅱa
高甘油三酯血症		↑↑	Ⅳ(Ⅰ)
混合型高脂血症	↑↑	↑↑	Ⅱb(Ⅲ、Ⅳ、Ⅴ)

①括弧内为少见类型

表 6-3　家族性高脂血症的临床特征

常用名	基因缺陷	临床特征	表型分类
家族性高胆固醇血症	LDL 受体缺陷	以胆固醇升高为主,可伴轻度甘油三酯升高,LDL 明显增加,可有肌腱黄色瘤,多有冠心病和高脂血症家族史	Ⅱa 和 Ⅱb
家族性载脂蛋白 B$_{100}$ 缺陷症	ApoB$_{100}$ 缺陷		
家族性混合型高脂血症	不清楚	胆固醇和甘油三酯均升高,VLDL 和 LDL 都增加,无黄色瘤,家族成员中有不同类型高脂蛋白血症,有冠心病家族史	Ⅱb
家族性异常 β 脂蛋白血症	ApoE 异常	胆固醇和甘油三酯均升高,乳糜颗粒和 VLDL 残粒及 IDL 明显增加,可有掌皱黄色瘤,多为 ApoE$_2$ 表型	Ⅲ
家族性异常高甘油三酯血症	LPL 缺陷或 ApoCⅡ 异常	以甘油三酯升高为主,可有轻度胆固醇升高,VLDL 明显增加	Ⅳ

二、治疗措施

本病应坚持长期综合治疗,强调以饮食、运动锻炼为基础,根据病情、危险因素、血脂水平决定是否或何时药物治疗。对继发性高脂血症应积极治疗原发病。

(一)防治目标水平

1996 全国血脂异常防治对策研究组制订了血脂异常防治建议,提出防治目标如下。

(1)无动脉粥样硬化,也无冠心病危险因子者:TC<5.72 mmol/L(220 mg/dL),TG<1.70 mmol/L(150 mg/dL),LDL-C<3.64 mmol/L(140 mg/dL)。

(2)无动脉粥样硬化,但有冠心病危险因子者:TC<5.20 mmol/L(200 mg/dL),TC<1.70 mmol/L(150 mg/dL),LDL-C<3.12 mmol/L(120 mg/dL)。

(3)有动脉粥样硬化者:TC<4.68 mmol/L(180 mg/dL),TG<1.70 mmol/L(150 mg/dL),LDL-C<2.60 mmol/L(100 mg/dL)。

(二)饮食治疗

饮食治疗是各种高脂血症治疗的基础,可以单独采用,亦可与其他治疗措施合用。目的不仅为降低血脂,并需在根据其性别、年龄及劳动强度的具体情况,保持营养平衡的健康膳食,有利于降低心血管病的其他危险因素。饮食治疗应以维持身体健康和保持体重恒定为原则。合理的膳食能量供应包括:①基础代谢(BMR)所必需的能量,BMR 所需能量=体重(kg)×100.5 kJ(24 kcal)/d。②食物的特殊动力作用能量消耗,占食物提供总热量的 10%。③补充活动时的额外消耗,按轻、中、重体力活动分别需增加 30%、40%、50%,相应的能量需要又与体重成比例。

美国国家胆固醇教育计划(NCEP)提出的高胆固醇血症的饮食治疗方案(表 6-4),可供我国临床治疗高胆固醇血症时参考。其中为膳食治疗设计的二级方案,旨在逐步地改变饮食习惯、调整膳食结构,以趋于达到严格控制饮食可获得的效果。对于无冠心病的患者,饮食治疗从第一级方案开始,并在 4～6 周和 3 个月时测血清 TC 水平。如第一级饮食疗法方案未能实现血清 TC 和 LDL-C 降低目标,可开始实行第二级饮食疗法方案。对已患冠心病或其他动脉粥样硬化症患者,一开始就采用饮食治疗第二级方案。

表 6-4 饮食疗法的二级方案

营养素	第一级控制方案	第二级控制方案
总脂肪	<30%总热量	<30%总热量
饱和脂肪酸	占总热量 8%～10%	<7%总热量
多不饱和脂肪酸	>10%总热量	>10%总热量
单不饱和脂肪酸	占总热量 10%～15%	占总热量 10%～15%
糖类	占总热量 50%～60%	占总热量 50%～60%
蛋白质	占总热量 10%～20%	占总热量 10%～20%
胆固醇摄入量(mg/d)	<300	<200
总热量	达到和保持理想体重	达到和保持理想体重

合理的饮食习惯和膳食结构主要内容包括以下几方面。

(1)保持热量均衡分配,饥饱不宜过度,不要偏食,切忌暴饮暴食或塞饱式进餐,改变晚餐丰盛和入睡吃夜宵的习惯。

(2)主食应以谷类为主,粗细搭配,粗粮中可适量增加玉米、莜面、燕麦等成分,保持糖类供热量占总热量的 55% 以上。

(3)增加豆类食品,提高蛋白质利用率,以干豆计算,平均每天应摄入 30 g 以上,或豆腐干 45 g,或豆腐75～150 g。

(4)在动物性食物的结构中,增加含脂肪酸较低而蛋白质较高的动物性食物如鱼、禽、瘦肉等,减少陆生动物脂肪。最终使动物性蛋白质的摄入量占每天蛋白质总摄入量的 20%,每天总脂肪供热量不超过总热量的 30%。

(5)食用油保持以植物油为主,每人每天用量以 25～30 g 为宜。

(6)膳食成分中应减少饱和脂肪酸,增加不饱和脂肪酸(如以人造奶油代替黄油,以脱脂奶代替全脂奶),使饱和脂肪酸供热量不超过总热量的 10%,单不饱和脂肪酸占总热量 10%～15%,多不饱和脂肪酸占总热量 7%～10%。

(7)提高多不饱和脂肪酸与饱和脂肪酸的比值(P/S),西方膳食推荐方案应达到比值为 0.5～0.7,我国传统膳食中因脂肪含量低,P/S 比值一般在 1 以上。

(8)膳食中胆固醇含量不宜超过 300 mg/d。

(9)保证每天摄入的新鲜水果及蔬菜达 400 g 以上,并注意增加深色或绿色蔬菜比例。

(10)减少精制米、面、糖果、甜糕点的摄入,以防摄入热量过多。

(11)膳食成分中应含有足够的维生素、矿物质、植物纤维及微量元素,但应适当减少食盐摄入量。

(12)少饮酒,少饮含糖多的饮料,多喝茶。

(三)改变生活方式

改变生活方式,如低脂饮食、运动锻炼、戒烟,行为矫正等,可使 TC 水平和 LDL-C 水平降低,达到治疗目的。

(四)调节血脂药物治疗

根据 1996 全国血脂异常防治对策研究组制订的血脂异常防治建议的意见,血脂异常的治疗在用于冠心病的预防时,若对象为临床上未发现冠心病或其他部位动脉粥样硬化者,属一级预防。这些对象在一般治疗后,以下血脂水平应考虑应用调节血脂药物:①无冠心病危险因子者,TC＞6.24 mmol/L(240 mg/dL),LDL-C＞4.16 mmol/L(160 mg/dL)。②有冠心病危险因子者,TC＞5.72 mmol/L(220 mg/dL),LDL-C＞3.64 mmol/L(140 mg/dL)。若对象为已发生冠心病或其他部位动脉粥样硬化者,属二级预防,则血脂水平为 TC＞5.20 mmol/L(200 mg/dL)、LDL-C＞3.12 mmol/L(120 mg/dL)时,应考虑应用调节血脂药物。

调节血脂药物有六大类:胆酸螯合剂或称树脂类、烟酸及其衍生物、羟甲基戊二酸单酰辅酶 A(HMG-CoA)还原酶抑制剂(他汀类)、贝特类、鱼油制剂、其他类。其中以他汀类和贝特类最为常见。

1.他汀类

通过抑制 HMG-CoA 还原酶,减少肝细胞内胆固醇合成,使肝细胞内游离胆固醇含量下降,反馈上调肝细胞表面 LDL 受体的数量和活性,因而加速血浆 LDL 清除。他汀类调节血脂药物的降胆固醇作用最强,常规剂量下可使 TC 降低 20%～40%,同时也能降低 TG 20%左右,升高 HDL-C 10%左右。适合高胆固醇血症或以胆固醇升高为主的混合型高脂血症。常用制剂有洛伐他汀 10～40 mg(最大 80 mg)晚饭后顿服;辛伐他汀 5～20 mg(最大量 80 mg),晚饭后顿服;普伐他汀 10～40 mg,晚饭后顿服;氟伐他汀 20～80 mg,晚饭后顿服;阿伐他汀 2.5～10 mg(最大量 80 mg),晚饭后顿服;血脂康(国产他汀类调节血脂药),每次 0.6 g,每天 2 次,有效后改为 0.6 g,每天 1 次维持。他汀类用量宜从小剂量开始,逐渐加量。不良反应有肌痛、胃肠症状,失眠、皮疹、血转氨酶和肌酸激酶增高等。要注意其引起肝肾损害或横纹肌溶解的可能。

2.贝特类

为贝丁酸衍化物,通过增强脂蛋白脂酶的活性而降低血 TG 20%～50%,也降低 TC 和 LDL-C 10%～15%,而增高 HDL-C 10%～15%。适合于高甘油三酯血症。常用制剂有非诺贝特(立平脂)100 mg,每天 3 次或其微粒型(微粒化非诺贝特)200 mg,每晚 1 次;吉非贝齐(诺衡)600 mg,每天 2 次或 300 mg,每天 3 次,或缓释型 900 mg,每天 1 次;苯扎贝特(必降脂)200 mg,每天 3 次或缓释型(必降脂缓释片或脂康平)400 mg,每晚 1 次;环丙贝特 100～200 mg,每天 1 次。不良反应有胃肠症状,皮疹,肝肾损害等,偶有肌病。一般不宜与他汀类合用。与抗凝剂合用要减少后者的用量。

3.烟酸及其衍生物

降脂作用机制尚不十分清楚,可能是通过抑制脂肪组织中激素敏感性脂肪酶的活性,抑制脂肪组织中的脂解作用,并减少肝中 VLDL 合成和分泌。此外,烟酸还可在辅酶 A 的作用下与甘氨酸合成烟尿酸,从而阻碍肝细胞利用辅酶 A 合成胆固醇。可使 TC 降低 10%～15%,LDL-C 降低 15%～20%,TG 降低 20%～40%,HDL-C 稍有增高。适用于高胆固醇血症和/或高甘油三酯血症。常用制剂有:烟酸 0.1 g,每天 3 次,饭后服,逐渐增量至每天 1～3 g;阿西莫可(乐脂平)0.25 g,每天 2～3 次,饭后服。不良反应有皮肤潮红发痒,胃部不适,肝功能受损,诱发痛风、糖尿病等。

4.树脂类

为一类碱性阴离子交换树脂,在肠道内不会被吸收,而与分泌进入肠道内的胆酸呈不可逆结合,从而阻断胆酸从小肠重吸收进入肝,随粪便从肠道排出的胆酸增加,因此促进肝细胞增加胆酸合成。通过反馈机制,刺激肝细胞膜加速合成 LDL 受体,其结果是肝细胞膜表面的 LDL 受体数目增多,受体的活性也增加,使血 TC 水平降低 10%～20%,LDL-C 降低 15%～25%,但对 TG 无作用或稍有增加。主要适用于单纯高胆固醇血症,但对纯合子型家族性高胆固醇血症无效。常用制剂有考来烯胺(消胆胺)4～5 g,每天 3 次,用水或饮料拌匀,一般于饭前或饭时服用;考来替泊 5～10 g,每天 3 次,用法同考来烯胺;降胆葡胺 4 g,每天 3～4 次,用法同考来烯胺。不良反应有便秘、恶心、厌食、反流性食管炎、脂肪痢、影响脂溶性维生素的吸收等。

5.鱼油制剂

降脂作用机制尚不十分清楚,可能与抑制肝合成 VLDL 有关。主要降低甘油三酯,并有升高 HDL-C 的作用。适用于高甘油三酯血症。常用制剂有多烯康胶丸 1.8 g,每天 3 次;脉乐康 0.45～0.9 g,每天 3 次;鱼油烯康 1 g,每天 3 次。不良反应为鱼腥味所致的恶心。

6.其他调脂药

其他调脂药包括弹性酶、普罗布考(丙丁酚)、泛硫乙胺(潘特生)等。这类药物的降脂作用机制均不明确。弹性酶 300 U,每天 3 次口服;普罗布考 0.5 g,每天 2 次,主要适用于高胆固醇血症,尤其是纯合子型家族性高胆固醇血症,不良反应包括胃肠症状,严重不良反应是引起 Q-T 间期延长;泛硫乙胺 0.2 g,每天 3 次,不良反应少而轻。

2001 年 8 月,美国报道了 31 例使用西立伐他汀者发生肌溶致死的病例,其中 12 例与吉非贝齐合用。由此导致西立伐他汀的生产厂商主动提出从全球撤出该药。针对这一事件,中华医学会心血管病学分会和中华心血管病杂志编辑委员会联合发表了《正确认识合理使用调脂药》一文,提出了如下注意点。

(1)与其他国家一样,我国也有血脂异常防治建议,其中设置了治疗血脂的目标值。为达到此要求,希望起始剂量不宜太大,在每 4～6 周监测肝功能与血肌酸激酶(CK)的条件下逐步递增剂量,最大剂量不超过我国批准的药物说明书载明的使用剂量。不应该任意加量追求高疗效。

(2)用药 3～6 个月内定期监测肝功能,如转氨酶超过正常上限 3 倍,应减小剂量或暂停给药;肝功能保持良好可每 6～12 个月复查 1 次;如递增剂量则每 12 周检查一次肝功能,稳定后改为每半年 1 次。由药物引起的肝损害一般出现在用药 3 个月内,停药后逐渐消失。

(3)定期监测血 CK,如 CK 超过正常上限 10 倍,应暂停用药。

(4)肌病是肌溶所致的严重不良反应,其诊断为 CK 升高超过正常上限 10 倍,同时有肌痛、肌压痛、肌无力、乏力、发热等症状,肌病时应及时发现并停药,绝大多数肌病停药后症状自行缓解消失。肌溶进一步发展产生肌红蛋白尿,严重者引起肾衰竭。

(5)在用药期间,如有其他引起肌溶的急性或严重情况,如败血症、创伤、大手术、低血压、癫痫大发作等,宜暂停给药。

(6)一般情况下不主张他汀类与贝特类联合应用。如少数混合性高脂血症患者其他治疗效果不佳而必须考虑联合用药时,也应以小剂量开始,严密观察不良反应,并监测肝功能和血 CK。两类药物中不同品种合用要按其安全性和疗效选择,一般可参照产品说明书。

(五)血浆净化治疗

高脂血症血浆净化疗法亦称血浆分离法,意指移去含有高浓度脂蛋白的血浆,也称为血浆清除法或血浆置换。近年来发展起来的 LDL 滤过法由于只去除血浆中的 LDL，而不损失血浆的其他成分，临床应用前景好。

常用方法有常规双重滤过、加热双重滤过、药用炭血灌流、珠形琼脂糖血灌流、肝素-琼脂糖吸附、硫酸葡萄糖酐纤维素吸附、免疫吸附法、肝素沉淀法等。血浆净化治疗已成为难治性高胆固醇血症者最有效的治疗手段之一，尤其是双膜滤过和吸附的方法，可使血浆胆固醇水平降低到用药物无法达到的水平。

其指征为：①冠心病患者经最大限度饮食和药物治疗后，血浆 LDL-C＞4.92 mmol/L（190 mg/dL）。②无冠心病的 30 岁以上的男性和 40 岁以上的女性，经药物和饮食治疗后血浆 LDL-C＞6.50 mmol/L（250 mg/dL）者，并有一级亲属中有早发性冠心病者，以及有一项或一项以上其他冠心病危险因素，包括血浆脂蛋白(a)＞1.03 mmol/L（40 mg/dL）者。③纯合子型家族性高胆固醇血症患者，即使无冠心病，若同时有血浆纤维蛋白水平升高者或者降脂药物治疗反应差而血浆胆固醇水平又非常高者。

(六)外科治疗

能有效地治疗高脂血症的外科手术包括部分回肠末端切除术、门腔静脉分流吻合术和肝移植手术。这些手术疗效肯定，但不是首选治疗措施。其适应证为：①几乎无或完全无 LDL 受体功能。②其他治疗无效。③严格保守治疗中仍有动脉粥样硬化进展。④家庭和经济情况稳定（肝移植手术条件之一）。⑤身体一般情况良好，能耐受外科手术。⑥无影响寿命的其他疾病。

(七)基因治疗

基因治疗已引入治疗高脂血症，Wilson 于 1992 年 12 月首次报告了对一名纯合子家族性高胆固醇血症患者进行体外基因治疗的初步结果，并于 1994 年正式报道了治疗效果，结果显示，接受体外基因治疗4 个月后其肝活检组织仅原位杂交证明能表达转入 LDL 受体基因的肝细胞已经成活；血浆中 LDL-C 浓度明显降低，HDL-C 略有升高，LDL-C/HDL-C 比值由治疗前的10～13降至治疗后 5～8，在 18 个月的观察中疗效保持稳定。一系列的心血管造影表明患者的冠脉病变停止进展，未出现任何不良反应或后遗症。基因治疗的关键是进行基因转移，必须将外源性基因准确导入靶细胞，并在其中安全、忠实、长效地表达。根据实施方式不同可分为体外法和体内法。总之，基因治疗是一种有希望的治疗方法，估计在不久的将来该方法会应用于临床。

（王伟凤）

第三节 肥 胖 症

肥胖症(obesity)是指身体脂肪的过度堆积，以及体重的超重。在健康的个体中，女性身体脂肪约为体重量 25%，男性约为 18%。体重指数(body mass index，BMI)，即体重(kg)/身高(m²)，与身体脂肪高度相关，因此目前国际上常常使用 BMI 来作为评估肥胖症水平的指标，一般认为 BMI 为 20～25 kg/m² 代表健康体重，轻度超重的定义是 BMI 为 25～30 kg/m²，或者体重在正常体重的上限与高于正常体重上限（根据标准身高-体重表）的 20% 之间；而 BMI 高于30 kg/m²，或者体重高于正常体重上限的 20%，被定义为肥胖症。BMI 高于 30 kg/m² 意味着患病风险极大地增高。肥胖症与神经性厌食和神经性贪食相比较不属于精神类疾病，但是属于医学类疾病。

在美国大约 35％的女性和 31％的男性显著超重（BMI≥27 kg/m²）；如果以 BMI 超过 25 kg/m² 来定义肥胖症，可能现在肥胖的美国人多于不肥胖的；如果以 BMI 超过 30 kg/m² 来定义肥胖症，则有 11％的女性和 8％的男性有肥胖症。目前在美国，肥胖症的患病率至少是 20 世纪早期的 3 倍。

社会经济地位与肥胖症密切相关，在美国，社会经济地位低的女性肥胖症的患病率是社会经济地位高的女性的 6 倍。无论男性还是女性，体重在 25～44 岁之间增加是最明显的。怀孕可能导致女性体重大大地增加，如果一个女性接连怀孕，他们的体重平均会比上一次怀孕约有2.5 kg 的增长。在 50 岁以后，男性的体重趋于稳定，在 60～74 岁之间，甚至会出现轻微下降；女性则相反，体重的持续增长会持续到 60 岁，在 60 岁以后才会开始下降。

一、病因学

肥胖症是一个复杂的多因素疾病，涉及生物、社会、心理等多方面因素。在今天，大多数研究者认为肥胖者是能量平衡障碍，即能量摄入与消耗的障碍；肥胖症也是与某个基因结构有关的疾病，而这个基因结构是通过文化和环境的影响来被调整的。

（一）生物学因素

1.遗传因素

遗传因素在肥胖症中起着重要作用。双生子研究和寄养子研究均显示遗传因素对患肥胖症有重要影响。大约 80％的肥胖患者都有肥胖症家族史；80％的肥胖父母的下一代都是肥胖子女，父母其中之一是肥胖者，他们中 40％的下一代有肥胖，而父母都很苗条的，只有 10％的下一代是肥胖者。这些均提示了遗传的作用。虽然有研究发现肥胖基因能调节体重和身体脂肪的储存，但迄今为止，还未发现肥胖症特异的遗传标记物。

2.神经生物学

中枢神经系统，特别是外侧下丘脑存在"摄食中枢"或者"饥饿中枢"，可以根据能量需求的改变来调节食物摄取的量，并以此来维持体内脂肪的基线储存量。动物试验发现，用电刺激动物的外侧下丘脑，已经吃饱了的动物又重新开始吃食物；损毁了大白鼠两侧的外侧下丘脑，结果发现动物拒绝吃东西。

饱足感与饥饿感对食物摄取起着调控作用，参与肥胖症的发病。饱足感是一种当饥饿被满足后的感觉。人会在就餐结束时停止进食是因为他们已经补充了那些耗尽的营养，来自已经被吸收的食物的新陈代谢的信号通过血液被携带到大脑，大脑信号激活了可能位于下丘脑的受体细胞，从而产生了饱足感。5-羟色胺、多巴胺和去甲肾上腺素的功能紊乱通过下丘脑参与调节进食行为，其他涉及的激素因子可能包括促肾上腺皮质激素释放因子（CRF）、神经肽 Y、促性腺激素释放激素和促甲状腺激素。当重要营养物质耗尽，新陈代谢信号强度下降，便产生饥饿感。嗅觉系统对饱足感可能起着重要作用，实验显示通过使用一个充满特殊气味的吸入器使鼻子里的嗅球受到食物气味的强烈刺激，从而产生出对食物的饱足感。

有一种脂肪细胞产生的激素称为瘦素，是脂肪的自动调节器。当血液瘦素浓度低时，更多的脂肪被消耗，而当瘦素浓度高时，脂肪消耗较少。

（二）心理社会因素

尽管心理、社会因素是肥胖症发展的重要因素，但是这些因素如何导致肥胖症至今尚不清楚。饮食调节机制易受环境影响,文化、家庭和个体心理活动因素都影响着肥胖症的发展。

肥胖症与文化有着密切的关系,随着全球化的进展和经济飞速发展导致生活节奏加快、人们压力增大、活动锻炼时间明显减少,而快餐文化的迅速发展及餐馆餐饮消费的增多,使得当今社会肥胖症日益增多。躯体活动明显减少是作为公共卫生问题的肥胖症日趋增多的一个主要因素,原因是躯体活动不足限制了能量的消耗、而摄食却不一定会相应减少。

特殊的家族史、生活事件、人格结构或是潜意识冲突都可能导致肥胖症。有很多肥胖的患者因为在他们的成长环境里可以看到很多的过量进食例子,所以他们学会了用过量摄食作为应对情绪紊乱及各种心理问题的一种方式。

(三)其他因素

有很多临床疾病会导致肥胖症。肾上腺皮质功能亢进与特征性的脂肪分配有关(水牛型肥胖症);黏液水肿与体重增加有关,尽管并非恒定;其他神经内分泌障碍,包括脑性肥胖症(Frohlich's 综合征),是以肥胖症及性与骨骼的异常为特征。

不少精神药物会导致体重增加。在非典型抗精神药物中,奥氮平、氯氮平、利培酮和喹硫平常见的不良反应即为体重增加;在心境稳定剂中,锂盐、丙戊酸盐和卡马西平也会引起体重增加;长期使用选择性 5-羟色胺再摄取抑制剂也能导致体重增加。

二、临床特征

(一)心理和行为障碍

肥胖症的心理和行为障碍分成两类:进食行为紊乱和情绪紊乱。肥胖症患者的进食模式存在很大的差异,最常见的是,肥胖者经常抱怨他们不能限制自己进食,并且很难获得饱足感。一些肥胖者甚至不能区分饥饿和其他烦躁不安的状态,并且当他们心情不好时就会吃东西。

肥胖症患者不会出现明显的或者过度的病理心理学。通过对那些已经做过胃旁路术的严重肥胖的患者的研究,发现对他们最多见的精神科诊断是重性抑郁障碍。但是,在肥胖症患者中重性抑郁障碍的患病率并不高于普通人群。自我贬低自己的体像尤其是见于那些从童年期就开始肥胖的人,这可能是由于对肥胖人群长期的社会偏见所致。有些研究反应肥胖者因病感觉羞耻和社会偏见在教育和就业问题上遭遇到不公正待遇。很多肥胖者在试图节食的过程中会出现焦虑和抑郁。

(二)生理障碍

肥胖会对生理功能产生很大的影响,产生一系列的医学并发症。

当体重增加时血液循环会负担过重,严重肥胖者可能会发生充血性心力衰竭;高血压和肥胖症高度关联;肥胖症患者的低密度脂蛋白水平升高,而高密度脂蛋白水平下降,低水平高密度脂蛋白可能是增加肥胖症心血管疾病风险的机制之一。如果一个人是上半身体脂肪增加、而非下半身,很可能与糖尿病的发生相关联。严重肥胖症患者肺功能受损非常严重,包括肺换气不足、高碳酸血症、缺氧症和嗜睡(即肥胖肺心综合征),且肥胖肺心综合征的病死率很高。肥胖症可能会恶化骨关节炎及因皮肤伸张、擦烂和棘皮症而引起皮肤病问题。肥胖妇女存在产科风险,易患毒血症和高血压。

肥胖症还与一些癌症有关联。肥胖男性患前列腺癌和结肠直肠癌的比率更高,肥胖女性患胆囊癌、乳腺癌、宫颈癌、子宫癌和卵巢癌的比率更高。研究发现肥胖症通过影响雌激素分泌而导致子宫内膜癌和乳房癌的产生和恶化。

三、诊断与鉴别诊断

(一)诊断

肥胖症的诊断主要根据 BMI 或体重:BMI 高于 30 kg/m²,或者体重高于正常体重上限的 20%,被诊断为肥胖症。

(二)鉴别诊断

1.其他综合征

夜间进食综合征的患者会在晚餐后过度进食,他们是被充满压力的生活环境而促发的,一旦得了往往就会每天反复发生,直到压力缓解。

暴食综合征(贪食症)被定义为在短时间里突然强迫性地摄取大量食物,通常随后伴有严重的不安和自责。暴食也可以表现为是一种应激反应。与夜间进食综合征比起来,暴食综合征的暴食发作并不是定时的,而且常常与特定的促发环境紧密相连。

肥胖肺心综合征(匹克威克综合征):当一个人的体重超过理想体重的 100%,并伴有呼吸和心血管疾病时才被认为患有肥胖肺心综合征。

2.躯体变形障碍(畸形恐惧症)

一些肥胖者感觉他们的身体畸形、令人厌恶,并且感觉他人对他们带有敌意和厌恶。这种感觉是与他们的自我意识及社会功能受损紧密相连。情绪健康的肥胖者没有体像障碍,只有少数神经质的肥胖者才有体像障碍。该躯体变形障碍主要局限于从儿童期就已经肥胖的人,而在这些儿童期就肥胖的人中间,也仅有少于一半的人患躯体变形障碍。

四、病程和预后

肥胖症的病程是进展性的。减轻体重的预后很差,那些体重明显减轻的患者,90% 最终体重再增加;儿童期就开始肥胖的患者预后特别差;青少年发病的肥胖症患者,往往更严重,更难治,与情绪紊乱的联系也比成人肥胖症更紧密。肥胖症的预后取决于肥胖产生的医学并发症。

肥胖症对健康有着不良影响,与心血管疾病、高血压[血压高于 21.3/12.7 kPa (160/95 mmHg)]、高胆固醇血症(血胆固醇高于 6.5 mmol/L)、由遗传决定的糖尿病特别是2 型糖尿病(成年起病或非胰岛素依赖型糖尿病)等一系列疾病有关。根据美国健康协会的资料,肥胖的男性无论抽不抽烟,都会由于结肠、直肠和前列腺癌症而比正常体重的男性有更高的病死率。肥胖的女性会由于胆囊、胆管、乳腺、子宫(包括子宫颈和子宫内膜)和卵巢的癌症而比正常女性有更高的病死率。研究指出一个超重的人其体重越重,死亡的概率就越大。对那些极端肥胖的人,即体重为理想体重的 2 倍,减轻体重可能是挽救他们生命的方法,这些患者可能会出现心肺衰竭,特别是在睡觉的时候(睡眠呼吸暂停综合征)。

五、治疗

存在广泛的精神病理学如焦虑障碍、抑郁障碍的肥胖者,在节食过程中有过情绪紊乱病史的及正处于中年危机的肥胖者,应该尝试减肥,并最好在专业人员严格的督导下进行。

(一)节食

减肥的基础很简单——通过摄入低于消耗减少热量摄入。减少热量摄入的最简单方式就是建立一个低热量的饮食方式,包含那些易获得食物的均衡节食计划可获得最佳长期效果。对大多数人来说,最满意的节食计划通常的食物数量参照标准的节食书上可获得的食物营养价值表,这样节食可以最大机会地长期保持体重的持续减少。

禁食计划一般用于短期减肥,但经常会引发一些疾病,包括直立性低血压、钠利尿和氮平衡的破坏。酮体生成节食是高蛋白、高脂肪的节食方式,用于促进减肥,但这种节食会增高胆固醇浓度并且会导致酮症,产生恶心、高血压和嗜睡等反应。无论各种节食方式多么有效,他们大多数都很乏味,所以当一个节食者停止节食并回到以前的饮食习惯,会刺激他们加倍地过度进食。

一般而言,减肥的最好方式就是有一个含有 4 602~5 021 kJ 的均衡饮食方案。这种节食方案可以长期执行,但必须另外补充维生素,特别是铁、叶酸、锌和维生素 B_6。

(二)锻炼

增加躯体活动常常被推荐为一种减肥养生法。因为多数形式的躯体活动所消耗的热量直接与体重成一定比例,所以做同样多的运动肥胖的人比正常体重的人消耗更多的热量。而且,以前不活动的人增加躯体活动事实上可能还会减少食物摄入。锻炼也有助于维持体重的减低。

(三)药物疗法

各种用于治疗肥胖症的药物中,有些药物效果较好,如:安非他明、右旋安非他明、苄非他明、苯二甲吗啡、苯丁胺、马吲哚等。药物治疗有效是因为它会抑制食欲,但是在使用几周后可能会产生对该作用的耐受。

奥利斯特是一个选择性胃和胰腺脂肪酶抑制剂减肥药,这种抑制剂用于减少饮食中脂肪(这种脂肪会通过粪便排泄出来)的吸收。它通过外围机制起作用,所以一般不影响中枢神经系统(即心跳加快、口干、失眠等),而大多数减肥药都会影响中枢神经系统。奥斯利特主要的不良反应是肠胃道不良反应。该药可以长期使用。

西布曲明是一种 β 苯乙胺,它抑制 5-羟色胺和去甲肾上腺素的再摄取(在一定范围内还抑制多巴胺),用于减肥,长期使用可以维持体重减轻。

(四)外科手术

那些可引发食物吸收不良或者减少胃容量的外科手术方法已经用于显著肥胖者。胃旁路术是一个通过横切或者固定胃大弯或胃小弯而使胃变小的手术。胃成形术使胃的入口变小从而使食物通过变慢。尽管会出现呕吐、电解质紊乱和梗阻,但是手术的结果还是成功的。抽脂术(脂肪切除术)一般是为了美容,而对长期的减肥并没有用。

(五)心理治疗

精神动力性心理治疗以内省为取向,可能对一些患者有效,但没有证据表明揭示过度进食的无意识原因可以改变肥胖者以过度进食来应对压力的症状。在成功的心理治疗和成功的减肥后的几年里,多数患者在遇到压力时还会继续过度进食,而且,许多肥胖者似乎特别容易过度依赖一个治疗师,在心理治疗结束过程中可能会发生紊乱的退行。

行为矫正已经是最成功的心理治疗法,并被认为是治疗肥胖症的选择。患者通过指导会认识到与吃有关的外界线索,并且在特定环境中保持每天的进食量,比如在看电影、看电视或处于焦虑、抑郁等某种情绪状态之下时。患者也会通过教导发展出新的进食模式,比如慢吃,细嚼慢咽,吃饭时不看书,两餐间不吃东西或不坐下就不吃东西。操作性条件治疗通过奖励比如表扬或新衣服来强化减肥,也已经使减肥获得成功。

团体治疗有助于保持减肥动机,有助于提高对已经减肥成功的成员的认同,并且可以提供有关营养方面的教育。

（六）综合治疗

一个管理肥胖症患者的真正全面的方法是以设备（如新陈代谢测量室）和人（如营养学家和锻炼生理学家）为核心；但是这些都很难获得。设计高质量的项目时，要有容易获得的资源（如治疗手册），以及合理运用锻炼、心理治疗和药物治疗相结合的综合方法。决定使用哪种心理治疗或体重管理方法是一项重要环节，并且与患者一起来决定哪些资源的结合可以控制体重将是最合适的方式。

（王伟凤）

第四节 糖 尿 病

糖尿病（diabetes mellitus，DM）是一组由遗传和环境因素相互作用而引起的临床综合征。因胰岛素分泌绝对或相对不足及靶组织细胞对胰岛素敏感性降低，引起糖、蛋白质、脂肪、水和电解质等一系列代谢紊乱。临床以高血糖为主要表现，多数情况下会同时合并脂代谢异常和高血压等，久病可引起多个系统损害。病情严重或应激时可发生急性代谢紊乱如酮症酸中毒等。

糖尿病患者的心血管危险是普通人群的 4 倍，超过 75% 的糖尿病患者最终死于心血管疾病。NCEP ATPⅢ 认为，糖尿病是冠心病的等危症；有学者甚至认为糖尿病是"代谢性血管病"。

一、分类

（一）胰岛素依赖型糖尿病

该型多发生于青幼年。临床症状较明显，有发生酮症酸中毒的倾向，胰岛素分泌缺乏，需终身用胰岛素治疗。

（二）非胰岛素依赖型糖尿病

非胰岛素依赖型糖尿病多发生于 40 岁以后的中、老年人。临床症状较轻，无酮症酸中毒倾向，胰岛素水平可正常、轻度降低或高于正常，分泌高峰延迟。部分肥胖患者可出现高胰岛素血症，非肥胖者有的胰岛素分泌水平低，需用胰岛素治疗。

（三）其他特殊类型的糖尿病

其他特殊类型的糖尿病包括以下 3 种。

（1）B 细胞遗传性缺陷：①家族有三代或更多代的成员在 25 岁以前发病，呈常染色体显性遗传，临床症状较轻，无酮症酸中毒倾向，称青年人中成年发病型糖尿病（简称 MODY）。②线粒体基因突变糖尿病。

（2）内分泌病。

（3）胰腺外分泌疾病等。

（四）妊娠糖尿病（GDM）

CDM 指在妊娠期发生的糖尿病。

二、临床表现

(一)代谢紊乱综合征

多尿、多饮、多食、体重减轻(三多一少),部分患者外阴瘙痒、视物模糊。胰岛素依赖型 DM 起病急,病情较重,症状明显;非胰岛素依赖型 DM 起病缓慢,病情相对较轻或出现餐后反应性低血糖。反应性低血糖是由于糖尿病患者进食后胰岛素分泌高峰延迟,餐后 3～5 小时血浆胰岛素水平不适当地升高,其所引起的反应性低血糖可成为这些患者的首发表现。患者首先出现多尿,继而出现口渴、多饮,食欲亢进,但体重减轻,形成典型的"三多一少"表现。患者可有皮肤瘙痒,尤其外阴瘙痒。高血糖可使眼房水、晶状体渗透压改变而引起屈光改变致视物模糊。患者可出现诸多并发症和伴发病、反应性低血糖等。

(二)糖尿病自然病程

1.胰岛素依赖型糖尿病

多于 30 岁以前的青少年期起病,起病急,症状明显,有酮症倾向,患者对胰岛素敏感。在患病初期经胰岛素治疗后,部分患者胰岛功能有不同程度的改善,胰岛素用量可减少甚至停用,称蜜月期。蜜月期一般不超过 1 年。10～15 年以上长期高血糖患者,可出现慢性并发症。强化治疗可减低或延缓并发症的发生。

2.非胰岛素依赖型糖尿病

多发生于 40 岁以上中、老年人,患者多肥胖,起病缓慢,病情轻,口服降糖药物有效,对胰岛素不敏感;但在长期的病程中,胰岛 β 细胞功能逐渐减退,以致需要胰岛素治疗。

(三)并发症

1.急性并发症

(1)糖尿病酮症酸中毒(DKA)是糖尿病的急性并发症。多发生于胰岛素依赖型糖尿病患者,也可发生在非胰岛素依赖型糖尿病血糖长期控制不好者。其病因有:感染,饮食不当,胰岛素治疗中断或不足,应激情况如创伤、手术、脑血管意外、麻醉、妊娠和分娩等。有时可无明显的诱因,多见于胰岛素的作用下降。患者表现为原有的糖尿病症状加重,尤其是口渴和多尿明显,胃肠道症状、乏力、头痛、萎靡、酸中毒深大呼吸,严重脱水、血压下降、心率加快、嗜睡、昏迷。少数患者既往无糖尿病史,还有少数患者有剧烈腹痛、消化道出血等表现。

(2)高渗性非酮症糖尿病昏迷(HNDC),简称高渗性昏迷,是糖尿病急性代谢紊乱的表现之一,多发生在老年人。可因各种原因导致大量失水,发生高渗状态,病情危重。患者易并发脑血管意外、心肌梗死、心律失常等并发症,病死率高达 70%。有些患者发病前无糖尿病史。常见的诱因有感染、急性胃肠炎、胰腺炎、血液或腹膜透析、不合理限制水分、脑血管意外、某些药物如糖皮质激素、利尿、输入大量葡萄糖液或饮用大量含糖饮料等。患者的早期表现为原有糖尿病症状逐渐加重,可有呕吐,腹泻,轻度腹痛,食欲缺乏,恶心,尿量减少、无尿,呼吸加速,表情迟钝、神志淡漠,不同程度的意识障碍;随后可出现嗜睡、木僵、幻觉、定向障碍、昏睡以致昏迷。患者体重明显下降,皮肤黏膜干燥,皮肤弹性差、眼压低、眼球软、血压正常或下降,脉搏细速,腱反射可减弱。并发脑卒中时,有不同程度的偏瘫,失语,眼球震颤,斜视,癫痫样发作,反射常消失,前庭功能障碍,有时有幻觉。

(3)感染:糖尿病患者常发生疖、痈等皮肤化脓性感染,可反复发生,有时可引起败血症或脓毒血症;尿路感染中以肾盂肾炎和膀胱炎最常见,尤其多见于女性患者,反复发作可转为慢性;皮肤真菌感染,如足癣也常见;真菌性阴道炎和巴氏腺炎是女性糖尿病患者常见并发症,多为白色假丝酵母菌感染所致;糖尿病合并肺结核的发生率较高,易扩展播散形成空洞,下叶病灶较多见。

2.慢性并发症

(1)大血管病变:大、中动脉粥样硬化主要侵犯主动脉、冠状动脉、大脑动脉、肾动脉和肢体外周动脉等,临床上引起冠心病、缺血性或出血性脑血管病、高血压,肢体外周动脉粥样硬化常以下肢动脉病变为主,表现为下肢疼痛、感觉异常和间歇性跛行,严重者可导致肢体坏疽。

(2)糖尿病视网膜病变:是常见的并发症,其发病率随年龄和糖尿病的病程增长而增加,病史超过10年者,半数以上有视网膜病变,是成年人失明的主要原因。此外,糖尿病还可引起白内障、屈光不正、虹膜睫状体炎。

(3)糖尿病肾病:又称肾小球硬化症,病史常超过10年以上。胰岛素依赖型 DM 患者30%~40%发生肾病,是主要死因;非胰岛素依赖型糖尿病患者约20%发生肾病,在死因中列在心、脑血管病变之后。

(4)糖尿病神经病变:糖尿病神经病变常见于40岁以上血糖未能很好控制和病程较长的糖尿病患者。但有时糖尿病性神经病变也可以是糖尿病的首发症状,也可在糖尿病初期或经治疗后血糖控制比较满意的情况下发生。

(5)糖尿病足(肢端坏疽):在血管、神经病变的基础上,肢端缺血,在外伤、感染后可发生肢端坏疽。糖尿病患者的截肢率是非糖尿病者的25倍。

三、诊断

(一)辅助检查

1.尿糖测定

尿糖阳性是诊断线索,肾糖阈升高时(并发肾小球硬化症)尿糖可阴性。肾糖阈降低时(妊娠),尿糖可阳性。尿糖定性检查和24小时尿糖定量可判断疗效,指导调整降糖药物。

2.血葡萄糖(血糖)测定

常用葡萄糖氧化酶法测定。空腹静脉正常血糖 3.3~5.6 mmol/L(全血)或3.9~6.4 mmol/L(血浆、血清)。血浆、血清血糖比全血血糖高 1.1 mmol/L。

3.葡萄糖耐量试验

有口服和静脉注射 2 种。当血糖高于正常值但未达到诊断糖尿病标准者,须进行口服葡萄糖耐量试验(OGTT)。成人口服葡萄糖 75 g,溶于 250~300 mL 水中,5 分钟内饮完,2 小时后再测静脉血血糖含量。儿童按 1.75 g/kg 计算。

4.糖化血红蛋白 A1(HbA1c)

其量与血糖浓度呈正相关,且为不可逆反应,正常人 HbA1c 在3%~6%。病情控制不良的DM 患者 HbA1c 较高。因红细胞在血液循环中的寿命约为 120 天,因此 HbA1c 测定反映取血前 8~12 周的血糖状况,是糖尿病患者病情监测的指标。

5.血浆胰岛素和 C-肽测定

有助于了解胰岛 B 细胞功能和指导治疗。①血胰岛素水平测定:正常人口服葡萄糖后,血浆胰岛素在 30~60 分钟达高峰,为基础值的 5~10 倍,3~4 小时恢复基础水平。②C-肽:正常人基础血浆 C 肽水平约为 0.4 nmol/L。C-肽水平在刺激后则升高 5~6 倍。

6.尿酮体测定

对新发病者尿酮体阳性胰岛素依赖型糖尿病的可能性大。

7.其他

血脂、肾功能、电解质及渗透压、尿微量清蛋白测定等应列入常规检查。

(二)诊断要点

1.糖尿病的诊断标准

首先确定是否患糖尿病,然后对被作出糖尿病诊断者在排除继发性等特殊性糖尿病后,作出胰岛素依赖型或非胰岛素依赖型的分型,并对有无并发症及伴发病作出判定。1999年10月,中华医学会糖尿病学分会采纳的诊断标准如下。

(1)空腹血糖(FBG):低于6.0 mmol/L为正常,FBG不低于6.1 mmol/L且低于7.0 mmol/L(126 mg/dL)为空腹葡萄糖受损(IFG),FBG不低于7.0 mmol/L暂时诊断为糖尿病。

(2)服糖后2小时血浆葡萄糖水平(P2hBG):低于7.8 mmol/L为正常,P2hBG不低于7.8 mmol/L且低于11.1 mmol/L为糖耐量减低(IGT),P2hBG不低于11.1 mmol/L暂时诊断为糖尿病。

(3)糖尿病的诊断。标准症状+随机血糖不低于11.1 mmol/L,或FPG不低于7.0 mmol/L,或OGTT中P2hBG不低于11.1 mmol/L;症状不典型者,需另一天再次证实。

作为糖尿病和正常血糖之间的中间状态,糖尿病前期(中间高血糖)人群本身即是糖尿病的高危人群。及早发现和处置糖尿病和糖尿病前期高危人群的心血管危险,对预防糖尿病和心血管疾病具有双重价值。因此,OGTT应是具有心血管危险因素和已患心血管病个体的必查项目,以便早期发现糖尿病前期和糖尿病,早期进行干预治疗,以减少心血管事件发生。

2.糖尿病酮症酸中毒的诊断条件

(1)尿糖、尿酮体强阳性。

(2)血糖明显升高,多数在500 mg/dL(28.9 mmol/L)左右,有的高达1 000 mg/dL(55.6 mmol/L)。

(3)血酮体升高,多>50 mg/dL(4.8 mmol/L),有时高达300 mg/dL。

(4)CO_2结合力降低,pH<7.35,碳酸氢盐降低,阴离子间隙增大,碱剩余负值增大。

(5)血钾正常或偏低,血钠、氯偏低,血尿素氮和肌酐常偏高。血浆渗透压正常或偏高。

(6)白细胞计数升高,如合并感染时则更高。

(三)鉴别诊断

(1)其他原因所致的尿糖阳性:肾性糖尿由肾糖阈降低致尿糖阳性,血糖及OGTT正常。甲状腺功能亢进症、胃空肠吻合术后,因碳水化合物在肠道吸收快,餐后0.5～1.0小时血糖过高,出现糖尿,但FBG和P2hBG正常;弥漫性肝病,肝糖原合成、储存减少,进食后0.5～1.0小时血糖高出现糖尿,但FBG偏低,餐后2～3小时血糖正常或低于正常;急性应激状态时胰岛素对抗激素分泌增加,糖耐量降低,出现一过性血糖升高,尿糖阳性,应激过后可恢复正常;非葡萄糖的糖尿如果糖、乳糖、半乳糖可与班氏试剂中的硫酸铜呈阳性反应,但葡萄糖氧化酶试剂特异性较高,可加以区别;大量维生素C、水杨酸盐、青霉素、丙磺舒也可引起尿糖假阳性反应。

(2)药物对糖耐量的影响:噻嗪类利尿药、呋塞米、糖皮质激素、口服避孕药、阿司匹林、吲哚美辛、三环类抗抑郁药等可抑制胰岛素释放或对抗胰岛素的作用,引起糖耐量降低,血糖升高,尿糖阳性。

(3)继发性糖尿病:肢端肥大症或巨人症、皮质醇增多症、嗜铬细胞瘤分别因生长激素、皮质醇、儿茶酚胺分泌过多,对抗胰岛素而引起继发性糖尿病。久用大量糖皮质激素可引起类固醇糖尿病。通过病史、体检、实验室检查,不难鉴别。

(4)除外其他原因所致的酸中毒或昏迷,才能诊断糖尿病酮症酸中毒或高渗性非酮症糖尿病昏迷。

四、治疗

治疗原则为早期、长期、综合、个体化。基本措施为糖尿病教育,饮食治疗,体育锻炼,降糖药物治疗和病情监测。

(一)饮食治疗

饮食治疗是糖尿病治疗的基础疗法,也是糖尿病治疗成功与否的关键。目前主张平衡膳食,掌握好每天进食的总热量、食物成分、规律的餐次安排等,应严格控制和长期执行。饮食治疗的目标是维持标准体重,纠正已发生的代谢紊乱,减轻胰腺负担。饮食控制的方法如下。

1.制订总热量

理想体重(kg)=身高(cm)-105。计算每天所需总热量(成年人),根据休息、轻度、中度、重度体力活动分别给予104.6~125.52 kJ/kg,125.52~146.44 kJ/kg,146.44~167.36 kJ/kg,不低于167.36 kJ/kg(40 kcal/kg)的热量。儿童、孕妇、乳母、营养不良和消瘦及伴消耗性疾病者应酌情增加,肥胖者酌减,使患者体重恢复至理想体重的±5%。

2.按食品成分转为食谱三餐分配

根据生活习惯、病情和药物治疗的需要安排。可按每天分配为1/5、2/5、2/5 或 1/3、1/3、1/3;也可按 4 餐分为 1/7、2/7、2/7、2/7。在使用降糖药过程中,按血糖变化再作调整,但不能因降糖药物剂量过大,为防止发生低血糖而增加饮食的总热量。

3.注意事项

(1)糖尿病患者食物选择原则:少食甜食、油腻食品,多食含纤维多的蔬菜、粗粮,在血糖控制好的前提下可适当进食一些新鲜水果,以补充维生素,但应将热量计算在内。

(2)糖尿病与饮酒:非糖尿病患者长期饮酒易发生神经病变,糖尿病患者长期饮酒可加重神经病变,并可引起肝硬化,胰腺炎及多脏器损坏。对戒酒困难者在血糖控制好和无肝肾病变的前提下可少量饮酒,一般白酒低于 100 g(2 两),啤酒低于 200 mL。

(二)体育锻炼

运动能促进血液循环,降低非胰岛素依赖型糖尿病患者的体重,提高胰岛素敏感性,改善胰岛素抵抗,改善糖代谢,降低血脂,减少血栓形成,改善心肺功能,促进全身代谢。运动形式有行走、慢跑、爬楼梯、游泳、骑自行车、跳舞、打太极拳等有氧运动,每周至少 3~5 次,每次 30 分钟以上。胰岛素依赖型糖尿病患者接受胰岛素治疗时,常波动于相对胰岛素不足和胰岛素过多之间。在胰岛素相对不足时进行运动可使肝葡萄糖输出增多,血糖升高,游离脂肪酸(FFA)和酮体生成增加;在胰岛素相对过多时,运动使肌肉摄取和利用葡萄糖增加,肝葡萄糖生成降低,甚至诱发低血糖。因此对胰岛素依赖型糖尿病患者运动宜在餐后进行,运动量不宜过大。总之,体育锻炼应个体化。

(二)药物治疗

目前临床应用的药物有六大类,即磺酰脲类(SU)、双胍类、α-葡萄糖苷酶抑制药、噻唑烷二酮类（TZD）、苯甲酸衍生物类、胰岛素。

1.治疗原则

胰岛素依赖型糖尿病一经诊断，则需用胰岛素治疗。非胰岛素依赖型糖尿病患者经饮食控制后如血糖仍高，则需用药物治疗。出现急性并发症者则需急症处理；出现慢性并发症者在控制血糖的情况下对症处理。

2.磺酰脲类

目前，因第一代药物不良反应较大，低血糖发生率高，已较少使用，主要选用第二代药物。

（1）用药方法：一般先从小剂量开始，1～2片/天，根据病情可逐渐增量，最大剂量为6～8片/天。宜在餐前半小时服用。格列本脲作用较强，发生低血糖反应较重，老年人、肾功不全者慎用。格列齐特和格列吡嗪有增强血纤维蛋白溶解活性、降低血液黏稠度等作用，有利于延缓糖尿病血管并发症的发生。格列喹酮的代谢产物由胆汁排入肠道，很少经过肾排泄，适用于糖尿病肾病患者。格列本脲是新一代磺酰脲类药物，作用可持续1天，服用方便，1次/天；它不产生低血糖，对心血管系统的影响较小。格列吡嗪控释片（瑞易宁）1次/天口服，该药可促进胰岛素按需分泌，提高外周组织对胰岛素的敏感性，显著抑制肝糖的生成，有效降低全天血糖，不增加低血糖的发生率，不增加体重，不干扰脂代谢，不影响脂肪分布；与二甲双胍合用疗效增强。

（2）药物剂量：格列本脲，每片2.5 mg，2.5～15 mg/d，分2～3次服；格列吡嗪，每片5 mg，5～30 mg/d，分2～3次服；格列吡嗪控释片（瑞易宁），每片5 mg，5～20 mg/d，1次/天；格列齐特，每片80 mg，80～240 mg/d，分2～3次服；格列喹酮，每片30 mg，30～180 mg/d，分2～3次服；格列本脲，每片1 mg，1～4 mg/d，1次/天。

3.双胍类

（1）常用的药物剂量：肠溶二甲双胍，每片0.25 g，0.5～1.5 g/d，分2～3次口服；二甲双胍，每片0.5 g，0.85～2.55 g/d，分1～2次口服，剂量超过2.55 g/d时，最好随三餐分次口服。

（2）用药方法：二甲双胍开始时用小剂量，餐中服，告知患者有可能出现消化道反应，经一段时间有可能减轻、消失；按需逐渐调整剂量，以不超过2 g/d肠溶二甲双胍或2.55 g/d二甲双胍（格华止）为度；老年人减量。

4.α-葡萄糖苷酶抑制药

用药方法：常用药物如阿卡波糖（拜唐苹），开始剂量50 mg，3次/天，75～300 mg/d；倍欣0.2 mg，3次/天，与餐同服。合用助消化药、制酸药、胆盐等可削弱效果。

5.胰岛素增敏（效）药

包括罗格列酮、吡格列酮等，属于噻唑烷二酮类口服降糖药。

（1）吡格列酮：①用药方法为口服1次/天，初始剂量为15 mg，可根据病情加量直至45 mg/d。肾功能不全者不必调整剂量。②本品不适于胰岛素依赖型糖尿病、糖尿病酮症酸中毒的患者，禁用于对本品过敏者。活动性肝病者不应使用本品。水肿和心功能分级NYHA Ⅲ～Ⅳ患者不宜使用本品。本品不宜用于儿童。用药过程中若ALT水平持续超过3倍正常上限或出现黄疸，应停药。联合使用其他降糖药有发生低血糖的危险。③常见不良反应有头痛、背痛、头晕、乏力、恶心、腹泻等，偶有增加体重和肌酸激酶升高的报道。

（2）罗格列酮：①用药方法：起始剂量为4 mg/d，单次服用；经12周治疗后，如需要可加量至8 mg/d，1次/天或2次/天用。②临床适应证及注意事项同吡格列酮，但本品的肝不良反应少。

6.胰岛素

(1)适应证包括以下几方面:胰岛素依赖型糖尿病;糖尿病酮症酸中毒、高渗性昏迷和乳酸性酸中毒伴高血糖时;合并重症感染、消耗性疾病、视网膜病变、肾病变、神经病变、急性心肌梗死、脑血管意外;因伴发病需外科治疗的围术期;妊娠和分娩;非胰岛素依赖型糖尿病患者经饮食及口服降糖药治疗未获得良好控制;全胰腺切除引起的继发性糖尿病。

(2)临床常用胰岛素制剂包括超短效胰岛素、人胰岛素类似物,无免疫原性,低血糖发生率低;短效胰岛素(R);中效胰岛素(中性鱼精蛋白锌胰岛素 NPH);预混胰岛素(30R、50R);长效胰岛素(鱼精蛋白锌胰岛素 PZI)。

(王伟凤)

第七章

风湿免疫科常见病的诊治

第一节　红蝴蝶疮（红斑狼疮）

红蝴蝶疮是指一组以红斑为主要皮肤表现，伴多项自身抗体水平异常的自身免疫性结缔组织病，常见于育龄期女性。因其红斑常出现于面部，呈蝶形，故称为红蝴蝶疮。其特点是盘状红蝴蝶疮好发于面颊部，主要表现为皮肤损害，多为慢性局限性。系统性红蝴蝶疮临床表现复杂，除有皮肤损害外，常同时累及全身多系统、多脏器，病变呈进行性过程。

相当于西医学中的盘状红斑狼疮，亚急性皮肤红斑狼疮，以及系统性红斑狼疮的皮肤表现等。

一、病因病机

（一）中医病因病机

总由先天禀赋不足，肝肾亏损而成。肝藏血，肾藏精，肝肾不足则精血亏虚，虚火上炎；兼因正气亏虚，腠理不密，外受风邪、光毒、热毒入侵，里应外合，瘀阻脉络，内伤脏腑，外阻肌肤，发为红蝴蝶疮。

1.风毒血热

正气亏虚，外邪入侵，引动内火而发病。

2.热毒炽盛

外毒内火，郁阻于里，燔灼五脏，甚则热邪上扰神志，迫血妄行而发病。

3.气滞血瘀

情志所伤，肝气不舒，不能推动血行，气滞于内，瘀阻脉络，发为红蝴蝶疮。

4.阴虚内热

肝肾不足，精血亏虚，虚火上炎，外灼皮肤而发病。

5.脾肾阳虚

疾病日久，伤及脾肾，脾虚则生化乏源，肾亏则无力温煦，而发病。

（二）西医病因

红斑狼疮的病因未明，可能与多种因素有关。如遗传因素，多项证据表明同卵双生子共同患病率高,患者的直系亲属患病率也较高;感染,有研究认为病毒或细菌感染可诱发本病;药物,药物引起的红斑狼疮屡有报道,其机制未明,且临床表现有特殊性;物理因素,日晒可以激发或者加重病情,影响疾病的进展;此外,雌激素、妊娠、精神状态、人种及地区等也可影响红斑狼疮的发生。

二、临床要点

(一)发病人群

可见于任何人群,常见于育龄期女性。

(二)皮损特征

为典型的红蝴蝶疮表现,面部两颊和鼻背处出现蝶形分布、境界清楚的红斑,上覆黏着性鳞屑,鳞屑下方有毛囊角栓,剥离鳞屑可见扩张的毛囊口。随着疾病的发展,红斑面积可扩大,周边有色素沉着,皮损中央逐渐出现萎缩和色素减退。

(三)疾病分型

1.盘状红斑狼疮

属于慢性皮肤红斑狼疮,皮损为境界清楚的钱币状红斑,上覆黏着性鳞屑,去除鳞屑后可见毛囊角栓,皮损中心出现萎缩及色素减退,周围有色素沉着,可表现为面部蝶形红斑,亦可累及黏膜。

2.亚急性皮肤红斑狼疮

皮损可表现为环型、多环型或丘疹鳞屑型,好发于曝光部位,愈后不留瘢痕。

3.急性皮肤红斑狼疮

急性皮肤红斑狼疮为系统性红斑狼疮的皮肤表现,皮损可局限,亦可泛发,可以表现为红斑,亦可表现为水疱大疱,日晒后常加重。

4.其他

包括新生儿红斑狼疮、疣状狼疮、肿胀性狼疮、冻疮样狼疮等。

(四)伴随症状

亚急性或急性皮肤红斑狼疮常伴光敏、脱发、雷诺现象、网状青斑等,其中系统性红斑狼疮还可伴多脏器损伤表现。实验室检查可见贫血、白细胞减少、血小板减少,以及多项免疫学指标异常,如 ANA(+)、抗 dsDNA 抗体(+)、抗 Sm 抗体(+)和抗 rRNP 抗体(+),补体减低等。

三、诊断

(一)临床标准

临床标准包括:①急性或亚急性皮肤型狼疮;②慢性皮肤型狼疮;③口鼻部溃疡;④脱发;⑤关节炎;⑥浆膜炎;⑦肾脏病变;⑧神经病变;⑨溶血性贫血;⑩至少一次淋巴细胞减少(<4×10^9/L)或白细胞减少(<1×10^9/L);⑪至少一次血小板减少(<100×10^9/L)。

(二)免疫学标准

免疫学标准包括:①ANA 阳性;②抗 ds-DNA 抗体阳性;③抗 Sm 抗体阳性;④抗磷脂抗体阳性;⑤补体降低;⑥直接抗人球蛋白试验阳性。

满足上述 4 项标准,至少包含临床标准及免疫学标准各一项即可诊断;肾活检证实狼疮肾炎,同时 ANA 阳性或抗 ds-DNA 抗体阳性亦可诊断。

四、鉴别诊断

(一)肌痹(皮肌炎)

本病以红斑、水肿为主要皮肤表现,伴肌无力和肌肉炎症性疾病,中年女性多发,常见抗 Jo-1 抗体阳性,肌电图及肌活检有异常。

(二)皮痹(硬皮病)

本病是以局限性或弥漫性皮肤及内脏器官结缔组织的纤维化或硬化,最后发生萎缩为特点的疾病,可分为局限性硬皮病及系统性硬皮病,病因不明,女性发病率较高。

(三)风湿病

本病是由 A 组 β 溶血性链球菌感染引起的,侵犯多系统的结缔组织病,其主要皮肤表现为淡红色或红色,向周边扩大的境界清楚的红斑,患者同时可伴有抗链"O"滴度增高,CRP 升高,血沉增快。

五、辨证论治

(一)风毒血热型

证候:皮损初起,斑疹色红或淡,境界清楚,上有鳞屑,伴瘙痒或灼热感,日晒后加重。小便色黄,大便干。舌红苔黄,脉弦数。

治法:祛风清热解毒。

方药:银翘散加减。

金银花 12 g,连翘 12 g,淡竹叶 12 g,鱼腥草 10 g(后下),芦根 12 g,紫草 12 g,黄芩 12 g,牛蒡子 10 g,生地黄 20 g,青蒿 12 g(后下),白花蛇舌草 30 g,丹参 15g。大便干者加大黄,小便黄者加白茅根。

(二)热毒炽盛型

证候:皮损鲜艳,色红或紫红,可见典型面部蝶形红斑,伴高热、烦躁、口干,或神昏谵语,或关节肌肉疼痛。小便短赤,大便硬结。舌红绛,苔黄燥,脉洪数。

治法:清热凉血解毒。

方药:犀角地黄汤加减。

水牛角 30 g,石膏 30 g(先煎),知母 15 g,黄连 10 g,黄芩 10 g,连翘 15 g,竹叶 10 g,生地黄 15 g,牡丹皮 12 g,赤芍 15 g,元参 15 g,麦冬 15 g,甘草 10 g。高热者加安宫牛黄丸或紫雪丹开窍醒神。

(三)气滞血瘀型

证候:病程较长,皮损反复发作,疹色黯红,可见色沉,中央皮肤萎缩,毛细血管扩张。舌黯红有瘀斑,苔薄白,脉弦细涩。

治法:理气活血化瘀。

方药:桃红四物汤加减。

桃仁 15 g,红花 6 g,当归 10 g,赤芍 15 g,熟地黄 15 g,丹参 15 g,青蒿 15 g(后下),郁金 15 g,鸡血藤 30 g,益母草 15 g。疹色紫黯,可加莪术、三棱。经血色黯有块,加莪术、虻虫、三棱等。

（四）阴虚内热型

证候：皮损局限，色鲜红，境界清楚，日晒后加重，伴低热，五心烦热，午后颧红，口干舌燥，自汗盗汗，月经量少。舌尖红，苔薄黄，脉细数。

治法：滋阴清热。

方药：六味地黄汤加减。

生地 20 g，茯苓 15 g，泽泻 15 g，丹皮 15 g，山萸肉 15 g，山药 15 g，麦冬 15 g，益母草 15 g，青蒿 15 g（后下），地骨皮 20 g，知母 10 g，甘草 10 g。

（五）脾肾阳虚型

治法：温肾健脾。

方药：肾气丸合理中汤加减。

熟地 15 g，附子 10 g，肉桂 5 g，山萸肉 15 g，淫羊藿 15 g，党参 20 g，山药 15 g，炒白术 15 g，茯苓 20 g，干姜 7 g，炙甘草 10 g。

六、常用中成药

（1）清热解毒胶囊：清热解毒，适用于红蝴蝶疮热毒炽盛者。

（2）知柏地黄丸：滋阴降火，适用于红蝴蝶疮阴虚火旺者。

（3）桂附八味丸：温补肾阳，化气行水，适用于红蝴蝶疮病久肾阳虚衰者。

（4）其他具有免疫调节功能的中成药也均可选用，如雷公藤多苷片、青蒿素片和昆明山海棠片等。

七、其他中医特色疗法

（一）外治法

红蝴蝶疮皮损较局限者，可外用芩柏软膏或生肌玉红膏，每天 2 次。

（二）针刺

红蝴蝶疮皮损萎缩明显者可围刺，沿皮损周边向中央围刺，稍出血为止，隔天 1 次。

八、预防调护

（1）阳光强烈时避免出门，使用物理及化学遮光剂，减少光照。

（2）忌用有光敏作用的药物，如氢氯噻嗪、磺胺类药及灰黄霉素等。

（3）避免受凉、感冒、劳累等，急性期或活动期患者应卧床休息。

（4）疾病活动期间避免妊娠。

九、临证心得

（1）辨清虚实阴阳：治疗本病时应辨别虚实阴阳，分清主次。红蝴蝶疮的病变是动态的，其初期表现以实证、阳证居多，后期则以虚证、阴证为主，因此治疗时需要根据不同时期的辨证特点遣药组方。本病的基本病机是机体阴阳失调，气血失和，正气虚弱，所以"虚"字贯穿于始终，治疗时应注意扶正固本，兼以理气和血。

（2）老年患者应注意脾肾：红蝴蝶疮育龄期女性得病者多，但老年人发病亦不罕见。老年人群有其特征性的体质特点，主要表现为肾亏和脾胃衰。肾为先天之本，在防病抗病中起到很重要的作用,脾胃乃后天之本,为后天的生命活动提供能量来源,肾亏则正气虚,脾胃衰,则气血生化乏源。因此,治疗老年患者时,注意补肾理脾,可得到事半功倍的效果。常用药:黄芪、党参、白术、山药、甘草、女贞子、旱莲草、黄精、生地、麦冬、仙茅、仙灵脾、巴戟、苁蓉、锁阳等。

(3)从诱发因素上来看,日晒和感染火热之邪可促发本病,故在疾病初起,应注意清热凉血解毒,常用药有银花、连翘、蒲公英、马齿苋、地丁、牛蒡子等;久病多瘀,从临床上看,瘀证的表现多见,在方药中可佐以活血化瘀药物,常用药有丹参、红花、当归、鸡血藤、川芎、赤芍、益母草等。

(4)系统性红蝴蝶疮患者常伴有关节肿痛,可选用祛风通络、行痹止痛的药物,如羌活、独活、桑寄生、秦艽、威灵仙、牛膝、络石藤、徐长卿等。

(毛玉景)

第二节　肌痹(皮肌炎)

肌痹是指以红斑、水肿为主要皮肤表现,常伴肌痛、肌无力,组织病理可见肌肉发生炎症、变性,可伴有心肌、肺部、消化道等其他系统损害的一种自身免疫性疾病。

相当于西医学中的皮肌炎。

一、病因病机

(一)中医病因病机

本病总由禀赋不耐,气血亏虚于内,风湿热邪侵于外而发。风寒湿热交阻于内,气血失和,气机不畅,经络痹阻而发病。

1.热毒炽盛

先天不足或情志不调,气机逆乱,导致卫气不固,腠理不密,风寒湿热外邪入侵,郁阻于内,久而化热,内灼脏腑,外蒸肌肤。

2.脾胃湿热

平素饮食不节,恣食肥甘,脾胃受损,湿困脾胃,气机失调,水谷精微不能输布,致使湿浊内生,郁而化热。精微不能濡养四肢,致使关节肌肉发病。

3.气血亏虚

久病不愈,气血暗耗,不能鼓动血运以温分肉、肥腠理,而致气血痹阻。

(二)西医病因

本病病因至今尚不明确,可能与以下3个方面原因有关。

1.自身免疫学说

本病临床上与其他多种自身免疫病有许多共同之处,可伴多种自身抗体异常。

2.感染学说

有多项研究表明本病与病毒感染有关,如柯萨奇病毒、埃可病毒和腺病毒等。

3.遗传

研究表明,组织相容性复合体Ⅰ类分子表达异常对肌炎的发生有重要影响,尽管本病家族群集发病现象并不明显,但仍可认为可能有遗传倾向。

二、临床要点

(一)发病人群

各年龄组均可发病,有儿童期和40~60岁两个发病高峰,女性多见。

(二)皮损特征

以红斑、水肿为主要特点。特征性皮损表现为以上睑为中心的水肿性紫红色斑,除此以外还可见到掌指关节伸侧紫红色丘疹,中心发生萎缩并有色素减退和毛细血管扩张,称为Gottron疹。Gottron疹可见于掌指/指(趾)关节伸侧、膝、肘关节伸侧及内踝处。紫红色斑还可见于肩后部和颈部(披肩征),颈前和上胸部V字区(V征)。甲皱襞可见毛细血管扩张。双手拇指尺侧和手指的桡侧可见对称分布的角化过度性皮损,伴鳞屑、龟裂和色沉,称为技工手。

(三)其他病变

1.肌炎

对称性近端肌无力是肌炎的主要表现,常累及四肢近端肌肉,后可逐渐类及其他肌肉,导致相应症状出现,如梳头、下蹲、上台阶、吞咽及发声困难。

2.关节病变

部分患者可出现关节痛或关节炎,伴晨僵,但并不出现骨破坏。

3.肺部病变

可出现肺间质病变及感染。

4.消化道病变

吞咽困难,食管反流。

5.恶性肿瘤

患者伴发恶性肿瘤概率较高,常发生于胃肠道、食管、肺、乳房、前列腺、卵巢、子宫、血液系统等。

4.实验室检查

可见贫血,白细胞增多,血沉加快;部分患者可有细胞免疫功能降低,以及特异性自身抗体出现,如抗Jo1抗体;肌酸激酶、门冬氨酸氨基转移酶、丙氨酸氨基转移酶和乳酸脱氢酶等可见显著增高。

5.肌电图

患者肌电图可见肌原性病变。

三、诊断

根据典型皮损、肌力减退、肌肉活检异常、肌电图肌原性病变、肌酶异常等可诊断。

四、鉴别诊断

(一)进行性肌营养不良症

该病为家族遗传性疾病,多见于男性小儿,临床主要表现为肌假性肥大,对称性进行性肌无力,不伴肌痛,肌肉活检无明显异常。

(二)重症肌无力

本病特征性表现为眼睑下垂,患处活动后迅速疲劳无力,休息可恢复,肌酶与肌活检均无明显异常。

(三)类风湿多发性肌痛症

主要表现为四肢近端肌痛,无肌无力和肌萎缩,肌酶、肌电图和肌肉活检均无明显异常。

五、辨证论治

(一)热毒炽盛型

证候:皮损紫红肿胀,肌肉疼痛,肌无力,伴口渴,舌质红绛,苔黄燥,脉洪数。

治法:清热解毒凉血。

方药:清瘟败毒饮加减。

生石膏 30 g(先煎),生地黄 30 g,黄连 10 g,黄芩 15 g,水牛角 15 g,连翘 15 g,赤芍 15 g,牡丹皮 15 g,甘草 10 g。肌肉关节痛者,加秦艽,忍冬藤,羌活;乏力者加黄芪,党参。

(二)脾虚湿阻型

证候:皮损黯红,浸润明显,伴纳呆便溏,四肢困重疼痛,乏力,舌红苔腻,脉滑。

治法:健脾渗湿。

方药:萆薢渗湿汤合理中丸加减。

萆薢 15 g,益智仁 10 g,石菖蒲 10 g,车前子 15 g,泽泻 15 g,干姜 10 g,当归 20 g,甘草 10 g。肌肉酸痛严重者,加鸡血藤、三七粉、羌活、忍冬藤;乏力纳呆者加茯苓、白术。

(三)气血亏虚型

证候:皮损色淡,肌肉萎缩,体形消瘦,乏力自汗,舌淡苔白,脉弱。

治法:益气养血。

方药:十全大补汤加减。

当归 20 g,熟地黄 20 g,川芎 10 g,白芍 15 g,党参 20 g,茯苓 15 g,白术 15 g,黄芪 20 g,鸡血藤 20 g,甘草 10 g。肌肉酸痛者加威灵仙、羌活;食欲低下者加陈皮、麦芽、山楂。

六、常用中成药

(一)当归拈痛丸

清热利湿,祛风止痛,适用于皮肌炎体虚湿热证。

(二)瘀血痹胶囊

活血化瘀,适用于皮肌炎瘀血阻络证。

(三)益肾蠲痹丸

补益肝肾,适用于皮肌炎肝肾不足证。

七、其他中医特色疗法

(一)针灸

取肩髃、曲池、合谷、髀关、足三里等。肺热者加尺泽,肺俞;湿热者加阴陵泉、脾俞;肝肾阳虚者加肝俞、肾俞。针法:肺热及湿热者,单针不灸,用泻法;肝肾阴亏者用补法,配合灸法。

（二）药浴

对于皮损面积较大，或者对口服药物不耐受的患者，可采用中药药浴。透骨草 100 g、伸筋草 10 g、乳香 10 g、没药 10 g，将制备好的药液倒入浴盆，水温以患者感觉舒适为度，浸浴 30～60 分钟，隔天 1 次。

（三）穴位注射

上肢取肩髃、曲池，下肢取阳陵泉、足三里。每穴注射维生素 B_6 0.5 mL，每天 1 次。

八、预防调护

（1）注意休息，预防感染，合理饮食，可行推拿、按摩、水疗或其他物理疗法，防止肌肉萎缩和挛缩。

（2）皮肌炎患者应注意排除合并恶性肿瘤的可能性，去除感染病灶。

九、临证心得

（一）辨证论治，分期治疗

皮肌炎患者急性发作期，皮损多紫红水肿，可见瘀点瘀斑，同时伴有高热烦躁，肌肉酸痛无力，重者神昏谵语，此热毒蕴结之证。发展至极期，毒热入侵营血，气血两燔，营运不畅，热灼阴液，筋骨失养，治疗时应注意清热解毒凉血，同时应顾护津液。而慢性缓解期多表现为寒湿或正气虚衰之象，治疗时应注意温阳化湿，扶正祛邪。

（二）着重扶脾

皮肌炎在古籍中属痿痹，因其有肌肉酸痛无力，甚至肌肉萎缩的表现，而脾为后天之本，主四肢，如脾胃功能旺盛，则饮食能受纳腐熟，精微转输运化，气机升降出入畅利，气血津液则生化有源，脏腑得养，形神乃旺，故治疗时，时刻注意补脾护脾，方能事半功倍。故在用药中常加入生黄芪、白术、党参等健脾益气之品。

（毛玉景）

第三节　皮痹（硬皮病）

皮痹是指以局限性或弥漫性皮肤及内脏器官结缔组织的纤维化或硬化为特点的疾病，临床以皮肤肿胀发硬，后期萎缩为特点。皮痹分为局限性和系统性两种。

相当于西医学中的硬皮病。

一、病因病机

（一）中医病因病机

卫气不固，营血不足，风寒湿之邪趁虚侵袭，郁阻于内，血行不畅，瘀血内生，阻于皮肤；或因禀赋不足，肝肾亏虚，脾肺受损，不能荣养肌肤四末而发病。

1.风寒湿阻

卫外不固，腠理疏松，风寒湿邪趁虚入侵，郁阻于内，气血运行不畅，肌肤不得濡养，故而发病。

2.肺脾两虚

肺主气,合皮毛,肺气虚弱,则不能宜发卫气、输精于皮毛,可出现皮毛憔悴枯槁;脾主运化,主肌肉,四肢,脾失健运,则气血生化乏源,不能荣养肌肤,脾气虚弱,则不能运化水湿,水湿溢于肌肤发为水肿。

3.肾阳不足

肾精受损,脏腑不和,则皮肤板硬萎缩,干燥无华,阳虚不得温煦,则手足不温。

4.寒凝阻络

寒邪入侵,凝滞于内,瘀血内生,阻于经络,气血运行不畅,则肌肤四末麻木不仁而发病。

(二)西医病因

本病病因不明,因患者常有多种自身抗体异常,可能与自身免疫有关。

二、临床要点

(一)发病人群

本病多见于女性,多为青壮年发病。

(二)好发部位

身体任何部位均可发病。

(三)皮损特征

1.局限性硬皮病

多表现为点状、斑块状或线状皮损,病变区域初期可肿胀,后逐渐发展,渐渐萎缩,呈白色、淡黄或象牙色,具有蜡样光泽,局部皮损可凹陷。

2.系统性硬皮病

初期常局部发生非可凹形红斑肿胀,继而皮肤发亮、变硬,似蜡样,后期皮肤、皮下组织,甚至肌肉均可萎缩,毳毛脱落,皮脂腺及汗腺萎缩。面部皮肤硬化可使表情消失呈面具样,鼻尖似鸟嘴,口周出现放射状皱纹,口裂减小。发生在四肢的病变可使关节活动受限。

(四)伴随症状

局限性硬皮病患者多不伴有其他表现。系统性硬皮病患者可有发热,雷诺现象,关节痛等前驱症状,同时也可伴有其他多系统病变,如骨关节的累及,食管功能障碍,肺间质纤维化等。

(五)实验室检查

患者常规检查可见贫血、蛋白尿、血尿、血沉增快等,自身抗体检测可见 ANA、抗 Scl70、抗着丝点抗体阳性等异常。

三、诊断

(一)局限性硬皮病

根据局部皮肤象牙色水肿硬化,活动期皮损周围有红晕可诊断。

(二)系统性硬皮病

根据皮肤表现、伴随的系统表现、实验室检查及影像学检查异常可诊断。

四、鉴别诊断

(一)硬化萎缩性苔藓

皮损多为表现为轻度硬化的局限性斑块,具有白色光泽,斑上有毛囊性黑色角栓,有时伴水疱,最后发生萎缩。

(二)类脂质渐进性坏死

由红色丘疹发展而来的硬皮病样斑块,中央萎缩,有毛细血管扩张,病理活检有助于诊断。

(三)雷诺病

系统性硬皮病早期可有雷诺现象,但雷诺病并不伴有硬化。

(四)成人硬肿病

以皮肤深层、筋膜和肌肉的木质样变为特点,少累及手足,不伴系统性病变,有自愈倾向。

五、辨证论治

(一)风寒湿阻型

证候:皮肤肿胀,似蜡状,皮纹消失,皮温降低。可伴瘙痒疼痛、麻木、蚁行感,关节疼痛,舌淡红,苔白,脉弦紧。

治法:祛风除湿,温经散寒。

方药:蠲痹汤加减。

羌活 15 g,独活 15 g,桂枝 10 g,防风 10 g,白芍 15 g,当归 15 g,威灵仙 10 g,黄芪 15 g,炙甘草 10 g。若疼痛、发冷症状较重,加紫苏、细辛、干姜;若伴头重如裹,身体发沉,加秦艽、五加皮。

(二)肺脾两虚型

证候:皮肤变硬、干枯,毛发脱落,伴面色萎黄,少气乏力,腹胀便溏,舌淡红,苔白,脉濡弱。

治法:补肺扶脾,培土生金。

方药:六君子汤加减。

党参 20 g,黄芪 15 g,炒白术 20 g,茯苓 15 g,陈皮 10 g,姜半夏 5 g,甘草 10 g。肺气阴不足加蛤蚧、百合;脾阳不足较重者,加白豆蔻、升麻。

(三)肾阳不足型

证候:皮肤变薄,肌肉萎缩,眼睑不合,鼻尖如削,口唇变薄,张口困难,表情丧失,伴畏寒,肢冷,气短倦怠,腰膝酸软,夜尿清长,舌淡胖,苔白,脉细弱。

治法:温肾壮阳。

方药:金匮肾气丸加减。

肉桂 2 g,熟附子 5 g,鹿角胶 10 g(烊化),熟地黄 30 g,怀山药 15 g,茯苓 15 g,山茱萸 10 g,丹皮 10 g。伴大便溏泄者,加干姜、人参;肾阳虚甚者,加杜仲、巴戟天。

(四)寒凝阻络型

证候:四末冷紫,肤肿色白,麻木板硬,小便清利,舌紫黯瘀斑,苔白,脉沉细涩。

治法:温经散寒,活血祛瘀。

方药:桃红四物汤合黄芪桂枝五物汤加减。

桃仁 15 g,红花 5 g,熟地 20 g,黄芪 30 g,当归 15 g,白芍 10 g,桂枝 10 g,炙甘草 10 g。血虚者加鸡血藤、阿胶;气虚者加党参;血瘀者加丹皮、赤芍。

六、常用中成药

(一)十全大补丸

温补气血,适用于硬皮病气血两虚型。

(二)桂附地黄丸

温肾壮阳,适用于硬皮病肾阳不足型。

(三)阳和丸

温经散寒,消肿散结,适用于硬皮病寒湿阻络型。

七、其他中医特色疗法

(一)按摩

可用红花油适量于患处按摩。

(二)火针

局限性硬皮病者,可针对局部皮损进行火针围刺,每周1~2次。

(三)放血疗法

对局限性病灶用梅花针叩刺至微微出血,然后局部吸附一个火罐,停留5分钟后移除火罐,隔周1次。

(四)灸法

取关元、神阙、足三里、三阴交、曲池、手三里及局部硬变处。悬灸,每天1次,每次30分钟。

(五)针刀疗法

对于影响关节活动者,可于关节活动处给予小针刀治疗进行局部松解。

(六)中药泡洗

可用红花、丹参、川芎等中药煎煮泡洗,加强局部温通活血的作用。

八、预防调护

(1)适寒温,节饮食,起居有常,注意营养,避免精神刺激及精神紧张,注意保暖,避湿。

(2)停止吸烟,避免其他诱发和加重血管收缩的因素,减少雷诺现象的发生。

(3)去除体内慢性感染病灶。

九、临证心得

(1)本病与多个脏腑病变有关,治疗过程中应辨清病位,对症施治。肺气虚者,气短乏力,毛肤失去濡养而枯槁无华,故肌肤甲错、硬化,治疗时应注意活用黄芪、党参、人参等;脾气虚者,气血生化乏源,五脏六腑,四肢百骸失于濡养,腹胀、便溏;肾主骨藏精,久病失养,必致耗伤精气。肾为先天之本,脾为后天之本,本病后期常累及脾肾,因此补脾补肾是治疗本病的根本大法,药用黄芪、党参、白术、桂枝、当归等甘温之品,益气助阳,补脾温肾。

(2)可借虫药直达病所,入络搜邪。取虫药之毒以攻其毒,借虫性之散入络搜邪,使"血无凝著,气可宣通",使用峻烈虫药如水蛭、虻虫、蜈蚣,同时重用补气血之品如黄芪、当归等,以免耗伤正气。

(3)常见兼症的治疗:硬皮病发病除有皮肤病变外,常可累及其他系统。消化道受累是硬皮病最常累及的部位,也可以是硬皮病的首发症状;其次是肺脏的受累。其中消化道受累的患者常出现反流性食管炎,表现为胸骨后烧灼感、恶心、呕吐、饱胀感等症状,可予姜半夏、海螵蛸、延胡索等以和胃降逆,制酸止痛。累及肺脏时,患者出现肺间质纤维化,并常伴发肺动脉高压,临床主要表现为咳嗽、咳痰、胸闷、气急等症状,可予炙麻黄、桔梗、杏仁、瓜蒌皮等开宣肺气,宽胸理气以恢复肺脏的宣肃功能,取"提壶揭盖"之意,若燥咳明显者,则加用沙参、麦冬、天花粉、桑叶、川贝等润燥止咳;若痰热明显者,则加用竹沥、半夏、黄芩、鱼腥草、芦根等清热化痰;若寒痰明显者,则加用细辛、姜半夏、干姜、五味子等以温化寒痰;若兼有气阴两虚者,则重用太子参,加用麦冬、五味子、沙参等以益气养阴;若出现肺肾气虚,肾不纳气者,则加用灵磁石、沉香、蛤蚧、五味子等以助肾纳气。

(毛玉景)

第四节　干燥综合征

干燥综合征是一种以泪腺和唾液腺的淋巴细胞浸润伴有干燥角膜结膜炎及口腔干燥为主要临床表现的免疫反应介导的慢性炎症性疾病。中医药医籍中并没有对本病的记载,但根据其"燥象丛生"的临床特点,认为本病多属于"燥证""燥痹""燥毒"等范畴。在《黄帝内经》中首次提及"燥胜则干,津之为液,润肤充身泽毛,若雾露之溉,故津充则润,津亏则燥",金元时期的刘完素在《素问玄机原病式·六气为病》对本病的燥邪致病作以补充,云"诸涩枯涸,干劲皴揭,皆属于燥"。

相当于西医学中的格伦综合征、干燥关节炎综合征。

一、病因病机

(一)中医病因病机

由燥邪损伤气血津液而致阴津耗损,日久阴损及气,形成气阴两虚。又因津血同源,阴虚血涩,瘀血痹阻,阻塞脉络。日久燥盛成毒或阴虚化热,热蕴成毒,形成虚、瘀、毒交互为患,致使脉络损伤,窍道闭塞,脏腑受累。

1.因虚致燥

肾主精,肾为五脏之根本,肝又藏血,肝肾同源,精血亏虚责之肝肾。肝肾阴虚,精血不足,不能濡养脏腑、四肢而发病。

2.因邪致燥

素体虚弱,或因久晴无雨,骄阳似曝,干旱燥盛,人身受燥气,津液失充并体液受燥邪之蒸而外泄,致津亏枯涸发病。或因职业长久接触有害物质,均能积热酿毒,热毒炼液化燥伤阴。

3.因瘀致燥

燥邪伤阴,气阴两伤,津少而血运涩滞,气弱而运血无力,导致瘀血内停,无以渗于脉外为津,日久加重皮肤、肌肉等干燥症状。脉络瘀阻,而生肌肉关节之症状。

(二)西医病因

病因复杂未明,现代医学认为该病可能与感染、遗传、环境因素、自主神经功能紊乱及免疫等因素有关,在上述因素共同作用下导致机体细胞免疫和体液免疫的异常反应,通过各种细胞因子的炎症介质以致唾液腺、泪腺等外分泌腺及其他靶器官组织发生炎症性破坏。

二、临床要点

(一)发病年龄

多发生于 30～50 岁的女性,约半数在 40 岁以前发病,初发年龄多集中在 20～40 岁。

(二)好发部位

皮肤、眼、黏膜、关节等部位。

(三)临床表现

1.眼

主要表现为干燥性角膜结膜炎,自觉眼异物感、灼热感、干燥及易疲劳感。反复发生眼红、眼痒、眼痛、畏光、视物模糊,分泌物增多且泪液少,可伴有泪腺肿大,检查时角膜可有许多散在浸润点、糜烂或溃疡,甚至穿孔合并虹膜脉络膜炎。

2.黏膜

初起或病情较轻时不易察觉,较重时主要表现为干燥性口腔炎,唾液分泌较少,口唇干、皲裂疼痛,自觉口干、口渴、味觉异常,常影响咀嚼与吞咽功能。约半数患者发生腮腺肿大、颌下及舌下腺肿大,按之质地中等硬度。病变除发生在泪腺、唾液腺外,鼻腔、咽喉、气管、支气管、胃等黏膜亦可受累,甚至有少数因汗腺、阴道腺体分泌减少而感干燥。

3.皮肤

约半数病例会表现为皮肤干燥,其表面附有细薄鳞屑。有些患者自述全身瘙痒严重,搔抓日久可继发皮肤肥厚、苔藓样变、色素沉着,毛发干燥、稀疏、易脆。头皮、腋下、耻骨、躯干可出现毛发脱落。可伴发结节性红斑、非血小板减少性紫癜、雷诺现象和血管炎等。

4.关节症状

多数病例有关节痛或关节炎,约半数患者会合并类风湿关节炎。

5.系统症状

有些患者可伴发气管炎、支气管炎、间质性肺炎、肺纤维化,严重时可伴发肺不张和胸膜炎。亦可有局部或者全身淋巴结肿大,部分病例有肝脾大、间质性肾炎、肾小管性酸中毒、低钾软瘫、肾小球肾炎、单发或多发性脑神经炎、心肌炎、心包炎等。

三、诊断

(1)有 3 个月以上的眼干涩感,或有反复的沙子进眼或沙磨感,每天需用人工泪液 3 次以上。具有其中任 1 项者为阳性。

(2)有 2 个月以上的口干症,或吞咽干食时需用水送下,或成年后反复或持续不退的腮腺肿大。具有其中任 1 项者为阳性。

(3)滤纸试验≤5 mm/5 分钟或角膜染色指数≥4 为阳性。

(4)下唇黏膜活检的单核细胞浸润灶≥1/4 mm²。

(5)腮腺造影,唾液腺同位素扫描,唾液流率中有任 1 项阳性者。

(6)血清抗 SSA 抗体、抗 SSB 抗体阳性。

凡具备上述 6 项中的至少 4 项者,可确诊为原发性干燥综合征。已有某一结缔组织病同时有上述 1 或 2,另又有 3、4、5 中的两项阳性则诊断为继发性干燥综合征。

四、鉴别诊断

(一)寻常型鱼鳞病

本病是常染色体显性遗传病,皮损冬重夏轻,好发于四肢伸侧及背部,尤以胫前最为明显,轻者仅表现为冬季皮肤干燥、表面有细碎的糠秕样鳞屑。典型皮损是淡褐色至深褐色菱形或多角形鳞屑,鳞屑中央固着,周边微翘起,如鱼鳞状;常伴有掌跖角化、毛周角化,通常无自觉症状。不累及眼、口及内脏器官。自身抗体(一)。

(二)皮肤瘙痒症

多发于老年人,冬重夏轻,瘙痒明显,本病初起无皮肤损害,由于经常搔抓,患处可出现抓痕、血痂、色素沉着及苔藓样变或湿疹样变,有时可继发感染。不伴有口干、眼干。自身抗体(一)。

五、辨证论治

(一)津失敷布型

证候:口、眼干燥,口臭,口渴但不多饮,食少,胸闷腹胀,关节肿胀疼痛,肌肤甲错,面色黧黑,偶有腮颊部濡白肿胀,舌质红,苔少或薄黄,脉濡数。

治法:清宣凉润,润燥解毒。

方药:桑杏汤加减。

桑白皮 6 g,杏仁 6 g,砂仁(后下)6 g,栀子 6 g,藿香 15 g,佩兰 15 g,沙参 15 g,桔梗 10 g,浙贝母 10 g,白僵蚕 10 g,玄参 10 g,赤小豆 30 g,桑寄生 30 g。

关节疼痛明显者,加鸡血藤,老鹳草,秦艽;伴皮肤瘙痒,加白蒺藜,白鲜皮,防风,乌梢蛇,全蝎,蜈蚣。

(二)气阴耗伤型

证候:病程较长,多是晚期症状,少气懒言,倦怠乏力,双目干涩,视物不明;口干唇燥,咽干少津,五心烦热,形体干瘦,牙齿色枯欠润,皮肤干燥发痒,关节酸痛,大便秘结,阴门干涩;舌质红边有齿痕,苔少或无苔,脉数或细数。

治法:益气养阴,润燥解毒。

方药:生脉散合沙参麦冬汤加减。

太子参 30 g,北沙参 30 g,生白术 10 g,茯苓 10 g,山药 30 g,生地黄 30 g,天花粉 20 g,炒白芍 20 g,天冬 15 g,麦冬 15 g,五味子 10 g,山萸肉 10 g,丹皮 15 g,白花蛇舌草 30 g。

(三)燥胜成毒型

证候:目赤,口干喜饮,唇焦燥渴,关节、肌肉酸痛,毛发干燥,稀少易脆、易落;兼身热恶风,偶有壮热;舌质红,苔少,脉细数。

治法:清营解毒,养阴润燥。

方药:犀角地黄汤加减。

生地 15 g,丹参 15 g,玄参 15 g,生石膏(先煎)30 g,沙参 15 g,绿豆衣 30 g,山药 30 g,大黑豆 30 g,赤小豆 30 g,桔梗 6 g。

(四)痰瘀壅滞型

证候:口鼻干燥,颈项处可触及大小不等的痰核,腮部肿硬,关节、肌肉酸痛,肢端冰冷,色泽紫黯而失红活,舌质黯红,苔少,脉细涩。

治法:活血化瘀,祛痰散结。

方药:活血化瘀汤加减。

当归尾 10 g,桃仁 10 g,红花 10 g,赤芍 10 g,丹皮 10 g,玄参 12 g,土贝母 12 g,山慈菇 12 g,茯苓 12 g,夏枯草 12 g,连翘 15 g。

胸胁胀痛,加柴胡,郁金,白芍,川楝子;颈部淋巴结硬肿,加猫爪草,土鳖虫。

六、常用中成药

(一)通塞脉片

养阴清热、活血化瘀、通经活络,适用于干燥综合征痰瘀壅滞型。

(二)生脉饮口服液

适用于干燥综合征气阴耗伤型。

七、其他中医特色疗法

(一)毫针治疗

主穴:足三里、中极;配穴:口干加合谷、地仓、承浆;眼干涩加鱼腰、睛明、四白;腮肿加颊车、下关;上肢关节加曲池、外关;下肢关节加阳陵泉;外阴干涩加肾俞、关元;皮肤干痒加曲池、血海。方法:平补平泻,每天 1 次。

(二)耳针治疗

主穴:肾、皮质下、内分泌、神门;配穴:口干加口;眼干涩加眼;腮肿加腮、脾;关节痛加肝、阿是穴;外阴干涩加卵巢。方法:针刺后留针 30 分钟,其间行针 3 次,每 2 天 1 次。

(三)电针治疗

主穴肾俞、太溪、合谷、廉泉、百会及脾经穴(三阴交、血海),针刺后连接电针,治疗 20 分钟,每 2 天 1 次。

(四)浸洗治疗

针对干燥综合征痰瘀壅滞型可中药煎水外洗,有活血通络之功效。组方为水蛭 30 g,土鳖虫、桃仁、苏木、红花、血竭、乳香、没药各 10 g,川牛膝、附子各 15 g,桂枝 20 g,地龙 30 g,生甘草 45 g。水煎取液后,倒入木桶内沐浴,每天 1 次,每天 1 剂。

八、预防调护

(1)保持心情舒畅,避免急躁大怒;睡眠要充足,避免过度劳累;室内维持一定的温度,防止六淫外邪的侵害。

(2)注意口腔卫生,饭后应漱口或刷牙,对预防本病的发展颇有帮助。

(3)饮食宜稀软、清淡,忌食肥甘厚味及辛辣之品。常食用滋阴类的食物,如银耳、小麦、梨、葡萄、桑椹、燕窝、蜂乳,鸭肉、鲜藕、荸荠等。

九、临证心得

(一)从"肝肾"论治

肝藏血,主疏泄,七情内伤最易导致肝的功能失常和气血失调而发病。除了上述辨证,本病日久常表现出肝气郁结、郁而化热、肝阳上亢之证。运用清肝泻火、平抑肝阳、疏肝解郁、养血柔肝的方法进行治疗。柴胡疏肝散以疏肝解郁,重用白芍以养血柔肝,青黛、野菊花、蝉蜕、夏枯草等清肝泻火。肾为五脏之根本,肾藏精主液,人随年龄的增长会逐渐出现肾精的衰竭,肾精衰少,不能化生五脏阴津,导致五脏津亏,不能濡养肌肤,故而出现皮肤干燥、瘙痒等症;肝肾同源,肾精的亏损会进而导致肝血的不足,进一步加重肝阳上亢之证。《景岳全书·卷五十一》玉女煎一方为肾阴亏虚,虚火旺盛之证而设,方中应用熟地、知母、麦冬滋肾阴、养经血,牛膝导热引血下行,且补肝肾,以降上炎之火。

(二)重视三焦辨证

辨燥、辨津液、辨经络、辨舌,其所有的病例机制的根源均归于三焦经。多数病例均有阴液不足不能濡润窍道的症状,口干、眼干,或鼻腔干燥,部分女性患者有阴道干涩的症状。其中口干、眼干、阴道干涩之类的症状属于津(亏)的症状,而关节炎则属于液(少)的症状。中医理论中摄取的水液通过胃、脾、肺、膀胱等通路而达到"水精四布,五经并行",一定程度上缓解症状。多数患者虽然因口干常常摄入大量液体,但舌面仍呈明显的干燥少津的现象,舌质以红或淡红多见。脉象上常见细数、细弱或沉细、濡细等。在治疗上先通调三焦经气,增强水液代谢通路(肺、脾、肾)的功能,其次针对病症进行用药或用针。

(毛玉景)

第八章

传染科常见病的诊治

第一节 麻 疹

麻疹是由麻疹病毒引起的急性呼吸道传染病。临床表现有发热、咳嗽、流涕、眼结膜充血、口腔麻疹黏膜斑及皮肤斑丘疹。轻型麻疹预后良好,重症患者病死率较高。

一、临床特点

(一)流行病学

既往是否患过麻疹、是否有麻疹疫苗接种史、当时当地是否有麻疹病例发生、是否有麻疹患者或类似患者接触史。

(二)临床表现

1.典型麻疹

潜伏期 10 天(6~21 天)。临床过程如下。

(1)前驱期:主要表现为发热、咽痛、咳嗽、流涕、流泪、畏光、眼结合膜充血等上呼吸道炎症和眼结合膜炎症状。90%以上患者于病程 2~3 天在双侧第一臼齿旁颊黏膜上出现麻疹黏膜斑:针尖大小白色小点,周围有红晕,最初数个,逐渐增多融合,形成浅表糜烂,2~3 天消失。有时在颈、胸、腹部一过性风疹样皮疹即麻疹前驱疹。此期持续 3~4 天。

(2)出疹期:全身中毒症状加重,持续高热,体温可达 40 ℃。多于发热后第 3~4 天于耳后、发际出现红色斑丘疹,逐渐向面、颈、躯干及四肢蔓延。疹间皮肤正常,2~3 天遍布全身。此期为 3~5 天。

(3)恢复期:出疹 3~5 天后,体温随之下降,全身症状减轻。皮疹按出疹顺序消退,遗留褐色色素沉着,伴糠麸样脱屑。此期为 2~3 天。整个病程 10~14 天。

2.非典型麻疹

(1)轻型麻疹:发热程度低(39 ℃以下),病程短(2~5 天),皮疹稀疏或无。

(2)重型麻疹:常见于免疫力低下或继发严重感染者。

中毒性麻疹:中毒症状重,高热,大片融合性皮疹或出疹不透或刚出疹又隐退,伴气促,心率快,发绀,常有谵妄、昏迷、抽搐。

休克性麻疹:出现循环衰竭或心力衰竭。患儿皮疹色淡、稀少、出诊不透或皮疹刚出又突然隐退。

出血性麻疹:皮疹为出血性,压之不褪色。伴高热等严重中毒症状。

疱疹性麻疹:疱疹样皮疹,可融合成大疱。

(3)异型麻疹:多发生在接种麻疹灭活疫苗后。出现急性高热,头痛、肌痛,多形性皮疹。皮疹常从四肢远端开始,逐渐波及躯干和面部。

3.并发症

常见并发症有肺炎、喉炎、心肌炎与脑炎。

(三)实验室检查

(1)血常规:白细胞总数减低或正常。

(2)血清学检查:麻疹特异性 IgM 抗体阳性,结合临床可以确诊;早期和恢复期双份血清 IgG 抗体滴度≥4 有诊断价值。

(3)有条件可进行病毒分离、麻疹病毒抗原检测及 PCR 检测。

二、诊断

根据当地有麻疹病例发生、有麻疹患者或类似患者接触史,结合典型麻疹临床表现即可诊断。非典型患者依赖于实验室检查。

三、鉴别诊断

见表 8-1。

表 8-1　麻疹、风疹、幼儿急疹、猩红热与药物疹相鉴别

疾病	全身症状	皮疹特点	发热与皮疹
麻疹	全身症状重、结膜炎,呼吸道卡他症状	红色斑丘疹,疹间皮肤正常,疹退后有色素沉着脱屑。口腔黏膜斑	发热 3～4 天后出疹
风疹	全身症状轻,耳后、枕部淋巴结肿大	主要见于面部和躯干,皮疹形态多样,2～3 天退疹,无色素沉着及脱屑	发热 1～2 天后出疹
幼儿急疹	起病急,症状轻,常伴耳后淋巴结可肿大	红色细小密集斑丘疹,头面部及躯干多见,四肢少,1 天出齐,次日退疹	发热 3～4 天,热退疹出
猩红热	中毒症状重,伴咽峡炎、扁桃体炎	弥漫充血皮肤上,出现针尖大小丘疹,伴痒感。2～3 天后退疹,疹退后伴大片状脱皮	发热 1～2 天后出疹
药物疹	原发病症状(发热、不适、关节痛)	多形皮疹:荨麻疹、斑丘疹、猩红热样皮疹、环形红斑、疱疹,伴瘙痒	可有发热(药物热)

四、预后

单纯麻疹预后良好。若患儿免疫力低下有并发症可影响预后,重型麻疹病死率较高。

五、治疗原则

(一)一般处理及对症治疗

(1)隔离、保持室内安静、通风、温度适宜。

（2）保持眼、鼻、口腔、皮肤清洁，多饮水，给予易消化和营养丰富饮食。

（3）高热时可酌情给予小剂量退热剂，避免急骤退热，咳嗽时用祛痰止咳药。

（4）体弱多病者早期可给丙种球蛋白 0.2～0.6 mL/kg，肌内注射，每天 1 次，共 2～3 天。

（二）并发症治疗

1.支气管肺炎

及时给予细菌敏感的抗生素治疗。

2.急性喉炎

应尽快使患儿镇静，雾化吸入，重症者同时应用肾上腺皮质激素治疗。

3.心肌炎

有心力衰竭者，应及早静脉注射毒毛花苷 K 或毛花苷 C。重症者同时应用肾上腺皮质激素治疗，循环衰竭者按休克处理。

4.脑炎

可参考流行性乙型脑炎治疗。

六、出院标准

体温正常 3 天以上，皮疹消退、无明显并发症可予出院。有并发症者，应待并发症症状基本消失，方可出院。

七、预防

（一）管理传染源

对麻疹患者做到早诊断、早隔离、早治疗。患者呼吸道隔离至出疹后 5 天，伴有呼吸道并发症者延长至出疹后 10 天。易感患儿接触者检疫 3 周。

（二）切断传播途径

流行期间避免去公共场所或人多拥挤处，出入戴口罩。

（三）保护易感人群

最有效预防方法是接种麻疹减毒活疫苗。对体弱、妊娠妇女、年幼的易感儿接触麻疹后，5 天内注射人血丙种球蛋白。

（刘　甜）

第二节　手足口病

手足口病是由肠道病毒［以柯萨奇 A 组 16 型（CoxA16）、肠道病毒 71 型（EV71）多见］引起的急性传染病，多发生于学龄前儿童，尤以 3 岁以下年龄组发病率最高。主要临床表现为手、足、口腔等部位的斑丘疹、疱疹。少数病例可出现脑膜炎、脑炎、脑脊髓炎、肺水肿、循环障碍等。

一、临床特点

(一)流行病学史

(1)全年发病,主要流行于夏秋季。5岁以下幼儿,尤其3岁婴幼儿多发。

(2)当地是否有手足口病发生、有手足口病患者或类似患者接触史。

(二)临床表现

潜伏期:平均5天(2～10天)。

1.普通病例

急起发热,手、足、口和臀部出现斑丘疹、疱疹。疱疹周围可有炎性红晕,口腔黏膜出现散在疱疹、疱疹易破呈溃疡,溃疡周围可有炎性红晕。可伴有咳嗽、流涕、食欲减退及腹痛、腹泻等症状。部分病例仅表现为皮疹或疱疹性咽峡炎。多在1周内痊愈,预后良好。

2.重症病例

少数病例(尤其是低于3岁者)在发病1～5天出现精神差、嗜睡、易惊、呕吐、烦躁、肢体抖动、急性肢体无力、颈项强直等脑膜炎、脑炎、脑脊髓炎。脑干脑炎易引起神经源性肺水肿、循环障碍等,病情危重,可致死亡。

(1)神经系统表现:精神差、嗜睡、易惊、头痛、呕吐、惊厥、谵妄甚至昏迷;肢体抖动,肌阵挛、眼球震颤、眼球运动障碍、共济失调;无力或急性弛缓性麻痹。查体可见脑膜刺激征,腱反射减弱或消失,巴氏征等病理征阳性。

(2)呼吸系统表现:呼吸浅促、呼吸困难或节律改变,口唇发绀,咳嗽,咳白色、粉红色或血性泡沫样痰液,肺部可闻及湿啰音或痰鸣音。

(3)循环系统表现:面色苍灰、皮肤花纹、四肢发凉,指(趾)发绀;出冷汗;毛细血管再充盈时间延长。心率增快或减慢,脉搏浅速或减弱甚至消失;血压升高或下降。

(三)EV71感染重症病例分期

1.第1期(手足口出疹期)

主要表现为发热,手、足、口、臀等部位出疹,可伴有咳嗽、流涕、食欲减退及腹痛、腹泻等症状。部分病例仅表现为皮疹或疱疹性咽峡炎,个别病例可无皮疹。绝大多数病例在此期痊愈。

2.第2期(神经系统受累期)

多发生在病程5天内,表现为脑膜炎、脑炎、脊髓灰质炎样综合征、脑脊髓炎症状体征,大多数病例可痊愈,部分重症脑炎出现频繁抽搐、严重意识障碍及中枢性呼吸循环衰竭等。

3.第3期(心肺功能衰竭前期)

多发生在病程5天内。主要表现为心率、呼吸增快,血压升高或休克,血糖升高,外周血白细胞(WBC)升高。此期病情凶险,及时发现上述表现并正确治疗,是降低病死率的关键。

4.第4期(心肺功能衰竭期)

多发生在病程5天内,年龄以0～3岁为主。临床表现为心动过速(个别患儿心动过缓)、呼吸急促、口唇发绀、咳粉红色泡沫痰或血性液体、持续血压降低或休克,病死率较高。

5.第5期(恢复期)

体温逐渐恢复正常,神经系统受累症状和心肺功能逐渐恢复,少数可遗留神经系统后遗症状。

(四)重症病例早期识别

患者存在下列指标提示可能发展为重症病例危重型。

1.持续高热

体温(腋温)高于 39 ℃,常规退热效果不佳。

2.神经系统表现

出现精神萎靡、呕吐、易惊、肢体抖动、无力、站立或坐立不稳等,极个别病例出现食欲亢进。

3.呼吸异常

呼吸增快、减慢或节律不整。若安静状态下呼吸频率超过 30～40 次/分(按年龄),需警惕神经源性肺水肿。

4.循环功能障碍

出冷汗、四肢发凉、皮肤花纹,心率增快(>150 次/分,按年龄)、血压升高、毛细血管再充盈时间延长(>2 秒)。

5.外周血 WBC 计数升高

外周血 WBC 超过 $15×10^9/L$,除外其他感染因素。

6.血糖升高

出现应激性高血糖,血糖高于 8.3 mmol/L。

(五)实验室检查

(1)血常规:白细胞计数正常或降低,重症病例外周白细胞计数可明显升高。

(2)血生化:部分病例可有轻度谷丙转氨酶(ALT)、谷草转氨酶(AST)、肌酸激酶同工酶(CK-MB)升高,病情危重者可有肌钙蛋白(cTnI)、血糖升高。

(3)血气分析:呼吸系统受累时可有动脉血氧分压降低、血氧饱和度下降,二氧化碳分压升高,酸中毒。

(4)脑脊液检查类似病毒性脑炎。

(5)血清学检查:急性期与恢复期血清 CoxA16、EV71 等肠道病毒中和抗体有 4 倍以上的升高。

(6)病原学检查:CoxA16、EV71 等肠道病毒特异性核酸阳性或分离到肠道病毒。

(六)影像学

1.胸 X 线检查

可表现为双肺纹理增多,网格状、斑片状阴影,部分病例以单侧为著。

2.磁共振(MRI)

神经系统受累者可有异常改变,以脑干、脊髓灰质损害为主。

二、诊断

(1)流行病学:当地是否有手足口病发生、有手足口病患者或类似患者接触史。

(2)普通病例根据典型表现即可诊断。

(3)重症病例,皮疹不典型者需病原学检查以确诊。

三、鉴别诊断

(一)其他儿童发疹性疾病

手足口病普通病例需要与丘疹性荨麻疹、水痘、不典型麻疹、幼儿急疹、带状疱疹及风疹等鉴别。可根据流行病学特点、皮疹形态、部位、出疹时间、有无淋巴结肿大及伴随症状等进行鉴别，以皮疹形态及部位最为重要。最终可依据病原学和血清学检测进行鉴别。

(二)重症病例

1.其他病毒所致脑炎或脑膜炎

由其他病毒引起的脑炎或脑膜炎如单纯疱疹病毒、巨细胞病毒(CMV)、EB病毒、呼吸道病毒等,临床表现与手足口病合并中枢神经系统损害的重症病例表现相似,对皮疹不典型者,应根据流行病学史尽快留取标本进行肠道病毒,尤其是EV71的病毒学检查,结合病原学或血清学检查作出诊断。

2.脊髓灰质炎

手足口病合并急性弛缓性瘫痪(AFP)时需与脊髓灰质炎鉴别。后者主要表现为双峰热,病程第2周退热前或退热过程中出现弛缓性瘫痪,病情多在热退后到达顶点,无皮疹。

(1)肺炎:手足口病脑干脑炎易继发神经源性肺水肿需与肺炎鉴别。肺炎主要表现为发热、咳嗽、呼吸急促等呼吸道症状,一般无皮疹,无粉红色或血性泡沫痰。胸片加重或减轻均呈逐渐演变,可见肺实变病灶、肺不张及胸腔积液等。

(2)暴发性心肌炎、感染性休克等鉴别:以循环障碍为主要表现的重症手足口病病例需与暴发性心肌炎鉴别。暴发性心肌炎无皮疹,有严重心律失常、心源性休克、阿-斯综合征发作表现;心肌酶谱多有明显升高;胸片或心脏彩超提示心脏扩大,心功能异常恢复较慢。最终可依据病原学和血清学检测进行鉴别。

四、预后

手足口病普通病例预后良好,手足口病危重型病例死率较高。

五、治疗原则

(一)处置原则

1.手足口出疹期

以对症治疗为主,无须住院治疗。门诊医师要告知患儿家长细心观察,一旦出现EV71感染重症病例的早期表现,应当立即就诊。

2.神经系统受累期

降低颅内高压、适当控制液体入量,监测生命体征。对持续高热、病情进展较快者酌情应用丙种球蛋白。

3.心肺功能衰竭前期

应收入ICU治疗,以及时应用血管活性药物,如米力农、酚妥拉明等;同时给予氧疗和呼吸支持;酌情应用丙种球蛋白、糖皮质激素。

4.心肺功能衰竭期

及早应用呼吸机;低血压休克者可应用多巴胺、多巴酚丁胺、肾上腺素和去甲肾上腺素等。

(二)治疗措施

1.一般治疗

注意隔离,避免交叉感染;做好口腔和皮肤护理;注意营养支持,维持水、电解质平衡。药物及物理降温退热;伴惊厥者给予地西泮、咪达唑仑、苯巴比妥等。

2.液体疗法

重症病例可出现脑水肿、肺水肿及心力衰竭,应适当控制液体入量。在脱水降颅压的同时限制液体摄入。给予生理盐水需要量 60~80 mL/(kg·d)(脱水剂不计算在内),匀速给予,即 2.5~3.3 mL/(kg·h)。注意维持血压稳定。第 4 期:休克病例在应用血管活性药物同时,给予生理盐水 10~20 mL/kg 进行液体复苏,30 分钟内输入,此后可酌情补液,避免短期内大量扩容。仍不能纠正者给予胶体液输注。

3.脱水药物应用

应在严密监测下使用脱水药物。如患者出现休克和循环衰竭,应在纠正休克、补充循环血量的前提下使用脱水药物。常用脱水药物如下。

(1)20%甘露醇:0.5~1 g/(kg·次),每 4~8 小时 1 次,20~30 分钟快速静脉注射,作用可维持 3~6 小时。

(2)利尿剂:有心功能障碍者,可先注射呋塞米 1~2 mg/kg,进行评估后再确定使用脱水药物和其他救治措施(如气管插管使用呼吸机)。

(3)人血白蛋白:人血白蛋白通过提高血液胶体渗透压,减轻脑水肿,且半衰期长,作用时间较长。用法:每次 0.4 g/kg,常与利尿剂合用。

严重颅内高压或脑疝时,20%甘露醇每次 1.5~2 g/kg,2~4 小时 1 次或与呋塞米交替使用。

4.血管活性药物使用

(1)心肺功能衰竭前期血流动力学常是高动力高阻力,表现为皮肤花纹、四肢发凉,但并非真正休克状态,以使用扩血管药物为主。常用米力农注射液:负荷量 50~75 μg/kg,维持量 0.25~0.75 μg/(kg·min),一般使用不超过 72 小时。血压高者可用酚妥拉明 1~20 μg/(kg·min),或硝普钠 0.5~5 μg/(kg·min),一般由小剂量开始逐渐增加剂量。

(2)血压下降,给予多巴胺[5~15 μg/(kg·min)]、多巴酚丁胺[2~20 μg/(kg·min)]、肾上腺素[0.05~2 μg/(kg·min)]、去甲肾上腺素[0.05~2 μg/(kg·min)]等。从低剂量开始,以能维持接近正常血压的最小剂量为佳。

5.静脉丙种球蛋白(IVIG)应用

第 2 期不建议常规使用 IVIG,有脑脊髓炎和高热等中毒症状严重的病例可考虑使用。第 3 期应用 IVIG 可能起到一定的阻断病情作用。可按照 300 mg/(kg·d)缓慢静脉滴注,连续应用 3~5 天。第 4 期使用 IVIG 的疗效有限。

6.糖皮质激素应用

有专家认为糖皮质激素有助于减轻 EV71 感染所致的脑水肿和肺水肿。第 2 期一般不主张使用糖皮质激素。第 3 期和第 4 期可酌情给予糖皮质激素治疗。常用甲泼尼龙 1~2 mg/(kg·d),氢化可的松 3~5 mg/(kg·d),地塞米松 0.2~0.5 mg/(kg·d)。病情稳定后,尽早停用。

7.抗病毒药物应用

目前尚无确切有效的抗 EV71 病毒药物。利巴韦林体外试验证实有抑制 EV71 复制和部分灭活病毒作用,可考虑使用,用法为 10~15 mg/(kg·d),分 2 次静脉滴注,疗程 3~5 天。

8.机械通气

(1)机械通气指征为:①呼吸急促、减慢或节律改变;②气道分泌物呈淡红色或血性;③短期内肺部出现湿性啰音;④胸部 X 线检查提示肺部渗出性病变;⑤脉搏容积血氧饱和度(SpO_2)或动脉血氧分压（PaO_2）明显下降；⑥频繁抽搐伴深度昏迷；⑦面色苍白、发绀，血压下降。

（2）机械通气模式：常用压力控制通气，也可选用其他模式。有气漏或顽固性低氧血症者可使用高频振荡通气。

（3）机械通气参数调节：仅有中枢性呼吸衰竭者：吸入氧浓度 21％～40％，PIP 15～25 cmH_2O（含 PEEP），PEEP 4～5 cmH_2O，f 20～40 次/分，潮气量 6～8 mL/kg。

有肺水肿或肺出血者：吸入氧浓度 60％～100％，PIP 20～30 cmH_2O（含 PEEP），PEEP 6～12 cmH_2O，f 20～40 次/分，潮气量 6～8 mL/kg。呼吸机参数可根据病情变化及时调高与降低，若肺出血未控制或血氧未改善，可每次增加 PEEP 2 cmH_2O，一般不超过 20 cmH_2O，注意同时调节 PIP，确保潮气量稳定。

（4）呼吸道管理：避免频繁、长时间吸痰造成气道压力降低，且要保持气道通畅，防止血凝块堵塞气管导管。

六、出院标准

皮疹消退、症状基本消失，无明显并发症，体温正常 3 天以上。

七、预防

（一）管理传染源

对手足口患者做到早诊断、早隔离、早治疗，患者呼吸道隔离至出疹后 1 周，伴有呼吸道并发症者延长至出疹后 10 天。易感患儿接触者检疫 10 天。

（二）切断传播途径

流行期间避免去公共场所或人多拥挤处，出入戴口罩。

（三）保护易感人群

目前手足口病疫苗已进入 3 期临床试验，有望免疫后能保护易感婴幼儿。

（刘　甜）

第三节　流行性腮腺炎

流行性腮腺炎是腮腺炎病毒引起的以唾液腺非化脓性肿胀疼痛为主要表现的急性呼吸道传染病。临床表现以发热、腮腺肿胀、疼痛为特征。病毒还可以侵犯各种腺组织、神经系统、心、肝、肾和关节等器官，引起并发症。

一、临床特点

（一）流行病学

发病前 2～3 周可疑患者接触史。

（二）临床表现

潜伏期 18 天（8～30 天）。

1.主要症状体征

患者可有发热、头痛、乏力等前驱症状,发病1~2天后出现腮腺逐渐肿大,开始为一侧,2~4天以后多累及对侧。腮腺肿大以耳垂为中心向前、下、后发展,腮腺肿大的特点是局部肿胀而不发红,皮温增高但不化脓。局部皮肤紧张、发热、发硬,触之坚韧有弹性,界欠清,进食酸性食物后疼痛加剧。持续4~5天后逐渐消退。颌下腺或舌下腺可同时受累。部分患者可有脑膜炎、睾丸炎、卵巢炎、胰腺炎等。

2.并发症

(1)神经系统并发症:脑膜脑炎最多见,患者出现头痛、嗜睡和脑膜刺激征,可有高热、谵妄、抽搐,一般发生在腮腺炎发病后1周内,脑脊液改变与其他病毒性脑炎相仿。有的患者脑膜脑炎先于腮腺炎,给诊断增加难度,预后一般良好,重者可致死亡。听神经受累可致耳聋,发病率不高,但可成为永久性和完全性耳聋,单侧多见。亦可出现多发性神经炎、脊髓灰质炎、面神经瘫痪等。

(2)生殖系统并发症:睾丸炎在13~14岁以后发病率明显增高,表现为高热、寒战、睾丸肿痛,触痛明显,可合并附睾炎、鞘膜积液和阴囊水肿,急性症状持续3~5天。睾丸炎多为单侧,偶为双侧受累,部分患者睾丸炎后发生不同程度的睾丸萎缩,但很少引起不育。卵巢炎症状轻,主要表现为下腹痛,严重时可扪及肿大的卵巢伴压痛。

(3)胰腺炎:常于腮腺肿大1周内发生,可有恶心、呕吐和中上腹疼痛和压痛,由于单纯腮腺炎即可引起血、尿淀粉酶增高,因此需检查脂肪酶,若升高则有助于胰腺炎的诊断。

(4)其他:可出现心肌炎、肾炎、胸膜炎、血小板减少症等。

(三)实验室检查

1.血常规

白细胞计数一般正常或稍高,淋巴细胞相对增多。

2.淀粉酶及脂肪酶检查

90%患者发病早期有血、尿淀粉酶增高,无腮腺肿大的脑膜脑炎患者,血和尿中淀粉酶也可增高。脂肪酶的增高有利于胰腺炎的诊断。

3.血清学检查

采用ELISA法检测患者血清中的IgM抗体有助于早期诊断。

4.病原检测

采用单克隆抗体检测患者血清、唾液中的腮腺炎病毒抗原有早期诊断价值;聚合酶链反应检测病毒RNA,具有很高的敏感性和特异性;从患者的血液、唾液、尿液、脑脊液中均可以分离到病毒。

二、诊断

主要根据发热、以耳垂为中心的腮腺肿大,结合本病流行和发病前2~3周有流行性腮腺炎患者接触史,进行诊断。临床不典型病例需血清学和病毒分离。

三、鉴别诊断

(一)化脓性腮腺炎

主要以一侧腮腺肿大,局部红肿热痛明显,可有波动感,无睾丸炎、胰腺炎等并发症,挤压腮腺时有脓液自腮腺管口流出,白细胞计数和中性粒细胞明显增高。

(二)其他病毒引起的腮腺肿大

A型流感病毒、A组柯萨奇病毒、副流感病毒等均可引起腮腺肿大,确诊依赖病原学检测。

(三)症状性腮腺肿大

许多慢性病如糖尿病、慢性肝病、结核病等,服用某些药物如碘化物、羟布宗、异丙肾上腺素等都可引起腮腺肿大,常为对称性、无触痛、无发热。

四、预后

本病预后良好。部分并发重症胰腺炎和病毒性脑炎,预后差。

五、治疗原则

(一)一般治疗

卧床休息,给予流质饮食,避免进食酸性饮料,注意口腔卫生。睾丸肿痛可用棉花垫和丁字带托起。唾液腺肿胀明显可予中药外敷改善症状。

(二)抗病毒治疗

发病早期可用利巴韦林 1 g/d,儿童 15 mg/(kg·d)静脉滴注,疗程 5～7 天。干扰素可用于治疗成人腮腺炎合并睾丸炎患者。

(三)肾上腺皮质激素的应用

对重症或并发脑膜脑炎、睾丸炎患者,可应用地塞米松每天 5～10 mg/d 静脉滴注,视病情连用 3～5 天。

(四)并发症处理

若出现剧烈头痛,呕吐,疑为颅内高压患者,可使用甘露醇 0.5～1 g/kg 静脉推注,每 4～6 小时 1 次,直至症状好转。合并胰腺炎患者要禁食,给予抑酸、抗炎、补液等处理。

六、出院标准

体温正常 3 天以上,症状体征消失,无明显并发症。

七、预防

(一)管理传染源
隔离患者至腮腺肿大消退。

(二)切断传播途径
流行期间避免去公共场所或人多拥挤处,出入戴口罩。

(三)保护易感人群
接种麻、风、腮三联疫苗。

（刘　甜）

第四节　肾综合征出血热

肾综合征出血热（hemorrhagic fever with renal syndrome，HFRS）是由汉坦病毒（Hantan virus，HV）引起的一种自然疫源性疾病。鼠为主要传染源。临床以发热、休克、充血出血和肾损害为主要表现，典型病例病程呈五期经过，重症患者病死率较高。广泛流行于亚欧等国，我国为高发区。

一、临床特点

（一）流行病学

发病前 2 个月有疫区旅居史或与鼠类及其排泄物、分泌物有接触史。

（二）临床表现

潜伏期一般 7～14 天（4～46 天）。主要表现为发热、毛细血管损害、休克和肾损害及发热期、低血压休克期、少尿期、多尿期和恢复期五期经过。

1.发热

突起发热，体温常在 39～40 ℃，热程多在 3～7 天，可伴有乏力、恶心、呕吐、腹痛及腹泻等消化道症状。体温越高，热程越长，病情越重。

2.毛细血管损害

主要表现为皮肤黏膜充血、出血和渗出水肿等；如面、颈和胸部潮红（三红），重者呈酒醉貌。黏膜充血常见于眼结膜、软腭和咽部，皮肤出血多见于腋下和胸，常呈点状、索条状或搔抓样瘀点。黏膜出血常见于软腭，呈针尖样出血点。眼结膜呈斑片状出血。重者可有腔道出血。渗出水肿征表现为背部、头痛、腰痛和眼眶痛（三痛），球结膜、面部水肿。重者出现胸腔积液、腹水及全身水肿。

3.低血压休克

一般发生于 4～6 天，多数患者发热末期或热退同时出现血压下降，持续时间 1～3 天（数小时至 6 天以上），其持续时间长短与病情轻重、治疗措施是否及时和正确有关。

4.肾脏损害

尿蛋白、镜下或肉眼血尿，尿中膜状物，少尿或多尿。

5.典型病例

临床病程有发热期、低血压休克期、少尿期、多尿期和恢复期五期经过。非典型和轻症病例可以出现越期现象。重型病例则可出现发热期、休克期和少尿期之间互相重叠。

（三）实验室检查

1.血常规

外周白细胞计数升（15～30）×10⁹/L，重者可达（50～100）×10⁹/L。出现异型淋巴细胞 10%～20%。血小板减少，并可见异型血小板。

2.尿常规

尿蛋白多为＋＋～＋＋＋＋，部分病例尿中出现膜状物。镜检可见红细胞、白细胞和管型。

3.血生化

血尿素氮(BUN)和血清肌酐(Cr)升高。血清 ALT 约 50％患者升高,重者血清胆红素也升高。

4.免疫学检查

(1)血清特异性 IgM 抗体阳性。

(2)血清特异性 IgG 急性期与恢复期双份血清滴度 4 倍上升增高。

5.病毒分离

从患者血清中分离到汉坦病毒和/或检出汉坦病毒 RNA。

二、诊断

(1)有鼠类或其他啮齿类动物及其排泄物接触史。

(2)临床特征:发热、出血和肾损害及发热期、低血压休克期、少尿期、多尿期和恢复期的五期经过。

(3)肾综合征出血热特异性 IgM 阳性或 IgG 急性期与恢复期双份血清滴度 4 倍上升有诊断价值。

三、鉴别诊断

发热期应与病毒性上呼吸道感染,败血症,急性胃肠炎和菌痢等鉴别。休克期应与其他感染性休克鉴别。少尿期则与急性肾小球肾炎及其他原因引起的急性肾衰竭相鉴别。肝损伤明显者应与病毒性肝炎等鉴别。腹痛明显者应与外科急腹症鉴别。

四、预后

本病病死率与临床类型、治疗早晚及措施是否正确有关。目前病死率 3％～5％。

五、治疗原则

以综合疗法为主,早期应用抗病毒治疗,中晚期则针对病理生理进行对症治疗。治疗原则:早发现、早休息、早治疗和就近治疗即"三早一就"。

(一)发热期

治疗原则:控制感染,减轻外渗,改善中毒症状和预防 DIC。

卧床休息,早期可给予利巴韦林每天 1 g 静脉滴注,持续 3～5 天。每天输注平衡盐液和葡萄糖盐水 1 000 mL 左右。高热以物理降温为主,忌用强烈发汗退热药,中毒症状重者可给予地塞米松 5～10 mg 静脉滴注。发热后期给予 20％甘露醇 125～250 mL 静脉滴注,减轻外渗和组织水肿。

(二)低血压休克期

治疗原则:积极补充血容量,注意纠正酸中毒和改善微循环功能。

密切监测、发现低血压,以及时、快速和适量补充血容量、稳定血压。补液以平衡盐为主,也可用胶体溶液,切忌单纯输入葡萄糖液。5％NaHCO$_3$溶液纠正酸中毒。血压仍不稳定者可应用血管活性药物,如多巴胺,亦可用地塞米松静脉滴注。

(三)少尿期

(1)治疗原则为"稳、促、导、透",即稳定机体内环境,促进利尿,导泻和透析治疗。

(2)严格控制输液量,"量出而入,宁少勿多",每天补液量为前一日尿量和呕吐量加 500～700 mL。主要输入高渗葡萄糖液(含糖量 200～300 g),以减少体内蛋白质分解,控制氮质血症,5%NaHCO₃溶液纠正酸中毒。常用呋塞米利尿,小剂量开始,逐步加大至每次 100～300 mg。

(3)透析治疗适应证:①少尿持续 4 天或无尿 1 天以上。②明显氮质血症,血 BUN＞28.56 mmol/L,有严重尿毒症表现者。③高分解状态,每天 BUN 升高＞7.14 mmol/L。④血钾＞6 mmol/L,心电图有高耸 T 波的高钾表现。⑤高血容量综合征。

(四)多尿期

治疗原则:多尿期早期的治疗同少尿期。多尿后期主要是维持水和电解质平衡。常用口服补液盐和/或静脉补液。预防和及时控制感染。忌用对肾有毒性作用的抗菌药物。

(五)恢复期

补充营养,注意休息,逐步恢复工作。定期复查肾功能、血压和垂体功能。

(六)并发症治疗

针对消化道出血、中枢神经系统并发症、心力衰竭肺水肿、ARDS 等并发症给予相应治疗。

六、出院标准

体温正常,症状、体征基本恢复,尿量接近正常,无明显并发症。

七、预防

(一)管理传染源

防鼠灭鼠。应用药物、机械等方法灭鼠。

(二)切断传播途径

作好食品卫生和个人卫生,防止鼠类排泄物污染食品,不用手接触鼠类及其排泄物。

(三)保护易感人群

我国研制的沙鼠肾细胞疫苗(Ⅰ型汉坦病毒)和地鼠肾细胞疫苗(Ⅱ型病毒),保护率达 88%～94%。

(刘 甜)

第五节 登 革 热

登革热(dengue fever,DF)是由登革病毒引起经伊蚊传播的急性传染病。临床特点为突起高热、头痛、肌肉、骨骼疼痛、皮疹、出血和白细胞、血小板减少等,严重者出现休克,甚至死亡。世界卫生组织将其分为登革热(DF)、登革出血热(DHF)和登革休克综合征(DSS)3 种临床类型。

一、临床特点

(一)流行病学

生活在疫区或有疫区旅居史。

(二)临床表现

潜伏期2～15天,平均6天。

1.典型登革热

(1)症状:主要表现为发热、疼痛、出血及胃肠道症状。

发热:体温迅速上升,在一天内可达39～40 ℃,伴寒战,热型多不规则,多数为弛张热型,一般持续5～7天,部分病例于第3～5天体温降至正常,1天后又再升高,称为双峰热或鞍型热。可出现惊厥,出汗,乏力。

疼痛:患者出现严重头痛、眼眶痛、腰背痛,尤其骨、关节疼痛剧烈,似骨折样或碎骨样,但外观无红肿。由于疼痛剧烈,登革热又有"碎骨热"之称。

出血:

大多数患者无出血,或出血程度较轻。四肢及腋部出现瘀点或瘀斑,有些患者鼻出血、牙龈出血、胃肠道出血、血尿和妇女经血量过多。

皮疹:约2/3的患者有皮疹,多于病程3～6天出现,为充血性斑丘疹或麻疹样皮疹,也有猩红热样皮疹。皮疹分布于全身、四肢、躯干和头面部,多有痒感,皮疹持续5～7天。其特征为典型的斑疹或斑丘疹发生融合,中间有少量正常皮肤,称为红色海洋中的岛屿(又称皮岛)。重者可出现出血性皮疹。疹退后无脱屑及色素沉着。

胃肠道症状:多数患者厌食,部分患者有腹痛、恶心、呕吐、腹泻、便秘、呃逆等症状。

(2)体征:貌似醉汉,可出现颜面、颈部及胸部皮肤潮红、眼结膜充血、结膜下出血、淋巴结肿大、肝大、脾大。部分患者出现相对缓脉。极少数患者出现颈部强直。约2/3的患者有皮疹。

2.登革出血热

(1)严重中毒症状:高热、头痛、面红酒醉貌、肝大等。

(2)出血:病程早期四肢、腋窝和软腭出现散在的瘀点,随病情进展,可有鼻、齿龈出血、呕血、便血、血尿、阴道出血等,严重者可有广泛、大量出血。脑出血、蛛网膜下腔出血预后差。

(3)休克:部分重症病例在病程3～7天,体温下降或退热后,病情突然加重,有明显出血倾向,表情淡漠或烦躁不安,呼吸急促、脉搏速弱、多汗、四肢湿冷、口唇和肢端发绀,皮肤花斑,尿量少,血压下降等休克表现。仅有出血者为登革出血热,同时有休克者为登革休克综合征。

(三)实验室检查

1.一般检查和生化检查

血象:外周血白细胞、中性粒细胞减少。1/2～3/4病例血小板减少,其下降和恢复的时间同白细胞。部分病例尿中有蛋白和红细胞。

DHF时白细胞开始时可出现升高或降低,在休克前或热退时常有淋巴细胞增多。在起病第2～3天,血小板下降至$100 \times 10^9/L$,同时伴有血细胞比容增高(>20%),或血红蛋白升高。

可有短暂的蛋白尿和大便潜血阳性。生化检查可有ALT、AST、CK、LDH升高,少数有总胆红素增高。DHF可表现低蛋白血症,或低钠血症,低钾血症,BUN升高。PT及APTT时间延长。纤维蛋白原,凝血酶原及凝血因子显著降低。血清补体水平特别是C3下降。合并中枢神经病变时脑脊液可轻度异常。

2.血清学检查

酶联免疫吸附法(ELISA)、免疫层析(ICt)监测特异性DEVIgM和IgG,特异性DEV-IgM阳性率85%～100%。IgM抗体在发病后5～10天出现,检测其有早期诊断价值。急性期和恢复期 IgG 抗体或全抗体滴度 4 倍以上增高,有诊断意义。

3.病毒检测

(1)病毒分离:将急性期患者(起病 1～5 天)血清,采用白纹伊蚊细胞株 C6/36 进行病毒分离,阳性率高达 70%,第 1 病日阳性率可达 40%,以后逐渐减低,最长在病程第 12 天仍可分离出病毒。分离出的病毒可进行血清型别鉴定。

(2)RT-PCR 检测 DEV-RNA:检测血清和组织的病毒核酸,其敏感性高于病毒分离,可快速诊断并同时鉴定型别。

二、并发症

急性血管内溶血较为常见,发生率约 1%,多见于葡萄糖-6-磷酸盐脱氢酶(G-6-PD)缺乏者。其他并发症还有精神异常、心肌炎、尿毒症、吉兰-巴雷综合征及眼部病变等。

三、诊断

诊断要点:来自流行地区及流行季节;典型症状凡遇发热、皮疹、骨及关节剧痛和淋巴结肿大者应考虑本病;有明显出血倾向,如出血点,紫斑、鼻出血、便血等,束臂试验阳性,血液浓缩,血小板减少者,或退热后,病情加重,明显出血倾向,同时伴周围循环衰竭者应考虑登革出血热。确诊靠病毒分离及血清学检查。

四、鉴别诊断

(一)登革热应和以下疾病鉴别

1.流行性感冒

发病呈流行性,起病急,发热、头痛、全身肌肉及骨骼疼痛,血白细胞减少等均与登革热表现相似,但流感无皮疹和出血,无浅表淋巴结肿大,无肝大,血小板正常,咽部含漱液接种鸡胚可分离出流感病毒。

2.钩端螺旋体病

骤起发热、全身肌肉疼痛、眼结膜充血等易与登革热混淆。但钩端螺旋体病在流行地区有疫水接触史,有明显肾损害,末梢血白细胞及中性粒细胞增高。血涂片、培养及动物接种可找到钩端螺旋体。钩体病血清学检查如凝溶试验、ELISA 和间接血凝试验阳性。

3.猩红热

本病有明显咽峡炎,末梢血白细胞及中性粒细胞明显增高,咽拭子培养有乙型溶血性链球菌,以此可与登革热鉴别。

4.麻疹

多有麻疹患者接触史,在冬春季流行,有明显上呼吸道卡他症状,颊黏膜有 Koplik 斑,面部可出现皮疹且数量较多。

5.药疹

可有药物过敏史,病前有用药史,皮疹呈对称性,并伴有血管神经性水肿。停用致敏药物后,皮疹消退。

(二)登革出血热应与以下疾病鉴别

1.肾综合征出血热

本病有一定的流行地区,秋冬季流行,有明显肾损害及肾衰竭表现,血清特异性 IgM 抗体阳性,可与登革热鉴别。

2.脑膜炎双球菌败血症

发生于冬春季,末梢血白细胞及中性粒细胞明显升高,皮肤瘀斑涂片有革兰氏阴性双球菌,血培养有脑膜炎双球菌可与鉴别。

3.斑疹伤寒

本病多发生于冬春季,皮疹不痒,血清外斐反应阳性可与之鉴别。

五、预后

登革热预后良好,病死率低于 1%,老年有动脉硬化者及严重出血者,预后差。登革出血热有较高的病死率,可达 10%~40%,如出血和休克处理得当,病死率可降至 5%~10%。

六、治疗原则

早发现、早隔离、早就地治疗。具体治疗措施包括对症支持治疗、抗病毒治疗及预防性治疗(预防出血、休克、感染等)。

(一)一般治疗及隔离

急性期卧床休息,给予流质或半流质饮食,在有防蚊设备的病室中隔离到完全退热为止。

(二)抗病毒治疗

在起病 3~5 天内(病毒血症期),可适当应用利巴韦林等抗病毒药物。

(三)对症治疗

1.高热

以物理降温为主。对出血症状明显的患者,应避免乙醇擦浴。因水杨酸类解热镇痛药易引起出血或 Reye 综合征,且可诱发 G-6-PD 缺乏的患者发生溶血,应谨慎使用。婴幼儿高热(体温 >39 ℃)时有惊厥的危险,可以使用对乙酰氨基酚,24 小时不超过 6 次。剂量为<1 岁,每次 60 mg;1~3 岁,每次 60~120 mg;3~6 岁,每次 120 mg;6~12 岁,每次 240 mg。对于病毒血症严重的患者,可短期使用小剂量糖皮质激素,如泼尼松 5 mg 每天 3 次口服。

2.补液治疗

维持水电解质平衡。对于大汗或腹泻者应鼓励患者口服补液,对频繁呕吐、不能进食或有脱水、血容量不足的患者,应及时静脉输液。休克患者应快速输液以扩充血容量,并加用血浆和代血浆。合并 DIC 的患者,不宜输全血,避免血液浓缩。

3.出血

有出血倾向者,可采用一般止血药物如卡巴克络(安络血)、氨基己酸、酚磺乙胺(止血敏)、维生素 K 等。对大出血,应输入新鲜全血或血小板,大剂量维生素 K_1 静脉滴注,口服云南白药等。严重上消化道出血可口服凝血酶、雷尼替丁或静脉注射奥美拉唑等。

4.其他治疗

有肝脏损害时,给予保肝治疗等。合并脑水肿是给予 20% 甘露醇 250 mL,快速静脉注入,防止脑疝发生。呼吸中枢受抑制者应使用人工呼吸机。

(四)登革出血热的治疗

以支持、对症治疗为主,注意维持水、电解质平衡。休克病例要快速输液以扩充血容量,并加用血浆或代血浆,但不宜输入全血,以免加重血液浓缩。可静脉滴注糖皮质激素,以减轻中毒症状和改善休克。有 DIC 证据者按 DIC 治疗。

七、出院标准

症状、体征消失,除抗体检测外,其他试验检查回复正常。重症者,出院后须继续休息数周方可工作。

八、预防

应做好疫情监测,预防措施的重点在于防蚊和灭蚊。

(1)所有患者均入住有完善防蚊措施的病房,并定期在房内灭蚊。

(2)限制现症患者进出病房。

(3)医护人员穿长袖白大衣进入病房,值班房有防蚊设施。

(4)对疑似患者应进行医学观察,隔离时间不少于 5 天。

(刘 甜)

第六节 流行性乙型脑炎

流行性乙型脑炎,简称乙脑,是由乙型脑炎病毒引起,经蚊传播的一种中枢神经系统急性传染病。因其首先在日本发现,故又名"日本脑炎"。本病流行于夏秋季。重型患者病死率高,幸存者常留有后遗症。在广泛接种乙脑疫苗后,发病率已明显下降。

一、病原学

病原学诊断依赖病毒分离或脑脊液和血病毒特异性抗原或抗体检测。确诊条件为下列之一。

(1)酶联免疫法在脑脊液或血中检测出特异性 IgM 抗体。

(2)在组织、血、脑脊液或其他体液分离到病毒或证实病毒特异性抗原或基因片段。

(3)双份血清特异性 IgG 抗体有 ≥4 倍升高。

二、流行病学

乙脑病毒为单股正链 RNA 病毒,属于黄病毒科黄病毒属,为 B 组虫媒病毒。乙脑病毒嗜神经性强,抗原性稳定。猪为主要传染源,其次为马、牛、羊和狗,其他如猫、鸡、鸭和鹅等也可感染。蚊虫是主要传播媒介,主要是三带喙库蚊,伊蚊和按蚊也能传播。候鸟及蝙蝠也是乙脑病毒的越冬宿主。人是终宿主,但感染后病毒血症期短暂且病毒载量低,因此不是主要传染源。未见人与人传播的报道。人群普遍易感,多见于 10 岁以下儿童,病后获得持久免疫力。典型患者与隐性感染者之比为 1∶2 000～1∶1 000。

三、发病机制

人被带乙脑病毒的蚊虫叮咬后,病毒进入体内,先在单核-吞噬细胞系统内繁殖,随后进入血液循环,形成病毒血症。乙脑病毒如何进入脑组织仍不完全明了,可能与病毒经血管内皮细胞被动转运而穿透血-脑屏障有关。发病与否主要取决于人体的免疫力,但病毒的数量及毒力对发病也起一定作用,并与易感者临床表现的轻重有密切关系。机体免疫力强时,只形成短暂病毒血症,病毒不侵入中枢神经系统,表现为隐性感染或轻型病例,可获终生免疫力。如受感染者免疫力弱,感染的病毒量大且毒力强,则病毒可侵入中枢神经系统,在神经细胞内繁殖,引起脑实质病变。另外,血-脑屏障的健全与否,亦有密切关系,脑寄生虫病、癫痫、高血压、脑血管病和脑外伤等可使血-脑屏障功能降低,使病毒易于侵入中枢神经系统。

乙脑的神经组织病变既有病毒的直接损伤,致神经细胞变性、坏死,更与免疫损伤有关,免疫病理被认为是本病的主要发病机制。病毒抗原与相应抗体的结合及在神经组织和血管壁的沉积,激活免疫反应和补体系统,导致脑组织免疫性损伤和坏死。血管壁破坏,附壁血栓形成,致脑组织供血障碍和坏死。大量炎性细胞的血管周围浸润,形成"血管套",吞噬被感染的神经细胞,形成嗜神经现象。急性期脑脊液中 $CD4^+$、$CD8^+$ 淋巴细胞(以 $CD4^+$ 细胞为主)及 $TNF-\alpha$ 均明显增加。尸体解剖可在脑组织内检出 IgM、补体 C3、C4,在"血管套"及脑实质病灶中发现 $CD3^+$、$CD4^+$ 及 $CD8^+$ 淋巴细胞。迅速死亡的患者组织学检查可无炎症征象,但免疫组化检查发现形态正常的神经元细胞有乙脑病毒抗原表达。

四、临床表现

潜伏期 4~21 天,大多为 10~14 天。大多呈隐性感染或轻症,仅少数出现中枢神经系统症状。

(一)临床分期

1.初热期

病初 3 天,为病毒血症期。有发热、精神差、食欲缺乏、轻度嗜睡及头痛。体温 39 ℃左右持续不退。常无明显神经系统症状,易误诊为上呼吸道感染。

2.极期

病程第 4~10 天,体温达 40 ℃以上并持续不退。全身症状加重,出现明显神经系统症状及体征。意识障碍加重,渐转入昏迷,并出现惊厥。重者惊厥反复发作,出现肢体强直性瘫痪、昏迷加重、深浅反射消失及颈强直等明显脑膜刺激症状。严重者发生脑疝或中枢性呼吸衰竭。

3.恢复期

极期过后即进入恢复期。体温下降,昏迷者经过短期精神呆滞或淡漠而渐清醒。神经系统体征逐渐改善或消失。重症患者可有中枢性发热、多汗、神志呆滞及反应迟钝,部分记忆力丧失、精神及行为异常,肢体强直性瘫痪或有癫痫样发作。

4.后遗症期

5%~20%患者有不同程度神经系统后遗症,病程 6 个月后仍不能恢复。主要为意识异常、智力障碍、癫痫样发作及肢体强直性瘫痪等。

(二)病情分型

乙脑可分为下列四型,以轻型和普通型为多见。

1.轻型

体温38～39 ℃,神志清楚,有嗜睡、轻度颈强直等脑膜刺激症状,一般无惊厥。病程1周,无后遗症。

2.普通型(中型)

体温39～40 ℃,昏睡、头痛、呕吐,出现浅昏迷。脑膜刺激症状明显,深浅反射消失,有1次或短暂数次惊厥。病程为10～14天,无或有轻度恢复期神经精神症状,一般无后遗症。

3.重型

体温持续40 ℃或更高,出现不同程度昏迷、反复或持续惊厥。病程在2周以上。部分患者留有不同程度后遗症。

4.极重型

初热期体温迅速上升达40.5～41 ℃或更高,伴反复发作难以控制的持续惊厥。于1～2天内转入深昏迷,肢体强直,有重度脑水肿表现,可发生中枢性呼吸衰竭或脑疝。病死率高,存活者均有严重后遗症。少数极重型可出现循环衰竭,由于延髓血管舒缩中枢严重病变或并发心肌炎和心功能不全所致。

五、辅助检查

(一)外周血象

白细胞总数$(10～20)×10^9$/L,儿童可达$40×10^9$/L。病初中性粒细胞可高达80%以上,1～2天后,淋巴细胞占优势。少数患者血象始终正常。

(二)脑脊液检查

外观无色透明,压力增高,白细胞计数$(50～500)×10^6$/L,个别高达$1 000×10^6$/L,病初1～2天以中性粒细胞为主,以后则淋巴细胞增多。蛋白轻度增高,糖及氯化物正常。极少数脑脊液常规和生化正常。

(三)脑电图和影像学检查

脑电图为非特异性表现,呈弥漫性不规则高幅慢波改变。头颅CT或MRI可见弥漫性脑水肿,可在丘脑、基底节、中脑、脑桥或延髓见低密度影。

六、鉴别诊断

(一)中毒性菌痢

中毒性菌痢与乙脑季节相同,多见于夏秋季。但起病急骤,数小时内出现高热、惊厥、昏迷、休克、甚至呼吸衰竭。一般不出现颈强直等脑膜刺激征。用生理盐水灌肠,粪便有黏液和脓血,镜检和粪便培养可明确诊断。特殊情况下可进行脑脊液检查,中毒性菌痢脑脊液一般正常。

(二)化脓性脑膜炎

化脓性脑膜炎多发生在冬春季,脑脊液混浊,白细胞可数以万计,中性粒细胞在80%以上,糖明显降低,蛋白增高。脑脊液涂片及培养可检出细菌。

(三)其他病毒性脑炎

腮腺炎病毒、肠道病毒和单纯疱疹病毒等可引起脑炎,应根据流行病学资料、临床特征及病原学检查加以区别。

七、治疗

重点是把握高热、惊厥、呼吸衰竭这三个主要病症的有效处理。

(一)急性期治疗

1.一般治疗

保证足够营养。高热、惊厥者易有脱水,应静脉补液,补液量根据有无呕吐及进食情况而定,50~80 mL/(kg·d)。昏迷者给予鼻饲,注意口腔卫生。注意观察患者精神、意识、呼吸、脉搏、血压及瞳孔的变化等。

2.对症治疗

(1)高热:室温应维持在25 ℃以下;最好使体温保持在38 ℃左右。每隔2小时测体温,若体温高于38 ℃给予退热药(可采用布洛芬口服和退热栓交替使用)和/或冰袋冰帽等物理降温;若持续性高热伴反复惊厥者可采用亚冬眠疗法:氯丙嗪和异丙嗪各0.5~1 mg/次,肌内注射,间隔2~4小时重复,维持12~24小时。

(2)控制颅内压:首选20%甘露醇(0.5~1 g/kg)30分钟内静脉滴完,间隔4~6小时重复使用;脑疝时剂量增至2.0 g/kg,分2次间隔30分钟快速静脉注射,可先利尿如呋塞米或同时用强心剂。重症病例可短期(<3天)加用地塞米松静脉推注,地塞米松0.5 mg/(kg·d)。

(3)惊厥:用止痉剂如氯硝西泮、水合氯醛及苯巴比妥等。氯硝西泮每次0.03~0.05 mg/kg,静脉缓慢推注,每天2~3次;10%水合氯醛保留灌肠1~2 mL/(次·岁);苯巴比妥10~15 mg/kg饱和量肌内注射,极量0.2 g/次,12小时后5 mg/(kg·d)维持。并针对发生惊厥的原因采取相应措施:如脑水肿者应以脱水治疗为主;气道分泌物堵塞者应吸痰、保持呼吸道通畅,必要时气管插管或切开;因高热所致惊厥者应迅速降温。

(4)呼吸障碍和呼吸衰竭:深昏迷患者喉部痰液增多影响呼吸时,应加强吸痰。出现呼吸衰竭表现者应及早使用呼吸机,必要时行气管切开术。

(5)循环衰竭:如为心源性心力衰竭,应用强心药物如毛花苷丙等洋地黄类。毛花苷丙:24小时负荷量<2岁0.03~0.04 mg,>2岁0.02~0.03 mg,静脉推注。首次用1/2量,余1/2量分2次用,间隔6~12小时给药。次日给予地高辛维持(1/5~1/4负荷量)。如因高热、昏迷、脱水过多,造成血容量不足而致循环衰竭,则应以扩容为主。先予生理盐水或等渗含钠液10~20 mL/kg,30分钟内输入,仍不能纠正者输注胶体液如清蛋白或血浆。

(二)恢复期及后遗症治疗

重点在于功能锻炼。可采用理疗、针灸、按摩、推拿或中药等。

八、预防

(一)灭蚊

为预防乙脑的主要措施。消除蚊虫的滋生地,喷药灭蚊能起到有效作用。使用蚊帐、蚊香、涂擦防蚊剂等防蚊措施。

(二)动物宿主的管理

有条件者最好对母猪进行免疫接种,在乡村及饲养场要做好环境卫生,以控制猪的感染,可有效降低局部地区人群乙脑的发病率。

(三)接种乙脑疫苗

初次免疫年龄为 8 月龄,乙脑灭活疫苗需接种 2 次,间隔 7~10 天;18~24 月龄和 6 岁时各需加强接种 1 剂,保护率为 70%~90%。乙脑减毒活疫苗初次免疫接种 1 次,2 周岁时加强 1 次,2 次接种的保护率达 97.5%。

(刘 甜)

第七节 脊髓灰质炎

脊髓灰质炎又称小儿麻痹症,是由脊髓灰质炎病毒(PV)引起的主要表现为发热及肢体迟缓性瘫痪的急性传染病,可导致肢体残疾甚至死亡。在广泛接种脊髓灰质炎减毒疫苗(OPV)后,其发病率和死亡率明显降低,2000 年 WHO 西太区宣布中国已基本消灭脊髓灰质炎。但是,我国仍面临野病毒(WPV)输入性感染的风险,脊髓灰质炎疫苗衍生病毒(VDPV)感染病例仍时有发生。

一、病原学

一般在发病 1 周内从咽部、血及粪便中可分离出 PV,但较难从脑脊液中分离出病毒。如果血清和/或脑脊液中特异性 IgM 抗体阳性,或在恢复期中和抗体滴度≥4 倍升高,可确定诊断。

二、流行病学

PV 为 RNA 病毒,属小 RNA 病毒科肠道病毒属,按抗原性不同分为Ⅰ、Ⅱ、Ⅲ型,各型间无交叉免疫。患者和隐性感染者是唯一传染源,在潜伏期末和瘫痪前期传染性最强。粪-口途径传播是主要的传播方式,也可通过鼻咽分泌物及飞沫传播。易感人群是婴幼儿,发病年龄以 6 个月至 5 岁最高。一年四季均可发病,以夏秋季为主。

三、发病机制

大量的流行病学资料证明,脊髓灰质炎病毒是经口传染的。本病毒被摄入口咽后,即在该部的黏膜和淋巴组织中,以及扁桃体和上皮细胞中繁殖,并从细胞中释放出病毒于口腔。一般感染后 24 小时即可在口咽部检测到病毒。口咽部的病毒一方面经吞咽进入肠道(因该病毒抗酸,故经胃并不失去活性),一方面口咽分泌物向周围人传播。对患者最不利的是病毒向深部淋巴结扩散。因为可经此部使病毒进入血液。

病毒进入肠后先在淋巴结及黏膜上皮细胞中增殖。病毒一方面进入肠腔,并随粪便排出体外,另一方面则向深部淋巴组织扩散。如该病毒增殖量多而且毒力又强,可进入血液。如深部颈部淋巴结及肠道淋巴组织处的病毒进入血液,形成初期病毒血症。此时体内开始产生特异性抗体,如其产生的量多、速度亦快,可阻止病毒进一步扩散,即为阴性无症状感染,或称隐性感染。有的病例,病毒在网状内皮组织中大量增殖、复制,可引起第二次病毒血症,或称晚期病毒血症。病毒随血流侵入全身各系统的器官和组织,如呼吸系统、消化系统,心、肾、肝、脾、肾上腺、皮肤等。如此时体内特异性抗体已使病毒复制受到阻止,病毒可不扩散至神经系统,只表现以上受侵诸系统某些症状,而无神经系统病损的症状。但是有的患者由于病毒增殖量很多,而且其毒力又强,加之患者免疫力不足以抑制病毒复制,则病毒可通过血-脑脊液屏障侵犯中枢神经系统,引起无菌性脑膜炎及神经细胞病损。脊髓灰质炎病毒主要侵犯脊髓前角运动神经元和大脑灰质运动细胞,并表现相应症状与体征。本病的瘫痪以脊髓前角运动细胞病损为主,而呈弛缓性瘫痪,即下运动神经元性瘫痪。有的专家主张病毒侵入机体除经血液外,感觉神经、自主神经、运动神经均是病毒侵入中枢神经系统的途径,又因神经系统是本病毒的靶组织,所以病毒一旦侵入即可沿神经纤维向中枢神经系统扩散。

脊髓灰质炎病毒的毒力强弱在其发病机制中虽然有着重要意义,但对其他影响本病的激发因素也不可忽视,如患者免疫力低、机体过度疲劳、维生素缺乏(维生素C缺乏可使病情加重,维生素B缺乏患者对本病毒感染的敏感度增强)、激素的刺激、扁桃体手术、注射和肌肉创伤、妊娠等对本病均有激发作用。

四、临床表现

潜伏期为3～35天,平均为1～2周。可分为无症状型、顿挫型和瘫痪型。90％～95％的PV感染无症状或仅有轻微非特异性表现,如发热、不适、畏食和咽痛。顿挫型因病毒未侵入神经系统,故症状轻,在上感样症状出现后1～4天,体温下降,症状消失,不发生瘫痪。瘫痪型的前驱期主要表现为发热、咽痛及咳嗽等上呼吸道感染症状,随后进入瘫痪前期,主要表现为热退后2～6天再次发热,肢体及颈背部疼痛,小婴儿拒抱,较大儿童体检时出现三角架征(患儿从床上坐起时两上臂向后伸直以支撑身体)、头下垂征(将手置于患儿肩下抬起躯干,其头下垂,与躯干不平行)及吻膝试验阳性(患儿坐起后屈曲膝关节和髋关节,不能自动地弯颈使下颌抵膝)。患儿多于再次发热后3～4天时进入瘫痪期,又可分三型:①脊髓型:最常见,以双侧不对称性弛缓性瘫痪为特点,并以单侧下肢为主。②延髓型:主要表现为脑神经麻痹及呼吸循环受损表现。③脑型:主要表现为高热、惊厥和肢体强直性瘫痪。

五、辅助检查

外周血白细胞正常。脑脊液早期特点为细胞数增加,以中性粒细胞为主,蛋白增加不明显,呈细胞-蛋白分离现象。

六、鉴别诊断

(一)感染性多发性神经根炎

感染性多发性神经根炎多见于年长儿,不呈流行性。起病缓慢,体温正常或低热,锥体束征常见,脑膜刺激征不明显。瘫痪特点是逐渐发生,呈上行性和对称性,多伴感觉障碍。脑脊液蛋白增加,细胞数正常,呈蛋白-细胞分离现象。

(二)其他肠道病毒感染

柯萨奇病毒A组、ECHO病毒和肠道病毒71型感染可引起肢体迟缓性瘫痪,鉴别需依靠血清学特异性抗体检查和病毒分离。

(三)假性瘫痪

年幼儿童患骨关节疾病(如骨折、骨髓炎、关节炎、脱位、骨膜下血肿、急性风湿热及非特异性滑膜炎等)或肌内注射引起局部疼痛时,可影响肢体的活动。通过详细询问病史,结合体检或

X线检查可以鉴别。

(四)家族性周期性麻痹

家族性周期性麻痹常有家族史及周期性发作史,无发热,往往突然对称性瘫痪,发作时血钾多降低,补钾后很快恢复。

(五)流行性乙型脑炎

起病急,高热,迅速出现嗜睡、昏迷、惊厥及呼吸衰竭;外周血白细胞数增加和中性粒细胞增多。

七、治疗

(一)前驱期与瘫痪前期

应卧床1周以上,避免过劳、外伤及手术;补充营养、多种维生素及水分。注射人丙种球蛋白。对症处理包括应用退热镇痛剂、局部湿热敷及热水浴。

(二)瘫痪期

1.保持肢体功能位

保持肢体功能位以免发生垂腕、垂足等现象。疼痛消失后进行主动或被动锻炼,避免骨骼畸形。

2.适当营养

应给予营养丰富的饮食及大量水分,畏食者可插胃管喂养。

3.促进神经传导的药物治疗

口服地巴唑0.1~0.2 mg/(kg·d),疗程10天;加兰他敏0.05~0.1 mg/(kg·d),肌内注射,从小剂量开始,疗程30天,一般在急性期后使用;新斯的明0.02~0.04 mg/(kg·d),肌内或皮下注射。

4.脑干型瘫痪

监测血压、呼吸及心率,观察有无呼吸肌麻痹,并及时处理和抢救。保持合理的体位,以防唾液、呕吐物吸入。最初不用胃管喂养,可静脉滴注复方氨基酸液及脂肪乳剂。咽肌麻痹,分泌物积聚时,行体位引流和吸引,保持呼吸道通畅,必要时气管切开。呼吸肌麻痹和吞咽困难同时存在时,应早行气管切开,辅助呼吸。有肺部感染时,给予适当抗菌药物治疗。伴循环衰竭者,需按感染性休克处理。保持水电解质平衡。

3.恢复期

加强肌肉锻炼如按摩、针灸及各种物理治疗,尽可能促进肌肉功能的恢复。可继续使用促进肌肉冲动传导的药物。

八、预防

(一)控制传染源

对患儿和疑似病例均应及时隔离,至少40天;密切接触者应医学观察20天。

(二)切断传播途径

加强环境及个人卫生管理,加强水、粪便及食品的管理。对患儿呼吸道分泌物、粪便及污染物品要彻底消毒。

(三)保护易感人群

主动免疫是本病预防的主要措施。目前普遍采用脊髓灰质炎混合多价糖丸,从生后2个月开始初次免疫,间隔4～6周,连服3次,4岁时再加强一次。发现脊髓灰质炎疑似病例后,需行应急接种,即区域性强化免疫。被动免疫适用于未服过疫苗而与患者密切接触的5岁以内小儿或有先天性免疫缺陷患儿,肌内注射丙种球蛋白0.3～0.5 mL/kg。

(刘 甜)

第八节 甲型病毒性肝炎

甲型病毒性肝炎(简称甲型肝炎)旧称流行性黄疸及传染性肝炎,早在8世纪就有记载。目前,全世界约40亿人口受到该病毒威胁。近年,对其病原学及诊断技术等方面的研究进展较大,并已成功地研制出甲型肝炎病毒减毒活疫苗及灭活疫苗,将有效控制甲型肝炎的流行。

一、病原学

HAV是1973年由Feinstone等应用免疫电镜方法在急性肝炎患者的粪便中首次发现,1979年,Provost等用恒河猴肾(FRhk6)细胞首次成功分离出HAV,1983年,Ticehurs构建了HAV全基因组cDNA克隆。1983年,国际病毒分类命名委员会(ICTV)曾将HAV归入小RNA病毒科肠道病毒属72型,1993年更正为小RNA病毒科嗜肝病毒属,该属仅有HAV一个种。

HAV无包膜,直径27～32 nm,为20面体对称颗粒,表面有32个亚单位结构(称为壳粒)。电子显微镜下可见有实心及空心两种颗粒,前者为完整的HAV,有传染性;后者为不含RNA的未成熟颗粒,有抗原性,但无传染性。HAV基因组为单股线状RNA,全长7 487个核苷酸(nt),由5′-非编码区(5′-NCR)或称5′-非翻译区(5′-NTR)、编码区(开放读码框,ORF)及3′-非编码区(3′-NCR)或称3′-非翻译区(3′-NTR)三部分组成(图8-1)。根据核苷酸序列的同源性,可将HAV分为7个基因型,其中Ⅰ、Ⅱ、Ⅲ、Ⅶ型来自人类,Ⅳ、Ⅴ、Ⅵ型来自猿猴。目前研究否定了Ⅱ型的存在,故人类仅有Ⅰ、Ⅲ型,分别包括A、B两个亚型。其中我国已分离的HAV均为Ⅰ型。在血清型方面,能感染人的血清型仅有1个,因此仅有一个抗原-抗体系统。

HAV对外界抵抗力较强,在−20～−70 ℃数年后仍有感染力,在甘油内−80 ℃可长期保存。对有机溶剂较为耐受,在4 ℃ 20%乙醚中放置24小时仍稳定。耐酸碱,尤其酸性环境下具有超高稳定性;室温下可存活1周,干粪中25 ℃能存活30天,在贝壳类动物、污水、淡水、海水、泥土中能存活数月。加热60 ℃ 30分钟或100 ℃ 1分钟才能完全灭活,对甲醛、氯等消毒剂及紫外线敏感。

众多哺乳动物尤其是灵长类,如黑猩猩、狨猴、狒狒、恒河猴、猕猴及短尾猴等均对HAV敏感。目前体外培养主要用亚历山大(Alexander)肝癌细胞、二倍体成纤维细胞及猴肾细胞等,细胞培养中HAV生长复制缓慢,滴度低,很少释放到细胞外,一般不引起细胞病变,经多次传代后,HAV的致病性大大减弱甚至消失,据此已制备出HAV减毒活疫苗。

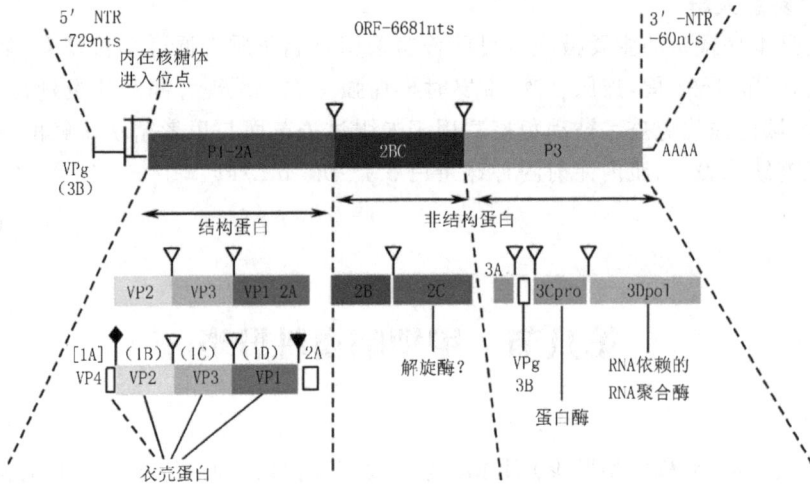

图 8-1　HAV 基因组三大部分及聚合蛋白结构

二、流行病学

(一)传染源

甲型肝炎无病毒携带状态,传染源为急性期患者及隐性感染者,后者数量远较前者多。潜伏期后期及黄疸出现前数天传染性最强,黄疸出现后 2 周粪便传染性明显减弱。某些动物如长臂猿、黑猩猩等曾分离到 HAV,但作为传染源意义不大。

(二)传播途径

主要经消化道传播,其中粪-口传播是主要途径,包括近年受到重视的男-男同性恋性活动方式。水源或食物严重污染亦可导致暴发流行,如上海 1988 年甲型肝炎暴发流行是由污染毛蚶所致。日常生活接触多引起散发性发病。输血后甲型肝炎极为罕见,但近年经注射吸毒方式传播报道日益增多。

(三)易感人群

抗-HAV 阴性者对 HAV 普遍易感。6 月龄以下的婴儿因有来自母体的抗-HAV 而不易感;6 月龄以后,如未接种 HAV 疫苗,则抗-HAV 逐渐消失而成为易感者。成人多因早年隐性感染而产生 HAV 中和性抗体,获得持久免疫力。我国甲型肝炎以学龄前儿童发病率最高,青年次之,20 岁以后抗-HAV 阳性率高达 90%。发展中国家成人甲型肝炎发病率较高,如 1988 年上海甲型肝炎暴发流行时 31 万余人发病,20~39 岁年龄组高达 89.5%。然而发达国家近年来发病率亦有所增加。甲型肝炎病后免疫力持久。秋冬季发病率较高。

(四)流行特征

本病流行可追溯到 17 世纪。全年均可发病,温带地区秋冬季发病率较高,热带地区的发病高峰期不明显。甲型肝炎抗-HAV 阳性率有 3 种不同的流行病学模式;模式 A 是发展中国家的典型模式,这些地区 10 岁以前儿童普遍接触 HAV,因此成人的血清阳性率可达 100%;模式 B 是大多数发达国家的典型模式,其儿童很少接触 HAV,直到青年期前的血清阳性率增长缓慢,在老年人群达中高水平,发病率近似 S 型;模式 C 是非甲型肝炎流行区的典型模式(图 8-2)。

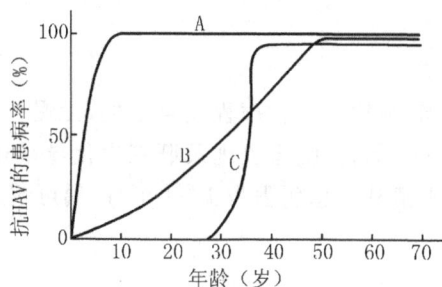

图 8-2　抗-HAV 的 3 种流行病学模式

A、B、C 3 种模式分别见于发展中国家、发达国家及非甲型肝炎流行区,具有年龄相关性。

HAV 感染可分为高度、中度、低度地方性流行区。

1.高流行区

常为卫生条件差及卫生习惯不良的发展中国家,人群感染率高,一生中感染危险＞90％。大多数感染发生在儿童早期,受感染者并无任何明显症状。由于较大的儿童及成人绝大多数已产生免疫力,因此这些地区的发病率较低,鲜有大的疫情发生。

2.中流行区

多为发展中国家、经济转型国家及卫生条件不定的地区,儿童在早期相对较少被感染,人群感染率相对较低。因此,这些地区若出现水源及食物污染等情况,可能发生较大规模的疫情暴发。

3.低流行区

多为卫生条件及卫生习惯良好的发达国家。人群 HAV 感染率较低,且 HAV 疫苗接种率高,因此发病率不高。但注射吸毒者、男同性恋者、前往高危地区旅行的人、与世隔绝的群体(如封闭的宗教群体等)等高危人群,有可能发生甲型肝炎的暴发。

三、发病机制

HAV 经口进入体内后,由肠道进入血流,出现短暂病毒血症;随后进入肝细胞并在其中复制,约 2 周后由胆汁排出体外。病毒血症在潜伏期即已出现,而在临床症状出现时病毒血症已经很低或基本结束,但粪便排毒仍可持续 1～2 周。

HAV 导致肝细胞损伤的机制尚未完全明了。一般认为,HAV 并不直接引起细胞明显病变。在感染早期 HAV 缓慢增殖,使之在前几周不能诱导产生较高的免疫应答,故而肝细胞未出现明显损伤或仅有轻微损伤。随着 HAV 复制高峰期的到来,体内才出现明显的肝损伤。而当黄疸出现后,血液及粪便中的 HAV 均已显著减少甚至消失,同时出现抗-HAV。这些均提示 HAV 肝损伤与机体的免疫应答过程强烈相关。研究表明,甲型肝炎以细胞免疫性肝损伤为主,巨噬细胞、NK 细胞、HLA-Ⅰ限制性 HAV 特异性 $CD8^+$ 细胞毒性 T 细胞(CTL)等均参与甲型肝炎肝损伤的形成。特异性 CTL 可通过直接的细胞毒作用和分泌 IFN-α 等细胞因子以清除被感染的肝细胞内的 HAV,同时导致肝细胞变性和坏死。此外,HAV 感染动物的库普弗(Kupffer)细胞及脾内巨噬细胞胞质中的诱生型一氧化氮合成酶(iNOS)表达增加,且与肝细胞损害程度一致,表明一氧化氮可能参与了肝细胞损伤的形成。

四、临床表现

甲型肝炎潜伏期为 2～6 周,平均 4 周。病程呈自限性,无慢性化病例。少数患者有复发现象,通常出现在首次发病后 4～15 周,但临床表现及肝脏生化异常相对较轻。复发可有多次,但一般不会转为慢性,其机制尚不清楚。总病程为 1～4 个月,偶可超过 6 个月,但未见有超过 1 年者。临床上分为以下类型。

(一)急性黄疸型

1.黄疸前期(前驱期)

急性起病,多有畏寒发热,体温 38 ℃左右,全身乏力,食欲缺乏,厌油、恶心、呕吐,上腹部饱胀不适或轻泻,少数病例以上呼吸道感染症状为主要表现,偶见荨麻疹,继之尿色加深。本期一般持续 5～7 天。

2.黄疸期

通常在热退后黄疸出现,同时症状有所减轻。可见皮肤、巩膜不同程度黄染,肝区隐痛,肝脏肿大,触之有充实感,有叩痛及压痛,尿色进一步加深。黄疸出现后全身及消化道症状即减轻,否则可能发生重症化,但较为少见,且预后较佳。本期持续 2～6 周。

3.恢复期

黄疸消退,症状消失,肝脏逐渐回缩至正常,肝功能逐渐恢复。本期持续 2～4 周。

(二)急性淤胆型

此型特点是肝内胆汁淤积性黄疸持续较久,消化道症状轻,肝实质损害表现不明显,而黄疸很深,多有皮肤瘙痒及粪色变浅,预后良好。

(三)急性重型

此型很少见,如不及时进行肝移植,病死率较高。多见于 40 岁以上的患者。

(四)急性无黄疸型

起病较徐缓,除无黄疸外,其他临床表现与黄疸型相似,症状一般较轻。多在 3 个月内恢复。

(五)亚临床型

部分患者无明显临床症状,但肝脏生化检查有轻度异常。

(六)隐性感染

无明显症状和体征,肝脏生化检查基本正常,但血清抗-HAV IgM 阳性,粪便可检出 HAV 颗粒。此型多见于儿童。

五、辅助检查

(一)常规检查

外周血白细胞总数正常或偏低,淋巴细胞相对增多,偶见异型淋巴细胞。黄疸前期末尿胆原及尿胆红素开始呈阳性反应,是早期诊断的重要依据。血清丙氨酸氨基转移酶(ALT)于黄疸前期早期开始升高,血清总胆红素(T.Bil)在黄疸前期末开始升高。血清 ALT 高峰在血清 T.Bil 高峰之前,一般在黄疸消退后 1 至数周恢复正常。急性黄疸型血清球蛋白常见轻度升高,但随病情恢复而逐渐下降。急性无黄疸型及亚临床型病例肝功能改变以 γ 单项 ALT 轻到中度升高为特点。急性淤胆型病例血清 T.Bil 显著升高而 ALT 仅轻度升高,同时伴有血清碱性磷酸酶(ALP)及 γ-谷氨酰转肽酶(GGT)明显升高。

(二)特异性血清学检查

目前临床上主要用酶联免疫吸附法(ELISA)检查血清 IgM 型甲型肝炎病毒抗体(抗-HAV IgM),以作为早期诊断甲型肝炎的特异性指标。血清抗-HAV IgG 出现于病程恢复期,较为持久,甚至终生阳性,是获得免疫力的标志,一般用于流行病学调查。图 8-3 为 HAV 感染的典型血清学过程。新近报道应用线性多抗原肽包被进行 ELISA 检测抗-HAV,敏感性大大提高。

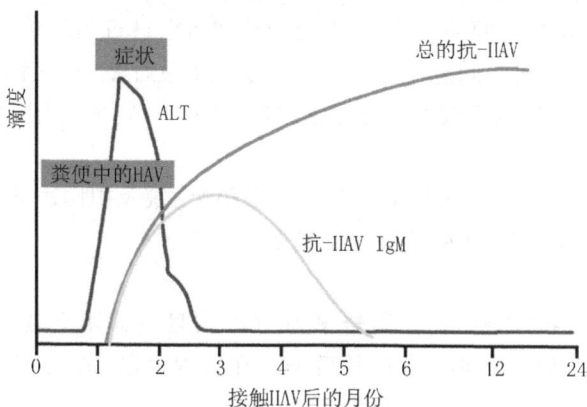

图 8-3　HAV 感染的典型血清学过程

(三)HAV 颗粒及 HAV 抗原的检测

由于发病后 HAV 从粪便的排泄迅速减少,且一般实验室难以开展这些项目,故 HAV 颗粒及 HAV 抗原的检测一般不用于甲型肝炎的临床诊断,仅用于科研。

六、鉴别诊断

主要依据流行病学资料、临床特点、常规实验室检查及特异性血清学诊断。流行病学资料应参考当地甲型肝炎流行状况,发病前有无甲型肝炎患者密切接触史,以及饮食卫生情况。对于急性黄疸型病例,黄疸期诊断不难。在黄疸前期获得诊断称为早期诊断,此期表现似"感冒"或"急性胃肠炎",如尿色变为深黄色是疑似本病的重要线索。可将本病早期特征总结为:"热退黄疸现,症状有所减"。急性无黄疸型及亚临床型病例不易早期发现,诊断主要依赖肝脏生化检查及特异性血清学检查。凡慢性肝炎及肝硬化,一般不考虑 HAV 感染。但需注意 HAV 与 HBV 等重叠感染的可能。

本病与非病毒性肝炎鉴别要点参见乙型肝炎的鉴别诊断部分。与乙型、丙型、丁型及戊型病毒性肝炎急性期鉴别除参考流行病学特点及输血史等资料外,主要依据血清抗-HAV IgM 的检测。

七、治疗

本病尚无有效抗病毒疗法。以对症支持疗法为主,参见急性乙型肝炎治疗的相关部分。

八、预防

(一)管理传染源

早期发现传染源并予以隔离。隔离期自发病日算起共 3 周。患者隔离后对其居住、活动频繁地区尽早进行终末消毒。托幼机构发现甲型肝炎后,除患病儿童隔离治疗外,应对接触者进行医学观察 45 天。

(二)切断传播途径

提高个人及集体卫生水平,实行分餐制,养成餐前便后洗手习惯,共用餐具应消毒,加强水源、饮食、粪便管理。

(三)保护易感人群

对有甲型肝炎密切接触史的易感者,以人血丙种球蛋白进行预防注射可获短期保护效果,用量为 0.02～0.05 mL/kg,注射时间越早越好,不宜迟于接触后 2 周。因我国成人体内大多含有抗-HAV IgG,故从正常成人血提取的免疫球蛋白对预防 HAV 感染有一定效果。

1.减毒活疫苗

长春生物制品研究所(LA-1 减毒株)、浙江省医学科学院及中国医学科学院医学生物学研究所(均为 H2 减毒株)均有生产,已在我国大规模使用。

2.灭活疫苗

其特点是:①接种后抗-HAV 抗体阳转率为 100%,且抗体水平较高。②根据数学模型推算,抗-HAV 抗体至少可持续 20 年。③接种后不会在体内复制,故无"返祖"的可能性。④其保存时间较长,无需冷藏运输及保存。⑤价格相对较贵。

疫苗主要品种有:贺福立适(HAVRIX,单价疫苗,葛兰素史克公司)、双福立适(Twinrix,甲型和乙型肝炎联合疫苗,葛兰素史克公司)、维特抗(VAQTA,默沙东公司)、巴维信(AVAXIM,赛诺菲-巴斯德公司)、爱巴苏(Epaxal,微脂粒剂型,瑞士血清疫苗研究所)、孩儿来福(单价疫苗)、倍尔来福(甲型和乙型肝炎联合疫苗)及维赛瑞安(中国医学科学院医学生物学研究所)。上述疫苗的用法见表 8-2。

表 8-2　灭活甲肝疫苗的推荐用药量及时间表

年龄(岁)	疫苗	剂量	容积/mL	给药次数	初次到第 2 次/月
2～18	贺福立适	720 ELU	0.5	2	0.6～12
	维康特	25 IU	0.5	2	0.6～18
1～18	维赛瑞安	720 ELU	0.5	2	0.6～12
≥19	贺福立适	1440 ELU	1.0	2	0.6～12
	维康特	50 IU	1.0	2	0.6～12
	维赛瑞安	1440 ELU	1.0	2	0.6～12
1～15	巴维信	80 抗原单位	0.5	2	0.6
	倍尔来福	250 IU	0.5	3	0、1、6
	双福立适	360 ELU	0.5	3	0、1、6
≥16	巴维信	160 抗原单位	0.5	2	0.6～12
	孩儿来福	500 IU	1.0	2	0.6
	倍尔来福	500 IU	1.0	3	0、1、6
≥18	双福立适	720 ELU	1.0	3	0、1、6
≥2	爱巴苏	24 IU	0.5	2	0.6～12
2～15	孩儿来福	250 IU	0.5	2	0.6

ELU:酶联免疫吸附试验(ELISA)单位;IU:国际单位

(刘　甜)

第九节　乙型病毒性肝炎

乙型病毒性肝炎（简称乙型肝炎）旧称血清性肝炎。全球约 20 亿人感染过乙肝病毒（HBV），慢性 HBV 感染者达 3 亿～3.5 亿人，其中 20％～40％最终死于肝功能衰竭、肝硬化或肝癌，年病死人数约 100 万人；男女性患者的病死率分别约 50％及 15％。我国是乙型肝炎高发区，约 6 亿人感染过 HBV，慢性 HBV 感染者达总人口的 8％～10％。近年来，在防治研究方面做了大量工作，但要控制本病，仍需继续付出巨大努力。

一、病原学

1965 年，Blumberg 等首次报道发现澳大利亚抗原（即 HBsAg），开启了乙型肝炎防治研究的划时代发展。1967 年，Krugman 等发现澳大利亚抗原与肝炎有关，故称其为肝炎相关抗原（HAA），1972 年，世界卫生组织（WHO）将其命名为乙型肝炎表面抗原（HBsAg）。1970 年，Dane 等在电镜下发现 HBV 完整颗粒，称为 Dane 颗粒。1979 年，Galibert 测定了 HBV 全基因组序列。HBV 为嗜肝 DNA 病毒科正嗜肝 DNA 病毒属的一员，该属其他成员包括土拨鼠肝炎病毒（WHV）及地松鼠肝炎病毒（GSHV）等。

（一）HBV 颗粒形式

在电镜下观察，HBV 感染者血清中存在 3 种形式的病毒相关颗粒。

1.小球形颗粒

直径约 22 nm。

2.柱状颗粒（管状颗粒）

直径约 22 nm，长度 100～1 000 nm。这两种颗粒均主要由 HBsAg 组成，不含核酸。

3.大球形颗粒

大球形颗粒亦称 Dane 颗粒，为 HBV 完整的病毒体，直径 42 nm，脂蛋白包膜厚 7 nm，核心直径28 nm，内含核心蛋白（即乙型肝炎核心抗原，HBcAg）、部分环状双链 HBV DNA 和 HBV DNA 多聚酶。血清中一般情况下小球形颗粒最多，Dane 颗粒最少（图 8-4、图 8-5）。

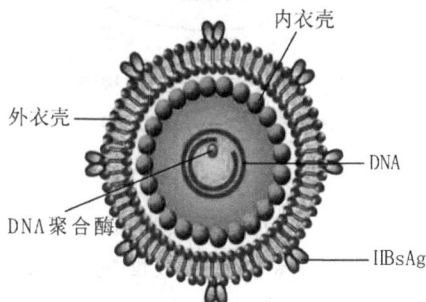

图 8-4　HBV 结构示意图

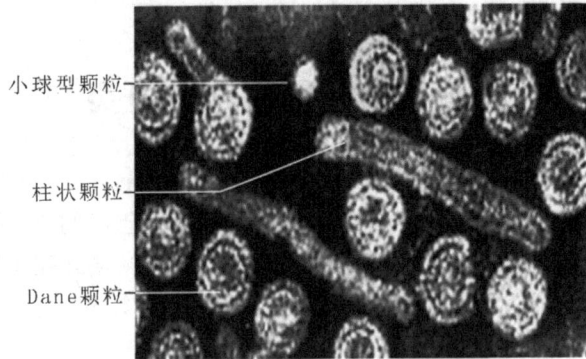

图 8-5　血液中 HBV 相关颗粒的 3 种形态

(二)HBV 基因组结构及功能

HBV 基因组为环状双链 HBV DNA,全长为 3182 bp(约 3.2 kb),其负链(长链)有 4 个主要开放性读框架(ORF):S 基因区、C 基因区、P 基因区及 X 基因区,其中 S 区完全嵌合于 P 区内,C 区、P 区及 X 区部分相互重叠。ORF 重叠的结果是使 HBV 基因组利用率高达 150%。各 ORF 及其功能见图 8-6,现分述如下。

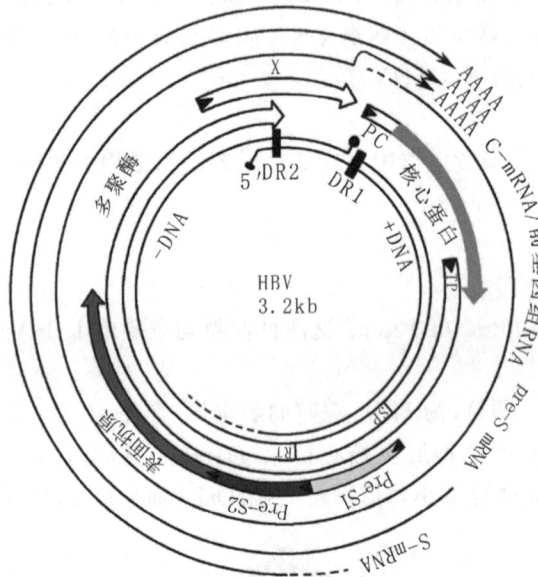

图 8-6　HBV 基因组结构图

PC:前 C 蛋白(Pre-C 蛋白)

1.S 基因区

全长 1 167 bp。由 S 基因、前 S1(preS1)基因及前 S2(preS2)基因组成。S 基因(678 bp)编码含 226 个氨基酸的多肽,称为 S 蛋白、主蛋白或小表面抗原(SHBsAg);前 S2 基因(165 bp)编码含 55 个氨基酸的多肽,称为前 S2 蛋白;前 S1 基因(324 bp)编码含 108 个氨基酸的多肽,称为前 S1 蛋白。前 S2 基因和 S 基因连续编码的多肽(含前 S2 蛋白和 S 蛋白)称为中蛋白或中表面抗原(MHBsAg);前 S1 基因、前 S2 基因和 S 基因连续编码的多肽(含前 S1 蛋白、前 S2 蛋白和 S 蛋白)称为大蛋白或大表面抗原(LHBsAg)。鉴于主蛋白、中蛋白及大蛋白的称呼既不能反映其含义,又易相互混淆,现多以 SHBsAg、MHBsAg 及 LHBsAg 分别取而代之。S 基因区上述各段编码产物均属于 HBV 包膜蛋白(HBsAg)范畴。

HBV 复制时 HBsAg 可出现于受感染肝细胞质、肝细胞膜及血液循环中。急、慢性 HBV 感染患者血清 HBsAg 动态变化见图 8-7、图 8-8。HBsAg 如半年内不消失,则称慢性 HBsAg 携带者。HBsAg 亦存在于许多体液及分泌物中,如唾液、乳汁及精液等。由于 HBsAg 与 Dane 颗粒同时存在,可被认为具有传染性。然而,应注意 HBV DNA 可自 X 基因区终点起逆向发生整合,整合入肝细胞染色体中的 HBV DNA 片段主要是 X 基因和 S 基因。肝细胞 DNA 复制时,其内的 X 基因表达较弱,S 基因表达较强,故不断产生 HBsAg。在这种特定情况下,即使 HBV 复制停止或从体内完全清除,血清 HBsAg 仍可长期阳性。

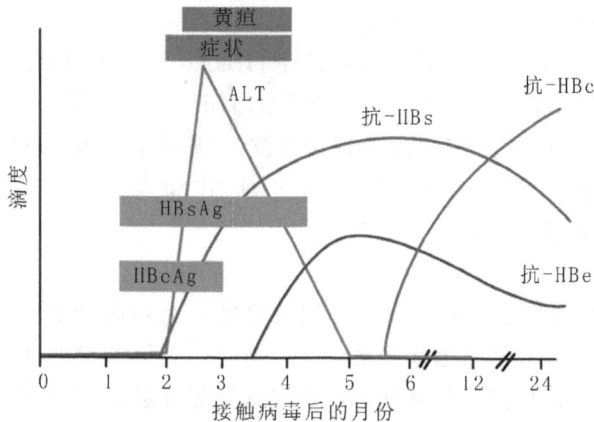

图 8-7 急性乙型肝炎血清各种特异抗原和抗体的动态变化

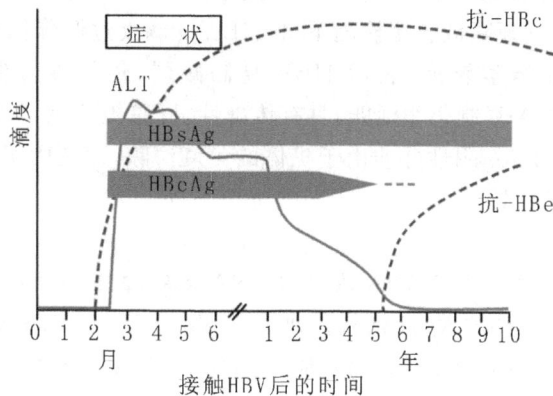

图 8-8 慢性乙型肝炎血清各种特异抗原和抗体的动态变化

HBV 包膜蛋白中的前 S1 蛋白和前 S2 蛋白与 HBV 侵犯肝细胞有关。血清前 S1 蛋白及前 S2 蛋白出现较早,是传染性标志。MHBsAg 含前 S2 蛋白,LHBsAg 含前 S1 蛋白及前 S2 蛋白,其血清阳性亦提示有传染性。

HBsAg 共分 10 个血清亚型:ayw1、ayw2、ayw3、ayw4、ayr、adw2、adw4、adr、adyw 及 adyr。共同表位 a 的抗体对不同亚型感染均具有保护作用,但交叉免疫不完全。我国长江以北地区以 adr 占优势,长江以南地区 adr 和 adw 混存,新疆、西藏、内蒙古当地民族几乎均为 ayw2、ayw3 和 ayw4。

HBV 基因型的命名是基于整个基因组序列的差异，因而比血清学亚型命名法更加可靠。根据 HBV 全基因序列差异≥8％或 S 区基因序列差异≥4％，目前将 HBV 主要分为 A～I 等 9 个基因型，个别文献报道还存在所谓 J 型 HBV。各基因型又可分为若干基因亚型。A 型主要见于北欧及非洲，B 型及 C 型见于东亚，D 型见于中东、北非及南欧，E 型见于非洲，F 型仅见于南美，G 和 H 型分布尚不明确，I 型主要见于我国广西及东南亚的缅甸等地区，J 型仅在日本有个别报道。据初步调查，我国 HBV 感染者以 C 型及 B 型为主。其中北方以 C 型为主，南方以 B 型为主，部分地区两者大致相当。慢性乙型肝炎患者对 IFN-α 治疗的应答率，基因型 A 高于基因型 B、C、D，基因型 B 高于基因型 C、D。此外，据报道肝硬化以 C/B 混合型较为常见，与无症状携带者的基因型相比有差异，提示不同型的混合感染与炎症及重症化相关。目前认为，HBV 基因型一般不影响核苷（酸）类似物（NUCs）的疗效。

急性 HBV 感染者血清 HBsAg 转阴与特异性 HBsAb 转阳之间相隔数周，此间血清中既测不出 HBsAg，亦测不出 HBsAb，称为"窗口期"或"空白期"。此期 HBsAg 及 HBsAb 实际以免疫复合物形式存在于血液循环内。HBsAb 为保护性抗体，通常是 HBV 感染终止及获得免疫力的标志。血清前 S1 蛋白及前 S2 蛋白的特异抗体（抗-前 S1 和抗-前 S2）出现时间早于 HBsAb，亦为 HBV 复制减弱或将被清除的标志。

2.C 基因区

由前 C 基因和 C 基因组成。前 C 基因编码的多肽称为功能性信号肽。C 基因（549 bp）编码核心蛋白（即 HBcAg）。前 C 基因起始密码子启动前 C 基因和 C 基因连续编码乙型肝炎 e 抗原（HBeAg）前体蛋白，在内质网中将其氨基端及羧基端部分水解，即形成 HBeAg。

HBV 复制时 HBeAg 在肝细胞的分布有胞质型及胞膜型。未行抗 HBV 治疗时，HBeAg 阳性表示 HBV 复制活跃，是传染性强的标志。当经过抗病毒治疗或机体产生对 HBV 的免疫清除作用时，HBV DNA 水平逐渐降低直至检测不出，HBeAg 滴度逐渐降低至消失，HBeAb 出现，从而发生 HBeAg/HBeAb 血清学转换，表示 HBV 复制减弱，传染性降低。但也有部分患者在 HBeAg 转阴后，HBV DNA 复制仍很活跃，具有传染性，肝脏炎症活动度仍很高，这类患者称为 HBeAg 阴性 CHB，其 HBeAg 阴性并非由于机体的免疫清除，而是由于前 C 区或基本核心启动子（BCP）基因突变等因素所致。

3.P 基因区

编码 HBV DNA 多聚酶，具有 DNA 依赖的 DNA 多聚酶（DDDP）、RNA 依赖的 DNA 多聚酶（RDDP，即反转录酶）及 RNA 酶 H 活性。血清 HBV DNA 多聚酶阳性是 HBV 复制及有传染性的标志。HBV DNA 多聚酶缺乏校对功能，是 HBV DNA 易于发生变异的重要原因之一。

4.X 基因区

编码乙型肝炎 X 抗原（HBxAg）。HBV 复制时 HBxAg 在肝细胞的分布与 HBcAg 相似。血清 HBxAg 亦是 HBV 复制和有传染性的标志。血清 HBxAg 及其特异抗体（抗-HBx）的动态变化与 HBeAg 及 HBeAb 大体一致。HBxAg 有反式激活功能，可激活肝细胞基因组内的原癌基因，促使肝细胞癌变，故与原发性肝癌的发生有关。血清抗-HBx 阳性一般提示 HBV 复制减弱。约 2％的隐匿性肝炎是因 X 基因变异所致。

（三）HBV DNA 复制过程和存在形式

HBV 基因组虽为环状双链 DNA，但其复制过程很特殊。正链（短链）在 DDDP 的作用下，先延伸补齐缺口，形成共价闭合环状 DNA（cccDNA）。再以 cccDNA 为模板，在宿主肝细胞转录酶即 DNA 依赖的 RNA 多聚酶(DDRP)的作用下,转录成复制中间体(又称前基因组 RNA,是 HBV mRNA);再以前基因组 RNA 为模板,在 RDDP 作用下反转录合成子代负链 DNA。前基因组 RNA 模板即被病毒 RNA 酶 H 降解。然后在病毒 DDDP 作用下以子代负链 DNA 为模板合成子代正链 DNA。该双链 DNA 部分环化,即完成 HBV 基因组复制。HBV 复制时,HBV DNA 可出现于肝细胞和血清中。存在于肝细胞及血清中的游离型 HBV DNA 是 HBV 复制和传染性强的标志。HBV 在肝细胞中的复制周期见图 8-9。

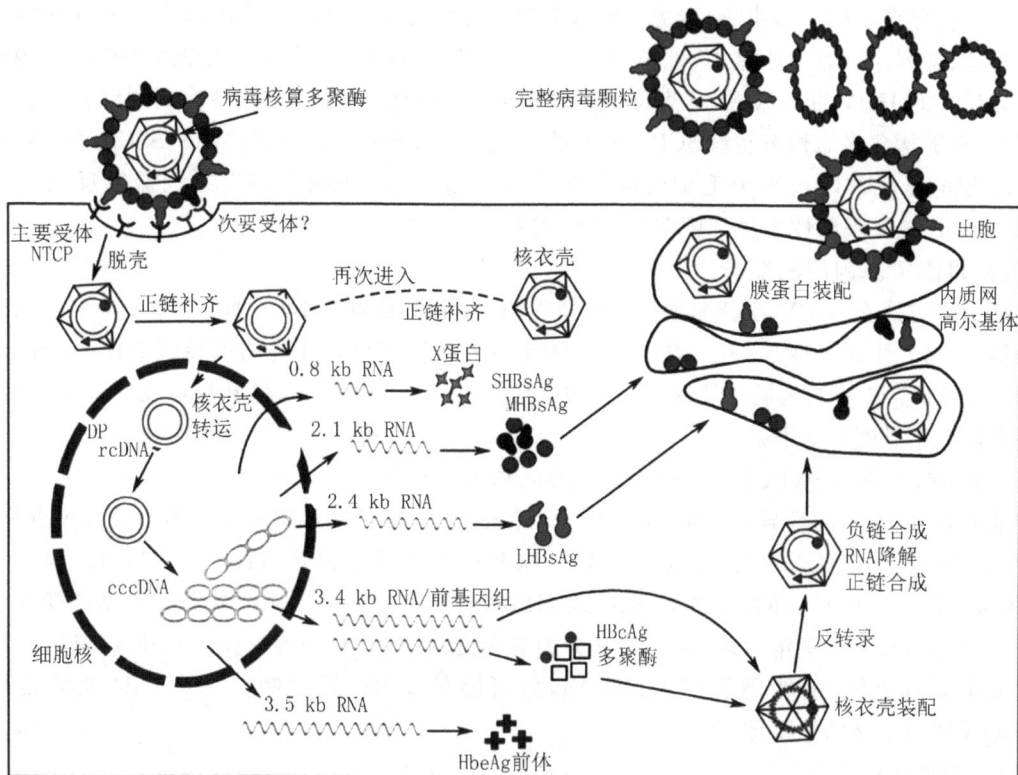

图 8-9 HBV 在肝细胞中的复制周期

在持续感染时,并非所有的病毒核心颗粒均能被包装及释放。部分核心颗粒亦可通过细胞内转换途径(ICP)进入细胞核,补充 cccDNA 储存池。故而,新复制的基因组 DNA 就扩增了 cccDNA 池,亦即在细胞内建立了一个转录模板(cccDNA)池。因此,核心颗粒在把成熟病毒基因组转送到感染的细胞核的过程中扮演了重要角色,使持续感染肝细胞胞核内的 HBV DNA 不断得到补充及扩增,维持了病毒持续感染所需要的病毒微染色体池。这条途径的调节十分复杂,迄今知之甚少。但可以肯定的是,持续稳定的 cccDNA 是长期维持 HBV 慢性感染的关键因素,亦是难以通过抗病毒治疗清除病毒的主要原因。据研究,在外周血 HBV DNA 清除及 HBeAg 甚至 HBsAg 清除后,cccDNA 仍可持续存在于肝细胞内达14.5 年之久。

(四)HBV 多嗜性及在肝外器官细胞内的复制

过去认为 HBV 为专一的嗜肝病毒。近年由于核酸分子杂交技术的发展,在肝外器官细胞内不断检出 HBV DNA。这些肝外器官或细胞包括外周血单个核细胞(特别是 B 细胞和单核吞噬细胞)、脾、肾、胰、骨髓、脑、淋巴结、睾丸、卵巢、肾上腺及皮肤等。一般认为外周血单个核细胞内潜伏的 HBV 是原位肝移植后 HBV 再感染的主要来源。

（1）主要受体（NTCP）：钠离子——牛磺胆酸钠共转运多肽。

（2）病毒 rcDNA 正链补齐过程在核衣壳中由病毒核酸多聚酶完成，随后触发核衣壳结构改变并转运至细胞核中 cccDNA：共价闭合环状 DNA；SHBsAg：小 HBV 表面抗原；MHBsAg：中表面抗原；LHBsAg：大表面抗原。

（五）准种

准种指存在于同一宿主、相互关联而各不相同的病毒株。HBV 基因的突变可产生遗传学上高度相关、基因序列有微小差别（<2%～5%）的 HBV 毒株群，即准种。乙型肝炎患者体内病毒群由异质性的 HBV 毒株组成，且病毒群的构成处于不断变化之中。准种检测的经典方法有直接测序、单链构象多态性分析（SSCP）、异源性双链泳动分析（HDA 或 HMA）、SSCP/HDA、构象敏感凝胶电泳（CSGE）、基于毛细管电泳的 HMA 等，点突变则多采用线性探针反向杂交法（INNO-LiPA）及限制性段片长度多态（RFLP）等。

（六）HBV 基因组的变异

新近研究证实，HBV 在肝细胞内的更新很快，其半衰期为 4 小时；加上 DNA 多聚酶缺乏校对功能，极易发生病毒变异；另一方面，宿主因素及外源性选择性压力均可导致 HBV 变异，从而决定了 HBV 优势株的构成。外源性压力包括应用 NUCs、IFN-α、乙型肝炎免疫球蛋白（HBIG）及疫苗等。常见变异如下。

1.基本核心启动子（BCP）、前 C 区及核心区基因的变异

前 C 区及 BCP 的变异可产生 HBeAg 阴性变异株。前 C 区最常见变异为 G1896A 点突变，形成终止密码子（TAG），不能表达 HBeAg。BCP 区最常见变异是 A1762T/G1764A 联合点突变，可选择性抑制前 C mRNA 转录，可导致 HBeAg 产量减少 70%。C 基因较常见的变异包括 L60V、S87G、I97L 等变异。其中，I97L 变异相对多见，且与病变进展有关。此外，C 基因中段还可以发生缺失变异，虽然仍能产生 HBcAg，但可降低 HBV 的复制。前 C/C 区变异是形成 HBeAg 阴性 CHB 的主要原因。

2.S 基因区的变异

在疫苗诱导的抗体压力下，可出现 HBsAg 第 126、129、145 等部位的氨基酸发生变异，引起免疫逃逸。中国台湾省研究发现，在 HBV DNA 阳性儿童中，HBsAg "a" 表位变异率达到 28.1%。这种 HBV 免疫逃避变异株可逃避乙型肝炎疫苗诱生的表面抗体的结合，发生 HBV 突破性感染，提示新的乙型肝炎疫苗应包括野毒株及变异株的 S 蛋白。不过，目前认为，HBV 逃逸变异株尚不足以对现行乙型肝炎疫苗接种计划构成威胁。S 基因变异还是导致隐匿性 HBV 感染的原因之一，表现为血清 HBsAg 阴性，但仍可有 HBV 低水平复制（血清 HBV DNA 常<200 U/mL）。然而，此型发病率各家报道多寡不一。

近年来发现，HBIG 可诱生 HBV S 基因变异株，S 基因第 20、44、114、130、145、184 和 188 位氨基酸等多处可发生变异。S 基因变异除了影响主动免疫效果外，也会影响 HBIG 的被动免疫效果。

3.HBV 反转录酶（RT）区变异

最具临床意义的变异是在 NUCs 长期治疗过程中出现的耐药相关性变异，这种变异原已有之是在 NUCs 作用下被选择出来的，并可逐渐成为优势株，导致耐药性产生。如拉米夫定（LAM）耐药相关性变异为 rtm²04I/V/S 变异，可伴或不伴有 rtL180M 变异或 rtV173L 等增强

HBV复制功能的补偿变异。与LAM同属左旋核苷的替比夫定(LdT)耐药相关变异与LAM相似,主要为rtm²04I,故两者具有交叉耐药性。阿德福韦酯(adefovir,ADV)耐药相关性变异为rtN236T或rtA181T/V/S变异,或两者联合变异。恩替卡韦(entecavir,ETV)耐药变异是在rtm²04I/V+rtL180M变异基础上出现rtA184、rtS202或rtm²50变异中的一种。

(七)易感动物及外界抵抗力

HBV对黑猩猩易感,恒河猴及树鼩亦可受染,但难以传代,病毒体外培养尚未成功。HBV在外界抵抗力很强,能耐60℃4小时高温及一般浓度的消毒剂。煮沸10分钟、高压蒸汽消毒及2%过氧乙酸浸泡2分钟均可灭活。

二、流行病学

(一)传染源

传染源主要是有HBV DNA复制的急、慢性患者及无症状慢性HBV携带者。

(二)传播途径

传播途径主要通过血液、日常密切接触及性接触而传播。血液传播途径除输血及血制品外,诸如注射、刺伤、共用牙刷剃刀及外科器械等方式,经微量血液亦可传播。所谓"密切生活接触"与性传播一样,可能是因微小创伤所致的一种特殊经血传播形式,而非消化道或呼吸道传播。另一种重要传播方式是母-婴传播(垂直传播)。生于HBsAg/HBeAg阳性母亲的婴儿,HBV感染率高达95%,大部分在分娩过程中感染,5%~15%可能是宫内感染。对于昆虫传播曾怀疑通过蚊虫传染的可能,但近年通过HIV传播的研究发现,蚊子叮咬时吸血与注入实系互不相通的两个部分,故已否定了此种传播途径。因此,医源性或非医源性经血传播,仍为本病的主要传播途径。

(三)易感人群

人群普遍易感,但不同年龄获得感染者,其获得持久免疫力的概率不同。宫内感染、围生期感染及婴幼儿时期获得感染者,多难以获得保护性免疫,从而成为慢性HBV感染者;青少年时期获得感染者,其获得保护性免疫的概率相对增加;而成人时期获得感染者,90%~95%可获得持久保护性免疫。感染后的保护性免疫(HBsAb)主要是针对同一HBsAg亚型,而对其他亚型的免疫力不完全,因此有少数患者可再感染其他亚型,此时血清HBsAb(某一亚型感染后)及HBsAg(另一亚型再感染)可同时阳性。疫苗接种后出现HBsAb者有免疫力。

(四)流行特征

本病广泛分布于世界各地,一般呈散发,无明显季节性。发展中国家发病率较高。我国是乙型肝炎高发区之一。根据2006年全国血清流行病学调查显示,我国HBsAg阳性率为7.18%。地区分布为农村高于城市,南方高于北方。性别为男性多于女性。

(五)自然史

迄今对非活动或低(非)复制期慢性HBV感染者自然史的研究尚不充分,但有资料表明,这些患者可有肝炎反复发作。对一项684例CHB的前瞻性研究表明,CHB患者发展为肝硬化的估计年发生率为2.1%。另一项对HBeAg阴性CHB进行平均9年(1~18.4年)随访,进展为肝硬化及肝细胞癌(HCC)的发生率分别为23%和4.4%。发生肝硬化的高危因素包括病毒载量高、HBeAg持续阳性、ALT水平高或反复波动、嗜酒,以及合并HCV、HDV或HIV感染等。HBeAg阳性患者的肝硬化发生率高于HBeAg阴性者,但亦有不同报道。与HBV感染相关的临床术语及其定义见表 8-3。HBV 复制状态与 CHB 感染转归及感染自然史分别见图 8-10和图 8-11。

表 8-3　与 HBV 感染相关的临床术语及其定义

临床术语	定义
慢性乙型肝炎(CHB)	HBV 持续感染所致的肝脏慢性坏死性炎性疾病可分为 HBeAg(+)和 HBeAg(一)
非活动性 HBV/HBsAg 携带状态*	外周血 HBsAg 持续阳性和/或 HBV 在肝脏持续感染,但肝脏没有显著的进展性坏死性炎性病变
乙型肝炎康复	既往有 HBV 感染,但现已无活动性病毒感染,或没有疾病的病毒学、生化学及组织学证据
乙型肝炎急性恶化或发作	血清 ALT 间歇性升高超过正常上限的 10 倍以上或基线值的 2 倍以上
乙型肝炎再激活	已知为非活动性 HBV/HBsAg 携带状态或乙型肝炎康复者,其肝脏再次出现活动性坏死性炎症
HBeAg 清除	原为 HBeAg(+)的患者 HBeAg 消失
HBeAg 血清学转换	原为 HBeAg(+)/HBeAb(一)的患者,现为 HBeAg(一)/HBeAb(+)
HBeAg 回复	原先 HBeAg(一)/HBeAb(+)的患者,又转为 HBeAg(+)

　*两种携带者本有明显差异,但将其放在一起的理由是:①临床实际中难以将两者区别开来;②过多使用"HBV 携带状态"命名易发生社会歧视或心理恐慌;③过多使用"HBsAg 携带状态"命名则易忽视对 HBV 再激活的潜在危险;因此,应当在临床实际中区别对待

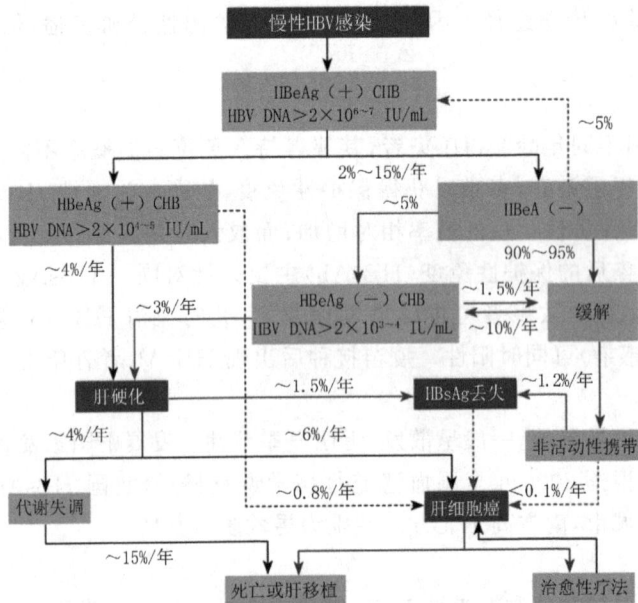

图 8-10　HBV 复制状态与 CHB 感染转归示意图

三、发病机制

　　乙型肝炎发病机制极为复杂,迄今尚未完全明了。HBV 侵入人体后,未被单核-巨噬细胞系统清除的 HBV 到达肝脏,通过相关受体黏附于肝细胞,病毒包膜与肝细胞膜融合,导致病毒侵

入。HBV 进入肝细胞后即开始复制,HBV DNA 进入细胞核形成 cccDNA,以 cccDNA 为模板合成前基因组 mRNA,前基因组 mRNA 进入胞质作为模板合成负链 DNA,再以负链 DNA 为模板合成正链 DNA,两者形成完整的双链 HBV DNA。HBV 的复制过程非常特殊,其一是细胞核内有稳定的 cccDNA 池存在,其二是存在从 HBV mRNA 反转录为 HBV DNA 的步骤。

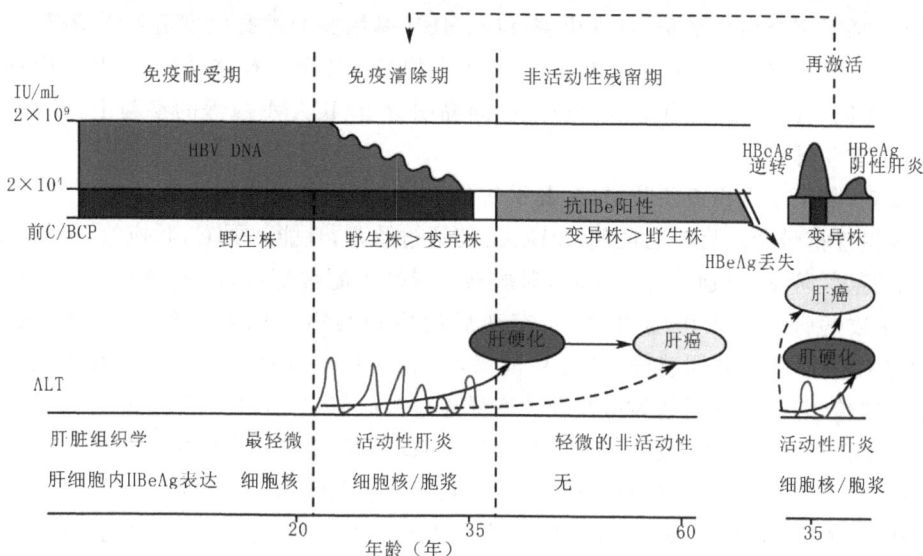

图 8-11　CHB 感染的自然史

经过近 30 年的研究,已有大量关于 HBV 候选受体的报道。根据与 HBV 包膜结合位置的不同,将这些候选受体大致分为:①与 S 区结合的候选受体蛋白,包括载脂蛋白 H(apoH)、人膜联蛋白 V 及硫氧还蛋白相关跨膜蛋白 2(TMX2)等。②与前 S2 区结合的候选受体蛋白,包括多聚人血清清蛋白(pHSA)及可溶性糖蛋白 HBV-BF 等。③与前 S1 区结合的候选受体蛋白,包括 IgA 受体及 IL-6 等。④亦有报道提示人源性唾液酸糖蛋白受体、转铁蛋白受体及 Toll 样受体等分子与 HBV 入侵靶细胞相关。新近,国内研究发现,肝脏胆汁酸转运体——牛磺胆酸钠共转运多肽(NTCP)与 HBV 包膜蛋白的关键受体结合域发生特异性相互作用,随后进行的一系列实验也证明肝脏胆汁酸转运蛋白是 HBV 感染所需的细胞受体,还鉴定出 NTCP 上关键的病毒结合区域。这一研究成果可能成为研究 HBV 治疗工具及机制的切入点,但仍存在诸多质疑有待进一步研究。同时,除受体外,HBV 入侵靶细胞可能还需要黏附分子等多个其他因素参与,这些因素的具体性质有待进一步研究。

乙型肝炎发病机制既包括特异性细胞毒性 T 细胞(CTL)介导的肝细胞死亡及病毒清除机制,同时也存在非细胞溶解清除病毒的机制。肝细胞病变主要取决于机体的免疫应答,而机体对病毒感染的免疫应答有赖于免疫活性细胞的相互作用,包括非特异性免疫细胞、树突细胞及 T 细胞。HBsAg 和多聚酶抗原比 HBcAg/HBeAg 拥有更多的 CTL 表位。在急性和慢性 HBV 感染时,针对这些 HBV 抗原的 T 细胞应答表现不同。在感染早期,强烈的特异性 CTL 应答与病毒清除有关;而较弱的特异性 CTL 应答往往伴有 HBV 持续感染。多项研究证实,CTL 及 HBe-Ab 和 HBcAb 可抑制 CTL 活性,但其机制仍不清楚。此外,研究还发现,干扰抗包膜抗体的产生可导致 HBV 持续感染,丙种球蛋白缺乏症患者接触 HBV 后亦会发展成 HBV 慢性感染。MyD88 是病毒通过 TLR 激活天然免疫反应的信号转导分子,病毒通过抑制 MyD88 的表达,可导致 HBV 持续感染。

当机体处于免疫耐受状态,如围生期获得 HBV 感染,由于小儿免疫系统尚未发育成熟,不产生免疫应答,因而多为无症状携带者。当机体免疫功能正常时,多表现为急性肝炎经过,成人感染 HBV 者多属于这种情况,大部分患者可彻底清除 HBV 而痊愈。当机体免疫反应不足,或反应不当(包括不完全免疫耐受、自身免疫反应、HBV 基因突变逃避免疫清除等情况),可导致慢性肝炎。当机体处于超敏反应,大量抗原-抗体复合物产生并激活补体系统,以及在内毒素、肿瘤坏死因子(TNF)、IL-1、IL-6、趋化因子和细胞间黏附分子(ICAM-1)等的参与下,导致大片肝细胞坏死,发生重型肝炎。

研究发现,如不采取积极预防措施,几乎每位 HBeAg 阳性母亲所生孩子均可感染 HBV,且90%发展为慢性携带者。目前已证明,HBeAg 能通过胎盘,且能减弱 CTL 应答。对于垂直感染者,在生命的某些阶段,特别是青壮年时,对病毒的耐受可能被打破,其主要原因可能有:①反转录酶缺陷导致病毒表位发生随机突变,突变后的序列与宿主已耐受的原序列有很大差别。②HBV 和急性溶菌病毒共同感染,这样可能激活 HBV 抗原周围的危险信号使 T 细胞反应激活。③宿主遗传学,包括不同基因型及准种变异通过激活宿主免疫应答致使病毒耐受被打破,目前主要针对涉及乙型肝炎免疫反应通路的几个基因,如 TNF(TNF-α 及 TNF-β)、IL-10、干扰素诱生蛋白 10(IP-10、CXCL-10)、维生素 D 受体(VDR)、人白细胞抗原(HLA)及 ICAM-1 等基因。

在临床上,慢性 HBV 感染者常出现获得性免疫进行性下降,表明失败的免疫应答与持续暴露于大量的可溶性 HBeAg 和颗粒型 HBsAg 有关。对于 HBeAg 阴性 HBV 变异株,有研究发现,HBV 前 C 区变异的患者进行肝移植后,如长期接受免疫抑制治疗,因缺乏免疫选择压力,患者可出现野生型 HBV 再次感染。此外,HBeAg 阴性母亲所生孩子感染 HBV 后均显示 HBeAg 阳性,亦证明野生型 HBV 具有传播优势。研究还发现,慢性感染者 HBV DNA 可共价整合至肝细胞基因组内。与短期 HBV 慢性感染且无病毒整合的患者相比,有多年 HBV 慢性感染且发生病毒整合的患者更不易清除 HBsAg。

HBV 感染发病机制简图及 HBV 感染的免疫应答过程见图 8-12 及图 8-13。

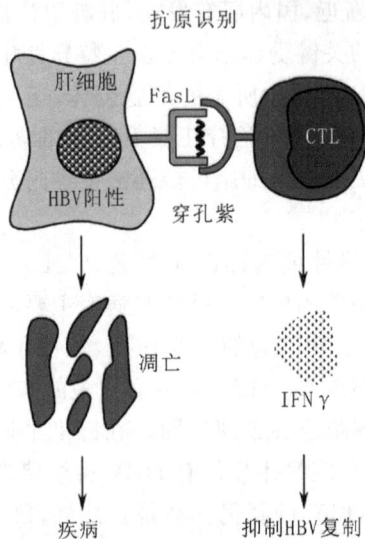

图 8-12 HBV 感染发病机制简图

CTL:细胞毒性 T 细胞;FasL:Fas 配体;IFN-γ:γ-干扰素

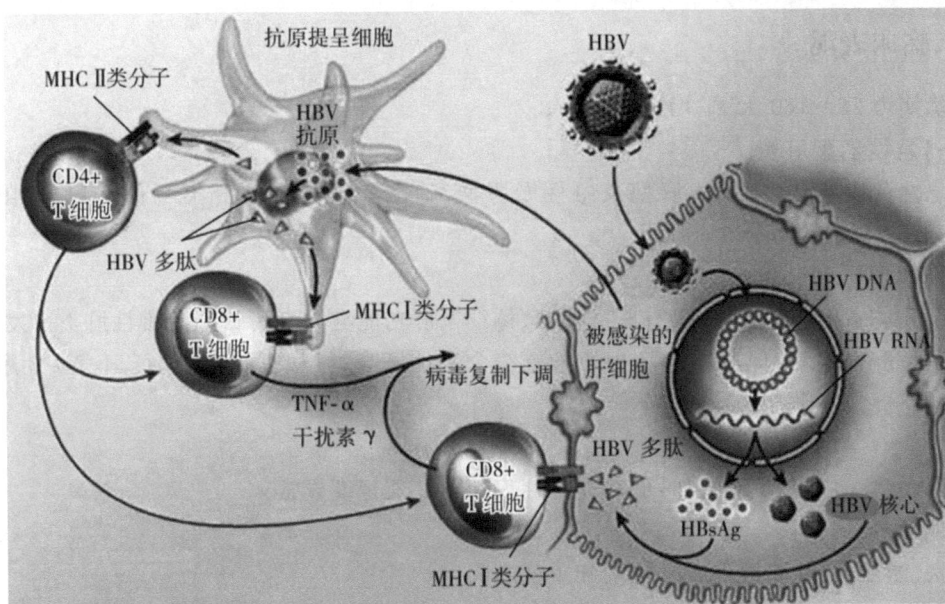

图 8-13　HBV 感染的免疫应答过程

　　HBV 感染后的免疫学应答是控制 HBV 感染的主要因素,不同的免疫学应答导致预后不同,而免疫学应答的不同与免疫遗传学差异密切相关。部分人群接种乙型肝炎疫苗后无应答,而部分成人感染 HBV 后发展为慢性肝炎,均可能与 HBV 特异性免疫识别与免疫应答相关的基因缺陷有关。有关 HBV 感染的免疫遗传学研究方兴未艾,研究热点主要是 HBV 易感或拮抗基因,已发现HLA-DP位点,即 HLA-DPA1 与 HLA-DPB1 的 11 个单核苷酸多态性(SNP)的基因变异与 HBV 持续感染明显相关。近年还发现,涉及乙型肝炎免疫反应通路的基因,如 TNF-α、TNF-β、IL-10、IP10、CXCL10 及 VDR,其基因多态性与乙型肝炎严重程度相关。今后,如能进一步借助 HIV 和 HCV 相关研究,将有助于阐明乙型肝炎的发病机制,进而为其治疗提供新的策略。

　　因各种原因进行免疫抑制和/或抗排斥治疗时,免疫抑制剂的应用可增加病毒复制,从而导致 HBV 复制再活化。其可能机制有:①肾上腺皮质激素能直接作用于 HBV 基因组中的皮质激素效应元件,促进 HBV 转录,导致病毒复制增强。②一些临床应用的抗淋巴细胞单克隆抗体,不论单用或联合细胞毒药物均可引起 HBV 再活化,提高血清 HBV DNA 和 HBsAg 的表达量。③体外实验显示单独使用泼尼松和硫唑嘌呤可分别使细胞内病毒 DNA 和 RNA 水平上升 2 倍和 4 倍,其联合使用则有协同作用。④术后免疫抑制剂的应用,抑制了受体病毒特异性细胞免疫反应,导致机体内野生株病毒大量复制。⑤有报道认为,肾上腺皮质激素可刺激肝外组织释放HBV,释出的 HBV 在低水平被重新激活而再次表达。对于各种恶性肿瘤患者,其 HBV 再活化和肝炎发作往往出现于化疗结束后,这可能是因化疗抑制免疫系统使病毒复制,而化疗停止后机体对 HBV 的免疫应答部分恢复,从而导致严重的肝损害。

　　据此提出 HBV 再激活相关肝功能衰竭的新认识:①免疫抑制剂是 HBV 再激活的强诱导因素。②任一 HBV 标志物(HBVM)阳性的感染者均可发生。③本病发生是病毒直接致病机制,大量病毒复制导致肝细胞营养耗竭。④免疫麻痹(与免疫耐受完全不同)是损伤前提。⑤强调预防为主,应放宽 NUCs 适应证(HBV 感染标志物阳性即可)。

四、临床表现

潜伏期为 28～160 天,平均 70～80 天。

(一)急性乙型肝炎

分急性黄疸型、急性无黄疸型及急性淤胆型,临床表现与甲型肝炎相似,多呈自限性(占 90%～95%),常在半年内痊愈。

(二)慢性乙型肝炎(CHB)

乙型肝炎病程超过半年,仍有肝炎症状、体征及肝功能异常者可诊断为慢性肝炎。发病日期不明或虽无肝炎病史,但肝组织病理学检查符合慢性肝炎,或根据症状、体征、化验、B 超及 CT 检查综合分析,亦可作出相应诊断。

1.轻度

临床症状、体征轻微或缺如,肝功能指标仅 1 或 2 项轻度异常。

2.中度

症状、体征、实验室检查居于轻度和重度之间。

3.重度

有明显或持续的肝炎症状,如乏力、食欲缺乏、腹胀、尿黄、便溏等,伴有肝病面容、肝掌、蜘蛛痣及脾大并排除其他原因,且无门静脉高压者。实验室检查血清 ALT 和/或 AST 反复或持续升高,清蛋白降低或白/球比值异常、丙种球蛋白明显升高。

慢性肝炎的实验室检查异常程度参考指标见表 8-4。

表 8-4　慢性肝炎的实验室检查异常程度参考指标

项目	轻度	中度	重度
ALT 和/或 AST(IU/L)	≤正常 3 倍	＞正常 3 倍	＞正常 3 倍
T.Bil(μmol/L)	≤正常 2 倍	正常 2～5 倍	＞正常 5 倍
A(g/L)	≥35	32～35	≤32
A/G	≥1.4	1.0～1.4	＜1.0
电泳 γ 球蛋白(%)	≤21	21～26	≥26
PTA(%)	＞70	70～60	40～60

T.Bil:血清总胆红素;A:清蛋白;A/G:清蛋白/球蛋白比值;PTA:凝血酶原活动度

随着 CHB 抗病毒治疗及 HBV DNA 前 C 基因突变研究的深入,目前主张按 HBeAg 及 HBeAb 状况将 CHB 分为以下两大类。①HBeAg 阳性慢性乙型肝炎:由野生株 HBV 感染所致,按其自然史可分 HBeAg 阳性期和 HBeAb 阳性期。HBeAg 阳性期体内 HBV 复制活跃,血清含有高水平的 HBV DNA,在机体从免疫耐受期进入免疫清除期以后,肝脏有不同程度的活动性炎症。当 HBeAg 向 HBeAb 转换时,肝功能损害往往一过性加重,然后进入 HBeAb 阳性期。此期体内 HBV 复制减弱或停止,血清 HBV DNA 转阴,肝脏活动性炎症消散,肝功能恢复正常。然而,反复或进行性发作亦可发展成重型肝炎、肝硬化及肝癌。②HBeAg 阴性慢性乙型肝炎:主要由 HBV 前 C 基因突变株感染所致。特点是血清 HBeAg 阴性,伴或不伴 HBeAb 阳性,体内 HBV DNA 不同程度复制,肝脏有慢性活动性炎症,血清 ALT 水平波动性很大,易发展成重型肝炎、肝硬化及肝癌。IFN-α 疗效不佳,而 NUCs 疗程长,停药后反跳率高。本型主要分布在地中海国家,可高达90%;近年包括我国在内的远东地区也逐渐增加,目前约占40%。

(三)重型乙型肝炎

乙型肝炎发生肝功能衰竭称为重型肝炎,是指迅速发生的严重肝功能不全,凝血酶原活动度(PTA)降至40%以下,血清总胆红素迅速上升。我国重型肝炎的病因以乙型肝炎为主。

1.急性重型肝炎(暴发性肝炎)

相当于急性肝功能衰竭,以急性黄疸型肝炎起病,2周内出现极度乏力,消化道症状明显,迅速出现Ⅱ度(按Ⅳ度划分)以上肝性脑病,PTA≤40%并排除其他原因,肝浊音界进行性缩小,黄疸急剧加深,极严重的病例甚至黄疸很浅或尚未来得及出现黄疸。出血倾向明显(如注射部位大片瘀斑),一般无腹水。常在3周内死于脑水肿或脑疝等并发症。

2.亚急性重型肝炎

相当于亚急性肝功能衰竭,以急性黄疸型肝炎起病,15天至24周内出现极度乏力,消化道症状明显,PTA≤40%并排除其他原因,黄疸迅速加深,每天上升≥17.1 μmol/L或血清T.Bil大于正常上限值10倍。首先出现Ⅱ度以上肝性脑病者,称脑病型;非脑病型中首先出现腹水者,称腹水型。

3.慢性重型肝炎

相当于慢加急性/亚急性肝功能衰竭,其发病基础有:①慢性肝炎或肝硬化病史。②慢性HBV携带史。③无肝病史及无HBV携带史,但有慢性肝病体征(如肝掌及蜘蛛痣等)、影像学改变(如脾脏增大等)及生化检测改变者(如丙种球蛋白升高,白/球蛋白比值下降或倒置)。④肝穿刺检查支持慢性肝炎。慢性重型肝炎其他临床表现同亚急性重型肝炎(PTA≤40%,血清T.Bil>正常值10倍)。亦分脑病型及非脑病型。

亚急性重型及慢性重型肝炎可根据其临床表现分为早、中、晚3期。

早期:①极度乏力,有明显厌食、呕吐及腹胀等严重消化道症状。②黄疸进行性加深,血清T.Bil≥171 μmol/L或每天上升≥17.1 μmol/L。③有出血倾向,30%<PTA≤40%(或1.5<INR≤1.9)。④未出现肝性脑病或其他并发症。

中期:在肝功能衰竭早期表现基础上,病情进一步发展,出现以下两条之一者:①Ⅱ度以下肝性脑病和/或明显腹水、感染。②出血倾向明显(出血点或瘀斑),20%<PTA≤30%(或1.9<INR≤2.6)。

晚期:在肝功能衰竭中期表现基础上,病情进一步加重,有严重出血倾向(注射部位瘀斑等),PTA≤20%(或INR≥2.6),并出现以下4条之一者:肝肾综合征、上消化道大出血、严重感染、Ⅱ度以上肝性脑病。为更早预警肝功能衰竭的发生,2012年我国制订更新的《肝衰竭诊治指南》引入了"肝功能衰竭前期"这一定义,诊断标准为:①极度乏力,并有明显厌食、呕吐和腹胀等严重消化道症状。②胆红素升高,51 μmol/L≤血清T.Bil≤171 μmol/L,且每天上升≥17.1 μmol/L。③有出血倾向,40%<PTA≤50%。

上述新版指南将肝功能衰竭分成急性肝功能衰竭(ALF)、亚急性肝功能衰竭(SALF)、慢加急性肝功能衰竭(ACLF)及慢性肝功能衰竭(CLF)(表8-5)。

(四)肝炎肝硬化

肝炎肝硬化临床表现可有肝功能反复异常、门静脉高压症、慢性肝病面容(皮肤晦暗)、面部钞票纹、蜘蛛痣、肝掌等,严重时可导致脾功能亢进、食管-胃底静脉曲张破裂出血、双下肢水肿及腹水等。

表 8-5　我国 2012 年《肝衰竭指南》中的肝功能衰竭的分类

肝功能衰竭的分类	定义
急性肝功能衰竭	急性起病,无基础肝病史,2 周以内出现以Ⅱ度以上肝性脑病为特征的肝功能衰竭临床表现
亚急性肝功能衰竭	起病较急,无基础肝病史,2～26 周出现肝功能衰竭的临床表现
慢加急性/亚急性肝功能衰竭	在慢性肝病基础上 * ,出现急性(通常在 4 周内)肝功能失代偿的临床表现
慢性肝功能衰竭	实际上就是指肝硬化失代偿期。亦即在肝硬化基础上,出现肝功能进行性减退所致的以腹水或肝性脑病等为主要表现的慢性肝功能失代偿的临床现

* 关于"慢性肝病基础",目前,国际上尚存在争议,欧美等西方国家主要是指"肝硬化"。

　　肝炎肝硬化可以是大结节性或小结节性肝硬化。大结节性肝硬化常发生于慢性肝炎反复活动或亚急性、慢性重型肝炎之后,因肝实质反复坏死、肝细胞团块状增生及明显瘢痕收缩等,形成粗大结节,可使肝脏显著变形。小结节性肝硬化常可发生于部分无症状慢性 HBsAg 携带者,因其肝组织并非完全正常,往往有常规肝功能试验不能发现的潜在性轻微活动,长期隐匿性发展成肝硬化,直到肝功能失代偿时方被发现。这种肝硬化因肝实质炎症轻微,仅形成密集小结节,肝功能失代偿出现很慢。

　　肝炎肝硬化分为代偿期和失代偿期。肝硬化代偿期是指肝硬化早期,属于肝功能试验正常或轻度异常,处于 Child-Pugh A 级,门静脉高压症不明显。肝硬化失代偿期是指肝硬化中、晚期,肝功能试验明显异常,处于 Child-Pugh B 及 C 级,门静脉高压症显著,可出现腹水、肝性脑病、食管-胃底静脉曲张破裂出血等。

　　肝硬化又可分为活动性和静止性,前者是指肝硬化伴慢性肝炎活动,后者是指虽有肝硬化,但血清 ALT 及胆红素等生化指标正常。

(五)淤胆型肝炎

　　HBV 所致急性淤胆型肝炎少见,实际上多数患者属慢性肝炎伴淤胆。起病类似急性黄疸型肝炎,但自觉症状常较轻,黄疸持续 3 周以上,皮肤瘙痒,粪便颜色变浅甚至灰白,常有明显肝大,肝功能检查血清 T.Bil 明显升高,以 D.Bil 为主,PTA＞60％或应用维生素 K₁ 肌内注射 1 周后可升至 60％以上,血清胆汁酸、谷氨酰转肽酶(GGT)、ALP 及胆固醇水平明显升高。在慢性肝炎基础上发生上述临床表现者,则属慢性淤胆型肝炎。

(六)妊娠期乙型肝炎

　　妊娠期乙型肝炎常发生于妊娠中、晚期,大多数为急性黄疸型肝炎,易致流产、早产及死胎。妊娠末 3 个月发病者重型肝炎较常见,病死率高。据观察,经病原学和病理学确诊的妊娠期乙型肝炎,伴有暂时性皮肤瘙痒者远较非妊娠期乙型肝炎常见,易与妊娠期肝内胆汁淤积症(妊娠良性复发性黄疸)相混淆。

(七)老年期乙型肝炎

　　老年期乙型肝炎绝大多数为慢性肝炎,或伴淤胆型,易发展成重型肝炎,常有老年性夹杂症。

(八)非活动性 HBV 感染者

　　HBsAg 阳性,HBeAg 阴性,HBV DNA 查不到,无肝炎相关症状、体征及肝功能改变。

五、辅助检查

(一)血清学检查

常用的 HBV 特异性血清学标志物俗称"乙肝两对半",即 HBsAg/HBsAb、HBeAg/HBeAb 及 HBcAb,其意义见表 8-6。通常采用 ELISA 法或时间分辨法进行检测,但目前国内外应用较普遍的是雅培及罗氏试剂盒。必要时也可检测前 S1 和前 S2 抗原及其抗体,以及采用去污剂处理血清标本后检测 HBcAg。

表 8-6 乙型肝炎血清病毒标志物及其临床意义

HBsAg	HBsAb	HBeAg	HBeAb	HBcAb	HBV DNA	临床意义
+	−	+	~	~	+	急性 HBV 感染早期,HBV 复制活跃
+	−	+	~	+	+	急、慢性 HBV 感染,HBV 复制活跃
+	−	−	−	+	+	急、慢性 HBV 感染,HBeAg/HBeAb 窗框期(空白期)
+	−	−	+	+	+	HBeAg 阴性 CHB
+	−	−	+	+	−	急、慢性 HBV 感染,HBV 复制低或不复制
−	−	−	−	+	−	HBV 既往感染,未产生 HBsAb;或 HBV 复制低或不复制
−	−	−	+	+	−	HBsAb 出现前阶段,HBV 复制低或不复制
−	+	−	+	+	−	HBV 感染恢复阶段,已获免疫力
−	+	−	−	+	−	HBV 感染恢复阶段,已获免疫力
+	+	+	−	+	+	不同亚型 HBV 感染,或 HBsAg 变异
+	−	−	−	−	−	HBV DNA 整合
−	+	−	−	−	−	接种疫苗后获得免疫力,偶可见于感染后恢复阶段

1.HBsAg 及 HBsAb

HBsAg 及 HBsAb 的定量,雅培及最近的罗氏试剂均采用了 IU 及 mIU,罗氏试剂则采用了临界指数(COI),故后者实际上是半定量。目前研究认为,其定量对于抗病毒疗效及其转归的判断及预测有重要作用。血清 HBsAg 在疾病早期出现。一般在 ALT 升高前 2~6 周,在血清中即可检出 HBsAg。HBsAg 阳性是 HBV 感染的主要标志之一,但不能反映 HBV 复制状态及预后。血清 HBsAb 的出现是 HBV 感染恢复的标志。注射过乙型肝炎疫苗者,亦可出现血清 HBsAb 阳性,提示已获得对 HBV 的特异性免疫。一般血清 HBsAb 水平≥10 mIU/mL 对 HBV 感染有保护作用。HBsAg 和 HBsAb 也可同时阳性,各地报告的发生率相差较大,但多在 5%以下。HBsAg 和 HBsAb 共存常见于以下情况:①血清中同时存在的 HBsAb 是针对另一血清亚型 HBsAg 的抗体,与同时存在的 HBsAg 不能完全匹配。②HBVS 基因"a"表位发生变异。③即将发生 HBsAg/HBsAb 血清学转换。

2.HBcAg 及 HBcAb

用普通的方法在血清中一般不能检出 HBV 核心抗原(HBcAg)。血清 HBcAb 阳性,提示感染过 HBV,可能为既往感染,亦可能为现症感染。HBcAb 包括 HBcAb IgM 和 HBcAb IgG,

但主要是 HBcAb IgG。急性肝炎及慢性肝炎急性发作时均可出现 HBcAb IgM,但急性乙型肝炎抗体定量较高。如 HBcAb IgM 阳性,HBcAb IgG 阴性,提示为急性乙型肝炎。如 HBcAb IgM 及 HBcAb IgG 均为阳性,则为 CHB 急性发作。

3.HBeAg 及 HBeAb

血清 HBeAg 阳性,提示有 HBV 复制。急性 HBV 感染的早期即可出现 HBeAg。HBeAb 阳性是既往感染 HBV 的标志。HBeAg 及 HBeAb 的半定量单位为 PEIU/mL,为 Paul Ehrlich Institute(PEI)的标准单位,但雅培及罗氏半定量并未采用 PEIU,而采用了 COI。

(二)血清 HBV DNA 的定量检测

血清 HBV DNA 是 HBV 复制及有传染性的直接标志。急性 HBV 感染时,血清 HBV DNA 出现较早。在慢性 HBV 感染者,血清 HBV DNA 可持续阳性。目前一般采用实时荧光定量 PCR 法进行检测。血清 HBV DNA 定量检测不仅用于 HBV 感染的诊断,也是疗效考核的重要指标。HBV DNA 荧光定量检测结果通常用拷贝/mL 表示,但国际上已改用 IU/mL(1 IU 相当于 5.6 拷贝)。

(三)HBV 基因分型和耐药变异检测

HBV 基因分型和耐药变异检测的常用方法有:①特异性引物 PCR 法。②限制性片段长度多态性分析法(RFLP)。③线性探针反向杂交法(INNO-LiPA)。④基因序列测定法。⑤实时 PCR 法(real-time PCR)等。

(四)其他检查

腹部影像检查(B 超、CT、MRI)可了解肝脏形态、质地、大小、有无占位、脾脏大小、门静脉宽度、有无腹水等。肝脏瞬时弹性扫描是一种新型无创性肝纤维化检测手段,通过测定肝脏瞬时弹性来反映肝实质硬度和评估肝纤维化程度。

六、鉴别诊断

(一)其他病毒性肝炎

急性乙型肝炎应与甲型肝炎、戊型肝炎相鉴别,慢性乙型肝炎应与丙型肝炎相鉴别。主要通过病原学检查进行鉴别。

(二)药物和毒物中毒性肝损伤

迄今已发现 1 000 余种药物可引起药物性肝损伤(DILI),特别是解热镇痛药物、抗结核药物、磺胺类药物、抗肿瘤药物、抗艾滋病药物等,不少中草药也可引起各种类型的 DILI。药物和毒物性肝损伤可呈肝细胞损伤型、胆汁淤积型、混合型、血管损伤型(如土三七等可引起肝小静脉闭塞症)。因此应注意询问患者的用药史和化学毒物接触史,以资鉴别。

(三)传染性单核细胞增多症

传染性单核细胞增多症可出现血清 ALT 升高甚至黄疸、肝、脾大等,应与乙型肝炎相鉴别。但患者除上述表现外,尚有长期发热、淋巴结肿大、咽峡炎、皮疹等表现,外周血白细胞总数及淋巴细胞增多,异型淋巴细胞达 10% 以上,血清嗜异性抗体阳性,EB 病毒抗体阳性。

(四)钩端螺旋体病

黄疸出血型钩体病应与乙型肝炎引起的肝功能衰竭相鉴别。钩端螺旋体病患者有疫水接触史,畏寒、发热,周身酸痛无力,结膜充血,腹股沟淋巴结肿大,腓肠肌压痛,血清显凝试验阳性,青霉素治疗显效迅速。

（五）胆道梗阻

胆道梗阻常见原因是胆管结石和肿瘤,主要表现为梗阻性黄疸、皮肤瘙痒、大便颜色变浅甚至灰白。急性梗阻化脓性胆管炎患者在出现黄疸前常有胆绞痛、寒战、高热,外周血白细胞总数及中性粒细胞显著增高。B超、CT、MRI、逆行胰胆管造影、ERCP等检查可发现肝内外胆管扩张、结石、炎症或肿瘤等病变。

（六）自身免疫性肝病

自身免疫性肝病是一组由于自身免疫异常导致的肝脏疾病,突出特点是血清中存在自身抗体,包括自身免疫性肝炎(AIH)、原发性胆汁性肝硬化(PBC)及原发性硬化性胆管炎(PSC)等。

（七）妊娠期肝内胆汁淤积症

妊娠期肝内胆汁淤积症见于孕妇,皮肤瘙痒明显,先痒后黄,黄疸轻而痒感重,肝功能变化较轻,分娩后黄疸迅速消退,再次妊娠时可复发。

（八）妊娠急性脂肪肝（妊娠特发性脂肪肝）

妊娠急性脂肪肝临床酷似重症肝炎。本病多发生于年轻首孕妇女的妊娠后期,发病机制尚未阐明。起病急,持续频繁恶心呕吐,病初可有急性上腹剧痛,继而出现黄疸并进行性加重,皮肤瘙痒少见;短期内出现肝、肾衰竭,虽有严重黄疸但尿胆红素阴性,血糖降低,血白细胞计数增高。常并发急性出血性胰腺炎而致血清淀粉酶升高,超声检查呈脂肪肝波型。肝穿刺病理检查显示弥漫肝细胞脂肪变性。

（九）其他

血吸虫病、肝吸虫病、肝结核、酒精性肝病、非酒精性脂肪性肝病、肝脏淤血及肝脏肿瘤等均可有肝功能异常及肝大等表现,应加以鉴别。

七、治疗

总体治疗原则是:①有抗病毒治疗指征时,应积极给予适当的抗病毒治疗。②保肝退黄治疗。③适当休息、合理营养等对症支持治疗。④积极治疗肝功能衰竭、肝硬化失代偿及各种并发症,包括人工肝治疗、肝移植等。应避免饮酒及使用对肝脏有害的药物,用药宜简不宜繁,以免增加肝脏负担。

（一）急性乙型肝炎的治疗

急性期卧床休息,给予清淡、易消化饮食,适当补充B族维生素、维生素C等。进食过少及呕吐者,可每天静脉滴注10%葡萄糖1 000～1 500 mL,酌情补充氨基酸、氯化钠和氯化钾。考虑到本型绝大部分(约90%)为自限性,故通常不必进行抗病毒治疗;然而,如有慢性化倾向,或不易判定是否为急性过程,或呈现重症化过程,甚至有肝移植指征时,应给予抗HBV治疗,通常选用NUCs。

（二）慢性乙型肝炎的治疗

1.抗病毒治疗

因HBV持续复制,病情易反复或持续活动,故抗病毒治疗是CHB最根本的治疗。各种CHB防治指南有关抗病毒治疗目标的叙述多较复杂,可概括如下:①近期目标或直接目标:充分抑制病毒复制,减轻肝组织炎症,改善肝功能。②长期目标:减少肝炎发作,延缓或阻止肝硬化及肝癌的发生,提高存活率,改善生活质量。

(1)CHB抗病毒治疗应答的定义见表8-7。

表 8-7　CHB 抗病毒治疗应答的定义

应答分类	定义
生化学应答(BR)	血清 ALT 下降至正常范围内
病毒学应答(VR)	血清 HBV DNA 下降至 PCR 法测不出的水平
原发性无应答(不适用于 IFN-α 治疗)	治疗至少 24 周后,血清 HBV DNA 下降幅度<2 log 10 IU/mL
血清学应答	血清 HBeAg 转阴或 HBeAg 血清学转换,或 HBsAg 转阴或 HBsAg 血清学转换
病毒学复发	在中断治疗后相间 4 周以上的至少 2 个时间点监测到血清 HBV DNA 上升幅度>1 log 10 IU/mL
组织学应答(HR)	组织学活动指数(HAI)下降至少 2 分,且与治疗前的肝组织学相比无肝纤维化积分升高
完全应答(CR)	获得生化学应答和病毒学应答,且 HBsAg 转阴
维持应答	在整个治疗过程中得以保持的应答
治疗终点应答(ETR)	某一确定疗程终点的应答
持久应答(SVR)	停药后持久保持的应答

(2)CHB 是否需要抗病毒治疗的判断流程见下图 8-14。

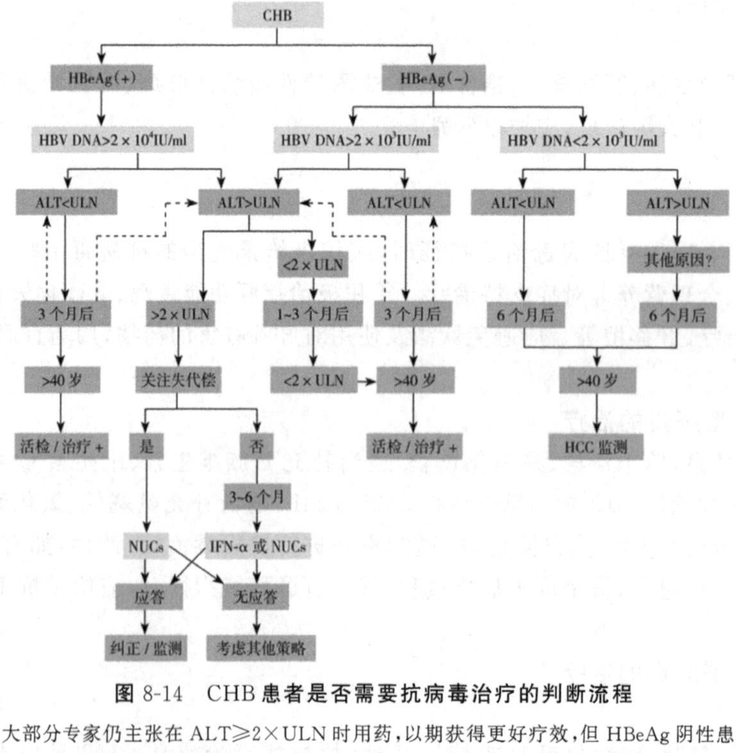

图 8-14　CHB 患者是否需要抗病毒治疗的判断流程

注:目前,我国大部分专家仍主张在 ALT≥2×ULN 时用药,以期获得更好疗效,但 HBeAg 阴性患者可适当放宽。

(3)抗病毒药物:目前临床应用的抗 HBV 药物主要有 2 类。其一是干扰素(IFN-α),包括普通干扰素和聚乙二醇化干扰素-α(PEG-IFN-α);其二是核苷(酸)类似物,主要有恩替卡韦(ETV)、替诺福韦(TDF)、替比夫定(LdT)、阿德福韦酯(ADV)、拉米夫定(LAM)、恩曲他滨(FTC)、克拉夫定(LFMAU)等。此外,胸腺素等免疫调节剂也可应用。这些抗病毒药物各具特点，其选用应综合考虑患者的病情特点、药物疗程、药物疗效、耐药风险、药物安全性、患者的耐受性及经济承受能力等。近年来国内外指南均建议优先选用 PEG-IFN-α、ETV 或 TDF。

IFN-α 疗法与 NUCs 疗法的比较见表 8-8。

表 8-8　IFN-α 与 NUCs 疗法的比较

	IFN-α	NUCs
适应证	较窄。主要是 HBeAg 阳性 CHB，而 HBeAg 阴性 CHB 疗效较差	较宽。对 HBeAg 阳性及 HBeAg 阴性 CHB 的疗效相似。有 HBV 复制的肝硬化失代偿期及型肝炎亦可使用，甚至妊娠、免疫抑制、HBV/HIV 混合感染及器官移植术后的患者均可酌情应用
应用途径	皮下注射，不方便	口服，方便
一般疗程	相对固定，通常为 6～12 个月，必要时也可延长6～12 个月	无固定疗程，通常需要治疗至少 2～5 年或更久
治疗效果	规范治疗下，HBeAg 转阴率、HBeAg 水平下降程度及转阴率均明显高于 NUCs 治疗；但 HBV DNA 水平下降多较慢，转阴率低于 NUCs 治疗。ALT 等肝脏生化指标及肝组织学可获改善	能迅速抑制 HBV DNA，促进 ALT 恢复正常，长期治疗可改善肝组织学。HBeAg 血清学转化率、HBeAg 水平下降程度及转阴率均低于 IFN-α
复发率	疗程中应答状况不同的患者，治疗结束后的复发率也有较大差异。完全应答者联疗效大多持久稳定，停药后 1 年内复发率约 10%	经治疗获得 HBeAg 血清学转换并经巩固治疗≥1 年者，停药后大多维持疗效稳定。然而，未获得血清学转患者在停药后复发率较高，复发后病情可能更重。多种 NUCs 均存在程度不等的耐药风险
不良反应	不良反应较多，如早期有发热、肌痛等流感样症状，长期应用可有白细胞及血小板计数降低、脱发、诱发自身免疫性疾病及抑郁等	不良反应通常很少，可能有乳酸酸中毒、周围神经病变、肌酸激酶增高、胃肠不适、肾功能异常、脂肪肝等

IFN-α 类：IFN-α 的抗 HBV 效应乃是通过诱生抗病毒蛋白及免疫调节双重活性实现，但其通过诱导抗病毒蛋白而抑制 HBV 复制的能力较为有限，而以增强机体免疫功能为主。IFN-α 可诱导 2′-5′腺苷合成酶的激活，催化寡腺苷酸合成；后者又可激活内源性核糖核酸内切酶，裂解病毒 mRNA，阻止 HBV 复制。IFN-α 的免疫调节作用主要在于诱导受感染肝细胞膜表达人类白细胞抗原(HLA)，促进 T 细胞的识别和杀伤效应，增强 CTL 细胞的功能；诱导 Th_1 型细胞因子分泌，正向调节特异性细胞免疫功能。

IFN-α 治疗应答的高低，受患者 HBV 传播方式、年龄、性别、感染时长、肝脏炎症活动度(血清 ALT 水平)、HBV 基因型、HBV DNA 载量、有无肝硬化、既往抗 HBV 治疗史等因素的影响。临床确定 IFN-α 治疗适应证及预测疗效时应充分考虑这些因素。在除外其他因素影响的情况下，CHB 患者血清 ALT 水平升高常提示肝脏炎症活动，间接反映机体有一定程度的 HBV 相关细胞免疫应答能力，这对于抗病毒药物更好地发挥疗效具有重要意义。临床实践表明，治疗前血清 ALT＞2×ULN，水平越高，且持续时间越长的病例，对 IFN-α 的应答也越好。肝活检病理组织学检查较血清 ALT 能更准确地反映肝组织炎症程度；随着肝组织炎症分级的递增，对 IFN-α 产生完全应答的比例也显著上升。代偿良好的活动性肝硬化(Child A 级)病例，其血清 HBV 水平一般较低，肝脏炎症活动较强，IFN-α 治疗的应答率亦较高；但部分患者耐受性较差，有发生肝功能失代偿及重症化之虑，故应严格掌握适应证。

成人 CHB 患者若选用普通 IFN-α 治疗，一般以 500～600 万 U 皮下注射，隔天 1 次，疗程 6～12 个月。PEG-IFN-α 是普通 IFN-α 分子与聚乙二醇分子的复合物。聚乙二醇分子很稳定，一般对人体无害，但可减缓 IFN-α 降解，防止 IFN-α 从肾脏排出，半衰期延长达 40～100 小时，因而在血液中有较稳定的高浓度，不仅可减少注射次数，且可提高患者的依从性。此外，聚乙二醇可包被 IFN，避免 IFN 抗体的产生。一般用法为：PEG-IFN-α-2b 每次 1.0～1.5 $\mu g/kg$，或 PEG-IFN-α-2a 每次 135～180 μg，每周 1 次，疗程 12 个月。若经济许可，应优先选用 PEG-IFN-α 而不是普通 IFN-α 进行治疗。

对于 HBeAg 阳性的 CHB 患者而言，若 IFN-α 治疗后达到血清 HBV DNA 转阴，发生 HBeAg/HBeAb 血清学转换，ALT 恢复正常，则疗效多较稳定而持久，复发率低。若仅有血清 HBV DNA 转阴、ALT 恢复正常，而 HBeAg 虽然转阴但未出现 HBeAb，则疗效相对并不稳定，复发率较高。近年特别提倡"应答指导下的治疗（RGT）"，其重要内容之一是根据 HBsAg 定量的动态变化来确定个性化的疗程。若 HBsAg 水平呈持续下降趋势，且未出现 IFN-α 治疗的禁忌证，则宜坚持继续治疗，直至 HBsAg 转阴特别是出现 HBsAg/HBeAb 血清学转换，而不必拘泥于所谓 6 个月或 12 个月的疗程。

部分患者在 IFN-α 治疗过程中可产生 IFN-α 抗体，可能会削弱 IFN-α 的疗效。IFN-α 治疗的不良反应有发热、肌痛、骨髓抑制、皮疹、脱发、诱发糖尿病、甲状腺功能亢进症或甲状腺功能减退症等自身免疫性疾病、焦虑失眠甚至抑郁症等，发热一般在注射 IFN-α 2～3 次后可自然缓解，不影响治疗。疗程中如白细胞、血小板计数持续降低，尤其是当中性粒细胞计数 $<0.5\times10^9/L$ 和/或血小板计数 $<25\times10^9/L$，且不能通过 IFN-α 减量及提升白细胞或血小板的药物加以纠正时，应停药观察。有抑郁症倾向时应及时停药并加以严密监测。

NUCs：根据分子结构的不同，NUCs 大致可分为 3 类。①左旋核苷类（L-核苷类）：以 LAM 和 LdT 为代表，此外还有未在我国上市的 FTC 及 LFMAU 等。②无环磷酸盐类：有 ADV 和 TDF。③环戊烷/戊烯类：如 ETV。这些药物能直接强效抑制 HBV DNA 复制，作用靶点均为 HBV 多聚酶的反转录酶区，但长期治疗均存在程度不等的耐药变异（表 8-9）。药物结构相似，则耐药特点也相似；药物结构不同，则耐药机制也存在明显差异。耐药屏障越高，越不易耐药，反之亦然。

表 8-9 已明确的 HBV 对各 NUCs 的耐药位点

	V173L	L180M	A181V	T184	S202	A194T	m²04I	m²04V	N236T	m²50
LAM	•	•					•	•		
ETV	•	•		•	•					•
LdT							•			
ADV					•				•	
TDF			?			•			?	

注：TDF 曾在 HIV/HBV 合并感染的 2 例患者中检出 rtA194T 变异

有关 NUCs 的疗程及治疗终点，国际上在达成共识的同时仍存在不少争议。主要共识有：①基本疗程至少 1 年。②HBeAg 阳性者若达到 HBV DNA 检测不出（PCR 法）、ALT 复常、HBeAg/HBeAb 血清学转换，可认为达到治疗终点，但应在巩固治疗至少 1 年后再考虑停药；而继续坚持服药则有可能获得更理想的疗效，包括 HBsAg 转阴及 HBsAg/HBsAb 血清学转换，尽管概率很低。③对 HBeAg 阴性 CHB 患者,理论上最好治疗至 HBsAg 转阴,特别是出现 HBsAg/HBsAb 血清学转换之后。

LAM:是 $2'-3'$-双脱氧-$3'$-硫代胞嘧啶核苷异构体,是临床上最早应用的 NUC。体外实验证明 LAM 对 HBV 复制有较强的抑制作用。全球多中心临床试验显示,LAM 100 mg,每天 1 次,对 HBeAg 阳性 CHB 患者有良好疗效,可快速降低血清 HBV DNA 水平,使血清 ALT 恢复正常,促进 HBeAg 血清学转换及改善肝脏组织学。LAM 随机双盲安慰剂对照临床研究(4006 研究)证实,LAM 治疗 CHB 肝硬化患者能使疾病进展及肝癌发生的风险降低 50% 以上,并能有效提高患者生存质量。对接受肝移植的患者,LAM 联合小剂量 HBIG 可有效预防 HBV 再感染。对于接受化疗或免疫抑制治疗(特别是肾上腺皮质激素)的 HBsAg 阳性者,预防性使用 LAM 可有效降低乙型肝炎的发作。HBV 对 LAM 易于发生耐药变异,随应用时间延长而耐药率迅速增高,第 1 年约有 20% 的患者可发生耐药,而第 5 年的耐药率可达 70%。最常见的是 rtm^204V/I 耐药变异(YMDD 变异),伴或不伴 rtL180M 变异。耐药变异将导致病毒反弹,加之 ETV、TDF 等新的 NUCs 问世,故近年来 LAM 的应用明显减少。

ADV:是腺嘌呤核苷单磷酸类似物,可抑制反转录酶及 DNA 聚合酶的活性,掺入合成中的 HBV DNA 链而导致其合成终止。临床研究显示,采用 ADV 10 mg,每天 1 次,可有效抑制 HBV 野生株及 LAM 耐药突变株。有资料显示,ADV 持续治疗 4~5 年,肝细胞内 cccDNA 储存池明显下降,血清 HBsAg 转阴率可达 5%,纤维化积分下降。约 30% 原先未接受 NCUs 治疗的患者对 ADV 表现为"原发性无应答",即在应用 ADV 治疗 6 个月后,血清 HBV DNA 下降幅度<21 g。近年认为这可能与 ADV 剂量不足有关;此外,部分 CHB 患者体内可能存在天然 ADV 耐药株。ADV 的耐药变异率低于 LAM,常见耐药相关变异为 rtN236T 和 rtA181V/T,可单独或联合出现。ADV 可致少数患者血清肌酐增高,且具有时间依赖性,用药 1 年的发生率约 3%,用药 5 年的发生率可达 9%。新近还有 ADV 引起范可尼综合征的报道,是 ADV 导致的肾脏近曲小管损伤,表现为低钾血症(肌无力、软瘫、周期性瘫痪等)、低钙血症(手足搐搦症)等,而长期低钙血症可引起继发性甲状旁腺功能亢进、肾性骨病等。

ETV:是环戊烷 $2'$-脱氧鸟嘌呤核苷的碳环类似物,可在下述 3 个不同的环节快速强效抑制 HBV 复制:①HBV DNA 聚合酶的启动阶段。②以前基因组 RNA 为模板合成 HBV DNA 负链的反转录阶段。③HBV DNA 正链的合成阶段。临床研究显示,ETV 0.5 mg,每天 1 次,对 HBV 的抑制效应明显优于常规剂量的 LAM 及 ADV;对 LAM 耐药的 HBV 突变株亦有抑制效应,但弱于对 HBV 野生株的抑制。HBV 对 ETV 的耐药可能是通过 2 步过程实现的,初期首先筛选出 $rtM_{204}V/I$ 和 rtL180M 变异,然后进一步筛选出 rtM_{250}、$rtS202$ 或 $rtT184$ 等替代变异。ETV 的耐药基因屏障显著高于 LAM,因为只有在 $rtM_{204}V/I$ 和 rtL180M 变异的基础上再出现其他一种变异,HBV 才会对 ETV 完全耐药。本药用于初治患者应答良好,耐药率低。对 LAM 或 LdT 耐药者,以往曾推荐转换为 ETV 加量疗法(从每天 0.5 mg 增至 1 mg),但因最终疗效仍不理想,故现多推荐在继续应用 LAM、LdT 或换用 ETV(一般不加量)的基础上,联用 ADV(可酌情加量至每天 15~20 mg)或 TDF;或换用 TDF。

LdT:L-脱氧胸腺嘧啶核苷(LdT)亦是一种 L-核苷类似物,但较 LAM 具有更强大的抗 HBV 活性。临床研究显示 LdT 对 HBV 复制的抑制效果优于 LAM,但亦存在耐药率较高的问题,常见耐药变异为 $rtM_{204}I$,因此与 LAM 存在交叉耐药。一般用法是 600 mg,每天 1 次。值得一提的是,本品不仅能强效抑制 HBV DNA 复制,还能促进 HBeAg 血清学转换。此外,LdT 还可增加肾小球滤过率（GFR），从而保护肾功能，但机制尚不明确。由于 LdT 和 TDF 在妊娠安全性上均属于 B 类药物（即对动物胚胎无致畸性，但在人类胚胎的安全性未知），因此认为其对胎儿的安全性可能优于其他NUCs。但需注意，LdT 与 IFN-α特别是与 PEG IFN-α 联用时，可能增加周围神经病变的风险，故应列为配伍禁忌。此外，长期用药（多在半年以后），常见肌酸激酶（CK）增加，多为一过性或反复波动，一般不影响治疗；但极少数患者可出现严重的横纹肌病变，必须换用 ETV 等其他 NUCs。

TDF：是一种核苷酸类似物，结构与 ADV 相似。欧美等国已批准用于抗 HIV 及抗 HBV，在我国国产制剂尚处于抗 HBV 治疗的临床验证阶段，原研制剂已于 2013 年上市。Truvada 是 TDF 和 FTC 组成的复方制剂。临床研究显示，TDF 每天 300 mg 的抗 HBV 疗效优于 ADV 每天 10 mg。TDF 的耐药率低，常见耐药相关变异为 rtA194T，但是否存在其他突变位点及与 ADV 是否存在交叉耐药尚待更多研究。TDF 与 ETV、LAM 及 LdT 等无交叉耐药，因此不仅可用于 CHB 患者的初始治疗，也可作为这些药物治疗失败后的挽救治疗。TDF 的安全性良好，肾毒性比 ADV 小，但有极少数报道称可引起范可尼综合征及肾功能不全；妊娠安全性上与 LdT 同属于 B 类药物。

FTC：结构与 LAM 相似，能强效抑制 HIV 及 HBV 复制。批准用于抗 HIV 治疗的 Emtriva 是只含 FTC 单一成分的制剂，而 Truvada 是 FTC 及 TDF 的复方制剂。有研究显示，FTC 治疗 CHB 可获得明显的生物化学、病毒学和组织学改善率，但对 HBeAg 血清学转换率无明显改善。耐药特点与 LAM 相似，可诱导 YMDD 变异，故本品迄今较少用于抗 HBV 治疗。

LFMAU：是一种尿嘧啶核苷类似物。临床研究显示，LFMAU 每天 30 mg，连服 24 周，可明显抑制 HBV DNA 复制；且某些患者在 LFMAU 撤除后，病毒持续抑制可达 24 周以上。然而，与对照组相比 LFMAU 并不能有效提高 HBeAg 血清学转换率，且可诱导 HBV YMDD 变异，因此其应用前景不佳。

免疫调节药物：此类药物具有一定的免疫调节作用，特别是增强 Th_1 型细胞因子活性而提高细胞免疫功能，抑制病毒复制。然而，单独用于 CHB 的抗病毒治疗时，其对 HBV 的抑制作用多不显著，因此常与 IFN-α 和/或 NUCs 合用。主要有：①胸腺素 α_1（$T\alpha_1$）：由 28 个氨基酸构成，剂量1.6 mg，以 1 mL 注射用水稀释，皮下注射，每周 2 次，每 6 个月为 1 个疗程。②胸腺五肽：剂量10 mg，稀释后肌内注射或静脉滴注，每天 1 次或每周 2 次，每 6 个月为 1 个疗程。

联合治疗：由于 IFN-α 疗效有限，而 NUCs 缺乏免疫调节作用且存在耐药现象，因此联合抗病毒治疗成为重要选项之一。其目的主要在于增加抗病毒疗效，同时减少或避免耐药的发生。可采取的策略主要有：①2 种耐药模式不同的 NUCs 起始联合，例如 LAM＋ADV。②一种 NUC 耐药后，加用另一种 NUC。③一种 NUC 耐药后，换用另一种 NUC。④一种 IFN-α（优先选用 PEG-IFN-α）与一种 NUC（除外 LdT）同时或序贯使用。联合治疗的方式和效果有待深入观察。值得注意的是，近年临床发现 NUCs 联合应用中交叉耐药明显增多，以 LAM＋ADV 较常见，致使后继用药选择困难。处理上部分患者可序贯使应用 IFN，但疗效较为有限；对停药可能发生反跳导致重症化者，先后采用增加 ADV 剂量或改用 ETV＋ADV，均取得良好疗效，新近采用 TDF 或 ETV＋TDF，则疗效更佳。

复发与再治疗：各家有关治疗复发率报道尚不一致。一般认为 NUCs 复发率高于 IFN-α，巩固治疗时间越长复发率越低。再治疗时选用同样药物有效，且应答速度较快。有关研究尚待进一步深入。

2.抗感染保肝药物

主要有以下几种。

(1)抗感染类药物:甘草酸类制剂具有类似肾上腺皮质激素的非特异性抗感染作用而无抑制免疫功能的不良反应,可改善肝功能。目前,甘草酸类制剂发展到了第4代,代表药物为异甘草酸镁注射液、甘草酸二铵肠溶胶囊。

(2)抗氧化类药物:代表药物主要为水飞蓟素类和双环醇。水飞蓟素对 CCl_4 等毒物引起的各类肝损伤具有不同程度的保护和治疗作用,还能增强细胞核仁内多聚酶 A 的活性,刺激细胞内的核糖体核糖核酸,增加蛋白质的合成。

(3)解毒类保肝药物:代表药物为谷胱甘肽(GSH)、N-乙酰半胱氨酸(NAC)及硫普罗宁等,分子中含有巯基,可从多方面保护肝细胞。可参与体内三羧酸循环及糖代谢,激活多种酶,从而促进糖、脂肪及蛋白质代谢,并能影响细胞的代谢过程,可减轻组织损伤,促进修复。

(4)肝细胞膜修复保护剂:代表药物为多烯磷脂酰胆碱,多元不饱和磷脂胆碱是肝细胞膜的天然成分,可进入肝细胞,并以完整的分子与肝细胞膜及细胞器膜相结合,增加膜的完整性、稳定性和流动性,使受损肝功能和酶活性恢复正常,调节肝脏的能量代谢,促进肝细胞的再生,并将中性脂肪和胆固醇转化成容易代谢的形式;还具有减少氧应激与脂质过氧化,抑制肝细胞凋亡,降低炎症反应和抑制肝星状细胞活化、防治肝纤维化等功能,从多个方面保护肝细胞免受损害。

(5)利胆类药物:本类主要有 S-腺苷蛋氨酸(SAMe)及熊去氧胆酸(UDCA)。SAMe 有助于肝细胞恢复功能,促进肝内淤积胆汁的排泄,从而达到退黄、降酶及减轻症状的作用,多用于伴有肝内胆汁淤积的各种肝病。

3.促进蛋白合成的药物

生长激素能促进肝细胞合成蛋白质,提高血清清蛋白水平,改善凝血酶原时间。用法为每日 4 IU,皮下或肌内注射,20 天后减为每周 4 IU。由于水、钠潴留、高血糖及继发肿瘤风险升高等不良反应,目前应用不多。

4.抗肝纤维化药物

目前还缺乏有肯定临床疗效的药物。可酌用扶正化瘀胶囊、复方鳖甲软肝片、安络化纤丸及肝复乐等。

(三)重型肝炎的治疗

重型肝炎的形成是肝细胞以不同速度发生大量坏死及凋亡而陷入肝功能衰竭的过程。肝功能衰竭能否逆转,决定因素是尚存活肝细胞数量多寡。若肝细胞死亡殆尽,丧失再生基础,欲用药物逆转肝功能衰竭的机会甚少,所以必须在尚有相当数量肝细胞存活的疾病早期或较早期抓紧监护和治疗。以坏死和失代偿为主的两种类型之鉴别及处理见表8-10。

1.支持疗法

重型肝炎的治疗主要是支持性的,目的是赢得肝细胞再生及组织损伤恢复的时间,或去除失代偿的诱因。一般措施包括:①密切监测生命体征。②仔细检查肝脏大小,记录尿量及腹围变化。③严格隔离消毒,限制探视,防止医院内感染。④静脉插管以便采血、测压及输注营养物质。⑤注意口腔及皮肤护理,注意所有插管的无菌处理。⑥动态监测肝功能、心肺功能、血清酸碱和电解质、动脉血气、PTA 及血糖水平等指标的变化。⑦心血管、肺、肾及脑的并发症很常见,常标志发生多器官衰竭,早期发现和处理与近年生存率的提高相关。⑧昏迷患者留置导尿仅限于女性(男性可用尿套)。

严重肝病营养支持疗法的管理原则。①"补充"原则：包括清蛋白、能量、微量元素等。②"纠偏"原则：包括支链氨基酸/芳香氨基酸比值（BCAA/AAA）、血氨、电解质、酸碱、解毒（人工肝）等。③"调整"原则：限制蛋白摄入（预防肝性脑病）、免疫调节等。④"对症"原则：包括脑水肿、脱水及过度通气等。

表 8-10　失代偿型与坏死型肝功能衰竭的鉴别

	失代偿型	坏死型
主要表现	肝硬化肝功能失代偿	急性进行性肝功能下降，或慢性肝炎基础上发生的急性或亚急性发作和加重
脑水肿	少见	常见
肝性脑病	较常见，为 C 型	可有可无，为 A 型
起病和发展	缓慢，间歇发作	急骤，进行性发展
原有肝病	常见肝硬化，失代偿症状明显	可见慢性肝炎，失代偿症状不明显
腹水出现和清蛋白降低	出现早，起病时出现	出现晚，常在起病 2 周以后 *
黄疸	不定	明显，多数 T.Bil≥342 μmol/L
高度乏力、食欲缺乏、厌油、鼓肠等	不定	明显
治疗重点	去除肝功能衰竭诱因（感染、出血等）、营养疗法（包括水、电及酸碱平衡等）及择期肝移植	肝功能支持（如人工肝支持等）及紧急肝移植（急性肝功能衰竭）
限制蛋白质饮食以预防肝性脑病	疗效较佳	疗效不佳
肝性脑病对降氨药物反应	较好	较差或不足
预后（未行肝移植者）	不良，但经过治疗后存活时间较长	非脑病型：较好脑病型：较差

* 因清蛋白的半衰期约为 20 天

严重肝病营养素的补充要点：重型肝炎患者每天需热量 478.24 kJ 以上。部分患者病情恶化，可能与消耗、衰竭、感染等所致的热量长期不足有关。严重肝病时各种营养素的补充应遵循以下要点：①蛋白摄入量应在病变恢复需要和肝功能可耐受之间，进行不同病期的个体化探索。在血浆清蛋白过低、水肿及腹水时，需给予高蛋白饮食，可按每天 1.5～2.0 g/kg 计算，成人每天需100～120 g。肝性脑病早期（首日）应严格限制蛋白质摄入，以减少肠源性氮质的来源，以后每天维持蛋白质摄入量 1～1.5 g/kg 体重。植物蛋白可能较易耐受，动物蛋白则以牛奶较佳。待患者清醒后逐渐增加蛋白质供应，以患者能够耐受为度。补充清蛋白并不会加重肝性脑病，且可提高血浆胶体渗透压，有效控制腹水和缓解脑水肿。②支链氨基酸未必能有效拮抗芳香族氨基酸，但从营养学角度看，有助于维持正氮平衡，用于慢性肝功能衰竭时较为恰当。③肝功能衰竭时，糖利用无明显异常，而糖原合成与储备不足。热量主要由葡萄糖溶液补给，但应用时间过久、浓度过高时因肝脏不能充分同化而以尿糖排出，因此单用含糖溶液常难满足热量补充。静脉滴注葡萄糖液应注意时间分配，防止夜间及清晨低血糖。④有研究表明，严重肝病时对中、长链脂肪乳剂的廓清基本正常，故脂肪摄入量不必过分限制，适量静脉滴入有助于缓解患者能量补充不足和单纯补充葡萄糖的不利因素。一般成人剂量为每次 250 mL，每周 2 次。⑤维生素的补充也很重要，特别是适量补充 B 族维生素、维生素 C 等。⑥注意补充电解质和纠正电解质紊乱。低钾时同时口服及静脉补钾；如尿量正常，血清 K^+ 应维持在正常水平。低钙时可每天以 10% 葡萄糖酸钙 10 mL 静脉滴注；人工肝血浆交换治疗时常见低钙血症所致手足搐搦，是因库存血中枸橼酸螯合 Ca^{2+} 所致，故每输入 200 mL 枸橼酸血液，应另补钙约 1 g。

一般不应单凭血二氧化碳结合力降低便误认为是代谢性酸血症。血气分析显示绝大多数患者有呼吸性碱血症或同时有代谢性碱血症，因而重点应纠正碱血症。即使有乳酸血症，主要也应纠正低氧血症、休克或肾衰竭。三重酸碱失衡的治疗多用以纠正原发病因，而非单纯补碱或补酸。

2.抗病毒治疗

HBV DNA 复制活跃者，应及时给予 NUCs 抗病毒治疗。早期应用 NUCs 可阻止与病毒复制相关的肝坏死，长期应用则有助于预防病情复发。IFN-α 不能用于乙型重型肝炎的抗病毒治疗。

3.保护肝细胞、改善肝功能

国内目前应用，N-乙酰半胱氨酸(NAC)还原型谷胱甘肽、前列腺素 E1(PGE1)、门冬氨酸钾镁等药物静脉滴注治疗重型肝炎较多，普遍获正面评价。小分子促肝细胞生长素制剂实际疗效有待准确评价。近年研究发现 NAC 可改善血流动力学和氧在组织的释放及利用，抑制 TNF-α 等炎性细胞因子和氧自由基，从而改善肝功能衰竭病情。过去本药主要用于药物(特别是对乙酰氨基酚)所致的肝功能衰竭，故得到美国急性肝功能衰竭指南的推荐。近年，则进一步扩大到其他原因(包括病毒性肝炎)所致的肝功能衰竭，并获良好疗效。用法为 100 mg/kg，16 小时内缓慢静脉滴注。滴注过快易致心慌、不适等，故应从小剂量开始，缓慢静脉滴注，然后逐渐增加至常规用量。其他保肝制剂的应用参见 CHB 的治疗。

4.防治肝性脑病和脑水肿

(1)降低血氨：①控制每天蛋白摄入量为 1~1.5 g/kg。②口服新霉素抑制肠菌繁殖，减少氨的产生，用法为 0.2 g，每天 3~4 次。③口服乳果糖或拉克替醇，可通过降低肠腔 pH 而抑制肠菌产氨及氨的吸收。其中拉克替醇效果稳定，口感较好，易为患者接受。④门冬氨酸鸟氨酸能刺激谷氨酸与氨形成谷氨酰胺，使氨降解，可促进体内氨的转化与尿素的合成，降低慢性肝病时血氨水平。该药既可口服又可静脉滴注，使用较方便，可用于急、慢性肝性脑病，疗效满意。用法为急性肝炎者每天5~10 g静脉滴注。慢性肝炎或肝硬化，每天 10~20 g 静脉滴注(病情严重者可酌量增加，但根据目前的临床经验，每天不超过 40 g 为宜)。⑤氢氯精氨酸通过鸟氨酸循环降低血氨，但急性肝功能衰竭时鸟氨酸循环中的酶类活动性减弱，解氨能力有限，疗效不佳，仅用其纠正碱中毒。有报道认为该药疗效主要与抑制一氧化氮生成有关。用法为5~10 g，溶于液体内静脉滴注。⑥谷氨酸盐包括谷氨酸钾、钠及钙，在体内与氨结合形成无毒的谷氨酰胺而排出。但该药不易透过血-脑屏障，且易碱化血液，反而加重肝性脑病，故目前趋于不用。⑦必要时以乳果糖 30 mL 或拉克替醇加生理盐水250 mL，混合后保留灌肠，每天 1~2 次。尤适用于有便秘的患者。

(2)苯二氮䓬受体阻滞剂：氟马西尼为苯二氮䓬受体阻滞剂，治疗肝性脑病有效。据报道用药后患者苏醒率较高，显效快，且用药量小，体内代谢快。本品 15 mg 静脉滴注 3 小时，可使大部分患者肝性脑病改善，但需反复用药，显效用药量个体差异较大。

(3)支链氨基酸：适当输注支链氨基酸，理论上有助于纠正 BCAA/AAAA 比例失衡，可减少假性神经递质的形成，改善肝性脑病。同时可提供一部分能量，改善负氮平衡。主要用于慢性肝功能衰竭时，而急性肝功能衰竭时尚有不同意见。

（4）防治脑水肿：脑水肿既可以是重型肝炎的独立并发症，也是肝性脑病的形成机制之一。严重脑水肿引起的颅内压增高和脑疝是肝性脑病的直接死因。防治措施有：①限制水的输入量，纠正低钠血症。②有低蛋白血症的患者，应积极补充人血清蛋白。③20%甘露醇或25%山梨醇，每次1～2 g/kg，加压于20～30分钟内输入，每4～6小时1次，直至脑水肿明显减轻。④近年，国内外采用低温疗法，据称治疗脑水肿和肝性脑病可获良好疗效。其机制主要有：减缓脑组织能量代谢；可能抑制亚临床癫痫活动；促使脑血流及其自动调节的正常化；减轻无氧酵解及星状细胞的氧化应激；降低脑细胞外谷氨酸盐，并使脑渗透压正常化；逆转全身炎症反应综合征（SIRS）；降低一氧化氮代谢；抑制氧化/氮化应激所致脑水肿。

5.防治消化道大出血

主要措施有：①给予质子泵抑制剂如奥美拉唑等。②生长抑素250 μg静脉注射，接着100 μg稀释后持续静脉滴入，疗效较好。③去甲肾上腺素8 mg溶于100 mL冰生理盐水中，分次饮入，有一定止血作用。④可静脉注射或滴注凝血酶原复合物、冷沉淀、维生素K、酚磺乙胺等。⑤酌情输新鲜血液。

6.防治急性肾损伤包括肝肾综合征

肝肾综合征（HRS）首先应当与肾前性少尿鉴别。一旦发生HRS，尤其是1型HRS，应禁用肾毒性药物，严格限制入水量，给予大剂量呋塞米及多巴胺，但成功者甚少。多死于快速发生的高钾血症。血液透析治疗仅有暂时疗效。当HRS合并脑水肿时，连续肾替代治疗暂时效果明显。近年，报道用特利加压素、鸟氨酸加压素、去甲肾上腺素、米多君或生长抑素联合清蛋白输注治疗HRS疗效较佳。目前HRS重在预防，上述治疗通常只能延长存活时间而难以逆转病情。

7.低钠血症及腹水的治疗

低钠血症在肝硬化患者中很常见，发病率随疾病进展而增加。纠正低钠血症可减少肝性脑病的发生率，减少肝脏移植后的并发症，使腹水处理更有效，从而提高生活质量。但严重低钠血症时补钠切不可过快和过度。对早期低钠血症，首先应限制液体摄入以纠正血钠稀释。对终末期低钠血症，可能因为Na^+进入细胞，体内Na^+储备未减少甚至过负荷，补充高渗氯化钠反而可导致脑水肿或肺水肿，甚至引起桥脑髓鞘溶解症，故更应慎重。宜合用排钾利尿药和保钾利尿药，常用呋塞米加螺内酯口服。与血浆、清蛋白配合可提高利尿效果。托伐普坦为一类精氨酸加压素V_2受体阻滞剂，可选择性阻断集合管主细胞V_2受体，从而促进水排泄；与传统利尿剂不同，托伐普坦在健康人体不增加尿钠排出，且治疗时无需限水限盐，短期（1个月）治疗较为安全。

8.控制感染

重型肝炎患者由于全身免疫功能降低，可发生包括细菌和真菌感染在内的各种感染，例如自发性细菌性腹膜炎（SBP）、肺部感染、脓毒症等。预防措施主要有：3%碳酸氢钠液漱口，乳果糖或拉克替醇口服及免疫调节剂如胸腺素-α_1等。SBP大多为需氧菌感染，宜选用抗菌作用强的第三代头孢菌素（如头孢哌酮等）及新型喹诺酮类治疗。随着细菌耐药的增多，有时需用第三代头孢菌素加酶抑制剂，甚至第四代头孢菌素如头孢米诺钠、头孢吡肟甚至碳青霉烯类方可。对于严重感染者可先用碳青霉烯类，采用降阶治疗，即在应用5～6天后降至上述其他抗菌药物，以减少二重感染的发生。

9.人工肝支持疗法

人工肝支持系统分为物理型（血浆吸附、血液透析滤过等）、中间型（血浆置换、同种异体交叉循环等）、生物型（由生物反应器及细胞材料两大部分组成）和混合型（生物型＋物理型，或生物型＋中间型）。物理型人工肝以解毒功能为主；中间型人工肝兼有解毒及补充生物活性物质功能；生物型人工肝理论上能替代肝脏的各种功能；混合型人工肝可使人工肝支持系统的代谢及解毒作用更加完善和强化。目前，国内开展的多是物理型人工肝及中间型人工肝，临床应用证明，暂时疗效十分明显，但尚难以达到显著降低病死率的目的。

10.肝移植

在应用 NUCs 充分抑制 HBV 复制的情况下，通过同种异体肝移植治疗重型肝炎能显著提高存活率。术后应用高效价乙型肝炎免疫球蛋白（HBIG）联合 NUCs 可有效预防 HBV 再感染和乙型肝炎再发。新近报道，可在成功阻断 HBV 再感染的情况下，撤除价格昂贵的 HBIG，仅保留 NUCs 即可。对 LAM 耐药株，须加用 ADV 控制。在等待肝源期间或手术前后可用人工肝进行过渡治疗。

（四）淤胆型肝炎的治疗

急性病例采用一般护肝疗法多能恢复。慢性病例可选用泼尼松（每天 40～60 mg），或小剂量泼尼松（每天 30 mg）加硫唑嘌呤（每天 50 mg）联合疗法。苯巴比妥可诱导葡萄糖醛酸转移酶活性，促进胆红素代谢，亦可选用，用法为 30～60 mg，每天 1～2 次。肝内胆汁淤积的发生与疏水性胆汁酸的有害作用相关，用亲水性胆汁酸制剂熊去氧胆酸（UDCA）或其生理形式牛磺熊去氧胆酸（TUDCA）口服，对淤胆型肝炎有一定疗效。腺苷蛋氨酸先静脉滴注后口服，对淤胆型肝炎有一定疗效。

（五）妊娠期肝炎的治疗

妊娠易加重乙型肝炎病情，故应重视。流产或分娩大出血易诱发重型肝炎，应加强预防措施。如已发展成重型肝炎，则按重型肝炎处理。因人工中止妊娠易加重肝损害，加之采用妊娠妊娠 B 级 NUCs 抗 HBV 疗效满意，故多主张自然分娩。

（六）慢性 HBV 携带者的治疗

此类患者因处于免疫耐受期，在肝功能正常、HBeAg 和 HBV DNA 阳性情况下抗病毒疗效较差，反而因耐药率高，致使后续治疗选择减少。一般主张定期复查，无须进行抗病毒治疗。虽然曾试用人工免疫激活方法，包括肾上腺皮质激素撤除疗法，以期打破免疫耐受状态，但迄今疗效仍不满意。用 NUCs 虽可在数周至数月内抑制病毒复制，但最终仍因耐药而致后续治疗困难。

八、预防

（一）管理传染源

由于 HBV 携带者广泛存在，传染源管理极为困难。血清 HBV 感染标志阳性者（单项 HBsAb 阳性且 HBV DNA 阴性者除外）不能献血，避免从事饮食行业及托幼工作。

（二）切断传播途径

重点在于防止通过血液及体液传播。具体措施包括以下几种。

（1）注射器、针头、针灸针、采血针等应高压蒸汽消毒或煮沸 20 分钟。

（2）预防接种或注射药物时，注射器和针头须每人单用。

（3）非必要时不输血及血制品。

（4）食具、洗漱刮面用具专用。

（5）接触患者后用肥皂及流水洗手。

(三)保护易感人群

1.乙型肝炎疫苗

过去曾用血源 HBsAg 灭活疫苗,现已淘汰。基因工程疫苗产量大、质量可靠、成本低,目前已广泛应用。每次 5~20 μg,仍按 0、1、6 月方案(亦有提出 0、2、7 月方案)接种 3 次,免疫效果明显提高。必要时还可以适当加大单次免疫剂量。慢性 HBV/HBsAg 携带者接种疫苗无效。据报道,按上述程序注射安在时(GSK 公司产品)20 μg,可有效免疫保护 15 年以上。免疫效果儿童优于成人,如接种数年后 HBsAb <10 mIU/mL,应加强接种一次。

2.乙型肝炎免疫球蛋白(HBIG)

注射 HBIG 属被动免疫,是直接注入 HBsAb,保护作用迅速,更适用于即将暴露者或意外暴露的高危人群。意外暴露者应在 7 天内肌内注射 0.05~0.07 mL/kg,1 月后追加一次。HBIG 对疫苗效果并无明显干扰作用。HBeAg/HBsAg 阳性母亲的新生儿,生后应立即(不迟于 24 小时)肌内注射 HBIG 100~200 IU 及乙肝疫苗,1 个月、6 个月后接种乙型肝炎疫苗共 3 次。我国宫内感染的发生率为 10%~15%。预防 HBV 宫内感染最重要的应在妊娠前尽可能抑制母亲 HBV 的复制,降低孕妇外周血 HBV 载量。既往一般不主张对 HBsAg 携带的孕妇进行抗病毒治疗,但近年报道,高病毒复制孕妇在妊娠期最后 3 个月,使用妊娠 B 级 NUCs(包括 LdT 及 TDF,亦有部分学者认为也应包括 LAM)阻断母婴传播效果满意,且无明确安全问题。我国曾报道对妊娠后期高病毒载量母亲的采用 HBIG 阻断母婴传播,据称获得良好效果,但因其有效性及安全性均未获肯定,现已用口服 LdT 等药物取而代之。

(刘　甜)

第十节　丙型病毒性肝炎

丙型病毒性肝炎(简称丙型肝炎)早在 1970 年代即已确认为是一种肠道外传播的非甲非乙型肝炎(PT-NANBH)。1989 年,Choo 等经由分子克隆技术首先发现 HCV,1991 年,HCV 被归入黄病毒科丙型肝炎病毒属。本病呈全球分布,可引起急性肝炎,但症状通常较轻,易发展为慢性肝炎,部分患者可发展为肝硬化和肝癌;在少部分患者还与糖尿病、扩张性心肌病及心肌炎的发生相关。目前的标准治疗方案为 PEG-IFN 联合利巴韦林,而多种不含 IFN 的直接抗病毒治疗方案也已进入临床验证或应用阶段。

一、病原学

(一)HCV 病毒颗粒

HCV 是一种直径 50~60 nm 的球形颗粒,最外层为包膜糖蛋白,其内为核衣壳。病毒基因组被核衣壳包裹,形成直径为 30~35 nm 核心颗粒,被包膜包裹形成完整的 HCV 颗粒,沉降系数为 140~159 S。根据蔗糖密度梯度分析,血清中存在两种不同密度梯度的 HCV 颗粒,一种为高密度(1.186~1.213 kg/L),可能为游离的或与免疫球蛋白结合的 HCV 颗粒;另一种为低密度(1.099~1.127 kg/L),可能是与低密度脂蛋白结合的 HCV。

(二) HCV 基因组及编码蛋白

HCV 基因组为单股正链 RNA，全长约 9500 nt。因其 9400 nt 以后的多聚腺苷酸尾（polyA）长短不一，故各家报道长度有所差异（9400～9600 nt）。基因组由 5′-非编码区（5′-NCR，长约 341nt；又称 5′-非翻译区，5′-UTR）、开放读码框（ORF，长 9033～9099 nt）及 3′-非编码区（3′-NCR，又称 3′-非翻译区，3′-UTR）组成。

5′-NCR 序列在基因组序列中最为保守，含有内部核糖体进入位点（IRES），可调控病毒基因组的表达。ORF 从 5′ 端至 3′ 端依次为 C 区（编码核衣壳蛋白）、E1 和 E2 区（编码包膜蛋白）、P7 区（编码细胞外膜孔蛋白或称离子通道蛋白）、NS2 区（非结构蛋白-2 区，编码病毒自体蛋白酶）、NS3 区（编码病毒解旋酶和丝氨酸蛋白酶）、NS4A（编码 NS3 蛋白酶辅助因子）、NS4B（编码复制复合体和膜网的组合因子）、NS5A（编码病毒复制和装配调节因子）、NS5B（编码 HCVRNA 指导的 RNA 聚合酶）（图 8-15）。ORF 首先指导合成长 3010～3033 个氨基酸的聚蛋白前体，然后在病毒蛋白酶及宿主信号肽酶的作用下，切割为病毒的结构蛋白（核心蛋白和包膜蛋白）和非结构蛋白（NS1～NS5 蛋白）。E2 区实际上就是以往所称的 NS1 区，因此该区有时又称为 E2/NS1 区。C 区表达产物（核心抗原）和 E 区表达产物（包膜蛋白）均含重要的抗原表位；包膜蛋白还含有与肝细胞结合的表位，推测可刺激机体产生保护性抗体。NS3 蛋白也具有较强的免疫原性，可刺激机体产生抗体，在临床诊断上有重要价值。非结构蛋白主要是参与 HCV 复制的功能酶及其辅助因子。

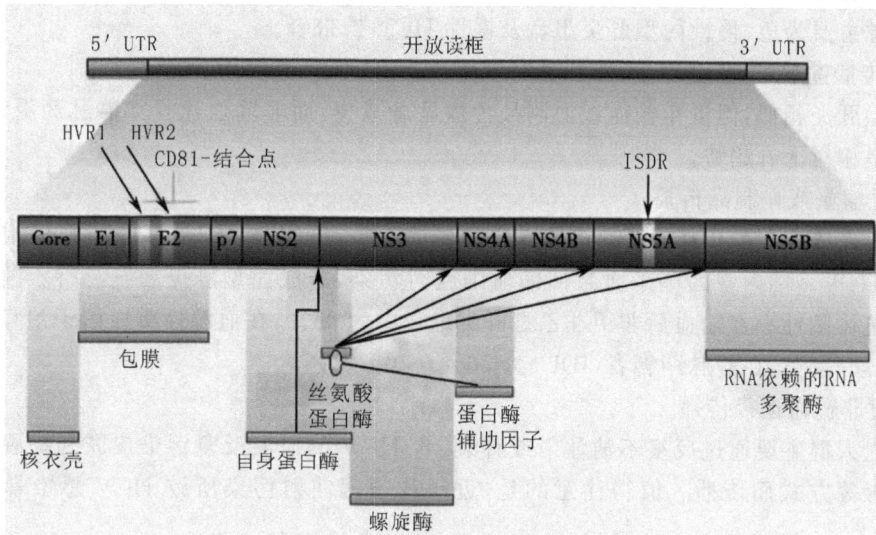

图 8-15　HCV 基因组及聚清蛋白表达

UTR：非翻译区；HVR：高变异区；Core：核心区；E：包膜区；NS：非结构区；ISDR：IFN 敏感决定区

(三) HCV 基因型

HCV 存在较高的基因异质性，根据核苷酸序列的差异可将 HCV 分为不同的基因型和亚型。当 HCV 全基因序列差异在 30% 以上时，可区分为不同的基因型；同一基因型 HCV 全基因序列的差异在 20% 以上时，可区分为不同的亚型。既往曾按 Okamoto 法将 HCV 分成 Ⅰ～Ⅳ型，但现已弃用。目前，根据 Simmends 法，主要将 HCV 分为 7 个基因型，每个基因型又可分为不同的亚型（a、b、c 等）。研究较为充分的 HCV 基因型有 6 个，分为 1a、1b、1c、2a、2b、2c、3a、3b、4a、5a、6a 11 个亚型；以 1 型最为常见，占 40%～80%。不同国家及地区的 HCV 基因型分布有较大差异。中国、日本、美国以 1 型为主,3 型常见于印度、巴基斯坦、澳大利亚、苏格兰等,4 型常见于中东地区及非洲,5 型常见于南非,6 型常见于中国香港、澳门、广东及重庆等。7 型为近年自中非地区的少数患者中分离而得,其临床重要性尚不明确。1b 型 HCV RNA 载量高,肝脏病理组织学变化较重,易致肝硬化及肝癌,但也有学者认为基因型与疾病严重性并无明显相关。HCV 基因型还与 IFN 疗效密切相关,在研制 HCV 疫苗时亦需针对不同基因型 HCV 进行设计。

(四)HCV 准种

HCV RNA 在复制过程中有很高的变异率,从而形成相互关联但各不相同的准种,使得病毒易于逃避宿主的免疫清除,导致感染持续化。

(五)易感动物及外界抵抗力

黑猩猩是目前最为理想的 HCV 感染模型。树鼩也可被 HCV 感染,但其感染特点尚未完全阐明。HCV 对氯仿、乙醚等有机溶剂敏感。100 ℃煮沸 5 分钟、60 ℃持续 10 小时、1∶1 000 甲醛 37 ℃下处理6 小时、20%次氯酸处理、紫外线照射等均可灭活 HCV。血制品中的 HCV 可用干热 80 ℃处理72 小时或加变性剂使之灭活。

二、流行病学

(一)传染源

传染源主要为急、慢性丙型肝炎患者及慢性 HCV 携带者。

(二)传播途径

与乙型肝炎相似,但近年输血或血制品传播显著减少,而非输血途径如静脉药瘾、性接触及不洁注射呈相对上升趋势。

1.通过输血或血制品传播

通过输血或血制品传播是 HCV 最主要的传播途径,反复输入多个供血员血液或血制品者更易感染 HCV。国内曾因单采血浆回输血细胞时污染,造成丙型肝炎暴发流行。国外资料表明,HCV 抗体阳性率在输血后非甲非乙型肝炎患者中为 85%,在血源性凝血因子治疗的血友病患者为60%～70%,在静脉药瘾者(IDU)为 50%～70%。

2.通过非输血途径传播

非输血人群主要通过反复不洁注射或针刺、含 HCV 的血液反复污染皮肤和黏膜的隐性伤口及性接触等方式而传播。值得注意的是,近年我国因注射污染所致 HCV 感染暴发多达数十起。

3.性接触传播

HCV 可通过性接触传播,但 HCV 阳性患者将病毒传播给配偶的概率较小。在男同性恋及妓女等性乱人群中,HCV 的传播并不如 HBV 常见。HCV 携带者家庭成员受感染概率较低,但总体上其感染率远高于普通人群。

4.母婴传播

HCV 抗体抗体阳性母亲将 HCV 传播给新生儿的危险性为 2%。若母亲在分娩时 HCV RNA 阳性,则传播的危险性可高达 7%。合并 HIV 感染时,传播的危险性增至 20%。HCV 病毒高载量可增加传播的危险性。

5.其他途径

仍有 15%～30% 散发性丙型肝炎病例并无输血或肠道外暴露史,传播途径不明。目前认为,接吻、拥抱、喷嚏、咳嗽、食物、饮水、共用餐具及水杯、无皮肤破损及其他无血液暴露的接触一般不传播 HCV。

(三)易感人群

对 HCV 无免疫力者普遍易感。在西方国家,除反复输血者外,IDU、同性恋等性乱者及血液透析患者丙型肝炎发病率较高。美国、德国、西班牙等国家 IDU 的 HCV 感染率分别为 60%、40%、70%,我国昆明及重庆 IDU 的 HCV 感染率分别为 60% 及 40.5%。本病可发生于任何年龄,一般儿童及青少年 HCV 感染率较低,中青年次之。男性 HCV 感染率大于女性。HCV 多见于 16 岁以上人群。HCV 感染恢复后血清抗体水平低,免疫保护能力弱,有再次感染 HCV 的可能性。然而,近年研究发现,再感染后发生自发清除的比例较高,提示感染后的免疫反应存在。目前检测到的HCV 抗体并非保护性抗体。

(四)流行情况

丙型肝炎呈全球性分布,无明确地理界限。全球感染率约 2.35%,据估计感染总数达 2.1 亿人,慢性感染者大约 1.6 亿人。大多数西欧国家及北美洲的人群,HCV 感染率为 0.1%～2.0%,地中海沿岸地区约 3%,热带地区可高达 6%,国家按从高到低依次为埃及、蒙古等。在日本普通人群中,HCV 携带率为 1%～3%,非洲部分国家高达 6%。

我国过去调查显示 HCV 感染率约 3.2%。自 1992 年起开始对 HCV 抗体进行筛查以来,输血相关急性丙型肝炎感染显著下降,而经 IDU 传播及性传播则相对增高。近年调查显示有较大幅度下降,如2006 年研究显示,1～59 岁人群 HCV 抗体流行率约为 0.43%,部分专家认为目前实际流行率可能在 1% 左右。IDU、血液透析、性乱者及输血者的感染率远高于普通人群。尽管 HCV 感染率明显下降,但由其所致肝病的发现率呈上升趋势,可能与丙型肝炎的临床表现滞后于感染(20 年或更长)有关。

三、发病机制

HCV 入侵宿主细胞是在多种受体联合介导下完成的复杂过程。已提出的 HCV 受体主要包括 CD81、低密度脂蛋白受体(LDLR)、B 族 I 型清道夫受体(SR-BI)、紧密连接蛋白家族、表皮生长因子受体(EGFR)、酪氨酸激酶 EphA2 受体(EphA2)、NPC1L1 受体等。HCV 感染肝细胞的机制可能是通过其包膜蛋白 E2 与肝细胞表面相应受体 CD81 分子相结合而实现。过去认为丙型肝炎的发病机制是 HCV 对肝细胞的直接损害,现认为这只是次要机制。以下几点提示丙型肝炎的发病可能有免疫机制参与:①受 HCV 感染的肝细胞数量少,而肝组织炎症反应明显,两者形成反差。②免疫组化证明丙型肝炎肝实质坏死区主要为 CD8+ 淋巴细胞浸润,免疫电镜观察到 CD8+ 细胞与肝细胞直接接触。③从丙型肝炎患者肝脏中分离出 HCV 特异性 T 细胞克隆。④IFN-α 治疗可使肝内 CD8+ 细胞数量减少。⑤丙型肝炎患者肝细胞表面表达 HLA 分子及 ICAM-1 分子。这些发现与乙型肝炎较为相似。

HCV 感染时虽诱导特异性 CTL 反应,但由于 HCV RNA 高度可变区的易变异性,形成一系列准种等变异体,特异性 CTL 不能识别其表位,使抗病毒免疫失效,此乃 HCV 感染极易慢性化的根本原因。其慢性化机制亦包括以下几点:①HCV 在血中的水平很低,容易诱生免疫耐受。②HCV 具有泛嗜性,不易清除。③免疫细胞可被 HCV 感染,从而产生免疫紊乱。此外,有学者提出 1b 型 HCV 感染更易慢化性,其原因尚待研究。

丙型肝炎的发病还可能有自身免疫应答参与。除抗体依赖性细胞介导的细胞毒(ADCC)外,还发现部分患者血清肝-肾微粒体抗体(LKM1 抗体)等自身抗体阳性,高度提示丙型肝炎与自身免疫反应有关。

亚裔(黄种人)慢性丙型肝炎(CHC)患者对 IFN-α 的应答高于高加索人(白种人)的原因尚不清楚。近年发现,宿主遗传学变化与 CHC 患者之 IFN-α 应答、自发病毒清除及利巴韦林(RBV)所致贫血反应均具相关性。有两组报道分别研究了编码Ⅲ型 IFN-α 的 IL-28B 基因中 3 kb 上游 rs12979860 号单核苷酸多态性(SNP),结果发现该位点 T/T 和 T/C 相对于 C/C 不仅与对 IFN-α 的应答显著下降相关(应答差异达 2 倍),且证实在 T/T 和 T/C 的患者中,IFN-α 应答失败者血中 IL-28B 的 RNA 水平较低。然而,我国人群 IFN-α 疗效普遍较高的原因似不能完全以上述发现解释,推测也与病毒因素相关。进一步研究还发现,三磷酸肌苷(ITPA)基因的变异可显著影响 RBV 治疗所致的贫血,即具有 rs27354 CC 型及 rs7270101 AA 型的患者均易发生 RBV 相关贫血。

四、临床表现

丙型肝炎的临床表现一般较轻,常为亚临床型。输血后丙型肝炎潜伏期 2～26 周,平均 8 周。非输血后散发性病例的潜伏期尚待确定。

(一)急性肝炎

急性丙型肝炎约占 HCV 感染的 20%,这意味着约 80% 患者将发生慢性化。40%～75% 的急性 HCV 感染患者无症状。临床发病者除急性肝炎相关的临床症状外,肝功能异常主要是血清 ALT 升高,但峰值较乙型肝炎低。ALT 升高曲线分为单相型、双相型及平台型 3 种类型。单相型可能是一种急性自限性 HCV 感染,很少发生慢性化;双相型临床症状较重,慢性率亦较高;平台型 ALT 升高持续时间较长。输血后丙型肝炎 2/3 以上为无黄疸型,多无明显症状或症状很轻,非输血后散发性丙型肝炎无黄疸型病例更多。即使是急性黄疸型病例,临床症状亦较轻,少见高黄疸,血清 ALT 轻中度升高。仅少数病例临床症状明显,肝功能改变较重。

(二)重型肝炎及肝功能衰竭

单纯 HCV 感染所致的重型肝炎或急性肝功能衰竭极为少见,这可能归因于丙型肝炎的惰性特征。近年研究提示,乙型肝炎或慢性 HBV 携带者重叠 HCV 感染,以及 CHC 同时嗜酒者颇易重型化。此外,在 CHC 发展到失代偿性肝硬化后可见肝功能衰竭。

(三)慢性肝炎

各家报道丙型肝炎慢性化率为 60%～85%。由 CHC 演变为肝硬化者高达 20%,从输血到诊断为肝硬化需 20～25 年。在肝硬化的基础上又可转变为肝细胞癌,年发生率 1%～4%,近年我国 HCV 相关 HCC 有逐渐增多趋势。

(四)无症状慢性 HCV 携带者

HCV 隐性感染及无症状慢性 HCV 携带者多见。根据临床演变及 ALT 变化的不同形式,HCV 可分为以下 3 种类型。

1.反复发作型

为典型的慢性 HCV 感染。ALT 在正常值的上界周围反复明显波动,波动期 ALT 升高,缓解期则恢复正常;肝活检显示不同程度的肝组织慢性炎症反应。

2.持续异常型

ALT 轻度持续性升高。肝活检亦呈不同程度的慢性炎症；反复发作型及持续异常型，两者的急性期与慢性期之间几乎没有明确界限。

3.无症状携带型

ALT 正常。肝活检肝组织可能正常或显示不同程度的慢性肝炎改变；ALT 正常不能排除慢性肝炎的可能。

HCV 感染可伴有多种肝外表现或与某些疾病相关，如桥本甲状腺炎、类风湿关节炎、干燥综合征、冷球蛋白血症、膜增殖性肾炎、卟啉性皮肤结节病、B 细胞非霍奇金淋巴瘤及扩张型心肌病和心肌炎等。

五、辅助检查

常规实验室检查参考甲型肝炎有关部分。目前，用于 HCV 感染的特异实验诊断方法主要有三大类，即检测 HCV 抗体、血清丙型肝炎抗原（HCAg）及 HCV RNA。

在 1982—1989 年期间，美国 Chiron 公司从受染黑猩猩混合血浆超速离心物提取全部核酸，用反转录酶随机引物建立 cDNA 文库，经噬菌体 λgt11 表达出 100 万（10^6）个多肽，从中筛选出一个多肽具有 HCV 抗原性，其 cDNA 称为 5-1-1 克隆。5-1-1 克隆与另外 3 个重叠克隆相结合形成 C100 基因片段。为了促进 C100 多肽表达，将 C100 基因及人超氧化物歧化酶（SOD）基因相融合，在重组的酵母菌质粒中表达出一个融合多肽，称为 C100-3 抗原，此乃现今用于丙型肝炎诊断的抗原。

（一）血清 HCV 抗体

用 C100-3 抗原通过 ELISA 法（第一代 ELISA 法，ELISA-1）进行检测已广泛用于慢性 HCV 感染的筛查，但部分免疫球蛋白水平高的患者仍可能出现假阳性。近年推出第二代重组免疫印迹法（RIBA），对 ELISA-2 检测 HCV 抗体阳性者再用 RIBA-2 检测加以确认，特异性大大提高。

（二）血清丙型肝炎抗原（HCAg）

血清中 HCAg 含量很低，检出率不高，仅用于献血者的筛查。

（三）血清 HCV RNA

HCV 感染者血清病毒数量很少，常规分子杂交技术难以检出 HCV RNA。用反转录聚合酶链反应（RT-PCR）或套式聚合酶链反应（nested PCR）技术，选择高度保守区基因序列设计引物，检测血清 HCV RNA，有如下优点：①敏感性极高，可大大提高阳检率。②为判断 HCV 感染及传染性的可靠指标。③有助于早期诊断。缺点是通过两次 PCR 扩增易因污染而出现假阳性。国内普遍采用 HCV 核酸扩增荧光（荧光 RT-PCR）检测试剂盒，可用于 HCV RNA 定量检测，对了解患者体内 HCV 复制水平及评价抗病毒治疗效果有帮助。为提高 HCV RNA 的检出率，抽血后应尽快分离血清，以免血细胞中的 RNA 酶降解 HCV RNA；且应避免对标本反复冻融，以防 HCV RNA 破坏。急性 HCV 感染与恢复的血清学模式见图 8-16，急性 HCV 感染向慢性 HCV 感染转变的血清学模式见图 8-17。

六、鉴别诊断

除参考流行病学资料、临床特点及常规实验室检查外，主要依靠特异血清病原学进行确诊。

HCV 感染与 HBV 感染特征比较见表 8-11。

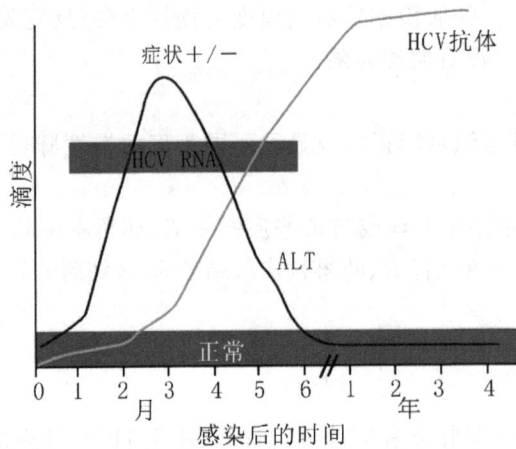

图 8-16　急性 HCV 感染与恢复的血清学模式

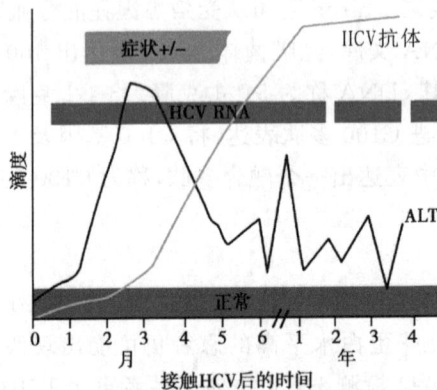

图 8-17　急性 HCV 感染向慢性 HCV 感染转变的血清学模式

表 8-11　HCV 感染与 HBV 感染的临床特征比较

	HCV 感染	HBV 感染
潜伏期	15～180 天	45～160 天
病毒血症水平	低，$10^3 \sim 10^6$ U/mL	高，$10^5 \sim 10^8$ U/mL[§]
发病机制	病毒直接致病与免疫损伤	一般为免疫损伤
肝脏病理	损害较轻，脂肪变性多见	损害较重，炎细胞浸润及坏死显著
活动期血清 ALT 水平	低，常＜300 U/mL	高，常＞400 U/mL
黄疸	发生率低，且多＜50.5 μmol/L	发生率高，且常＞50.5 μmol/L
重型肝炎发生率	极少见，多合并其他肝炎病毒感染	常见
成人感染慢性化率	＞60％	约 10％
合并自身免疫现象	常见	少见
肝硬化发生率	高，可达 20％以上	略低，2％～10％
重复感染	治愈后能发生再感染	治愈后可获得较持久免疫

	HCV 感染	HBV 感染
抗病毒治疗适应证	病毒载量≥$2×10^2$ U/mL ALT 正常升高	病毒载量≥$2×10^3$ U/mL ALT≥2×ULN
以 IFN-α 类为基础的疗效	约 70%*（我国可达 80%～90%）	约 30%

注：*IFN-α 类＋RBV 应答；§HBeAg 阳性患者

七、治疗

一般护肝对症治疗同乙型肝炎。积极的抗病毒治疗对控制丙型肝炎及其并发症具有重要意义。

(一)急性丙型肝炎

急性丙型肝炎中有 60%～85% 转变成慢性肝炎，一旦慢性化后常持续终身，少有自发终止者。HCV 感染时间越短，肝组织病变越轻，血中病毒量越少，抗病毒疗效越好。因此，早期进行抗病毒治疗，阻断其慢性发展过程，具有重要意义。一般认为临床发病后 1 个月内，血清 ALT 持续升高，血清 HCV RNA 阳性的急性丙型肝炎患者应及早给予 IFN-α 加 RBV 治疗。

(二)慢性丙型肝炎(CHC)

过去曾认为 CHC 应用 IFN-α 抗病毒治疗的指征除了血清 HCV RNA 持续阳性之外，应具备血清 ALT 异常。但以后发现与 CHB 不同，不必等到 ALT 增高，亦可获得良好疗效。

1.禁忌证

对于 IFN 联合 RBV 的治疗方案，下列情况应列为禁忌证：失代偿性肝硬化、酗酒、吸毒、抑郁症、严重的自身免疫性疾病、妊娠、未能控制的糖尿病、未得到控制的高血压、严重贫血（Hbg＜80 g/L）、冠心病、外周血管疾病、痛风等。

2.抗病毒治疗应答

以生化检查(ALT)、病毒学检查(HCV RNA)及组织学检查结果进行判断。治疗应答可分为早期病毒学应答(EVR)、治疗结束应答(ETR)及治疗结束后 24 周时应答即持续病毒学应答(SVR)。血清 ALT 复常及 HCV RNA 转阴为完全应答；血清 ALT 复常而 HCV RNA 未转阴，或 HCV RNA 转阴而 ALT 未复常为部分应答；血清 ALT 未复常、HCV RNA 未转阴为无应答或钝化应答。

3.CHC 初治应答及方案

IFN-α 抗病毒治疗应答的定义与 CHB 一致，治疗方案有下列几种。

(1)IFN-α 单用：成人剂量为 500 万 U，皮下注射，隔天 1 次，疗程根据不同基因型，分为24 周（基因非 1 型）或 48 周（基因 1 型）。此法因 ETR 及 SR 较低，已基本不用。

(2)IFN-α 与 RBV 联合应用：RBV 是一种合成的核苷类似物，对几种 RNA 病毒及 DNA 病毒均有抑制作用，现认为它可上调 Th_1 细胞应答，加强 IFN-α 的抗病毒效果。IFN-α 剂量同上，RBV 每天 800～1 000 mg，分次口服。24 及 48 周的 ETR 分别为 55% 及 51%，SR 分别为 33% 及 41%。联合疗法比 IFN-α 单用疗效为优，并可减少复发，因此在 PEG-IFN 问世之前曾推荐作为首选治疗方案。

(3)PEG-IFN-α：现有聚乙二醇 IFN-α 2a(PEG-IFN-α 2a 及 PEG-IFN-α 2b)使 CHC 的 SVR

提高至 40% 以上,如与 RBV 联合应用,可提高至 60% 以上。

在临床实践中,发现国内 CHC 患者应答率更高(可达 80%~90%),故已取代 IFN-α 成为首选药物。

4.抗病毒治疗应答的预测因素

以下 7 个独立的因素预测治疗应答较佳:①HCV 为 2 型或 3 型(即非 1 型,但 4 型除外)。②基线病毒负荷 $<3.5\times10^5/mL$。③无肝硬化。④女性。⑤年龄 <40 岁(每增加 10 岁疗效降低 5%)。⑥不饮酒(因饮酒可降低疗效并加速病情发展)。⑦早期病毒学应答良好。其中 HCV 基因型、早期病毒学应答及治疗前病毒负荷是最价值的治疗效果预测因素。

5.复发者及特殊人群的治疗

可用 IFN、RBV 与金刚烷胺联合治疗。在一项纳入 225 名非应答者的大型试验中,将 IFN 和 RBV 联合治疗与 IFN、RBV 和金刚烷胺联合治疗相比较,接受 3 种药物联合治疗者的应答率有所提高(25% *vs* 18%)。

6.新治疗方法

近年研发的直接作用抗病毒药物(DAA)给难治性 CHC 带来了希望。其主要作用靶标是 NS3/4A蛋白酶、NS5A 蛋白酶及 NS5B 聚合酶,其中 NS5B 聚合酶提供了不同的作用靶点,即 NUCs 的催化结构域和非 NUCs 的一些变构位点。最近已经有 2 个 NS3/4A 蛋白酶抑制剂获得批准,40 余种新的 NS3/4A、NS5A 或者 NS5B 抑制剂正在研发中。博赛匹和特抗匹韦两种口服蛋白酶抑制剂为第一代 DAA,已被批准与 PEG-IFN/RBV 联合治疗 HCV 感染患者。采用这种新的三联治疗方案,1 型 HCV 慢性感染者的治愈率已增加至 70%~80%,同时显著减少了治疗周期。此外,不断发现了小分子化合物研发的替代病毒靶标,包括 P7 或 NS4B 及病毒进入相关靶点。目前正在探讨不依赖 IFN 的短程(3 个月)DAA 疗法,并取得满意的初步疗效,这代表着抗 CHC 药物治疗的一个巨大进步。

八、预防

一般预防措施同乙型肝炎。用第二/三代 ELISA 法检测 HCV 抗体以筛选供血员,以 RIBA-2 法作补充筛选,可显著降低输血后 HCV 感染率和丙型肝炎发病率。近年,亦有用 HCAg 进行筛选。RT-PCR 法筛选虽很可靠,但不适于广泛应用。

由于 HCV 存在不同基因型,易变异,加上实验动物模型的限制,HCV 疫苗研究存在较多困难;虽然从免疫角度出发的疫苗研制和核酸疫苗研究均取得一定进展,但还有众多问题亟待解决。

(刘 甜)

第九章

耳鼻喉科常见病的诊治

第一节 鼻 炎

一、急性鼻炎

急性鼻炎是由病毒感染引起的鼻黏膜急性炎性疾病,俗称"伤风",冬季多见。

(一)诊断

1.症状

(1)前驱期:数小时或1~2天,鼻内有干燥、灼热感,刺痒,异物感;可有畏寒等全身不适。

(2)卡他期:2~7天,鼻塞逐渐加重,伴打喷嚏,流清水样鼻涕,嗅觉减退,说话有闭塞性鼻音,可有咽痛,耳痛,咳嗽,全身症状达高峰。

(3)恢复期:清鼻涕减少,逐渐变为黏脓性,合并细菌感染,鼻涕为脓性,全身症状逐渐减轻。如无并发症,7~10天后痊愈。

2.体征

局部检查可见鼻黏膜急性充血水肿,下鼻甲肿胀,鼻道内有清水样涕或黏脓涕,鼻前庭皮肤可因流涕刺激而呈"皮炎"状。

(二)鉴别诊断

(1)变应性鼻炎。

(2)流感。

(3)急性鼻窦炎。

(4)血管运动性鼻炎。

(5)急性传染病。

(三)治疗

以支持及对症治疗为主,注意预防并发症。

(1)多饮水,注意休息,避免劳累,清淡饮食。

(2)对症治疗对症退热、选择清热解毒的中成药。

(3)抗感染治疗合并细菌感染或有可疑并发症时,全身应用抗菌药物治疗。

(4)局部治疗鼻腔应用减充血剂,可进行鼻腔冲洗。

二、慢性鼻炎

慢性鼻炎是鼻腔黏膜或黏膜下组织的慢性炎症,包括慢性单纯性鼻炎,慢性肥厚性鼻炎。

(一)诊断

1.症状

(1)鼻塞:呈间歇性和两侧交替性,可伴嗅觉减退、头痛、头昏等。

(2)多涕:呈黏液性,继发感染可为脓性。

2.体征

下鼻甲黏膜肿胀,几乎与鼻中隔相贴,鼻道内有黏液性分泌物。

(1)慢性单纯性鼻炎:鼻黏膜呈慢性充血状,鼻甲柔软,富有弹性,用1‰麻黄碱收缩后下鼻甲缩小明显,通气改善。

(2)慢性肥厚性鼻炎:鼻黏膜增生肥厚,色暗红或淡紫色,下鼻甲黏膜表面高低不平,呈结节状,对血管收缩剂不敏感。

(二)鉴别诊断

注意与慢性鼻炎相鉴别。

(三)治疗

治疗原则是根除病因,恢复鼻腔通气和引流功能。

(1)全身治疗找出发病原因,给予及时治疗。

(2)局部治疗保持鼻腔通气和引流,可进行鼻腔冲洗。

三、干燥性鼻炎

干燥性鼻炎以鼻黏膜干燥,分泌物减少,但无鼻黏膜和鼻甲萎缩为特征的慢性鼻病。

有学者认为干燥性鼻炎是萎缩性鼻炎的早期表现。但多数学者认为二者虽临床表现有相似之处,但是不同的疾病,多数干燥性鼻炎并非终将发展为萎缩性鼻炎。

(一)病因

病因不明,可能与全身状况、外界气候、环境状况等有关。

(1)气候干燥、高温或寒冷,温差大的地区,易发生干燥性鼻炎,如我国北方,特别是西北地区,气候十分干燥,风沙和扬尘频繁,人群发病率很高。

(2)工作及生活环境污染严重,如环境空气中含有较多粉尘,长期持续高温环境下工作,好发本病。大量吸烟亦易发病。

(3)全身慢性病患者易患此病如消化不良、贫血、肾炎、便秘等。

(4)维生素缺乏如维生素 A 缺乏,黏膜上皮发生退行性病变、腺体分泌减少。维生素 B_2 缺乏可导致上皮细胞新陈代谢障碍,黏膜抵抗力减弱,易诱发本病。

(二)病理

鼻腔前段黏膜干燥变薄,上皮细胞纤毛脱落消失,甚至退化变性,由假复层柱状纤毛上皮变成立方或鳞状上皮。基底膜变厚,含有大量胶质,黏膜固有层内纤维组织增生,并有炎性细胞浸润。腺体及杯形细胞退化萎缩。黏膜表层可有溃疡形成,大小、深度可不一。但鼻腔后部的黏膜及鼻甲没有萎缩。

（三）临床表现

中青年多见，无明显性别差异。

1.鼻干燥感

为本病的主要症状。鼻涕少，黏稠不易排出，形成痂块或血痂。少数患者可以出现鼻咽部和咽部干燥感。

2.鼻出血

由于鼻黏膜干燥，黏膜毛细血管脆裂，极小的损伤也可引起鼻出血，如擤鼻、咳嗽、打喷嚏等。

3.鼻腔刺痒感

患者常喜揉鼻、挖鼻、擤鼻以去除鼻内的干痂。

4.检查

鼻黏膜干燥、充血，呈灰白色或暗红色，失去正常的光泽。其上常有干燥、黏稠的分泌物、痂皮或血痂。有时黏膜表面糜烂，出现溃疡，黏膜病变以鼻腔前段最为明显。少数溃疡深，累及软骨，可发生鼻中隔穿孔。

（四）诊断及鉴别诊断

诊断不难，根据症状和鼻腔检查可明确，但需与萎缩性鼻炎、干燥综合征等鉴别。

（1）萎缩性鼻炎以鼻黏膜及鼻甲的萎缩为病变特征，鼻腔宽大，下鼻甲萎缩。晚期鼻内痂块极多，可呈筒状，味臭。嗅觉障碍常见。本病仅为鼻黏膜干燥而无鼻黏膜和鼻甲的萎缩，无嗅觉减退。

（2）干燥综合征除了鼻干外，其他有黏膜的地方也会出现干燥的感觉，如眼干、咽干、阴道分泌物减少。同时伴有腮腺肿大，关节肿痛等症状。免疫学检查可确诊。

（3）出现鼻中隔穿孔时，应除外鼻梅毒。鉴别要点：①鼻梅毒患者有梅毒病史或其他梅毒症状；②梅毒侵及骨质，穿孔部位常在鼻中隔骨部，本病鼻中隔穿孔多在软骨部；③梅毒螺旋体血清试验包括荧光螺旋体抗体吸收试验（FTA-ABS）、梅毒螺旋体微量血凝试验（MHA-TP）等。试验以梅毒螺旋体表面特异性抗原为抗原，直接测定血清中的抗螺旋体抗体。

（五）治疗

（1）根据病因彻底改善工作、生活环境，加强防护。

（2）适当补充各种维生素，如维生素 A、B 族维生素、维生素 C 等。

（3）鼻腔滴用复方薄荷滴鼻剂，液体石蜡、植物油等。

（4）鼻腔涂抹金霉素或红霉素软膏。

（5）每天用生理盐水进行鼻腔冲洗。

（6）桃金娘油 0.3 g，2 次/天。稀释黏液，促进分泌刺激黏膜纤毛运动。

四、变应性鼻炎

变应性鼻炎是特应性个体接触变应原后由 IgE 介导，多种免疫活性细胞、促炎细胞和细胞因子参与的鼻黏膜变态反应性疾病。变应性鼻炎现分为间歇性鼻炎和持续性鼻炎两种，根据疾病严重程度可分为轻度、中重度（AIRA 指南中把变应性鼻炎中分 2 类：轻度，中重度）。

（一）诊断

1.症状

可同时存在或单一出现以下症状

（1）鼻痒,可伴有眼、咽、上腭发痒。

（2）打喷嚏。

（3）清涕。

（4）鼻塞。

（5）症状严重可有"变应性敬礼"动作。

2.体征

鼻黏膜苍白、淡白或淡紫色,水肿,双下鼻甲肿大、可见水样分泌物。症状严重可出现"变应性黑眼圈"和"变应性皱褶"。病史长,反复发作者,可见中鼻甲息肉样变或下鼻甲肥大。

3.实验室检查

（1）体内试验法:如皮肤点刺试验。

（2）体外试验法:血清特异性 IgE 检测。

（二）鉴别诊断

（1）急性鼻炎。

（2）非变态反应性鼻炎伴嗜酸性粒细胞增多症。

（3）自主神经性常年性鼻炎。

（三）治疗

1.避免疗法

避免与变应原接触。

2.特异性免疫治疗

脱敏治疗。

3.药物治疗

常用鼻用糖皮质激素、口服抗组胺类药物、抗白三烯类、鼻内抗胆碱能、色酮类药物等。

（逄清江）

第二节　鼻　窦　炎

一、急性鼻窦炎

急性鼻窦炎即鼻窦黏膜的一种急性卡他性或化脓性炎症,常继发于急性鼻炎;腺样体、扁桃体肥大引起鼻腔通气功能障碍也可引发此病。因各鼻窦发育有先后,故以上颌窦及筛窦受累多见。

（一）诊断

1.症状

由于年龄、鼻窦解剖和病变程度不同,表现差异也大。

（1）全身症状:头痛、畏寒、发热及周身不适。

（2）局部症状:①鼻塞多为单侧持续性;②脓涕多,可并有血涕;③头痛:较大儿童可主诉头痛、面颊痛。

(3)伴发症状：咳嗽、呕吐和胃肠症状；也可有急性中耳炎症状、鼻出血等症状伴发

2.体征

(1)鼻腔：鼻腔内常蓄积黏稠分泌物，鼻黏膜充血肿胀，经减充血剂对鼻甲收缩后，见中鼻道及嗅裂黏膜充血和脓性分泌物，为鼻窦炎诊断标志。

(2)局部红肿：一般为受累鼻窦邻近部位的皮肤及软组织红肿。

(3)压痛和叩痛：当压迫受累鼻窦的窦壁或叩击其菲薄处时，可引起局部剧烈疼痛。

(4)咽喉：咽部黏膜及其淋巴组织常可充血肿胀，咽侧壁或咽后壁可见脓涕下流。

3.实验室检查

(1)鼻内镜检查：可见鼻腔黏膜肿胀、充血，可观察脓涕来源。

(2)鼻窦 CT 检查：可明确病变位置及范围。

(二)鉴别诊断

(1)急性鼻炎。

(2)各个鼻窦急性炎症的鉴别。

(三)治疗

治疗原则是以非手术治疗为主，控制感染，预防并发症。

(1)抗生素治疗：全身针对性选择用药。

(2)抗组胺类药物。

(3)局部治疗：鼻腔应用鼻用糖皮质激素；对于较大儿童可应用减充血剂改善鼻腔通气和鼻窦引流。

(4)辅助用药：黏液促排类药物及中成药。

(5)物理治疗：理疗或激光照射促进炎症吸收；鼻腔冲洗减少分泌物。

二、慢性鼻窦炎

慢性鼻窦炎较急性鼻窦炎多见，多由急性鼻窦炎未能及时适当治疗或反复发作所致。

(一)诊断

1.症状

(1)常见鼻塞、流黏液性或黏脓性鼻涕。

(2)刺激性咳嗽，小儿不会擤鼻涕，分泌物倒流刺激喉及气管，夜间突然咳醒。

(3)头或面部钝痛。

(4)出现高热、惊厥或抽搐及喷射性呕吐等应警惕颅内并发症的可能。

2.体征

鼻黏膜充血，鼻腔下鼻道或中鼻道、嗅裂处有脓，咽侧壁或咽后壁可见脓涕下流。病程较长者，下鼻甲可萎缩，中鼻甲可明显水肿、肥大或息肉样变或有息肉形成。

3.辅助检查

(1)鼻窦 CT 及 MRI 检查：可了解鼻窦病变，怀疑牙源性上颌窦炎可加拍牙片。

(2)纤维鼻咽镜或鼻内镜检查：进一步查清脓涕来源，鼻道及窦口、鼻腔各部位甚至鼻窦病变。

(二)鉴别诊断

(1)非变应性的慢性鼻炎。

（2）各个鼻窦慢性炎症的鉴别。

（三）治疗

1.全身治疗

对症治疗。

2.药物治疗

急性鼻窦炎或慢性鼻窦炎急性发作或有化脓性并发症可选用抗生素。

3.局部治疗

（1）鼻腔用药：减充血剂或鼻喷激素。

（2）鼻窦负压置换法：用于亚急性或慢性鼻窦炎。

（3）上颌窦穿刺冲洗：适用于较大儿童慢性化脓性炎症。

（4）手术治疗：适用于慢性鼻窦炎伴发鼻息肉者；有眶内、颅内并发症；药物治疗无效；有腺样体肥大阻塞鼻腔通气，可先切除腺样体。

（逢清江）

第三节 鼻 咽 炎

一、急性鼻咽炎

急性鼻咽炎是鼻咽部黏膜、黏膜下和淋巴组织的急性炎症，好发于咽扁桃体。在婴幼儿较重，而成人与较大儿童的症状较轻，多表现为上呼吸道感染的前驱症状。

（一）病因

致病菌主要为乙型溶血性链球菌、葡萄球菌，亦可见病毒与细菌混合感染病例。受凉、劳累等因素致使机体抵抗力下降是其诱因。

（二）临床表现及检查

在婴幼儿，全身症状明显，且较重。常有高热、呕吐、腹痛、腹泻及脱水症状，有时可出现脑膜刺激症状。严重时可出现全身中毒症状。而局部症状为鼻塞及流鼻涕，且多在起病后数天出现。鼻塞严重时可出现张口呼吸及吸乳困难。鼻涕可为水样涕，亦可是黏脓性。成人及较大儿童，全身症状不明显，而以局部症状为主，如鼻塞及流水样涕或黏脓性涕。且常有鼻咽部干燥感或烧灼感症状，有时有头痛。

检查：颈部淋巴结可肿大并有压痛。口咽部检查可见咽后壁有黏脓自鼻咽部流下。鼻咽部检查显示黏膜弥漫性充血、水肿，多以咽扁桃体处为甚，并有黏脓性分泌物附着。婴幼儿因检查难以配合，鼻咽部不易窥见。

（三）诊断

成人和较大儿童，由于局部症状明显，检查配合，在间接鼻咽镜及纤维鼻咽镜下较易看清鼻咽部病变情况，故诊断不难。而在婴幼儿，多表现为较重的全身症状，早期易误诊为急性传染病及其他疾病，待局部症状明显时才考虑到此病。故婴幼儿出现鼻塞、流鼻涕且伴有发热等全身症状时，应考虑到本病的可能。颈部淋巴结肿大和压痛有助于诊断。

(四)并发症

急性鼻咽炎可引起上、下呼吸道的急性炎症、咽后壁脓肿及中耳炎症。在婴幼儿可并发肾脏疾病。

(五)治疗

全身及局部治疗。根据药敏试验结果选用相应抗生素或选用广谱抗生素全身应用,对病情严重者,须采取静脉给药途径,足程足量,适当应用糖皮质激素,以及时控制病情,防止并发症的发生。另外支持疗法的应用:如婴幼儿须卧床休息,供给新鲜果汁和温热饮料、补充维生素及退热剂的应用等。局部治疗多用0.5%~1%麻黄碱或0.05%羟甲唑啉及3%链霉素滴鼻剂或其他抗生素滴鼻剂滴鼻,以便使鼻部分泌物易于排出,使鼻塞症状改善,抗生素药液易流到鼻咽部,达到治疗目的。另外局部涂以10%弱蛋白银软膏亦可减轻症状。如本病反复发作,在已控制炎症的基础上可考虑行腺样体切除术。

(六)预后

成人和较大儿童预后良好。婴幼儿患者可因其并发症或全身中毒症状过重而有生命危险。

二、慢性鼻咽炎

(一)病因

慢性鼻咽炎是一种病程发展缓慢的慢性炎症,常与邻近器官或全身的疾病并存。急性鼻咽炎反复发作或治疗不当,鼻腔及鼻旁窦炎症时分泌物刺激,鼻中隔偏曲,干燥及多粉尘的环境,内分泌功能紊乱,胃肠功能失调,饮食无节制等因素,均可能为其诱因。而腺样体残留或潴留脓肿、咽囊炎等可能使鼻咽部长期受到刺激而引起炎症。慢性鼻咽炎与很多原因不明的疾病和症状有密切关系:如头痛、眩晕、咽异物感、变应性鼻炎、风湿性心脏病及关节炎、长期低热、牙槽溢脓、口臭及嗅觉消失等。当慢性鼻咽炎治愈后,这些久治不愈的疾病或症状,有时也可获得痊愈或有明显改善。

(二)症状与检查

鼻咽干燥感,鼻后部有黏稠分泌物,经常想将之咳出或吸涕,故可频繁咳痰或吸痰,还可有声嘶及头痛等,头痛多为枕部钝痛,为放射痛。检查可见鼻咽黏膜充血、增厚,且有稠厚黏液或有厚痂附着。咽侧索可红肿,特别在扁桃体已切除后的患者,是为代偿性增生肥厚。全身症状不明显。

(三)诊断

因病程发展很慢,可长期存在而不被察觉,一般的检查方法难以确诊。而电子纤维鼻咽镜检查不难确诊。Horiguti(1966)建议用蘸有1%氯化锌液的棉签涂软腭的背面或鼻咽各壁,慢性鼻咽炎患者在涂抹时或涂抹后局部有剧烈的疼痛,并有少量出血,或可提示较固定的放射性头痛的部位,也可确诊。如软腭背面的疼痛向前额部放射;鼻咽后壁的疼痛向枕部放射;鼻咽顶部的疼痛向顶部放射;下鼻道后外侧壁的疼痛向颞部放射。

(四)治疗

找出致病原因,予以病因治疗。而加强锻炼,增加营养,多饮水,提高机体抵抗力更为重要。局部可用1%氯化锌液涂擦,每天1次,连续2~3周。应用5%~10%硝酸银涂抹鼻咽部,每周2~3次。还可使用3%链霉素滴鼻剂和油剂(如复方薄荷油滴鼻剂、清鱼肝油等)滴鼻,且可应用微波及超短波电疗等物理疗法,以改善其症状。

(逢清江)

第四节 咽 炎

一、急性咽炎

急性咽炎是咽黏膜、黏膜下组织的急性炎症。常为上呼吸道感染的一部分,可单独存在,也可伴发或继发于急性鼻炎、扁桃体炎。

(一)诊断

1.症状

(1)起病急,初期时咽部干燥、灼热、咽痛,吞咽时咽痛明显并可向耳部放射。

(2)全身症状一般较轻,但因年龄、免疫力及病毒、细菌毒力之不同而程度不一,严重者表现为发热,头痛,食欲缺乏和四肢酸痛等。

2.体征

咽部黏膜呈急性弥漫性充血,肿胀,腭弓及腭垂(悬雍垂在临床中应用更普遍)水肿、咽后壁淋巴滤泡和咽侧索红肿。毒力较强的细菌感染者,咽后壁淋巴滤泡中央可出现黄色点状渗出物。可伴有颈淋巴结肿大、压痛。

3.实验室检查

血常规检查,病毒感染时白细胞计数正常或偏低,淋巴细胞比例偏高。细菌感染时白细胞计数可偏高,中性粒细胞增多或核左移。咽拭子培养和抗体测定可辅助诊断及明确病因。

(二)鉴别诊断

急性会厌炎:临床表现为咽痛、发热,起病急,进展快,可迅速发生吞咽和呼吸困难。纤维喉镜下可见会厌明显肿胀,可以此鉴别。

(三)治疗

(1)轻症患者注意休息,多喝水,进食清淡和易消化的食物;细菌感染者,可全身应用抗生素治疗。对于病毒引起者,疾病早期可适当使用抗病毒药物。

(2)局部治疗:对全身症状较轻或无全身症状者,可采用局部治疗;多采用生理盐水漱口、碘含片含服等。

二、慢性咽炎

慢性咽炎为咽部黏膜、黏膜下及其淋巴组织的慢性炎症。

(一)诊断

1.症状

咽部可有各种不适感:如异物感、灼热感、干燥感、痒感,刺激感和轻微疼的疼痛等,由于咽后壁常有较黏稠的分泌物刺激,常在晨起时出现较频繁的刺激性咳嗽,伴恶心,咳嗽时常无分泌物咳出,上述症状因人而异,轻重不一,可在用嗓过度,进食刺激性饮食、受凉或疲劳时加重。全身症状一般均不明显。

2.体征

(1)慢性单纯性咽炎:黏膜弥漫性充血,血管扩张,呈暗红色,咽后壁常有少许黏稠性分泌物附着。腭垂(悬雍垂在临床中应用更普遍)可增粗,呈蚯蚓状下垂,有时可与舌根接触。

(2)慢性肥厚性咽炎:黏膜弥漫充血,且有增厚。咽后壁有较多颗粒状隆起的淋巴淋滤泡,可散在分布或融合成一大块,慢性充血。两侧咽侧索可充血肥厚。

(3)萎缩性咽炎:咽黏膜干燥、萎缩变薄,色苍白且发亮,如涂漆状,咽后壁常有黏稠的黏液或有臭味的黄色痂皮,本病应注意与干燥综合征相鉴别,后者除了咽部干燥外,还有口干、眼干及结缔组织疾病,血清学检查可明确诊断。

(4)反流性咽炎:除了慢性咽炎的临床表现外,其常可伴有程度不同的胃食管反流病的症状,如胸痛、胃灼热、泛酸、嗳气、胃胀、胃痛等。对那些经久不愈,反复发作的慢性咽炎的患者,应注意是否存在胃食管反流性胃炎。

3.实验室检查

可行咽部分泌物的细菌性培养,以确定病原微生物。还可通过抗原检查,PCR 检测确定。怀疑胃食管反流病时可行 24 小时食管 pH 测定,该方法灵敏度和准确度均达 90%,并可反映咳嗽与反流的伴发关系。

(二)鉴别诊断

早期食管癌患者在出现吞咽困难之前,常仅有咽部不适或胸骨后压迫感。较易与慢性咽炎混淆。在儿童少见。

(三)治疗

(1)去除病因包括避免过于劳累,避免过于紧张、闷闷不乐、脾气急躁等,注意多适当的运动,避免吃过热、过冷、或辛辣刺激食物,多吃一些含维生素 C 的水果、蔬菜,以及富含胶原蛋白和弹性蛋白的食物。

(2)一般不用抗生素治疗。

(3)局部应用含漱液及含片治疗。

(4)如有胃食管反流病,应在医师的指导下服用中和胃酸的药物,药物治疗常用雷尼替丁,法莫替丁或奥美拉唑等抑制胃酸,并加用多潘立酮,西沙必利或莫沙必利促进食管和胃的排空,减少反流。

(逄清江)

第五节 扁桃体炎

一、急性扁桃体炎

急性扁桃体炎是腭扁桃体的非特异性炎症,常继发于上呼吸道感染,并伴有一定程度的咽黏膜及咽淋巴组织的急性炎症。急性扁桃体炎是小儿常见疾病。

(一)诊断

1.症状

(1)全身症状:起病急、恶寒、高热,体温可达 39～40 ℃,头痛,食欲缺乏,便秘及全身酸痛等。幼儿可因高热而抽搐、呕吐及昏迷。婴幼儿可因肠系膜淋巴结受累而出现腹痛、腹泻。

(2)局部症状:咽部疼痛,吞咽时尤甚,剧烈者可引起反射性耳痛,多伴有吞咽困难,幼儿常因不能吞咽而哭闹不安。波及咽鼓管则可出现耳闷、耳鸣、耳痛甚至听力下降。部分出现下颌角淋巴结肿大,可出现转头受限。扁桃体肿大较显著者,还可引起呼吸困难。

2.体征

(1)急性重病容。

(2)颈部淋巴结特别是下颌角淋巴结常肿大,并有压痛。

(3)急性卡他性扁桃体炎主要表现为扁桃体充血,肿胀,表面无脓性分泌物。

(4)急性化脓性扁桃体炎表现为扁桃体及腭弓明显充血,扁桃体肿大,表面见脓苔。

(5)隐窝型表现隐窝口有黄白色脓点,有时渗出物可融合成膜状,不超过扁桃体范围,易拭去而不留出血创面。

(6)部分患儿颈、胸部可有猩红热样皮疹。部分可见腺样体和舌扁桃体红肿,表面有黄白色脓性分泌物。

3.实验室检查

(1)血常规检查:白细胞明显增高,中性粒细胞可占 80%～90%

(2)血清学检查:乙型溶血性链球菌感染,特别是 A 组及 F 组血清中产生抗链球菌溶血素"O"效价较恒定,可判断感染程度及对全身的影响程度。

(3)细菌学培养加药敏试验:乙型溶血性链球菌为本病的主要致病菌,常见致病菌还包括非溶血性链球菌、葡萄球菌、肺炎球菌、流感嗜血杆菌等。

(二)鉴别诊断

见表 9-1。

表 9-1 急性扁桃体炎的鉴别诊断

鉴别项目	咽痛	咽部所见	淋巴结	全身情况	化验室检查
急性扁桃体炎	咽痛剧烈,吞咽困难	两侧扁桃体表面覆盖白色或黄色点状渗出物。有时连成膜状,易擦去	下颌角淋巴结肿大,压痛	急性病容、高热、寒战	涂片:多为链球菌、葡萄球菌、肺炎球菌 血液:白细胞明显增多
咽白喉	咽痛轻	灰白色假膜常超出扁桃体范围,如腭弓、软腭、咽后壁等。假膜坚韧,不易擦去,强剥易出血	颈部淋巴结有时肿大,呈"牛颈"状	精神萎靡,低热,面色苍白,脉搏微弱,呈现中毒症状	涂片:白喉杆菌 血液:白细胞一般无变化

续表

鉴别项目	咽痛	咽部所见	淋巴结	全身情况	化验室检查
猩红热	咽痛程度不一	咽部充血,灰黄色假膜,易擦去	颌下淋巴结肿大	急性病容,高热,典型皮疹,可有杨梅舌	涂片:溶血性链球菌 血液:白细胞增多,中性及嗜酸性粒细胞增高
樊尚咽峡炎	单侧咽痛	一侧扁桃体覆有灰色或黄色假膜,擦去后可见下面有溃疡。牙龈常见类似病变	患侧颈部淋巴结有时肿大	全身症状较轻	涂片:梭形杆菌及樊尚螺旋体 血液:白细胞稍有增多
单核细胞增多症性咽峡炎	咽痛轻	扁桃体红肿,有时覆有白色假膜,易擦去	全身淋巴结多发性肿大,有"腺性热"之称	高热、头痛,急性病容。有时出现皮疹、肝脾大等	涂片:阴性或查到呼吸道常见细菌 血液:异常淋巴细胞、单核细胞增多可占50%以上。血清嗜异性凝集试验(+)
粒细胞缺乏症性咽峡炎	咽痛程度不一	坏死性溃疡,被覆深褐色假膜,周围组织苍白、缺血。软腭、牙龈有同样病变	无肿大	脓毒性弛张热,全身情况迅速衰竭	涂片:阴性或查到一般细菌 血液:白细胞显著减少,分类则粒性白细胞锐减或消失
白血病性咽峡炎	一般无咽痛	早期为一侧扁桃体浸润肿大,继而表面坏死,覆有灰白色假膜,常伴有口腔黏膜肿胀、溃疡或坏死,牙龈肿胀、苍白	全身淋巴结肿大	急性期体温升高,早期出现全身性出血,以致衰竭	涂片:阴性或查到一般细菌 血液:白细胞增多,分类以原始白细胞和幼稚白细胞为主

(三)治疗

1.一般疗法

卧床休息,流质饮食及多饮水,加强营养及疏通大便,咽痛剧烈或高热时,可口服退热药及镇痛药。因本病具有传染性,故患者要隔离。

2.抗生素应用

为主要治疗手段,青霉素应属首选抗生素,应用要及时,药量要足,疗程要够,通常要用10天。在确定致病菌后,根据药敏试验选用敏感抗生素。

3.局部治疗

抗生素或其他消毒清洁溶液含漱。

二、慢性扁桃体炎

慢性扁桃体炎通常表现为咽痛至少3个月且伴有扁桃体的炎症,多由急性扁桃体炎反复发作或因腭扁桃体隐窝引流不畅,窝内细菌、病毒滋生感染而演变为慢性炎症,本病可继发于急性传染病,如猩红热、白喉、流感、麻疹等,还可继发于鼻腔及鼻窦等邻近组织器官感染。慢性扁桃体炎是临床上最常见的疾病之一。

(一)诊断

1.症状

(1)常有急性扁桃体炎反复发作的病史,发作时常有咽痛。

(2)发作间期自觉症状少,可有咽干、发痒、异物感、刺激性咳嗽等轻微症状。

(3)若扁桃体隐窝内潴留干酪样腐败物或有大量厌氧菌感染,则出现口臭。

(4)小儿患者如扁桃体过度肥大,可能出现呼吸不畅。睡眠打鼾、吞咽或言语共鸣障碍。

(5)隐窝脓栓被咽下,刺激胃肠,或隐窝内细菌、毒素等被吸收引起全身反应,导致消化不良、头痛、乏力、低热等。

2.体征

(1)扁桃体和腭舌弓呈慢性充血,黏膜呈暗红色。

(2)挤压腭舌弓时,隐窝口可见黄、白色干酪样点状物溢出。

(3)扁桃体大小不定,表面可见瘢痕,凹凸不平,常与周围组织粘连。

(4)下颌角淋巴结常肿大。

3.实验室检查

扁桃体激发试验、血清抗链球菌溶血素"O"、抗链激酶和抗透明质酸酶滴度的动态观察等,对诊断有一定的参考意义。

(二)鉴别诊断

1.扁桃体生理性肥大

无自觉症状,扁桃体光滑、色淡,隐窝口清晰,无分泌物潴留,与周围组织无粘连,触之柔软,无反复炎症发作病史。

2.扁桃体角化症

常易误诊为慢性扁桃体炎。角化症为扁桃体隐窝口上皮过度角化,出现白色尖形砂粒样物,触之坚硬,附着牢固,不易擦拭掉。如用力擦除,则遗留出血创面。类似角化物也可见于咽后壁和舌根等处。

3.扁桃体肿瘤

良性肿瘤多为单侧,以乳头状瘤较多见,恶性肿瘤以鳞状细胞癌、淋巴肉瘤、非霍奇金淋巴瘤较常见,除单侧肿大外还伴有溃烂,并侵及软腭或腭弓,常伴有同侧颈淋巴结肿大,需病理切片确诊。

(三)治疗

1.非手术治疗

(1)免疫治疗:包括使用有脱敏作用的细菌制品(如用链球菌变应原和疫苗进行脱敏),应用各种增强免疫力的药物,如注射胎盘球蛋白、转移因子等。

(2)加强体育锻炼,注意营养。小儿常做户外运动,注意营养及维生素摄入,以增强体质和抗病能力。

(3)加强口腔清洁,可日常生活中应用淡盐水漱口。

2.手术疗法

目前仍以手术摘除扁桃体为主要治疗方法。但要合理掌握其适应证,只有对那些不可逆性炎症病变,伴有并发症,以及过度肥大导致的睡眠呼吸障碍才考虑施行扁桃体切除术。

三、扁桃体周围脓肿

扁桃体周围脓肿为发生于扁桃体周围间隙内的化脓性炎症,早期发生蜂窝织炎(称扁桃体周围炎),继之形成脓肿。

(一)诊断

1.症状

(1)扁桃体周炎期:扁桃体急性发炎3～4天后,仍持续发热或加重,一侧咽痛加剧,吞咽时尤甚,疼痛常向同侧耳部或牙齿放射。

(2)脓肿期:再经2～3天后,疼痛更剧烈,吞咽困难。患者呈急性病容,表情痛苦,头部向患侧,颈项呈假性僵直,口微张,流涎、口臭、言语含糊不清,似含物音。喝水常向鼻腔反流,常有张口困难和同侧下颌角淋巴结肿痛。

2.体征

(1)急性热病容,表情痛苦,张口困难,剧烈咽痛,查体不合作,因患侧颈部疼痛,患者以手托患侧颈部减轻疼痛。

(2)扁桃体周炎期:一侧扁桃体红肿,有脓栓或脓苔,患侧腭舌弓显著充血,但软腭正中线无偏移。

(3)脓肿期:若局部明显隆起,甚至张口受限,提示脓肿已形成。脓肿位于扁桃体上极与腭舌弓之间者(前上型),患侧腭舌弓及软腭明显红肿膨隆,腭垂(悬雍垂在临床中应用更普遍)水肿,偏向对侧,软腭正中线亦偏向对侧。脓肿位于扁桃体与腭咽弓之间者(后上型),腭咽弓红肿,呈圆柱状,扁桃体被推向前下方。

3.实验室检查

(1)血常规检查,白细胞计数可偏高,中性粒细胞增多或核左移。

(2)穿刺抽脓可确诊。

(二)鉴别诊断

1.咽旁脓肿

患侧的咽侧壁连同扁桃体被推移向内隆起,也可出现张口受限,但咽部炎症较轻,扁桃体本身无明显病变。颈侧放射性疼痛剧烈,常有炎性肿胀及明显触痛。

2.第三磨牙冠周炎

多伴有下颌第三磨牙阻生和牙周袋形成,龈瓣及周围软组织红肿、疼痛,炎性肿胀可蔓延至舌腭弓,但扁桃体及腭垂(悬雍垂在临床中应用更普遍)不受波及。

3.扁桃体脓肿

为扁桃体本身的脓肿,可在扁桃体内穿刺抽出脓腋,从扁桃体上隐窝中可见脓液流出。患侧扁桃体肿大,炎症向周围浸润,但无张口受限。

4.化脓性下颌炎

化脓性下颌炎是口底的急性炎症,形成弥漫性蜂窝织炎,在口底及颏下有炎性肿块将舌抬高,压舌疼痛,伸舌困难,张口受限但非牙关紧闭,感染侵及咽、喉部可出现上呼吸道梗阻。软腭及舌腭弓充血隆起,多因牙源性感染引起。

(三)治疗

1.脓肿形成前

按急性扁桃体炎处理,给予足量的抗生素控制炎症,并给予输液及对症处理,若局部水肿严重,可加适量的糖皮质激素。

2.脓肿期

(1)穿刺抽脓:用穿刺针于脓肿最隆起处刺入,穿刺时应注意方向,不可刺入太深,以免误伤咽旁间隙的大血管。

(2)切开排脓:对于前上型者,在脓肿最隆起处切开排脓,对于后上型,则在腭咽弓处排脓,术后第二天复查伤口,必要时可用血管钳再次撑开排脓。

(3)脓肿扁桃体切除术:适用于病程长,多次切开未愈者,手术在抗生素治疗的保护下进行。

3.脓肿消退后处理

消退 2 周后切除扁桃体,以防复发。

(逢清江)

第六节 腺样体炎与腺样体肥大

腺样体炎由于细菌或病毒感染而致的腺样体的炎症,腺样体增生肥大,且引起相应症状者,称为腺样体肥大。腺样体又称增殖体或咽扁桃体,是所有正常儿童鼻咽腔都存在的淋巴组织团块。正常生理情况下,儿童腺样体 6～7 岁发育至最大,青春期后逐渐萎缩,在成人则基本消失。本病多见于儿童。

一、诊断

(一)症状

1.腺样体炎

(1)患儿常突起发热,体温高达 40 ℃。

(2)鼻塞严重,用口呼吸,哺乳困难。

(3)如并发咽炎则有吞咽痛。

(4)炎症若延向两侧咽鼓管咽口,可有耳内闷胀、耳痛、听力减退等;感染严重者,可引起化脓性中耳炎。

2.腺样体肥大

(1)鼻塞:说话时带有闭塞性鼻音,并有张口呼吸及入睡打鼾。

(2)咽鼓管受阻易引起分泌性中耳炎,甚至化脓性中耳炎,产生耳闷、耳痛、听力下降等症状。

(3)吞咽与呼吸之间共济运动失调,常发生呛咳。

(4)分泌物下流并刺激呼吸道黏膜,引起咽部不适、阵咳和支气管炎的症状。

(5)慢性中毒、营养发育障碍和反射性神经症状。并有睡眠多梦易惊醒、磨牙、反应迟钝、注意力不集中和性情烦躁等表现。

（二）体征

（1）急性腺样体炎时检查见鼻腔和口咽部有不同程度的急性炎症表现：鼻腔内常有分泌物多，鼻黏膜充血，咽后壁有分泌物附着。

（2）腺样体肥大常发现：①患儿张口呼吸，有时可见腺样体面容、硬腭高而窄。上颌骨变长，硬腭高拱，牙裂不整，上切牙外露，唇厚，面部缺乏表情。②口咽检查，硬腭高而窄，常伴有腭扁桃体肥大。③鼻咽部触诊，可触及鼻咽顶后壁处柔软肿块。

（三）辅助检查

1.鼻咽 X 线侧位片

可见鼻咽部软组织增厚。

2.电子鼻咽镜检查

可见鼻咽顶后壁分叶状淋巴组织，表面多呈橘瓣状，阻塞鼻后孔。

3.睡眠监测

提示患儿有睡眠呼吸暂停及低通气等现象出现，严重者有夜间血氧饱和度下降。

二、鉴别诊断

（一）腺样体炎鉴别诊断

1.急性鼻-鼻窦炎

也有鼻塞、流涕等症状，有时很难依靠临床症状区分。鼻窦炎可有周期性头痛，有时有牙痛，鼻部检查可见中鼻甲肿胀、充血，中鼻道或嗅裂中有脓涕，窦壁有压痛或叩痛，鼻窦 X 线片或 CT 检查可鉴别。

2.胃食管反流性疾病

有夜间咳嗽、声嘶、清嗓、哮喘和嗳气等症状，咽部黏膜呈鹅卵石样表现、慢性炎症表现、腭部肿胀，要检查是否有食管外反流，尤其 2 岁以下的儿童，发病率更高。

（二）腺样体肥大鉴别诊断

1.鼻中隔偏曲

鼻塞为持续性，在鼻中隔凸出的一侧较重，有鼻出血和反射性头痛，可有外鼻畸形，前鼻镜检查见鼻中隔弯向一侧，两侧鼻腔大小不等，对侧下鼻甲代偿性肥大。

2.慢性鼻-鼻窦炎

也有鼻塞、流涕症状，可见脓性鼻涕从鼻咽部流下，下鼻甲肿大，收缩后可见中鼻道或嗅裂有脓性分泌物，鼻窦 CT 可确诊。

三、治疗

（一）保守治疗

注意营养，预防感冒，提高机体免疫力，积极治疗原发病。随着年龄的增长，腺样体将逐渐萎缩，病情可能得到缓解或症状完全消失。

（二）药物治疗

有的患儿常常伴有鼻炎，鼻窦炎，经过恰当的治疗鼻腔通气好转，临床症状可以减轻。

（三）手术治疗

如保守治疗无效，应尽早手术切除腺样体，手术常同扁桃体切除术一并进行，如果扁桃体不大且很少发炎则可单独行腺样体切除。

(四)疾病预防

(1)对腺样体肥大不能轻视。要早期发现,早期治疗,当孩子有听力不好或经常鼻塞、流鼻涕时,要想到可能不仅仅是耳朵或鼻子的病,还要检查是否有腺样体肥大。

(2)在日常生活中,家长应特别注意小孩感冒等情况。尤其是小孩在 2～10 岁,应提高预防,如尽量避免小孩长期感冒,流鼻涕,鼻塞,咳嗽,搓鼻子、揉眼睛、打喷嚏等症状,如果还伴有听力不好、明显打鼾等症状,则应去医院诊断治疗。

(逄清江)

第七节 鼻 咽 癌

鼻咽癌是发生于鼻咽黏膜的恶性肿瘤,为我国常见的恶性肿瘤之一,多见于我国南方的广东、广西、湖南、福建、江西等省,男性发病率为女性的 2～3 倍,本病在儿童期较为少见。

一、诊断

(一)症状

1.鼻部症状

由于原发癌突破表面黏膜而出现血涕,晨起后多见,是早期症状之一。晚期癌肿溃烂时,可有脓样涕或引起不易制止的大量出血,甚至有生命危险。初期多无鼻塞,当肿物堵塞后鼻孔时,则可引起单侧或双侧鼻塞。

2.耳部症状

鼻咽侧壁癌肿或鼻咽其他部位癌肿扩大堵塞或压迫咽鼓管时,常引起耳鸣、耳闭塞及听力下降。

3.脑神经症状

癌肿可循咽隐窝上方之颅底破裂孔(岩蝶骨区)而侵入颅内,易侵犯第Ⅴ及Ⅵ脑神经,后累及第Ⅳ、Ⅲ及第Ⅱ脑神经。第Ⅴ脑神经受损后,患者觉有一侧剧烈头痛、面部麻木、咀嚼困难。侵及第Ⅵ脑神经者,患侧眼外直肌瘫痪,出现复视症状。肿瘤可直接侵犯咽旁间隙或由转移的淋巴结压迫,造成Ⅸ、Ⅹ、Ⅻ脑神经受损,出现软腭活动受限、易呛咳、声音嘶哑、伸舌偏斜等症状。

4.颈淋巴结转移

常为患者最早发现的体征。通常先转移到同侧颈淋巴结,后可侵及对侧。肿大淋巴结常为颈内静脉上群深淋巴结,以后病变渐向下蔓延,累及颈深中、下群淋巴结及锁骨上淋巴结。颈部肿块增长甚速,多无疼痛,如肿瘤已浸润颈部软组织,或肿大甚重者,则可发生颈部疼痛。

5.远处转移

鼻咽癌血行转移多见,以骨骼转移尤其扁骨转移最多见;其次是肝和肺转移。

(二)体征

(1)鼻腔内可见脓血性分泌物。

(2)耳部检查可见卡他性中耳炎或鼓室积液征象。

（3）根据受累脑神经不同,临床上会出现角膜和下颌反射消失,下颌向患侧偏斜;患侧眼球呈内斜视位,严重时会出现眼球固定,甚至失明。

（4）颈部可触及较坚硬肿块,表面呈小结节状,与周围粘连则不易推动。可互相融合,成为颈侧巨大肿块。

(三)实验室检查

1.纤维鼻咽镜检查

咽隐窝及鼻咽顶前壁的小结节或肉芽肿样隆起,表面粗糙不平,易出血,有时表现为黏膜下隆起。早期病变不典型时可仅表现为黏膜充血、血管怒张或一侧咽隐窝较饱满。

2.活组织检查

活组织检查是鼻咽癌确诊的依据,经鼻腔或口咽进路或内镜下咬取活检,对黏膜下隆起可用穿刺针取黏膜下肿瘤组织送病理。

3.EB病毒血清学检查

作为鼻咽癌诊断的辅助指标。可进行EB病毒壳抗原、EB病毒早期抗原、EB病毒核抗原检测等。

4.脱落细胞检查

鼻咽部采取标本作涂片查癌细胞,其检出率可达90%左右,同活检接近。脱落细胞学检查结合血清学检查可作为普查之用。

5.颈淋巴结活检

对鼻咽部检查无明显可疑病灶,且经多次鼻咽部活检皆为阴性者,则可考虑施行颈部肿块活检以确诊。

6.影像学检查

CT和MRI检查有利于了解肿瘤侵犯的范围及颅底骨质破坏的程度。

二、鉴别诊断

(一)鼻咽部淋巴肉瘤

好发于青年人,常有较重鼻塞及耳部症状,该病淋巴结转移,不单局限在颈部,全身多处淋巴结均可受累,脑神经的损伤较鼻咽癌少见,最后需要病理确诊。

(二)增生性病变

鼻咽顶壁、顶后壁或顶侧壁见单个或多个结节,隆起如小丘状,大小0.5~1.0 cm,结节表面黏膜呈淡红色,光滑,多在鼻咽黏膜或腺样体的基础上发生,亦可由黏膜上皮鳞状化生后,角化上皮潴留而形成表皮样囊肿的改变,部分是黏膜腺体分泌旺盛,形成潴留性囊肿。

(三)鼻咽部结核

患者多有肺结核病史,除鼻塞、涕中带血外,还有低热、盗汗、消瘦等症状,检查见鼻部溃疡、水肿、颜色较淡;分泌物涂片,可找到抗酸杆菌,可伴有颈淋巴结核;淋巴结肿大,粘连,无压痛,颈淋巴结穿刺可找到结核核菌,CT试验强阳性,X线片常提示肺部活动性结核灶。

(四)咽黏膜炎症

表现为黏膜粗糙,尤其是重度炎症时,鼻咽黏膜滤泡增殖,表面凹凸,甚至可呈桑葚样,表面附有脓性分泌物,常需与黏膜浸润性癌相鉴别。

（五）萎缩性鼻炎

鼻咽顶前黏膜有浅在性溃疡,周围有脓性分泌物,需与溃疡型鼻咽癌鉴别。

三、治疗

由于病理检查大部分为低分化鳞癌,首选治疗方法是放射治疗。放疗期间可配合化疗、免疫治疗以提高疗效。

（逢清江）

第八节　咽部其他肿瘤

一、口咽良性肿瘤

口咽良性肿瘤常见有乳头状瘤,纤维瘤、潴留囊肿,多形性腺瘤及血管瘤等,其他肿瘤如脂肪瘤,淋巴管瘤等少。

（一）诊断

1.症状

视肿瘤的大小、部位而定。小者多无任何自觉症状。如肿瘤长大,除有异物感外,还可因压迫、阻塞而引起吞咽、呼吸或发声等功能障碍。

2.体征

(1)乳头状瘤发生于腭垂(悬雍垂在临床中应用更普遍)、软腭、腭弓及扁桃体等处,表面呈颗粒状,白色或淡红色,瘤体广基或带蒂。

(2)纤维瘤常发生于扁桃体、软腭、咽后壁等处,呈圆形突起,表面光滑,质地较硬。

(3)原起于颈深部的神经鞘瘤,偶可在咽侧壁黏膜下出现椭圆形隆起。

(4)血管瘤常发生于软腭、咽后壁及侧壁,呈紫红色不规则肿块、易出血。

（二）治疗

瘤体较小时,可采用激光、电凝、冷冻等治疗,瘤体较大时,需采用手术治疗,通常采用经口进路,肿瘤累及咽旁间隙或颈部时,需采用经颈侧进路或颞下窝进路。

二、口咽恶性肿瘤

口咽恶性肿瘤以原发于扁桃体者最多。

（一）诊断

1.症状

早期症状为咽部不适、异物感,一侧咽痛,吞咽时较明显,多未引起重视,晚期咽痛加剧,引起同侧反射性耳痛,吞咽困难,讲话含糊不清,呼吸困难等

2.体征

一侧扁桃体明显肿大,表面溃烂,溃疡中心如火山口,溃疡边缘卷起,质地较硬,不活动,伴有同侧下颌角下方或颈上段淋巴结肿大,诊断较容易,但如遇到一侧扁桃体肿大充血,表面光滑,颈

部无淋巴结时,易误诊为急性扁桃体炎,应特别警惕,必要时取活检确诊。

3.检查

MRI检查可以了解瘤体实际大小和咽旁隙侵入情况

(二)鉴别诊断

1.急性扁桃体炎

急性扁桃体炎是扁桃体最常见的疾病,上呼吸道感染及其他口腔感染也常并发急性扁桃体炎,因此患者一旦以咽痛、咽部异物感就诊,医师常会首先考虑为炎症。

2.扁桃体周围炎

扁桃体淋巴肉瘤,常表现为扁桃体充血、弥漫性肿大。如果患者就诊前曾有咽痛,并持续时间较长,或有反复发作史,则会误诊为扁桃体周围炎。

(三)治疗

根据病变范围及病理类型采取不同的治疗措施,对放射线敏感的恶性淋巴瘤、未分化癌或病变范围较广、手术难以切除的鳞癌,宜用放射治疗,同时配合化疗及免疫治疗。病变局限于扁桃体可行扁桃体切除;下颌角下方淋巴结肿大者,行颈淋巴结清扫术,术后辅以放疗及化疗。

（逄清江）

第九节　先天性喉蹼

先天性喉蹼是指喉腔内有一先天性膜状物。其发病率较高,约占喉先天性疾病的10%。为胚胎8周发育时封闭上皮吸收不完全所致。

一、诊断

根据其病史、体征及喉镜检查诊断不难。依其发生部位可分为声门上、声门和声门下喉蹼,声门喉蹼最常见,偶见双喉蹼者。

(一)症状

(1)婴幼儿喉蹼与儿童或成人喉蹼症状不全相同,亦随喉蹼大小而异。其症状:喉蹼较小者可无症状或出现哭声低哑,但无呼吸困难。喉蹼较大者可出现吸气性或双重性先天性喉鸣,伴呼吸困难,程度不等,吸气呼气均有呼吸困难,夜间及运动时加剧;声嘶或失声,哺乳困难。上述症状常在哭闹或发生呼吸道感染时加重。喉闭锁患儿生下时无呼吸和哭声,但有呼吸动作,可见四凹征,结扎脐带前患儿颜色正常,结扎不久后出现发绀。

(2)较大儿童或成人喉蹼一般无明显症状,偶有声嘶或发声易感疲倦,剧烈活动时有呼吸不畅感。

(二)体征

喉蹼较大者,可出现呼吸困难,吸气时胸骨上窝、锁骨上窝、上腹部及肋下缘凹陷。

(三)检查

喉镜检查可明确诊断。喉镜下见灰白色或淡红色膜样蹼或隔连于两侧声带之前端,后缘整齐,多成弧形,少数呈三角形。吸气时膜扯平,在哭或发声声门关闭时,蹼向下隐藏或向上突起如声门肿物。喉蹼多发生于声带之间,亦可发生于声门下或声门上,发生于喉后部者少见。

二、治疗

（1）婴幼儿喉蹼宜尽早手术治疗。

（2）喉闭锁患儿应立即手术。

（3）呼吸困难严重者应立即在直接喉镜下用喉剪切开,轻者可在手术显微镜或电视监视器下微创或激光手术。

（4）较大儿童或成人喉蹼因炎症反应多较厚,治疗不易成功,易于反复,无明显症状者可不予治疗,声嘶明显或影响呼吸者须行手术治疗。

（逄清江）

第十节　先天性喉喘鸣

先天性喉喘鸣(congenitallaryngealstridor)是一种症状,胚胎期发育异常所致的喉腔变窄或闭锁,常引起新生儿上呼吸道梗阻,表现为先天性喉喘鸣和呼吸困难,可影响患儿的发育,易发生并发症,甚至窒息,必须及时正确地诊断和治疗。本节主要介绍喉软骨软化,又名喉软化症或真性先天性喉喘鸣。

一、诊断

可分为三型：Ⅰ型,杓状软骨黏膜向喉腔脱垂；Ⅱ型,杓状会厌襞缩短；Ⅲ型,会厌后移。部分患儿为Ⅰ和Ⅱ的混合型。

（一）症状

（1）喉喘鸣多在出生后即出现,也可发生于生后数周。

（2）吸气时可闻及喉鸣音,多数为间歇性,安静或睡眠时消失,哭闹或躁动时明显。

（3）严重者多为持续性喉喘鸣,并有呼吸困难或发绀现象。

（二）体征

（1）多数可闻及吸气性喉鸣。

（2）吸气时有不同程度呼吸困难,可有胸骨上窝、肋间、上腹部凹陷。

（三）辅助检查

喉镜检查是诊断喉喘鸣最有效的方法。可见喉组织软而松弛,吸气时喉上组织向喉内卷入,呼气时吹出,当直接喉镜伸至喉前庭时喉喘鸣消失,检查其他部位无异常发现,再结合病史即可确诊。现用纤维喉内镜检查方便易行,有效地避免了婴儿喉痉挛。以金属吸引管吸引喉入口处引发会厌、杓状软骨向喉腔脱垂,出现 Narcy 征阳性,为诊断依据之一。

二、鉴别诊断

喉部囊肿、肿瘤、喉蹼等通过喉镜检查即可确诊。先天性喉裂的诊断比较困难,检查时注意杓状软骨之间有无裂隙。还应与后天性喉部疾病,如炎症、白喉、外伤、水肿或异物相鉴别。

四、治疗

(1)轻度和中度先天性单纯性喉喘鸣无呼吸困难者在2岁前后消失,大多数先天性喉喘鸣预后良好。

(2)可服用适量的钙及鱼肝油。

(3)注意饮食营养及预防感冒,因感冒常导致症状加重或呼吸困难。

(4)严重病例可行气管切开术。近年来直接或支撑喉镜下显微激光手术出血少,损伤轻。必要时可在内镜下切除杓状会厌襞,行声门上成形术。

(逄清江)

第十一节　慢　性　喉　炎

慢性喉炎是喉部黏膜的慢性炎症过程,炎症可波及黏膜下层及喉内肌。慢性喉炎可分为慢性单纯性喉炎、慢性肥厚性喉炎和萎缩性喉炎。

一、诊断

(一)症状

(1)声音嘶哑是主要症状。表现为发声低沉、无力、粗糙,不能长时间讲话。晨起重,待活动或分泌物咳出后,嗓音改善。

(2)喉部分泌物增加,讲话时需要清嗓。

(3)喉部干燥,说话时有疼痛感。

(二)体征

小儿多使用纤维喉镜观察。

1.慢性单纯性喉炎

喉黏膜弥漫性充血、边缘钝,黏膜表面有分泌物附着,声门运动时可见黏液丝。

2.慢性肥厚性喉炎

喉黏膜肥厚,杓间区明显,室带常因肥厚而掩盖声带。

3.萎缩性喉炎

喉黏膜干燥,薄而亮。声带薄、张力差。杓间区、声门下区常附有黄绿色、褐色干痂。

二、别诊断

临床上根据症状和检查不难作出诊断。但引起声嘶原因众多,须注意鉴别。如喉异物、急性喉炎、声带小结、声带息肉、喉外伤等,尤其要注意与喉癌、喉部乳头状瘤鉴别。

三、治疗

(1)戒除烟酒、有害气体和粉尘的刺激。

(2)合理使用嗓音,避免喊叫、哭闹。

（3）积极治疗鼻、鼻窦、扁桃体、咽部、牙口腔等慢性病和全身性疾病。

（4）局部可用蒸汽或激素雾化吸入治疗。

（逢清江）

第十二节 声 带 小 结

声带小结多见于男孩（4 岁～青春期）及成年女性。位于声带游离缘上前中 1/3 交界处。病变多由于长期发声滥用后，在双侧声带反复、硬性对抗性的运动及高速呼气气流的作用下，导致声带组织损伤，声带前中 1/3 交界处即发声时最大气流及肌力处最为明显。声带小结依据形态可分为软性小结和硬性小结。

一、诊断

（一）症状

1.声音嘶哑

发声困难的程度有赖于小结的位置（越靠前声音嘶哑越明显）、类型、体积。早期声音嘶哑为间歇性，休息后可缓解。

2.音域改变

不能发高调，音域减低。

3.发声疲劳

早期为间断性。

4.咽喉痛

患者可同时伴有咽部不适及清喉等症状。

（二）检查

喉镜检查可见声带游离缘前中 1/3 交界处局限性黏膜肿胀或结节样突出，发声时声门不能完全关闭，频闪喉镜下可见黏膜波减小。

二、鉴别诊断

临床上根据症状和检查不难作出诊断。但肉眼难于鉴别声带小结和表皮样囊肿，常需手术切除后病理检查确诊。

三、治疗

（1）声带小结是由发声滥用引起，因此主要指导家长正确引导患儿科学发声，避免大声哭闹、喊叫，可做一些适当的发声矫治。

（2）对于急于改善发声，保守治疗无效时可考虑手术治疗。

（逢清江）

第十三节 声带息肉

声带息肉是发生于声带固有层浅层的良性增生性病变,也是一种特殊类型的慢性喉炎。声带息肉是喉部常见疾病。

一、诊断

(一)症状

(1)不同程度的声嘶:早期程度较轻,声音稍粗糙或基本正常,主要是发声易疲劳,用声多时发生,时好时坏,呈间歇性声嘶;病情继续发展,声嘶加重,可由间歇性发展为持续性,且在发较低声音时也可会出现。大声说话时声音不稳定。

(2)息肉垂于声门下腔者常常伴有咳嗽。巨大的息肉位于两侧声带之间者,可完全失声,甚至可阻塞呼吸道,导致呼吸困难和喘鸣。

(二)体征

(1)不同程度的声嘶。

(2)巨大的息肉可能导致呼吸困难或可闻及喘鸣音。

(三)实验室检查

喉镜检查(包括间接喉镜、纤维喉镜、电子喉镜、频闪喉镜等);通过各种喉镜检查结合临床症状可以进行诊断。喉镜检查见声带边缘前中 1/3 交界处有表面光滑、柔软、半透明的新生物,新生物呈白色或粉红色,表面光滑,可有蒂,也可广基。有时在一侧或双侧声带游离缘呈基底较宽的梭形息肉样变,亦有呈弥漫性肿胀遍及整个声带的息肉样变者。声带息肉一般单侧多见,亦可两侧同时发生。

二、鉴别诊断

(一)声带癌

早期症状为声音的改变,如声嘶或发声易疲倦。因此,凡 40 岁以上、声嘶超过 3 周,经发声休息和一般治疗不改善者,必须仔细做喉镜检查。

(二)喉乳头状瘤

喉乳头状瘤可单发或多发,其外表粗糙、呈淡红色,成人喉乳头状瘤易恶变,须活检鉴别。

(三)喉结核

喉结核病变多位于喉的后部,表现为喉黏膜苍白、水肿,伴多个浅表溃疡,也可出现一侧声带充血和增厚,但会厌、杓会厌襞都有广泛的水肿和浅表溃疡。肺部 X 线片、痰的结核分枝杆菌检查有助于诊断,但最终仍依赖于活检。

三、治疗

治疗包括适当声带休息,纠正不良的发声习惯,药物及手术疗法。目前首选治疗为手术切除。

（一）一般治疗

（1）声带休息、发声训练。

（2）限制烟酒、辛辣及刺激性食物,避免咖啡、浓茶及刺激性气体、粉尘等致病因素。

（二）药物治疗

（1）局部给予理疗和雾化吸入。

（2）抑酸药物治疗。

（三）手术治疗

声带息肉切除术是目前声带息肉的主要治疗方法。较小的息肉可在表面麻醉下通过纤维喉镜或电子喉镜进行切除。绝大多数声带息肉患者采用全麻支撑喉镜下显微镜辅助的激光切除手术。

（逄清江）

第十四节 喉 狭 窄

喉狭窄可分为先天性与后天性两类,前者属小儿先天性发育异常引起的狭窄。后天性喉狭窄,是由各种原因所引起的喉内肉芽及纤维组织过度增生,最后瘢痕组织形成,以致喉腔变狭窄甚至闭锁,影响呼吸和发声功能,也称为获得性喉狭窄或慢性瘢痕性喉狭窄。

一、诊断

（一）症状

（1）呼吸困难,严重者可发生发绀或窒息。

（2）喉喘鸣。

（3）声嘶或失声。

（二）体征

（1）根据喉狭窄的程度不同,表现为不同程度的呼吸困难。

（2）可闻及吸气性喉鸣音。

（三）实验室检查

1.喉镜检查

可见喉部有瘢痕组织,呈带状、膜状或环状,声带固定不动,室带、声带变形,声门变狭窄,声门下区粘连成块,有时仅留小孔隙。

2.影像检查

喉部 CT 重建或磁共振检查可了解喉狭窄的部位、范围和程度。

二、鉴别诊断

（1）喉气管炎。

（2）喉部肿瘤。

（3）喉外压迫。

三、治疗

(1)呼吸困难明显者,先行气管切开术。

(2)对狭窄段肉芽者,可予以摘除。

(3)对瘢痕形成者,可行瘢痕激光切除,必要时给予球囊扩张。

(4)T 形管放置术。

(5)开放式喉气管成形术。

(逢清江)

第十五节　喉乳头状瘤

喉乳头状瘤是喉部最常见的良性肿瘤。喉乳头状瘤性别差异不大,可发生于任何年龄,10 岁以下儿童更为常见。儿童的乳头状瘤较成人生长快,易复发,但随年龄增长有自限趋势。成人乳头状瘤易发生恶变。

一、诊断

(一)症状

(1)常见症状为声嘶或失声。

(2)不同程度的吸入性呼吸困难。

(二)体征

(1)可闻吸气性喉鸣;可见程度不等的呼吸困难、三凹征。

(2)长期持续性呼吸困难者,可发生漏斗胸。

(三)实验室检查

(1)喉镜检查:肿瘤突出黏膜表面,单发或多发,呈苍白、淡红色或暗红色;表面呈桑葚状或仅粗糙不平而无乳头可见。带蒂者常随呼吸气流上下活动,安静呼吸时可隐入声门下腔不易发现,发声时则翻于声带上清楚可见。

(2)长期持续性呼吸困难者,检查血常规可有代偿性红细胞增多。

二、鉴别诊断

(一)声门下血管瘤

多为先天发病,以喉喘鸣及感冒后呼吸困难为主,无明显声哑,喉镜检查可见声门下局限性隆起,CT 重建可见血管丰富的局限性肿物。

(二)声带息肉或小结

以声哑为主,无呼吸困难,患儿多有滥发声史,喉镜检查可见单或双侧声带前、中 1/3 处突起或单发荔枝样新生物。

(三)喉部纤维瘤

发病缓慢,可有逐渐加重的声哑及呼吸困难,喉镜检查可见喉室饱满、声门下隆起,喉 CT 及增强检查可协诊,确诊有待手术及术后病理。

(四)喉部其他肿瘤

根据喉镜及喉 CT 或 MR 检查预判,术后病理确诊。

三、治疗

(一)手术疗法

在喉镜下用喉钳咬除肿瘤。对于范围较广或侵犯黏膜下层的多发肿瘤,或超过青春期多次多发的病例,可行喉裂开术。

(二)激光疗法

采用 CO_2 激光治疗喉乳头状瘤。其优点:准确、无出血,视野清楚,损伤小,术后并发症少,缓解期长,气管切开率低,是目前治疗喉乳头状瘤的有效方法之一。

(三)免疫疗法

免疫疗法包括:①干扰素治疗;②转移因子。

(逄清江)

第十六节　喉部其他肿瘤

一、血管瘤

喉部血管瘤的发病率极低,很是少见,而且发病不易被察觉,只有侵犯到声门时声音嘶哑、出血和呼吸困难等症状才有所显现。喉部血管瘤分为毛细血管瘤和海绵状血管瘤两种类型。

(一)诊断

1.症状

(1)声音嘶哑。

(2)咳嗽,偶见咯血。

(3)婴幼儿血管瘤较大时,可致喉梗阻、窒息。

2.体征

(1)声音嘶哑、吸气性喉鸣。

(2)血管瘤较大时可见不同程度的呼吸困难。

3.实验室检查

(1)喉镜检查见肿瘤多位于声带、喉室、杓会厌襞处。肿物突出于黏膜表面,光滑,肉芽样或结节状,常呈暗红色。

(2)影像学检查:可行喉部 CT 或磁共振检查,了解肿物范围。

(二)鉴别诊断

与其他喉部肿瘤相鉴别。

(三)治疗

(1)保守治疗口服激素或者普萘洛尔治疗。

（2）严重呼吸困难者,需行气管切开术。

（3）电烙术或激光治疗。

（4）瘤体内注射硬化剂。

（5）手术治疗:喉裂开术下切除肿瘤。

二、软骨瘤

喉部软骨瘤较罕见,占喉部肿瘤的 0.5％,好发年龄 30～70 岁。喉软骨瘤发源于正常软骨或软骨外的胚胎残余,故有内生性和外生性之分。

（一）诊断

1.症状

（1）软骨瘤向喉内和气管内生长,可表现声嘶、喘鸣、呼吸困难、吞咽障碍。

（2）软骨瘤向喉外生长,表现为颈部包块。

2.体征

（1）声嘶、吸气性喉鸣音。

（2）进行性呼吸困难。

（3）颈部可触及包块,质硬,无压痛。

3.实验室检查

（1）喉镜检查:可见喉部半圆形、基底较宽的肿瘤,灰白色,表面光滑,覆有正常黏膜。

（2）影像检查:X 线片、CT 扫描对诊断喉软骨瘤病有帮助。

（二）鉴别诊断

需与其他喉部其他肿瘤及甲状腺肿瘤相鉴别。

（三）治疗

手术切除是治疗的主要方法。

三、纤维瘤

喉纤维瘤为起源于结缔组织的肿瘤,较少见。多发生在声带的前中段或位于声带前联合,也可发生于室带、会厌或声门下区。

（一）诊断

1.症状

（1）声音嘶哑。

（2）肿瘤大时可有喉梗阻症状。

2.体征

（1）声嘶、吸气性喉鸣音。

（2）不同程度的呼吸困难。

3.实验室检查

（1）喉镜检查:可见肿物表面光滑,质稍硬,有蒂或无蒂,色灰白或淡红。

（2）影像检查:X 线片、CT 扫描对诊断喉纤维瘤病有帮助。

（二）鉴别诊断

需与其他喉部肿瘤相鉴别。

(三)治疗

手术切除是治疗的有效方法。小者可在间接喉镜或直接喉镜下摘除;大者可行喉裂开术切除。

四、喉淋巴管瘤

喉淋巴管瘤较少见。多发生于喉部淋巴管丰富的区域如会厌、喉室及杓会厌襞等处。

(一)诊断

1.症状

(1)声音嘶哑。

(2)肿瘤大时可有喉梗阻症状或吞咽困难。

2.体征

(1)声嘶、吸气性喉鸣音。

(2)不同程度的呼吸困难。

3.实验室检查

(1)喉镜检查:可见肿物呈海绵状,色灰白或淡红,基底宽广,受压时瘤体可缩小。

(2)影像检查:X线片、CT扫描、磁共振对诊断喉淋巴管瘤病有帮助。

(二)鉴别诊断

需与其他喉部肿瘤相鉴别。

(三)治疗

手术切除:视肿瘤大小、基底宽窄及部位,可经直接喉镜或行喉裂开术切除肿瘤。

五、喉部恶性肿瘤

喉部恶性肿瘤为全身癌肿的 1％～5％,在耳鼻咽喉的恶性肿瘤中占 7.9％～35％,男性较女性多见,以 40～60 岁最多。喉部恶性肿瘤中以鳞状细胞癌最为多见,约占 90％,腺癌占 2％,其他少见的有基底细胞癌、低分化癌、淋巴肉瘤、纤维肉瘤、恶性淋巴瘤等。

(一)诊断

1.症状

(1)声音嘶哑。

(2)不同程度的呼吸困难。

(3)吞咽困难、咽异物感。

(4)颈部淋巴结转移。

2.体征

(1)声嘶、吸气性喉鸣音。

(2)不同程度的呼吸困难。

(3)颈部可扪及肿大淋巴结。

3.实验室检查

(1)喉镜检查:喉部见占位性病变。

(2)喉动态镜检查:通过观察声带振动情况,能发现早期声带癌肿。

(3)影像检查:可行喉部 CT 或磁共振检查,了解肿物范围。

(4)活检:活体组织检查是喉癌确诊的主要依据。应注意钳取肿瘤中心部位。一般活检不宜过大过深,以免引起出血。对于临床症状可疑而活检阴性者需反复进行活检。

(二)鉴别诊断

(1)喉结核。

(2)喉乳头状瘤。

(3)喉淀粉样变。

(三)治疗

(1)放射治疗根治性放疗仅适用于早期(T_1、T_2)病变。

(2)手术治疗是喉癌治疗的主要手段。

(3)化学治疗目前多主张联合用药,采用的化疗方式有诱导化疗、辅助化疗和姑息化疗等多种方法。

(4)免疫治疗。

(逄清江)

参 考 文 献

[1] 金琦.内科临床诊断与治疗要点[M].北京:中国纺织出版社,2021.

[2] 陈晓庆.临床内科诊治技术[M].长春:吉林科学技术出版社,2020.

[3] 吴俊芳.内科疾病诊疗与临床实践[M].北京:科学技术文献出版社,2019.

[4] 袁鹏.常见心血管内科疾病的诊断与防治[M].开封:河南大学出版社,2021.

[5] 玄进,边振,孙权.现代内科临床诊疗实践[M].北京:中国纺织出版社,2020.

[6] 王鹏.实用临床内科诊疗实践[M].北京:科学技术文献出版社,2019.

[7] 邹琼辉.常见内科疾病诊疗与预防[M].汕头:汕头大学出版社,2021.

[8] 费沛.内科常见病诊断与治疗[M].开封:河南大学出版社,2020.

[9] 陈娟.内科常见病临床诊疗[M].长春:吉林科学技术出版社,2019.

[10] 郭素峡,陈炎.心血管内科会诊纪要[M].北京:清华大学出版社,2021.

[11] 方千峰.常见内科疾病临床诊治与进展[M].北京:中国纺织出版社,2020.

[12] 李姗姗.临床内科疾病诊疗[M].北京:科学技术文献出版社,2019.

[13] 黄峰.实用内科诊断治疗学[M].济南:山东大学出版社,2021.

[14] 范鹏涛,刘琪,刘亮.临床内科疾病诊断[M].长春:吉林科学技术出版社,2019.

[15] 张鸣青.内科诊疗精粹[M].济南:山东大学出版社,2021.

[16] 薛洪璐.现代内科临床精要[M].长春:吉林科学技术出版社,2019.

[17] 樊书领.神经内科疾病诊疗与康复[M].开封:河南大学出版社,2021.

[18] 徐新娟,杨毅宁.内科临床诊疗思维解析[M].北京:科学出版社,2021.

[19] 何权瀛.呼吸内科诊疗常规[M].北京:中国医药科技出版社,2020.

[20] 刘文翠.实用内科诊疗[M].北京:科学技术文献出版社,2019.

[21] 黄佳滨.实用内科疾病诊治实践[M].北京:中国纺织出版社,2021.

[22] 李欣吉,郭小庆,宋洁,等.实用内科疾病诊疗常规[M].青岛:中国海洋大学出版社,2020.

[23] 杜秀华.实用内科疾病诊疗[M].北京:科学技术文献出版社,2019.

[24] 赵晓宁.内科疾病诊断与治疗精要[M].开封:河南大学出版社,2021.

[25] 刘洋.内科疾病诊断与防治[M].北京:科学技术文献出版社,2019.

[26] 徐玮,张磊,孙丽君,等.现代内科疾病诊疗精要[M].青岛:中国海洋大学出版社,2021.

[27] 邓辉.内科临床诊疗实践[M].汕头:汕头大学出版社,2019.

［28］周雪林.内科证治辑要［M］.郑州:郑州大学出版社,2021.

［29］王文浩.神经内科医师处方手册［M］.郑州:河南科学技术出版社,2020.

［30］许金芳.临床内科诊疗研究［M］.长春:吉林科学技术出版社,2019.

［31］王福军.心血管内科查房思维［M］.长沙:中南大学出版社,2021.

［32］谭斌,肖智林,张凤田.临床内科诊疗［M］.北京:科学技术文献出版社,2019.

［33］苗秋实.现代消化内科临床精要［M］.北京:中国纺织出版社,2021.

［34］赵新华.心内科疾病诊治精要［M］.开封:河南大学出版社,2020.

［35］王为光.现代内科疾病临床诊疗［M］.北京:中国纺织出版社,2021.

［36］王志威,韩杰林,李国华.高血压性脑出血伴脑疝急诊床旁颅内血肿钻孔外引流术桥接开颅血肿清除术疗效分析［J］.中国药物与临床,2021,21(24):3997-3999.

［37］张李娜,崔莉,刘智,等.尿液 AD7c-NTP 检测在阿尔茨海默病早期诊断中的价值［J］.脑与神经疾病杂志,2021,29(03):170-173.

［38］张秀娟,刘玉萍,李伟玲.孟鲁司特钠联合布地奈德鼻喷剂治疗过敏性鼻炎合并支气管哮喘对患者 IL-5、IL-13、sVCAM-1 的影响［J］.中国合理用药探索,2021,18(06):72-76.

［39］张亚玲,李明,谭刚,等.沙库巴曲缬沙坦钠片联合百令胶囊治疗慢性左心衰竭合并肾功能不全的临床观察［J］.中国药房,2021,32(06):720-724.

［40］张磊,沈俊岩,张福征.危重型动脉瘤性蛛网膜下腔出血患者介入治疗时机的影响研究［J］.中国临床医生杂志,2021,49(08):959-961.